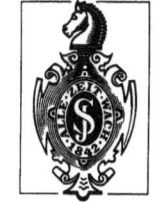

H. Rieckert (Hrsg.)

Sportmedizin – Kursbestimmung

Prävention – Rehabilitation, Breitensport-
Hochleistungssport, Leistungsphysiologie,
Morphologie, Biochemie, Innere Medizin,
Traumatologie, Sportmedizinische Diagnostik

Deutscher Sportärztekongreß
Kiel, 16.–19. Oktober 1986

Springer-Verlag
Berlin Heidelberg New York
London Paris Tokyo

Prof. Dr. med. Hans Rieckert
Institut für Sport- und Sportwissenschaften
Abt. Sportmedizin
Olshausenstraße 40
2300 Kiel 1

ISBN-13:978-3-642-72572-2   e-ISBN-13:978-3-642-72571-5
DOI: 10.1007/978-3-642-72571-5

Dieses Werk ist urheberrechtlich geschützt. Die dadurch begründeten Rechte, insbesondere die der Übersetzung, des Nachdrucks, des Vortrags, der Entnahme von Abbildungen und Tabellen, der Funksendung, der Mikroverfilmung oder der Vervielfältigung auf anderen Wegen und der Speicherung in Datenverarbeitungsanlagen, bleiben, auch bei nur auszugsweiser Verwertung, vorbehalten. Eine Vervielfältigung dieses Werkes oder von Teilen dieses Werkes ist auch im Einzelfall nur in den Grenzen der gesetzlichen Bestimmungen des Urheberrechtsgesetzes der Bundesrepublik Deutschland vom 9. September 1965 in der Fassung vom 24. Juni 1985 zulässig. Sie ist grundsätzlich vergütungspflichtig. Zuwiderhandlungen unterliegen den Strafbestimmungen des Urheberrechtsgesetzes.

© by Springer-Verlag Berlin Heidelberg 1987
Softcover reprint of the hardcover 1st edition 1987

Die Wiedergabe von Gebrauchsnamen, Handelsnamen, Warenbezeichnungen usw. in diesem Werk berechtigt auch ohne besondere Kennzeichnung nicht zu der Annahme, daß solche Namen im Sinne der Warenzeichen- und Markenschutz-Gesetzgebung als frei zu betrachten wären und daher von jedermann benutzt werden dürften.

Produkthaftung. Für Angaben über Dosierungsanweisungen und Applikationsformen kann vom Verlag keine Gewähr übernommen werden. Derartige Angaben müssen vom jeweiligen Anwender im Einzelfall anhand anderer Literaturstellen auf ihre Richtigkeit überprüft werden.

Buchb. Verarbeitung: J. Schäffer, 6718 Grünstadt

2119/3140/54321

Vorwort

Der 30. Deutsche Sportärztekongreß fand vom 16.–19. Oktober 1986 in Kiel statt. Unter dem maritimen Thema: Sportmedizin – Kursbestimmung – tagten über 500 Gäste aus dem In- und Ausland im Auditorium maximum der Christian-Albrechts-Universität zu Kiel. Der Deutsche Sportärztebund unter dem Präsidium von Herrn Prof. Dr. Hollmann, Köln, der Sportärztebund Schleswig-Holstein und der Lehrstuhl Sportmedizin der Christian-Albrechts-Universität haben diese Tagung ausgerichtet und den vorliegenden Kongreßband ermöglicht. Mein Dank gilt vor allem meinen Mitarbeitern Frau Linnemann, Frau Lorenzen, Frau Minetti-Brandl, Herrn Kattwinkel, Herrn Stuckenberg und Herrn Siewers sowie für die finanzielle Unterstützung dem Deutschen Sportärztebund und dem Verein zur Förderung der Sportmedizin.

Unser Thema „Kursbestimmung" sollte den Standort des Schiffes „Sportmedizin" erfassen und den Kurs der Forschungsschwerpunkte verdeutlichen. Die Zahl der Vortragsmeldungen hat das große Interesse an dieser Thematik gezeigt. Dadurch bieten die Haupt- und Übersichtsvorträge sowie eine Fülle von Kurzreferaten einen umfassenden Überblick über die Arbeit an den Instituten und Kliniken. Die breite Palette der Vortragsangebote aus den theoretischen Grundlagenfächern und den klinischen Fachgebieten wie Orthopädie, Chirurgie, Innere Medizin, Gynäkologie, Pädiatrie und Ophtalmologie spiegeln das weitverzeigte Gebiet der Sportmedizin wider. Um dies zu verdeutlichen, haben wir bewußt auf ein Schwerpunktthema verzichtet. Die Antwort, ob dieser Weg in die „offene See" erfolgreich war und ob ein Kongreß die Vielzahl der Referate überhaupt bewältigen kann, bleibt dem Leser vorbehalten. Der Sportärztebund Schleswig-Holstein hat zum ersten Mal eine so große Tagung ausgerichtet. Die gesamte Törnplanung war Neuland. Der Wind von achtern war jedoch so groß, daß der Spinnaker des Sportärztekongresses 1986 voll entfaltet wurde.

Fürsorge und Vorsorge für den Patienten, den Breitensportler und den Spitzenathleten stehen im Vordergrund der sportmedizinischen Arbeit. Das wissenschaftliche Programm wurde durch die Vorträge geprägt. Mein besonderer Dank gilt daher allen Referenten, die diese Tagung und den Kongreßband gestaltet haben.

Kiel, April 1987

Inhaltsverzeichnis

Der gegenwärtige Stand der Sportmedizin (Hauptreferat)
E. Jokl 1

Risikofaktoren in der Entwicklung des Hochleistungssports (Hauptreferat)
W. Hollmann 14

I. Allgemeine Sportmedizin

Muskelkater – eine Übersicht über physiologische und morphologische Forschungsergebnisse
D. Böning 25

Infektanfälligkeit von Sportlern nach Gabe von Immunglobulinen
J. Fröhlich, G. Simon, A. Schmidt, T. Hitschold und M. Bierther 29

Untersuchungen zur Entwicklung eines Trainingsgefühls zur Intensitätssteuerung des Dauerlauftrainings bei älteren Frauen und Männern
D. Jablonski, H. Liesen und W. Hollmann 34

Kreislaufbelastungen und sympathikoadrenale Reaktion von jungen Frauen während einer Gymnastik mit und ohne Musik
H. J. Medau, P. E. Nowacki, R. Bretzel, U. Kruse, A. Hahn und H. Goebel
39

Leben ist Bewegung von Anfang an
P. Stoll 44

Über die Möglichkeit der Steuerung der Belastungsintensität über die Atemfrequenz beim Schwimmen
K. Völker, A. Baumgarten, R. Becker, H. Liesen und W. Hollmann 46

Bestehen Unterschiede in der kardialen Belastbarkeit zwischen Rekruten mit Abitur und Hauptschulabschluß?
A. Weimann, H. J. Gund, F. Hübner, F. Kleischmann, H. Schinz und
G. Vogelsang 50

Beeinflussung des Kurzzeitgedächtnisses während standardisierter Ergometerbelastung
W. Hilmer, S. Lehrl, W. Mohr und H. Dorner 54

Beinlängendifferenzen – Möglichkeiten der exakten klinischen Diagnose und Bedeutung bei sportlicher Belastung
K. Steininger, W. Bössenecker und R. E. Wodick 59

Gesunder Schwimmunterricht ohne Wasserscheu
H. Kraus und W. Richrath 62

Herzfrequenztelemetrie bei Bodybuilding
W. Hilmer, N. Mederer und H. Dorner 65

Zur Verletzungsprophylaxe im Schulsport – Sicherheitsanalyse der Sporthallen eines Großstadtraumes
K. Wehmeyer, F. Nickel und H. De Marées 69

Zur sportmedizinischen Untersuchung von Sportstudierenden
K. Zimmer und H. De Marées 72

Unterschiede und Entwicklung der maximalen biologischen Leistungsfähigkeit sport- und nichtsporttreibender Kinder und Jugendlicher
P. E. Nowacki 75

Faktoren der Beanspruchung bei komplexen sportlichen Handlungen
G. Wydra, G. Karisch, C. Pittroff und K. Bös 85

Zum Ausmaß der belastungsabhängigen Lipolyse in Abhängigkeit von der Nahrungsaufnahme
I. W. Franz, U. Behr, R. Ketelhut und F. Boldt 88

Quantitative Erfassung der Gleichgewichtsstabilisierung im Radsport

K. Wehmeyer, T. Henke und H. De Marées 94

Möglichkeiten und Grenzen der Ultraschalldiagnostik am Bewegungsapparat des Sportlers

H. Mellerowicz und K. Halbhübner 98

Thermographische Kontrolle der Anwendung von physikalisch-therapeutischer Methoden

A. Eisenschenk und Stoboy 101

Thermografische Untersuchungen zur Bestimmung der physiologischen Regelgüte von Sportbekleidung

F. Beuker, G. Schoknecht und J. Glandien 105

Auswirkungen einer Fastenkur auf Ausdauerleistungsfähigkeit und Stoffwechsel bei Sportstudentinnen

A. Fromme, L. Dominik, J. Heid, H. Bennefeld und K. E. Zipf 109

Breitensportliche Aspekte in der ambulanten ärztlichen Tätigkeit

F. Beuker, A. Heinzelmann und W. Hofmann 113

Augenverletzungen, Verletzungsfolgen und andere Affektionen während sportlicher Betätigung

D. Schell 117

Stoffwechsel bei Insulin-pflichtigen juvenilen Diabetikern vor und nach Umstellung auf (CSII) unter maximaler Ausbelastung und 20minütiger Ausdauerbelastung

K. Dienerowitz, E. Stump und H. Weicker 125

Ausgewählte Aspekte zur Belastungsdynamik von Nachwuchsleistungssportlern im Volleyball

Chr. Kröger 128

Beeinflussung der Leistungsfähigkeit im Mittel- und Langzeitausdauer-Bereich durch Vitamin E

H. Pabst, I. Simon-Schnaß und G. Durner 133

Untersuchungen zum Belastungsprofil in der Spielsportart Fußball aus energetischer Sicht unter besonderer Berücksichtigung der laufbandergometrisch ermittelten Ausdauerfähigkeit

J. Heid, A. Kleine, A. Fromme und K. E. Zipf 135

Auswirkungen einer physiologischen Kochsalzlösung auf Leistung und Stoffwechsel im Langstreckenlauf

P. M. Schürch, A. Bascle-Hecker und W. Hollmann 138

Der Einfluß einer kohlenhydratarmen Diät auf die sportpraktischen Auswirkungen von Schnelligkeit, Schnellkraft und Ausdauer bei einem 4wöchigen Fitneßprogramm

P. M. Schürch, R. Herzog, R. Hillen, J. Jetzki und W. Hollmann 143

Unfallschwerpunkte beim Studentensport

Chr. Schönle 148

II. Orthopädie / Traumatologie

Lendenwirbelsäule und lumbo-sacraler Übergang als funktionelle Einheit. (Primäre und sekundäre Störungen in der Sport-Orthopädie) Hauptreferat

W. Groher 155

Diagnostik bei Weichteilaffektionen

A. Klümper 162

Operative Möglichkeiten, Nachbehandlung und Ergebnisse der Achillessehnenruptur beim Sportler

H.-W. Bindig, H. P. Koerfgen und H. Beck 170

Bizepssehnenruptur der oberen Extremität beim Sportler

H. W. Bindig, H. P. Koerfgen und W. Hilmer 174

Ultraschalldiagnostik der Achillessehne

B. Gondolph-Zink, R. Wetzel und C. T. Trepte 177

Abrißfrakturen der Beckenapophysen beim jugendlichen Sportler
Th. Sennerich und W. Kurock 181

Ultraschalldiagnostik bei Sportverletzungen und Sportschäden
A. Pfister, L. Löffler und B. Rosemeyer 184

Klinik, Diagnostik und Therapie des Impingement-Syndroms
R. Kujat und H. Tscherne 188

Die operative Behandlung der chronischen Sprunggelenksinstabilität
C. T. Trepte, W. Noack, H. P. Scharf und K. Grüneberger 192

Änderungen in Diagnostik und Therapie von Sportverletzungen
W. Pförringer 196

Zur Behandlung von chronischen Bandinstabilitäten im oberen Sprunggelenk
K. Harten, Ch. Hein und H. W. Ulrich 198

Operative Behandlungsergebnisse veralteter sportbedingter
Bandverletzungen des oberen Sprunggelenkes mit der Watson-Jones-Plastik
J. Heisel, E. Schmitt, G. Rupp und B. Schwarz 204

Die Auswirkungen eines differenzierten Lauftrainings auf die Achillessehnenstruktur der Ratte
J. Ahrendt, H. M. Sommer und G. Rompe 209

Ergebnisse der offenen Arthrotomie am Kniegelenk nach arthroskopischen
Voruntersuchungen und arthroskopischen Voroperationen
M. Rohe, P. G. Schneider und U. Deppe 211

Die Rekonstruktion der akuten vorderen Kreuzbandverletzung
unter Verwendung eines Polyprophylenbandes.
Technik, Nachbehandlung, Frühergebnisse
E. Weikamp und P. G. Schneider 213

Verletzungen im Kindesalter beim Sport
D. Havemann und B. Sawade 216

Instabile Sprunggelenke im Sport (Untersuchungen über Wertigkeit prophylaktischer Möglichkeiten zur Vermeidung des Supinationstraumas)

K. Steininger, K. Eisele und R. E. Wodick 221

Die therapeutische Effektivität von isokinetischem Krafttraining und Dehngymnastik bei der Chondropathia Patellae

St. Sievers, R. Hüning und P. G. Schneider 225

Beschwerden und Befunde am Stütz- und Bewegungsapparat bei Langläufern im Vergleich zu Nichtsportlern
(Ergebnisse einer 5jährigen Längsschnittuntersuchung)

H.-Ch. Heitkamp, D. Jeschke, A. Bern, K. Baur und G. Schmid 227

Trainingstherapeutische Maßnahmen der myogenen dybalancierten Lumbalgie

G. Garbe 232

Sportverletzungen und Sportschäden bei Tennis-Spitzensportlern

G. von Salis-Soglio (Übersichtsreferat) 236

Außenbandverletzungen des Sprunggelenkes im Kindes- und Jugendalter beim Breiten- und Leistungssport

E. Schmitt, J. Heisel und B. Schwarz 240

Verletzungen des Acrtomioclaviculargelenkes beim Sport

W. Kurock und Th. Sennerich 245

Besonderheiten fibularer Bandverletzungen im Wachstumsalter

H.-W. Ulrich und W. Blauth 248

Zur Behandlung großer Achillessehnendefekte

W. Blauth und J. R. Döhler 252

Frühfunktionelle Nachbehandlung der Außenbandruptur unter Verwendung von gipsfreien äußeren Stabilisierungsmitteln:
Eine vergleichende experimentelle Untersuchung

J. Bruns, I. Arnold und G. Dahmen 260

Belastung und Überlastung im Hochleistungssport

H. Krahl 263

Die C-Faser (Integraft) augmentierte Semitendinosusplastik.
Indikationen, Technik und Ergebnisse

W. Noack, H. P. Scharf und C. T. Trepte 267

Xeroradiographische und szintigraphische Untersuchungen
beim Gracilissyndrom und Rectus-Abdominis-Syndrom

H. Schechinger und P. G. Schneider 273

Ergebnisse einer frühfunktionellen Nachbehandlung mit Tape-Verbänden
nach operativer Versorgung von fibularen Kapselbandrupturen

P. G. Schneider und E. Sieber 275

Laterale Instabilität des oberen Sprunggelenkes –
Ergebnisse nach Watson-Jones-Plastik

N. Fohler und D. Corbeck 278

Technik und Aussagewert der Arthographie des oberen Sprunggelenks
bei Distorsionsverletzungen

R. Jäger 283

Probleme am Stütz- und Bewegungsapparat bei Dauerläufern in Abhängigkeit vom Training (Ergebnisse einer fünfjährigen Verlaufsstudie)

H.-Ch. Heidkamp, D. Jeschke, S. Bern, K. Baur und G. Schmid 286

Isolierte Innenbandrupturen am Knie – operative oder konservative Therapie

V. Bühren, H. Seiler, H. Niemeyer und M. Potulski 292

Langzeitergebnisse nach subkutaner Kerbung des Vastus Lateralis

A. Engel, Ch. Bochdansky, G. Kellner und S. Zülow 295

Veraltete einfache und kombinierte Kniebinnenverletzungen beim Sportler

B. Schwarz und J. Heisel 301

Vorgehen bei frischer Kniebinnenverletzungen beim Sportler
B. Schwarz und J. Heisel 305

Einsatzmöglichkeiten von vertikaler und invers vertikaler Extension beim Sportler
B. Schwarz, J. Heisel und G. Feuerstarke 310

III. Leistungsphysiologie

Körperliche Leistungsfähigkeit unter höhenbedingten Hypoxiebedingungen
H. J. Deuber, H. Dorner, K. Bachmann und W. Wilmer 317

Bestimmung der Kapazität der Nichtbikarbonat-Puffer das Ganzkörpers mit Hilfe des Quotienten Δ Osmolalität / Δ pH bei Sportlern
N. Maassen, W. Winterhager und D. Böning 320

Beziehung zwischen O_2-Schuld und Osmolalität nach kurzer erschöpfender Belastung
N. Maassen 323

Die Reproduzierbarkeit der Messung der Reizschwelle mittels Rechteckströmen als Meßmethode in der Sportmedizin
F. J. Schneider, K. Völker, H. Liesen und W. Hollmann 327

Sauerstoff-Bindungseigenschaften von in unterschiedlichen Höhen lebenden Ausdauersportlern
W. Schmidt, H. W. Dahners, R. Correa und R. Ramirez 332

Arterieller $_pO_2$ bei Laufbandbelastungen
J. M. Steinacker, K. Röcker und R. E. Wodick 336

Blutvolumenänderungen in Herz, Lunge, Leber und Niere während dosierter körperlicher Arbeit bei Luft- und O_2-Atmung
W. Buskies, M. Rist, S. Karakatsanis, G. Spohr, L. E. Feinendegen und W. Hollmann 340

IV. Kreislauf

Der Einfluß eines sportlichen Trainings auf die orthostatische Kreislaufregulation (Hauptreferat)

H. Rieckert, A. Koch, U. Gröhlich und J. D. Stolten 347

Herzvolumenbestimmung – Vergleich zwischen röntgenologischer und echokardiographischer Methode

A. Urhausen und W. Kindermann 357

Morphologische und funktionelle Parameter und ihre Beziehung zur maximalen Leistungsfähigkeit bei Ausdauersportlern

Ch. Punzengruber, O. C. Burghuber, B. Schwaighofer, A. Podolsky, D. Petzl und P. Haber 360

Echokardiographische und elektrokradiographische Veränderungen bei Kindern im Schwimmsport

R. Medved, K. Fabečić-Sabadi und V. Medved 365

Der Relaxationsindex – ein echokardiographisches Unterscheidungsmerkmal zwischen physiologischer und pathologischer Myokardhypertrophie

H. Dorner und W. Hilmer 370

Diastolische Ventrikelfunktion bei Ausdauersportlern sowie bei dilativer Kardiomyopathie in Ruhe und während körperlicher Arbeit

J. Staiger, J. Pauer, H. H. Dickhuth, R. Braun und J. Keul 373

Klinische Bedeutung differenter Adaptationen an Land und im Wasser

M. Weiß und H. Weicker 377

Interaktion volumen- und stoffwechselregulierender Hormonsysteme mit der Kreislaufeinstellung: I. Schwimmbelastungen

M. Weiß, R. Pollert, R. Stehle und H. Weicker 387

Interaktion volumen- und stoffwechselregulierender Hormonsysteme mit der Kreislaufeinstellung:
II. Ergometerbelastungen in horizontaler und vertikaler Körperposition

R. Pluto, S. A. Cruze, M. Weiß und H. Weicker 394

Interaktion volumen- und stoffwechselregulierender Hormonsysteme
mit der Kreislaufeinstellung: III. Laufbelastungen

U. Mayer, R. Meyer, M. Weiß und H. Weicker 399

Zur langfristigen Rückbildung der physiologischen Herzhypertrophie

H.-H. Dickhuth, Th. Horstmann, E. Jakob, W. Reindell und J. Keul 405

Belastungen im Kindesalter

B. K. Jüngst, H. Stopfkuchen und D. Schranz 408

Periphere Durchblutung und aerobe Ausdauerleistungsfähigkeit

D. Jeschke, A. Moeser und H.-Ch. Heitkamp 414

Zur Wirkung eines 18monatigen regelmäßigen Ausdauertrainings auf das
Blutdruckverhalten bei Hochdruckkranken in Ruhe und bei Belastung

R. Ketelhut, U. Behr und I.-W. Franz 418

Untersuchungen zur Masse/Volumen-Relation bei Sportherzhypertrophie

J. Staiger, M. Gharieb, H.-H. Dickhuth und J. Keul 424

Zur Kreislaufreaktion beim Body-Building und Fitneß-Training

F. Beuker, Th. Stemper, A. Baumeister und A. Frings 428

Ausdauertraining als Behandlung der orthostatischen Dysregulation?

B. Semenitz, H. Hörtnagl, H. Baumgartner und E. Raas 432

V. Stoffwechsel

Vergleichende Untersuchungen zu Veränderungen der Lipoproteine und
Apolipoproteine bei Frauen und Männern unterschiedlichen Trainingszustandes

B. Friedmann und W. Kindermann 437

Fettmetabolismus bei Frauen und Männern gleichen Trainingszustandes
bei Ausdauerbelastungen

B. Friedmann und W. Kindermann 442

Verhalten des Purinnukleotidzyklus bei erschöpflicher Belastung.
Feldstudie an 3000 m- und 3 × 1000 m-Läufern

K. Schwarke, W. Hageloch, R. Meyer und H. Weicker 447

VI. Aerober und anaerober Energiestoffwechsel

Die Leistungslaktatkurve – Kriterium der aeroben Kapazität oder Indiz
für das Muskelglykogen?

M.W. Busse, N. Maassen und D. Böning 455

Der Einfluß sportartspezifischer und sportartunspezifischer Erholung
auf das Laktatverhalten nach anaerober Schwimmbelastung

M. Krukau, K. Völker und H. Liesen 468

Anaerob-alaktazide Meßdatenerfassung und deren Bezug
zur aeroben Leistungsprognose

Th. Bochdansky, H. Lechner, N. Bachl und R. Baron 472

Modellorientierte Berechnung der laktaziden Energiekomponente bei
Kurzzeitbelastungen ausgehend vom Laktat-Konzentrationsverlauf im Blut

H. Pessenhofer, G. Schwaberger, N. Sauseng und T. Kenner 477

Maximales Laktat-steady-state und Laktatschwelle bei Kindern

H. Heck, G. Reinhards, A. Mader und W. Hollmann 482

Beziehung zwichen Marathonzeit und Laufgeschwindigkeit
der anaeroben Schwelle

T. Rieder, B. Weiler und W. Kindermann 488

VII. Elektrolyte

Die körperliche Leistungsfähigkeit unter Langzeit-Magnesium-Gabe

J.M. Steinacker, M. Grünert-Fuchs, K. Steininger und R. E. Wodick 495

Das Verhalten von Kalium und Natrium in Abhängigkeit des Trainingszustandes und der ergometrischen Belastungsart

I. D. Iwanoff, N. Bachl und I. Prokop 499

Elektrolytverluste durch Schweiß

D. Böhmer 508

Plasma-Elektrolytveränderungen während des Gewichtmachens und des Wettkampfes von erfolgreichen Leichtgewichtsruderern

M. Grünert-Fuchs, J. M. Steinacker, W. Birkner und A. Grünert 513

Regulation des Atrialen Natriuretischen Peptids (ANP) bei Untrainierten und bei Hochtrainierten unter standardisierter Ergometer-Belastung

D. H. Petzl, E. Hartter, A. Podolsky, W. Woloszczuk, E. Schuster, Ch. Punzengruber, O. C. Burghuber und P. Haber 518

Elektroyt- und Katecholaminausscheidungen während eines Basketball-Bundesligagastspiels

U. Rohe, U. Künstlinger, H.-G. Ludwig, E. Zimmermann und J. Stegemann . 522

Elektrolytkonzentrationen und SB-Status im arterialisierten Kapillarblut während Intervallbelastung bei normaler und erhöhter Plasmaaldosteronkonzentration

U. Künstlinger, U. Fischer, M. Keil und J. Stegemann 527

VIII. Aus den Sportarten

Vergleich des Mehrstufentestes auf dem Ruderergometer mit einem Feldtest im Ruderboot

W. Lormes, J. M. Steinacker, R. Michalsky, M. Grünert-Fuchs und R. E. Wodick 533

Querschnittuntersuchungen an Leistungsruderern mit einem zweistufigen Test auf dem GJESSING-Ruderergometer

U. Hartmann, A. Mader und W. Hollmann 537

Hormonelle Veränderungen bei der Orthostase-Reaktion

W. Weicker, K.-H. Huber und R. Daikeler 545

Sportartspezifische Leistungsdiagnostik im Kanurennsport unter besonderer
Berücksichtigung des Blutlaktatgehaltes

R. Utermann und H. Rieckert 554

Untersuchungen zum Belastungsprofil beim Skateboardfahren
in der Half-Pipe

H. Bennefeld und K. E. Zipf 557

Unfallmechanismus und Verletzungsmuster bei Motorradrennfahrern

M. Potulski, Ch. Scholl, H. Seiler und W. Bühren 561

Neuromuskuläre Aktivität und statische Unterschenkelstreckkraft
bei Athleten verschiedener Sportarten

U. Haasis, D. Jeschke und H.-Ch. Heitkamp 563

Sportmedizinische Möglichkeiten der Steuerung des Trainings
und Wettkampfes im Hallenballsport

V. H. Heimsoth und W. D. Reiche 568

Physiologische und biochemische Reaktionen bei sportartspezifischer
Belastung von Tanzpaaren der hessischen Hauptklassen D–S

H. J. Burger und P. E. Nowacki 573

Röntgenologische Reihenuntersuchung von Speerwerfern
der Spitzenklasse

E. Neusel, D. Arza, G. Rompe und K. Steinbrück 579

Gesunderhaltung und Leistungsoptimierung im Tennissport

K. Weber 583

Zur Bedeutung der dynamischen Sehschärfe in den Rückschlagspielen

G. Tidow, P. Brückner und H. de Marées 590

Der Arzt am Ring. Zur sportärztlichen Betreuung im Amateurboxen

W. Pfeifer 594

Ermüdungsprobleme während langer Flüge in der Sport- und Wettbewerbsfliegerei

J. Marpmann 596

Differentialdiagnostik der Kraft der Streckmuskulatur der unteren Extremitäten von Kaderhochspringerinnen

W. Ritzdorf, W. Gryzbek und R. Schrey 598

Anaerobe Schwelle und aerobes Training im Schwimmsport

G. Simon, R. Haaker und M. Thiesmann 601

Über den Einfluß einer akuten metabolischen Azidose auf sportartspezifische Technikübungen im Fußball

St. Mücke, H. Liesen und W. Hollmann 605

Neue Methoden zur sportartspezifischen Leistungsdiagnostik – Handball, Schwimmen, Squash

K. Steininger, J. Sigwarth und R. E. Wodick 610

Kanuergometrie als sportartspezifische Belastungsverfahren mit Leistungsvergleichen der kardio-zirkulatorischen und biochemischen Reaktionen nach verschiedenen Aufwärmprogrammen

G. Moos, P.E. Nowacki und S. Schülke 612

Erweiterte Möglichkeiten der Leistungsdiagnostik im Radrennsport

G.-W. Causin und K.-M. Braumann 618

Belastungen beim Eislauf

W.-D. Montag 622

Sportspezifische Verletzungen und deren Ursachen bei Eiskunstläufern

H. Rohde, B. Gondolph-Zink und M. Heyenbrock 629

Häufige Sportschäden bei Eiskunstläufern

B. Gondolph-Zink, W. Noack und H. Rohde 631

Sportmedizinisches Leistungsprofil von Eiskunstläufern und Eiskunstläuferinnen der nationalen und internationalen Spitzenklasse

E. Reifschneider, J. Psiorz und P. E. Nowacki 635

Die muskuläre Beanspruchung beim alpinen Skilauf und beim Skilanglauf – Elektromyographische Ergebnisse zur Frage der Kontraktionsform

D. Pollmann, K. Willimczik und W. Laurig 640

Kapillären Plasmakatecholamine, Herzfrequenz- und Blutdruckverhalten beim Skifliegen (WM 1985 in Planica)

P. Baumgartl, H. Baumgartner, H. Hörtnagl, G. Lücke und W. Hofer 644

Einfluß der Kraft- und der anaeroben Leistungsfähigkeit auf die Wettkampfleistung beim Skispringen

E. Jakob, M. Schartel, E. Roscher, R. Tusch, D. Schmidtbleicher, M. Bührle und J. Keul 649

Zur Beurteilung der Beanspruchung beim Skispringen

E. Jakob, E. Roscher, M. Lehmann, R. Tusch und J. Keul 654

Leistungsmedizinische Kriterien des Tiefschneefahrens am Beispiel des Helikopterskilaufs

F. Berghold, N. Bachl, G.F. Walter, A. Engel und E. Raas 659

Anaerobe Leistungsdiagnostik bei Eisschnelläufern

B. Weiler, T. Kullmer, A. Urhausen und W. Kindermann 664

IX. Diagnostik

Welche Anforderungen müssen an die sportmedizinische Leistungsdiagnostik (BA-L-Untersuchung) von Spitzensportlern im Kunstturnen gestellt werden?

H.P. Schwerdtner 671

Einsatz anaerober Tests zur Leistungsdiagnose und -prognose von Radrennfahrern

A. Szögy und B. Linzbach 674

Mehr-Stufen-Feldteste im Laufsport zur sportartspezifischen Diagnostik
der aeroben Ausdauerleistungsfähigkeit

U. Geisemeyer und H. Rieckert 678

Die Bestimmung der anaeroben Schwelle mittels der Conconi-Tests
in Labor- und Feldversuchen

E. Jakob, M. Berlis, G. Huber, K. Glittenberg und J. Keul 683

Ergometrie im Kindesalter –
Vergleich unterschiedlicher Belastungsmethoden

T. Kullmer, S. Raab und W. Kindermann 688

Nichtinvasive Bestimmung des Herzzeitvolumens durch computergesteuerte
Herztonfrequenz-Analyse während spiroergometrischer Belastung im Liegen

W. Zimmer, P.E. Nowacki, R.H. Bödeker und B. Ibe 693

Katecholamin- und Laktatverhalten während mehrstufiger Ruder-
und Fahrradergometrie bei Ruderern

A. Urhausen, B. Weiler und W. Kindermann 699

X. Testverfahren

Stellenwert anaerober Belastungsverfahren unter Labor-
und Feldbedingungen

N. Bachl 705

Sportärztliche Trainingsberatung anhand von aeroben
und anaeroben Feldtests

A. Szögy 715

Vergleich spiroergometrischer Funktionsparameter, bezogen auf gleiche
metabolische Belastung, bei Fahrrad- und Laufbandstufentests

J. Heid, A. Fromme und K.E. Zipf 723

Vergleichende Untersuchungen über den Wert der sportartspezifischen
Leistungsdiagnostik im Feldtest und Labor bei Skiangläufern
der deutschen Spitzenklasse

Cai Da Yu, P.E. Nowacki und S. Schülke 727

Grundlagen und Wertigkeit aerober und anaerober leistungsdiagnostischer
Laboruntersuchungen bei Radrennfahrern

G. Schwaberger, H. Pessenhofer, N. Sauseng, W. Wolf und T. Kenner 733

XI. Hormone

**Metabolismus und hormonelles Verhalten bei aerober
und anaerober Muskelarbeit (Hauptreferat)**

W. Kindermann 741

**Hämodynamik, Katecholaminverhalten und Adrenorezeptoren
bei Trainierten, Untrainierten und Patienten (Hauptreferat)**

M. Lehmann und J. Keul 757

Hormonelle Aspekte bei der Frau im Hochleistungssport

K.G. Wurster und E. Keller 769

Belastbarkeit, Katecholaminverhalten und Katecholaminempfindlichkeit bei
Patienten mit primärer sympathischer Insuffizienz

U. Gastmann, M. Lehmann, J. Staiger und J. Keul 773

Kapilläre Plasmakatecholamine bei aeroben und anaeroben
Belastungsphasen im Labor- und Feldtest

H. Hörtnagl, H. Baumgartner, P. Baumgartl und E. Raas 778

Verhalten anabol und katabol wirkender Hormone in der Erholungsphase
nach einem Triathlon-Wettbewerb

A. Urhausen, G. Biro und W. Kindermann 781

Einfluß einer intensiven Trainings- und Wettkampfperiode
auf das anabol-katabole Gleichgewicht bei Ruderern

A. Urhausen, T. Kullmer und W. Kindermann 785

Einführung, Entwicklung und Bedeutung der kapillären
Plasmakatecholamine in der Sportmedizin

H. Baumgartner, H. Hörtnagl, G. Lücke, H. Fill, M. Hochleitner,
A. Stiegmayer und E. Raas 789

Vergleichende Untersuchung zum Einfluß der Belastungsdauer
bei der Fahrradergometrie auf Leistungsfähigkeit, Herz-Kreislaufgrößen
und Hormone

T. Kullmer, W. Kindermann und E. Mücke 792

Veränderungen des Hormonverhaltens der Belastungs- und Stoffwechselparameter bei Radfahrerinnen während eines Trainingslagers

U. Korsten-Reck, S. Goldmann-Maier, M. Breckwoldt und J. Keul 797

XII. Blut

Fibrinolytische Parameter bei Patienten einer Koronarsportgruppe

W. Langer, W. Speiser, A. Pschaick, B. Ibe, E. Selmayr, P.E. Nowacki
und G. Müller-Berghaus 805

Die reaktive Belastungsleukozytose in Abhängigkeit von der körperlichen
Leistungsfähigkeit

H. Dorner, D. Heinold und W. Hilmer 809

Das Verhalten von alpha-1-Mikroglobulin und Albumin im Urin nach
Fahrradergometerbelastungen unterschiedlicher Intensität und Dauer

H.H. Langer, M.H. Weber, U. Hillmer-Vogel und E. Kanzow 813

Verhalten von Plasmapräkallikreinkonzentration, Euglobulinlysezeit,
Plasmafibrinogenspiegel und Thrombozytenadhäsivität nach körperlicher
Belastung bei Patienten mit koronarer Herzkrankheit

K. Stuckenberg, H.D. Bruhn und H. Rieckert 818

Der Einfluß einer standardisierten aeroben und anaeroben ergometrischen Belastung auf das Hämostase- und Fibrinolysesystem bei gesunden und Herzinfarktpatienten

W.K. Drygas, L. Röcker, F. Boldt, B. Heydruck und H.U. Altenkirch 822

XIII. Biochemie

Der Einfluß von Training und Testosteron auf das intrakardiale, adrenerge Nervensystem des Herzens

G. Hartmann, K. Addicks, M. Donike und W. Schänzer 829

Morphologische Untersuchungen zur Wirkung von Training und Testosteron auf die Nebennierenrinde der Maus

G. Groddeck und G. Hartmann 836

Hochdruckflüssigkeits-chromatographische/elektrochemische (HPLC/EC) Bestimmung der Katecholaminkonzentrationen in der Nebenniere am Beispiel verschiedener Trainingsintervalle

W. Schänzer, M. Donike und G. Hartmann 840

Korrelation biochemischer und histochemischer Katecholaminanalysen. Eine Methode zur genauen Darstellung von Anpassungsmechanismen adrenerger Nervenfasern

W. Schänzer, G. Hartmann, K. Addicks und M. Donike 845

XIV. Prävention

Modell Bergen – Deutsche Herz-Kreislauf-Präventionsstudie (DHP) – Prävention durch Sport

K.-D. Hüllemann, K. Roleff und M. Vogt 851

Auswirkungen eines 12monatigen Ausdauertrainings auf die koronaren Risikofaktoren bei gesunden Frauen im mittleren Alter

F. Boldt, W. Drygas und J. Fric 855

Kombinierte Therapie der Adipositas mit Reduktionskost und Ausdauertraining. Metabolische Auswirkungen

A. Wirth, W. Bieger, I. Vogel und G. Schlierf 860

Zur Beeinflussung der körperlichen Aktivität von Adipösen im Rahmen eines verhaltenstherapeutischen Programms

Th. Stemper, I. Heidinger, F. Beuker und F. Krause 864

Präventive Sportmedizin – Plädoyer für eine neue Betrachtungsweise

H.-V. Ulmer 869

Vergleichende Untersuchungen über den Einfluß eines Ausdauertrainings und eines kombinierten Ausdauer/Krafttrainings auf die kardio-vaskuläre Risikofaktoren

F. Boldt, M. Meyer-Beer, W. Meller, W. Drygas und I.-W. Franz 872

XV. *Rehabilitation*

Erfahrungen mit einem Kurmodell zur Behandlung kardiovaskulärer Risikofaktoren

B. Grünewald 879

Über die diagnostische Wertigkeit der ST-Strecke unterschiedlicher EKG-Ableitungen bei fahrradergometrischen Untersuchungen von Patienten mit Herzinfarkt

M. Rist, R. Rost und W. Hollmann 885

Einfluß des Kalziumantagonisten Nisoldipin auf Gehstrecke, Thrombozyten, hormonale und metabolische Größen bei Patienten mit PAVK und gesunden Kontrollpersonen

U. Gastmann, M. Lehmann, A. Staiger und J. Keul 889

Gezielte kardiale Prävention im Sportverein

H.-G. Ilker, M. Ilker und E.O. Krasemann 893

Körperliches Training bei chronisch obstruktiven Lungenerkrankungen mit Hypoxie und Hyperkapnie unter Sauerstoffzufuhr

W. Paa, W. Röder und E. Krüger 896

Rehabilitation von Überlastungsschäden des aktiven Bewegungssystems
H. Stoboy ... 899

Das subkutane Hämatom unter Kryo-, Kompressionstherapie und manueller Lymphdrainage – eine experimentelle Studie
P. Hutzschenreuter und H. Brümmer ... 901

Alpiner Skilauf für Patienten nach Herzinfarkt im Vergleich zum Skilanglauf
D. Lagerstrøm, K. Völker, K. DeMeirleir und R. Rost ... 905

Einfluß einer fünfjährigen Betreuung Herzkranker in einer ambulanten Herzgruppe im Vergleich zu einer Kontrollgruppe
G. Görge und R. Hopf ... 909

Rückwirkungen leichter Schwimmbelastungen bei KHK-Patienten und gesunden Kontrollpersonen auf Kreislaufgrößen, Katecholamine und Laktatspiegel
L. Samek, M. Lehmann, J. Keul und H. Roskamm ... 912

Das Sportangebot ambulanter MS-Gruppen
H. Thegeder ... 916

„Sport in der Prävention" – Erfahrungsbericht über eine Seminarreihe für niedergelassene Ärzte und Arzthelferinnen
Th. Stemper und D. Lagerstrøm ... 920

Sympathische Aktivität bei schwimmtelemetrischen Untersuchungen von Koronarpatienten
A. Urhausen, T. Kullmer, T. Rieder und W. Kindermann ... 923

XVI. Sport und Medikamente

Körperliche Aktivität und medikamentöse Behandlung
R. Rost ... 929

Betarezeptorenblocker und Sport
I.W. Franz 936

Einfluß einer Betablocker-Kalziumantagonisten-Kombination auf die körperliche Leistungsfähigkeit und die Plasmakatecholamine
H. Ossen, A. Urhausen, T. Kullmer und W. Kindermann 947

Bedeutung der sympathikomimetischen Aktivität (ISA) von Betablockern für die körperliche Leistungsfähigkeit
T. Kullmer, W. Kindermann und M. Singer 952

Kardiovaskuläre Reaktion von Untrainierten (U) und Trainierten (T) unter Autonomer Blockade (AB)
H.H. Dickhuth, M. Theissen, W. Auch-Schwelk, H. Just und J. Keul 956

XVII. Sport und Immunologie

Zelluläre Immunität bei männlichen und weiblichen Leistungssportlern
K.-H. Ricken und W. Kindermann 961

Kardiale und suprarenale Mediatoren der Aktivität peritonealer Makrophagen nach Training
G. Hartmann, H. Michna und W. Schänzer 967

Morphologische, biochemische und immunologische Studien zu einer vegetativen Regulation der Aktivität peritonealer Makrophagen während eines simulierten aeroben Ausdauertrainings
H. Michna, G. Hartmann und W. Schänzer 972

Eine Methode zur Ernte und Kultur von Makrophagen des Athleten
H. Michna 976

Zum Verhalten von Makrophagen nach Training: Methodik der quantitativen Analyse ihrer elektronenmikroskopischen Veränderungen nach dem IBAS II
J. Twifler und H. Michna 980

XVIII. Training

Zusammenhang zwischen sportartspezifischer Leistungsfähigkeit
im Mittel- und Langstreckenlauf und leistungsdiagnostischen Parametern

T. Rieder, T. Kullmer und W. Kindermann 987

Zur Bedeutung der langfristigen Leistungsdiagnostik und Trainingssteuerung
im Mittelstreckenbereich

B. Wolfahrt, D. Hildebrand, H.-H. Dickhuth und J. Keul 991

Leichte Druckhypertrophie versus milde Trainingshypertrophie –
Ein quantitativ-stereologischer Vergleich

W. M. Herbst, G. Mall, T. Mattfeldt, J. Mann und C. Hasslacher 995

Untersuchungen von Stoffwechselparametern bei kinematisch
unterschiedlichen Belastungen an einem Mechatronic-Belastungsgerät

R. Baron, N. Bachl, Th. Bochdansky und H. Lechner 998

Elastische Steifheit und Maximale Bewegungsgeschwindigkeit
der Plantarflexoren als leistungsdiagnostische Parameter

J. Saathoff und H. Rieckert 1004

Computergestützte Muskelfunktionsdiagnostik und ihre Anwendung
im Training mit Spitzensportlern

K.-P. Knebel 1008

Der gegenwärtige Stand der Sportmedizin

Ernst Jokl

Lexington

Einleitung

Der gegenwärtige Stand der Sportmedizin läßt sich anhand von zwei Modellen aufzeigen, deren erstes die Leistungsexplosion ist, die in unserem Jahrhundert stattgefunden hat (Abb. 1). Sie ist ein Phänomen ohne historische Präzedenz und wird sich in vergleichbarer Größenordnung nicht wiederholen. Sämtliche Rekordwachstumskurven streben gegenwärtig ihren Endphasen zu (Abb. 2). Die Zeit, in der die Leistungsexplosion stattgefunden hat, fällt zusammen mit einer Periode unvorhergesehener technologischer Innovationen (Abb. 3 a u. b).
Die Leistungsexplosion verdankt ihr Entstehen drei Entwicklungen:
der Abschaffung der Kinderarbeit;
der Etablierung der Ernährungswissenschaft; und
der Kontrolle von Infektionskrankheiten.

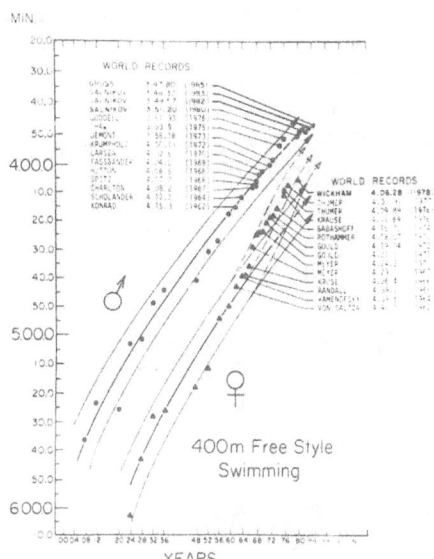

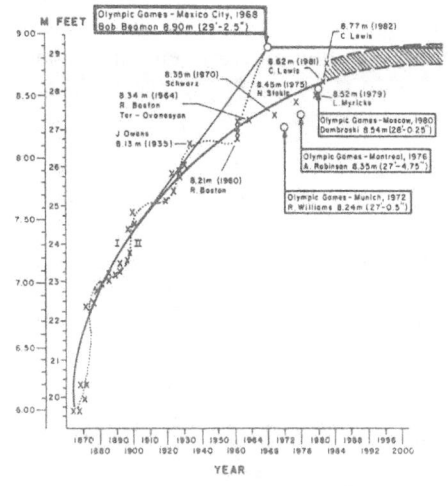

Abb. 1. Rekordwachstumskurve, 400-m-Freistilschwimmen seit Beginn des Jahrhunderts. Männer (obere Kurven); Frauen (untere Kurven)

Abb. 2. Rekordwachstumskurven, Weitsprung. Beamons Rekordsprung steht in Terminalposition

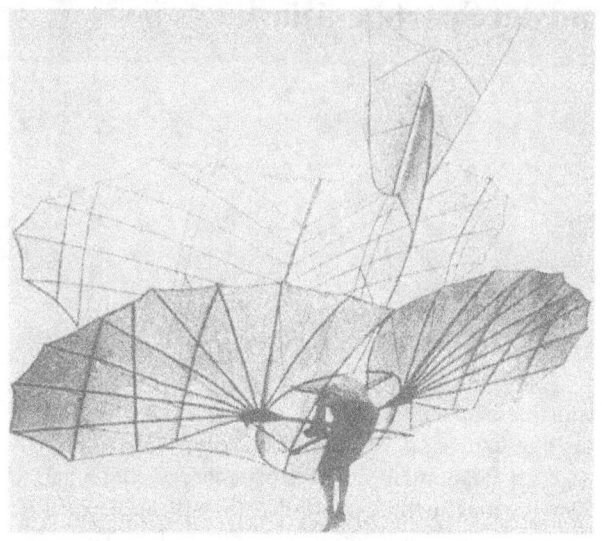 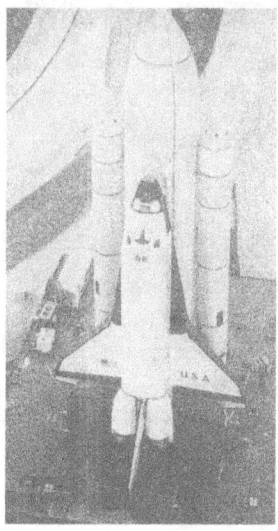

Abb. 3. Flugmaschine der Gebrüder Wright, und Space Rocket NASA 1986

Abschaffung der Kinderarbeit

Die Abschaffung der Kinderarbeit hatte zur Folge, daß der Jugend zum ersten Mal Freizeit zur Verfügung stand. Ohne Freizeit gäbe es weder Kunst noch Wissenschaft, weder Philosophie noch Moralgesetze. Ohne Freizeit wäre auch die Entwicklung der Sportbewegung nicht möglich gewesen (Abb. 4).

Am Anfang des 19. Jahrhunderts arbeiteten Kinder im Alter von 10, 7 und 5, zuweilen von 3 Jahren, bis zu 12 Stunden am Tag in Minen und Fabriken. Von Freizeit konnte unter diesen Umständen keine Rede sein. Lord Shaftsbery war der

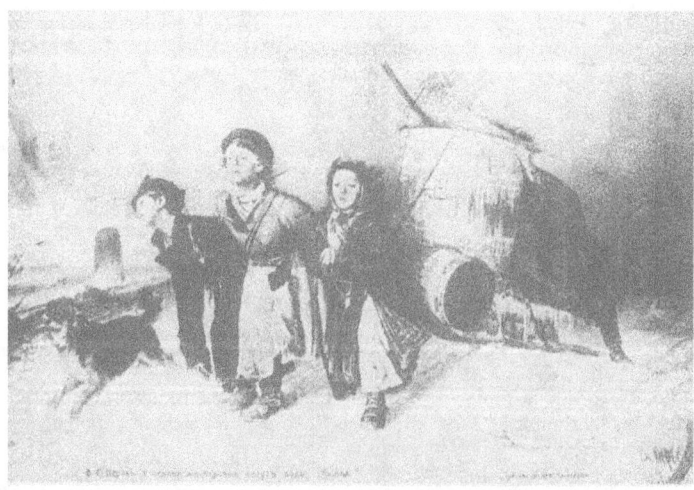

Abb. 4.
Kinderarbeit 1840

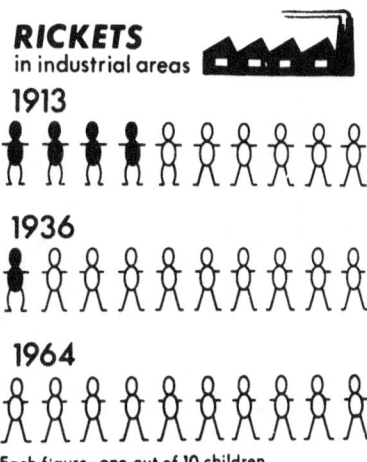

Abb. 5. Rachitis bei Schulkindern in Glasgow/Schottland

erste, der im House of Commons Gesetzesvorlagen einbrachte, die nachfolgend Schritt für Schritt zur Abschaffung von Kinderarbeit führten.*

Ernährungswissenschaft

Die Ernährungswissenschaft hat den Wachstums- und Reifungsprozeß von Kindern und Jugendlichen revolutioniert. Sportrekordwachstumskurven stellen Spiegelbilder von Darstellungen des Verschwindens von Ernährungsschäden in der kindlichen Bevölkerung während der letzten Jahrzehnte dar. Rachitis wird heute in Europa und Amerika kaum noch gesehen. Gynäkologen werden nicht mehr mit Geburtskomplikationen konfrontiert, die vor hundert Jahren gang und gäbe waren, verursacht durch Einkeilung des Kopfes des Fötus im rachitisch verengten Beckenausgang (Abb. 5).

Wenn heute ein englischer Pädiater seinen Studenten einen Fall von Rachitis vorstellen will, fährt er nach Southampton und wartet auf die Ankunft eines Schiffes aus Indien und Nachbarländern. Dort findet er genügend Demonstrationskandidaten.

Am Anfang unseres Jahrhunderts war so gut wie nichts über Vitamine bekannt. Der erste Nobelpreis für Vitaminforschung wurde im Jahre 1928 Professor Adolf Windaus zuerkannt für die Entdeckung von Ergosterol, Vitamin D. Nobelpreise für die Erforschung der Vitamine B, C und A folgten in den Jahren 1929, 1937 und 1949.

---

* Unter den Schriftstellern des vorigen Jahrhunderts, die sich für die Abschaffung von Kinderarbeit einsetzten, waren Charles Dickens in England, Victor Hugo in Frankreich und Friedrich Engels in Deutschland.

Nobel Prizes. Nutrition

1928	Windaus	Vitamin D	Rickets
1929	Eijkman	Vitamin B	Beri Beri
1929	Hopkins	„Growth Stimulating Vitamins"	
1937	Szent György	Vitamin C	Scurvy (Med.)
1937	Haworth	Vitamin C	Scurvy (Chem.)
1937	Karrer	Vitamin A	Xerophthalmia
1949	Boyd Orr	U.N. Food & Agricult. Organization	

Erst in den letzten drei Jahrzehnten war es möglich, für optimales Wachstum und Entwicklung erforderliche Ernährungsprogramme zusammenzustellen. Körperbautypen, so wie sie heute im Wettkampfsport angetroffen werden, waren in der ersten Hälfte unseres Jahrhunderts unbekannt.

Infektionskrankheiten (Abb. 6 a und b)

Die Kontrolle von Infektionskrankheiten ist die dritte Entwicklung, ohne die die Sportbewegung in ihrer derzeitigen Form nicht denkbar wäre. Bis zur Jahrhundertwende waren Infektionskrankheiten die Haupttodesursache. Es gab keinen Schutz gegen Keuchhusten, Polio, Diphtherie und andere Kinderkrankheiten. Die Liste von Nobelpreisen, die für Entdeckungen auf dem Gebiet der Immunologie zuerkannt wurden, zeigt, wie zielbewußt die heute verfügbaren Methoden zur Verhütung von Infektionskrankheiten erarbeitet wurden. Aus Ländern, in denen die sich

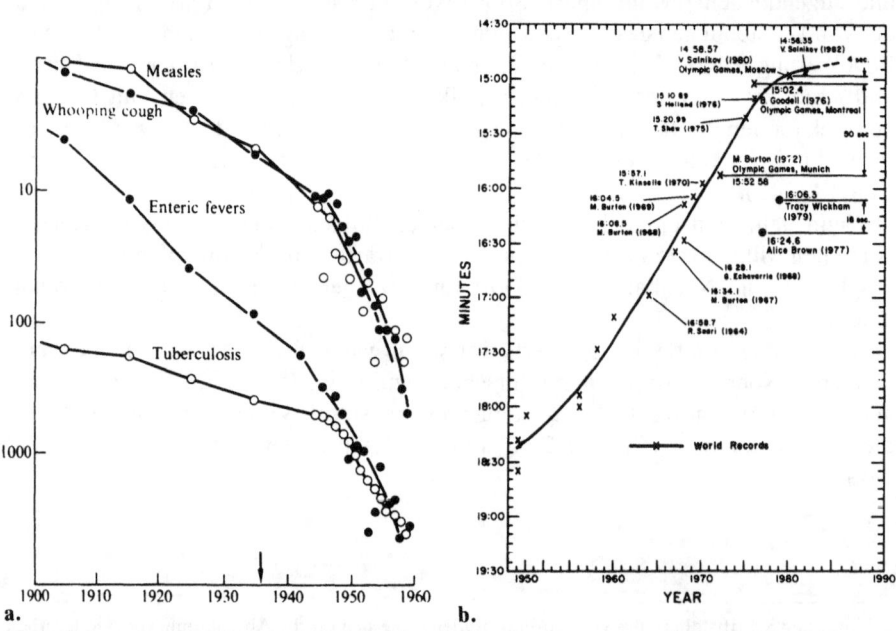

Abb. 6 a. u. b. Gegenläufige Entwicklung von Häufigkeit von Infektionskrankheiten und von Leistungsanstieg (1500-m-Freistilschwimmen)

daraus ergebenden Gesundheitsfürsorgemaßnahmen keinen Eingang fanden, kommen keine Leistungssportler. Olympische Medaillen gehen nicht nach Bangladesch und Tschad.

Nobel Prizes. Immunology

1901	Behring	Diphtheria
1905	Koch	Tuberculosis
1908	Ehrlich	Syphilis
1919	Bordet	Complement Fixation
1927	Wagner Jauregg	Dementia Paralytica
1930	Landsteiner	Blood Groups
1939	Domagk	Streptococcal Infections
1949	Fleming, Chain & Florey	Gonorrhea
1951	Theiler	Yellow Fever
1952	Waksman	Streptomycin
1954	Enders, Weller and Robbins	Poliomyelitis

Die Kontrolle von Infektionskrankheiten war für die Ausbreitung der Sportbewegung von besonderer Bedeutung, weil trainierte Sportler mehr als körperlich inaktive Personen für Infektionskrankheiten empfänglich sind.

Bei der Einführung der der Impfungsprophylaxe vorhergehenden Polio-Epidemien wurde beobachtet, daß Kinder, die an Sportwettbewerben teilgenommen hatten, häufiger von der paralytischen Form der Erkrankung befallen wurden als inaktive Vergleichsgruppen. Die Erklärung dieser Beobachtung ist die nach anstrengender Körperarbeit auftretende Zunahme der Membranpermeabilität, ein an und für sich harmloses physiologisches Begleitphänomen, das jedoch während Polio-Epidemien dazu führt, daß im Blut kreisende Viren ins Zentralnervensystem übertreten. Entsprechende Befunde sind bei Hepatitis und Influenza erhoben worden.

Bakterielle Infektionen treten ebenfalls bei Athleten häufiger auf als bei Nichtsportlern. Die schweren Enteritis-Epidemien unter den Teilnehmern an den 1968er Olympischen Spielen und beim World Cup Soccer Turnier in Mexiko City im Jahr 1986 sind in deutlicher Erinnerung.

Die Neuen Phänotypen

Als Folge der zuvor angeführten Entwicklungen ist die derzeitige Situation im Wettkampfsport gekennzeichnet durch das Erscheinen von *vier neuen menschlichen Phänotypen:* einem neuen Phänotyp von Kindern; einem neuen Phänotyp von Frauen; einem neuen Phänotyp von alternden Menschen; und einem neuen Phänotyp von „Behinderten". Sportlich trainierte Kinder sind leistungsfähiger als untrainierte Erwachsene; sportlich trainierte Frauen leistungsfähiger als untrainierte Männer; sportlich trainierte Alternde leistungsfähiger als untrainierte junge Personen; und zu vielen Leistungen, die von Behinderten erzielt werden, sind die meisten „Nicht-Behinderten" nicht fähig.

Kind

Das körperliche Leistungspotential von *Kindern* ist größer als bislang angenommen wurde (Abb. 7). 10jährige Jungen und Mädchen nehmen an Langläufen und Skiwettbewerben teil (Abb. 8 u. 9). 15jährige Mädchen dominieren in Sportdisziplinen wie Schwimmen und Gymnastik. Eine Akzeleration von Wachstum und Reifung

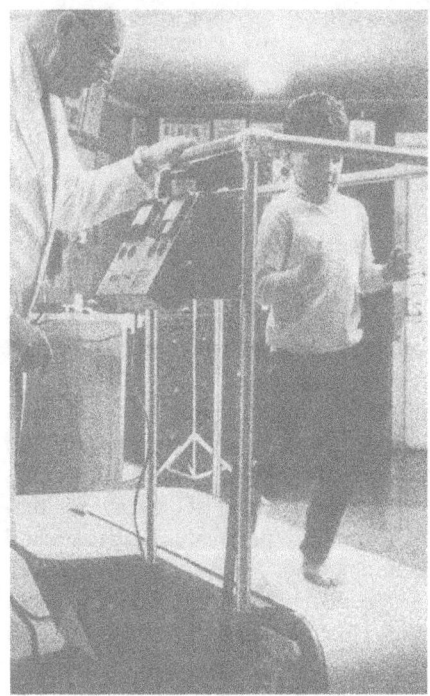

Abb. 7. Vierjähriger Junge auf Laufband

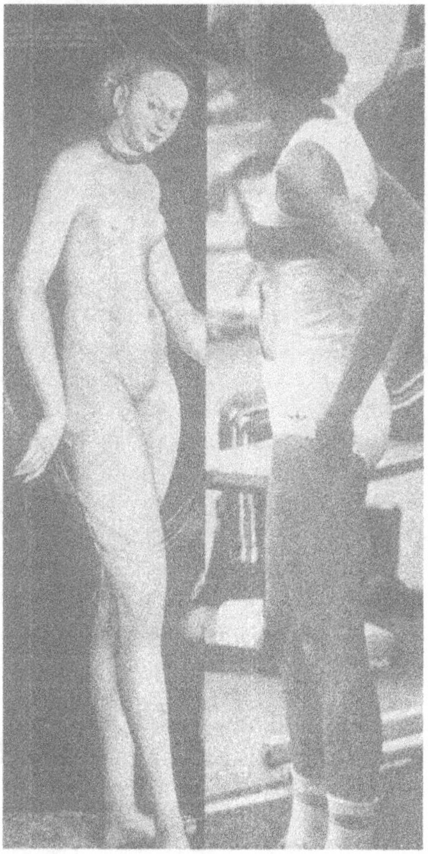

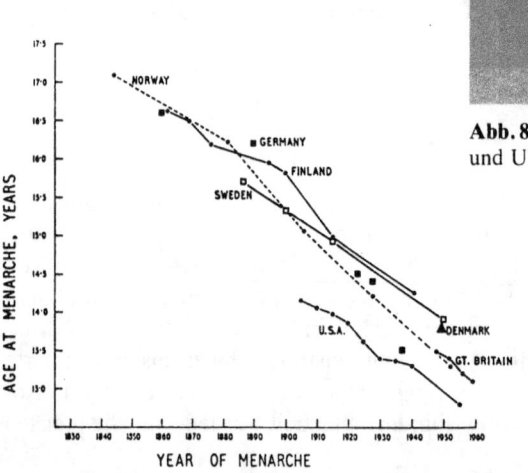

Abb. 8. Lukas Cranachs „Eva" 1540, und Ulrike Meyfarth im Alter von 16 (1972)

Abb. 9. Menarche seit Beginn des 19. Jahrhunderts (nach J. Tanner)

ermöglicht Maximalleistungen bereits während der Pubertät. Vor 200 Jahren sang Joseph Haydn im Alter von 18 Sopransolo im Wiener Stephansdom; im Vorjahr gewann Boris Becker im Alter von 17 Wimbledon (Abb. 10).

Frau

Die derzeitigen Bestleistungen von *Frauen* übertreffen das Rekordleistungsniveau von Männern von vor nur wenigen Jahrzehnten. Die Siegerin im Marathonlauf bei den Olympischen Spielen in Los Angeles im Jahre 1984 (Abb. 11) rann schneller als

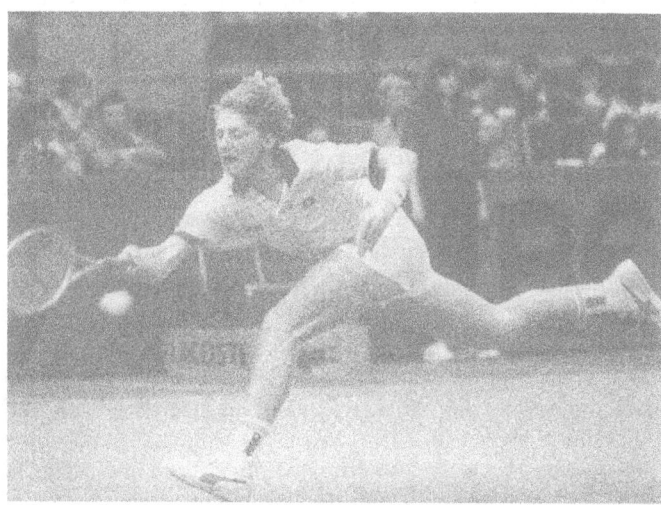

Abb. 10. Wimbledon Champion Boris Becker im Alter von 17

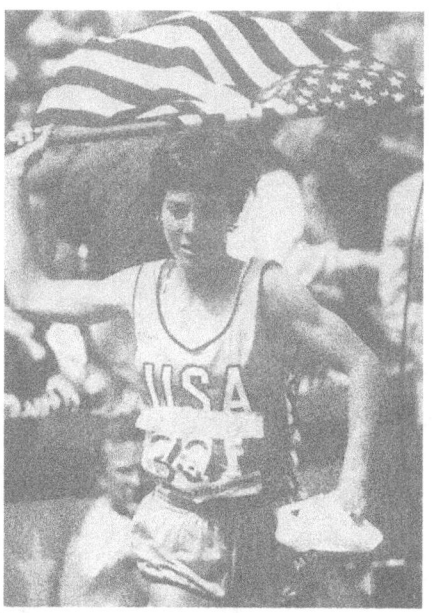

Abb. 11. Joan Benoit, Olympiasiegerin im Marathon-Lauf 1984

Olympiasieger Zatopek in Helsinki im Jahre 1952. Das Europameisterschaftsteam der DDR in der 4 × 100-m-Staffel hätte das siegreiche Sprinterquartett der Männer bei den Olympischen Spielen in Stockholm im Jahr 1912 mit 8 Metern geschlagen.

Alter

Der dritte neue Phänotyp ist der von alternden sporttreibenden Männern und Frauen. Das Verdienst, ältere Personen erstmalig dazu angehalten zu haben, sich sportlich zu betätigen, gebührt der deutschen Turnbewegung. Bereits vor 150 Jahren gab es „Altersturnfeste", an denen Männer und Frauen im Alter von 40, 50 und 60 teilnahmen. *Die Entdeckung der altershemmenden Wirkung des Sports ist der bedeutendste Beitrag der Sportmedizin zur Gerontologie.* Eine altershemmende Wirkung ist nicht nur bei älteren Personen zu beobachten, sondern zeigt sich in eindrucksvoller Weise auch bei jüngeren Sportlern, in Lebensperioden, in denen bei Nichtsportlern ein deutliches Nachlassen der Leistungsfähigkeit die Regel ist (Abb. 12).

Die australische Sprinterin Mary Cuthbert gewann im Jahr 1956 im Alter von 18 drei olympische Goldmedaillen; 8 Jahre später siegte sie im 400-m-Lauf bei den Olympischen Spielen in Tokio; Ulrike Meyfarth gewann den Hochsprung in München im Jahr 1972, wiederholte ihren Triumph 12 Jahre später mit einer um 5 cm besseren Leistung. Al Oerter war in vier olympischen Diskuswettbewerben erfolgreich, zum ersten Mal im Jahr 1956 im Alter von 20, danach in den Jahren 1960, 1964 und 1968. Als 47jähriger zählt er nach wie vor zur Weltklasse. Bei den leichtathletischen Europameisterschaften im Jahr 1986 stellte die 36jährige Marina Stepanova einen neuen Weltrekord im 400-m-Hürdenlauf auf, mit einer Zeit von 53,3 Sek., mit der sie 1928 in Amsterdam die olympische Goldmedaille im Wettbewerb für Männer gewonnen hätte. Sie gehört seit ihrem 16. Lebensjahr zur leichtathletischen Spitze.

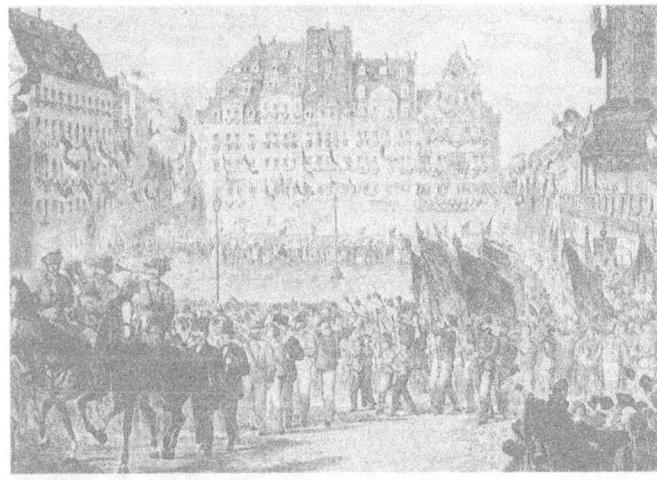

Abb. 12. Die ersten Altersturnfeste wurden vor mehr als hundert Jahren in Deutschland veranstaltet

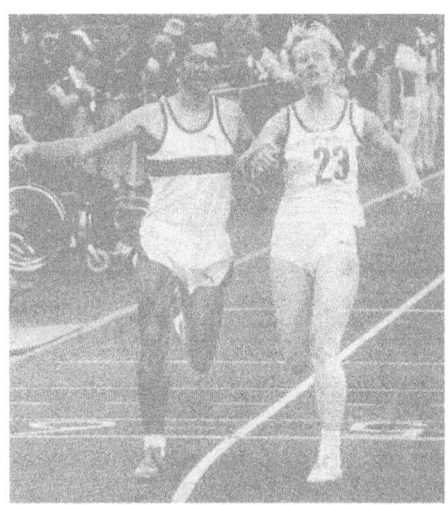

Abb. 13. Blinde 800-m-Läuferin

Behinderte

Der vierte neue Phänotyp ist der des *Behindertensportlers*. Turnerisches und sportliches Training von Blinden und Amputierten, von Gelähmten und chronisch Kranken mobilisiert Organsysteme, deren Gesamtfunktionskapazität durch die Behinderung nicht eingeschränkt ist. Ein Beinamputierter sprang 2 m hoch; ein blind geborenes Mädchen durchlief – geführt von einem Freund – die 800-m-Strecke in einer Zeit, die im Jahre 1928 zur Teilnahme am olympischen Finale genügt hätte (Abb. 13).

Karl Wernicke

Ich komme zum zweiten Modell, dessen Analyse ein spezifisches Verständnis der Sportmedizin eröffnet, und zwar beginne ich mit einem Hinweis auf die Entdeckung des Breslauer Neuropsychiaters Karl Wernicke, der vor 100 Jahren zeigte, daß der Sprach*entwurf* im Temporallappen des Gehirns verankert ist, die Sprach*phonation* im Frontallappen. Phonation, eine funktionelle Manifestation der Sprachmuskulatur, ist wie alle anderen Willkürbewegungen erfaßbar im Energiefeld der Physik, wie die Entwicklung der Telekommunikation, einschließlich Fernsehen sowie die Computerwissenschaft demonstrieren.

Dagegen entzieht sich der Sprach*entwurf*, Komponente der geistigen Welt des Menschen, einer Identifikation mit Hilfe naturwissenschaftlicher Methoden. Die von Wernicke erkannte Dichotomie von Bewegungsentwurf und Bewegungsausführung charakterisiert alle Willkürhandlungen; sie ist von fundamentaler Bedeutung für die Sportmedizin. Sie macht die unüberschreitbare Grenze zwischen Physiologie und Psychiatrie sichtbar.

Die deutsche Sportmedizin hat das Verdienst, zur Klärung von Phänomenen entscheidend beigetragen zu haben, die sich im Rahmen des Energiekonzepts der

Physik abspielen. Sie hat, wie mir scheint, das Geschehnis untersucht, aber nicht das Erlebnis. Ich meine, daß die Zeit gekommen ist, dem Letztgenannten mehr als bisher Beachtung zu schenken. Das Prinzip der Leistungsmessung reicht nicht aus, um Wert und Erlebnisqualität, die der Sport vermitteln, zu beschreiben. Ich denke an die Welt der Ästhetik, die das Turnen und Eislaufen eröffnen. Ich denke an den Trost, den der Behindertensport spendet; und ich denke an die Zuversicht, die einem jeden Teilnehmer am Altersturnen zuteil wird. – Die hier angesprochenen Werte, die beim Sport entstehen, entziehen sich der Objektivierung mittels physikalischer Messungen.

Um das Problem der Wertbestimmung menschlicher Leistungen und mit ihnen verbundener Erlebnisse zu umreißen, mache ich jetzt einen Exkurs in das Leben eines der größten Künstler aller Zeiten. Er soll Ihnen Einsichten enthüllen, die – ungeachtet ihrer Unvergeßlichkeit, ihrer Einmaligkeit und ihrer Verehrungswürdigkeit – der Messung unzugänglich sind. Er soll Sie jedoch hinweisen auf Möglichkeiten menschlichen Verstehens, deren Bedeutung für eine Humanisierung unseres Fachgebiets nachfolgend aufgezeigt werden wird.

Johann Sebastian Bach

In seiner Rede anläßlich der 200. Wiederkehr des Todestages von Johann Sebastian Bach erwähnte Paul Hindemith, daß der Thomaskantor den Tod von elf seiner Kinder erleben mußte.

Wie ist Bach mit diesen Schicksalsschlägen fertig geworden? Bachs Fähigkeit, tiefstes Leid in künstlerische Neuschöpfungen einmaliger Prägung umzuwandeln, stellt einen entscheidenden Aspekt seiner Unvergleichlichkeit dar.

Nach dem Tod des ersten Kindes schrieb Bach den folgenden Text zur Arie seiner Kantate Nr. 13:

> *Ächzen und erbärmlich Weinen*
> *hilft der Sorgen Krankheit nicht,*
> *aber wer gen Himmel siehet*
> *und sich da um Trost bemühet,*
> *dem kann leicht ein Freudenlicht*
> *in der Trauerbrust erscheinen.*

Kurz danach komponierte er den Choral „Alle Menschen müssen sterben"; die Woche nach dem Tod des 10. Kindes die große Orgelpräludie über sein Lieblingsthema „Oh Haupt voll Blut und Wunden".

Albert Schweitzer schrieb, daß Bachs Frömmigkeit ein Element seines musikalischen Schaffens war. Er sah die Welt auf seine Art. Einem Freund, der ihn darauf hinwies, daß die Mittelachse des Altars der Thomaskirche gegenüber der Achse des Kirchenschiffs nach links abgewinkelt ist, sagte Bach: „Vielleicht wollte der Architekt damit die Neigung des Kopfes Christi am Kreuz zum Ausdruck bringen".

So war Bach.

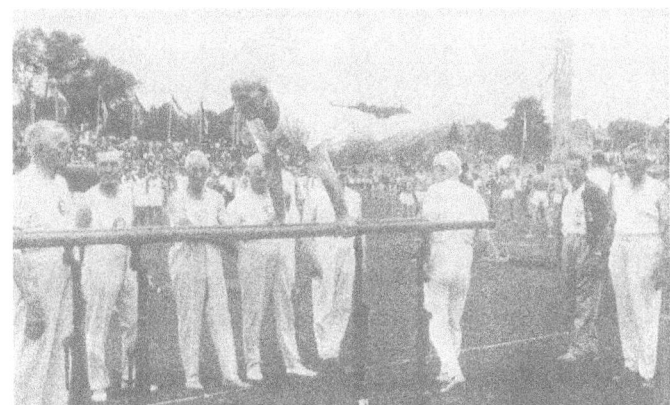

Abb. 14. 80jährige Turner am Barren

Grenzen der Meßbarkeit

Zurück zum Thema. Was in den Köpfen und Herzen der 80jährigen Turner (Abb. 14) vorgeht, die – umgeben von jungen Turnern und Turnerinnen – auf der Festwiese ihre Barrenübungen vorzeigen, läßt sich durch biomechanische und biochemische Leistungsanalysen nicht wiedergeben. Das folgende Zitat aus Wallensteins Tod ist dazu besser in der Lage. Schiller legt es dem Feldherrn in den Mund, als ihm die Nachricht vom Tod des edlen jungen Max Piccolomini überbracht wird:

Denn er stand neben mir wie meine Jugend.
Er machte mir das Wirkliche zum Traum,
Um die gemeine Deutlichkeit der Dinge
Den goldnen Duft der Morgenröte webend.

Harold Connolly, Sieger im Hammerwurf bei den Olympischen Spielen in Melbourne 1956, triumphierte nicht nur über seine Gegner, sondern auch über eine Geburtslähmung des linken Armes, die seine Lebenswelt anscheinend unabänderlich einzuschränken schien, und die sein Leistungsvermögen herabzumindern bestimmt war. Ihr stellte er sich entgegen, so wie in der griechischen Mythologie von Zeus berichtet wird, der sich den Titanen entgegenstellte und sie besiegte (Abb. 15). Dazu der Text zu Bachs Kantate Nr. 10:

Die Niedern pflegt Gott zu erhöhen,
daß sie wie Sterne am Himmel stehen.
Die Hungrigen füllt er mit Gaben,
daß sie auf seinem Gnadenmeer die Fülle haben.

Zum Abschluß meines Vortrags das Bild des 100jährigen Mannes am Ziel des alljährlich in Israel stattfindenden 3-Tage-Marschs nach Jerusalem. Auf die Frage, ob er nicht vor dem Marsch gezweifelt hätte; ob er sich der Anstrengung aussetzen sollte, die Antwort: „Welch besseren Tod könnte ich mir wünschen, als auf dem Weg nach Jerusalem zu sterben." (Abb. 16).

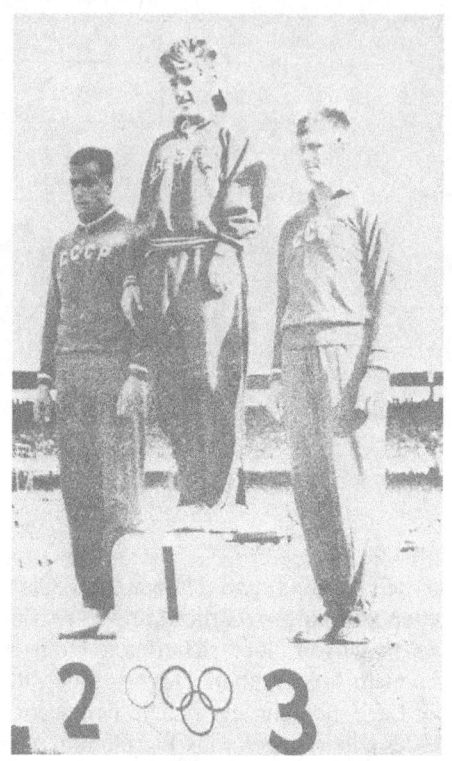

Abb. 15. Harold Connally, Olympiasieger im Hammerwurf 1956

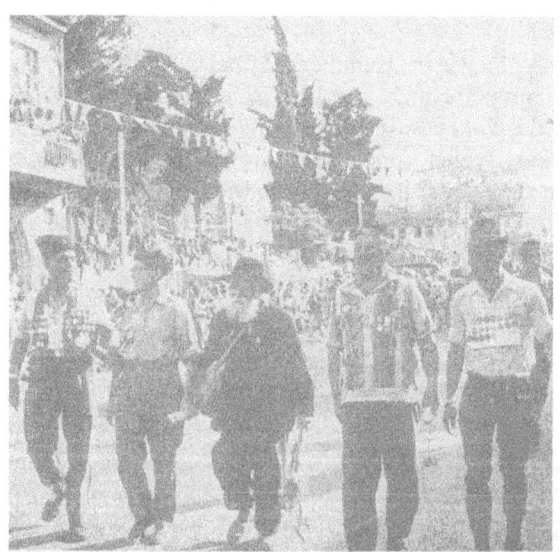

Abb. 16. 100jähriger am Ziel des 3-Tage-Marsches nach Jerusalem

Hierzu die Worte des heiligen Paulus, gesprochen kurz vor seinem Tod, in denen er rückblickend sein Leben symbolisch gleichsetzt mit Wettläufen, die er in seiner griechisch geprägten Jugend in Tarsus in Kleinasien mitgemacht hatte: (2. Timotheus, 4.7 am Platz)

Ich habe einen guten Kampf gekämpft,
ich habe den Lauf vollendet.
Ich habe den Glauben gehalten.
Hinfort ist mir beigelegt die Krone der Gerechtigkeit.

Literatur

1. Ariès P (1922) Centuries of Childhood, A Social History of Family Life (Vintage, Books, New York)
2. Hindemith Paul (1950) Johann Sebastian Bach. Ein verpflichtendes Erbe. Insel-Verlag
3. Jokl E, Karvonen MJ, Kihlberg J, Koskela A, Noro L (1956) Sport in the Cultural Pattern of the World; a Study of the Olympic Games of 1952 at Helsinki (Institute of Occupational Health, Helsinki)
4. Jokl E (1972) Physical Activity and Aging. Adolphe Abrahams Memorial Lecture, Royal Society of Medicine, London, July 15
5. Jokl E (1977) Running, Psychology, and Culture, in: The Marathon: Physiological, Medical, Epidemiological, and Psychological Studies, Annals of the New York Academy of Scienoes, Vol 301
6. Jokl E (1978) The Genius of St. Paul. UNESCO Publication „History of Physical Education and Sport. Vol III, S. 53–58
7. Jokl E (1985) Sudden Death of Athletes. Charles C. Thomas, Springfield, III
8. Keys Anoel et al (1950) Human Starvation, Univ. of Minnesota Pr
9. Lynd S (1942) English Children (William Collins, London)
10. Russell Bertrand (1952) in Praise of Idleness, Allen & Unwin, London
11. Schweitzer Albert (1908) Johann Sebastian Bach, Straßburg
12. Winslow CEA (1943) The Conquest of Epidemic Disease. A Chapter in the History of Ideals (Princeton University Press, Princeton

Risikofaktoren in der Entwicklung des Hochleistungssports

W. Hollmann

Deutsche Sporthochschule Köln, 5000 Köln 41, Carl-Diem-Weg

Mit diesem Thema sind viele Bereiche angesprochen: der Mensch, der in den biologischen Grenzbereich seiner körperlichen Leistungsfähigkeit eingetreten ist, der Ehrgeiz des Funktionärs, des Trainers, des Arztes, die den Sportler betreuen, der Ehrgeiz des Sportlers selbst, heute verbunden mit natürlichem materiellem Gewinnstreben, die Welt der den Sportler ausstattenden Industrie mit ihren kommerziellen Interessen, die Massenmedien in ihrer Wortwahl, das Verlangen des Sportlers selbst nach Leistungssteigerung, ggf. auch mit unerlaubten Mitteln, und nicht zuletzt die im internationalen Wettkampfbereich alles entscheidende Politik.

Im einzelnen soll zu folgenden Hauptpunkten Stellung genommen werden:
1. Kategorien des Sports;
2. ein historischer Abriß der Entwicklung im Hochleistungssport;
3. die Professionalisierung und Kommerzialisierung;
4. Doping;
5. Verlust des „Fair play";
6. Einwirkungsmöglichkeiten der Sportmedizin.

Kategorien des Sports

Der bunte Strauß des Sports hat sich in den vergangenen Jahrzehnten in vielfältiger und vielschichtiger Weise entwickelt. Die Extreme der inhaltlichen Einheit „Sport" haben heute so wenig miteinander gemeinsam wie beispielsweise die Formel-1-Rennwagen mit dem VW-„Käfer". Wir man im Autorennsport die Formel-1-Rennwagen mit Bezeichnungen wie „Boliden" und die Fahrer „Piloten" umschreibt, obwohl alles einmal aus dem Automobil hervorgegangen ist, müßte man eigentlich heute auch neue Worte prägen in der Gegenüberstellung z. B. des Gesundheitssportlers im Zustand nach Herzinfarkt mit dem Spitzensportler. Auf dem Wege dorthin laßt uns die kombinierte Betrachtungsweise von Motivation zum Sport und erreichter Leistungshöhe hier einigermaßen klare Grenzen schaffen. Aus dieser Betrachtungsweise können 4 Sportkategorien unterschieden werden:
1. Breitensport;
2. Gesundheitssport;
3. Leistungssport;
4. Hochleistungssport.

Allen 4 Kategorien ist die Freude an der Bewegung, am Spiel, an der betriebenen Sportart gemeinsam. Im Breitensport sind weitere Motive das gemeinsame Tun in der Familie, in einer Gruppe mit Menschen von gleichen Interessen, dem freudvollen Sport nachgehen zu können. Die gebotene Leistung spielt jedoch im Breitensport eine untergeordnete Rolle. Es existiert kein systematisch eingehaltenes Trainingsprogramm mit Abprüfung der erreichten Leistung in Wettkämpfen.

Der Gesundheitssport dient primär der Festigung vorhandener oder der Wiedererlangung verlorengegangener Gesundheit. Der erreichten Leistung kommt keine vordergründige Bedeutung zu.

Im Leistungssport tritt der Drang zu überdurchschnittlicher Leistung betont hervor. Es wird ein Trainingsprogramm erstellt und systematisch eingehalten. Man nimmt an Wettkämpfen teil, um den erreichten Leistungsstand überprüfen zu können. Die gebotene Leistung besitzt jedoch noch keinen nationalen oder internationalen Stellenwert.

Im Hochleistungssport ist eine Leistungshöhe von nationaler oder gar internationaler Bedeutung erreicht. Das Streben nach dem Sieg, der Medaille oder zumindest der guten Placierung im internationalen Wettkampf steht allein im Vordergrund. Zur Erreichung dieses Zieles werden weite Bereiche des Alltaglebens diesem Zweck unterworfen. Der Betreffende ist entweder ein Profi oder lebt unter professionalistischen Bedingungen.

Hier soll nun von der zuletzt genannten Kategorie, dem Hochleistungssport, die Rede sein.

Ein historischer Abriß der Entwicklung im Hochleistungssport

Bekanntlich erfolgte im Jahre 1896 die Wiedergründung der Olympischen Spiele. An ihrer Wiege standen im wesentlichen geisteswissenschaftlich ausgerichtete Persönlichkeiten mit hohem ethischen Anspruch. Ihr Idealbild stellte die optimale ganzheitliche Entwicklung von Körper und Geist im gesundheitlichen Sinne durch Sport dar. Baron de Coubertin formulierte es als „die Ehe von Muskel und Geist". Der Leitspruch, unter dem man antrat, lautete: citius, altius, fortius. Durch die Eigengesetzlichkeit des Hochleistungssports hatten diese Personen unbewußt damit den Grundstein gelegt zu einem gigantischen biologischen Experiment mit dem Menschen. Dieser Mensch trat spätestens in den 60er Jahren dieses Jahrhunderts in manchen Sportdisziplinen in den Grenzbereich seiner biologischen Leistungsmöglichkeiten ein. Damit war seine Situation der ausschließlich geisteswissenschaftlichen Beurteilungsmöglichkeit entglitten. Das Wissen des Trainers, die Kenntnis des Athleten allein reichten nicht mehr aus, um mit angemessenem Zeitaufwand zusätzliche Leistungssteigerungen erzielen zu können. Fast selbstverständlich wurde die Nähe zu den Naturwissenschaften und zur Medizin gesucht. Letztere hatte von jeher den Sport begleitet, weil die Hilfe des Arztes im Falle von Verletzungen und Erkrankungen notwendig war.

Darüber hinaus ist es von jeher ein besonderes Interesse der Medizin gewesen, die Einflüsse von qualitativ und quantitativ unterschiedlichen Sportarten in bezug auf akute Reaktionen und chronische, trainingsbedingte Adaptationen im Organismus zu erforschen. Dieser Medizin, die primär nicht aus dem Sport kam, sondern sich nur generell über muskuläre Auswirkungen auf den menschlichen Organismus informieren wollte, schuf in den frühen 50er Jahren die Möglichkeit, die Leistungsfähigkeit von Herz, Kreislauf, Atmung und Stoffwechsel exakt im Labor beurteilen zu können. Damit aber wuchsen die Wünsche des Sports an die Medizin – die diesbezügliche Untersuchung von Leistungssportlern sollte genauere Auskünfte geben über die Effekte verschiedener Trainingsmethoden und die Leistungsfähigkeit des Untersuchten.

In den späten 60er und in den frühen 70er Jahren gelang es der Sportmedizin, auch in sportartspezifischer Differenzierung zumindest über einige Sportarten Auskünfte über die Leistungsfähigkeit der Untersuchten erteilen zu können. Mitte der 70er Jahre erfolgte der nächste Schritt der Umsetzung von Forschungsergebnissen in die Praxis. Nunmehr konnten auch durch Feldtests außerhalb des Labors sportartspezifische Leistungsaussagen getroffen werden. Die Entwicklung führte schließlich Ende der 70er und Anfang der 80er Jahre in den Bereich einer wissenschaftlich fundierten Trainingssteuerung und, damit verbunden, Trainingsplanung.

Von Stufe zu Stufe der geschilderten Entwicklung wuchsen verständlicherweise die Wünsche des Sports an die Medizin: man wollte möglichst genau über die sportartspezifische Leistungsfähigkeit informiert werden und darüber hinaus schließlich Daten erhalten, welche den Trainer und Athleten in der vorher genannten Weise in die Lage versetzen sollten, mit einem Minimum an Zeit- und Leistungsaufwand ein Maximum an Leistungszuwachs erreichen zu können. Es versteht sich, daß in diesen Überlegungen auch die Mitarbeit der Medizin bei der Entwicklung gänzlich neuer Trainingsmethoden gewünscht wurde.

Gleichzeitig aber begannen sich ab der 60er Jahre die *Verletzungen und Schäden* infolge akuter oder chronischer Fehl- oder Überbelastung zu häufen. Heute können wir in manchen Staaten davon ausgehen, daß zumindest in Olympiajahren die Quote der verletzten Spitzensportler zwischen 30% und 70% liegt. *Damit entwickelte sich die Sportmedizin mehr und mehr zur Reparaturwerkstätte des Hochleistungssports.* Der ethische Anspruch des Sports von einst, durch Sport Gesundheit zu fördern, drohte nunmehr im Hochleistungssport ins Gegenteil umzuschlagen.

Diese Feststellung bedarf einer Erläuterung. Auch heute noch ist es durch eine noch so intensive, selbst bis zum Kreislaufkollaps führende körperliche Belastung eines gesunden Menschen unter 30 Jahren bei normalen Umweltbedingungen nicht möglich, einen organischen Schaden auszulösen. Die Natur hat den Menschen so konstruiert, daß grundsätzlich der Skelettmuskel vor dem Herzmuskel ermüdet und dadurch zum Abbruch der Arbeit zwingt und die inneren Organe vor Überforderung schützt. Das gilt nicht für den vorgeschädigten Menschen. Als schwächster Punkt im menschlichen Organismus hat sich der Halte- und Bewegungsapparat erwiesen. Daher muß es insbesondere die Aufgabe der orthopädischen Medizin sein, Personen mit pathologischen Befunden oder mit physiologischen Varianten, die bereits für den Betreffenden eine Gefährdung im Hochleistungssport beinhalten, von vornherein hiervon fernzuhalten.

Das *offenbare Erreichen der biologischen Grenzen* läßt sich beweisen. Dafür nur zwei Beispiele:

Schon Anfang der 60er Jahre fanden wir – ebenso wie andere Untersucher im internationalen Raum – Werte der maximalen Sauerstoffaufnahme als dem Bruttokriterium der Leistungsfähigkeit von Herz, Kreislauf, Atmung und Stoffwechsel von ca. 6000 ml/min. Sie liegen bei den heutigen Spitzensportlern in der jeweils selben Sportart nicht höher. Im Gegenteil: Leistungswerte, wie beispielsweise ein R. van Steenbergen 1964 oder ein Eddy Merckx 1976 aufwiesen, werden von der heutigen Weltelite im Berufsstraßenradrennsport nicht erreicht. Ähnliches gilt aus wissenschaftlich ungeklärten Gründen für die Größe der Sportherzen. Selbst Weltklassesportler in Ausdauersportarten weisen heute nicht mehr die extrem großen Werte von 1600 oder 1700 ml auf, wie wir sie vor 10 und 20 Jahren beobachten konnten. Wenn dennoch die Leistungsfähigkeit, gemessen an Weltrekorden, immer weiter gestiegen ist, so dürfte dies das kombinierte Resultat von verbessertem Material, dem Zusammentreffen besonders günstiger Umgebungsfaktoren und einer wissenschaftlich fundierten Trainingsmethodik sein. Letztere z. B. gestattet es, für gegebene Organdimensionen eine höhere Leistungsausbeute zu erzielen.

Ein 2. Beispiel für das Erreichen der Grenzen menschlicher Leistungsfähigkeit stellt der Weltrekord über die 400-m-Distanz dar. Er wurde von Evans 1968 mit 43,8 s aufgestellt. Damit sind zwangsläufig so hohe Milchsäureproduktionen verbunden, daß z. B. in der Arbeitsmuskulatur ein pH-Wert von ca. 6,3 erreicht wird. Das aber stellt die äußerste Grenze biologischer Toleranz dar. Wird sie unterschritten, kommt es zur Aktivierung der Lysosomata, den sogenannten „Selbstmordbomben" einer Zelle, welche bei diesem pH-Wert aktiviert werden zum Zwecke der Vernichtung von Eiter und zerstörtem Gewebe, welches die genannte Größenordnung der Säuerung aufweist. Sollte es durch geeignete Trainingsmethoden gelingen, bis in diesen Leistungsbereich vorstoßen zu können, könnte theoretisch gesundes Gewebe sich selbst andauen und damit vernichten.

Die Professionalisierung und Kommerzialisierung

Die Spitzensportler der weitaus meisten Sportarten sind entweder Profis oder leben zumindest unter profihaften Bedingungen. Dank unter anderem der Bemühungen des IOC-Präsidenten Samaranch sind selbst die Hochleistungssportler einer einstmals klassischen Amateursportart wie die der Leichtathletik in den letzten 2 Jahren Profis geworden. Weltklasse-Leichtathleten besitzen heute bei Sportfesten Gelegenheit, 50 000 DM zum Beispiel als Sprinter in 10,0 oder 10,2 Sekunden zu erarbeiten. Unter der Schablone dieser Professionalisierung zeichnen sich zum Beispiel in der Leichtathletik immer neue Trends zu *Zirkusentwicklungen* ab. Die Anfänge zu einem „Hochspringerzirkus", einem „Stabhochspringerzirkus" etc. sind gemacht. Das Grüppchen der betreffenden Weltklasseathleten einer solchen speziellen Sportart jagt bereits oder wird in Zukunft von Sportfest zu Sportfest jagen. Das Ende dieser Entwicklungen wird meiner Meinung nach analog derjenigen sein, wie wir sie dank Jack Kramer seit 1948 als sogenannten Tenniszirkus kennen; ca. 20 Jahre später trat der Skizirkus hinzu, ein weiteres Jahrzehnt danach der Springreiterzirkus, und seit Jahrzehnten existiert der die Welt durcheilende Formel-1-Rennwagenzirkus.

Menschlich ist diese Verhaltensweise aus der Sicht der betroffenen Sportler voll verständlich. Die jungen Menschen wünschen, in der kurzen Zeit ihrer sportlichen Aktivität möglichst viel Geld zu verdienen. Man kann es ihnen nicht verdenken, und ich wünsche es ihnen. Die mit dieser Professionalisierung einhergehende Kommerzialisierung aber hat bedenkliche Folgen, welche nun in eine *ethische*, eine *medizinisch-ärztliche* und in eine *sportpraktische Seite* unterteilt werden kann.

Zur ethischen Seite: olympischer Geist, olympisches Ideal – das waren laut Avery Brundage, dem letzten Gralshüter als Präsident des IOC, anläßlich eines Besuches in der Deutschen Sporthochschule Köln 1956 klare Fakten. Ich habe mir damals die Antwort auf die Frage eines Studenten nach der Begrifflichkeit von olympischem Geist und olympischem Ideal notiert. *Brundage definierte: „Olympischer Geist, olympisches Ideal – das ist amateurielles, leistungsbezogenes, sportliches Handeln im Geiste des Fair play."*

Diese edlen olympischen Ideale von einst sind längst dem brutalen Existenzkampf in der dünnen Luft des Profisports zum Opfer gefallen. Auffallend wenige sind es, die Wehklagen. Das läßt fast den Verdacht aufkommen, daß die einstmaligen olympischen Beteuerungen und Beschwörungen von Idealen nur Lippenbekenntnisse waren, denen man nicht nachzutrauern braucht. Viele religionsähnliche diesbezügliche Verkündigungen aus dem Munde großer internationaler Sportführer von einst sind mir in Erinnerung. Als ich 1967 in Anwesenheit des damals noch amtierenden Königs Konstantin von Griechenland anläßlich der Jahresveranstaltung der Internationalen Olympischen Akademie in Olympia meine auf logische Überlegungen beruhenden Meinung vertrat, der olympische Geist werde eines nicht allzu fernen Tages zwangsläufig aufgrund der Eigengesetzlichkeit des Hochleistungssports der Professionalisierung und Kommerzialisierung zum Opfer fallen, erhob sich ein Sturm der Empörung. Ein Mitglied des italienischen NOK erklärte, es sei geradezu in seinen Augen eine Entweihung dieses heiligen Ortes Olympia, solche Gedanken überhaupt auszusprechen.

Ich vermisse auch ein wenig den Versuch unserer geisteswissenschaflichen Kollegen, sich um eine Neuorientierung im Sinne klarer Standorte und Definitionen zu bemühen. Zumindest bis vor ca. 2. Jahren waren es fast ausschließlich Ärzte, welche auf die drohenden Fehlentwicklungen hinweisen. Erst in den letzten Monaten sind hier und dort meistens nicht mehr im Amt befindliche Sportführer oder auch Hochleistungssportler vergangener Jahrzehnte aufgetreten, um die Entwicklung der Kommerzialisierung im Hochleistungssport anzuprangern. Ersatzweise habe ich mich daher bemüht, die oben genannte Definition von olympischem Geist und olympischem Ideal neuzufassen unter realistischer Betrachtung der heutigen Gegebenheiten. Als Ergebnis würde ich, exakt 30 Jahre nach der oben genannten Definition von Brundage, heute definieren.

Olympischer Geist, olympisches Ideal – das ist gewinnbezogenes, leistungsbestimmtes muskuläres Handeln unter Einsatz von Gesundheit und Moral. Kann man dem heute widersprechen?

Auch unsere Sportpädagogen, welche den Schulsportunterricht erteilen, tun mir leid. *Kann man denn heute noch den Hochleistungssportler der Jugend nicht nur als leistungsbezogenes Vorbild, sondern auch als Kontrapunkt gegenüber einer materialistischen Denkweise anbieten?* Wohl kaum.

Zur medizinischen Seite: Professionalisierung und Kommerzialisierung bringen eine weitere Gefahr mit sich: *das ungenügende Auskurieren von Verletzungen, oder, allgemeiner ausgedrückt, die Nichtinanspruchnahme genügender Regenerationszeiten zwischen den Wettkämpfen.*

Der kommerzielle Nutzen von Veranstaltern und Verbänden trifft sich auf der Ebene des materiellen Bereicherungswunsches des Athleten. So ist es menschlich absolut verständlich, daß ein Spitzensportler trotz einer leichten Verletzung von einem bezahlten Wettkampf zum nächsten eilt, um in der kurzen Zeit seiner Aktualität möglichst viel Geld verdienen zu können. Betrogen ist dann der Zuschauer, welcher sein gutes Geld nicht für eine 70- oder 80%ige Leistung eingezahlt hat, evtl. aber auch der Athlet selbst, wenn der Mikroschaden durch die erneute Wettkampfteilnahme zu einer schweren Verletzung auswachst und zum wochen- oder monatelangen Aussetzen zwingt. Die Häufung derartiger Vorfälle mag schließlich die Aussicht auf eine lebenslange Beeinträchtigung der Funktionsfähigkeit mit sich bringen.

Ein typisches Beispiel für die *Verfielfachung von international wertvollen Wettbewerben* ist die Leichtathletik. Zunächst gab es nur nationale Meisterschaften, Länderkämpfe und alle 4 Jahre die Olympischen Spiele. Dann kam zur Sommer- im Winter die Hallensaison hinzu, als genügend leichtathletisch nutzbare Hallen zur Verfügung standen. Es entstanden bald Hallenmeisterschaften auf nationaler, dann auf internationaler Ebene. Es erfolgte die Einführung von Europameisterschaften, dem Europa-Pokalwettbewerb und schließlich von leichtathletischen Weltmeisterschaften. So wird der Athlet von einem Höhepunkt zum nächsten gehetzt, die Erholungsphasen selbst für einen gesunden Athleten geraten damit viel zu kurz. Man muß bedenken, daß die Regenerationsphase in Anbetracht der heutigen Trainings- und Wettkampfbelastungen eine weitaus größere Rolle in der Trainingsplanung spielt und eine längere Zeit in Anspruch nimmt als noch vor 10 oder 20 Jahren.

Zur sportpraktischen Seite: Ein nennenswerter Prozentsatz aller Finanzquellen bei großen sportlichen Wettkämpfen stellen heute die *Einzahlungen der Massenmedien* dar. Damit aber gewinnen sie ein Mitspracherecht. Die verlangen nicht nur ggf. eine für den Athleten ungünstige Wettkampfzeit, weil es z.B. für das Fernsehen eine bessere Fernsehzeit ist, sondern sie können darüber hinaus bestimmen, welche Sportart als fernsehattraktiv übertragen wird und welche nicht. Sogenannte „Orchideensportarten" könnten durch diese kommerzielle Einwirkung zum völligen Aussterben verurteilt werden.

Doping

Das Wort „Doping" ist in diesem Sinne eigentlich falsch, denn darunter verstand man einstmals lediglich aufputschende Substanzen. Sie sind aber heute weitgehend aufgrund ihrer leichten Nachweisbarkeit aus dem Spitzensport eliminiert. Im Vordergrund steht vielmehr die Benutzung von Hormonpräparaten oder die Rücktransfusion von Eigenblut. Mit beiden Methoden ist es in sportartspezifischer Weise möglich, in individuell unterschiedlicher Größenordnung die Leistungsfähigkeit zu steigern.

Anabolika wurden erstmals nach den Olympischen Spielen 1950 in Melbourne in den USA eingesetzt und kamen mit US-Athleten anläßlich der Olympischen Spiele 1960 in Rom nach Europa. Sie eroberten im Laufe der 60er Jahre fast die gesamte Szenerie der Kraft- und Schnellkraftsportarten. Man darf vermuten, daß bei den

Männern zahlreiche, bei den Frauen die weitaus meisten aller heutigen Weltrekorde in Kraft- und Schnellkraftsportarten in Verbindung mit derartigen hormonellen Produkten entstanden sind.

Ab Anfang der 70er Jahre wurden erstmals Eigenblutrücktransfusionen zur Vergrößerung der Ausdauerleistungsfähigkeit vorgenommen. Später traten Cortison- und Testosteroninjektionen hinzu. Heute dürften Testosteronpräparate das meistbenutzte Mittel sein, weil Testosteron weitaus schwerer nachweisbar ist als ein Anabolikum. Darüber hinaus kann man es ggf. noch relativ kurze Zeit vor den betreffenden Wettkämpfen geben, ohne nennenswerte Gefahr zu laufen, überführt zu werden.

Besonders erwähnt sei in diesem Zusammenhang nur die große gesundheitliche Gefahr, welche speziell von Cortisoninjektionen ausgeht. Manche erfolgversprechenden Laufbahnen im Hochleistungssport sind vorzeitig aufgrund der Folgeerscheinungen von Cortisoninjektionen beendet worden. Anfälligkeit für Infektionskrankheiten und Knochensplitterungen stehen im Vordergrund. Bei einigen der Betroffenen sind diese Nachwirkungen noch Jahre später zu verzeichnen gewesen. In den 80er Jahren betrat das Wachstumshormon die Dopingszene, und neueste Präparate in dieser Richtung sind Abkömmlinge von Gehirnhormonen.

Aus ärztlicher Sicht müssen wir grundsätzlich alle derartigen Maßnahmen streng ablehnen. 3 Gründe sind speziell für uns als Ärzte dafür maßgebend:
1. Bei jeder Hormongabe muß zwangsläufig mit *Nebenwirkungen* gerechnet werden, die in ihrer gesundheitlichen Bedeutung im Einzelfall nicht kalkulierbar sind;
2. Wir müssn an diejenigen *Kinder und Jugendlichen* denken, welche Hochleistungssportler als persönliche Leitbilder annehmen. Sollte bei den Vorbildern die Einnahme von Hormonen gestattet sein, ist die Gefahr des Nachahmungstriebes groß, wobei aber die gesundheitlichen Folgen im Kindes- wie auch im jugendlichen Alter katastrophal sein könnten;
3. Ein ethischer Grund. Wir wollen nicht denjenigen Sportler auf dem Siegespodest sehen, welcher am erfolgreichsten chemisch behandelt worden ist. Biologische Leistungsgrenzen des Menschen müssen respektiert werden. Schon ideologisch muß das so sein, denn andernfalls würden wir der eines natürlich noch fernen Tages drohenden gentechnologischen Manipulation kein rationales Argument entgegenstellen können.

Bedauerlich ist lediglich die Zwickmühle, in der wir uns als sportmedizinische Forscher befinden. In den meisten Ländern der Welt steht hierfür ein bestimmter ministerieller Topf zur Verfügung. Wenn nun die Kosten für die Beschaffung der teuren Doping-Analysegeräte und für den Dopingnachweis selbst ständig wachsen, die für die sportmedizinische Forschung zur Verfügung stehenden Gelder aber in ihrer Größenordnung konstant bleiben, muß zwangsläufig ein immer größeres Kuchenstück für den Dopingnachweis zur Verfügung gestellt werden. Das ist in einigen Ländern schon in erschreckendem Maße der Fall, was zu Lasten der sogenannten – wie ich es stets nenne – „*Positivforschung*" geht, die sich um die gesundheitliche Bedeutung unterschiedlicher Qualität und Quantität des Sports für den Menschen befaßt. Immer mehr Forschungsgelder müssen statt dessen für „Negativforschung" im Sinne der Überführung von Dopingsündern aufgewandt werden.

Doping wird also ein Risikofaktor für den Hochleistungssport bleiben, solange es überhaupt Hochleistungssport gibt. Wer die Situation realistisch betrachtet, muß davon ausgehen, daß es niemals gelingen wird, Dopingmaßnahmen aus der Szenerie des Hochleistungssports auszuschalten. Anläßlich des Doping-Kongresses des Deutschen Sportärztebundes 1977 in Kiel habe ich erklärt: *Es ist leichter, daran zu glauben, mit den Materialien aus Peterchens Mondfahrt erfolgreich einen Mondflug durchzuführen* als an die Möglichkeit einer totalen Beseitigung des Dopingnachweises. Heute, 9 Jahre später, habe ich dem nichts hinzuzufügen.

Verlust des „Fair play"

Je höher der zu erwartende materielle Gewinn, je größer die durch Massenmedien vermittelte Publizität eines Ereignisses, desto größer verständlicherweise auch der kämpferische Einsatz. Dagegen ist nichts einzuwenden, so lange es im Rahmen des Regelwerkes geschieht. Leider aber hat sich auch hier ein Verlust an sogenanntem „Sportsgeist" in zunehmender Tendenz bemerkbar gemacht. Sport und Fair play – das waren einstmals zwei untrennbar miteinander verbundene Begriffe. Statt dessen zieht man heute den Satz vor: „Der Zweck heiligt die Mittel". Unfaires Spiel, unfairer Einsatz sind geradezu salonfähig geworden. Presse, Rundfunk und Fernsehen haben in unüberlegter Weise hierbei oft Steigbügelhalterdienste geleistet. Ein praktisches Beispiel: das Fernsehen überträgt ein wichtiges Fußballspiel. Ein Stürmer läuft einer weiten Vorlage nach, erreicht den Ball und strebt ungehindert dem gegnerischen Tor zu, nur noch den Torwart vor sich. Kurz vor Erreichen der Strafraumgrenze wird er brutal von einem gegnerischen Spieler umgetreten. Kommentar des Fernsehsprechers: „Ein cleverer Bursche, dieser Libero, wie er gerade noch in letzter Sekunde die Notbremse ziehen konnte". Ein häßliches, brutales, evtl. die Gesundheit schwer verletzendes Foul wird auf diese Weise veredelt, der Übeltäter als „clever" mit einem positiv klingenden Beiwort abgestempelt. Das hat mit dem klassischen Begriff „Sport" nichts mehr zu tun – es ist nur noch Gladiatorenwerk, so vom Täter ausgetüftelt, daß es in Relation zum möglichen Torerfolg des Gegners nur einen in Grenzen bleibenden Schaden gibt (evtl. gelbe Karte plus Strafstoß, aber kein Elfmeter, da die Tat nicht im Strafraum geschah).

Ebenso unbedacht ist die häufig gemachte Bemerkung eines Kommentators *„das Spiel wird härter"*, wenn es sich in Wirklichkeit um das Aneinanderreihen von evtl. üblen Fouls handelt. Hart – das ist erlaubter Körpereinsatz im Rahmen des Regelwerkes; Foul – das ist gegen das Regelwerk. *Wir müssen wieder lernen, diese Begriffe scharf voneinander zu trennen, wenn wir nicht unbewußt uns selber zu Mitschuldigen machen an der Verrohung beliebter Sportarten.*

Die Lehre von der Untrennbarkeit des „Fair play" mit dem Begriff „Sport" muß schon im Schulunterricht wieder betont einsetzen. Nur so haben wir die Chance, unseren geliebten Sport als Sport im urtümlichen Sinne auch in Zukunft genießen zu können. Darüber hinaus besteht durch betonte Lehre des Fair play die Chance, schon im jugendlichen Alter Kenntnisse zu vermitteln über ein regelrechtes Miteinanderumgehen unter Erwachsenen, auch außerhalb des Sportplatzes.

Einwirkungsmöglichkeiten der Sportmedizin

Das Rad der Geschichte läßt sich nicht zurückdrehen. Die Sportmedizin kann es schon gar nicht. Es ist aber unsere ärztliche Pflicht, zumindest zu versuchen, die Entwicklung zu *kanalisieren*. Folgende Ansatzpunkte bieten sich in enger Kooperation mit der medizinischen Kommission des IOC und mit internationalen Fachverbänden an:
1. Festlegung eines Mindestalters zur Teilnahme an internationalen Wettkämpfen;
2. Limitierung der Zahl von internationalen Wettkämpfen seitens der Fachverbände selbst;
3. Regeländerungen in Sportdisziplinen.

Ein Höherschrauben des Mindestalters in verschiedenen Sportarten könnte zumindest teilweise vom Hochleistungssport im Kindesalter wegführen. Die Begrenzung der Zahl international nennenswerter Wettkämpfe ließe die Regenerationszeiten für den Hochleistungssportler länger werden. Regeländerungen könnten Extrementwicklungen stoppen, wie zum Beispiel das Auftreten der sogenannten „Wegwerfmädchen" von 35 kg Gewicht im Eiskunstlauf mit einem 80 kg schweren Partner. Die *Einführung von „Leichtgewichtswettbewerben"*, wie es bereits bei den Leichtgewichts-Ruderern der Fall ist, könnte vermeiden helfen, daß in einigen Sportarten nur noch extreme Konstitutionstypen eine Chance auf den Sieg im internationalen Wettkampf besitzen. Im Fußballspiel zum Beispiel könnte ein Verbot des Hineingrätschens in den Gegner von hinten zahlreiche und meistens besonders schwere Verletzungen eindämmen helfen. Die Liste der möglichen Kanalisierungen im Hochleistungssport ist groß.

Es wird – hoffentlich – auch noch in ferner Zukunft Olympische Spiele und Hochleistungssport geben. Beides menschenwürdig zu erhalten, muß gerade unsere ärztliche Sorge sein.

I. Allgemeine Sportmedizin

Muskelkater – eine Übersicht über physiologische und morphologische Forschungsergebnisse

D. Böning

Abt. Sport- und Arbeitsphysiologie, Med. Hochschule Hannover,
Konstanty-Gutschow-Str. 8, 3000 Hannover 61

Der Muskelkater ist seit langem Gegenstand von Spekulationen. Noch 1979, als wir eine Zusammenstellung der Literatur zu diesem Thema veröffentlichten (Wietoska und Böning), gab es nur einige wenige experimentelle Untersuchungen. Seit 1981 häufen sich jedoch Veröffentlichungen, die insbesondere die lange fehlenden morphologischen Beweise für Mikrotraumen beibringen.

Klinik des Muskelkaters

Als Muskelkater bezeichnet man Beschwerden, die frühestens mehrere Stunden nach ungewohnten, intensiven Kontraktionen beginnen und über einige Tage anhalten. Hierbei sind die betroffenen Muskeln steif, hart, geschwollen, kraftlos, sie schmerzen bei Druck und Bewegung. Typische Auslösebedingungen sind körperliche Aktivität nach langer Pause; ungewohnte Bewegungen bei trainierten Sportlern; starke Belastungen bei gut eingeübten Bewegungen; Gabe depolarisierender Muskelrelaxantien bei Narkoseeinleitung; epileptische Anfälle. Gemeinsam ist allen Auslösebedingungen eine schlechte oder fehlende Koordination zwischen den motorischen Einheiten eines Muskels.

Erklärungsversuche

Da lange nicht viel mehr als die Symptome und einige Auslösebedingungen bekannt waren, entstanden mehrere Hypothesen (Übersicht bei Wietoska und Böning 1979). Bei den Hypothesen der *Stoffwechselstörung* werden saure Stoffwechselprodukte, die bei intensiven anaerober Energiegewinnung entstehen, als Ursache des Muskelkaters angesehen; bei der zweiten Gruppe von Hypothesen sollen hohe Spannungen zu *Verletzungen* im Muskel führen. Um die Zeitverzögerung bis zum Schmerzbeginn zu erklären, nimmt man an, daß eine sterile Entzündung oder eine Muskelhärte (Verspannung durch Ischämieschmerz) entsteht.

Ob eine Stoffwechselstörung oder eine Verletzung den Muskelkater verursacht, müßte sich eigentlich leicht durch eine Analyse der muskelkaterauslösenden Bewegungen feststellen lassen. Tritt Muskelkater nach Bewegungen mit hohem Energieumsatz von mehr als einigen Sekunden Dauer auf, spricht dies für die Stoffwechselstörung; tritt er dagegen nach Bewegungen mit hohen Kräften auf, spricht dies für die Verletzung als Ursache.

Physiologische und biochemische Befunde

Die größten Spannungen entstehen in den Fasern bei exzentrischen Kontraktionen, wenn eine starke äußere Kraft den aktiven Muskel dehnt (negative Arbeit). Diese Kontraktionsform wird zum Abbremsen von Bewegungen eingesetzt. Da die exzentrische Maximalkraft der Einzelfaser größer ist als die konzentrische, benötigt der Körper zur Entwicklung einer gegebenen Kraft weniger Fasern bei negativer als bei positiver Arbeit. In der Tat rekrutiert das Zentralnervensystem bei exzentrischen Bewegungen weniger Fasern als sonst, so daß die Faserspannung stets höher als bei vergleichbaren konzentrischen Bewegungen ist.

Bei starken exzentrischen Kontraktionen tritt Muskelkater fast regelmäßig auf. Die klassische Untersuchung hierzu stammt von Asmussen (1956), der Probanden bis zur Erschöpfung mit einem Bein auf einen Stuhl hinauf- und mit dem anderen herabsteigen ließ. Am Schluß war das Aufsteigebein erschöpft, dagegen bekam das Absteigebein Muskelkater.

Im Gegensatz zu den hohen Kräften bei exzentrischen Kontraktionen ist der Energiebedarf und damit der Stoffwechsel sehr bescheiden; zum Abbremsen braucht man nur wenig Energie. Entsprechend steigt selbst bei maximaler Ausbelastung die Milchsäurekonzentration im Blut nach exzentrischer Kontraktion wenig; dagegen ist der mehrere Tage dauernde Kraftverlust neben dem Muskelkater eine typische Nachwirkung von exzentrischen Kontraktionen (Komi et al. 1977).

Es gibt sonst nicht viel auffällige Befunde bei Muskelkater. Die Creatinkinase im Plasma ist erhöht, aber nach exzentrischer Ausbelastung nur wenig mehr als nach vergleichbaren konzentrischen Kontraktionen (Komi et al. 1977). Auch die Myoglobinausscheidung im Harn ist gegenüber konzentrischer Arbeit nicht vergrößert, sondern nur verspätet (Abraham 1977). Derselbe Autor beschrieb eine Zunahme der Hydraxyprolinausscheidung bei Muskelkater als Hinweis auf Reparaturvorgänge im Bindegewebe; der Anstieg betrug aber lediglich 10%.

Morphologische Befunde

Unmittelbar nach Ende einer starken exzentrischen Belastung findet man kleine Schadenherde innerhalb von 30–40% der beteiligten Muskelfasern, die meist einzelne bis mehrere Sarkomere betreffen (Abb. 1). Bei den Untersuchungen von Newham et al. (1983) waren sowohl Myofilamente wie Z-Scheiben betroffen (Abb. 1). Friden (1984) fand vor allem Schäden an der Z-Scheibe, die oft wie Zerreißungen aussehen. Während die Schäden nach 1–3 Tagen zugenommen hatten und starker Muskelkater vorlag, waren sie nach 6 Tagen weitgehend abgeheilt.

Eine Theorie des Muskelkaters

Faßt man alle Befunde zusammen, so läßt sich eine Theorie des Muskelkaters aufstellen. Der Primärschaden liegt innerhalb der Muskelfasern. Es handelt sich mit großer Wahrscheinlichkeit um Zerreißungen in den Z-Scheiben, als deren Folge die Struktur der betroffenen Sarkomere ihre Ordnung verliert. Im Augenblick der

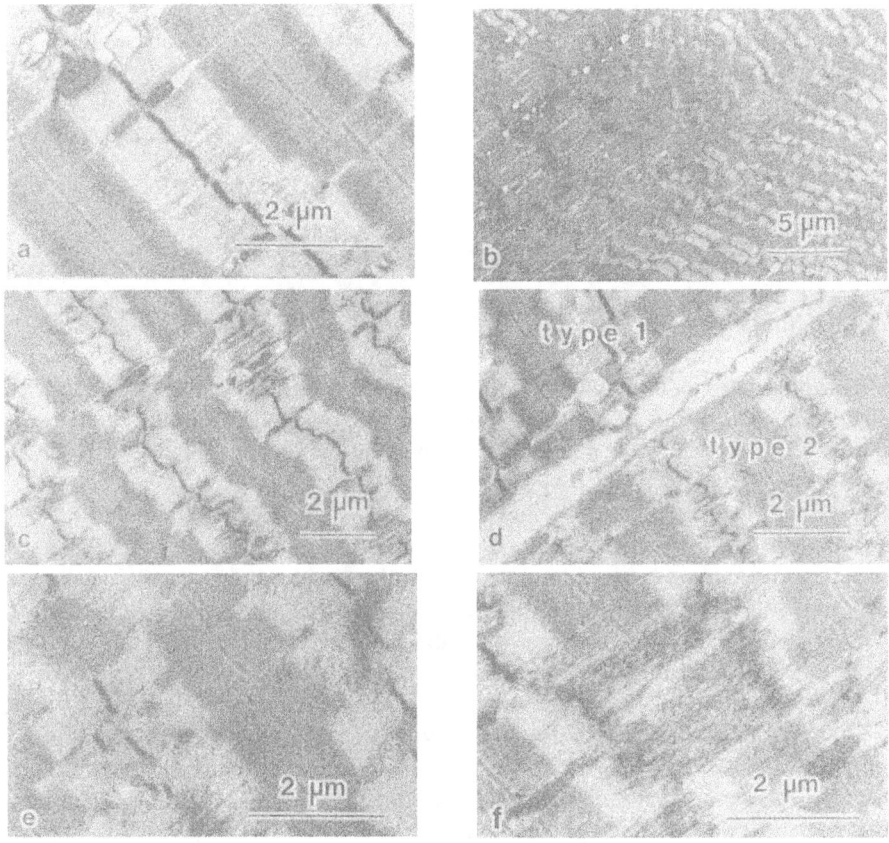

Abb. 1. Elektronenmikroskopische Darstellung der Ultrastruktur menschlicher Muskeln vor (a) und 3 Tage nach exzentrischer Belastung, die Muskelkater hervorrief. Es sind Zerreißungen vor allem der Z-Scheiben (tiefschwarze schräglaufende Streifen innerhalb der weißen I Banden) sichtbar. Aus Friden 1984

Zerreißung kann kein Schmerz empfunden werden, da innerhalb der Fasern keine Rezeptoren vorhanden sind. Der unmittelbare Kraftverlust nach exzentrischen Kontraktionen findet in den morphologischen Schäden seine Erklärung.

Die Zerreißungen sind anfänglich nicht vollständig sichtbar. Einerseits können durch spätere Bewegungen nicht mehr fixierte Filamente verschoben werden. Andererseits müssen die zerstörten Strukturen durch Proteasen zunächst abgeräumt werden. Einige Autoren berichten über Zunahme von katabolen Enzymen und Eiweißabbauprodukten (z. B. Kasperek u. Snider 1985, Friden 1984). Dies erklärt die Vergrößerung der Schäden nach 1–3 Tagen sowie den verspäteten Schmerzbeginn vermutlich durch Faserschwellung und Austritt schmerzauslösender Stoffe in den interstitiellen Raum. Ausgesprochene Entzündungszeichen in Form von Leukocyteneinwanderung wurden bisher nur in Tierversuchen beobachtet (z. B. Armstrong et al. 1983). Möglicherweise verstärkt eine reflektorische Verspannung oder Kontraktur (Muskelhärte) den Schmerz.

Auslösende Ursachen sind hohe Kräfte in einzelnen Fasern, die besonders bei exzentrischen Kontraktionen und bei schlechter intramuskulärer Koordination entstehen. Da Koordinationsverbesserungen sehr schnell erfolgen, entsteht Muskelkater nur beim Beginn des Sporttreibens oder beim Einüben neuer Bewegungen. Im Wettkampf verschlechtert sich die Koordination durch Erschöpfung, bei Narkoseeinleitung fehlt sie völlig.

Prophylaxe und Therapie

Um den Muskelkater zu vermeiden, sollte man hohe Kräfte vor allem exzentrischer Art bei Wiederaufnahme des Sports nach langer Zeit und beim Erlernen neuer Bewegungen vermeiden. Ist dies nicht möglich, wie z. B. im Wettkampf, sollen nach allgemeiner Auffassung gründliches Aufwärmen und Massagen vorbeugend wirken. Stretching scheint nach eigenen Erfahrungen keine starke prophylaktische Wirkung zu haben.

Wenn der Muskelkater sich nicht vermeiden ließ, sollte man aufgrund der Entstehungsursache in den ersten 3–4 Tagen die ursächliche Bewegung höchstens sehr vorsichtig unter Vermeidung großer Kräfte durchführen. Passives Dehnen, leichte positive Arbeit (z. B. Radfahren) und Wärme lindern die Beschwerden vorübergehend. Dies weist auf eine zusätzliche Verspannung hin, die durch die veränderte Innervierung oder Durchblutung verringert wird. Massage bringt erwartungsgemäß bei einer frischen Verletzung keinen Nutzen (eigene Befunde, Eltze et al. 1982). Auch Methionin (eigene Messungen) und Prostaglandinhemmer (Flurbiprofen, Kuipers et al. 1985) wurden ergebnislos versucht. Da der Muskelkater nach den vorliegenden Erkenntnissen folgenlos abheilt, ist das Fehlen einer kausalen Therapie nicht von besonderer Bedeutung.

Literatur

1. Abraham WM (1977) Factors in delayed muscle soreness. Med Sci Sports 9: 11–20
2. Armstrong RB, Ogilvie RW, Schwane JA (1983) Excentric exercise-induced injury to rat skeletal muscle. J Appl Physiol: Respirat Environ Exercise Physiol 54, 80–93
3. Asmussen E (1956) Observations on experimental muscular soreness. Acta Rheumat Scand 2: 109–116
4. Eltze C, Hildebrandt G, Johanson M (1982) Über die Wirksamkeit der Vibrationsmassage beim Muskelkater. Z Phys Med Baln Med Klim 11: 366–373
5. Friden J (1984) Muscle soreness after exercise: implications of morphological changes. Inter J Sports Med 5: 57–66
6. Kasperek GJ, and Snider RD (1985) Increased protein degradation after eccentric exercise. Eur J Appl Physiol 54: 30–34
7. Komi PV, Viitasalo JT (1977) Changes in motor unit activity and metabolism in human skeletal muscle during and after repeated eccentric and concentric concentration. Acta Physiol Scand 100: 246–254
8. Kuipers H, Kerzer HA, Verstappen FTJ, Costill DL (1877) Influence of prostaglandin inhibiting drug on muscle soreness after eccentric work. Intern J Sports Med 6: 336–358
9. Newham DJ, McPhail G, Mills KR, Edwards RHT (1983) Ultrastructural changes after concentric and excentric contractions of human muscle. J Neurol Sci 61: 109–122
10. Wietoska B, Böning D (1979) Was ist eigentlich Muskelkater? Gesichertes und Ungesichertes in der medizinischen Literatur. Dtsch Z Sportmed 30: 395–401

Infektanfälligkeit von Sportlern nach Gabe von Immunglobulinen

J. Fröhlich, G. Simon, A. Schmidt, Th. Hitschhold und M. Bierther

Sportmedizinische Abteilung (Leiter: Oberfeldarzt Privat-Dozent Dr. med. G. Simon), Sportschule der Bundeswehr, Warendorf und dem Zentralen Institut des Sanitätsdienstes der Bundeswehr (Leiter: Oberstarzt Dr. med. H. Blenk), Koblenz

Einleitung

Nach zahlreichen Hinweisen aus der Literatur [7, 11, 16, 20] neigen Hochleistungssportler insbesondere in Phasen hoher physischer und psychischer Belastungen zu einer erhöhten Infektanfälligkeit. Als Ursache wird eine belastungsinduzierte Schwächung der körpereigenen Immunabwehr angenommen. Im Krankheitsspektrum dieser Sportler nehmen vorwiegend Infekt der oberen Luftwege mit mehr oder weniger ausgeprägten Allgemeinerscheinungen den größten Raum ein. Sie führen nicht selten zu längeren Trainingsausfällen oder eingeschränkten Wettkampfleistungen. Zur Prophylaxe solcher Erkrankungen wurde in Einzelfällen eine passive Immunisierung durch intramuskulär injizierte Gammaglobuline mit empirisch gutem Erfolg durchgeführt [7, 14, 15, 16]. Kontrollierte Studien über die prophyl aktische Wirksamkeit einer wiederholten Gabe von Immunglobulinen bei Sportlern liegen jedoch bisher nicht vor. In einer Doppelblindstudie wurde daher die Auswirkung der parenteralen Gabe von Human-Immunglobulinen auf die Infektanfälligkeit bei Schwimmern untersucht.

Untersuchungsgut und Untersuchungsablauf

Das Untersuchungsgut bestand aus 20 Leistungsschwimmern der Sportschule der Bundeswehr. Durch Zufallsverteilung wurden 2 Gruppen von jeweils 10 Schwimmern gebildet, die bezüglich Alter, Körpermaßen und Gesundheitsvorgeschichte nahezu identisch waren. Der Beobachtungszeitraum erstreckte sich über 5½ Monate. Nach einem für beide Gruppen therapiefreien Vorlauf von 6 Wochen erhielt die eine Gruppe eine Initialdosis von 1,6 g Immunglobulinen i. m., danach in 4wöchigen Abständen 3 mal jeweils 0,8 g. Der Placebogruppe wurden zu gleichen Zeitpunkten identische Mengen physiologischer Kochsalzlösungen injiziert.

Die Schwimmer standen unter regelmäßiger ärztlicher Betreuung und Kontrolle. Blutentnahmen aus einer Kubitalvene zur Bestimmung von BSG, Blutbild, Gesamtprotein, alpha 1-Antitrypsin, Haptoglobin, Transferrin, alpha 2-Makroglobulin, CRP, saures alpha 1-Glykoprotein, Komplement c3c und c4 sowie der Immunglobuline IgA, IgM und IgG erfolgten in 4wöchigen Abständen vor Beginn des Behandlungszeitraums, unmittelbar vor jeder Immunglobulin- bzw. Placebogabe sowie bei jeder Infektion.

Ergebnisse

Nur ein Schwimmer verweigerte die letzte vorgesehene Blutentnahme und Placebogabe, bei allen anderen lückenlosen Verlaufskontrollen vor. In keinem Fall traten lokale oder systemische Komplikationen nach den Injektionen auf.

Im gesamten Beobachtungszeitraum traten in der Placebogruppe 20 Infekte auf, davon während der Vorlaufphase 6, im Verlauf der folgenden 4 Monate 14. Die Anzahl der Krankheitstage betrug insgesamt 285, davon 53 Tage vor und 232 Tage während des Behandlungszeitraums (Abb. 1).

Die gleiche Anzahl von 20 Infekten während des gesamten Zeitraums wurde auch in der Verumgruppe registriert, davon 5 während der Vorlaufphase und 15 unter der Gabe von Immunglobulinen. Die Anzahl der Krankheitstage betrug insgesamt 134. Dabei entstanden in der Vorlaufphase mit 56 Krankheitstagen die gleichen Verhältnisse wie bei der Placebogruppe, unter der Behandlung mit Immunglobulinen war die Zahl der Krankentage jedoch vergleichsweise deutlich reduziert (Abb. 1).

Die Infekte der Placebogruppe verteilten sich auf 17 Affektionen der oberen Luftwege und 3 unspezifische grippale Infekte. Im Behandlungszeitraum erkrankten 5 Schwimmer 2 mal und mehr, davon vier je 2 mal und einer 3 mal. Drei Schwimmer waren während dieser Zeit länger als 4 Wochen, einer mehr als 3 Wochen und zwei länger als 2 Wochen erkrankt.

Die Infekte der Verumgruppe setzt sich aus 11 Affektionen der oberen Luftwege, 5 unspezifische grippalen Infekten, 2 Tonsillitiden und 1 Mykoplasmenzystourethritis zusammen. Die letztgenannte Erkrankung wurde nach zuvor chronisch-exacerbierendem Verlauf während dieser Studie eindeutig diagnostiziert und nach vorangegangenen erfolglosen antibiotischen Therapieversuchen unter der kombinierten Gabe von Tetracyclinen und Immunglobulinen endgültig saniert.

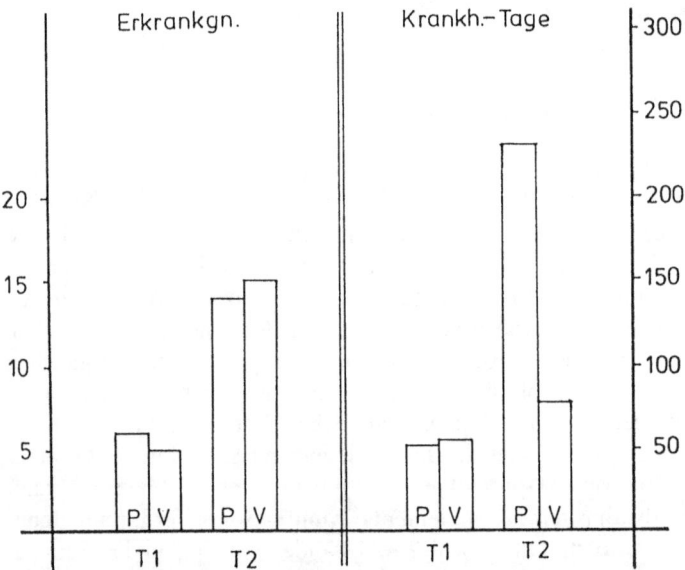

Abb. 1. Anzahl der Erkrankungen und der Gesamtkrankheitstage von Placebogruppe (P) und Verumgruppe (V) während Vorlaufphase (T 1) und Behandlungszeitraum (T 2)

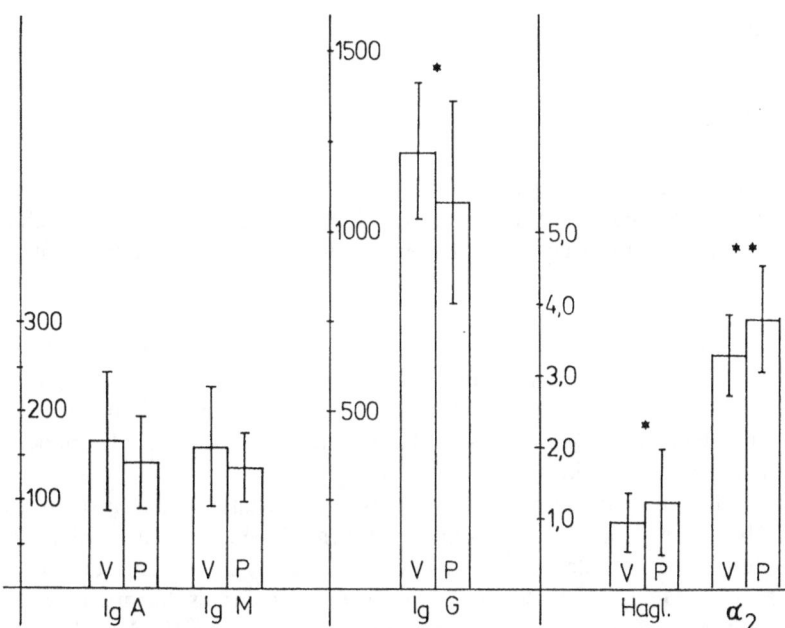

Abb. 2. Ergebnisse der Serumbestimmungen der Immunglobuline Ig A, Ig M und Ig G (jeweils in mg/dl) sowie der Proteine alpha 2-Makroglobulin (a_2) und Haptoglobulin (Hagl.; jeweils in g/l) unter Aufteilung in Placebo- (P) und Verumgruppe (V)

Während des Behandlungszeitraums erkrankten vier Schwimmer 2 mal und mehr, davon drei Sportler je 3 mal und einer 2 mal. Ein Schwimmer war insgesamt länger als 3 Wochen, ein anderer mehr als 2 Wochen erkrankt, in keinem Fall erstreckte sich die Krankheitsdauer über mehr als 4 Wochen.

Nur bei einigen Serumproteinen konnten tendenzielle bzw. statistisch signifikante Unterschiede zwischen der Verum- und Placebogruppe beobachtet werden. Dabei zeigten sich in der Verumgruppe für Ig A und Ig M tendenziell, für Ig G signifikant höhere, für Haptoglobin ($p<0,05$) und alpha 2-Makroglobulin ($p<0,01$) signifikant niedrigere Werte (Abb. 2).

Zur weiteren Differenzierung wurden die Schwimmer in eine Gruppe mit weniger als 2 Erkrankungen während des Behandlungszeitraums und eine Gruppe mit mehr als 2 Erkrankungen unterteilt. Dabei fanden sich tendenziell bzw. statistisch signifikante Hinweise dafür, daß Ig A, Ig M und Ig G in der Gruppe mit geringerer Erkrankungshäufigkeit höher, Haptoglobin und alpha 2-Makroglobulin hingegen niedriger liegt. Dem gegenüber zeigte das Verhalten der anderen überprüften Serumparameter keine einheitliche Tendenz.

Bei einem Teil der Schwimmer wurden einmalig unmittelbar am Tag nach der Immunglobulin- bzw. Placebogabe nochmals die Serumparameter bestimmt, hierbei zeigten sich keine signifikanten Unterschiede gegenüber den Vortagswerten. Bei

Erkrankungen wurden unregelmäßig und uncharakteristisch Erhöhungen einzelner Blutparameter – soweit ersichtlich – ohne einheitliche Interpretationsmöglichkeit gefunden.

Diskussion

Hinsichtlich der Erkrankungshäufigkeit und der gesamten Krankheitstage vor Behandlungsbeginn verhalten sich die Sportlergruppen unter Immunglobulin- bzw. Placebogabe praktisch gleich. Unter der Behandlung mit Immunglobulinen konnte jedoch eine drastische Reduzierung der Krankheitstage um 66% beobachtet werden. Die Schwimmer in dieser Gruppe waren nach durchschnittlich 8 Tagen Krankheitsdauer wieder gesund und uneingeschränkt trainingsfähig, gegenüber einer mittleren Krankheitsdauer von 23 Tagen in der Placebogruppe. Bemerkenswert erscheint, daß die parenterale Gabe von Gammaglobulinen in dieser Form somit nicht die Infektion selbst verhindert, jedoch deutlich die Krankheitsdauer und Rekonvaleszenz abkürzt.

Nach den Serumparametern korreliert die Erkrankungshäufigkeit negativ mit der Höhe der Ig M-Spiegel und weniger deutlich mit den Ig A-Titern, deren Gesamtverteilung wie bei anderen Untersuchungen [11, 24, 25] im unteren Größennormbereich lag. Die Ig G-Spiegel sind demgegenüber mehr als Ausdruck der Immunreaktivität im Verlauf einer Infektion zu interpretieren. Dies findet seinen Ausdruck in signifikant höheren Ig G-Werten nach Gabe von Immunglobulinen bei gleicher Erkrankungshäufigkeit.

Die Veränderungen des Proteinasen-Inhibitors alpha 2-Makroglobulin spiegeln dessen Rolle als wichtiges regulatorisches Protein innerhalb der Immunfunktion wider [1, 3, 8, 10, 17, 22, 26]. Höhere Blutspiegel werden als „Immunbremse" bei der Infekt- oder auch Streßabwehr – wie bei körperlichem Training – benötigt [13, 26]. Demgegenüber fällt unter Gammaglobulingabe und damit Stimulation des Immunsystems auf anderem Wege der Blutspiegel ab.

Signifikant niedrigere Serumspiegel von Haptoglobin wurden sowohl bei den Sportlern mit geringerer Erkrankungshäufigkeit, als auch unter der Behandlung mit Immunglobulinen gemessen. Die Gesamtverteilung lag bei beiden Gruppen im unteren Normbereich und darunter. Niedrigere Serumtiter waren signifikant mit einer potenteren Immunfunktion korreliert. Die alleinige Interpretation dieses Befundes als Ausdruck einer verminderten „Akute-Phase-Reaktion" scheint nicht gerechtfertigt [12, 21], da den Haptoglobin nach neueren Untersuchungen innerhalb der Immunreaktion des Organismus eine komplexere Rolle zuzuschreiben ist, als bisher angenommen [2, 4, 5, 6, 9, 18, 19, 21, 23, 27].

Zusammenfassend läßt sich der positive Effekt der prophyllaktischen Gabe von Gammaglobulinen wahrscheinlich nicht allein durch die quantitative Zufuhr von Antikörpern erklären, sondern stellt offenbar eine komplexe Stimulation verschiedener Bereiche des Immunsystems dar. Für die praktische Sportmedizin muß nach den vorliegenden Ergebnissen die Verabreichung von Immunglobulinen – insbesondere bei Sportlern mit erhöhter Infektanfälligkeit und während Zeiten erhöhter Infektgefahr als trainingsbegleitende medizinische Maßnahme unter Berücksichtigung der Kosten-Nutzen-Abwägung empfohlen werden.

Literatur

1. Borth W, Theodorescu M (1986) Inactivation of human interleukin-2 (IL2) by alpha-2-macroglobulin-trypsin complexes immunology, 57: 367–371
2. Carlsson J, Höfling JF, Stundquist GK (1984) Degradation of Albumin, Haemopexin, Haptoglobin and Transferrin, by Black-Pigmented Bacteroides Species J Med Microbiol, Vol 18 39–46
3. Dickinson Anne M, Shenton BK, Alomran AH (1985) Inhibition of Natural Killing and Antibody-Dependent Cell-Mediated Cytotoxicity by the Plasma Protease Inhibitor alpha 2-Macroglobulin (2M) and 2M Protease Complexes. Clin Immunol Immunopathol, 36 (3): 259–65
4. Eaton JW, Brandt P, Mahoney JR, Lee JT (1982) Haptoglobin: A Natural Bacteriostat. Science. Vol 215, 691–693
5. Göring HD, Geserick G, Kirsten D, et al (1985) Haptoglobin-Typisierung bei Sarkoidose. Dermatolog Monatsshr 171: 128–129
6. Grange JM, Kardjito T, Beck JS, et al (1985) Haptoglobin: An Immunoregulatory Role in Tuberculosis? Tubercle 66: 41–47
7. Grimm H (1973) Die Bedeutung des Gammaglobulins für den Spitzensport. Sportarzt und Sportmedizin 24, 89, 92
8. Haralambie G (1970) Changes of Serum Glycoprotein Levels after Long-Lasting Physical Exercise. Clin Chim Acta, 27: 475–479
9. Haralambie G, Keul J, (1976) Theumert Franziska Protein-, Eisen- und Kupferveränderungen im Serum bei Schwimmern vor und nach Höhentraining. Europ J appl Physiol 35: 21–31
10. Hubbard WJ, Hess AD, Hsia S, Amos (1981) B The Effects of Electrophoreticallz „Slow" and „Fast" alpha 2-Macroglobulin on Mixed Lymphocyte Cultures J Immunol, Vol 126, No. 1, 292
11. Kropp J, Fuchs K, Weicker H (1976) Vergleichende quantitative Bestimmungen der Immunglobuline Ig G, Ig A und Ig M in Seren von Leistungssportlern. Sportarzt und Sportmedizin 6: 124–126
12. Kushner I (1982) The Phenomen of the Acute Phase Response. Ann. New York Ac. Science, 39–48 in: Conference on C-reactive Protein and the Plasma Protein Response to Tissue Injures
13. Liesen H, Hollmann W (1981) Ausdauersport und Stoffwechsel. Wissenschaftl Schriftenreihe d Dt Sportbundes, Bd 14
14. Maidorn K (1972) Gammaglobulinen nach Mexiko. Sportarzt und Sportmedizin 10: 256–260
15. Maidorn K (1974) Die Bedeutung des Immunsystems für die Infektanfälligkeit bei Sportlern. Sportarzt und Sportmedizin 7: 143–145
16. Maierski U (1976) Erfolgreiche Anwendung von Immunglobulinen zur Infektprophyllaxe bei Hochleistungssportlern. Sportarzt und Sportmedizin 6: 126–130
17. Mannhalter JW, Borth W, Eibl Martha M (1986) Modulation of Antige-Induced T Cell Proliferation by alpha 2-M-Trypsin Complexes J Immunol Vol 136, No. 8, 2792–2799
18. Maxim PE, Mengoli HF (1981) Increased Serum Antibacterial Activity After Terpentine-Induced Acute Inflammation. Zbl Bakt Hyg, I Abt Orig A 249: 341–349
19. Montag Th, Gaserick G, Bittar M (1980) Zu den Beziehungen zwischen Immunantwort und Haptoglobintyp nach Tetanusimmunisierung. Dt Gesundh.-Wesen 35: 118–120
20. Müller USt, Wirth W, Oschinsky AM, Oschinsky GM (1973) Veränderungen der Immunreaktion durch körperliche Belastung. Med Welt 24/Heft 42, 1612–1613
21. Powell RJ (1983) Acute Phase Proteins. „Immunology in Medicine" 2nd Ed. Academic Press, London and New York
22. Rothschild BM (1984) Serine Exterase Inhibition and Immune Modulation. Semin Arthritis Rheum, 13 (3): 274–292
23. Samak R, Edelstein R, Israel L (1980) Immunosuppressive effect of acute-phase reactant proteins in vitro and its relecance to cancer. Cancer Immunology and Immunotherapy, 13, 38
24. Stehr K (1972) Zur Therapie des Antikörpermangels-Syndroms. Fortschr Med. 90. Jg Nr. 27: 977–980
25. Türk E, Wiersbitzky S (1969) Das Ig A und Ig G-System bei spastischer Bronchitis im Kindesalter. Dtsch med Wschr, Nr. 49, 94. Jg, 2554–2556
26. Uhlenbruck G, Sölter J, Janssen E (1981) Neue Reaktionsmechanismen des C-reaktiven Proteins (CRP) und verwandter Proteine. J Clin Chem Clin Biochem. Vol 19, 1201–1208
27. Ward CG, Hammond JS, Bullen JJ (1986) Effect of Iron Compounds on Antibacterial Function of Human Polymorphs and Plasma. Infection and Immunity, Vol 51, No. 3, 723–730

Untersuchungen zur Entwicklung eines Trainingsgefühls zur Intensitätssteuerung des Dauerlauftrainings bei älteren Frauen und Männern

D. Jablonski, H. Liesen und W. Hollmann

Institut für Kreislaufforschung und Sportmedizin (Leiter und Lehrstuhl für Kardiologie und Sportmedizin: o. Prof. Dr. med. h. c. W. Hollmann), Deutsche Sporthochschule Köln

Einleitung

Nach heutigem Wissen scheint die wichtigste Bedingung für wirksame präventivmedizinische Anpassungen an ein Gesundheitstraining eine einer dosierten Aktivität des Energiestoffwechsels angepaßte harmonische Stimulierung des vegetativen Nervensystems und der hormonellen Regulation zu sein. Die Herz-Kreislaufanregung, z. B. beurteilt an der Herzfrequenzhöhe, korreliert nicht zwangsläufig hiermit. Wegen vielfältiger Einflußfaktoren [3] und besonders mit zunehmendem Alter großer individueller Schwankungen [5, 12] hat sich eine Trainingssteuerung über die Herzfrequenz, wie z. B. die Aktion des DSB „Trimming 130" oder die Baum-Hollmannsche Regel „Trainingspulsfrequenz = 180 minus Lebensalter" [1, 8] als problematisch erwiesen. Dagegen scheint die Steuerung der Trainingsintensität über die Blutlaktatkonzentration als hierfür zur Zeit exaktesten Parameter [2, 16, 17] auch wegen des engen Zusammenhanges mit der Sympatikusaktivierung sinnvoll zu sein. Sie ist jedoch im Trainingsalltag des Breitensportlers nicht zu realisieren. Eine enge Abhängigkeit von Atemantrieb und Belastungsintensität bzw. Laktatazidose ist experimentell wiederholt schon seit den 60er Jahren dargestellt worden [4, 6, 18, 19].

Diese Ergebnisse und jahrelange praktische Erfahrungen mit Patienten und Sportlern führten zu allgemeinen Empfehlungen, wie z. B. der DSB-Slogan Ende der 70er Jahre „Laufen ohne zu schnaufen". 1985 berichteten wir über Befunde mit Personen des 3. Lebensjahrzehnts [9], deren Laufintensität mittels eines beim Laufen vorübergehend als Kontrolle auferlegten Vierer- und Atemschrittfrequenzrhythmus in den Bereich von 2 bis maximal 5 mmol/l Blutlaktat gesteuert werden konnte, entsprechend den nach bisheriger Erkenntnis für ein präventivmedizinisches Ausdauertraining gegebenen Empfehlungen [7, 10, 11, 13, 14, 15]. Die vorliegende Arbeit stellt einige wichtige Befunde insbesondere zum Laktatverhalten aus umfangreicheren Untersuchungen an älteren Männern und Frauen dar mit der Fragestellung, ob sich die o. g. Trainingssteuerung auch für Personen höheren Alters als valide erweist oder nicht.

Methode

Es stellten sich 31 Frauen und 30 Männer der 4. bis 6. Lebensdekade zur Verfügung. Neben einer stufenförmigen Laufbandergometrie zur Beurteilung der 4-Laktat-

Schwelle waren 5 Läufe auf einer Aschenbahn zu absolvieren, bestehend aus einem 8minütigen sog. freien Lauf in einer von den Läufern persönlich gewählten Geschwindigkeit, aus 2 Läufen im Vierer-Atemschrittfrequenzrhythmus (auf 4 Schritten ein- und auf den nächsten 4 Schritten ausatmen) über 8 und 12 Minuten und aus 2 entsprechenden Dreier-Atemschrittfrequenzrhythmusläufen. Hierbei wurden telemetrisch die Atemfrequenz durch einen am Mund angebrachten Thermistor, die Schrittfrequenz mittels eines am Fuß befindlichen Mikrophons und die Herzfrequenz gemessen; Laufzeit, -geschwindigkeit und -strecke sowie Schrittlänge wurden festgehalten bzw. berechnet und die Vor- und Nachbelastungsblutlaktatkonzentrationen bestimmt.

Untersuchungsergebnisse und Diskussion

Beim freien Lauf wurde im Mittel bei den Frauen mit 2,86 ± 0,31 m/s und den Männern mit 3,41 ± 0,54 m/s die höchste Laufgeschwindigkeit erreicht. Es zeigt sich auch die zu erwartende Abstufung in der Laufgeschwindigkeit zwischen einem Lauf im Vierer- (Frauen: 2,55 ± 0,35 m/s, Männer: 3,08 ± 0,59 m/s) und einem solchen im Dreier-Atemschrittfrequenzrhythmus (Frauen: 2,77 ± 0,35 m/s, Männer: 3,34 ± 0,59 m/s). Diese Unterschiede wie auch die Laufgeschwindigkeitsdifferenzen zwischen den männlichen und weiblichen Probanden, begründet in der unterschiedlichen Ausdauerleistungsfähigkeit, sind hochsignifikant.

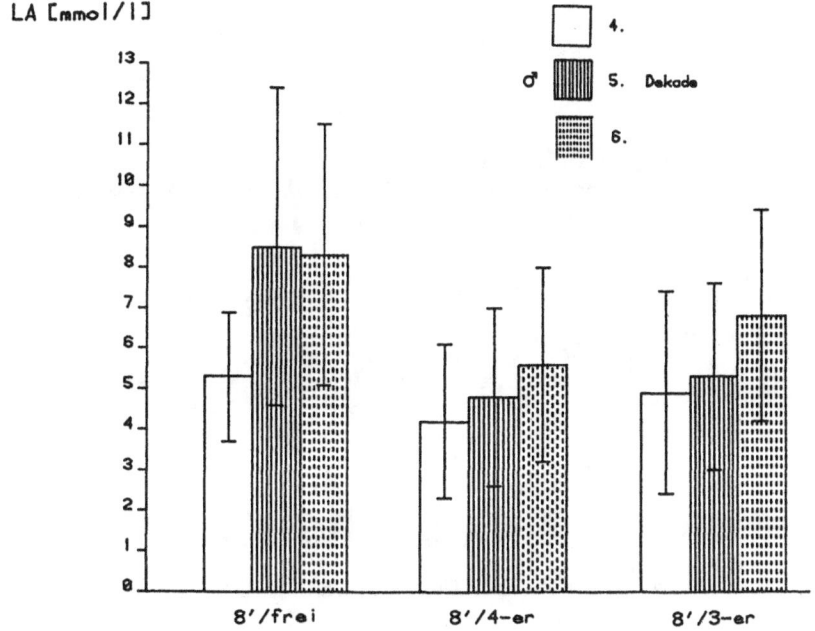

Abb. 1. Das mittlere Verhalten des Blutlaktatspiegels der Männer der 4., 5. und 6. Lebensdekade beim 8minütigen freien Lauf und beim 8minütigen Vierer- und Dreier-Atemschrittfrequenzrhythmuslauf

Beim 8minütigen freien Laufen wurden die höchsten Blutlaktatwerte erreicht. Mit im Mittel zwischen 6–7 mmol/l liegen diese Befunde nur geringfügig unterhalb den von Völker 1984 [17] mitgeteilten Ergebnissen. Zwischen den verschiedenen Laufrhythmen gibt es zwar insbesondere bei den 12minütigen Läufen kaum Differenzen, jedoch unterscheiden sich die Laktatwerte hochsignifikant von den für ein Gesundheitstraining zu hohen Laktatkonzentrationen beim freien Laufen.

Bei Differenzierung der Blutlaktatbefunde nach Lebensdekaten (Abb. 1) zeigen sich für die 4. und 5. Dekade ähnlich geringe Unterschiede in den Laktatwerten bei den verschiedenen Laufrhythmen. auffällig ist, daß im höheren Lebensalter höhere Blutlaktatkonzentrationen auch z. B. beim Laufen im Vierer-Atemschrittfrequenzrhythmus erreicht wurden. Dies mag in der geringen Ausdauerleistungsfähigkeit dieser Altersgruppe begründet sein, welche insbesondere bei Männern entsprechend früherer Befunde [12] mit zunehmendem Alter von 3,20 m/s an der 4-Laktat-Schwelle im 4. Lebensjahrzehnt auf 2,88 m/s in der 6. Dekade abnimmt.

Diese zum Teil geringen Unterschiede zwischen den Blutlaktatspiegeln beim Laufen im Vierer- und Dreierrhythmus haben unter anderem methodische Ursachen: bei der Auswertung der Ergebnisse war festzustellen, daß einige Probanden

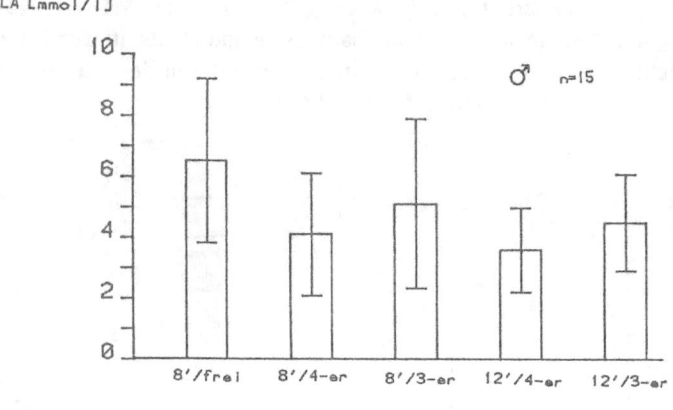

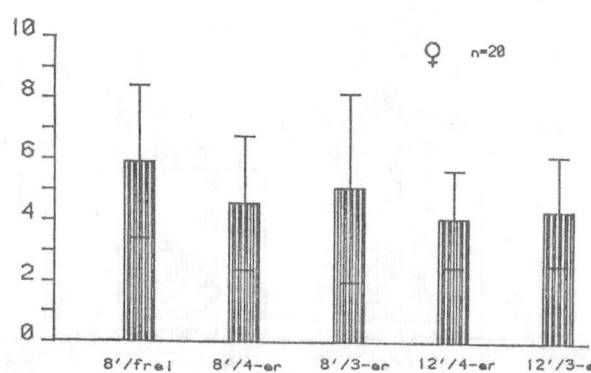

Abb. 2. Das mittlere Verhalten des Blutlaktatspiegels der Männer und der Frauen beim 8minütigen freien Lauf und bei den Vierer- und Dreier-Atemschrittfrequenzrhythmusläufen über 8 und 12 Minuten

nach dem Warmlaufen oder durch mangelnde Fähigkeit, in einem vorangegangenen Lauf gebildetes Laktat oxydativ zu eliminieren, zu Beginn eines jeweiligen Testlaufs noch zum Teil deutlich über 2,5 mmol/l Laktat erhöhte Ausgangswerte hatten. Berücksichtigt man bei der Auswertung nur Probanden mit Ruhelaktatwerten unter 2,5 mmol/l vor Beginn eines jeden Testlaufs, so ergibt sich insbesondere bei den männlichen Probanden eine deutliche, statistisch signifikante Differenzierung zwischen den Läufen im Vierer- und Dreierrhythmus (Abb. 2).

Diese Befunde mit mittleren Laktatwerten in dem für ein Gesundheitstraining gewünschten Bereich beim Vierer-Atemschrittfrequenzrhythmuslaufen bestätigen grundsätzlich die Möglichkeit der Intensitätssteuerung eines präventivmedizinischen Lauftrainings älterer Personen über die Atemschrittfrequenz, jedoch ist eine Validitätsbeeinträchtigung durch weitere im Folgenden beispielhaft genannte Faktoren zu beachten:

1. Der Proband muß laufgewohnt sein oder über eine Mindestkoordination für das Laufen verfügen.

   Abb. 3 zeigt z. B., daß die laufgewohnten älteren Männer in beiden Viererrhythmusläufen im Mittel Blutlaktatkonzentrationen um 4 mmol/l aufwiesen, während die Laufungewohnten solche über 6 mmol/l zuu verzeichnen hatten.

2. Der Läufer muß das Prinzip einer solchen Steuerung verstanden haben und anwenden können.

   Das erwartete Laktatverhalten zeigt sich nur bei Probanden, die eine genaue Laufanweisung mit Erklärung des Prinzips erhielten, nicht bei solchen, denen eine reine Anweisung zum Atemschrittrhythmus ohne weitere Erläuterung gege-

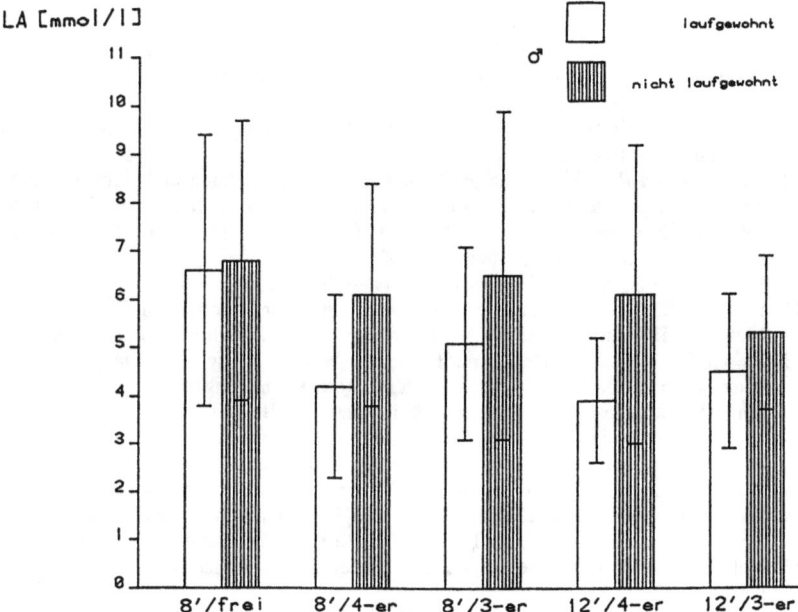

Abb. 3. Das mittlere Verhalten des Blutlaktatspiegels der laufgewohnten und der laufungewöhnten Männer beim 8minütigen freien Lauf und bei den Vierer- und Dreier-Atemschrittfrequenzrhythmusläufen über 8 und 12 Minuten

ben wurde. Eine Hilfe zur Intensitätssteuerung eines Lauftrainings kann demnach mit einem fixen Atem-Schrittfrequenzrhythmus nur dann gegeben werden, wenn gleichzeitig dem einzelnen Probanden das Prinzip vermittelt werden kann und der Proband in der Lage ist, die verstandenen Zusammenhänge im Laufen umzusetzen, wozu es insbesondere bei den älteren Leuten einer Eingewöhnungsphase bedurfte.
3. Es muß eine ausreichende Grunddauerleistungsfähigkeit bestehen, um z. B. 8 oder 12 Minuten in einem zumindest relativen oxydativen Steady-State laufen zu können.

Liegt die im stufenförmigen Laufbandtest ermittelte 4 mmol/l Laktat-Schwelle bei den älteren Frauen im Mittel unter 2,5 m/s und bei den älteren Männern unter 3,0 m/s, so reicht diese Leistungsfähigkeit nicht aus, längere Zeit im Steady-State zu laufen, und es akkumulieren auch im Vierer-Atemschrittrhythmus mittlere Laktatkonzentrationen um 6 mmol/l. Damit ist auch keine Geschwindigkeitssteuerung für ein präventivmedizinisches Lauftraining möglich.

Literatur

1. Baum KV (1971) Sportarzt und Sportmedizin I: 20
2. Föhrenbach R, Liesen H, Mader A, Heck H, Hollmann W (1982) Die Ausdauerleistungsfähigkeit deutscher Spitzenathletinnen mit Wettkampfstrecken vom Sprint bis zum Marathon. In: Sport, Leistung und Gesundheit; Kongreßb Dtsch Sportärztekongreß Köln
3. Gaisl G (1979) Der aerob-anaerobe Übergang und seine Bedeutung für die Trainingspraxis. Leistungssport 9: 235
4. Hartung M, Venrath H, Hollmann W et al (1966) Über die Atmungsregulation unter Arbeit. Westdeutscher Verlag, Köln-Opladen
5. Heinsberg KE, Liesen H, Stein W, Hollmann W (1980) Vergleichende Untersuchungen über die aerob-anaerobe Schwelle bei untrainierten Männern und Frauen im Alternsgang. In: Sport und Leistungsmed Kongreßb Dtsch Sportärztekongreß, Saarbrücken
6. Hollmann W (1961) Zur Frage der Dauerleistungsfähigkeit. Fortschr Med 79: 439
7. Hollmann W, Hettinger Th (1980) Sportmedizin – Arbeits- und Trainingsgrundlagen. 2. Aufl., Schattauer, Stuttgart–New York
8. Hollmann W, Rost R, Dufaux B, Liesen H (1983) Prävention und Rehabilitation von Herz-Kreislaufkrankheiten durch körperliches Training. 2. Aufl., Hippokrates-Verlag, Stuttgart
9. Jablonski D, Liesen H, Kraus I, Mödder H (1985) Intensitätssteuerung und Leistungsbeurteilung beim Jogging. Fortsch Med 103: 47/27
10. Keul J, Doll E, Keppler D (1968) Pflügers Archiv 301: 198
11. Liesen H, Dufaux B, Heck H et al (1979) Dtsch Zschr Sportmedizin 7: 218
12. Liesen H, Hollmann W (1981) Ausdauersport und Stoffwechsel. Hofmann, Schorndorf
13. Liesen H, Mader A, Hecke A, Hollmann W (1977) Die Ausdauerleistungsfähigkeit bei verschiedenen Sportarten unter besonderer Berücksichtigung des Metabolismus: Zur Ermittlung der optimalen Belastungsintensität im Training. Beiheft zum Leistungssport 9: 63
14. Mader A, Hollmann W (1977) Zur Beurteilung der Stoffwechselleistungsfähigkeit des Eliteruderers im Training und Wettkampf. Beiheft zum Leistungssport 9: 8
15. Mader A, Liesen H, Heck H et al (1976) Sportarzt und Sportmed 4: 80 und 5: 109
16. Schmengler D, Grafe K, Liesen H (1982) Zur Problematik der Trainingssteuerung im Ringen. In: Sport, Leistung und Gesundheit; Kongreßb Dtsch Sportärztekongreß, Köln
17. Völker K (1984) Probleme der Belastungsintensität im Freizeitsport. In: Sport und Gesundheit, 1
18. Wassermann K, McIlroy MB (1964) Detecting the Threshold of Anaerobic Metabolism in Cardiac Patients During Exercise. Amer J Cardiol 14: 844
19. Wassermann K, Whipp BJ, Koyal SN, Beaver WL (1973) Anaerobic Threshold and Respiratory Gas Exchange during Exercise. J Appl Physiol 35: 236

Kreislaufbelastung und sympathikoadrenale Reaktion von jungen Frauen während einer Gymnastik mit und ohne Musik

H. J. Medau, P. E. Nowacki, R. Bretzel, U. Krause, A. Hahn und H. Goebel

Berufsfachschule für Gymnastik und Krankengymnastik, Lehrkrankenhaus Coburg, 8630 Coburg

Berichtet wird über eine Untersuchung an 23 jungen Frauen mit der Fragestellung, inwieweit ein genau festgelegter gymnastischer Übungszyklus von acht Minuten Dauer, mit und ohne Musik, bestimmte Parameter beeinflußt. Dabei wurden gemessen: Der Ruhepuls, die jeweilige Belastungsendfrequenz, der Noradrenalin-, Adrenalin-, Prolaktin- und Cortisol-Spiegel im Blut vor Beginn der Übung und sofort nach Belastung des jeweiligen Übungszyklus sowie zu den gleichen Zeiten der T_3-, T_4- und TSH-Spiegel.

Die Daten der gesamten Untersuchungsgruppe sind der Tab. 1 zu entnehmen.

Die Herzfrequenz wurde mittels Aufzeichnung eines 24-Stunden-Speicher-EKG's mit dem Hellige-Holter-System gemessen, es wurden dabei die Frequenzen alle 40 sec. 10 sec. lang erfaßt.

Die Blutabnahme erfolgte als Nullwert unmittelbar vor Beginn des Übungszyklus im Sitzen. Das Reagenzglas mit dem abgenommenen Blut wurde in Trockeneis gekühlt und anschließend zentrifugiert und bei $-20°$ tiefgefroren.

Adrenalin und Noradrenalin wurden mit Aluminiumoxyd aus dem Plasma extrahiert und nach Auftrennen mittels HPLC an RP 18 Material fluorimetrisch nachgewiesen [5]. Cortisol und Prolaktin wurden radioimmunologisch mit der Magnetic-Antibody-Technik (MAJA, Serono, Freiburg) gemessen. T_3 und T_4 wurden radioimmunologisch nach Krause mit einem Vollautomaten bestimmt [4]. TSH wurde nach einem immuradiometrischen Assey – genannt IRMA-clon der Firma Henning, Berlin, bestimmt.

Die Untersuchungen wurden jeweils abends zwischen 19 und 22 Uhr durchgeführt.

Die Dauer des gymnastischen Übungszyklus betrug acht Minuten. Die benutzte Musik wurde der Platte Kongas: Africanism, Grokos-Rekord Nr. 337701 entnommen. Das Rhythmustempo betrug 133 Schläge pro Minute. Die Übungen ohne Musik wurden inhaltlich in der gleichen Weise wie mit Musik durchgeführt. Das Tempo war Metronom gesteuert ebenfalls gleich. Der Inhalt der Bewegungsverbindungen bestand aus Federn mit verschiedenen Spielbeinführungen, Gehen – räumlich variiert – mit unterschiedlicher Beanspruchung des Rumpfes, z. B. Verwringungen, Dehnungen, teilweise langsame Kniebeugen mit Heben in den Ballenstand. Wir begannen nach der Abnahme des jeweiligen Nullwertes in 13 Fällen die Übungsreihe ohne Musik und in 10 Fällen mit Musik, und dann nach Wiedererreichen des Ruheausgangspulses zu wechseln.

Tabelle 1. Verschiedene Daten von 23 jungen Frauen bei einer achtminütigen Belastung mit und ohne Musik (Einzelheiten siehe Text)

Alter	Gewicht	Größe	Med.	RR	Puls Ruhe	Frequenz Endbelast. o. Musik	Puls vor 2. Belastg.	Frequenz Endbelast. mit Musik
21,7 ± 1,8	62,6 ± 6,9	171,4 ± 5,0	6 × Ovulationshemmer 4 × Thyroxin 50–150	133,9 ± 9,0 82,6 ± 8,6	87,1 ± 15,9	187,9 ± 42,8	98,6 ± 25,9	199,0 ± 44,9

Aus der Tabelle 1 ist zu entnehmen, daß vor der zweiten Belastung die Ruheausgangsherzfrequenzen nicht erreicht werden konnten, was durch eine hohe Erwartungshaltung erklärt werden muß. Die statistische Auswertung mit dem Student-Test ergab nach der Belastung mit Musik, im Vergleich zur Belastung ohne Musik, eine hochsignifikante ($P < 0,1\%$) Herzfrequenzerhöhung.

Wie aus den Abb. 1 und 2 zu ersehen ist, sind die Veränderungen vom Ruheausgangswert zu den beiden Werten nach Belastung bei allen gemessenen Hormonen bis auf den T_4-Wert signifikant angestiegen.

Im Vergleich zum Ruheausgangswert wurde ein Anstieg des Noradrenalin-Spiegels nach der Übung ohne Musik um 292,6% gemessen und zur Übung mit Musik von 449,8%. Beide Unterschiede zum Ausgangswert waren hochsignifikant, die Werte untereinander signifikant verändert. Beim Adrenalin fand sich eine Steigerung zur Übung ohne Musik um 216,6% und zur Übung mit Musik von 337,6%, was ebenfalls hochsignifikant im Vergleich zum Ruheausgangswert war. Die Unterschiede zwischen der Übung 1 und 2 waren lediglich schwach signifikant. Beim Prolaktin konnte eine Steigerung um 31,1% bei der Übung ohne Musik und auf 40,8% bei der Übung mit Musik im Vergleich zum Nullwert gemessen werden.

Der Cortisol-Spiegel stieg um 15,7%, fiel dann jedoch nach der Übung mit Musik auf 7,5% unter den Ausgangswert zurück.

Die Abb. 2 zeigt das Verhalten der T_3-, T_4- und TSH-Spiegel im Rahmen der vorliegenden Untersuchungen, wobei 4 Probanden, die mit Thyroxin substituiert waren, herausgenommen wurden. Der T_3-Spiegel stieg im Vergleich zum Basalwert um 12,5% und fiel bei der Belastung mit Musik auf 10,7% zurück. Im Verhalten des T_4-Wertes wurde eine Steigerung um 7,2% nach der Übung ohne Musik und ein erneuter Abfall auf fast den Ausgangswert erreicht. Es konnte lediglich noch eine Zunahme von 1% registriert werden. Der TSH-Wert stieg vom Basalwert auf 53,8% nach der Übung ohne Musik und 57,2% nach der Übung mit Musik an.

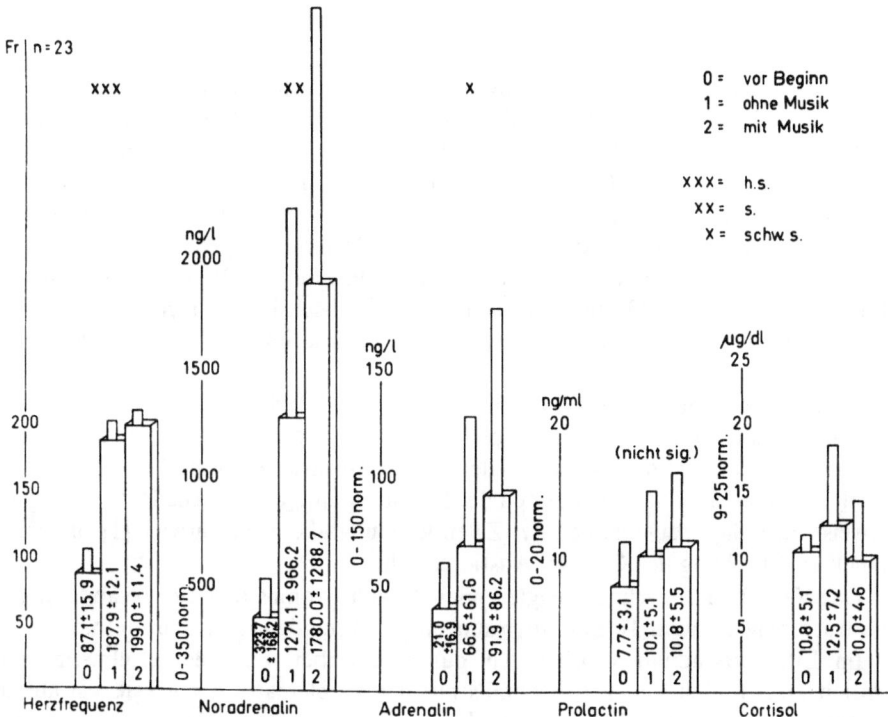

Abb. 1. Verhalten der Herzfrequenz, des Noradrenalin, Adrenalin, Prolaktin und Cortisol während einer achtminütigen Belastung mit und ohne Musik im Feldtest

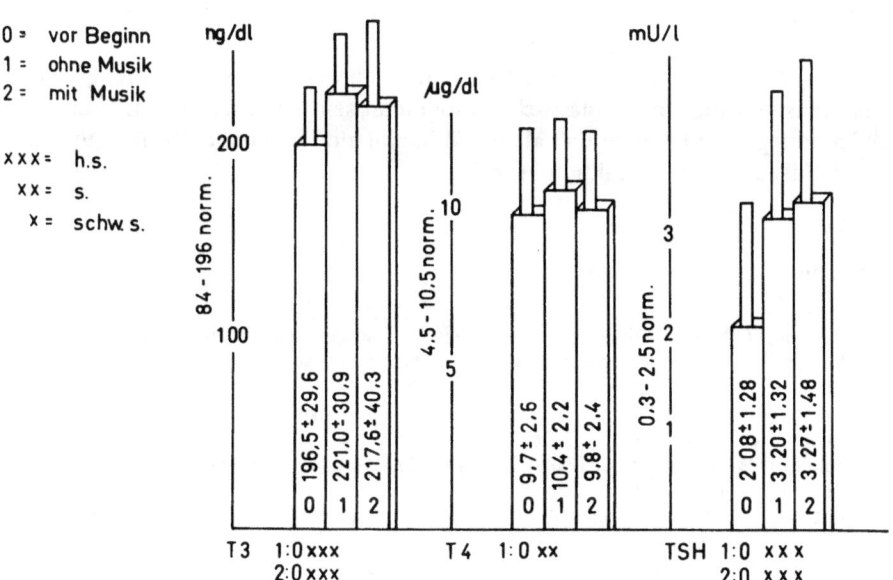

Abb. 2. Verhalten des Trijodthyronins, Thyroxin und TSH während einer achtminütigen Belastung mit und ohne Musik im Feldtest

Diskussion der Ergebnisse

Die nur jeweils 8minütige Belastung, einmal mit Musik und einmal ohne Musik führte zu bekannten charakteristischen Veränderungen im Verhalten der gemessenen Hormone. Die eigentliche Fragestellung, nämlich: „Findet sich bei identischer Belastung mit und ohne Musik eine veränderte Hormonantwort", konnte nur im Verhalten der Herzfrequenz, des Noradrenalins und Adrenalins beantwortet werden. Hier fand sich eine statistisch zu sichernde Veränderung im Verhalten dergestalt, daß sich jeweils nach den Übungen mit Musik höhere Werte messen ließen. Beim Prolaktin und TSH bestand ebenfalls eine gleichsinnige Tendenz zur Erhöhung in der Reihenfolge: Ausgangswert, Zyklus ohne und mit Musik, jedoch war diese nicht statistisch zu sichern.

Beim Cortisol fand sich sogar ein gegensinniges Verhalten, daß es zwar nach Belastung ohne Musik zu einer Erhöhung kam, die jedoch nach der Belastung mit Musik wieder abfiel und sogar unter dem Ruheausgangswert gemessen wurde. Hier spielt sicherlich die relativ kurze Zeit der Belastung eine wesentliche Rolle, möglicherweise auch die Problematik einer Zweitbelastung, die nach Barwich [1] zu keiner erneuten Erhöhung des Cortisol-Anstieges führt.

Das Verhalten des schnell reagierenden Trijodthyronins und die Veränderungen im träge reagierenden Tetrajodthyronin sind nicht eindeutig interpretierbar.

Im Literaturstudium konnten wir nur eine Arbeit aus dem Hollmannschen Arbeitskreis finden, die sich ebenfalls mit der Problematik der Musikauswahl zu Gymnastikprogrammen befaßt. Hahn [2] untersuchte 1984 bei Frauen das Herzfrequenz- und Laktat-Verhalten bei Bewegungszyklen mit verschiedenen Musiken. Dabei wurde bei sehr motivierender Pop- und Disco-Musik ein höheres Laktat und eine niedrigere Herzfrequenz gemessen als bei Jazz- und Folklore-Musiken. Die Erklärung könnte sein, daß die Pop- und Disco-Musik die Probanden zu höherer anaerober Bewegung veranlaßt hat.

Wir möchten mit unserem Beitrag darauf hinweisen, wie bedeutungsvoll die Musikauswahl für ein gymnastisches Programm sein kann und meinen, ein Indiz dafür vorlegen zu können, daß allein die Stimulation durch die Musik eine höhere sympathikoadrenerge Reaktion bewirkt.

Literatur

1. Barwich D (1986) Reaktionsweisen des adrenalen Glucocorticoidsystems bei Sportlerinnen. In: Wurster KG, Keller E (Hrsg.). Endokrine Regulation und Frauenhochleistungssport, Springer-Verlag, Berlin, Heidelberg, New York, Tokio, 50–60
2. Hahn A (1984) Über das Laktatverhalten bei 54- bis 74jährigen Frauen während eines Aerobic-Programmes. Diplomarbeit – Deutsche Sporthochschule Köln
3. Hollmann W, Hettinger Th (1980) Sportmedizin – Arbeits- und Trainingsgrundlagen. F.K. Schattauer Verlag, Stuttgart, New York
4. Keitzer HA (1983) Hormonell Response in Women as a Funktion of Physical Exercise and Training. Proefschrift, Harlem
5. Krause U (1982) Vollautomatischer Radioimmunessay Nuccompact 13: 6
6. Kringe JP, Neidhart B, Lippmann Ch (1982) Practical Aspects of the Routine Determination by HPLC of Free Noradrenaline and Adrenaline in Urine and Plasma. In: Molnar (Editor): Practical Aspects of Modern HPLC. Walter de Gruyter & Co, Berlin, New York, 241–273

7. Labhardt A (1978) Klinik der Inneren Sekretion, Springer-Verlag, Berlin, Heidelberg, New York
8. Weicker H (1986) Sympathiko adrenerge Reaktion. International Journal of Sports Medicine, Supplement 1, Vol 7, 16–26
9. Wurster KG (1986) Einfluß von Leistungssport auf das endokrine System der Frau, Springer-Verlag, Berlin, Heidelberg, New York, Tokio
10. Wurster KG, Keller E, Schumacher T, Pohl C (1986) Beeinflussung endokriner Organe durch Hochleistungssport – Ovar. In: Wurster KG, Keller E (Hrsg.). Endokrine Regulation und Frauenhochleistungssport, Springer-Verlag, Berlin, Heidelberg, New York, Tokio, 37–49

Leben ist Bewegung von Anfang an

P. Stoll

Frauenklinik Mannheim, Universität Heidelberg

Es kann nicht Aufgabe des Frauenarztes sein, allgemeine sportmedizinische Probleme zu erörtern. Er muß sich auf die Fragen beschränken, die seine Disziplin unmittelbar betreffen. Darüber hinaus darf er aber der Überzeugung Ausdruck geben, daß Leibesübungen lebenslang für die Frau wichtige Motoren für die körperliche und geistige Entwicklung, für Wohlbefinden und Gesundheit sind und für ein Bestreben, welches wir heute als Selbstverwirklichung bezeichnen.

Das Leben ihres noch *ungeborenen Kindes* empfindet die schwangere Frau mit etwa 4½ bis 5 Monaten. Viel früher schon weisen wir heute sonographisch Bewegungen der Extremitäten, des Kopfes und des Rumpfes auf. Mißbildungen der Extremitäten und Fehlbildungen der Hirnzentrale (Morbus Down) sind dem Erkennen früher zugänglich geworden.

So gestattet der intrauterine Sport Rückschlüsse auf die Intaktheit der kindlichen Motorik und ihrer zentralen Steuerung.

Der Bewegungsablauf des *neugeborenen Kindes* sollte ungestört ablaufen und nicht durch Verpackungen behindert werden.

Der *Schulsport* sollte nicht als Pflichtübung absolviert werden.

Der Eintritt von Schülern in einen *Sportverein* – individuell nach eigener Überzeugung gewählt – würde für die Verankerung des Breiten-Sports in der Bevölkerung sehr segensreich sein.

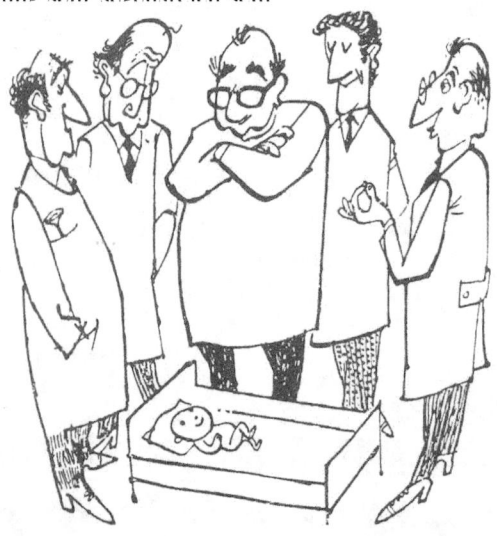

Konsilium: Breitensport oder Hochleistungssport

Für Mädchen ist von Bedeutung, daß die Ausübung von *Hochleistungssport* den Eintritt der Menarche verzögert.

In dieser Zeit ist vor allem Aufklärung über die biologischen Vorgänge im weiblichen Körper eine ärztliche Pflichtübung.

Die Ausübung von *Sport während der Menstruation* ist durchaus gestattet und kann durch Ablenkung und Entspannung günstig wirken.

Von einer hormonalen induzierten *Menstruationsverschiebung* kann in Sonderfällen Gebrauch gemacht werden.

Wichtig erscheint es vor allem, jugendliche Sportlerinnen darauf hinzuweisen, daß ein *Menstruationskalender* geführt wird, in den nicht nur der Termin der Regelblutung eingetragen wird sondern auch die Tiefs und die Hochs der Leistungen an den jeweiligen Tagen.

Auch zur *Menstruationshygiene* muß individuell beraten werden. Sportlerinnen verwenden gerne Menstruationstampons. Bei dem entsprechenden Wunsch kann dazu auch schon bei Jugendlichen geraten werden.

Positiv ist das Wohlbefinden bei Freude am Sport *in der Gravidität*, die Erhaltung der psychosomatischen Fitness, Thromboseprophylaxe, Varicenprophylaxe und Gewichtsbalance, alles günstige Voraussetzungen für einen glatten Geburtsverlauf.

Hinsichtlich der *Empfängnisverhütung* steht die Forderung nach Sicherheit an erster Stelle. Es obliegt der ärztlichen Beratung in einer ausführlichen Besprechung der betroffenen Sportlerin die Möglichkeit zu geben, aus den zahlreichen Methoden die am besten passendste auszuwählen.

Bewegungsfreudigkeit und körperliche Leistung in und nach den *Wechseljahren* haben eine hohe Bedeutung für körperliches und seelisches Wohlbefinden.

Im Alter gewinnt das Training in der Gruppe besondere Bedeutung. Zwar wird der Arzt dem *Alterssport* gewisse Grenzen setzen müssen, sollte aber immer innerhalb dieser Grenzen die positive Einstellung fördern.

Auch der alte Mensch im Heim bedarf einer Bewegungstherapie.

Sport in allen Altersstufen

Praenatal:	Schwimmbewegungen, Hand-Bein-Kopfbewegung
	Zentrale Koordination der Bewegungsabläufe
	Stell- und Haltungsübungen
Postnatal:	Umfangreiche Bewegungsübungen,
	Steuerung:
	Lage- und Bewegungssinn
Spielkind:	
Sitzkind:	Angepaßter Schulsport
Pubertät:	Motivationsmangel durch Interessenverlagerung
	Negative Erfahrung im Sportunterricht
Erwachsene:	Ausgleichssport gegen Alltagsstreß
	Psychosomatische Motivation:
	„Mens sana in corpore sano"
	„Fit and Fun": Spaß am Sport
Alter:	Sport ist das beste Mittel, gesund zu altern
	Ziel: Der Gesundheit dienen
	Lebensfreude erhalten

Am Ende steht die Beschäftigungstherapie

Über die Möglichkeit der Steuerung der Belastungsintensität über die Atemfrequenz beim Schwimmen

K. Völker, A. Baumgarten, R. Becker, H. Liesen und W. Hollmann

Institut für Kreislaufforschung und Sportmedizin (Leiter und Lehrstuhl für Kardiologie und Sportmedizin: o. Prof. Dr. med. Dr. h. c. W. Hollmann), Deutsche Sporthochschule Köln

Einleitung

In Querschnittsuntersuchungen an Breitensportlern (Völker 1984) konnten wir aufzeigen, daß die frei gewählte Belastungsintensität deutlich über dem aeroben Bereich lag, der für einen Breitensportler als zweckmäßig und sinnvoll angesehen wird. Die Notwendigkeit, hier steuernd einzugreifen, ist daher offenkundig. Es existieren eine Vielzahl von Empfehlungen, die alle fast ausschließlich auf der Pulsfrequenz als Steuerungsgröße basieren. Als wohl bekannteste sei hier die Baum-Hollmannsche Regel: Trainingspulsfrequenz = 180 − Lebensalter angeführt (Hollmann et al. 1983). Wegen der großen individuellen Streuung der Pulsfrequenz und der Vielzahl sie beeinflussenden Faktoren wurde schon frühzeitig die Genauigkeit der Streuungsgröße kritisiert (Gaisl et al. 1979). Als zweite Größe, die eine enge Beziehung zur Belastungsintensität aufweist, bietet sich die Atmung an. Hollmann fand schon 1961 den Punkt des optimalen Wirkungsgrades der Atmung (POW), der später von Wasserman et al. (1964, 1973) als Übergang zu einer vermehrten anaeroben Energiebereitstellung charakterisiert wurde.

Erste Versuche, die Atmung als Steuerungsgröße einzusetzen, fand Ausdruck in der DSB − Ausdauer Aktion (1975–1978) mit dem Slogan: „Laufen ohne zu schnaufen." Weniger subjektivem Einfluß unterworfen waren die Empfehlungen von Jablonski et al. (1985), die beim Laufen durch eine fixe Kombination von Schrittrhythmus und Atmung mit dem sogenannten 4er-Rhythmus recht exakt den aerob-anaeroben Grenzbereich ansteuern konnten. Die Untersuchung widmet sich der Frage, ob ähnliches auch beim Schwimmen (Brust- und Kraulschwimmen) durch fixe Kombination von Armzugrhythmus und Atmung zu erreichen ist.

Material und Methode

Für die Untersuchung stellten sich insgesamt 93 Brustschwimmer (47 Männer und 46 Frauen) im Alter von 38,5 + 14 Jahren sowie 37 Kraulschwimmer (25 Männer und 12 Frauen) im Alter von 28,1 + 9,4 Jahre zur Verfügung. Jeder Proband hatte dreimal eine definierende Schwimmstrecke mit jeweils unterschiedlichem Atemrhythmus zu durchschwimmen. Die Brustschwimmer schwammen dreimal 200 m mit 3er-Zug, 2er-Zug bzw. 1er-Zug-Atmung.

Die Kraulschwimmer schwammen dreimal 300 m mit 6er-Zug, 4er-Zug bzw. 2er-Zug-Atmung. Die Schwimmgeschwindigkeit sollte jeweils so hoch sein, daß gerade keine Atemnot eintrat. Zwischen den Wiederholungen lag stets eine halbe Stunde Pause. Als Parameter der Schwimmleistung wurden die registrierte Zeit sowie die Blutlaktatkonzentrationen zu Ende der Belastung und in der Nachbelastungsphase herangezogen.

Resultate und Diskussion

Die Ergebnisse zeigen, daß fixe Kombination vor Armzugfrequenz und Atmung mit Einschränkungen zu einer Ansteuerung der gewünschten aeroben Belastungsintensität führt. Jedoch liegen die günstigsten Kombinationen in 2er- bzw. 3er-Zug-Atmung beim Brustschwimmen und 4er-Zug-Atmung beim Kraulschwimmen mit Laktatwerten von im Mittel ca. 5 mmol/l doch etwa 1 mmol oberhalb des empfohlenen Intensitätsbereiches. Auch fällt eine relativ große Streuung auf. Die Aufschlüsselung nach Geschlechtern für das Brustschwimmen (Abb. 1) zeigt, daß für Frauen die Ergebnisse besser ausfallen als für Männer. Diese liegen, trotz eingeschränkter Atmung, nur bei der 3er-Zug-Atmung in vertretbarem Rahmen, neigen sonst aber zu wesentlich höheren Belastungsintensitäten. Verantwortlich für dieses Ergebnis sind vor allem die ehemaligen Leistungsschwimmer (SW) (Abb. 2), die nur bei der 3er-Zug-Atmung in einen Intensitätsbereich von etwas über 4 mmol schwammen,

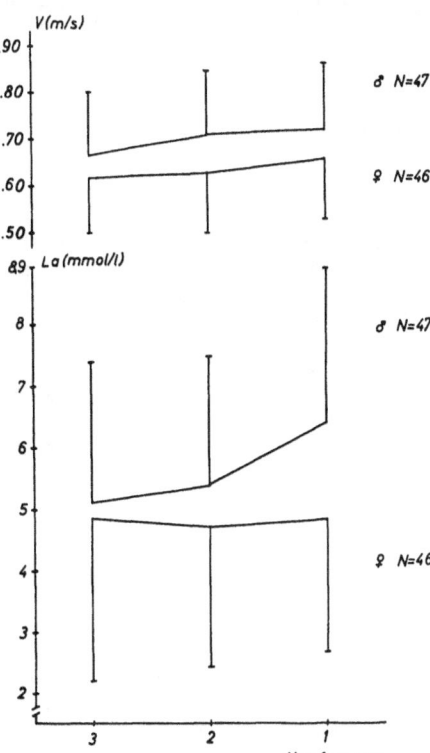

Abb. 1. Der Geschwindigkeitsverlauf und die Laktatkonzentration beim Brustschwimmen mit unterschiedlichen Atemfrequenzen

bei der 2er- bzw. 1er-Zug-Atmung jedoch weitaus höhere Laktatwerte aufwiesen. Im Gegensatz dazu schwammen die Breitensportler (NSW) die 2er-Zug-Atmung im angestrebten Bereich. Die Aufschlüsselung in Altersklassen bedeutet, daß bei der Altersklasse bis 20 Jahre und 30–50 Jahre die Tendenz zu höheren Belastungsintensitäten besteht. Ältere Breitensportler lagen mit ihrer Intensität deutlich tiefer. Eine praxisrelevante Empfehlung für breitensportliche Brustschwimmer könnte daher für jüngere Männer und alle ehemaligen Leistungssportler in der 3er-Zug-Atmung bestehen, während die übrigen Breitensportler die 2er-Zug-Atmung bevorzugen sollten.

Einheitlicher gestaltet sich das Bild der Kraulschwimmer (Abb. 3). Hier ist die 4er-Zug-Atmung stets am besten geeignet, annähernd den gewünschten Intensitätsbereich anzusteuern. Auch hier lagen in der Intensität die Breitensportler besser als die Leistungssportler.

Zusammenfassend läßt sich feststellen, daß die fixe Kombination von Atemrhythmus und Zugfrequenz beim breitensportlichen Schwimmen mit Einschränkungen

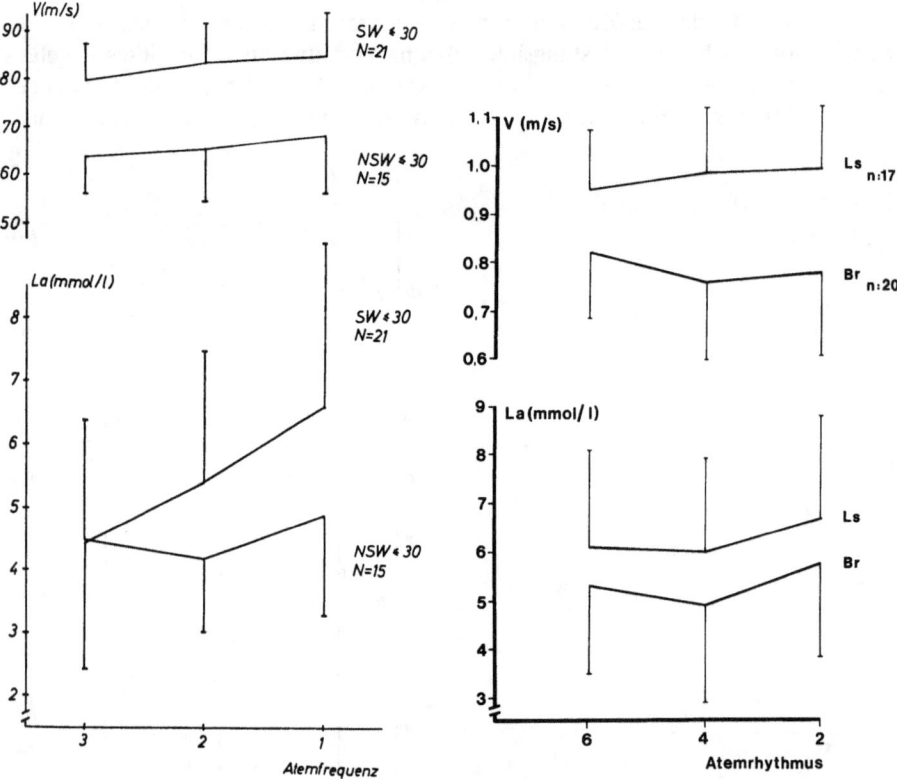

Abb. 2. Der Geschwindigkeitsverlauf und die Laktatkonzentration beim Brustschwimmen mit unterschiedlichen Atemfrequenzen bei ehemaligen Wettkampfschwimmern (SW) und Breitensportlern (NSW)

Abb. 3. Der Geschwindigkeitsverlauf und die Laktatkonzentration beim Kraulschwimmen mit unterschiedlichen Atemrhythmen bei ehemaligen Wettkampfschwimmern (LS) und Breitensportlern (BR)

zur Intensitätssteuerung herangezogen werden kann. Längerfristige Trainingsversuche deuten in diesem Zusammenhang an, daß sich durch Sensibilisierung für diesen Kontrollmechanismus die Ergebnisse verbessern lassen.

Literatur

1. Gaisl G (1979) Der aerob-anaerobe Übergang und seine Bedeutung für die Trainingspraxis. Leistungssport 9: 235
2. Hollmann W, Hettinger Th (1980) Sportmedizin – Arbeits- und Trainingsgrundlagen. Schattauer, Stuttgart–New York
3. Hollmann W, Rost R, Dufaux B, Liesen H (1983) Prävention und Rehabilitation von Herz-Kreislaufkrankheiten durch körperliches Training. 2. Auflage Hippokrates-Verlag Stuttgart
4. Jablonski D, Liesen H, Kraus I, Mödder H (1985) Intensitätssteuerung und Leistungsbeurteilung beim Jogging. Fortschr Med 103: 47/27
5. Völker K Probleme der Belastungsintensität beim Freizeitsport, in: Sport und Gesundheit 1/84
6. Wasserman K, Whipp BJ, Koyal SN, Beaver WL (1973) Anaerobic threshold and respiratory gas exchange during exercise. J Appl Physiol 35: 236
7. Wasserman K, McIlroy MB (1964) Detecting the Threshold of Anaerobic Metabolism in Cardiac Patients During Exercise. Amer J Cardiol 14: 844

Bestehen Unterschiede im Sportverhalten und in der kardialen Belastbarkeit zwischen Rekruten mit Abitur und Hauptschulabschluß?

A. Weimann, H. J. Gund, F. Hübner, F. Kleischmann, H. Schinz und G. Vogelsang

Luftwaffensanitätsstaffel des LAR 2 Budel/Niederlande

Einleitung

Eine fahrradergometrische Untersuchung an 151 Rekruten der Luftwaffe zum Einfluß der Grundausbildung auf die kardiale Belastbarkeit ergab Hinweise auf Unterschiede zwischen Rekruten mit Abitur und Hauptschulabschluß (Weimann et al, 1986). Aus diesem Grund wurden in einer zweiten Phase die Ergebnisse der ergometrischen Belastung zu Beginn und am Ende der Grundausbildung von 98 Rekruten mit Abitur denen von 99 mit Hauptschulabschluß gegenübergestellt.

Material und Methoden

Die submaximale ergometrische Belastung betrug 150 und anschließend 210 Watt für jeweils 3 Minuten bei einer Drehzahl von 60/min und wurde in Anlehnung an die Empfehlungen von Löllgen und Ulmer (1985) durchgeführt. Registriert wurden Puls und Blutdruck in Ruhe, nach 3 und 6 Minuten Belastung sowie nach 10 Minuten Erholung. Unmittelbar nach der Belastung wurde nach der von 6–20 reichenden Skala von Borg (1974) das Leistungsempfinden der Rekruten evaluiert. An Hand eines Fragebogens wurden die Sportgewohnheiten der Rekruten erfaßt.
 Ergebnisse: Rekruten mit Abitur trieben vor der Grundausbildung (GA) in der Freizeit mehr Sport als Rekruten mit Hauptschulabschluß. 51 der 99 Hauptschüler hatten vor der GA keinen Sport getrieben, während 52 der 98 Abiturienten freien Sport oder Vereinssport ausgeübt hatten. 14 Abiturienten und 3 Hauptschüler bezeichneten sich als Leistungssportler.
 Am Pulsverhalten wurde ein signifikantes Absinken am Ende der GA wie folgt festgestellt (Abb. 1):
 Abiturienten: – Ruhepuls von 81 ± 17/min auf 77 ± 13/min ($p < 0.01$), nach 3 Min. Belastung von 147 ± 18/min auf 137 ± 18/min, nach 6 Min. von 179 ± 15/min auf 168 ± 14/min sowie nach 10 Min. Erholung von 99 ± 16/min auf 91 ± 10/min (jeweils $p < 0.0005$).
 Hauptschüler: – nach 3 Min. Belastung von 145 ± 18/min auf 141 ± 16/min ($p < 0.005$), nach 6 Min. von 176 ± 15/min auf 171 ± 13/min sowie nach 10 Min. Erholung von 100 ± 11/min auf 92 ± 10/min (jeweils $p < 0.0005$). Im Vergleich zeigten Abiturienten signifikant bessere Werte am Ende der GA für den Ruhepuls ($p < 0.005$) und für den Puls nach 3 Min. ($p < 0.005$).

Für den systolischen Blutdruck wurde ebenfalls ein signifikantes Absinken am Ender der GA beobachtet (Abb. 2):

Abiturienten: – in Ruhe von 125 ± 13 mm Hg auf 120 ± 11 mm Hg (p < 0.0005), nach 3 Min. Belastung von 165 ± 20 mm Hg auf 161 ± 16 mm Hg (p < 0.025). Hauptschüler: – in Ruhe von 124 ± 11 mm Hg auf 121 ± 9 mm Hg, nach 3 Min. Belastung von 169 ± 17 mm Hg auf 164 ± 16 mm Hg (jeweils (p < 0.005) sowie nach 10 Min. Erholung von 127 ± 12 mm Hg auf 120 ± 9 mm Hg (p < 0.0005). Im Vergleich hatten Abiturienten einen signifikant niedrigeren Blutdruck (p < 0.05)

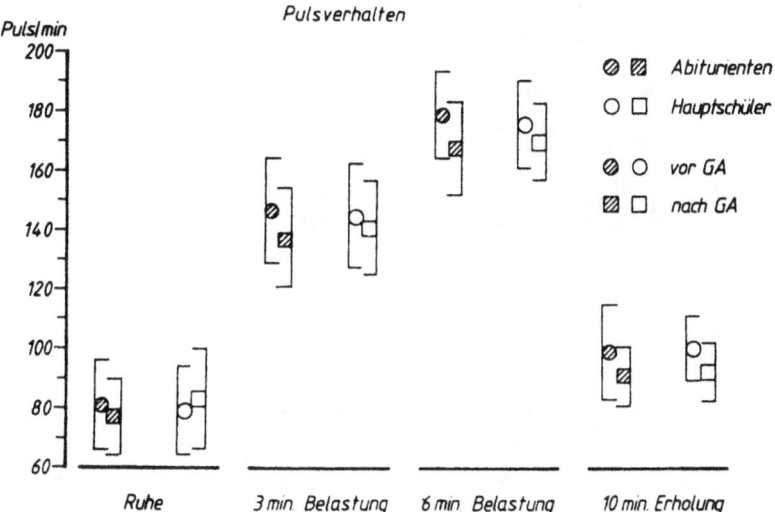

Abb. 1. Mittlere systolische Pulsfrequenz bei 98 Abiturienten und 99 Hauptschülern in Ruhe und unter Belastung vor und nach der Grundausbildung

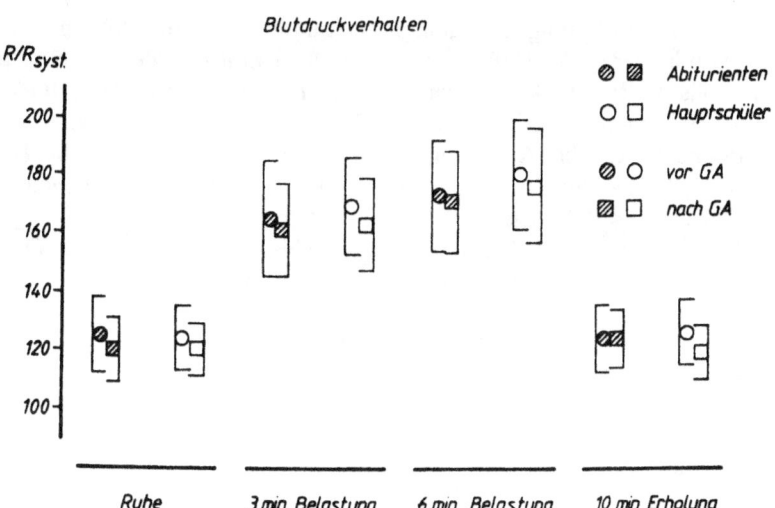

Abb. 2. Mittlere Blutdruckwerte bei 99 Abturienten und 99 Hauptschülern in Ruhe und unter Belastung vor und nach der Grundausbildung

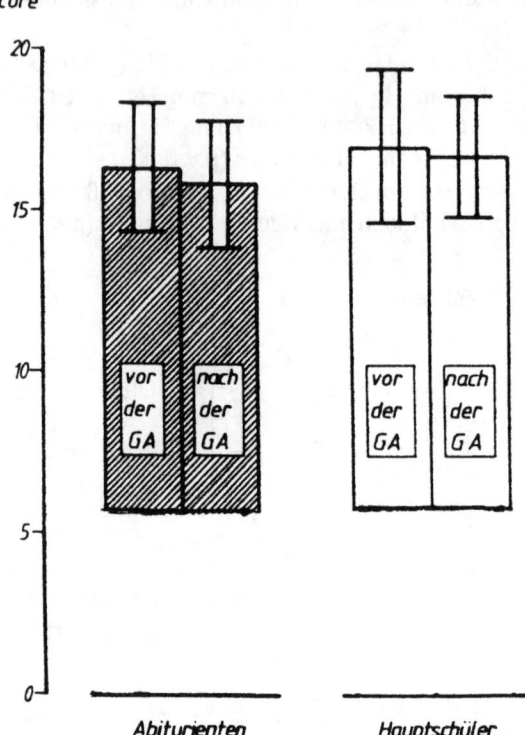

Abb. 3. Subjektives Leistungsempfinden bei 99 Abiturienten und 98 Hauptschülern vor und nach der Grundausbildung

nach 3 Min. Belastung zu Beginn der GA und nach 6 Min. Belastung zu Beginn und am Ende der GA. Hauptschüler hatten signifikant niedrigere systolische und diastolische Blutdruckwerte nach 10 Min. Erholung am Ende der GA ($p < 0.05$).

Das Leistungsempfinden beider Gruppen besserte sich signifikant ($p < 0.05$) während der GA bei Abiturienten von 16.3 ± 2.0 auf 15.8 ± 2.0, bei Hauptschülern von 17.0 ± 2.4 auf 16.7 ± 1.9. Abiturienten schätzten ihre Leistung signifikant besser ein ($p < 0.01$) (Abb. 3).

Während 8 von 98 Abiturienten die Belastung zu Beginn der GA abbrachen, waren es 13 von 99 Hauptschülern; am Ende der der GA 3 Abiturienten und 10 Hauptschüler.

Nach Dienst trieben 45 Abiturienten und 34 Hauptschüler Sport, im Durchschnitt etwas über 3h/Woche.

Diskussion

Die Studie gibt Hinweise darauf, daß die Grundausbildung der Bundeswehr den Anforderungen an ein kardiales Ausdauertraining (Hollmann et al, 1985) genügt.

Abiturienten zeigen eine tendenziell bessere kardiale Belastbarkeit als Hauptschüler, treiben vor und während der GA mehr Sport und haben ein besseres Leistungsempfinden. Wahrscheinlich besitzen Abiturienten eine höhere Motivation zur sportlichen Aktivität. Entsprechende Beobachtungen findet man bei Zorn (1986), der bei Personen mit Volks- und Hauptschulabschluß eine niedrigere Motivation zur Teilnahme an von der AOK angebotenen Lauftreffs feststellte. Im Sinne der präventiven Kardiologie folgt hieraus, daß diese Gruppe einer besonderen Motivation zur Ausübung eines regelmäßigen Freizeitsportes bedarf.

Literatur

1. Borg G, Noble BJ (1983) Perceived exertion, in: Exercise and Sports Sciences Review. Ed.: Wilmore JH, Academic Press London, 2: 131–153 (1974) – zit. nach Löllgen H: Kardiopulmonale Funktionsdiagnostik, Ciba Geigy GmbH, Wehr/Baden
2. Hollmann W, Liesen H, Rost R, Heck H, Santomi J (1985) Präventive Kardiologie. Bewegungsmangel und körperliches Training aus epidemiologischer Sicht. Z Kardiol 74: 46–54
3. Löllgen H, Ulmer HV (1985) Ergometrie – Empfehlungen zur Durchführung und Bewertung ergometrischer Untersuchungen. Klin Wochenschr 63: 651–677
4. Weimann A, Hübner F, Kleischmann F, Schinz H, Vogelsang G (1986) Der Einfluß der Grundausbildung auf die kardiale Belastbarkeit von Rekruten. Wehrmed Mschr 30: 350–356
5. Zorn A (1986) Untersuchung von Lauftreffs im Kreis Mettmann aus medizinisch-soziologischer Sicht im Rahmen des AOK-Gesundheitsmodells (1977). Inauguraldissertation, Düsseldorf

Beeinflussung des Kurzzeitgedächtnisses während standardisierter Ergometerbelastung

W. Hilmer, S. Lehrl, W. Mohr und H. Dorner

Sportmedizinische Abteilung (Prof. Dr. W. Hilmer) der Medizinischen Universitäts-Poliklinik Erlangen-Nürnberg,
Abteilung für Medizinische Psychologie und Psychopathometrie (Prof. Dr. Dr. W. Kinzel) in der Psychiatrischen Universitätsklinik Erlangen-Nürnberg (Prof. Dr. E. Lungershausen)

Einleitung

Der so häufig zitierte Zusammenhang zwischen Körper und Geist kann differenziert bewertet werden. Im Hinblick auf die grundsätzlichen Erwägungen bezüglich Intelligenz- und Gedächtnisleistung Trainierter lag es nahe, das Verhalten der geistigen Leistungsfähigkeit während dosierter körperlicher Aktivität bei standardisierter Ergometerbelastung zu untersuchen.

Methodik

Nach der Versuchsanordnung Abb. 1 wurden 15 gesunde Probanden untersucht; Tretgeschwindigkeit um 60 U/min, klimatisierter Raum, zur gleichen Tageszeit, 11

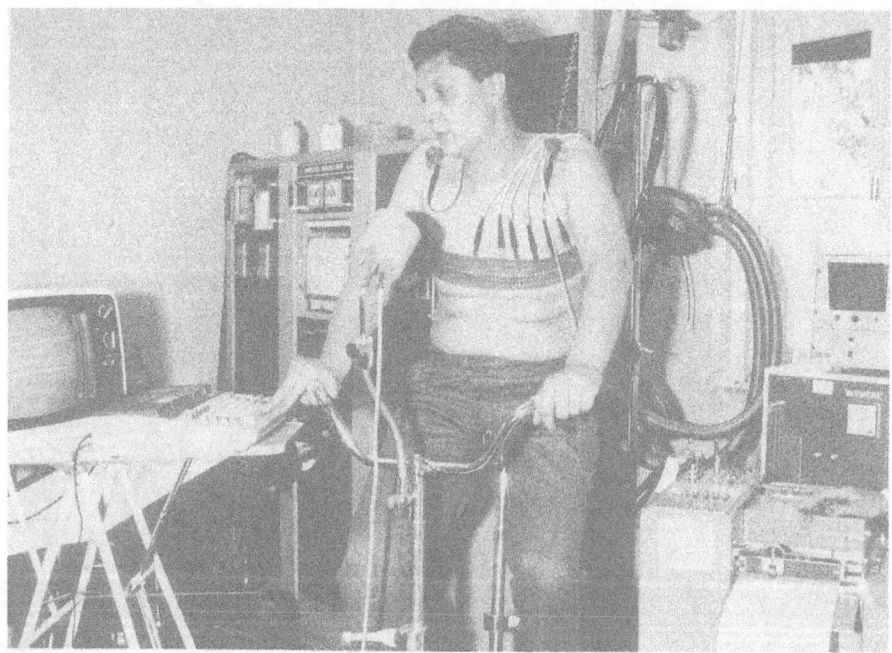

Abb. 1. Untersuchungssituation

Uhr; 12–14 min Belastungszeit wegen der zugeordneten psychometrischen Testung. Die Aufgabenstellung erfolgte auf dem Bildschirm des Kleincomputers. Die wichtigsten Grundgrößen der geistigen Leistungsfähigkeit, nämlich die Kurzspeicherkapazität (K_K) und die Lerngeschwindigkeit (C_{VW}) wurden informationspsychologisch erfaßt. – Zur statistischen Verarbeitung wurden nonparametrische Verfahren angewandt, weil keine Normalverteilung der Meßwerte vorausgesetzt werden konnte. Um die bei multimodaler Verteilung zu erwartenden Verzerrungen der Mittelwertsberechnungen mit dem Median zu vermeiden, wurden die mittleren Ränge bestimmt, wobei diese Rangsummen bei eventueller Diskrepanz zu den Medianen verbindlicher sind.

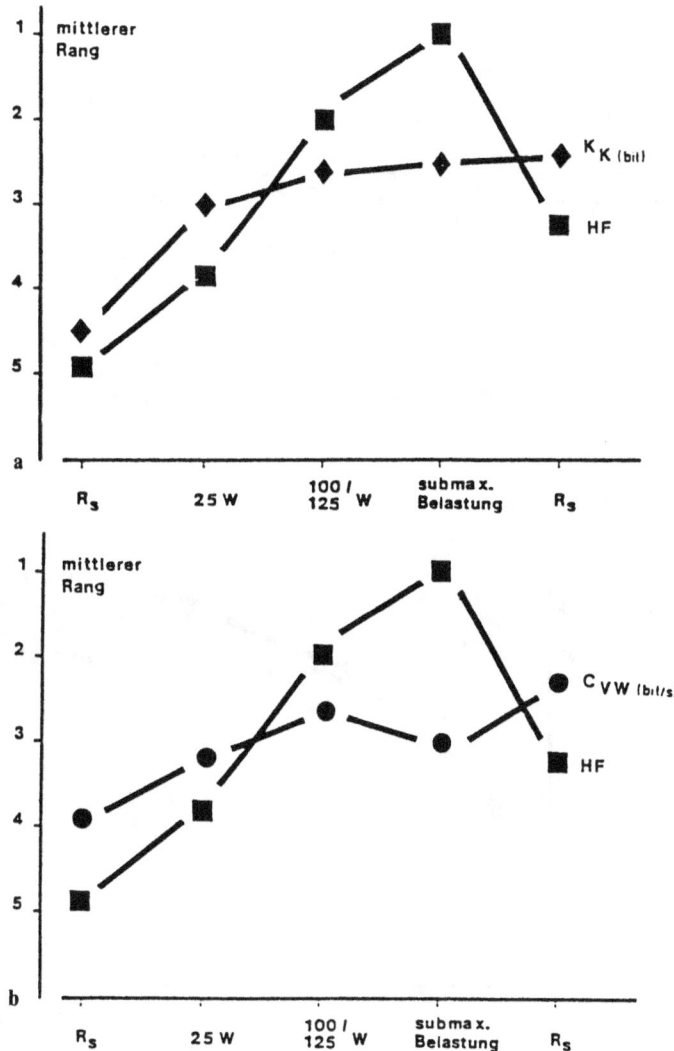

Abb. 2a u. b. Mittlere Ränge der Kurzspeicherkapazität (K_K) und der Herzfrequenz (HF) sowie der Lerngeschwindigkeit (C_{VW}) während der verschiedenen Untersuchungsbedingungen (R_s = Ruhe sitzend)

Ergebnisse

Die Tabelle 1 gibt die Resultate Herzfrequenz, Kurzspeicherkapazität, Lerngeschwindigkeit während der 5 Belastungsphasen. Die Abb. 2a und b beinhalten die mittleren Ränge.

Die *Herzfrequenz* steigt in bekannter Relation zur Belastung bis 151 Schläge/min (Median der submaximalen Belastung) und fällt in etwa zwölfminütigen Erholungsphase auf durchschnittlich 99 sch/min ab (Median der Erholungspause).

Die *Kurzspeicherkapazität* (Abb. 2a) steigt von der Ruhe zur Bewegung – nur 25 W, also ohne wesentliche Belastung – von 112 bit auf 134 bit an (p < 0,01). Von 25 W bis 100 bzw. 125 W ergeben sich keine wesentlichen Veränderungen mehr; in

Tabelle 1. Median-Verläufe der untersuchten Variablen

VARIABLE	RS	25 W	Belastung 100/125 W	sub-maxim.	RS
Herzfrequenz	83.5	89.5	121	151	99
Kurzspeicherkapazität (bit)	112	134	130	140	144
Lerngeschwindigkeit (bit/s)	3.5	4.3	4.0	4.8	4.8

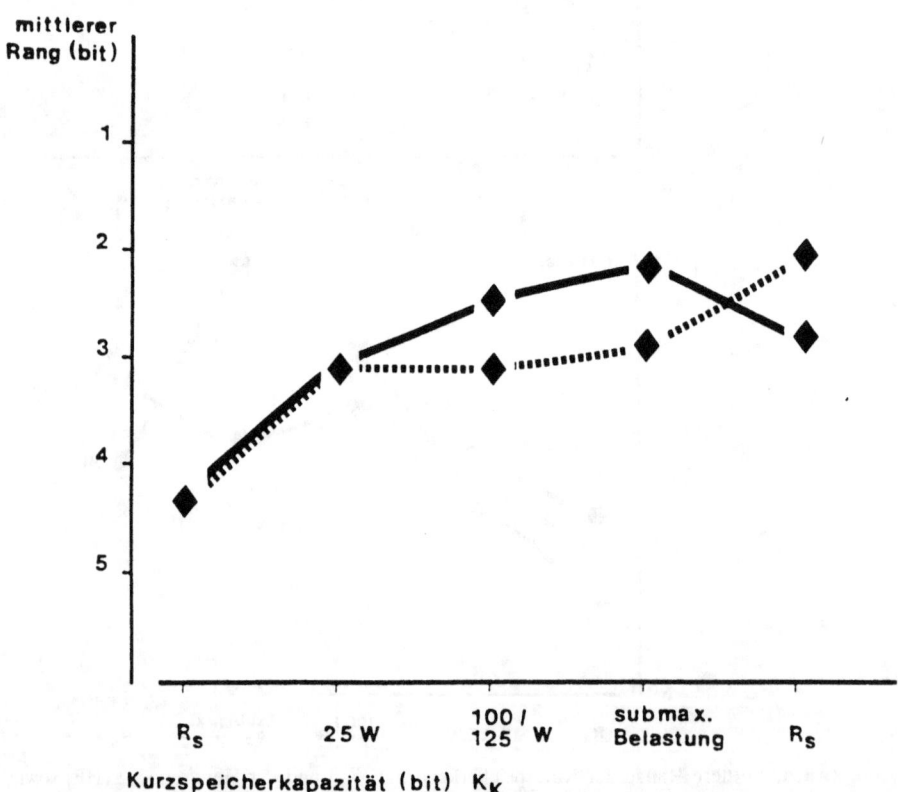

Abb. 3. Verhalten der Kurzspeicherkapazität und körperliche Leistungsfähigkeit

gleicher Relation liegen die Werte für die submaximale Belastung. Im Überblick resultiert also für die Kurzspeicherkapazität ein signifikanter Anstieg zur Bewegungsbelastung, doch für weitere Belastungen trifft keine statistisch sicherbare weitere Erhöhung zu, auch nicht für die abschließende Ruhephase. Für die *Lerngeschwindigkeit* (Abb. 2b) ergibt sich ebenfalls ein Anstieg von 3,5 auf 4,3 bit/s. Dieser Anstieg entspricht einer Tendenz, läßt sich statistisch aber nicht sichern; auch bei weiteren Belastungen keine statistisch sichtbare Steigerung, bei submaximaler Belastung sogar ein Anfall; der Anstieg zur Ruhepause hin dürfte im Zufallsbereich liegen. Insgesamt ist der Zusammenhang zwischen Lerngeschwindigkeit und Belastung nicht so deutlich wie die Relation zum Kurzspeicher.

In Relation zur *körperlichen Leistungsfähigkeit* (Abb. 3) ergab sich für die 9 körperlich leistungsfähigen Probanden (um 3,0 W/kg-KG) ein deutlicher Anstieg von 124 auf 142 bit (25 W), schließlich ein Anstieg auf 151,5, um dann bis zur submaximalen Belastung bei 149 bit etwa gleichzubleiben; 145 bit in der Erholungsphase. Für die 4 weniger leistungsfähigen Probanden (um 2 W/kg-KG) zeigt sich initial ebenfalls ein steiler Anstieg von 101 auf 113,5 bit (25 W), bis 112 und schließlich 117,5 bit (submaximale Belastung) und schließlich in der Erholungsphase ein Anstieg auf 122,5 bit. Das unterschiedliche Verhalten ist statistisch in der Tendenz sicherbar, ist aber nicht signifikant ($0,10 > p > 0,05$). – Für die Lerngeschwindigkeit ergeben sich wenig regelhafte Werte in der Gegenüberstellung.

Diskussion

Die Kurzspeicherkapazität beinhaltet die Geschwindigkeit der Informationsverarbeitung sowie die Zeitdauer, in der wir eine erfaßte Information unmittelbar zur Verfügung haben. Sie ist die zentrale Grundgröße für allgemeine geistige Leistungsfähigkeit und bestimmt somit auch das Intelligenzniveau. In Alltag, Beruf und sicher auch in Belangen des sportlichen Einsatzes bleibt sie die bestimmende Größe für räumliche und zeitliche Orientierung sowie für einfache und komplexe Entscheidungen. Gerade bei Spielen mit Forderung nach rascher und komplexer Informationsverarbeitung (Fußball, Volley usw.) kann die volle Ausnutzung individueller Potentiale des Kurzspeichers von spielentscheidender Bedeutung sein, zumal der festgestellte Anstieg 15–20% beträgt. Während höherer Belastungen steigt der Kurzspeicher allenfalls nur noch geringfügig, fällt aber keinesfalls ab, und bei körperlich Leistungsfähigkeiten, also bei den höher Trainierten, steigt er sicherlich mehr als bei Untrainierten. In der Erholungsphase, während körperlicher Regeneration, scheint sich der Trainierte auch geistig anzupassen (Harmoniesierung von Körper und Geist); jedenfalls findet sich tendenziell ein gewisser Rückgang.

Die gemessene Lerngeschwindigkeit betrifft auch den Rückgriff auf Erfahrung, selbst in Belastungssituationen, wobei das Akutverhalten im gesamtkörperlicher Bewegung nur unwesentlich mehr als in Ruhe durch das wenige Minuten vorher Erlernte gesteuert sein dürfte. Unabhängig davon wird immer auch die früher eingespeicherte und bewährte Erfahrung abgerufen. Für eine akut geforderte und umsichtwährende Verhaltensweise ist dies von untergeordneter Bedeutung. Denn das belastungsinduzierte und sinnvolle sowie spielfördernde Verhalten ergibt sich aus den Vorteilen der Kurzspeicherkapazität, die sich nach den gegebenen Beobachtungen erheblich steigern läßt. Als biologische Voraussetzungen wurden unlängst [4] Steigerungen der zerebralen Durchblutung und des Stoffwechsels bei fahrradergometrischer Belastung nachgewiesen.

Literatur

1. Abraham H, König HJ (1984) Cybernetics and Psychology. Association Internationale de Cybernétique: Namur
2. Davey CP (1973), Ergonomics 16: 595–599
3. Folkins CH, Sime WE (1981): Am. Psychol. 36: 373–389
4. Hollmann W, Rost R, de Meirleir K. Liesen H, Heck H, Mader A (1986) Acta med scand suppl 711: 193–203
5. Lehrl S, Fischer B Selber denken macht fit, Vless-Verlag Ebersberg (1986)
6. Turner. JR Carrol D (1985) Psychophysiol 22: 261–267

Beinlängendifferenzen – Möglichkeiten der exakten klinischen Diagnose und Bedeutung bei sportlicher Belastung

K. Steininger, W. Bössenecker und R. E. Wodick

Universität Ulm, Sportmedizinische Untersuchungsstelle, Oberer Eselsberg M 25–334, D-7900 Ulm/Donau

Einleitung

Die Bedeutung von Beinlängendifferenzen (BLD) vor allen Dingen bei Sportarten mit zyklischem Bewegungsablauf wird bisher sehr kontrovers diskutiert, wobei besonders die Diagnose anhand der vielen klinischen Methoden sehr umstritten ist. Unterschiedlich sind auch die Meinungen über Auswirkungen der Beinlängendifferenz hinsichtlich eventl. auftretender Spätschäden am Haltungs- und Bewegungsapparat auf Grund der veränderten Statik.

Material und Methode

Von uns wurde deshalb ein Untersuchungsbogen erstellt, wobei direkte und indirekte (seitenvergleichende), alte und neu modifizierte Methoden der klinischen Untersuchung berücksichtigt wurden. Bei allen 81 Probanden, bei denen im Mittel eine BLD von 1–2 cm bestand, wurde im Anschluß an die klinische Untersuchung eine Beckenübersicht im Stehen auf einer elektronischen Balancewaage durchgeführt, um die unterschiedlichen Ergebnisse der einzelnen klinischen Untersuchungen zu überprüfen. Besonderes Augenmerk wurde auf funktionelle Aspekte gelegt. Hierzu erfolgte eine Laufstilkontrolle auf dem Laufband sowie eingehende Prüfung von lang getragenem Schuhwerk.

Ergebnisse und Diskussion

Die Ergebnisse zeigten, daß direkte, mit dem Maßband durchgeführte Messungen zwischen tastbaren Knochenpunkten, wegen ihrer zu großen Ungenauigkeit (± 1 cm) und zu vielen Fehlerquellen (Hautverschieblichkeit, etc.) den indirekten seitenvergleichenden Messungen unterlegen sind. Auch der Routinegriff beidseits am oberen Beckenkamm ausgeführt, ist wegen möglicher Beckenasymmetrien oder zu stark ausgeprägtem Unterhautfettgewebe als alleiniges Kriterium für eine BLD-Bestimmung nicht ausreichend. Die beste Annäherung an das röntgenologische Ergebnis zeigten folgende Untersuchungstechniken:
1. Vergleich der beiden inneren Malleolen (Patient in Rückenlage) bei leicht gleichseitigem distalen Zug der gestreckten Beine durch umgreifen der Ferse durch den Untersucher (Abb. 1).

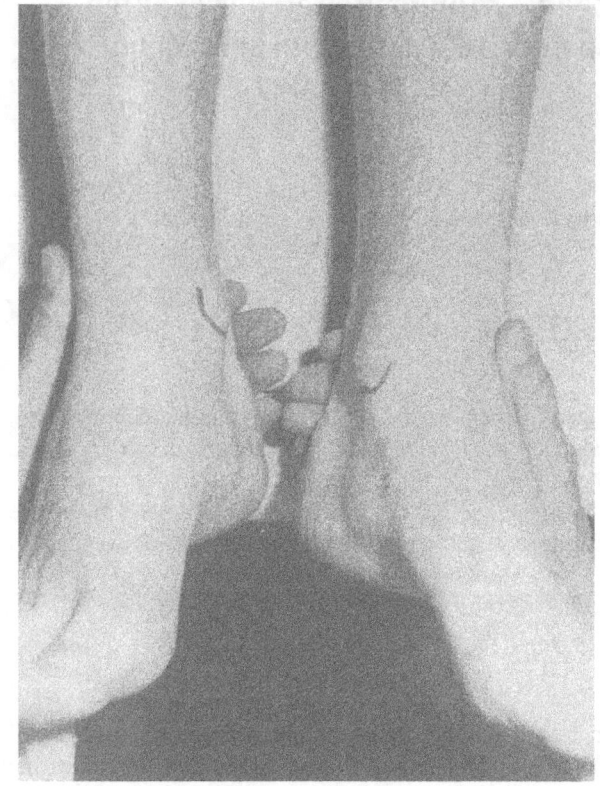

Abb. 1

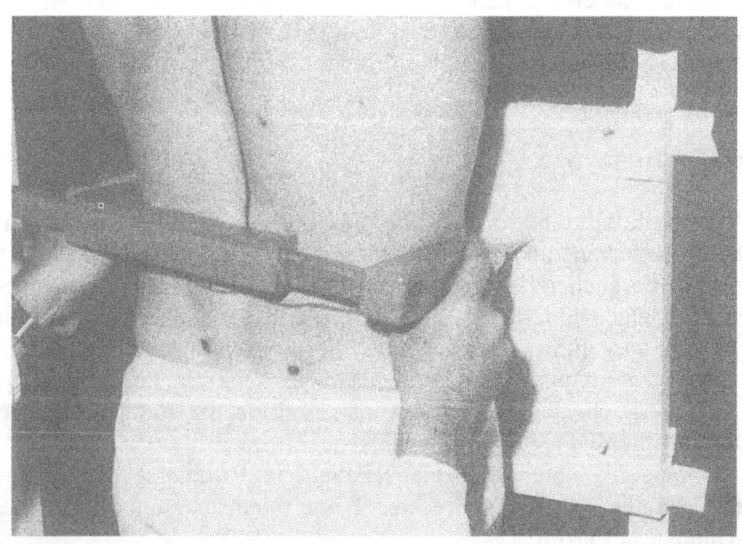

Abb. 2

2. Vergleich der Kniehöhen (Patient in Rückenlage) bei aufgestellten und stark angewinkelten Beinen.
3. Vergleich der Beckenkammhöhe mittels einer eigens für die Untersuchung entwickelten „Schubleere" mit Markierungsstiften für mm-Papier (Abb. 2).

Bei der Laufstilkontrolle wurde als häufigster Kompensationsmechanismus eine Rotation des Unterschenkels nach außen mit verstärktem Pronationsknick im Sprunggelenk am kürzeren Bein beobachtet. Die Kontrolle der länger getragenen Laufschuhe bestätigen eindeutig diese Beobachtung. Diese Abweichung von der Normalstatik mit daraus resultierenden Fehlbelastungen in den betroffenen Gelenken (Hüft-, Knie-, Sprunggelenk) ist nach unserer Meinung eine Hauptursache für Beschwerden und vorzeitige degenerative Abnutzungserscheinungen. Beschwerden gaben vor allen Dingen solche Patienten an, die am längeren Bein einen schwächer ausgeprägten Muskelmantel aufwiesen.

Literatur

1. Ankermann K, Pohl D (1977) Zur Differentialdiagnose des Beckenschiefstandes Zeitschrift Physiotherapie, Jahrgang 29: 349–353
2. Bengert O (1971) Über die Bedeutung der Beinlängendifferenz, Z Orthop 108: 435–445
3. Clarke Gr (1972) An accurate method of detection unequal leg length and some clinical results, Rheumatology and Physical Medicine (London) 11: 385–390
4. De Boer KF, et al Inter- and intra- examiner reliability of leg-length differential measurement J Manipulative Physiol Ther 6 (2), Jun 1983, S 61–66
5. Eichler J (1972) Methodological Errors in Documenting Leg Length and Leg Length Discrepancies Der Orthopäde, Vol. 1 pp 14–20, c Springer Verlag 1972
6. Fisk JW, Baigent ML (1975) Clinical and radiological assessment of leg length New Zealand Medical Journal (Hamilton) 81: 477–480
7. Friberg O (1983) Biomechanical and clinical significance of unrecognized leg length inequality. Manuelle Medizin, 4, 83–84
8. Friberg O Clinical symptoms and biomechanics of lumbar spine and hip joint in leg length inequalitey
9. Gross RH (1983) Leg length discrepancy in marathon runners. The American Journal of Sports Medicine, Vol 11, No 3, S 121–124
10. Hirschberg GG, Robertson KB (1972) Device for Determincing Difference in Leg Length. Archives of Physical Medicine and Rehabilitation 53: 45–46
11. Morscher E (1972) Etiologie and Pathophysiology of Leg length Discrepancies. Der Orthopäde, Vol 1, 1–8, c Springer-Verlag
12. Klein Karl K (1983) Developmental asymmetries and Knee injurie. Physician and Sports Med 11, (8): 67–71
13. Nichols PJR, Bailey NTJ (1955) The accuracy of measuring leg length differences; an observer error, experiment. British Medical Journal (London) 2: 1247–1248
14. Pinshaw R, Atlas V, Noakes TD (5 Feb 1984) The nature and response to therapy of 196 consecutive injuries seen at a runners clinic. South African Medical Journal, Vol 65: 291–298
15. Sperryn PN, Restan, Leila (1983) Podiatry an the Sports physician – an evaluation of orthoses. British Journal of Sports Medicine 17: 129–134

Gesunder Schwimmunterricht ohne Wasserscheu

H. Kraus und W. Richrath

HNO-Klinik der Universität, 4400 Münster/W.

Seit *Cobb* (1908, ausführliches Literaturverzeichnis wegen Raummangels auf Anfrage) ist bekannt, daß Baden zu Infekten der oberen Luftwege führen kann: akuter Otitis media oder Sinusitis paranasalis. Die einzige breite Untersuchung dazu an über 6000 Schülern hat ergeben, daß bei Gesunden im Vergleich zu solchen mit Infekten der Atemwege Vielschwimmer zu 16% überrepräsentiert waren (*Gallagher* 1948).

Auch wir fanden bei 1560 befragten Patienten bei Jugendlichen eine Überrepräsentation von Vieltauchern – weniger von Vielschwimmern – bei Sinusitis, bei Erwachsenen bei Cholesteatom (Tabelle 1). Die Daten belegen signifikant, daß bei Jugendlichen 22–38% der Sinusitis, bei Erwachsenen 16–25% der Cholesteatome durch Tauchen erzeugt werden. Baden allein könnte allein durch Unterkühlung dazu führen. Sie ist auszuschließen: Bei 560 Patienten mit Sinusitis und 260 mit Mastoidektomie nach akuter Otitis fand sich keine Häufung in den Wintermonaten. Bakterielle Verunreinigungen im Badewasser sind auszuschließen: B. coli und

Tabelle 1. Brieflich erfragte Bade-Tauchfrequenz in den letzten 2 Jahren vor Erkrankungsbeginn, bei Cholesteatomen *vor* Beginn allererster Ohrbeschwerden. N = Anzahl operativ behandelter Patienten mit Cholesteatom oder Sinusitis frontalis, akut. 1985–1982. VS = Vielschwimmer, VT = Vieltaucher, beide ein- und mehrmals je Woche. Fett: signifikant auf einem 5%-Niveau mit dem Vier-Feldertest (*Sachs*)

Alter in Jahren und Geschlecht	Cholesteatom					Sinusitis				
	N	VS		VT		N	VS		VT	
		N	%	N	%		N	%	N	%
männlich										
7–19	123	52	42	68	55	73	47	64	54	**74**
über 19	54	13	**25**	24	**44**	105	17	16	*20*	19
weiblich										
7–19	97	38	39	35	36	33	17	52	22	**67**
über 19	28	5	18	1	4	49	3	6	3	6
Summe										
7–19	220	90	41	103	47	106	64	60	76	**72**
über 19	82	18	**22**	25	**31**	154	20	13	23	15

proteus waren bei Vieltauchern mit Sinusitis nur zweimal, bei Wenigtauchern fünfmal nachzuweisen.

Bei der persönlichen Befragung von 62 Kindern unter 7 Jahren mit akuter Mittelohrentzündung (17 mit akuter Otitis media, 45 mit Mastoidektomie, mittleres Erkrankungsalter 4 Jahre 9 Monate; 30 männlich, 32 weiblich, 1981–1985) gaben 14 Mütter an, das Kind sei tagsüber getaucht worden, nachmittags habe die Nase gelaufen und abends oder nachtsüber seien Schmerz und Fieber aufgetreten. Davon waren 5 beim „Babyschwimmen". Danach ist auch bei diesem Infekt Tauchen in 23% der Kleinkinder als Ursache anzunehmen. Bei 275 Kindern, die während des Schwimmunterrichtes nach *Wießner* (1950) lückenlos beobachtet wurden, stieg die Rate der Atemwegsinfekte von 4 auf 17% signifikant an (Tabelle 2). Das Auftreten von Pseudokrupp durch Tauchen könnte die Zunahme der Krankheit in den letzten Jahren erklären.

Die Daten belegen, daß Badeinfekte sehr häufig sind. In Wahrheit kann es sich ausschließlich um Tauchinfekte handeln: Der Mensch ist ein Landsäugetier, die ihre Nasen nicht wasserdicht abschließen können. Alle tauchen nicht. Die Nasenschleimhaut des Säugetieres besteht aus Bronchialschleimhaut, die auf Wasser mit einer Eiterung reagiert, die abheilen kann oder zum Vollbild eines Infektes führen kann. Akute Sinusitis oder Otitis führen in etwa 1% zu Hirnkomplikationen, die in 5–10%, bei Säuglingen in 50%, tödlich sind. Wir schätzen die Zahl dieser Neuerkrankungen durch Tauchen im Jahr bundesweit auf 100- bis 200 000, die Zahl tödlicher Hirnkomplikationen nach Tauchen auf 50–100/Jahr. Seit Einführung des „Babyschwimmens" dürften unsere „Schwimmpädagogen" bundesweit einige hundert Säuglinge in das Jenseits befördert haben. Inzwischen wurden von Kinderärzten auch Fälle von Herz- oder Atemstillstand berichtet. Auf der Intensivstation der Kinderklinik der Universität Köln – später auch in Münster – wurden seit 1975 serienweise frisch von *Diem* und *Bresges* getauchte Säuglinge mit Pneumonie oder Bronchitis gesehen, Frau *Diem* wurde darüber mehrfach schriftlich informiert (*Bachmann*, pers. Mitt.). Sie benutzt im Fernsehen gefälschte Tonbänder.

Wegen der beschriebenen, verherrenden Wirkung des Tauchens auf Kleinkinder und besonders auf Säuglinge halten wir es für ein Verbrechen, weiter Geschäfte

Tabelle 2. Rate der Atemwegsinfekte bei 205 Kindern, deren Eltern bereit waren, mündlich Auskunft zu erteilen (106 weiblich, 99 männlich; mittleres Alter bei Beginn des Unterrichtes 5 Jahre 8 Monate; durchschnittliche Dauer des Unterrichtes 10 Wochen 5 Tage). In Klammern: Mehrfachinfekte. März 1985 bis September 1986, Bäder der Umgebung von Münster. Vierfeldertest auf 50%-Niveau

	In 10 Wochen vor dem Schwimmunterricht	Während des Schwimmunterrichtes
Akute Otitis media	5 (0)	22 (9)
akute Sinusitis	1 (0)	3 (0)
akute Bronchitis	2 (0)	4 (1)
Pseudokrupp	0	4 (0)
Wasserscheu	1	12
Getaucht	2	205

damit zu machen, gesunde Kinder durch zu frühes Tauchen krank zu machen. Wir fordern kategorisch:
1. Das Tauchen von Säuglingen hat ab sofort zu unterbleiben. Es ist fahrlässige Körperverletzung, vereinzelt mit Todesfolge. Andernfalls ist von behandelnden Ärzten Strafanzeige zu erstatten.
   Im Falle *Diem* und *Bresges* besteht vorsätzliche Körperverletzung.
2. Falls von Sporthochschulen, Päd.-schulen, Volks-, Kinderschutzbund- oder privaten Schwimmschulen weiter Säuglinge getaucht werden, muß das zuständige Gesundheitsamt ein Verbot erlassen.
3. Schadensersatzprozesse gegen Amtsärzte, die ein solches Verbot erlassen haben, sind niederzuschlagen.
4. Das Baden von Säuglingen bei 36–37°C Wassertemperatur ohne Tauchen ist ab dem 4. Lebensmonat ausschließlich in öffentlichen Bädern zu empfehlen. In übrigen Bädern ist die hygienische Überwachung des Badewassers nicht gesichert.
5. Beim Schwimmunterricht zwischen 4.–5. Lebensjahr ist auf Tauchen und Springen völlig zu verzichten. Diese Kinder verweigern durchweg den Kopfsprung und machen nur einen Fußsprung mit Zuhalten der Nase. Dieses Verhalten ist völlig normal, hat mit „Wasserscheu" nichts zu tun und der Ur-Säugetierinstinkt, kein Wasser in die Nase zu lassen (echter Atemschutzreflex). Echte Wasserscheu wird erst durch Tauchinfekte erzeugt: 10 Kinder hatten solche, davon 8 mehrfach.
6. Die besten Schwimmlehrer sind die Mutter und deren Hand.
7. Die neuen „Intensiv-Schwimmkurse" sind zu unterlassen.

Herzfrequenztelemetrie bei Bodybuilding

W. Hilmer, N. Mederer und H. Dorner

Sportmedizinische Abteilung (Leiter: Prof. Dr. Walter Hilmer) der Medizinischen Poliklinik (Direktor: Prof. Dr. K. Bachmann), Universität Erlangen-Nürnberg, Maximiliansplatz 1, 8520 Erlangen

Einleitung

Krafttraining bedarf vermehrt sportärztlicher Beachtung zumal das Angebot an Bodybuilding- und Fitneß-Studios den Breitensport in allen Altersgruppen anspricht. Bei optimaler Ausstattung, Technik und Methodik wird zuweilen sehr intensiv und anhaltend trainiert, so daß sich die Frage nach Kreislaufbelastung stellt.

Methodik

Mit üblicher Telemetrie wurden 30 Probanden (20 Männer, 10 Frauen) im Durchschnittsalter von 26 Jahren während einer Trainingseinheit, 2mal 10 Stationen sportbegleitend untersucht. Nach orientierender Übersicht konnten 6 Übungsgruppen in Bezug zur Funktionsanatomie detailliert hergestellt werden. In Gegenüberstellung waren je 5 Probanden als ausgesprochen ausdauertrainiert und kaum trainiert zu gruppieren.

Ergebnisse

Für die Herzfrequenz (Abb. 1) ergibt sich eine durchschnittliche Arbeitsfrequenz um 130 (HF $\bar{x}$ 132,44; HF mäx 143,03; HF mîn 115,88). Innerhalb der Pausen schwankt der Frequenzabfall zwischen 5 und 40, so daß die „Pausenfrequenz" im Bereich einer lohnenden Pause bleibt. Hinsichtlich Einzelbeurteilung ist auf die erhebliche Streuung hinzuweisen, sicher in Abhängigkeit von Kondition, Trainingsgestaltung und Sporteinsatz. In Abb. 1 ist ergänzend das Frequenzverhalten der Männer und Frauen eingezeichnet. Für die gesamte Trainingseinheit, einschließlich Aufwärmphase war für Männer eine HF von 137 ± 19, bei Frauen 124 ± 18 zu errechnen. Das um etwa 10 Schläge niedrigere Frequenzniveau der Frauen beruht möglicherweise auf der – noch – unterschiedlichen Erstellung zum Krafttraining.

Für die ausgewählten 6 bevorzugten Muskelgruppen (Abb. 2a) zeigt das HF-Verhalten keine wesentlichen Frequenzunterschiede, mit einem Durchschnittswert um 130 ± 5. Bei Beanspruchung der Bauch- und Thoraxmuskulatur allenfalls geringfügiger Frequenzrückgang, doch statistisch nicht zu sichern. Im Überblick bestätigt sich die erhebliche individuelle Streuung und die geringfügige Frequenzreduktion

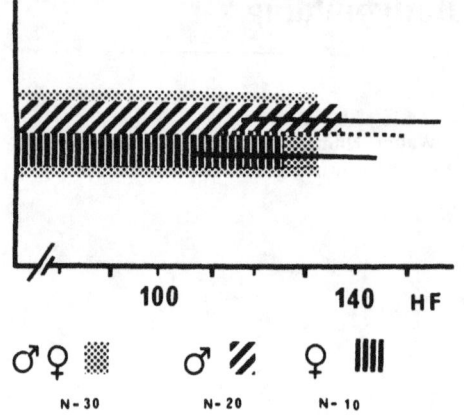

Abb. 1. Durchschnittliche Herzfrequenz mit Streuung bei Bodybuilding

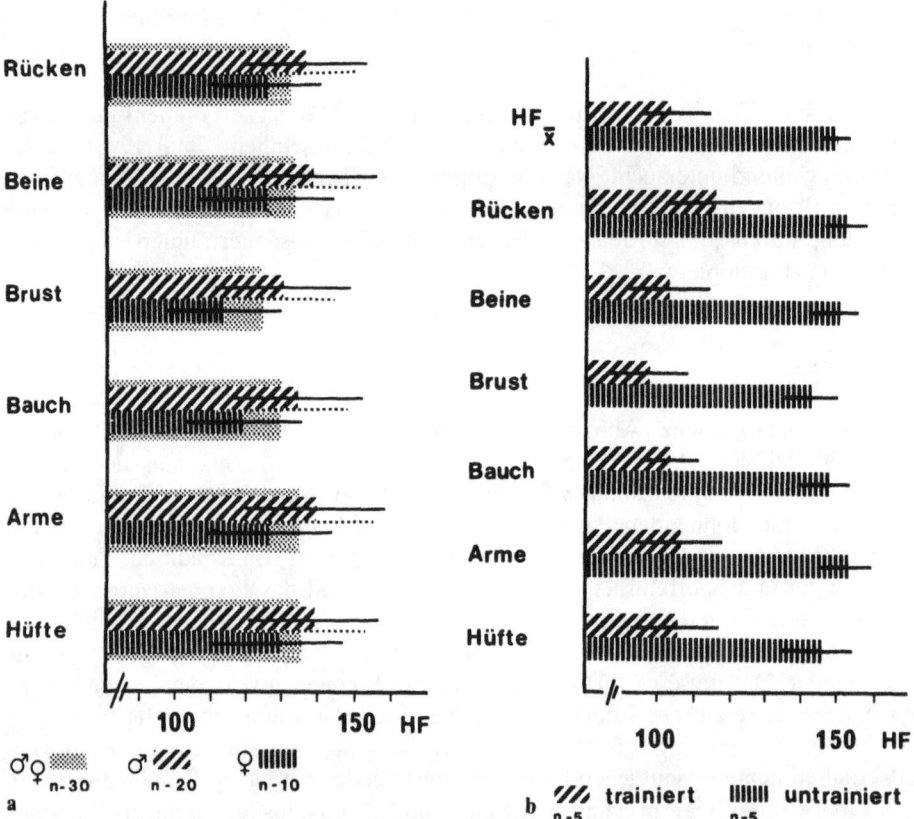

Abb. 2a u. b. Herzfrequenzverhalten während bevorzugter Belastung einzelner Muskelgruppen (a) HF-Verhalten in Relation zum Trainingszustand (b)

bei den Frauen, Beobachtungen, die vorwiegend vom persönlichkeitsgeprägten Sportverhalten bestimmt sein dürften. In der Gegenüberstellung der Trainierten und der kaum Trainierten (Abb. 2b) kommt die Bedeutung des Trainingseffektes, wohl in Verbindung mit allgemeiner Sporterfahrung und einem gezielten sportartspezifischen Einsatz am deutlichsten zum Ausdruck mit einer mittleren HF von 104 ± 12 bzw. 149 ± 4. Die niedrigste Arbeitsfrequenz (88,94 ± 7) hatte eine ausdauertrainierte Frau, die höchste (156,99 ± 11,81) ein untrainierter Anfänger. In der Erholungsphase ließen die Trainierten erwartungsgemäß einen weit steileren Abfall erkennen als die Untrainierten (33 bzw. 24).

Mophologische Auffälligkeiten waren im Telemetrie-Ekg kaum zu erkennen, Herzrhythmusstörungen in Form von Kammerextrasystolen traten in nur 3 Fällen auf, und zwar jeweils ganz vereinzelt [7, 10, 7] über die gesamte Untersuchungszeit hin; sonstige Rhythmusstörungen fanden sich nicht.

Diskussion

Die Untersuchung wurde im Hinblick auf die Frage nach Belastung und Belastbarkeit im Freizeitsport vorgenommen. Dazu ist auf die Arbeitsfrequenz um 130 hinzuweisen, doch bedarf es hinsichtlich Beurteilung eines kardialen Trainingseffektes noch der Berücksichtigung des Volumenverhaltens, wozu besonders bei wettkampforientierten Bodybuildern hinzuweisen ist mit Hervortreten der Venenzeichnung. Bei Ausdauertrainierten bleibt die Herzfrequenz im unteren Trainingsniveau. Bei Anfängern und weniger Trainierten ist auf das individuell sehr schwankende Frequenzverhalten hinzuweisen, bei mitunter erheblichen Frequenzspitzen. Abb. 3 zeigt eine kasuistische Gegenüberstellung für die ersten 10 Übungsstationen. Hinzuweisen ist auf Ü 6 und Ü 9: „Nackenziehen" bzw. Armseitheben mit Gewicht, Übungen, die weniger aus der Ganzkörperbelastung heraus, vielmehr aus den häufigen Wiederholungen, gerade bei Anfängern, zu Frequenzspitzen führen können. Diese Beobachtungen gilt es bei Untrainierten zu berücksichtigen und vor

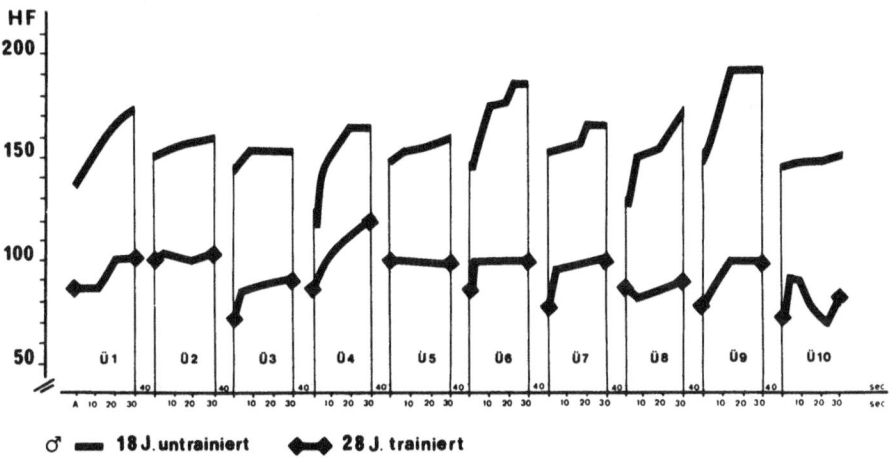

Abb. 3. Herzfrequenzprofil während 10 Übungseinheiten

allem dann, wenn Ältere Krafttraining betreiben. Sportgeübte hingegen bringen ein weitgehend nivelliertes Herzfrequenzprofil bei persönlichkeitsgeprägtem Sportverhalten mit im wesentlichen gezielten Muskeltraining. Ganz allgemein gilt es zu rasche Wiederholungen, aber auch Belastungen mit anhaltender Preßatmung zu vermeiden durch geschulte Betreuung und regelmäßige Übungsgestaltung.

Eine in der Statistik nicht erfaßte Frau läßt ein auffallend niedriges Frequenzplateau erkennen, Werte, die weit außerhalb des erwarteten Durchschnitts lagen: HF $\bar{x}$ 87, HF min 73, HF mäx 103, Frequenzkennzahlen, die den Ausdauertrainierten nahekommen. Es handelt sich um einen Beta-Blocker-Effekt bei Grenzwerthypertonie.

Zur Verletzungsprophylaxe im Schulsport – Sicherheitsanalyse der Sporthallen eines Großstadtraumes

K. Wehmeyer, F. Nickel und H. De Marees

Ruhr-Universität Bochum
Fakultät f. Sportwissenschaft

Problemstellung

Im bundesdeutschen Schulsport betrug die Unfallquote des Jahres 1985 ca. 36‰, womit das Maximum eines seit 1974 (Beginn der Erfassung durch die BAGUV) andauernden kontinuierlichen Anstiegs erreicht wurde (Abb. 1) [1]. Über seine Ursachen lassen sich mangels entsprechender Untersuchungsergebnisse zur Zeit nur Vermutungen anstellen, was letztendlich unter anderem auch auf die Struktur der Unfallmeldeformulare zurückzuführen ist. Die Auswertung der Rubrik „Unfallhergang" läßt im allgemeinen nur unzureichende Rückschlüsse auf die Ursachen zu, zumindest im Sinne eines multifaktoriellen Ursachenverständnisses [2].

Solange keine wichtenden und in die Praxis umsetzbaren Ergebnisse der Ursachenforschung im Schulsport vorliegen, sollte das Ziel prophylaktischer Maßnahmen zunächst als Eliminierung möglichst vieler potentieller Ursachenfaktoren definiert werden, um so der Vervollständigung von bereits vor dem Unfall vorhandenen aber noch unvollständigen Kombinationen von Ursachenfaktoren vorzubeugen. Unter diesem Aspekt kommt der sicheren Gestaltung der Sportanlagen insofern eine besondere Bedeutung zu, als im Vergleich zur ebenfalls notwendigen aber langwierigen und nicht immer erfolgreichen Änderung menschlichen Verhaltens eine sofortige und dauerhafte prophylaktische Wirkung erreicht werden kann.

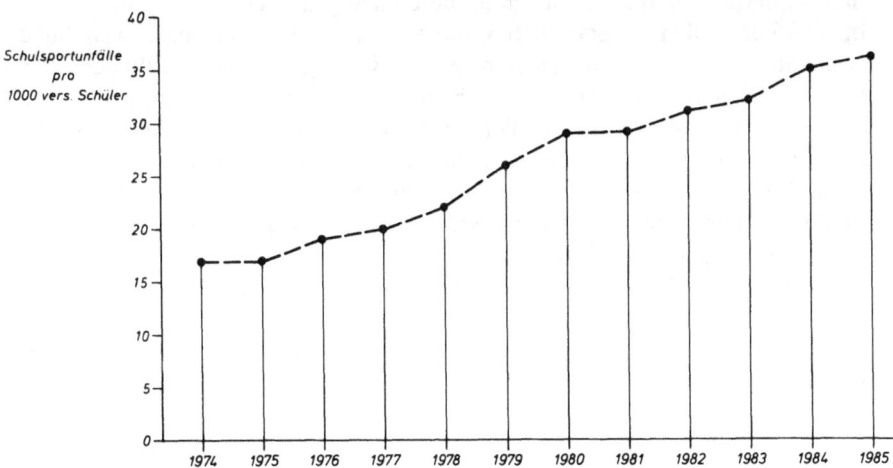

Abb. 1. Entwicklung der 1000-Mann-Quote der Schulsportunfälle in der Bundesrepublik 1974–1985 (nach BAGUV). 1000-Mann-Quote: Anzahl der Schulsportunfälle bezogen auf die Anzahl der im jeweiligen Jahr versicherten Schüler

In der vorliegenden Untersuchung wurde der Versuch unternommen, den sicherheitstechnischen Zustand der Sporthallen eines Großstadtraumes im Ruhrgebiet zunächst durch einen Ist-Sollwert-Vergleich zu quantifizieren, typische Mängel aufzudecken und hinsichtlich ihrer Behebbarkeit zu bewerten.

Methodik

Unter Berücksichtigung von DIN-Normen, Schulbaurichtlinien und eigenen Überlegungen wurde zunächst eine Checkliste mit 106 Kriterien [3] entwickelt, deren Bewertung anhand der Kategorien „erfüllt", „nicht erfüllt" und soweit sinnvoll „teilweise erfüllt" erfolgte:

– Boden: 15 Kriterien
– Wände: 24 Kriterien
– Decke: 5 Kriterien
– Geräteräume: 13 Kriterien
– Umkleide-/Waschräume: 30 Kriterien
– Notfalleinrichtungen: 19 Kriterien

Die Sicherheitsüberprüfung wurde in 44 von 51 öffentlichen Sporthallen der Stadt durchgeführt; in 7 Hallen erschien eine Anwendung der Checkliste als nicht sinnvoll, da es sich um als „Sporthallen" genutzte Klassenräume handelte.

Ergebnisse

Ausgewählte Ergebnisse der Sicherheitsüberprüfungen sind in Tabelle 1 zusammengefaßt; folgende Befunde sind besonders hervorzuheben:
– In 42% der Hallen waren die Abdeckungen der Bodenöffnungen nicht generell bündig eingelassen, so daß Stolpergefahr bestand.
– In 30% der Hallen mit Toren waren diese nicht gegen Umfallen gesichert.
– In 78% der Hallen mit stationären Sportgeräten waren diese nicht wandbündig eingebaut. In 84% der Fälle lagen nicht alle Befestigungshaken in Wandnischen.
– In nur 3 Hallen besaßen alle eingezeichneten Spielfeldbegrenzungen ausreichende Sicherheitsabstände von der Hallenwand. Die zu geringen Abstände kamen in einigen Fällen durch zu große, regelwidrige Spielfelder zustande.
– In nur 2 Hallen waren alle Wände mit einem Aufprallschutz versehen.
– In nur 2 Hallen war ein Verbandskasten nach DIN 13169 vorhanden; in 5 Hallen gab es gar keinen Erste-Hilfe-Kasten.

Die festgestellten Mängel waren allerdings in nur 2 Hallen so gravierend, daß sie für den Sportbetrieb geschlossen werden sollten. Da in beiden Fällen Stützpfeiler in die Spielfeldfläche hineinragten, war zumindest eine Sperrung für Laufspiele angebracht.

Diskussion

Der Zustand der Sporthallen des Großstadtraumes konnte insgesamt als noch zufriedenstellend bezeichnet werden. Diese pauschale Feststellung darf allerdings

Tabelle 1. Ausgewählte Ergebnisse der Sporthallenüberprüfung

Kriterium	+	0	–
Sicherheitsabstand Spielfeldrand-Wand			
– Basketball: Längss. 1 m / Quers. 1 m	11	–	28
– Handball: Längss. 1 m / Quers. 2 m	4	–	14
– Volleyball: Längss. 2 m / Quers. 2 m	24	–	16
Sicherheitsabstände Reck			
– vorwärts / rückwärts 6 m	21	–	22
– seitwärts 1,5 m	40	–	1
Abdeckungen der Bodenöffnungen bündig mit dem Hallenboden	15	19	9
Torsicherung gegen Umfallen	14	–	6
Fußleisten ohne Verletzungsgefahr beim Aufspringen	2	–	42
Einbaugeräte wandbündig (z. B. Sprossenwand)	9	2	29
Befestigungshaken in Wandnischen	7	3	33
Aufprallschutz unter 2 m Wandhöhe			
– Hallenwände	2	17	25
– Heizkörper	6	–	4
– Lüftungsgitter	11	1	5
Fußdesinfektionsanlage im Duschraum	18	–	26
Kleiderhaken in den Umkleideräumen verdeckt montiert oder drehbar gelagert	16	2	26
Verbandskasten gemäß DIN 13169 gefüllt	2	–	37
Kühlmittel	3	–	38
Dauerelastische Binden	1	–	40
Pneumatische Schienen	–	–	44
Verletztenliege	33	–	8

+ = erfüllt bzw. vorhanden; 0 = teilweise erfüllt bzw. vorhanden; – = nicht erfüllt bzw. vorhanden
Da das einzelne Kriterium nicht in jeder Halle zutraf bzw. erhoben werden konnte, ergeben die horizontalen Summen in einigen Fällen weniger als 44 Sporthallen.

nicht darüber hinwegtäuschen, daß in fast jeder Halle einzelne Mängel aufgedeckt wurden, die ein erhebliches Verletzungsrisiko in sich bargen und schnellstmöglich beseitigt werden sollten. In vielen Fällen erforderten die notwendigen Maßnahmen nur geringe Kosten und relativ wenig handwerkliches Geschick, so daß eine Behebung seitens des Hausmeisters oder der Sportlehrer ggf. mit Schülerhilfe und unter Beratung sachkundiger Eltern möglich war. Als vordringlichste Maßnahme ergab sich die Ausstattung der Sporthallen mit vollständigen Erste-Hilfe-Kästen, um die Voraussetzungen für effiziente Erst-Maßnahmen durch den Sportlehrer zu schaffen.

Literatur

1. Bundesarbeitsgemeinschaft der Unfallversicherungsträger der öffentlichen Hand (1986) Statistik-Info zum Schülerunfallgeschehen 1985
2. Kliemt G, Diekershoff KH Lernprozeß Sicherheit – Ein Beitrag zur Didaktit der Sicherheitserziehung. Hrsg Bundesarbeitsgemeinschaft der Unfallversicherungsträger der öffentlichen Hand, Best.-Nr. 57.1.9 Offenbach
3. Nickel F (1985) Analyse des sicherheitstechnischen Zustandes von Schulsportanlagen. Staatsexamensarbeit an der Ruhr-Universität Bochum

Zur sportmedizinischen Untersuchung von Sportstudierenden

K. Zimmer und H. De Marees

Lehrstuhl für Sportmedizin u. Institut für Med. Informatik der Justus-Liebig-Universität Gießen

Problemstellung

In der Bundesrepublik Deutschland werden an 45 Universitäten und Gesamthochschulen Sportlehrer ausgebildet. An 30 (66%) dieser Ausbildungsstätten ist eine sportmedizinische Untersuchung obligatorisch, 3 (6%) bieten eine Untersuchung auf freiwilliger Basis an, und an 9 (20%) der Hochschulen wird völlig auf eine Untersuchung verzichtet. Eine einheitliche Länderregelung, welche eine Untersuchung vor Aufnahme des Studiums obligatorisch macht und ausschließenden Charakter hat, besteht nur in Bayern und Nordrhein-Westfalen.

Die ständige Kultusministerkonferenz der Länder hat im Juli 1985 eine einstimmig gefaßte Empfehlung der Arbeitsgemeinschaft der Hochschullehrer für Sportmedizin, die sportmedizinische Untersuchung der Studierenden für das Lehramt im Fach Sportwissenschaft obligatorisch in der Bundesrepublik einzuführen, mit dem Hinweis auf versicherungs- und verfassungsrechtliche Bedenken sowie mit der Prognose der rückläufigen Studentenzahlen für das Lehramt im Fach Sport abgelehnt.

Methodik

In den Jahren 1981 bis 1985 wurden durch den sportärztlichen Dienst am Lehrstuhl für Sportmedizin der Ruhr-Universität Bochum 758 Studierende (299 Studentinnen und 459 Studenten) auf ihre Eignung für ein Studium der Sportwissenschaft untersucht. Die sportmedizinische Untersuchung beinhaltete folgende Teiluntersuchungen: eine Erhebung der Eigen- und der Sportanamnese, eine körperliche Untersuchung unter internistischen und orthopädischen Gesichtspunkten, Blut und Urinuntersuchungen sowie eine Ruhespirometrie. Hinzu kamen Audiometrie, Sehprüfungen (Visus, Farb- und räumliches Sehen), Echokardiographie und abschließend eine Belastungsuntersuchung auf dem Fahrradergometer (50 Watt Stufen, Stufendauer 3 min). Die so ermittelten Ergebnisse wurden in einen eigens konzipierten Untersuchungsbogen eingetragen, der in Anlehnung an Kaderuntersuchungsbögen konzipiert wurde. Zur Auswertung der Daten wurde eine spezielle Computer-Maske erstellt, die neben der schnellen Eingabe und Weiterführung der Daten die Ergebnisauswertung berücksichtigt.

Ergebnisse

Folgende Befunde sind besonders hervorzuheben:
- Die Studierenden trainierten ohne signifikante Geschlechtsunterschiede seit 5–6 Jahren im Mittel 2–3mal in der Woche bei einer durchschnittlichen Belastung von 5–6 Wochenstunden. Bei den Studenten überwogen die Ballsportarten, bei den Studentinnen überwog neben Volleyball und Turnen relativ betrachtet auch Tennis (Abb. 1).

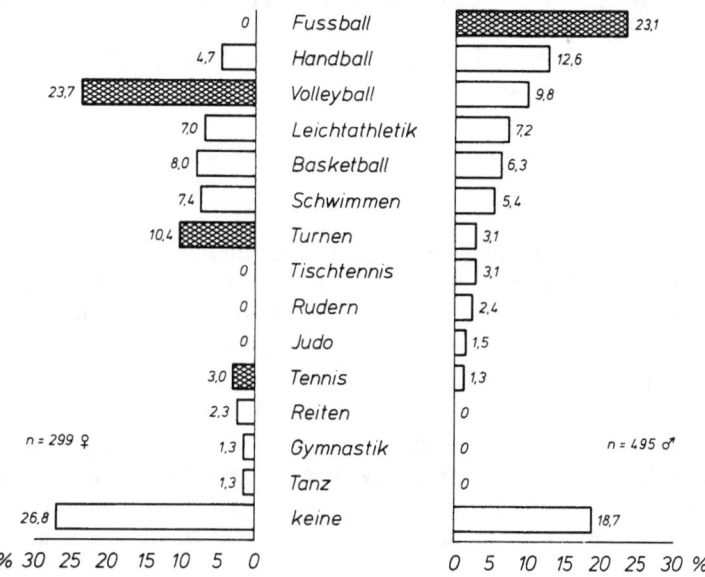

Abb. 1. Wettkampfmäßig betriebene Sportarten von 299 Studentinnen und 459 Studenten im Fach Sportwissenschaft der Ruhr-Universität Bochum in den Jahren 1981–1985

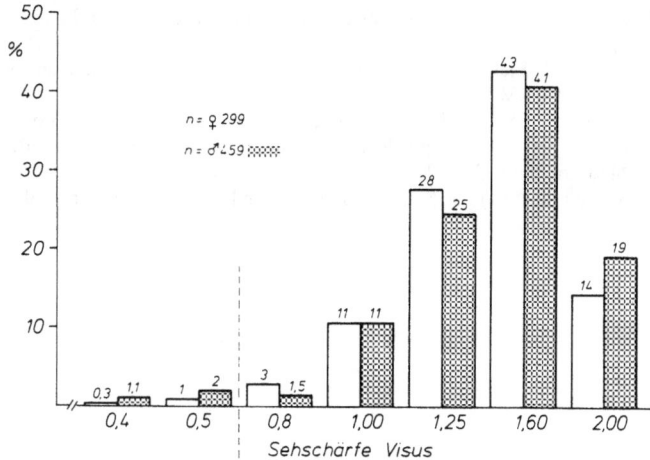

Abb. 2. Ergebnisse von Visusbestimmungen von Sportstudierenden der Ruhr-Universität Bochum in den Jahren 1981–1985

- 225 (29%) der Studierenden rauchten regelmäßig ca. 10 Zigaretten pro Tag und 134 (18%) nahmen regelmäßig Medikamente ein.
- 34 (4,5%) wiesen einen binokularen Visus von unter 1,0 auf, 18 (2,4%) lagen unter 0,6. 66 (8,7%) hatten signifikante Einschränkungen des räumlichen Sehens (Abb. 2).
- 10 (1,5%) der Probanden wiesen auffällige Befunde während der Belastungsuntersuchung auf (SVES, VES, arterielle Hypertonie).
- Die fahrradergometrisch gemessene Leistung betrug bei den Studentinnen 3,0 Watt ± 0,6 pro kg Körpergewicht, und bei den Studenten 3,2 Watt ± 0,5 pro kg Körpergewicht.
- 13 Studierenden mußte aufgrund schwerer körperlicher Mängel (z. B. hochgradige Myopie) vom Sportstudium abgeraten werden.

Diskussion

Damit Sport mit möglichst geringem gesundheitlichen Risiko betrieben werden kann, sollte bei Sportstudierenden im Hinblick auf körperliche Belastungen während des Studiums und im späteren Beruf eine eingehende sportmedizinische Untersuchung zu Beginn des Studiums erfolgen. Die vorgelegten Ergebnisse zeigen, daß auch bei einem Kollektiv, bei dem man aufgrund der Berufswahl erwartet, daß ein allgemein guter Gesundheits- und Leistungszustand vorliegt, im Einzelfall erhebliche körperliche Mängel bestehen. Die Notwendigkeit einer fachspezifischen Berufstauglichkeitsuntersuchung ergibt sich nicht zuletzt aus schweren Zwischenfällen in den vergangenen Jahren mit tödlichem Ausgang oder Invalidität im Rahmen der Sportlehrerausbildung an Hochschulen in der Bundesrepublik Deutschland.

Literatur

1. Heck H et al (1984) Normwerte des Blutdrucks bei der Fahrradergometrie. Deutsche Z f Sportmed 7
2. Pfeifer M, Fleischer E (1978) Die Beurteilung der Sportfähigkeit bei Visusherabsetzung. Med und Sport XVIII 11
3. Schmidt D, Schulz KW Gesundheitszustand, körperbauliche Voraussetzungen sowie Komponenten der physisch-sportlichen Leistungsfähigkeit von Studenten im Alter von 18–25 Jahren. Med und Sport 22 7 82
4. Schnell D (1984) Die Sehanforderungen an Hochleistungssportler der Olympia-Kader. Deutsche Z f Sportmed 7

Unterschiede und Entwicklung der maximalen biologischen Leistungsfähigkeit sport- und nichtsporttreibender Kinder und Jugendlicher

P. E. Nowacki

Sportmedizinische Institut der Justus-Liebig-Universität Gießen
(Ärztlicher Direktor: Prof. Dr. med. P.E. Nowacki)

Einleitung

Der jugendliche Organismus ist in besonderem Maße in der Lage, erhöhten Anforderungen durch funktionelle Anpassung gerecht zu werden [6, 10, 11, 16]. Die Zeit der steilsten Zunahme der einzelnen Leistungsparameter ist auch die Zeit der besten Trainierbarkeit [3, 21, 22, 23]. Ein körperliches Training schon im frühen Alter sollte jedoch nicht nur aus dem Blickwinkel des Hochleistungssports gesehen werden, sondern besitzt heute als gesundheitspolitischer Aspekt eine besondere Bedeutung. Das Vertrautmachen und Erlernen von Sportarten bereits in der Jugend wirkt sich vorteilhaft auf die Neigung zu einer aktiven Körperbetätigung und der Beibehaltung bis in das mittlere und höhere Lebensalter aus. In den industrialisierten Ländern ist die Bewegungsarmut einer der Hauptfaktoren, die Herz-Kreislauf-Erkrankungen fördern [5, 13]. In seinem ganzen Umfang wird unsere Jugend von der pathologischen Konsequenz dieser Entwicklung noch nicht getroffen, jedoch kann man bereits bei Kindern gesundheitliche Beeinträchtigungen und eine körperliche Leistungsschwäche beobachten, die unzweifelhaft zum Vorfeld dieser Bewegungsmangelkrankheit gehören. Die kontinuierliche sportliche Aktivität im Kindes- und Jugendalter führt unter Berücksichtigung der altersgemäßen Belastungsdauer, -intensität und -frequenz zu umfassenden Adaptationserscheinungen, die den multiplen Krankheitsursachen entgegenwirken [1, 15, 17, 19]. Der Schulsport hat aus medizinischer Sicht primär die Aufgabe, präventiv und kurativ gegen Hypokinetosen zu wirken, d. h. die muskuläre und organische Leistungsfähigkeit altersentsprechend zu entwickeln und langfristig zur sportlichen Freizeitaktivität über die Schulzeit hinaus anzuregen [3, 6, 9, 11].

In der vorliegenden Arbeit soll über die Entwicklung der maximalen körperlichen und biologischen Leistungsfähigkeit von Jungen im Alter von 10,0 bis 18,0 Jahren mit unterschiedlicher sportlicher Aktivität berichtet werden. Auf die entsprechenden Ergebnisse bei den Mädchen kann nicht näher eingegangen werden.

Material und Methoden

Aus dem umfassenden 13jährigen Untersuchungsmaterial mit über 6000 Kindern und Jugendlichen aus dem Schul-, Vereins- und Leistungssport sollen beispielhaft die Ergebnisse von 3 Einzelprojekten, an denen meine Mitarbeiter B. Kolb [12], W. Braun [1] und P. Matzdorff [15] maßgeblich beteiligt waren, aufgezeigt wurden.

Alle körperlichen Leistungsprüfungen erfolgten ohne Ausnahme nach der Gießener körpergewichtsbezogenen 1 Watt/kg-KG-Belastungsmethode (Nowacki [18]) auf einem elektrisch gebremsten drehzahlunabhängigen Fahrradergometer „Ergotest" der Fa. E. Jaeger, Würzburg (Dynamometerprinzip).

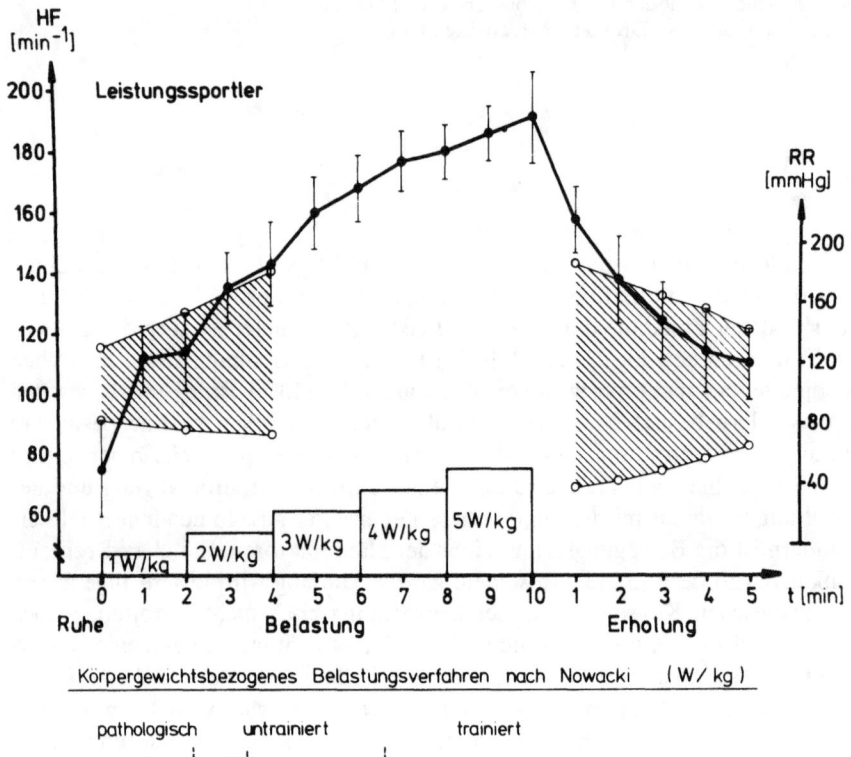

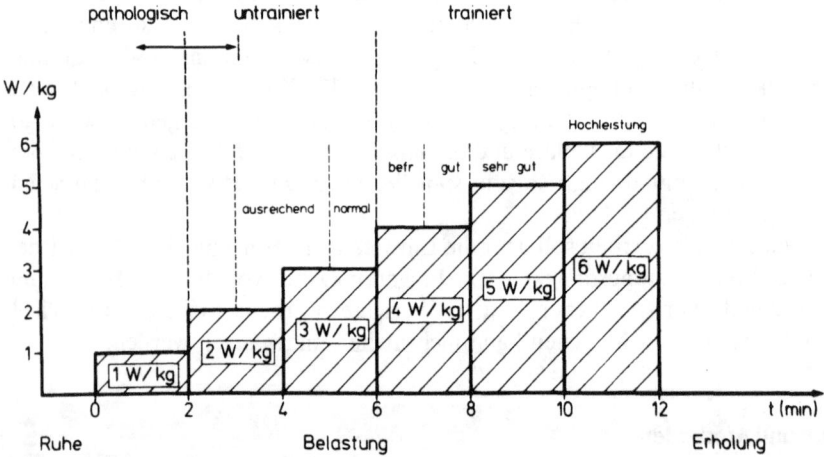

Abb. 1. Mittelwerte der Herzschlagfrequenz und des Blutdrucks von Leistungssportlern vor, während und nach erschöpfender Fahrradergometrie im Sitzen nach der 1 Watt/kg-KG-Methode und den Beurteilungskriterien (Nowacki)

Die Pulsfrequenzmessungen stets elektrokardiographisch mit dem Dreikanalschreiber „Multiscriptor EK 26" der Fa. Hellige, Freiburg. RR-Messung nach Riva Rocci und Korotkow mit Blutdruckmanschetten, die den Körpermaßen der Probanden entsprachen. Die Funktionsgrößen Atemminutenvolumen, absolute und relative Sauerstoffaufnahme, Sauerstoffpuls u. a. wurden pneumotachographisch mit dem „Kompletten Meßplatz zur kardio-respiratorischen Diagnostik im offenen System" nach E. Jaeger, Würzburg registriert.

Die Beurteilung der körperlichen Leistungsfähigkeit und des Trainingszustandes aller Probanden erfolgte nach erschöpfender kardio-zirkulatorischer Ausbelastung unter Einbeziehung einer 5minütigen Erholungsphase (Abb. 1).

Die *Versuchsgruppe I* (Kolb) umfaßte 545 Schüler (281 Jungen; 264 Mädchen) im Alter von 10,0–17,9 J. der Gesamtschule Busecker Tal. Nach einem tödlichen Schulsportunfall (erschöpfendes Intervalltraining mit einem Schüler, dessen Herzerkrankung nur bei der Einschulungsuntersuchung erwähnt wurde) mußten alle Klassen ohne Ausnahme zur sportmedizinischen Untersuchung. Die Unterteilung erfolgte in 4 Altersklassen und in Schulsportler „SS" mit nur 1,5 h Schulsport/Woche und Freizeitsportler „FS", die einzelne Sportarten (Radfahren, Schwimmen, Fußballspielen etc.) betrieben, aber nicht systematisch in Vereinen für Wettkämpfe trainierten.

Versuchsgruppe II (Braun) bestand aus 476 Jungen, die in 4 Altersklassen (10,0–11,9; 12,0–13,9; 14,0–15,9 u. 16,0–17,9 J.) und 3 Hauptgruppen (LS = Leistungssportler; VS = Vereinssportler; SS = Schulsportler) unterteilt werden konnten.

Die LS hatten mehr als 7 h, die VS 2–6,5 h Sport/Woche. Von den Schulsportlern SS wurden zusätzlich Untergruppen gebildet:

SS_1 = Schulsport *ohne* sportliche Freizeitaktivität
SS_2 = Schulsport *mit unregelmäßiger* sportlicher Freizeitaktivität
SS_3 = Schulsport *mit regelmäßiger* sportlicher Freizeitaktivität

Die SS_3 aber ohne systematisches Training im Sinne Hollmanns [5].

Versuchsgruppe III (Matzdorff) umfaßte 248 Jungen im Alter von 14,0–17,9 J. mit einer Unterteilung in 4 Altersgruppen und 3 Leistungsgruppen:

Schulsportler	– nur 1½ h Schulsport/Woche
Freizeitsportler	– 4–6 h Sport/Woche (Schulsport AG)
Wettkampfsportler	– 7–10 h Training/Woche (Teilnahme an regionalen und überregionalen Wettkämpfen in ihren Vereinen)

Resultate und Diskussion

Die Ergebnisse der Gruppe I sind für die 281 Jungen in Tabelle 1 zusammengefaßt. Die körperliche Leistungsfähigkeit gemessen als Gesamtarbeit in Wattminuten wies größtenteils signifikante Unterschiede zwischen den gleichaltrigen Schul- und Freizeitsportlern auf. Noch deutlicher waren die Unterschiede bei der PWC_{170}, die ebenfalls auf der Grundlage der 1 W/kg-KG-Methode errechnet wurden [20]. Jungen mit regelmäßiger Freizeitaktivität hatten bei einer Belastung von 2 Watt/kg KG (Submaximalwert in der 4. Belastungsminute) niedrigere Hf-Werte und erhol-

Tabelle 1. Körperliche und kardio-zirkulatorische Leistungsfähigkeit von Jungen im Altersgang mit unterschiedlicher sportlicher Aktivität (SS = Schulsport; FS = Schul- und Freizeitsport) nach Nowacki und Kolb

Altersklasse J.		10,0 – 11,9		12,0 – 13,9		14,0 – 15,9		16,0 – 17,9	
Sportl. Aktivität		SS_1	FS_1	SS_2	FS_2	SS_3	FS_3	SS_4	FS_4
Anzahl n		16	42	36	114	12	48	2	8
abs. Gesamtarbeit [Wmin]	$\bar{x}$	446	513	540	652	726	943	840	1156
	$s\pm$	115	140	171	191	150	269	85	179
abs. PWC_{170} [W]	$\bar{x}$	88	98	108	122	142	167	223	217
	$s\pm$	15	28	28	31	36	37	28	40
Hf [Schläge/min] in Ruhe	$\bar{x}$	91	91	88	87	91	87	80	78
	$s\pm$	11	19	14	14	23	15	5	14
submaximal 4.' bei 2 W/kg	$\bar{x}$	173	162	171	161	166	151	148	146
	$s\pm$	13	14	15	15	14	12	11	12
maximal	$\bar{x}$	193	193	195	193	191	191	175	186
	$s\pm$	9	8	9	8	9	7	7	5
in E 5'	$\bar{x}$	118	109	121	114	121	116	105	113
	$s\pm$	14	17	12	14	16	13	12	18

ten sich nach der erschöpfenden Ausbelastung, gemessen am 5-Min-Hf-Erholungswert auch besser. Dies deckt sich mit den Ergebnissen zahlreicher Autoren [2, 7, 8, 14].

Bei den Mädchen fanden wir ein entsprechendes Verhalten [12]. Die klinische Untersuchung hatte signifikant vermehrt pathologische Befunde bei den nur schulsporttreibenden Jungen und Mädchen aus einer Großgemeinde des Landkreises Gießen festhalten können, wobei besonders der Haltungs- und Bewegungsapparat betroffen war. Von den 545 untersuchten Schülerinnen und Schülern waren lediglich 70 ohne pathologischen oder auffälligen Befund, was knapp 13% entspricht!

Die Beurteilung der körperlichen Leistungsfähigkeit nach der Gesamtarbeit in Wattminuten ist ein in der Literatur kaum untersuchter Parameter, der sich aber durchaus zur vergleichenden Darstellung eignet und sich seit vielen Jahren in unserem Institut bewährt hat. Voraussetzung ist ein gleichbleibendes einheitliches Belastungsverfahren. So besteht ein enger Zusammenhang zur sportartspezifischen Belastbarkeit [19], zum anderen können bereits bei sehr jungen Probanden [4] sowie auch bei erwachsenen Hochleistungssportlern geschlechts- bzw. leistungsspezifische Differenzen aufgezeigt werden [17]. In der Versuchsgruppe II zeigte diese Kenngröße der körperlichen Leistungsfähigkeit eine deutliche Altersabhängigkeit, wobei der größte Zuwachs im 13. und 14. Lebensjahr erfolgt. Für den sprunghaften Anstieg in diesem Lebensabschnitt sind kausal Umstellungen in der Pubertät verantwortlich [3, 21].

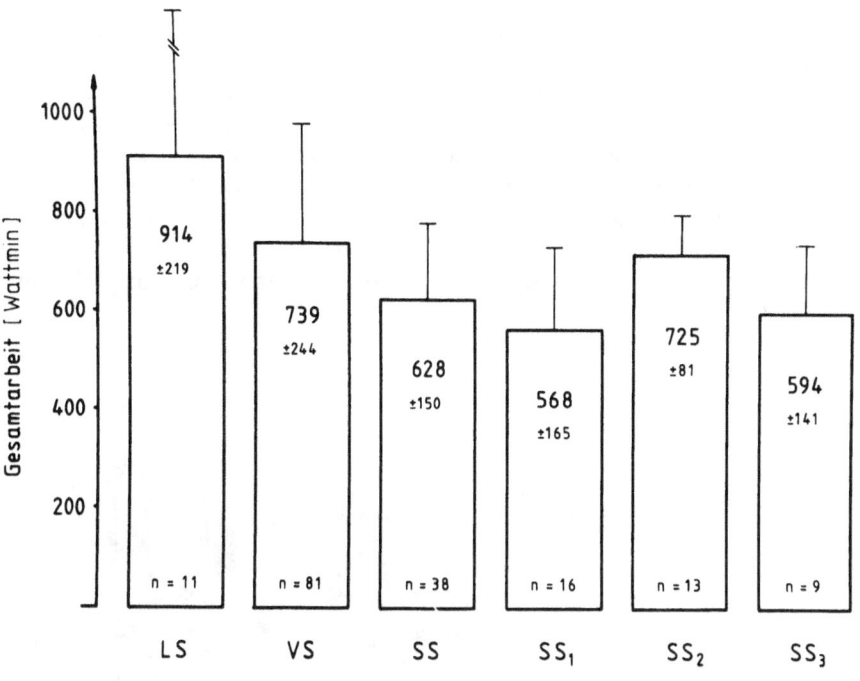

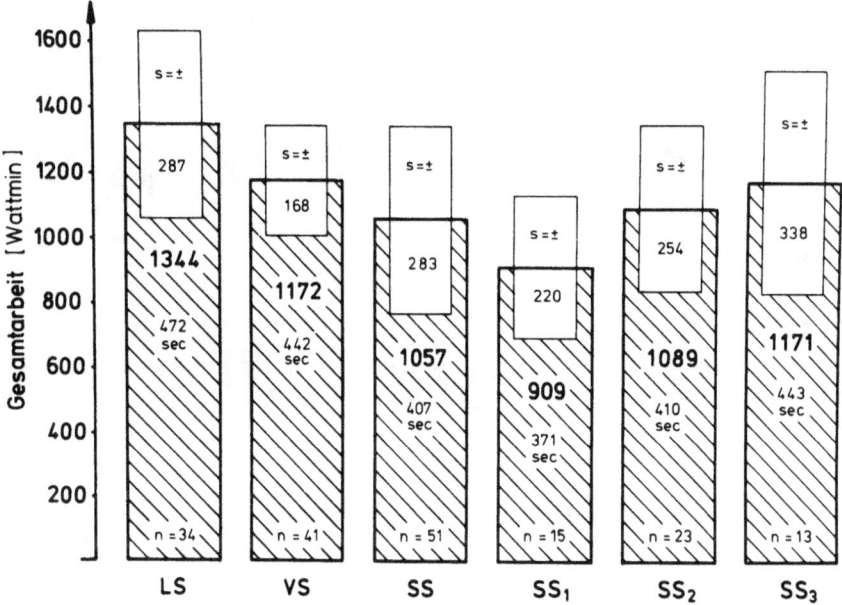

Abb. 2. Mittelwerte und Standardabweichungen der Gesamtarbeit in Wattminuten bei 12- und 13jährigen Schülern (helle Säulen) sowie bei 16- und 17jährigen Schülern (schraffierte Säulen) mit unterschiedlicher sportlicher Aktivität (Nowacki u. Braun)

Stellvertretend für das gesamte Untersuchungsergebnis sollen die Mittelwerte und Standardabweichungen der Gesamtarbeit in Wattminuten für die 12–13jährigen und 16- und 17jährigen Schüler mit unterschiedlicher sportlicher Aktivität dargestellt werden (Abb. 2). Für die Leistungssportler wurde bei allen untersuchten Gruppen das größte körperliche Leistungsvermögen festgestellt. Bei den 12- und 13jährigen erreichten die Schulsportler nur 60% der Gesamtarbeit der Leistungssportler. Die Vereinssportler liegen erwartungsgemäß dazwischen. Während die Gruppe LS in der Altersklasse 16,0–17,9 J. die absolut größte Gesamtarbeit von 1344 Wattminuten leistete, wies die Gruppe VS eine mittlere Wattleistung von 1172 auf. Die

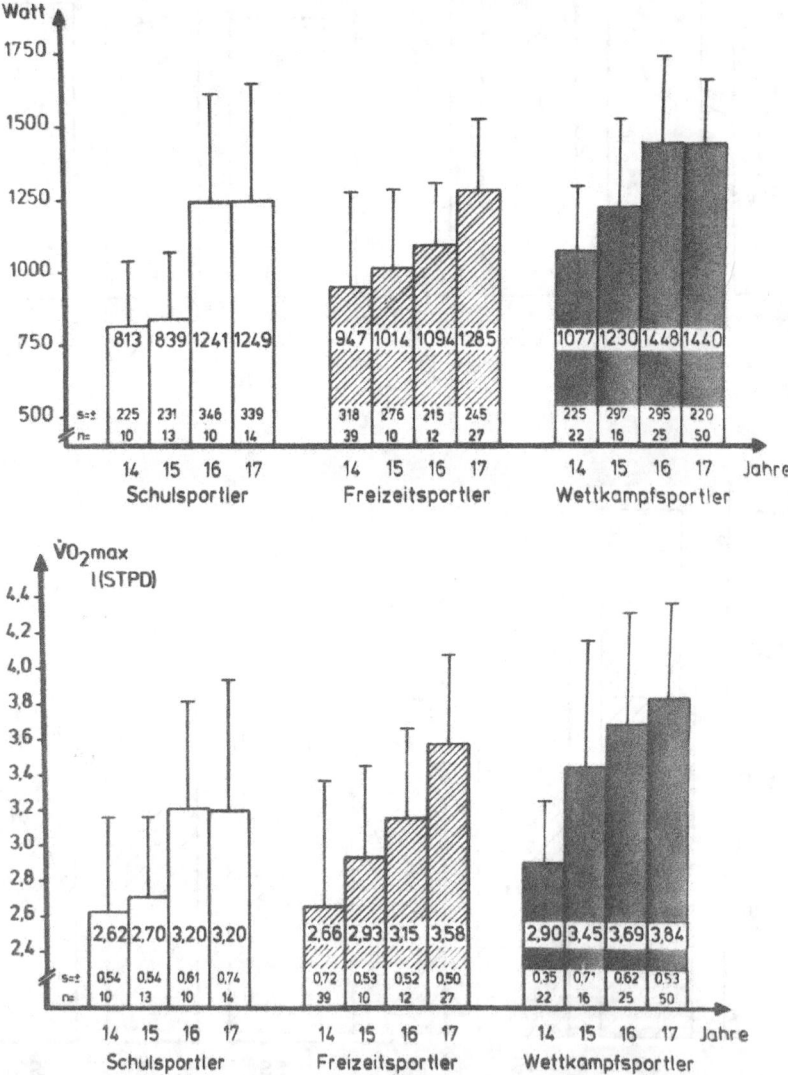

Abb. 3. Mittelwerte und Standardabweichungen der Gesamtarbeit in Wattminuten und der maximalen absoluten O_2-Aufnahme von Jungen in Abhängigkeit von der Alters- und Leistungsgruppe nach erschöpfender Fahrradergometrie im Sitzen (Nowacki u. Matzdorff)

Gesamtarbeit der Schulsportler war mit 1057 über 20% geringer als die der Gruppe LS. Der niedrigste Durchschnittswert wurde für die Gruppe SS_1 mit 909 registriert. Die Gruppe SS_2 leistete 1089 Wattminuten und die Gesamtarbeit der Gruppe SS_3 war mit 11 071 praktisch dem Mittel der Vereinssportler identisch. Die Unterschiede zwischen den Leistungs- und Vereinssportlern zu den nur schulsporttreibenden Jugendlichen waren hochsignifikant. Die gemeinsamen Untersuchungen mit Braun

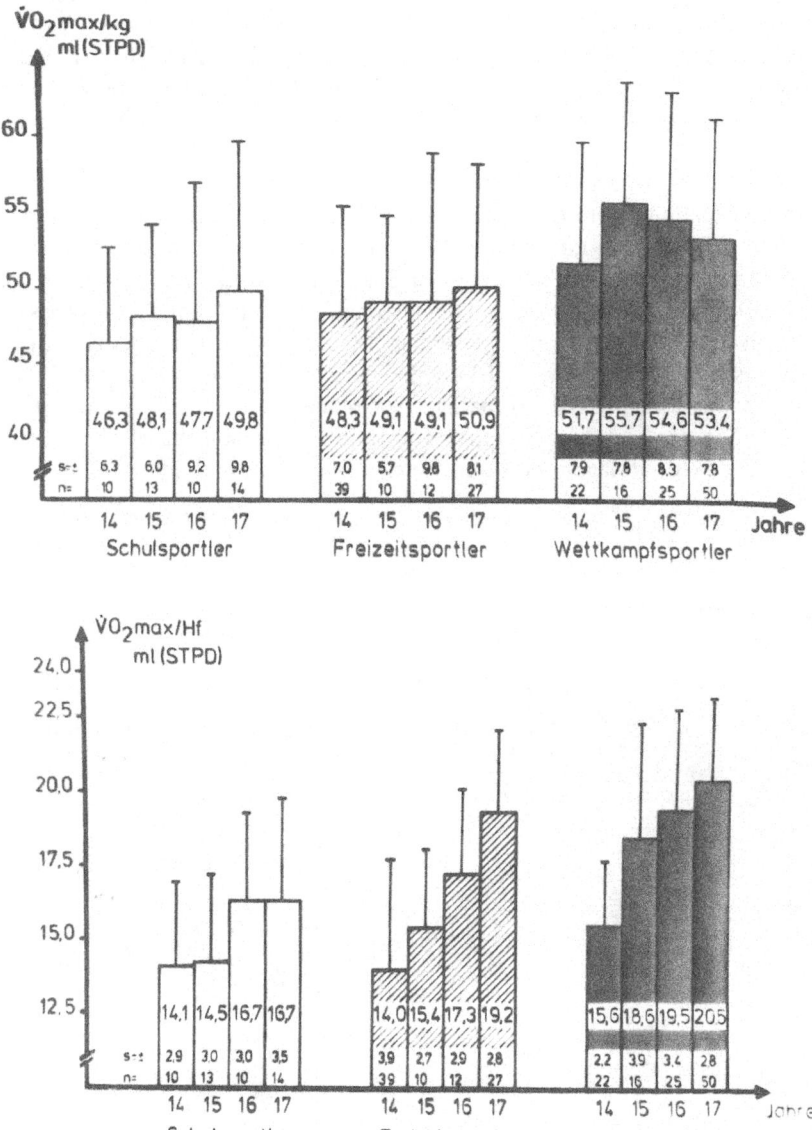

Abb. 4. Mittelwerte und Standardabweichungen der maximalen relativen O_2-Aufnahme und des maximalen Sauerstoffpulses von Jungen in Abhängigkeit vom Alter und der wöchentlichen Trainingszeit (Leistungsgruppe) nach erschöpfender Fahrradergometerarbeit im Sitzen (Nowacki u. Matzdorff)

[1] haben damit bestätigt, daß die Leistungen der untersuchten Gruppen SS_1 (ohne sportliche Freizeitaktivität) am schlechtesten sind. Die Ineffektivität des Sportunterrichts für diese Gruppe wird damit bestätigt. Bewegungsarme Kinder und Jugendliche verfügen somit unabhängig vom Lebensalter über die mit Abstand geringste Leistungsfähigkeit. Die in ihrer Freizeit dagegen un- bis regelmäßig aktiven Schulsportler erhalten dagegen zum Teil Trainingsreize, wie sie dem Vereinssportler im organisierten Training zukommen. Die leistungsstärksten Sportler kamen aus den Disziplinen mit einer Dominanz der allgemeinen aeroben Ausdauer [19, 20].

In der Gruppe III ließen sich die grundlegenden Unterschiede zwischen Schul-, Freizeit- und Wettkampfsportlern auch für die kardio-respiratorischen Parameter absolute Sauerstoffaufnahme (Abb. 3), maximale relative O_2-Aufnahme und Sauerstoffpuls (Abb. 4) bestätigen. Die Gesamtarbeit in Wattminuten zeigte schon in den jungen Altersgruppen deutliche Leistungsunterschiede entsprechend der aufgewandten Trainingszeit und -gestaltung. Während Unterschiede zwischen den Schul- und Freizeitsportlern nur bei den 14- und 15jährigen aufzuweisen waren, konnten signifikante Unterschiede zwischen den Schul- und Wettkampfsportlern zwischen 14 und 16 J. nachgewiesen werden. Die maximale Sauerstoffaufnahme verbesserte sich bei den Schulsportlern vom 15. bis zum 18. Lebensjahr von 2,6 auf 3,2 l, bei den Freizeitsportlern von 2,7 auf 3,6 l und bei den Wettkampfsportlern von 2,9 auf 3,8 l. Die maximale relative O_2-Aufnahme der Schul- und Freizeitsportler lag zwischen 45–50 ml in den einzelnen Altersklassen. Die Wettkampfsportler überschritten den 50 ml Bereich und lagen mit ihren Werten zwischen 52–56 ml.

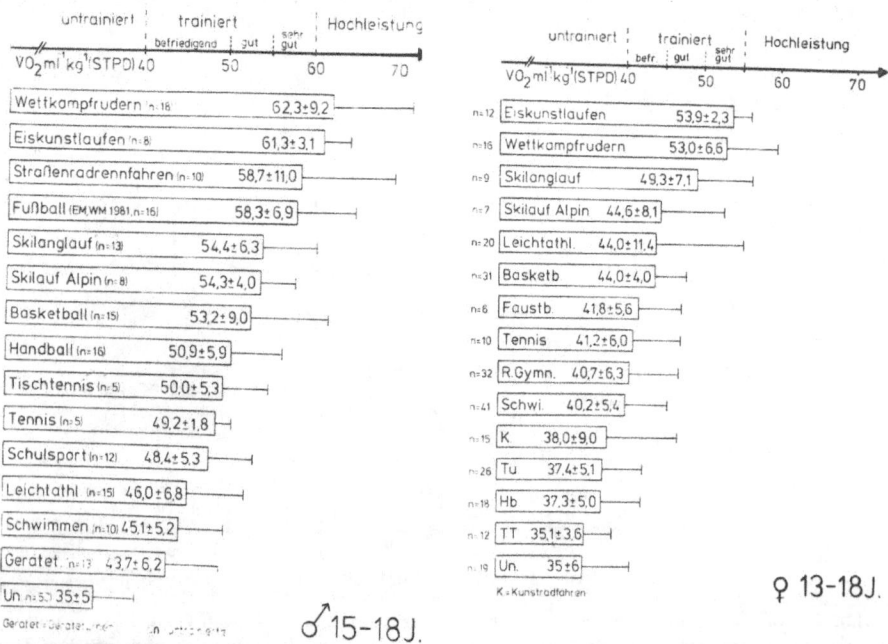

Abb. 5. Maximale relative O_2-Aufnahme von Jungen und Mädchen in Abhängigkeit von der ausgeübten Sportart (Nowacki)

Der Sauerstoffpuls der Schulsportler lag zwischen 14,1 und 16,7 ml, die Freizeitsportler konnten mit 19,2 ml erst bei den 17jährigen sich von den Schulsportlern abheben. Die Sauerstoffpulswerte der Wettkampfsportler hatten in allen Altersgruppen überlegene Werte von 15,6 bis 20,6 ml O_2/Hf.

Zusammenfassend bestätigen unsere Untersuchungen, daß der Schulsport insgesamt gesehen mit seinen aktuellen Möglichkeiten die an ihn gestellten Anforderungen nicht oder nur unzureichend erfüllt. Da er jedoch eine wesentliche Bedeutung für die gesunde körperliche Entwicklung unserer Kinder und Jugendlichen sowie für die Gesundheitserziehung im Hinblick auf das weitere Leben hat, sollte ihm auch in Zukunft der Sportpädagoge und Sportmediziner besondere Aufmerksamkeit widmen [1, 5, 11, 23]. Der positive Einfluß der einzelnen Sportarten, die sich sicher auch durch die aufgebrachte Trainingsintensität und -qualität unterscheiden, unterstreicht die in Abb. 5 für Jungen und Mädchen vergleichend dargestellte maximale relative Sauerstoffaufnahme. Die Ergebnisse der maximalen relativen Sauerstoffaufnahme, die als integraler Wert der aeroben und anaeroben Kapazität aufzufassen ist, bestätigen, daß die Wettkampfsportler deutliche trainingsabhängige Vorteile ihrer körperlichen, kardio-zirkulatorischen und kardio-pulmonalen Leistungsfähigkeit aufweisen können [2, 14, 15].

Literatur

1. Braun W (1983) Körperliche und kardio-zirkulatorische Leistungsfähigkeit von Schülern im Kindes- und Jugendalter (10–17 Jahre) mit unterschiedlicher sportlicher Aktivität. Inaug Diss, JLU Gießen
2. De Castro P, Von-Eiff E, Tröger M, Nowacki PE (1981) Kardio-respiratorische Reaktionen jugendlicher Baskettballspieler im Grenzbereich ihrer Leistungsfähigkeit. In: Rieckert H (Hrsg) Sport an der Grenze menschlicher Leistungsfähigkeit. Springer Verlag GmbH, Berlin Heidelberg New York, 251–259
3. Dietrich R, Kiess C, Schenderlein, P, Wunder K, Pokrandt S (1974) Die Trainierbarkeit von Jugendlichen im Alter von 14 bis 19 Jahren. Med u Sport 14: 142–147
4. Ditter H, Winkler U, Nowacki PE (1978) Das Verhalten des Säure-Basen-Haushaltes nach maximaler körperlicher Belastung bei untrainierten und trainierten Schülern im Vergleich zu Leistungssportlern verschiedener Disziplinen. Therapiewoche 28: 5436–5451
5. Hollmann W (1965) Körperliches Training als Prävention von Herz-Kreislauf-Krankheiten. Hippokrates Verlag, Stuttgart
6. Hollmann W, Rost R, Liesen H, Heck H (1983) Zur kardio-pulmonalen Trainierbarkeit unter besonderer Berücksichtigung der präpuberalen Phase. Leistungssport 13: 11–15
7. Israel S (1973) Die Ausbelastungsherzfrequenz als leistungsdiagnostische Kenngröße. Theor u Praxis Körperkult 22: 254–258
8. Israel S, Kuppard H, Gottschalk K, Neumann G, Böhme P (1974) Die submaximale Herzfrequenz als leistungsdiagnostische Kenngröße. Med u Sport 14: 297–304
9. Kindermann W (1981) Leistungsgrenzen des Jugendlichen. In: Rieckert H (Hrsg) Sport an der Grenze menschlicher Leistungsfähigkeit. Springer Verlag GmbH, Berlin Heidelberg New York, 139–150
10. Kindermann W (1980) Zur Belastungs- und Anpassungsfähigkeit des Kindes im Breiten- und Leistungssport. In: Nowacki PE u, Böhmer D (Hrsg) Sportmedizin 26. Dt Sportärztekongreß Bad Nauheim 1978. Thieme Verlag, Stuttgart New York, 46–56
11. Klimt F (1978) Sportliche Belastbarkeit von Kindern im Primärbereich. In: Clauss A (Hrsg) Sportärztliche und sportpädagogische Betreuung. Beiträge zur Sportmedizin Bd 8. perimed Verlag, Erlangen, 53–76

12. Kolb B (1985) Leistungsmedizinische Ergebnisse und klinische Befunde bei nicht ausgesuchten Schülerinnen und Schülern (10 bis 18 Jahre) mit unterschiedlicher sportlicher Aktivität aus einer Gesamtschule in Hessen. Wissenschaftliche Examensarbeit (Sportmedizin) JLU Gießen
13. Liesen H, Hollmann W (1977) Grundsätzliche Erwägungen zum Schulsonderturnen aus sportinternistischer Sicht. In: Volck, G u. Reiber H (Red) Schulsonderturnen in der Diskussion. Schorndorf, 41–48
14. Mäurer U (1977) Die Bedeutung der modernen kardio-respiratorischen Funktionsdiagnostik für jugendliche Leistungssportler. Inaug Diss, JLU Gießen
15. Matzdorff P (1984) Untersuchung über die Entwicklung der maximalen kardio-zirkulatorischen und kardio-respiratorischen Leistungsfähigkeit von männlichen Schulsportlern, Freizeitsportlern und Wettkampfsportlern im Alter von 14,0 bis 17,9 Jahren. Inaug Diss, JLU Gießen
16. Mellerowicz H (1965) Der Kreislauf des Jugendlichen bei Arbeit und Sport. Karger Verlag, Basel Freiburg New York
17. Mellerowicz H, Meller W (1980) Training. Springer Verlag, Berlin Heidelberg New York
18. Nowacki PE (1975) Möglichkeiten der medizinischen Leistungsdiagnostik. Leistungssport 3: 77–119
19. Nowacki PE (1978) Die Bedeutung der modernen kardio-respiratorischen Funktionsdiagnostik für jugendliche Leistungssportler und ihre Trainer. In: Clauss A (Hrsg) Sportärztliche und sportpädagogische Betreuung. Beiträge zur Sportmedizin Bd 8. perimed Verlag, Erlangen, 153–178
20. Nowacki PE, Schäfer D (1984) Die Physical Working Capacity (PWC_{170}) bei körpergewichtsbezogener Ausbelastung auf dem Fahrradergometer und ihre Bedeutung als Leistungsparameter in Abhängigkeit von Alter, Geschlecht und Sportart. Therapiewoche 34: 3835–3853
21. Rost R (1981) Hochleistungstraining im Kindesalter und Jugendalter aus kardiologischer Sicht. In: Rieckert H (Hrsg) Sport an der Grenze menschlicher Leistungsfähigkeit. Springer Verlag GmbH, Berlin Heidelberg New York, 27–37
22. Stewart KJ, Gutin B (1976) Effect of physical training on cardiorespiratory fitness in children. Res Quart. 47: 110–119
23. Wasmund-Bodenstedt U, Nowacki PE, Braun W (1983) Zur Entwicklung der körperlichen und kardio-zirkulatorischen Leistungsfähigkeit bei Mädchen und Jungen vom 7. bis 9. Lebensjahr. Dtsch Z Sportmed 12: 375–384

Faktoren der Beanspruchung bei komplexen sportlichen Handlungen

G. Wydra, G. Karisch, C. Pittroff und K. Bös

Bosenberg-Kliniken Wendel

Im Mittelpunkt der sportwissenschaftlichen Bewegungsforschung steht der Versuch, Modelle zur Erklärung des Bewegungsverhaltens des Menschen zu entwickeln und Vorhersagen über das erwartete Bewegungsverhalten zu machen (vgl. Bös/Mechling 1983).

Jede Bewegungsleistung des Menschen kann als Out-put des Systems Mensch-Umwelt angesehen werden. Leistungsdeterminierend sind hierbei die dem Menschen immanenten Organisationsprozesse struktureller und funktioneller Art. Da es jedoch noch nicht möglich ist, das Bewegungsverhalten des Menschen in Begriffen der Physiologie zu erklären, bedient man sich des Konstrukts der Fähigkeiten, die ein Bindeglied zwischen der Prozeßebene und dem beobachtbaren Bewegungsverhalten darstellen. Zur Erklärung sportlicher Bewegungsleistungen wird i. a. der Ausprägungsgrad der motorischen Fähigkeiten herangezogen. Diese werden in die energetisch determinierenden konditionellen Fähigkeiten Ausdauer und Kraft sowie die informationell determinierten koordinativen Fähigkeiten strukturiert.

Dieses Motorikmodell reicht aus, um Bewegungsleistungen zu erklären (vgl. Bös/Mechling 1983), jedoch bedarf es einer Erweiterung, um das Bewegungsverhalten des Menschen in komplexen sportlichen Situationen zu erklären. Nach Pöhlmann (1977) ist das (motorische) Handeln des Menschen abhängig von den Teilaspekten der Orientierungs-, Antriebs- und Ausführungsregulation. Alle drei Teilaspekte bedingen sich gegenseitig bei einer (motorischen) Handlung. Die vorliegende Arbeit soll zwei Feststellungen klären:
1. In welchem Umfang ist die kardiale und metabolische Beanspruchung abhängig von dem Niveau der Ausdauer und der Koordination. Hypothetisch ist von einer negativen Korrelation zwischen den Parametern der Beanspruchung und dem Ausprägungsgrad der motorischen Fähigkeiten auszugehen.
2. In welchem Umfang ist die Beanspruchung durch perzeptive und kognitive Fähigkeiten des Individuums beeinflußt?

Zur Klärung dieser Fragen wurden das Herzfrequenzverhalten und die Laktatwerte während eines standardisierten 20minütigen Aerobic-Programms analysiert. Die Ausdauer wurde mit einem 6minütigen Lauftest erfaßt. Die Koordination wurde mit dem Bewegungskoordinationstest von Bös/Wydra (1984) ermittelt. An der Untersuchung nahmen 22 Männer und 11 Frauen teil. Es handelte sich um untrainierte Teilnehmer an einer stationären Heilbehandlung. Das Durchschnittsalter der Pbn. betrug $44,3 \pm 9,7$ Jahre.

Zur Klärung der zweiten Fragestellung wurde die Stichprobe in eine Versuchs- und Kontrollgruppe geteilt. In der Versuchsgruppe wurden im Rahmen eines zweiwöchigen sporttherapeutischen Programms gezielt Kenntnisse über elementare Zusammenhänge zwischen Belastung und körperlicher Beanspruchung vermittelt. Desweiteren sollten die Teilnehmer lernen, aufgrund von bestimmten Körperwahrnehmungen den Grad der körperlichen Beanspruchung abzuschätzen und entsprechend ihr Verhalten zu steuern. In der Kontrollgruppe wurde ein Sportprogramm ohne Berücksichtigung dieser Lernziele durchgeführt. Nach Ablauf der Treatmentphase wurde nochmals der Grad der Beanspruchung bei dem standardisierten Aerobic-Programm analysiert.

Die Herzfrequenzen am Ende des Aerobic-Programms betrugen 161 ± 16, 9 min^{-1}. Die Laktatwerte lagen bei 5,5 ± 1,5 mmol/l. Die Korrelation zwischen beiden Parametern beträgt .7888. (Abb. 1).

Diese Ergebnisse bestätigen die bekannten Gefahren von Aerobic-Programmen für Ältere. Zum anderen wird deutlich, daß für den Breitensport eine Orientierung an der Formel Trimming 130 sinnvoll erscheint.

Zwischen den Parametern der Beanspruchung und dem Ausprägungsgrad der motorischen Fähigkeiten konnten im Gegensatz zu den hypothetischen Annahmen keinerlei korrelative Beziehungen ermittelt werden. Das Verhalten des Individuums und damit der Grad der Beanspruchung in einer komplexen Feldsituation ist im Gegensatz zu einer ergometrischen Laborbelastung von einer Vielzahl von Faktoren unterschiedlichster Qualität abhängig. Wie bereits dargestellt, ist die metabolische Beanspruchung letztendlich als ein Problem der Handlungsregulation zu charakterisieren.

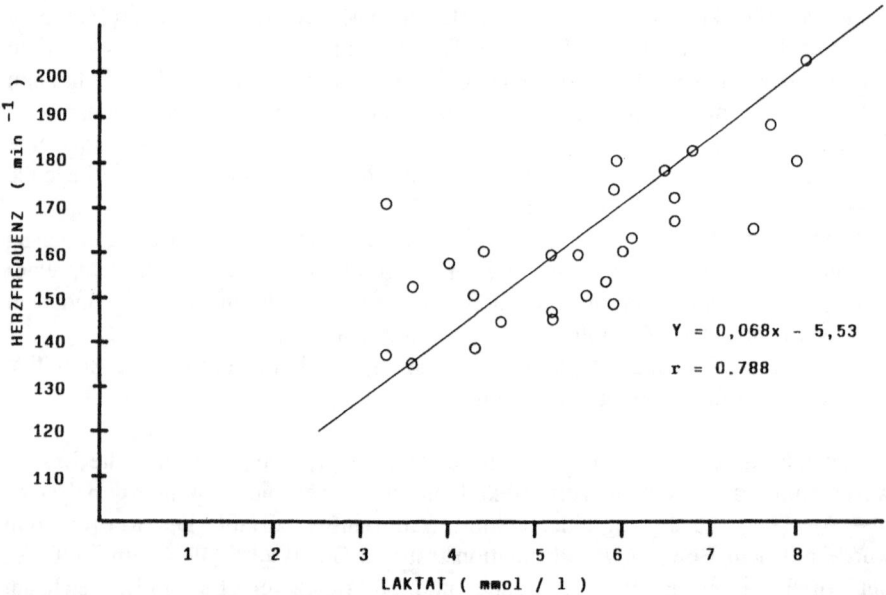

Abb. 1. Korrelative Beziehung zwischen Herzfrequenz und Laktat bei einem standardisierten Aerobic-Programm

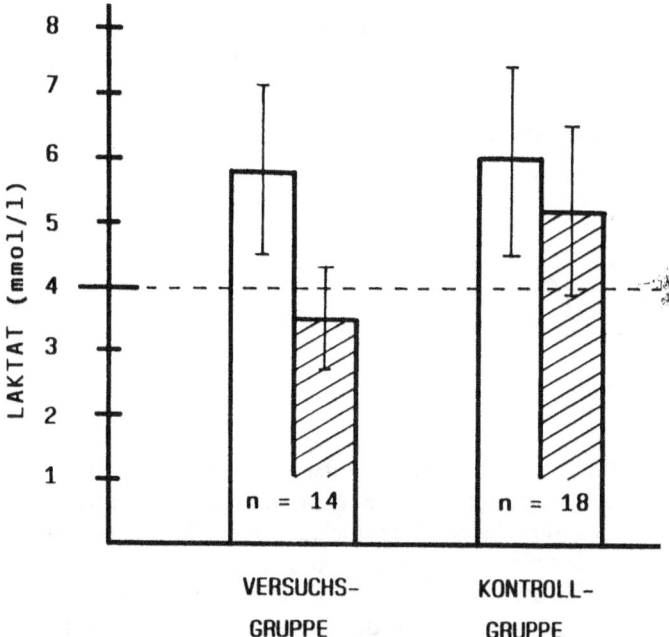

Abb. 2. Mittelwerte und Standardabweichungen der Laktatwerte bei einem standardisierten Aerobic-Programm vor (1. Säule) und nach (2. Säule) einem 2wöchigen sporttherapeutischen Programm

Beim Nachtest nach dem zweiwöchigen sportpädagogischen Programm zeigte sich ein signifikanter Einfluß der Behandlung in der Versuchsgruppe auf das Verhalten und damit die metabolische Beanspruchung der Pbn. (Abb. 2).

Dieses Ergebnis bestätigt die Abhängigkeit der Beanspruchung bei komplexen sportlichen Belastungen von Aspekten der Handlungsregulation.

Aus den Ergebnissen lassen sich eine Reihe von Konsequenzen für die Sporttherapie bzw. den Breitensport ableiten:

- Die Beurteilung der Beanspruchbarkeit im Sport darf sich nicht nur auf die Erhebung von Parametern der körperlichen Leistungsfähigkeit beschränken, sondern sollte auch die kognitiven und emotionalen Fähigkeiten des Pbn. berücksichtigen.
- Bei der Durchführung von Sportprogrammen sollten die Teilnehmer zu einer Selbststeuerung des Verhaltens geführt werden.

Literatur

1. Bös K, Mechling H (1983) Dimensionen sportmotorischer Leistungen, Schorndorf
2. Bös K, Wydra G (1984) Ein Koordinationstest für die Praxis der Therapiekontrolle. In: Krankengymnastik 36, 12: 777–798
3. Pöhlmann R (1977) 5 Thesen zum „Fähigkeitssystem" der Sportmotorik im handlungspsychologischen Bezug. In: Theorie und Praxis der Körperkultur 26: 511–515

Zum Ausmaß der belastungsabhängigen Lipolyse in Abhängigkeit von der Nahrungsaufnahme

I.-W. Franz*, U. Behr, R. Ketelhut und R. Boldt

* Klinik Wehrawald, Todtmoos, Institut für Leistungsmedizin, Freie Universität Berlin

Einleitung

Die Freisetzung von freien Fettsäuren aus dem peripheren Fettgewebe, der Leber und den Triglyceriden der Skelettmuskulatur und deren Utilisation zur Energiegewinnung ist für langandauernde körperliche Leistungen von wesentlicher Bedeutung [2, 9]. Dabei verzögert eine hohe Fettverbrennungsrate den Abbau der Glykogenspeicher in der Skelettmuskulatur. Von Costill et al. [4] und Rennie et al. [13] wurde gezeigt, daß die Erhöhung der Plasmakonzentration an freien Fettsäuren durch eine vermehrte orale Fettaufnahme bzw. durch eine Applikation von Heparin nicht nur die Glykogenspeicher schonen kann, sondern auch die Ausdauerleistungsfähigkeit verbessert wird.

Es ist nachgewiesen, daß körperliches Training besonders in Ausdauerform einen signifikanten Anstieg der Zahl an Mitochondrien und deren Aktivität hervorruft [10], und daß hierdurch die Kapazität zur Verbrennung von freien Fettsäuren erhöht wird [6].

Diese Studie sollte zeigen, ob das Ausmaß der belastungsabhängigen Lipolyse auch abhängig ist vom Zeitpunkt der letzten Nahrungsaufnahme.

Methodik

Es wurden 20 untrainierte Männer im Alter zwischen 18 und 43 Jahren ($\bar{x}$ 35.8 Jahre) mit einem mittleren Körpergewicht von 82,4 ± 8,3 kg bei einer Körpergröße von 179,6 ± 6,5 cm vor, während (50–100 Watt, Steigerungsstufen 10 W/min) und bis 5 min nach Ergometrie dreimal am selben Tag zu unterschiedlichen Zeitpunkten untersucht. Dabei wurden die Glycerol- und freien Fettsäurekonzentrationen in Plasmen zweimal morgens in der Zeit zwischen 8.00 und 10.00 Uhr und 10.00 und 12.00 Uhr bestimmt, nachdem die Patienten eine Nüchternkarenz von mindestens 12 Stunden eingehalten hatten. Darüber hinaus ein drittes Mal am Nachmittag in der Zeit von 16.00 bis 18.00 Uhr nach einer leichten Kohlenhydratmahlzeit, die zumindest 3 Stunden zurücklag. Die Labormethodik wurde bereits im Detail [7] beschrieben. Um die Bedeutung des sympathoadrenergen Systems für die Regulation der Lipolyse zu beurteilen, wurden alle Patienten unter identischen Bedingungen nach einer 4wöchigen β-Rezeptorenblockade (100 mg Atenolol/die) erneut untersucht.

Ergebnisse

Bei den morgendlichen Untersuchungen (Tabelle 1, Abb. 1) kam es zu einer signifikanten Steigerung ($p < 0{,}05$ bis $p < 0{,}01$) der Lipolyse – gemessen an Glycerol. Dieser Anstieg lag zwischen Ruhe und 100 Watt bei 39%. Es zeigte sich jedoch, daß es am Nachmittag nach Einnahme einer Mahlzeit zu einem wesentlich ausgeprägteren und ca. 125%ig höheren Anstieg der Glycerolkonzentration ($p < 0{,}001$) kam.

Somit wird die Lipolyserate nicht nur wie früher dargestellt [6] von der Intensität und der Zeitdauer der Belastung bestimmt, sondern ganz offensichtlich auch vom Zeitpunkt der letzten Nahrungsaufnahme. Das heißt, unter Nüchternbedingungen ist die Lipolyse durch körperliche Arbeit weniger stimulierbar als im Vergleich zu einem Zeitpunkt von ca. 3 Stunden nach Einnahme einer Mischkost.

Die freien Fettsäuren zeigten (Tabelle 1, Abb. 2) ein entsprechendes Verhalten. Auch hier kam es anläßlich der zwei morgendlichen Untersuchungen vor Therapie zu einem signifikanten ($p < 0{,}05$), aber letztendlich geringen Anstieg. Dabei stiegen die freien Fettsäuren anläßlich der zwei morgendlichen Untersuchungen entsprechend dem Glycerol jeweils auf nahezu identische Werte an, was für die gute

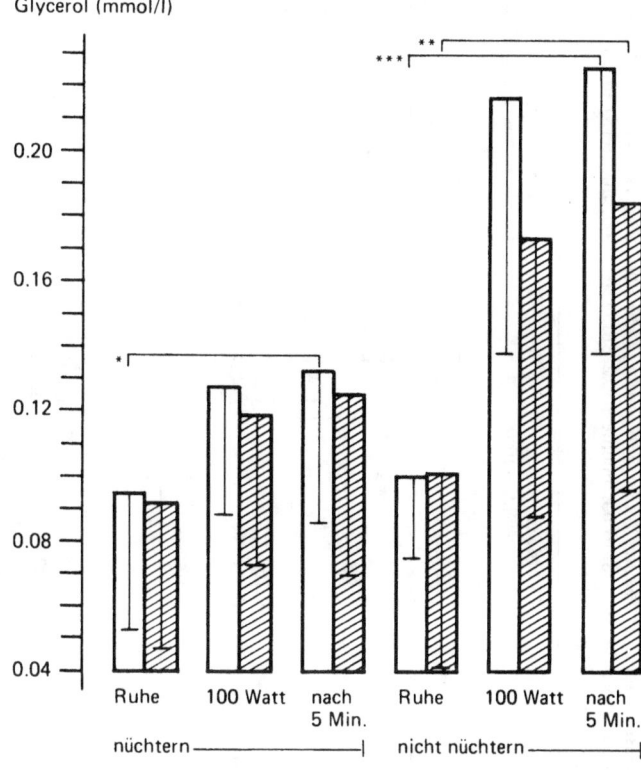

Abb. 1. Glycerolkonzentration in Ruhe, während 100 Watt und 5 Minuten danach unter Nüchternbedingungen und ca. 3 Stunden nach einer Mischkost, vor Therapie (offene Säulen) und während einer chronischen β-Rezeptorenblockade über 4 Wochen mit 100 mg Atenolol (gestrichelte Säulen) bei 20 Hochdruckkranken

Tabelle 1. Plasmakonzentration der freien Fettsäuren (FFS) und des Glycerols vor Therapie zweimal nüchtern (8–10.00, 10–12.00) und einmal ca. 3 Std. nach Mischkost sowie 24 Std. (8–10.00, nüchtern), 2 Std. (10–12.00, nüchtern) und 8 Std. (16–18.00, Mischkost) nach letzter Applikation von 100 mg Atenolol (* p < 0,05, ** p < 0,01, *** p < 0,001)

FFS (mmol/l) X̄ ± S	24 Std.-Effekt Morgens 8.00–10.00 nüchtern		2 Std.-Effekt Morgens 10.00–12.00 nüchtern		8 Std.-Effekt Nachmittags 16.00–18.00 nach Mischkost	
n = 20	Kontrolle	Atenolol	Kontrolle	Atenolol	Kontrolle	Atenolol
Ruhe	0,401 0,175	0,378 0,126*	0,431 0,177	0,283 0,130**	0,285 0,106	0,334 0,150
100 Watt	0,427	0,486	0,431	0,374	0,759	0,416
5 min danach	0,164 0,522	0,193 0,494	0,158 0,532	0,215 0,451	0,286 0,796	0,380 0,506
	0,168	0,187	0,154	0,212 ***	0,272	0,328

Glycerol (mmol/l) X̄ ± S	Kontrolle	Atenolol	Kontrolle	Atenolol	Kontrolle	Atenolol
Ruhe	0,095 0,042	0,093 0,044	0,096 0,038	0,092 0,030	0,100 0,027	0,105 0,071
100 Watt	0,127 0,039	0,118 0,046	0,122 0,037	0,125 0,037	0,216 0,078	0,173 0,086
5 min danach	0,132 0,046	0,125 0,058	0,133 0,037	0,132 0,041	0,225 0,089	0,184 0,088

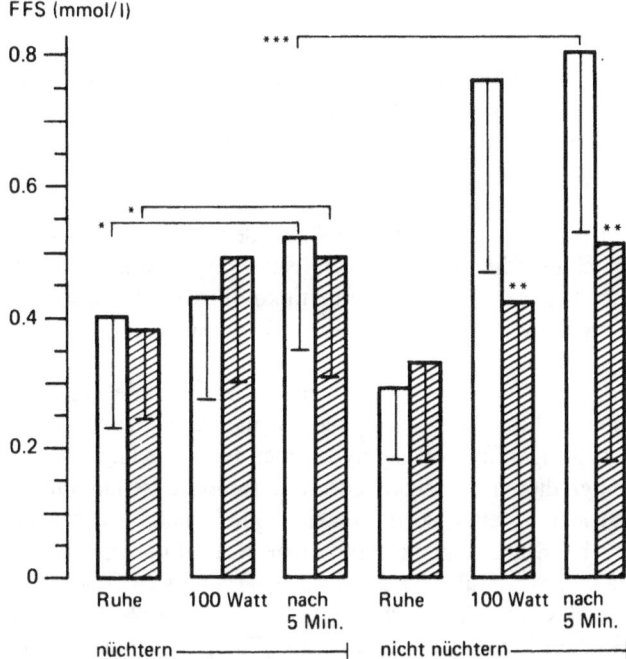

Abb. 2. Freie Fettsäurenkonzentration in Ruhe, während 100 Watt und 5 Minuten danach unter Nüchternbedingungen und ca. 3 Stunden nach einer Mischkost, vor Therapie (offene Säulen) und während einer chronischen β-Rezeptorenblockade über 4 Wochen mit 100 mg Atenolol (gestrichelte Säulen) bei 20 Hochdruckkranken

Reproduzierbarkeit dieser Parameter unter ergometrischen Bedingungen spricht. Am Nachmittag war jedoch ein wesentlich stärkerer Anstieg der freien Fettsäuren ($p < 0,001$) nachweisbar.

Während der Therapie mit Atenolol zeigte sich, daß unabhängig von der Zeitdauer nach letzter Einnahme sowohl während der ersten morgendlichen Untersuchung (24 Stunden nach letzter Tabletteneinnahme) als auch anläßlich der zweiten morgendlichen Untersuchung (2 Stunden nach letzter Tabletteneinnahme) die Glycerolkonzentration als Maß für die Lipolyserate nicht signifikant durch die β-Rezeptorenblocker beeinflußt wird, obwohl die Herzfrequenz während Ergometrie hochsignifikant ($p < 0,001$) gesenkt wurde. Dieses gilt auch für die freien Fettsäuren, obwohl sich 2 Stunden nach der Applikation eine Tendenz zu niedrigen Werten besonders während der Ergometrie zeigte, ohne daß sich jedoch eine statistische Signifikanz nachweisen ließ.

Bei wesentlich stärker stimulierter Lipolyserate am Nachmittag zeigte sich jedoch ein Einfluß der β-Rezeptorenblockade (8 Stunden nach letzter Einnahme) auf die freien Fettsäuren während und nach Ergometrie ($p < 0,01$). Dieses Ergebnis entsprach einer ca. 35%igen Senkung während und nach der Ergometrie. Auch die Glycerolkonzentration lag unter diesen Bedingungen um ca. 20% niedriger, wenn auch kein statistisch signifikanter Unterschied aufgrund der größeren Standardabweichung nachweisbar war.

Diskussion

Die Ergebnisse zeigten somit, daß unter Nüchternbedingungen im Vergleich zu einer vorausgegangenen Kohlenhydrateinnahme die durch eine dynamische Belastung induzierte Lipolyserate wesentlich geringer ausfällt und somit die Fettspaltungsrate nicht nur von der Intensität und der Dauer einer Belastung bestimmt wird. Dabei ist zu berücksichtigen, daß die in dieser Studie bestimmten Plasmanoradrenalinkonzentrationen [8] anläßlich der beiden Untersuchungen am Morgen unter Nüchterbedingungen im Vergleich zum Nachmittag signifikant höher ausfielen. Das heißt, trotz erhöhtem Sympathikotonus fand sich am Morgen eine deutlich abgeschwächte Lipolyserate, was für den geringeren Einfluß des sympathischen Nervensystems nach langem Fasten auf die Lipolyse sprechen würde. Auf der anderen Seite fand sich am Nachmittag trotz signifikant niedrigerem Noradrenalinspiegel eine höhere Lipolyserate. Für die nachlassende Bedeutung des sympathischen Systems zur Steigerung der Lipolyse unter Fastenbedingungen würde auch sprechen, daß unter diesen Bedingungen die chronische Behandlung mit β-Rezeptorenblockern auch zum Zeitpunkt der maximalen Plasmakonzentration der β-Rezeptorenblocker nach 2 Stunden keine signifikante Beeinflussung der Lipolyse ergab. Am Nachmittag nach Zufuhr einer Mischkost fand sich jedoch eine starke Steigerung der Lipolyserate, die durch β-Rezeptorenblocker beeinflußbar war, was wir in früheren Studien bereits zeigen konnten [7, 8]. Die hier durch eine ca. 3 bis 4 Stunden vorausgegangene Mischkost begünstigte Steigerung der Lipolyse bedarf noch einer wesentlichen Ergänzung. Untersuchungen von Ahlborg und Felig [1] bzw. Costill et al. [4] verdeutlichen, daß nach Glukosegabe die Lipolyserate sogar gesenkt wird. Dieses ist gut verständlich, denn Insulin ist auch während der Arbeit ein Hauptregulator der Glukosehomoistase [14]. Wird z. B. 45 Minuten vor einer körperlichen Belastung eine intravenöse Gabe von 75 g Glukose zugeführt, kommt es zu einem signifikanten und ausgeprägten Anstieg des Insulins, der auch während der nachfolgenden Ausdauerbelastung deutlich erhöht bleibt [12]. Dieser Anstieg soll die Glukoseaufnahme in die Zelle steigern, hemmt aber gleichzeitig die Lipolyserate [3]. Das heißt, eine optimale Steigerung der Lipolyserate während Ausdauerleistungen ist auch davon abhängig, daß die Insulinkonzentration im Verlauf der Belastung stetig abfällt und ein niedriges Niveau erreicht, wie wir es in den Untersuchungen mit Pindolol und Acebutol [7], aber auch bei den Marathonläufern in Übereinstimmung mit anderen Autoren [6, 5, 11] zeigen konnten. Dabei wird der Abfall des Insulins durch β-Rezeptorenblocker nicht beeinflußt [7, 8].

Literatur

1. Ahlborg G, Felig P (1976) Influence of glucose ingestion on fuel-hormone response during prolonged exercise. J Appl Physiol 41: 683
2. Carlson LA, Ekelund L-G, Fröberg SO (1971) Concentration of triglycerides, phospholipids and glycogen in skeletal muscle and of free fatty acids and βhydroxybutynic acid in blood in man in response to exercise. Eur J Clin Invest 1: 248
3. Carlström S (1969) Studies on fatty acid metabolism in diabetes during exercise. VII. Plasma glycerol concentrations in juvenile diabetics during exercise before and after adequate insulin treatment. Acta Med Scand 186: 429

4. Costill DL, Coyle F, Dalsky G, Evans W, Fink W, Hoopes D (1977) Effects of elevated plasma FFA and insulin on muscle glycogen usage during exercise. J Appl Physiol 43: 695
5. Felig P, Cherif A, Minagawa A, Wahren J (1982) Hypoglycemia during prolonged exercise in normal men. N Engl J Med 306: 895
6. Franz I-W, Quabbe H-J, Meller W, Mellerowicz H (1983) Lipolyse und Fettverbrennung und deren hormonelle Regulation bei Marathonläufern während einer Ausdauerbelastung. Kongreßband Dtsch Kongreß f Sportmed, Köln. Deutscher Ärzteverlag, S 283
7. Franz I-W, Lohmann FW, Koch G, Quabbe H-J (1983) Aspects of hormonal regulation of lipolysis during exercise: effects of chronic β-receptorblockade. Int J Sports Med 4: 14
8. Franz I-W (1986) β-Rezeptorenblocker in der Hochdrucktherapie, Springer, Berlin Heidelberg New York Tokio
9. Gollnick PD (1973) Factors controlling glycogenolysis and lipolysis during exercise. In: Keul J (Hrsg) Limiting factors of physical performance. Georg Thieme, Stuttgart, S 81
10. Holloszy JO, Molé PA, Baldwin KM, Terjung RL (1973) Exercise induced enzymatic adaptations in muscle. Keul J (Hrsg) In: Limiting factors of physical performance. Georg Thieme, Stuttgart, S 66
11. Kindermann W, Schmitt WM, Biro G, Schnabel A (1981) Metabolismus und hormonelles Verhalten bei Körperarbeit unter akuter $Beta_1$-Sympathikolyse. Z Kardiol 70: 406
12. Koivisto VA, Karonen S-L, Nikkilä EA (1981) Carbohydrate ingestion before exercise: comparison of glucose, fructose and sweet placebo. J Appl Physiol 51: 783
13. Rennie MJ, Winder HW, Holloszy JO (1976) A sparing effect of increased plasma fatty acids on muscle and liver glycogen content in the exercising rat. Biochem J 156: 647
14. Vranic M, Kawamori R, Pek S, Kovacevic N, Wrenshall GA (1976) The essentiality of insulin and the role of glucagon on regulating glucose utilization and production during strenuous exercise in dogs. J Clin Invest 57: 245–255

Quantitative Erfassung der Gleichgewichtsstabilisierung im Radsport

K. Wehmeyer, T. Henke und H. De Marees

Lehrstuhl für Sportmedizin, Ruhr-Universität Bochum

Problemstellung

Der Gleichgewichtsstabilisierung kommt beim Radfahren einerseits eine unfallprophylaktische Bedeutung zu, z. B. hinsichtlich der Verkehrssicherheit und kollisionsbedingter Stürze im Rennsport; andererseits stellt sie speziell im Rennsport auch eine leistungslimitierende Größe dar. In der Sportmedizin wurde dem radfahrspezifischen Gleichgewicht jedoch bislang nur relativ wenig Aufmerksamkeit geschenkt.

Mechanische Betrachtungen [1, 2] zeigen, daß Lenkbewegungen nicht nur bei der Kurvenfahrt zur Richtungsänderung sondern auch bei der Geradeausfahrt zur Stabilisierung des Gleichgewichts beitragen:
- Im Falle der stabilen Kurvenfahrt wird das Drehmoment der Schwerkraft, das durch die Rahmenneigung entsteht, durch das Drehmoment der kurvenbedingten Zentrifugalkraft kompensiert (A. Abb. 1) und die Kurve so sturzfrei ausgesteuert.
- Auch im Falle der Geradeausfahrt sind Rahmenneigungen unvermeidlich, wodurch die an sich schon labile Gleichgewichtsposition des Radfahrers sturzgefährdend gestört wird. Durch Lenkbewegungen zur Seite der momentanen Rahmenneigung entsteht wie bei der Kurvenfahrt ein Zentrifugalkraft, deren Drehmoment den geneigten Rahmen wieder aufrichtet.

Die vorliegende Untersuchung beschäftigte sich mit der meßtechnischen Erfassung der beiden gleichgewichtsrelevanten Parameter „Lenkerstellung" und „Rahmenneigung" in Geradeausfahrversuchen unter Laborbedingungen. In einem ersten Ansatz wurde geprüft, ob sich das radfahrspezifische Gleichgewicht bei Fahrern unterschiedlicher Leistungsstärke mit Hilfe der beiden Meßgrößen differenzieren läßt.

Methodik

Die radsportspezifische Erfassung der Lenkerstellung und der Rahmenneigung bei Geradeausfahrt wurde auf einem sturzgesicherten Versuchsstand mit integriertem Rollentrainer durchgeführt. Die gesamte Testfahrt eines Probanden bestand aus 6 Abschnitten von je 30 s Dauer mit zunehmender Fahrgeschwindigkeit, die über 3 Tretfrequenzen (70, 80, 90 U/min) und 2 Übersetzungen (6.17, 6.53 m/U) variiert

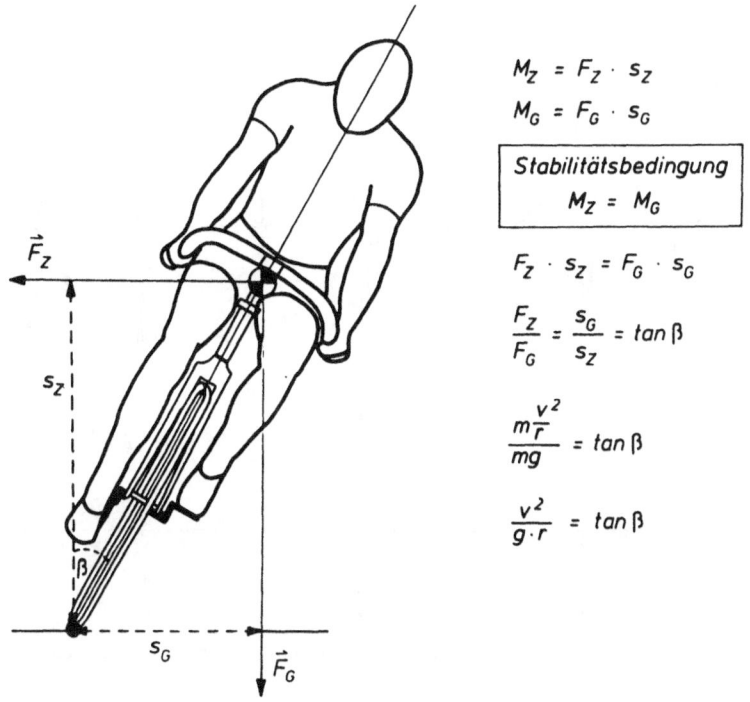

Abb. 1. Drehmomente in der stabilen Kurvenfahrt.
M_G = Drehmoment der Gravitationskraft F_G (Hebelarm: s_G); M_Z = Drehmoment der Zentrifugalkraft F_Z (Hebelarm: s_Z). Der einzunehmende stabile Kurveninnenlagewinkel β richtet sich nach der Fahrgeschwindigkeit v, dem Kurvenradius r und der Gravitationsbeschleunigung g

wurde. Auf jeder der 30sekündigen Geschwindigkeitsstufen wurden mit Hilfe elektrischer Potentiometer (O-Position: Lenker in Geradeausstellung bzw. Rahmenebene senkrecht zum Boden) der durchschnittliche und der maximale Lenker- ($\bar{\alpha}$, α_{max}) bzw. Rahmenneigungswinkel (β, $β_{max}$) des einzelnen Probanden bestimmt. An den Versuchen nahmen 10 Sportstudenten ohne Rennerfahrung und 10 Rennsportler teil; alle Testpersonen besaßen keine Rollentrainererfahrung. Während die Sportstudenten nach einem Eingangstest ein aus 5 Trainingseinheiten á 15 min bestehendes testadäquates Trainingsprogramm und einen Ausgangstest absolvierten, unterzogen sich die Rennsportler nur einem Test.

Ergebnisse

Das Kollektiv der Sportstudenten zeigte bei der varianzanalytischen Prüfung signifikante Trainingseffekte. Über alle Geschwindigkeitsstufen hatten sich die Gruppenmittelwerte der Lenker- und Rahmenneigungswinkel prozentual folgendermaßen verkleinert (95%-Vertrauensbereich):

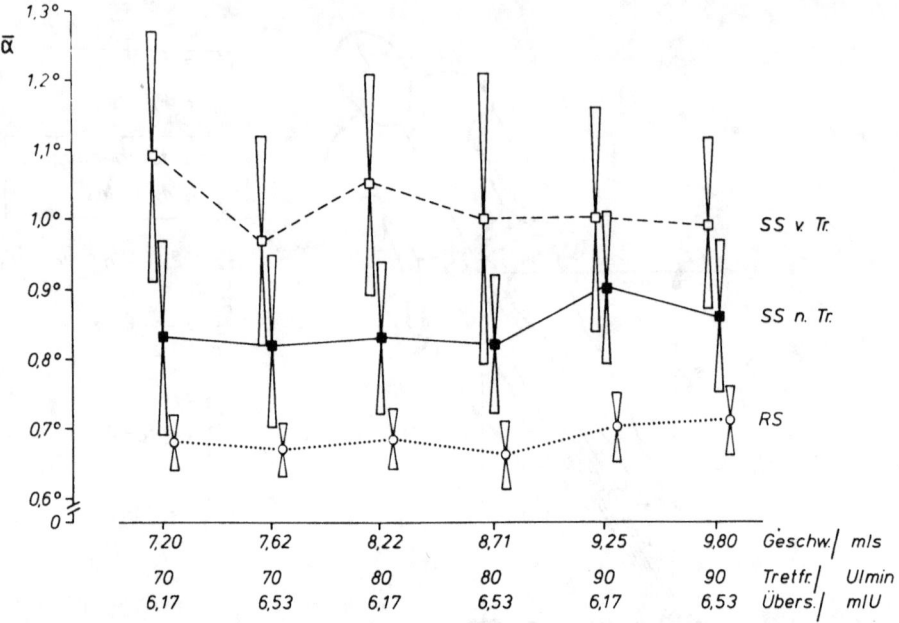

Abb. 2. Gruppenmittelwerte des durchschnittlichen Lenkerwinkels ᾱ auf den 6 Geschwindigkeitsstufen.

▷─○─◁ = Gruppenmittelwert mit 95%-Vertrauensbereich; SS = Sportstudenten (v. Tr.: vor Training / n. Tr.: nach Training); RS = Rennsportler

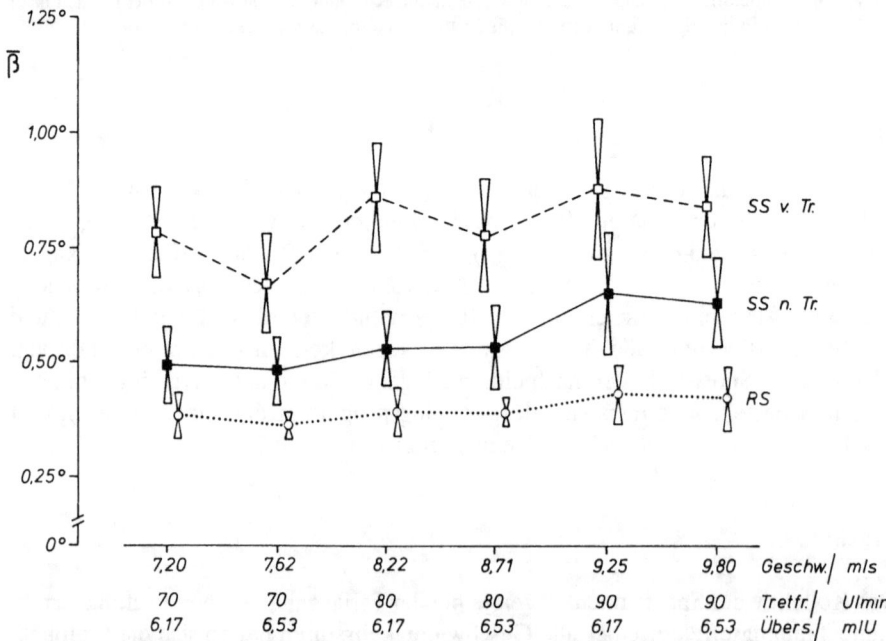

Abb. 3. Gruppenmittelwerte des durchschnittlichen Rahmenneigungswinkels β auf den 6 Geschwindigkeitsstufen. Legende: s. Abb. 2.

- Lenkerwinkelreduktion: $\Delta \bar{\alpha}$ = 17% ± 6% (Abb. 2)
  $\Delta \alpha_{max}$ = 30% ± 7% (ohne Abb.)
- Rahmenneigungswinkelreduktion: $\Delta \bar{\beta}$ = 32% ± 5% (Abb. 3)
  $\Delta \beta_{max}$ = 22% ± 5% (ohne Abb.).

Ein Vergleich der Sportstudenten nach dem Training mit den Rennsportlern ergab, das letztere immer noch signifikant geringere Gruppenmittelwerte aufwiesen:
- Lenkerwinkeldifferenz: $\Delta \bar{\alpha}$ = 19% ± 2% (Abb. 2)
  $\Delta \alpha_{max}$ = 27% ± 3% (ohne Abb.)
- Rahmenneigungswinkeldifferenz: $\Delta \bar{\beta}$ = 30% ± 6% (Abb. 3)
  $\Delta \beta_{max}$ = 26% ± 6% (ohne Abb.).

Darüber hinaus zeigte sich, daß die zunehmende Tretfrequenz in erster Linie mit einer Vergrößerung des Rahmenneigungswinkels einherging und damit die Fahrstabilität eher verschlechterte. Mit wachsender Übersetzung ergab sich primär eine Reduzierung der Lenkerausschläge, was die Fahrstabilität tendenziell verbesserte.

Diskussion

Die Ergebnisse dieser ersten Untersuchung belegen, daß die Meßgrößen „Lenker- und Rahmenneigungswinkel" auf dem Rollentrainer eine Differenzierung der Gleichgewichtsstabilisierung von radsportunerfahrenen und -erfahrenen Probanden ermöglichen. Die auch noch nach dem Training der Sportstudenten vorhandenen Gruppenmittelwertsdifferenzen zu den Rennsportlern von bis zu ca. 20% für den durchschnittlichen Lenkerwinkel $\bar{\alpha}$ und bis zu ca. 40% für den Rahmenneigungswinkel $\bar{\beta}$ wird als Ergebnis eines langjährigen, sportartspezifischen Trainings oder besonderer Eignung im Sinne eines Radsporttalents interpretiert.

Während die durchschnittlichen Lenker- und Rahmenneigungswinkel primär leistungssportliche Bedeutung besitzen, sind die maximalen Meßwerte eher im Hinblick auf die Vermeidung von Kollisionen im Straßenverkehr relevant. Durch das Training auf dem Versuchsstand konnte der maximale Lenkerwinkel α_{max} der Sportstudenten im Gruppenmittel um bis zu ca. 40% und der maximale Rahmenneigungswinkel β_{max} um bis zu ca. 30% reduziert werden. Weitere Untersuchungen müssen zeigen, ob der Versuchsstand sich als Trainingsgerät eignet, um über eine schnelle und vor allen Dingen sichere Verbesserung der Fahrstabilität von Radfahranfängern – z. B. von Kindern im Rahmen der schulischen Verkehrserziehung – deren Sicherheit im Straßenverkehr bereits vor der eigentlichen Teilnahme zu erhöhen.

Literatur

1. Höfling O (1985) Physik. Dümmler, Bonn
2. Timoshenko S, Young D (1948) Advanced Dynamics. McGraw Hill, New York

Möglichkeiten und Grenzen der Ultraschalldiagnostik am Bewegungsapparat des Sportlers

H. Mellerowicz und K. Halbhübner

Orthopädische Klinik und Poliklinik der FU Berlin im Oskar-Helene-Heim
(Ärztlicher Direktor: Prof. Dr. G. Friedebold) und Leistungszentrum Berlin – Sportmedizin

Die ständige Zunahme sportlicher Aktivitäten im Breiten- wie im Leistungssport haben zu einer ansteigenden Zahl von Verletzungen geführt. Da diese in der überwiegenden Zahl die Weichteile betreffen, kommt hier der Diagnostik und Therapie ein besonderer Stellenwert zu. Bisher erfolgte die Untersuchung durch Inspektion, Palpation und Perkussion mit einer m.o.w. subjektiven Bewertung, die insbesondere von der Erfahrung des Untersuchers abhing. Durch die Impulsechosonographie können Schnittbilder der Weichteile angefertigt werden, wodurch eine objektivere reproduzierbare Darstellung erreicht wird. Für Orthopädie, Traumatologie und Sportmedizin besteht dadurch die Möglichkeit der bildlichen Darstellung von Weichteilverletzungen und Schäden an: Muskeln, Sehnen, Sehnenansätzen, Bursen, Zysten und an den Gelenken. Gegenüber anderen Verfahren der Weichteildiagnostik wie Röntgen, Xeroradiographie und insbesondere Computertomographie unterscheidet sich die Ultraschalldiagnostik durch die unschädliche Untersuchung bei geringem zeitlichen und apparativen Aufwand. Weiterhin wird eine dynamische Untersuchung ermöglicht, die der sportmedizinisch relevanten Beurteilung der Funktion entgegenkommt. Die Grenzen der Untersuchungsmöglichkeit ergeben sich bei den heutigen technischen Möglichkeiten bei der Abklärung von Strukturen, die kleiner sind als 1 mm, und durch die häufig geringe Spezifität der Befunde, da nur Aussagen über die Schalldichte der Strukturen gemacht werden können.

Die Gelenkbinnendiagnostik wird durch die Überlagerung von knöchernen Strukturen bisher eingeschränkt.

Wir führen die sonographische Untersuchungstechnik bei Sportverletzungen seit 1,5 Jahren durch und haben bisher Erfahrungen an mehr als 2500 Fällen sammeln können. Herausragend waren die diagnostischen Möglichkeiten bei der Differenzierung der verschiedenen Muskelläsionen, wobei sich die Größe (partielle Ruptur, komplette Ruptur) und die Art (Dehnung, Zerrung, Kontusion) von Muskelverletzungen darstellen ließen [1, 2, 9, 11]. Zur Kontrolle ist immer die dynamische Untersuchung sowie die sonographische Kontrolle ebenfalls erforderlich. Anhand von Verlaufskontrollen kann der Heilungsverlauf beurteilt und dokumentiert werden und das entsprechende Aufbautraining mitgestaltet werden. Bei sonographisch gesicherten Muskeleinrissen von über ¼ des Querschnittes sollte entsprechend dem Vorschlag von Franke [3] zur Wiederherstellung der vollen sportlichen Leistungsfähigkeit die Indikation zur operativen Intervention gestellt werden. An Leichenuntersuchungen mit definierten Läsionen, Hämatomen und Muskeldurchtrennungen haben wir die Quantifizierbarkeit der sonographischen Untersuchungsmethode aufzeigen können.

Weitere Möglichkeiten für die Sportmedizin ergeben sich an Bändern und Sehnen, wobei hier der Differenzierung von Teilrupturen, degenerativen Veränderungen, Kontusionsfolgen und Veränderungen benachbarter Strukturen wie Bursitiden besondere Bedeutung zukommt. Mit Hilfe der praktisch wichtigen Vorlaufstrecken, die Unebenheiten der Körperoberfläche auszugleichen, wird eine bessere Möglichkeit der Abklärung von Verletzungen und Schäden an der Achillessehne (Achillotonie, Paratenonitis), an der Quadrizepssehne und an der Bizepssehne möglich [4]. An der Schulter wird eine Differenzierung der verschiedenen Ursachen der sog. Periarthritis humeroscapularis möglich: entsprechend der von Hedtmann angegebenen Methode kann anhand von definierten Schallebenen die Darstellung sämtlicher Weichteilstrukturen der Schulter erreicht werden. Eine Differenzierung der pathologischen Veränderungen der Rotatorenmanschette in: Ruptur, partielle Ruptur und degenerative Veränderungen wird möglich und einer zielgerechten Therapie zugänglich [7]. Am Kniegelenk besteht die Möglichkeit der Diagnostik von Veränderungen im Kniekehlenbereich (insbesondere Baker-Zyste) sowie zur Differenzierung von kleinen Gelenkergüssen, Kapselverdickungen, Knorpelläsionen und freien Gelenkkörpern, soweit diese nicht von knöchernen Strukturen verdeckt werden [10]. Bei der Darstellung von Meniskus- und Bandverletzungen im Kniebinnenbereich haben wir nur in Einzelfällen reproduzierbare Darstellungen erreichen können.

Fazit

Durch die einfache Darstellung von Weichteilläsionen im Ultraschallbild kann eine bessere Mitarbeit der Athleten bei der Therapie und der Einhaltung der Sportkarenz zur Vermeidung weiterer Schäden erreicht werden.

Literatur

1. Fornage BD (1982) Accidents musculaire du sportif la nouvelle presse medicale 8: 11
2. Fornage BD (1986) Sonographie of muscles, tendons and other soft tissues of the extremities. Technique and normal results. In: Ultraschalldiagnostik 1985. Hrsg Otte R und Schnaars P, Thieme. S. 263
3. Franke K (1980) Traumatologie des Sportes. VEB Verlag Volk und Gesundheit, Berlin
4. Gandolph-Zink B, Wetzel R (1986) Aussagekraft der Ultraschalldiagnostik der Achillodynie. Vortrag 30. Jahrestagung der Vereinigung Süddeutscher Orthopäden Baden-Baden
5. Graf R (1982) Welche Möglichkeiten bietet die Sonographie bei Säuglingshüften. Wr med Z 21: 29–38
6. Groher W (1985) Verletzungen und Schäden der Skelettmuskulatur: Nomenklatur, Häufigkeit, Charakteristika. In: Training und Sport zur Prävention und Rehabilitation in der technisierten Umwelt. Hrsg Franz I-W, Mellerowicz H, Noack W, Springer Verlag S. 130–135
7. Hedtmann A, Weber A, Schleberger R, Fett H (1986) Ultraschalluntersuchung des Schultergelenkes. Orthop Praxis 22: 647–661
8. Kramps H-A, Lenschow E (1979) Einsatzmöglichkeiten der Ultraschalldiagnostik am Bewegungsapparat. Z Orthop 118: 355–364

9. Löffler L, Rosemeyer B (1968) Ultraschalldiagnostik bei orthopädischen Erkrankungen MMW 128: 641–645
10. Schuler P, Graf R Sonographie in der Orthopädie. In: Ultraschalldiagnostik, Hrsg Braun, Günther, Schwerk Eco med Verlag, Erg Lfg 7/86, 27–42
11. Suckert R (1985) Muskelverletzungen. In: Sport-Trauma und Belastung. Hrsg Pförringer W, Rosemeyer B, Bär HW, Perimed Verlag Erlangen, 617–623

Thermographische Kontrolle der Anwendung von physikalisch-therapeutischer Methoden[*]

A. Eisenschenk und H. Stoboy

Orthop. Klinik u. Poliklinik der FU-Berlin im Oskar-Helene-Heim
(Ärztl. Direktor: Prof. Dr. G. Friedebold) und dem Institut für Leistungsmedizin, Berlin

Einleitung

Als Therapieziel physikalisch-therapeutischer Maßnahmen wird häufig eine Verbesserung der Durchblutung angegeben. Das Ziel der vorliegenden Untersuchung sollte der Nachweis von Veränderungen der Strahlungstemperatur als ein Kriterium der Durchblutung bei der Anwendung physikalisch-therapeutischer Maßnahmen sein.

Untersuchungsgut und Methodik

Es wurden 22 männliche nicht selektierte Probanden im Alter von 16–25 Jahren untersucht. Mit Hilfe der Infrarotthermographie erfolgte eine Darstellung der

[*] Mit Unterstützung des Bundesinstitutes für Sportwissenschaft.

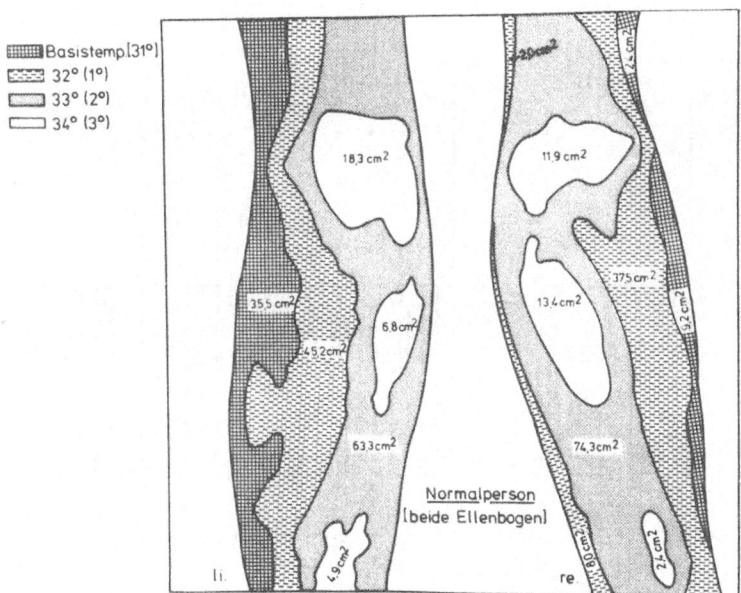

Abb. 1. Planimetrierung der isothermen Flächen zur Thermographe-Index-Berechnung

isothermen Flächen beider Unterarme. Nach 30 min Adaptationszeit wurde eine Kontrollaufnahme, unmittelbar, 10, 30 und 60 min nach der Behandlung des rechten Armes wurden weitere Aufnahmen durchgeführt. Die Behandlungsdauer betrug jeweils 10 min.

Alle isothermen Flächen wurden planimetriert und daraus der Thermographie-Index errechnet (Abb. 1). Die Behandlungswerte wurden als Abweichung vom jeweiligen Leerwert dargestellt. Die statistische Auswertung erfolgte mit dem parameterfreien Test nach Wilcoxon.

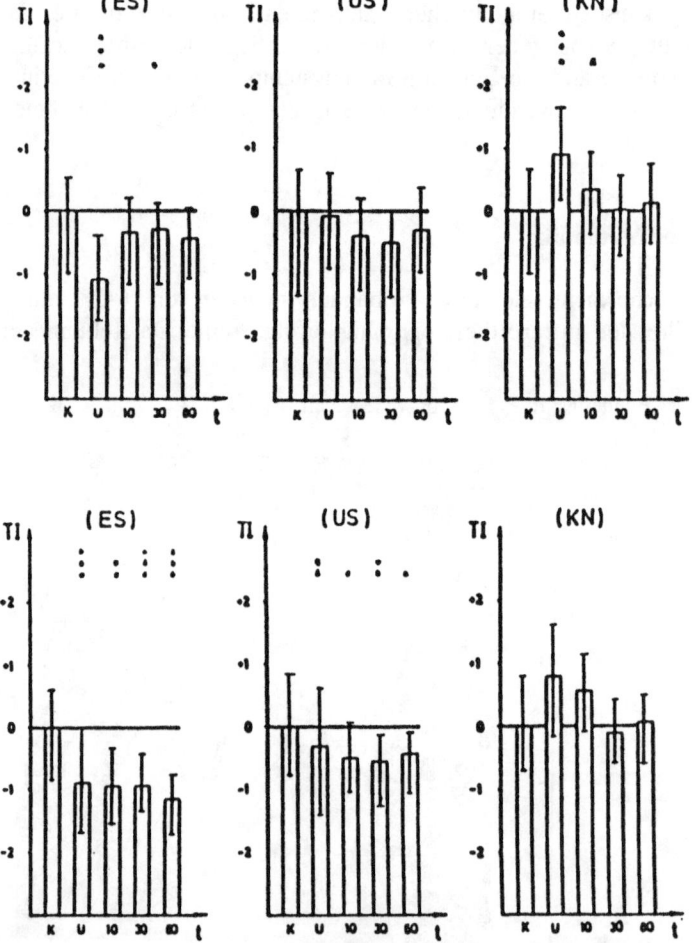

Abb. 2. Veränderung des Thermographie-Index (TI) im Vergleich zum jeweiligen Leerwert. Vor (K), unmittelbach nach (U), 10, 30 und 60 min nach Behandlung mit Schwellstrom (ES), Ultraschall (US) und Knetmassage (KW).
oben: ipsilateral; unten: kontralateral.
*: $p < 0{,}05$; **: $p < 0{,}01$; ***: $p < 0{,}001$

Ergebnisse und Besprechung

Nach Schwellstromtherapie trat ipsi- und contralateral eine deutliche Verminderung der Strahlungstemperatur auf (Abb. 2), obgleich der nach Kern (1986) bei Elektrostimulation die Muskeldurchblutung um das 8fache steigt; offenbar tritt eine Oberflächenvasokonstriktion auf.

Nach Ultraschallanwendung ergibt sich ipsi- und contralateral eine Tendenz zur Abnahme des Thermographie-Index (Abb. 2). Kern (1977) konnte keine Temperaturzunahme im Bereich der Oberfläche und in der Muskulatur im Tierversuch messen. Nach Knoch und Knauth (1977) traten arterielle Gefäßspasmen auf. Lehmann (1965) stellte in tiefen Muskelschichten eine Durchblutungssteigerung fest. In diesem Fall müßte der Wärmeabtransport über die tiefliegenden Venen erfolgen.

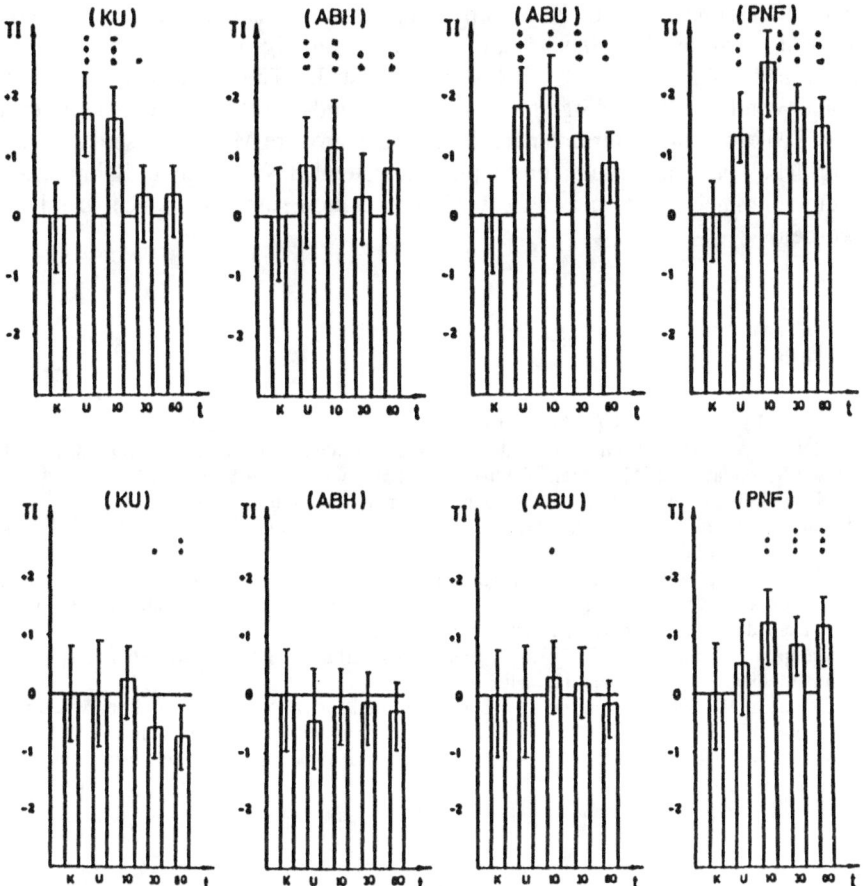

Abb. 3. Veränderungen des Thermographie-Index (TI) im Vergleich zum jeweiligen Leerwert. Vor (K), unmittelbar nach (U), 10, 30 und 60 min nach Behandlung mit Kurzwelle (KU), aktiver Beugung der Hand (AH), aktiver Beugung des Unterarmes (ABUA) und der PNF-Methode. Oben: ipsilateral; unten: kontralateral. Signifikanzen s. Abb. 2

Nach Knetmassage war die Strahlungstemperatur deutlich kurzfristig erhöht (Abb. 2). Dieser Befund deckt sich mit der Angabe vieler Autoren. Nach Heipertz (1984) trat contralateral eine vermehrte Hautdurchblutung auf. Eine ipsilaterale Beurteilung war durch Artefakte (Wärmeleitsonde nach Hensel) nicht möglich. Nach Lambiris u. Mitarb. (1983) konnten keine contralateralen Effekte nachgewiesen werden.

L Nach Hochfrequenztherapie im Spulenfeld stieg der Thermographie-Index deutlich und länger ipsilateral an (Abb. 3). Eine Durchblutungssteigerung gut leitender Gewebe soll nach Lampert und Schliephake (1972) bzw. Lehmann (1965) in etwa 3–4 cm Tiefe am größten sein. Diese Angaben stimmen auch mit den thermographischen Ergebnissen von Lilie (1974) überein.

Die aktive Beugung der Hand und die aktive Beugung des Unterarmes erfolgte mit einer Hantel von 1650 g. Die Strahlungstemperatur stieg erheblich und langdauernd an (Abb. 3). Sie war bei der aktiven Beugung des Unterarmes deutlicher ausgeprägt. Hierbei traten auch geringgradige contralaterale Reaktionen auf. Bei dynamisch-konzentrischen Kontraktionen kann die Durchblutung nach Astrand und Rodahl (1970) auf das 20fache des Ruhewertes ansteigen.

Nach der Anwendung der PNF-Methode ist der Thermographie-Index für die Dauer von 1 Stunde hochsignifikant gesteigert, und es tritt eine deutliche contralaterale Reaktion auf. Wahrscheinlich ist die noch größere Muskelmasse dafür verantwortlich. Die Auswirkung der dabei auftretenden spezifischen Bahnungs- und Hemmungsmechanismen auf die Gefäßinnervation sind bisher nicht beschrieben worden.

Literatur

1. Astrand P-O, Rodahl K (1970) Textbook of Work Physiology. McGraw Hill, New York
2. Heipertz W (1984) Wirkung physiotherapeutischer Maßnahmen auf die Durchblutung von Haut und Muskulatur des Menschen. Z Physik Therapie in Theorie u Praxis 5:10
3. Kern H (1986) Persönliche Mitteilungen. 3. Ulmer Colloquium, Januar
4. Kihn K. zitiert nach Knoch HG, Knauth K (1977) Therapie mit Ultraschall. VEB Gustuva Fischer Verlag, Jena
5. Knoch HG, Knauth K (1977) Therapie mit Ultraschal. VEB Gustav Fischer, Jena
6. Lambiris E, Stoboy H, Friedebold G (1983) Veränderungen der Hautdurchblutung nach verschiedenen Massagearten. Dtsch Z Sportmedizin 34:312
7. Lampert H, Schliephake E (1972) Kurzgefaßtes Lehrbuch der physikalischen Therapie. Verlag für Medizin Dr. E. Fischer, Heidelberg
8. Lehmann JF (1965) Diathermy. In: Handbook of Physical Medicine and Rehabilitation. Edt Krusen FH, Kottke FJ, Ellwood PM. Saunders Company, Philadelphia-London
9. Lilie J (1974) Die Bewertung physikalischer Heilmaßnahmen mit Hilfe der Infrarottheramographie. Inaug.-Diss., Essen

Thermographische Untersuchungen zur Bestimmung der physiologischen Regelgüte von Sportkleidung

F. Beuker, G. Schoknecht und J. Glandien

Abt. Sportmedizin; Institut für Sportwissenschaft der Universität Düsseldorf
(Leiter: Prof. Dr. med. F. Beuker) und Abt. Medizinische Physik und Medizinaltechnik des Instituts für Sozialmedizin und Epidemiologie des Bundesgesundheitsamtes
(Leiter: Direktor und Prof. Dr. G. Schoknecht)

Einleitung

Kleidung ist ein „quasiphysiologisches System" (Umbach 1985), in dem zahlreiche Einzelreaktionen physikalischer und chemischer Art den Kontakt zwischen Körper und Umwelt herstellen. Während die Gesamtheit der klimatischen Faktoren den exogenen Teil des Reaktionssystems darstellen, bestimmen auf der anderen Seite Wärmeproduktion und Feuchtigkeitsabgabe die wesentlichen Elemente der endogenen Bedingungen. Kleidung hat entsprechend eine mediale Funktion und ist von der Regelgüte der verwandten Materialien, aber auch von der Konstruktion der Gewebe und Gewirke abhängig.

Methodik

Zur Information über die Regelgüte wurde in Erweiterung der bisherigen Hautmessmethoden zur Bestimmung von Körperwärme und Schweißtransport die Infrarot-Oberflächenthermographie eingesetzt.

Verwendung fand eine thermographische Anlage der Firma Phillips, die in Verbindung mit der Datenverarbeitungsanlage IBAS I und II nicht nur die farblich differenzierte Darstellung unterschiedlicher Temperatur- und Oberflächenareale ermöglichte, sondern gleichzeitig deren planimetrische Analyse.

Zur Beobachtung unter reproduzierbarer Belastung wurde die Fahrradergometrie gewählt, die, von einer Grundbelastung mit 100 Watt ausgehend, im Abstand von 5 min um jeweils 50 Watt bis letztlich 200 Watt gesteigert wurde.

Ergebnisse und Diskussion

Über eine fotografische Dokumentation der auf dem Monitor erscheinenden Phasenbilder war es möglich, die Regulation auf der Oberfläche des Textils unter und nach Belastung zu registrieren. Die während der Adaptationsphase an die Kleidung in Ruhe, unmittelbar nach Belastung und nach einer Erholungszeit von 15 bzw. 30 min gewonnenen Bilder differieren hinsichtlich ihrer Farbigkeit und der Verteilung der einzelnen Temperaturareale erheblich voneinander. So läßt sich deutlich die Erwärmung nach Belastung und die allmähliche Abkühlung darstellen, die gleichzeitig eine Summation des Kühlungseffektes durch stärkere Schweißproduktion und -verdunstung auf der Oberfläche sowie der nachlassenden Körperwärmeproduktion darstellt.

Die Oberflächenthermographie gestattet aber nicht nur die generelle Beobachtung der unterschiedlichen Entwicklung von Wärmearealen auf der Oberfläche eines Textils, sondern auch die subtile Differenzierung unterschiedlicher Materialien.

Abb. 1 zeigt das relativ ausgewogene thermodynamische Verhalten eines Lauf-Anzugs aus 50% Polyamid und 50% Baumwolle. Der Anzug behält die nach der Thermoadaptation zu Beginn des Versuchs registrierte Oberflächensituation über die Dauer der Belastungssituation- und während der Erholungszeit bis 90 min nach Belastungsende bei. Abb. 2 zeigt demgegenüber, daß unmittelbar nach Belastung bei diesem Anzug die Temperatur stark abfällt. Diese Reaktion ist vermutlich mit außerordentlich schneller Schweißpenetration zu erklären, die zu Verdunstungskälte auf der Oberfläche führt. Während der Erholungsphase wärmt sich die Oberfläche wieder auf, um gegen Ende des Versuchs (75°) gleichsinnig zur inzwischen reduzierten Körperwärmeproduktion wieder unter das Ausgangsniveau abzufallen. Bestätigt durch die subjektiven Empfindungen der Probanden stellt sich hier im Gegensatz zur Abb. 1 ein Auskühlungseffekt dar, der naturgemäß in einem „Warmup suit" nicht auftreten darf. Abb. 3 zeigt bei einer größeren Anzahl von Sportanzügen unterschiedliche Verlaufskurven, die eine Charakterisierung der jeweiligen Eigenschaften erlauben.

Mit Hilfe der Oberflächenthermographie ist es so möglich, die Regelgüte von Sportkleidung zu verfolgen und die Forderung nach protektiver, leistungsfördernder Sportkleidung nicht nur zu konkretisieren, sondern darüber hinaus auch Hinweise für deren Konstruktion zu geben.

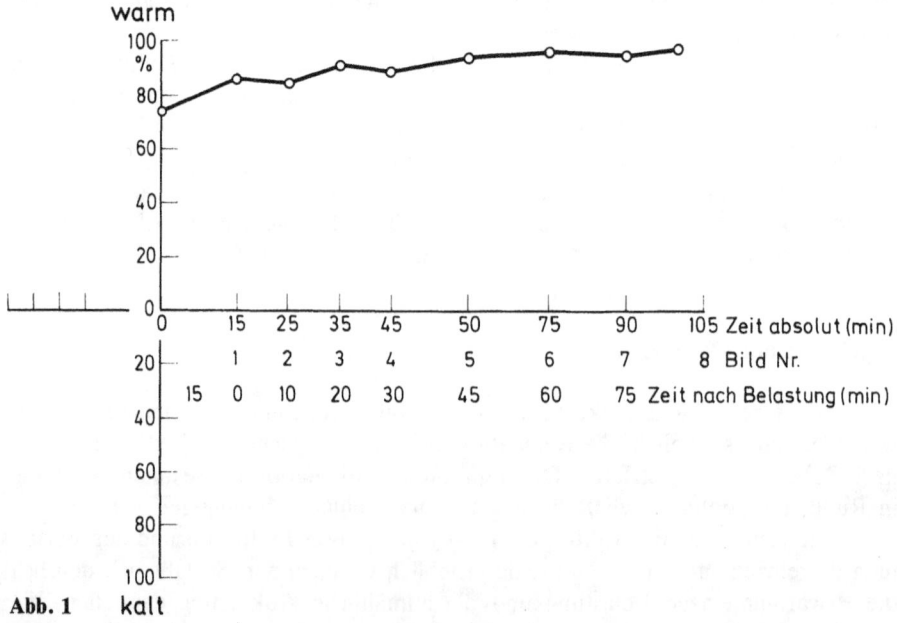

Abb. 1

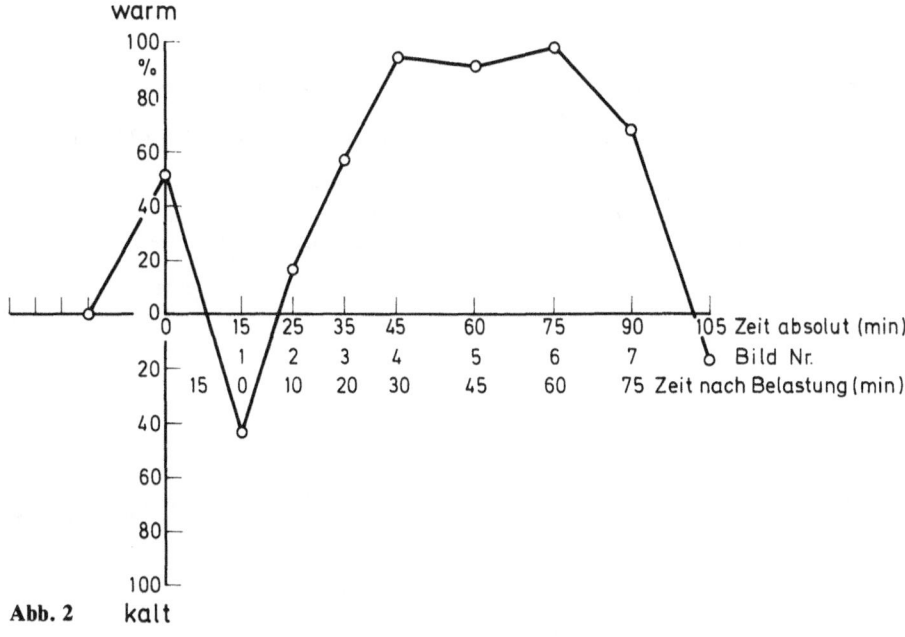
Abb. 2

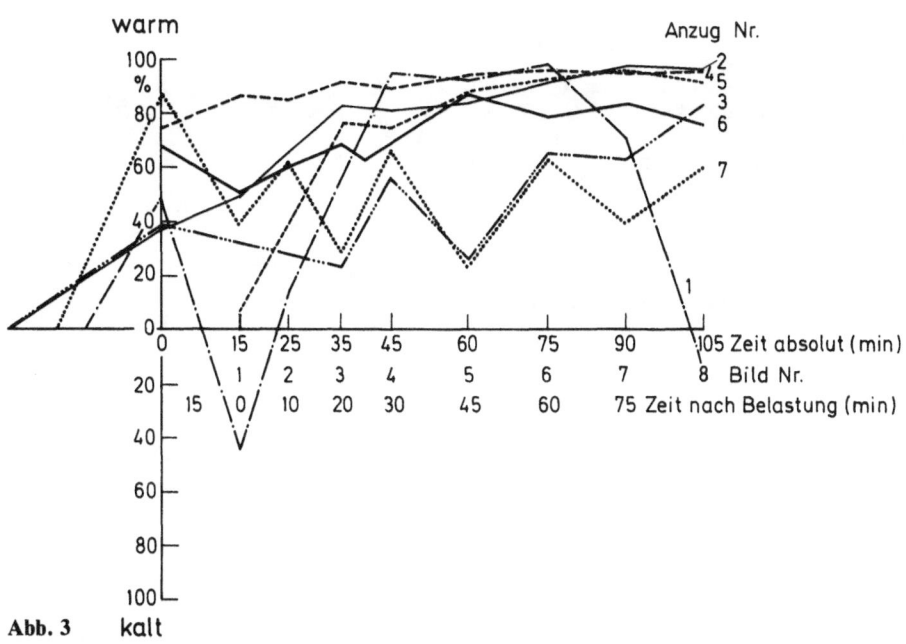
Abb. 3

Literatur

1. Umbach K-H (1985) Kleidung und Sport aus der Sicht der Hautphysiologie und Textilien. In: Eurosport und Freizeitmode 2: 287–294.
2. Umbach K-H (1985) Sportbekleidung aus Chemiefaser – bessere Thermoisolation? In: Moderne Medizin 11, November, 36
3. Beuker F (1985) Die Anwendung der Oberflächenthermographie als Eich- und Testmethode für die Bestimmung der wahren Güte und physiologischen Charakteristika von Sportbekleidung (Pilotstudie). Internes Material der PUMA Textilforschung, Düsseldorf/Herzogenaurach

Auswirkungen einer Fastenkur auf Ausdauerleistungsfähigkeit und Stoffwechsel bei Sportstudentinnen

A. Fromme, L. Dominik, J. Heid, H. Bennefeld und K.E. Zipf

Institut für Sportmedizin, Münster (Direktor: Prof. Dr. med. K.E. Zipf)

Einleitung

Die Auswirkungen des Fastens wurden überwiegend in klinischen Studien an Adipösen untersucht [2, 6], weniger an normalgewichtigen Personen [3]. Die vorliegende Arbeit ging von der Fragestellung aus, ob man eine ambulant durchgeführte, modifizierte Null-Diät, wie sie heute mehr und mehr praktiziert wird, aus ärztlicher Sicht verantworten kann, welche Stoffwechselparameter kontrolliert werden müssen und wie sich die körperliche Leistungsfähigkeit im Verlauf einer 10tägigen Kur entwickelt.

Probanden und Methodik

10 gesunde Sportstudentinnen (Alter 26 ± 4,5 Jahre, Größe 171 ± 4 cm, Gewicht 63,1 ± 4,1 kg) beteiligten sich an einer 10tägigen Saftfastenkur nach Buchinger [1]. Diese wurde mit einem Obsttag (600 kcal) begonnen, es folgten 7 Fastentage, an denen die Probandinnen täglich maximal 200 kcal in Form von Obst- und Gemüsesäften zu sich nahmen. Danach wurde an 2 Aufbautagen mit einer leichtverdaulichen, eiweißreichen Kost (600 bzw. 900 kcal/Tag) die Kalorienzufuhr dem normalen Tagesbedarf angeglichen. Während der gesamten Kur wurde auf eine ausreichende Flüssigkeitszufuhr geachtet, Gewichts- und Blutdruckkontrollen erfolgten täglich. Bei jeder Probandin führten wir 4 Fahrradergometrien nach dem BAL-Schema (Anfangsstufe 50 Watt, Stufenhöhe 50 Watt, Stufendauer 3 Minuten) durch, und zwar vor Beginn des Fastens sowie am 3., 7. und 10. Tag (nachfolgend mit den Ziffern 1–4 gekennzeichnet). Die Untersuchungen fanden stets zur gleichen Tageszeit statt, bestimmt wurden dabei in der üblichen Weise Herzfrequenz, Blutdruck und Laktatkonzentration. Ferner kontrollierten wir vor jeder Belastung die wichtigsten klinischen Blutparameter. Aus den Meßgrößen der Ergometrie bestimmten wir die anaerobe Schwelle bei 4 mmol/l Blutlaktat und die PWC_{170}. Die statistische Auswertung erfolgte mit Hilfe des Wilcoxon-Paardifferenzen-Tests.

Ergebnisse und Diskussion

Während der Fastenkur sank das Körpergewicht von 63,1 ± 4,1 kg um 5,7 % auf 59,5 ± 3,7 kg ab (Abb. 1). Die tägliche Gewichtsabnahme der Probandinnen lag mit

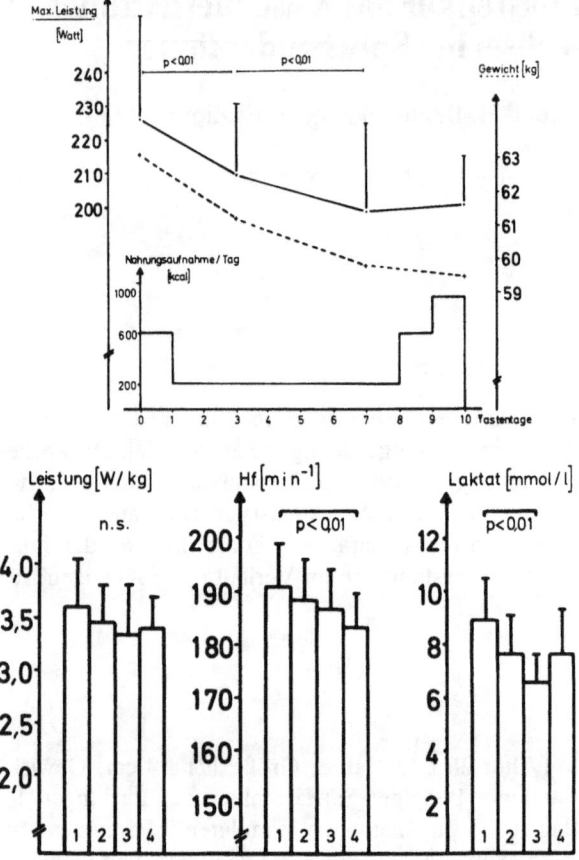

Abb. 1. Maximalleistung, Gewichtsabnahme und Kalorienzufuhr (oben); körpergewichtsbezogene Maximalleistung, Maximalfrequenz und Maximallaktat (unten), vor und während der Fastenkur. Untersuchungszeitpunkte: vor Fastenbeginn [1]; 3. [2], 7. [3] und 10. Fastentag [4]

445 g in der Größenordnung vergleichbarer Untersuchungen [5, 6], wobei der stärkere Rückgang in den ersten 2 Tagen (810 bzw 640 g) vornehmlich auf eine vermehrte Diurese zurückzuführen ist. Der Ruheblutdruck verringerte sich von 113/78 auf 105/73 mm Hg ($p < 0,05$). Ebenfalls signifikant ($p < 0,01$) niedriger lagen die systolischen Blutdruckwerte unter Belastung (50 W: 130 ± 8 vs 115 ± 6 mm Hg; 100 W: 144 ± 12 vs 123 ± 14 mm Hg; 150 W: 156 ± 12 vs 135 ± 13 mm Hg). Das Absinken des Blutdrucks beim Fasten [4, 5, 6, 7] führt nicht selten zu orthostatischen Regulationsstörungen [2]. Beschwerden solcher Art traten bei unserem Probandengut nicht auf, obwohl der Ruheblutdruck von Ausgangswerten im unteren Normbereich noch weiter absank. Bei der Beurteilung des Rückgangs der Maximalleistung um 12% vom Beginn des Fastens bis zum 7. Tag (226 ± 31 vs 199 ± 26 W; $p < 0,01$) muß der Grad der Ausbelastung berücksichtigt werden. Die maximal erreichten Herzfrequenzen sanken signifikant ($p < 0,01$) von 191 ± 8 auf 183 ± 6/min am 10. Tag, das Maximallaktat von $8,9 \pm 1,6$ auf $6,5 \pm 1,1$ mmol/l am 7. Fastentag. Der Grund hierfür dürfte in einer eingeschränkten maximalen Glykolyserate unter der Nahrungskarenz liegen. Bei der körpergewichtsbezogenen Maximalleistung war ein

Tabelle 1. Verhalten ausgewählter Blutparameter (Mittelwerte und Standardabweichungen) vor und während der Fastenkur. Signifikanzangaben jeweils bezogen auf den Ausgangswert vor Fastenbeginn (+p<0,05, ++p<0,01)

	Vor Fastenbeginn	Fastentage		
		3.	7.	10.
Hämatokrit (Vol%)	37,1 6,1	39,1 5,0	37,9 2,7	38,9 2,7
Erythrozyten (Mill/mm^3)	4,64 0,35	4,52 0,40	4,61 0,37	4,72 0,21
Hämoglobin (g/l)	143,1 10,1	136,4** 10,8	134,7** 8,8	141,0 8,3
Glukose (mmol/l)	4,2 0,26	3,92 0,69	3,66* 0,67	3,72 0,37
Eisen (µmol/l)	23,4 6,4	19,2 6,1	12,2** 2,9	14,4 6,3
Harnsäure (µmol/l)	183,4 42,5	295,8** 79,2	302,4** 130,1	216,6 52,8
Kreatinin (µmol/l)	82,1 7,4	92,2* 11,9	99,1* 16,1	93,6 17,2

Unterschied statistisch nicht zu sichern. Die anaerobe Schwelle verringerte sich um 11% von 165,2 ± 24,9 W auf 146,9 ± 18,8 W (p<0,01). Mehrere Faktoren dürfen den schnelleren Laktatanstieg im Blut bewirken:
1. eine Verminderung der Muskelmasse durch die Gewichtsabnahme und damit eine relativ höhere Belastung der einzelnen Muskelfaser;
2. die Reduktion des Verteilungsraumes für Laktat durch Wasserverlust und
3. die Einschränkung der O_2-Transportkapazität des Blutes bei einer um 8% signifikant (p<0,01) erniedrigten Hämoglobinkonzentration am 7. Fastentag (Tabelle 1).

Das Absinken des Hämoglobins hat möglicherweise auch entscheidenden Einfluß auf das Herzfrequenzverhalten. Die PWC_{170} fiel im Mittel von 154,3 ± 17,6 auf 143 ± 11,4 W am 7. Fastentag (p<0,05) und stieg dann nach dem Fastenbrechen mit 153,4 ± 14,4 W fast auf das Ausgangsniveau an (Abb. 2). Körpergewichtsbezogen sanken die Werte für die anaerobe Schwelle und die PWC_{170} zu keiner Zeit signifikant unter das Ausgangsniveau ab.

Tabelle 1 zeigt, daß Hämatokrit und Erythrozytenkonzentration bei dieser Form des Fastens nahezu konstant blieben. Die Glukose sank signifikant ab, dies soll bei normalgewichtigen Personen stärker ausgeprägt sein als bei adipösen [3]. Das überraschend starke Absinken des Serumeisens kann unserer Meinung nach nicht allein auf der kurzfristig eingeschränkten Eisenzufuhr beruhen. Zu diskutieren wäre

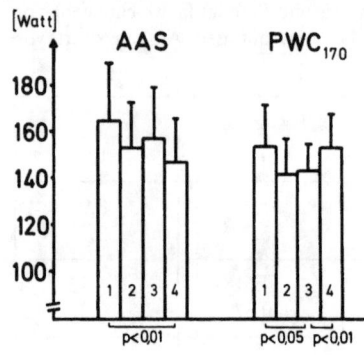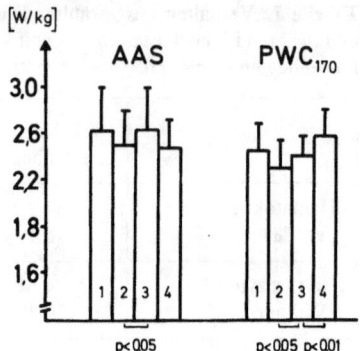

Abb. 2. Anaerobe Schwellen (AAS) und PWC$_{170}$, in absoluten (oben) und körpergewichtsbezogenen Werten (unten). Untersuchungszeitpunkte: s Abb. 1

eine durch Enzymmangel verminderte Mobilisierung des Depoteisens. Der Anstieg der Harnsäure beruht auf einer Verminderung der renalen Clearence und sollte ab der 2. Woche medikamentös behandelt werden [2]. Die Höhe des Kreatininspiegels ist abhängig von der Menge der zugeführten Flüssigkeit während der Nahrungskarenz [2]. Die Parameter der Leistungsfähigkeit sind im Maximal- und Submaximalbereich in absoluten Werten signifikant reduziert, körpergewichtsbezogen dagegen nicht. Einige Blutparameter zeigen schon nach einer relativ kurzen Fastendauer größere, in Einzelfällen pathologische Veränderungen. Eine ärztliche Kontrolle erscheint deshalb erforderlich, um die grundsätzlich positiven Wirkungen des Fastens nicht durch gesundheitliche Risiken zu belasten.

Literatur

1. Buchinger O (1982) Das Heilfasten. Hippokrates Verlag Stuttgart
2. Ditschuneit H, Ditschuneit HH, Wechsler J (1979) Adipositasbehandlung – Nulldiät oder kalorienreduzierte Diät? Internist 20: 151–158
3. Göschke H, Girard J, Stahl M (1976) Der Stoffwechsel bei vollständigem Fasten. Unterschiedliches Verhalten bei Männern und Frauen sowie bei Normalpersonen und Adipösen. Klin Wschr 54: 527–533
4. Jung RT, Shetty PS, Barrand M, Callingham BA, James WPT (1979) Role auf catecholamines in hypotensive response to dieting. Brit med J 1: S 12–13
5. Ritter U, Neumann B, Nowacki P (1980) Kardio-zirkulatorische Leistungsfähigkeit und Muskelstoffwechsel Adipöser bei Nahrungskarenz. Ernährungsumschau 27: 81
6. Voigt KD, Apostolakis M, Jungmann H (1967) Stoffwechsel- und Kreislaufstudien bei absoluter Nahrungskarenz. Klin Wschr 45, Heft 18: 924–931
7. Wirth A, Diehm C, Zappe H, Hack F, Vogel I, Kern E (1985) Training bei hypokalorischer Kost. In: Franz I-W, Mellerowich H, Noack W (Hrsg): Training und Sport zur Prävention und Rehabilitation in der technisierten Umwelt. Springer-Verlag Berlin Heidelberg New York Tokio, S 445–449

Breitensportliche Aspekte in der ambulanten ärztlichen Tätigkeit

F. Beuker, A. Heinzelmann und W. Hofmann

Abt. Sportmedizin des Instituts für Sportwissenschaft der Universität Düsseldorf
(Leiter: Prof. Dr. med. F. Beuker) und dem Institut für Empirische Psychologie, Köln
(Geschäftsführer: Walter Hofmann)

Einleitung

Das Anliegen des diesjährigen Deutschen Sportärzte-Kongresses zur Kursbestimmung der Sportmedizin beizutragen, veranlaßt zum Bericht über die Ergebnisse einer Befragung, die im Rahmen des DSB-Projekts „Sport und Gesundheit" vorgenommen wurde und sich mit der Position ambulant-tätiger Ärzte sowie dem Wunsch nach Einbeziehung sportlicher Mittel in die ambulante Therapie beschäftigt.

Methodik

Die Untersuchung wurde mit einem soziologischen Instrumentarium, das sowohl offene als auch geschlossene Fragestellungen enthielt, im Raum Köln an insgesamt 55 Ärzten durchgeführt: die Ärzte gehörten sowohl der Allgemeinmedizin [28] als auch der internistischen [12], gynäkologischen [7] und orthopädischen [5], sowie betriebsärztlichen Fachrichtung [3] an. 32 Ärzte waren jünger, 23 älter als 45 Jahre (Tabelle 1).

Tabelle 1

		Geschlecht		Alter	
Fachrichtung	insgesamt	m	w	bis 45 Jahre	45 und älter
• Allgemeinmediziner	28	23	5	14	14
• Internisten	12	11	1	6	6
• Gynäkologen	7	7	–	6	1
• Orthopäden	5	5	–	4	1
• Betriebsärzte	3	3	–	2	1
Insgesamt	55	49	6	32	23

Tabelle 2

Frage: Kann die Empfehlung von dosiertem Freizeitsport Ihrer Ansicht nach in der ärztlichen Therapie bzw. Beratung eine Rolle spielen?	n = 55
– JA – NEIN – Weiß nicht, bin skeptisch	54 – 1
Gesamt	55

Ergebnisse und Diskussion

Berührung mit sportspezifischen Fragestellungen haben die Ärzte im wesentlichen bei der Behandlung von Sportverletzungen und Sportuntersuchungen. In der Arbeit von 25 Praxen spielen sportbezogene Probleme gar keine Rolle. Mitglieder in einem Sportverein sind 50% der Befragten (n = 28).

Im Gegensatz zur offensichtlich nicht ungewöhnlichen sportlichen-sozialen Bindung steht die häufigere Negation direkter Zusammenarbeit mit ortsansässigen Sportvereinen (69%). Neben der konventionellen Beratung von Sportlern und Sportuntersuchungen spielt z. B. die Überweisung von Patienten zum Zwecke von Therapie, Prävention oder Rehabilitation durch Sport in Vereine überhaupt keine Rolle (11,8%).

Dennoch werden ärztliche Ratschläge zur Lebensgestaltung und Lebensführung als immanenter Bestandteil ambulanter Therapie und ärztlicher Handlungsweise bezeichnet (92,7%). 51 von 55 Befragten äußern sich positiv und betonen, daß sie insbesondere bei Herz-Kreislauf- und Stoffwechselkrankheiten der ärztlichen Beratung besondere Bedeutung beimessen. Demgegenüber tritt bei psychosomatischen Störungen, Haltungsschäden und hypokinetischen Problemen die Beratung relativ in den Hintergrund. Risikokonstellationen werden lediglich von 3 der 55 Befragten als Beratungsanlaß angegeben (Tabelle 2).

Auch die ergänzende Frage zum Einsatz von Sport für Rehabilitation oder gezielte Prävention ergibt allenfalls eine Orientierung auf Herz-Kreislauf-Erkrankungen, traumatisch-rehabilitative Zustände und Übergewicht. Der bewußte Ausgleich des Bewegungsmangels als einer primären Ursache für funktionelle Erkrankungen scheint nicht unmittelbar die Beratungsinhalte zu beeinflussen (3,6%).

Prinzipiell sind die befragten Ärzte mit der Majorität von 54 Stimmen der Meinung, daß dosierter Freizeitsport in der ärztlichen Therapie und Beratung eine Rolle spielen müsse.

Trotz dieser Einstellungen sprechen allerdings nur 34 von 55 Befragten (61%) mit ihren Patienten über den gesundheitlichen Wert von Sport.

Möglicherweise beruht dieses Verhalten nicht nur auf Zeitmangel, sondern auch darauf, daß die notwendigen Voraussetzungen und Informationen fehlen. So geben nur 12 von 55 Befragten (21,8%) an, daß sie eine sportmedizinische Zusatzausbildung besitzen, obwohl immerhin 32 von 55 Ärzten (58,18% sportmedizinische Tauglichkeits-Untersuchungen durchführen (Tabelle 3).

Tabelle 3

	ja	nein
Frage: Haben Sie eine sportmedizinische Zusatzausbildung?	12	43
Frage: Führen Sie sportmedizinische Tauglichkeitsuntersuchungen durch?	32	23

Auf mögliche Unsicherheit im Analysieren und Reagieren deutet auch die Tatsache, daß sich auf die Frage nach der Art der sportiven Empfehlung lediglich 15 (27,2%) Befragte konkret äußern. Im Vordergrund der Empfehlungen steht erwartungsgemäß leichtes Ausdauertraining, während Krafttraining oder ein umfassendes Fitneßprogramm kaum genannt werden. Da auch die Begründung der Empfehlung nur in wenigen Fällen konkret gegeben wird, läßt sich ungenügende Kenntnis und Übung vermuten (ohne Begründung: 65,4%).

Die zur Diskussion gestellten Untersuchungsergebnisse sind nicht repräsentativ und weisen möglicherweise eine territoriale Färbung auf. Die aufgezeigte Tendenz kann sich aber durchaus als allgemeine Erschwinung erweisen und sollte daher bei der Arbeit der Sportmedizin mit- und in der Medizinischen Welt berücksichtigt werden.

Literatur

1. Sport, Gesundheit, Lebensstil – Repräsentative Untersuchung des Instituts für Empirische Psychologie, i.A. des DSB, Frankfurt/Main 1986
2. Freizeit – Sport – Gesundheit – Wirtschaft Untersuchung des Instituts für Empirische Psychologie, Köln 1985 – Internes Material

Augenverletzungen, Verletzungsfolgen und andere Affektionen während sportlicher Betätigung

Dr. D. Schnell

Augenabteilung des Kreiskrankenhauses, 5220 Waldbröl

Im deutschsprachigen Raum gibt es nur wenige Arbeiten mit großen Statistiken über Verletzungen während der Sportausübung. Rompe [1] stellte 370 000 Schüler-Sportunfälle pro Jahr eines Kollektivs von 15 Millionen Kindern und Jugendlichen, einer Zahl von ca. 113 000 Sportunfällen pro Jahr in den Vereinen des DSB bei einer Mitgliederzahl von 16 Millionen gegenüber. Aus dieser Zusammenstellung ergibt sich eine durchschnittliche Verletzungshäufigkeit durch Sportunfälle von etwa 1,6%. Statistiken über Augenverletzungen bei Sportausübung sind in der deutschsprachigen Literatur noch seltener. Die unserer Meinung nach einzig brauchbare Statistik der Bundesrepublik über Augenverletzungen im Sport stammt von Toppel [2]. Die Autorin gibt an, daß in einem Vierjahreszeitraum in Bayern 58 407 Sportunfälle eintraten, davon 0,7% Augenverletzungen. Statistiken über Augenverletzungen in Relation zur Häufigkeit der Sportausübung in der jeweiligen Disziplin gibt es in der Bundesrepublik keine.

Material und Methode

In den Jahren 1968 bis 1985 erstellten wir eine Statistik über insgesamt 632 Verletzungen und andere Auswirkungen auf die Augenregion bei Sportausübung. Nach Angaben der Sportvereine, Sportverbände und Schulen rechneten wir die Frequenz der Sportausübung in der jeweiligen Sportart ungefähr hoch, bei der die Verletzung oder die Beeinträchtigung der Augen eingetreten war.

Das Einzugsgebiet für die Verletzungen bestand in den Jahren 1968 bis 1973 aus dem Großraum Köln und von 1974 bis 1985 dem Oberbergischen Kreis. Bei etwa der Hälfte der sportbedingten Augenbeeinträchtigungen konnten die Sportart, der Unfallhergang, die Therapie, der Verlauf und die Funktionseinbußen festgehalten werden, beim Rest waren nur die medizinischen Daten, die wir selbst sammelten, zu erhalten.

Ergebnisse

Die Tabelle 1 zeigt die Häufigkeitsverteilung der Arten und Auswirkungen der Affektionen. Es wurde pro Fall nur jeweils eine, nämlich die schwerwiegendste Folge der Beeinträchtigung registriert, auch wenn Mehrfach-Affektionen im Augenbereich vorlagen. Bei schweren Verletzungen waren sie die Regel.

Tabelle 1. Verletzungen und andere Beeinträchtigungen der Augenregion bei Sportausübung (n = 632)

52,1%	(329)	**1. Kontusionen (und Konkussionen)**			
		11,2%	(71)	a)	Hornhaut-Verletzungen (Stippungen, Kratzer, Erosionen)
		6,6%	(42)	b)	Bindehaut-Verletzungen (Einrisse, Hyposphagmata)
		5,7%	(36)	c)	Lidverletzungen (Lidschürfungen, Quetschungen, Haematome, Abrisse)
		0,8%	(5)	d)	Tränenwegsverletzungen (Tränenröhrchen-Abrisse etc.)
		9,6%	(61)	e)	Irisverletzungen (Iris-Ein- und Abrisse (basisnah, pupillar), Rezessionen, Cyclodialysen, traumatische Mydriasis, Vorderkammerblutungen (Hyphämata)
		1,9%	(12)	f)	Linsenverletzungen (Subluxationen, Luxationen, Linsentrübungen)
		3,5%	(22)	g)	Glaukome
		3,6%	(23)	h)	Glaskörpertrübungen, Glaskörperblutungen, Glaskörperabhebungen
		1,4%	(9)	i)	Aderhaut-Rupturen, Aderhautblutungen
		2,5%	(16)	j)	Netzhaut-Verletzungen (Oedeme, Blutungen, Risse, Ablösungen)
		0,6%	(4)	k)	Sehnervenschäden (Opticusscheiden-Haematome, Sehnerven-Zerrungen, -Ausrisse)
		0,5%	(3)	l)	Bulbus-Rupturen
		1,9%	(12)	m)	Frakturen (blow-out, Orbita, Siebbeinzellen)
		2,1%	(13)	n)	Augenmuskel-Paresen
17,7%	(112)	**2. Fremdkörper-Verletzungen**			
		7,1%	(45)	a)	Lid (intracutan, subtarsal)
		5,5%	(35)	b)	Bindehaut
		4,1%	(26)	c)	Hornhaut
		0,6%	(4)	d)	intraokular
		0,3%	(2)	e)	doppeltperforierend
12,5%	(79)	**3. Infektionen oder Reizungen**			
		1,4%	(9)	a)	Lider
		5,1%	(32)	b)	Bindehaut
		1,9%	(12)	c)	Hornhaut
		1,4%	(9)	d)	Lederhaut
		1,7%	(11)	e)	Regenbogenhaut
		0,6%	(4)	f)	Strahlenkörper
		0,3%	(2)	g)	Sympathische Ophthalmien
11,9%	(75)	**4. Strahlen-, chemische oder physikalische Einwirkungen**			
		1,4%	(9)	a)	UV-Strahlung: Keratoconjunctivitis fotoelektrica
		3,5%	(22)	a)	Chlor-Überempfindlichkeit
		0,5%	(3)	c)	Kälteschäden
		5,5%	(35)	d)	Kontaktlinsenschäden
		0,6%	(4)	e)	Gewichttheberschäden
		0,3%	(2)	f)	Höhenschäden
5,8%	(37)	**5. Schnitt- und Spiessungsverletzungen**			
		2,4%	(15)	a)	Lider, Tränenwege
		1,4%	(9)	b)	Bindehaut
		1,3%	(8)	c)	Hornhaut ⎱ 1,6% (10) nicht perforierend;
		0,8%	(5)	d)	Lederhaut ⎰ 0,5% (3) perforierend
100%	(632)				

52% Kontusionen stehen 18% Fremdkörperverletzungen, 12% Infektionen und Reizungen, etwa 12 Prozent Strahlen-Schäden und chemischen, sowie physikalischen Einwirkungen, sowie 6% Schnitt- und Spießungsverletzungen gegenüber.

66% der Verletzungen und anderen Beeinträchtigungen waren leichter Natur, sie bedurften keiner stationären Behandlung und heilten ohne große Funktionseinbußen aus. Etwa 16% stellten mittelschwere Verletzungen dar, die einen stationären Aufenthalt notwendig machten, jedoch ebenfalls keine größeren bleibenden Schäden hinterließen. 18% waren schwere Verletzungen, die mit mehr oder weniger ausgeprägten Funktionseinbußen einhergingen. 7% führten zur Erblindung, zum Teil mit Augenverlust. In einer größeren Zahl stellten wir Spätfolgen von Sportverletzungen bzw. Sportbeeinträchtigungen fest, so war zum Beispiel die Graue-Star-Bildung bei Boxern häufig erst Jahre später manifest geworden.

Als Verletzungsursachen (Tabelle 2) wurden in 55% Bälle angegeben, Arme oder Beine spielten in 25%, Schläger in 3% eine Rolle. Erstaunlich hierbei ist die geringe Zahl an Verletzungen durch die Schläger, die man erheblich höher einschätzen würde. Wir hatten bei Befragung oft den Eindruck, daß die Gegner wegen Regreßansprüchen geschont werden sollten und deshalb Bälle angeschuldigt wurden, obwohl Schläger die Ursache der Verletzung darstellten. Fuß- und Tennisbälle stellten mit 17 bzw. 16% die häufigste Verletzungsursache dar, in weitem Abstand folgten Volley- und Handbälle. Demzufolge war auch Fußball (Tabelle 3) die Sportart mit den häufigsten Augenverletzungen, nämlich von 23%, es folgten Tennis mit 18, Volleyball nit 12 und Basketball mit 8%.

Setzt man jedoch die Häufigkeit der Augenverletzungen in Relation zur Gesamt-Frequenz der Sportausübung, so verändert sich das Bild völlig (Tabelle 3). Relativ am häufigsten waren Augenverletzungen beim Squash (0,15%) und Eishockey

Tabelle 2. Ursachen von Verletzungen der Augenregion im Sport (n = 315)

Verletzungsursache	Zahl der Augenverletzungen	% aller Augenverletzungen
1. Bälle u. ä.	172	54,60%
a) Fußball	54	17,14%
b) Tennisball	50	15,87%
c) Volleyball	22	6,98%
d) Handball	13	4,13%
e) Hockeyball	11	3,49%
f) Eishockey-Scheibe	10	3,17%
g) Squashball	8	2,54%
h) Wasserball	4	1,27%
2. Obere Extremität	42	13,33%
3. Untere Extremität	38	12,06%
4. Kopf (einschl. Gesichtsschutz oder Brille)	28	8,89%
5. Stürze	11	3,49%
6. Schläger	10	3,17%
7. Munition	3	0,95%
8. Sonstige	11	3,49%
	315	99,97%

Tabelle 3. Häufigkeit der Augenverletzungen in Relation zur Gesamt-Frequenz der Sportausübung pro Jahr im Einzugsbereich

	bei 10 000 Sportausübungen	in %	Fälle	ungefähre Häufigkeit der Sportausübung pro Jahr (im Einzugsbereich)
Squash	15,3	0,153 1%	11	7 200
Eishockey	13,0	0,130 %	14	11 100
Feldhockey	8,4	0,084 %	16	21 300
Boxen	8,2	0,082 %	12	14 700
Tennis	8,0	0,080 %	57	71 400
Basketball	5,0	0,050 %	24	47 500
Volleyball	3,3	0,033 %	37	111 500
Handball	1,0	0,010 %	16	160 000
Fußball	0,6	0,006 %	73	1 216 600
Reiten	0,5	0,005 %	16	320 000
Wasserball	0,5	0,005 %	9	180 000
Turnen und Gymnastik	0,3	0,003 %	13	436 600
Sonstige (Golf, Badminton, Ringen, Skilauf etc.)	0,35	0,0035%	15	430 000
	1,0	0,010 %		3 027 900

(0,13%), in größerem Abstand folgten (mit etwa 0,08%) Feldhockey, Boxen und Tennis. Weitaus seltener wurden die Augen beim Basket-, Volleyball oder gar Fußball durch Verletzungen beeinträchtigt.

Diskussion

Sowohl bei unseren Untersuchungen als auch bei denen anderer Autoren [2, 3, 4] waren stets Unfälle mit kleineren Bällen häufiger als solche mit großen. Die vorherrschende Meinung [2, 5], kleine Bälle „paßten" leichter in die Augenhöhle als große, können wir nicht teilen, weil sie ganz einfach widerlegbar ist: Drückt man einen Fußball leicht gegen die Augenhöhle, so berührt das Leder bereits ohne jegliche Verformung des Balles das Auge. Schon bei einer geringen Geschwindigkeit aber verformt sich der Ball derart, daß der Druck auf das Auge noch erheblich größer wird.

Vielmehr ist die Ursache für die wesentlich häufigeren Verletzungen der Augen durch kleine (Squash, Hockey, Tennis-) als durch große Bälle (Fuß-, Basket-, Volleybälle) darin begründet, daß kleinere Bälle höhere Geschwindigkeiten erreichen und meist aus kürzerer Distanz auftreffen. Es kommt also in erster Linie auf die Relation zwischen der Distanz der beteiligten Spieler und der Schnelligkeit des Balles an. So liegt die maximale Geschwindigkeit des Fußballes bei etwas über

100 km/h, die des Tennisballes bei 180 km/h. Der durchschnittliche Abstand zwischen dem den Ball vorantreibenden Spieler und dem getroffenen lag bei unseren Ermittlungen im Fußball durchschnittlich bei 12 bis 20 Metern, im Tennis zwischen 8 und 10 m. Es versteht sich von selbst, daß der Tennisspieler dem sehr viel schnelleren, aus kürzerer Distanz geschlagenen Ball wesentlich schlechter ausweichen kann als der Fußballspieler, den der Ball aus weiterer Entfernung und weniger schnell trifft. Natürlich spielt auch die Ballgröße insofern eine entscheidende Rolle, als ein kleiner Ball nicht nur schlechter zu sehen, sondern auch in seiner Geschwindigkeit und Richtung schlechter einschätzbar ist als ein größerer.

Die Tatsache, daß beim Squash in unserem Krankengut die relativ häufigsten Augenverletzungen hervorgerufen werden, erklärt sich aus der Geschwindigkeit des Balles von bis zu 220 Stundenkilometern und einer Schlagdistanz von 6 bis 8 Metern [5, 6]. Obwohl der Quotient zwischen Ballgeschwindigkeit und Schußdistanz auch beim Badminton mit über 220 Stundenkilometern zu 4 bis 6 Metern sehr hoch ist, kommt es in dieser Sportart zu relativ wenig Augenverletzungen dadurch, daß der Federball schon nach wenigen Metern auf etwa 50 bis 80 km/h abgebremst wird.

Im Rahmen dieser Ausführungen können wir nur auf einige wenige Beispiele von Affektionen der Augen bei Sportausübung eingehen, die wir in unserer Studie erfaßten.

Bei Schwimmern, Wasserballern, Turm- und Brettspringern war die Konjunctivitis recht verbreitet, zum Teil durch Viren ausgelöst wie die Schwimmbad-Konjunctivitis, zum Teil aber auch durch starke Chlorierung des Wassers hervorgerufen.

Zuzunehmen scheinen Herpes-Infektionen im Bereich von Schwimmbadanlagen. Hier muß besonders darauf geachtet werden, daß eine antiherpetische Medikation (am besten mit Acyclovir) erfolgt und keine Cortison-Behandlung, die das Krankheitsbild ganz erheblich verschlechtert.

Kontaktlinsen-Schäden traten in der Zeit der nichtsauerstoffdurchlässigen harten Linsen erheblich häufiger auf als heute bei den Linsen mit hoher O_2-Permeabilität und fortentwickelten Innenkurven. Sie bestehen in erster Linie aus Hornhautstippungen, die äußerst schmerzhaft sind. Ursachen für die Unverträglichkeit der im normalen Leben gut verträglichen Linsen bei Sportausübung ist die vermehrte Austrocknung, die Säuerung des Tränenfilms und die Beeinträchtigung durch Schweißabsonderung.

UV-Schäden sahen wir nur bei Wasser- und Wintersportlern. Sie bestehen ebenfalls in einer stark schmerzhaften Stippung der Hornhaut-Vorderfläche, die allerdings erst nach einem Intervall von 6 bis 8 Stunden auftritt.

Die weitaus häufigsten Augenverletzungen, die Contusionen und Concussionen haben eine recht unterschiedliche Auswirkung auf den Augapfel der einzelnen Sportler. Dies liegt nicht zuletzt an der Aufhängung des Augapfels. Durch 6 Muskeln und viele Bänder gehalten, kann das Auge dem Schlag gering ausweichen. Tränenwegsabrisse kamen solitär sehr selten vor, als Mitverletzung jedoch relativ häufig. Hier ist eine fachgerechte Versorgung für die weitere Funktion des Tränenabflusses ungeheuer wichtig (Abb. 1).

Bei leichten Contusionen sind oberflächliche Hornhautverletzungen die Regel, sie sind äußerst schmerzhaft und können, vor allem, wenn organisches Material wie Fingernägel oder Äste die Verletzungsursache darstellen, nach einer Latenzzeit von 4 bis 12 Wochen rezidivieren. Auch Bindehaut-Blutungen, die häufig schlimmer

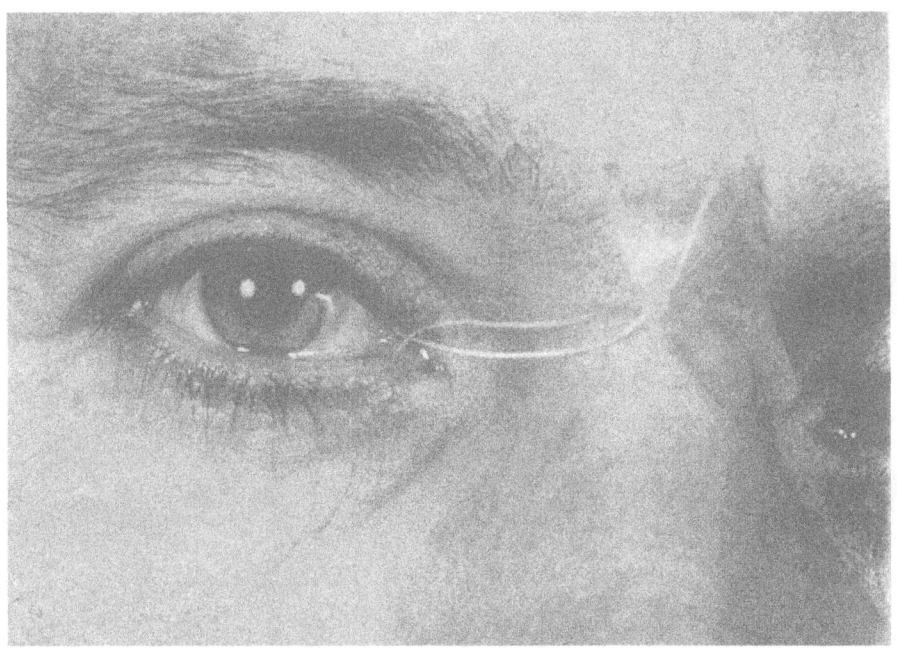

Abb. 1. Versorgter Tränenröhrchen-Abriß (Verletzung beim Tennis)

aussehen als sie sind, treten neben Zellströmungen in der vorderen Augenkammer schon bei mäßigen Prellungsverletzungen auf.

Größere Krafteinwirkungen bedingen dann neben Lockerungen der Linse aus der Verankerung, also Subluxationen und Luxationen (Abb. 2), Sub-, Intra- oder Präretinalblutungen.

Netz-Aderhaut-Rupturen, zumal wenn sie durchs Zentrum gehen, können zu einer weitgehenden Sehschärfen-Herabsetzung führen (Abb. 3).

Netzhaut-Risse, die spontan auftreten können, aber auch nach schweren Contusionen, führen zu Netzhaut-Ablösungen, wenn sie nicht rechtzeitig genug (durch Operation einschließlich Laserung) behandelt werden.

Graue Stare entstehen häufig erst als Späteinwirkungen dauernder leichter oder mittlerer Prellungsverletzungen, vorwiegend beim Boxen. Durch die Einpflanzung von intraokularen Kunstlinsen nach Grauer-Star-Operation kann die optische Korrektur durch eine einfache Brille vorgenommen werden, die oft problematische Starbrille oder Kontaktlinse wird dadurch vermieden. Sehr starke Contusionen im Augenbereich führen zu Blow-out-Frakturen, d. h., Einbrüchen des Orbitabodens in die Kieferhöhle mit Absenkung des Augapfels und Einklemmung der Weichteile, insbesondere der Muskulatur in die Bruchpforte. Es resultiert hieraus eine Blickhebungsschwäche und ein Absinken des Augapfels, welche nicht nur kosmetisch, sondern auch funktionell äußerst störend sind.

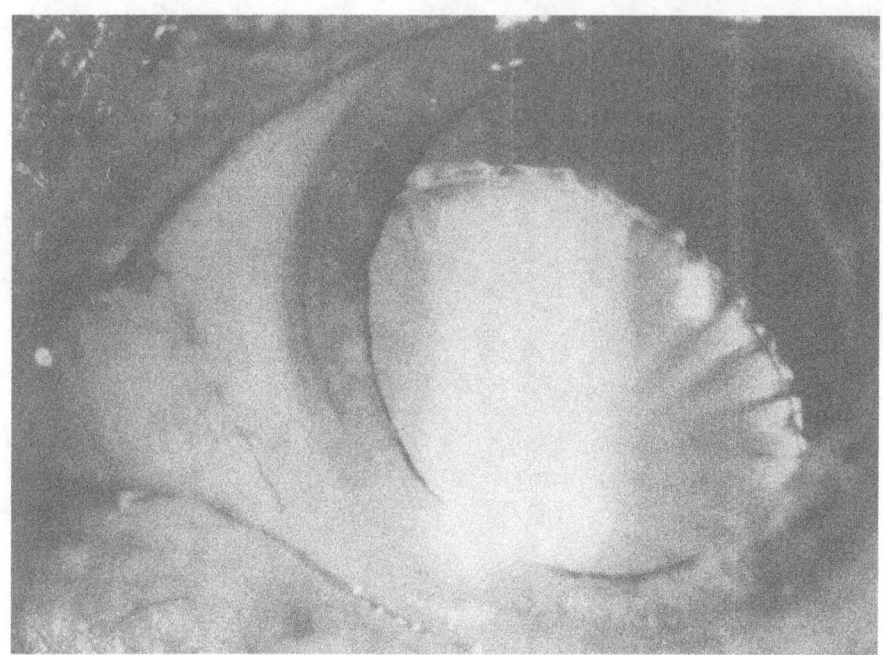

Abb. 2. Linsen- (Sub-)Luxation mit Grauer-Star-Bildung nach Box-Verletzung

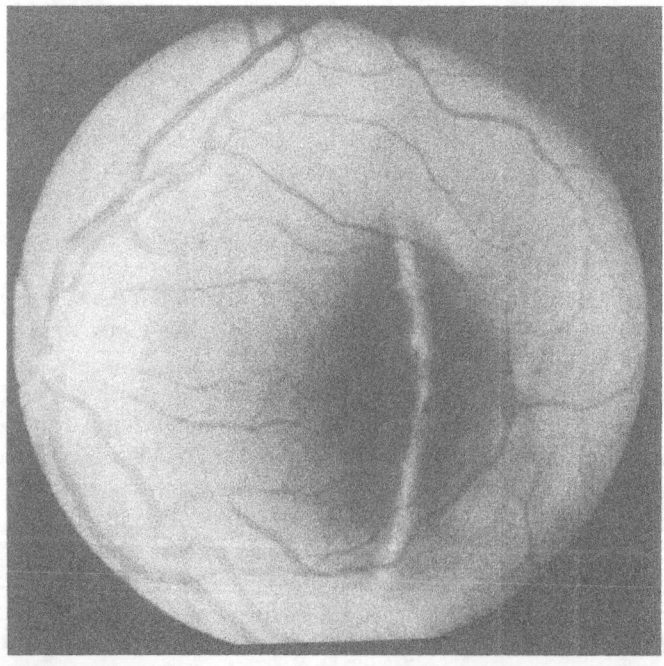

Abb. 3. Starke Visus-Minderung durch Aderhaut-Ruptur nach Prellung durch einen Squash-Ball

Berstungen des Augapfels stellen die schwerste Verletzungsfolge dar, Linsenverlust, Glaskörper-Austritt und Einblutung, sowie Netzhaut-Ablösung sind hier die Folge, die zu sekundärem grünen Star, zur Erblindung und dem Verlust des Augapfels führen können. Schwere Prellungsverletzungen des Schädels bedingen mitunter Schädelbasisbrüche mit Hirn-Ödem. Die Symptome hierbei sind das Brillen-Hämatom und bei Raumforderung im Zerebralbereich die Stauungspapille, meist beiderseits ausgeprägt.

Schnittverletzungen der Hornhaut werden häufig durch Brillengläser hervorgerufen, wir fanden sie in 3,8% der Fälle, weil immer noch splitterndes Glas in ungeschützten Gestellen getragen wird.

Im Hornhaut-Bereich versucht man durch periphere Naht-Adaptation und zusätzliche Gabe von therapeutischen (Verbands)-Kontaktlinsen, das Zentrum von störender Narbenbildung freizuhalten.

Auch Spießungsverletzungen, vor allem durch Zweige bei Reitern hervorgerufen, können äußerst störende Sehschärfen-Einbußen hervorrufen, auch wenn sie nur recht oberflächlich scheinen.

Zu den schwersten Veränderungen führen Einsprengungen von Projektilteilen ins Auge. Die Blei- oder Messing-Fremdkörper lagen entweder in der Vorderkammer, oder im Glaskörper, meist nachdem sie die Linse durchschlagen hatten, Glaskörper und Netzhaut-Veränderungen waren die Folge. Zwei Partikel hatten das Auge doppelt durchsachlagen und lagen in der Augenhöhle.

Eine der spektakulärsten Verletzungen der Augenregion, die ich sah, stellte die Skistock-Verletzung eines kleinen Mädchens dar. Die Stockspitze war durch den Mund unter der Gesichtshaut bis in den Schläfenbereich vorgedrungen. Was die Röntgenaufnahme schon ahnen ließ, bestätigte sich klinisch: Das Auge war durch den Unfall kaum verletzt, es zeigte geringe Prellungsveränderungen, aber fast volle Funktion.

Eine der tragischsten Verletzungen, die wir betreuten, stellte die durchbohrende Verletzung des Auges eines Sportlers durch einen sportmedizinisch tätigen Kollegen dar.

Bei einer Untersuchung auf dem Fahrradergometer durchbohrte die Kanüle einer Spritze, die der Arzt in der Hand hielt, Hornhaut und Linse des Patienten, als dieser plötzlich den Kopf senkte, während der Kollege Blut abnehmen wollte.

Die Augenlinse trübte sich ein. Durch eine zweimalige Operation, zunächst die Entfernung eines Grauen Stars, ½ Jahr später eine vordere Vitrektomie, konnten wir mittels Kontaktlinse dem neunzehnjährigen Patienten eine Sehschärfe von 120% und normales Binokularsehen erhalten.

Schlußbetrachtungen

Alles in allem gesehen, sind Augenverletzungen im Sport relativ selten. Nach Toppel werden bei tausend Sportverletzungen nur siebenmal die Augen betroffen. Bei unseren Untersuchungen kam auf 10 000 Sportausübungen *eine* Affektion im Augenbereich. Dennoch ist gerade hier eine möglichst fachgerechte Erstbehandlung, nachfolgend möglichst rasche Fachbetreuung erforderlich, um so viel wie möglich an Funktion zu retten. Leider sind die Ersten-Hilfe-Koffer in der Sportmedizin häufig nicht auf Augenverletzungen eingerichtet. Ein Kompliment muß ich den Kollegen machen, die als Nicht-Augenärzte die von mir betreuten Patienten erstbehandelten: In keinem Falle ist ein schwerwiegender Fehler vorgekommen, der die Situation des Verletzten verschlechtert hätte.

Literatur

1. Rompe G, Rieder H, Klumpp H (1981) Grenzen der Unfallforschung im Schulsport, Dt Zeitschrift für Sportmedizin 8: 222–226
2. Toppel L (1972) Augenverletzungen bei Sportunfällen, Med Monatsschrift, 25 Heft 8: 371-374
3. Kaplan AJ (1961) Traumas of the eyes due to sports activities, Vestn Oftal, (Mosk) 74: 51–54
4. Hamilton JB et al (1966) Eye Injuries in Children in Organised Sport at School in Australia and New Zealand (1954-1964). J Ophthalm soc 19–21
5. Easterbrook M (1982) Eye injuries in Squash and racquetball players: An update; The Physician and Sportsmed. 10:47–56
6. Bankes JLK (1985) Br Med J 291, 1539 Zit nach prakt Augenheil 7: 136 (1986)

Stoffwechsel bei Insulin-pflichtigen juvenilen Diabetikern vor und nach Umstellung auf kontinuierliche subkutane Insulininfusion (CSII) unter maximaler Ausbelastung und 20minütiger Ausdauerbelastung

K. Dienerowitz, E. Stump und H. Weicker

Abt. Pathophysiologie und Sportmedizin der Medizinischen Universitäts-Poliklinik Heidelberg

Fragestellung und Versuchsdarstellung

Vier insulinpflichtige Typ I-Diabetiker wurden unter konventioneller Therapie mit 2 Insulininjektionen/die einer Maximalbelastung und einer 20minütigen Ausdauerbelastung auf dem Fahrradergometer unterzogen. Dabei wurde vor, während und nach der Fahrradergospirometrie Blutzuckerwerte bestimmt. Weiterhin bestimmten die Patienten mit Hilfe von Glukoquantsets zu festgelegten Zeiten am Belastungstag, am 1. Tag nach Belastung und 2 Tage nach Belastung ihre Blutzuckerwerte. Die gleiche Versuchsdurchführung erfolgte 4 Wochen nach Umstellung auf kontinuierliche Insulininfusionstherapie. Es sollte die Frage geklärt werden, ob es unter Insulinpumpentherapie bei sportlicher Belastung zu einer vermehrten Neigung von Hypoglykämien kommen könnte. Als Vergleichsgruppe dienten 3 Probanden, die schon länger als ein halbes Jahr die Insulininfusionspumpe trugen; auch sie wurden nach dem gleichen Schema belastet. Die mittels Glukoquant ermittelten Blutzuckerwerte wurden bei uns im Labor mit der Hexokinase-Methode ausgewertet. Nach der gleichen Methode wurden auch die während der Belastung abgenommenen Blutzuckerwerte bestimmt.

Ergebnisse

Vor der Umstellung auf die Insulinpumpe lag bei den 4 Probanden der Blutzuckertagesprofilspiegel im Mittel bei Maximalbelastung bei 233 mg%, bei der Ausdauerbelastung bei 224,5 mg%. An den 2 Tagen nach Belastung lag der Blutzuckertagesprofilspiegel bei Maximalbelastung bei 164,2 mg% bzw. 234,2 mg%. Bei der Ausdauerbelastung bei 195,7 mg% bzw. 205,7 mg%. Nach Umstellung auf die Insulinpumpe ergaben sich verbesserte Blutzuckertagesprofilspiegel, am Belastungstag bei maximaler Belastung bei 138,3 mg%, bei Ausdauerbelastung bei 148 mg%. An den beiden Tagen danach lag der Wert bei der Maximalbelastung bei 154,2 mg% bzw. 143,7 mg%, bei der Ausdauerbelastung bei 140,9 mg% bzw. 132 mg%. Die Werte zeigen deutlich, daß unter Insulinpumpentherapie ausgeglichenere Blutzuckertagesprofilspiegel sowohl am Belastungstag als auch an den Tagen danach erreicht werden können, ohne daß Tendenzen zu Auftreten von Hypoglykämien zu verzeichnen wären. Auch die Kontrollgruppe zeigte Tagesprofilwerte im angestrebten therapeutischen Bereich (s. Anhang Tabelle 1a und 1b).

Tabelle 1a. Blutzuckerwerte am Belastungstag nach Maximalbelastung

BZ	vorher (n = 4)	nach 1 Monat (n = 4)	Kontrollgruppe (n = 3)
vor	x̄ 173,5 ± 40,6	x̄ 159,5 ± 39,2	x̄ 161,7 ± 113,7
während	x̄ 189,8 ± 51,0	x̄ 145,3 ± 28,1	x̄ 145,0 ± 97,1
20 min nach	x̄ 176,0 ± 49,8	x̄ 129,0 ± 22,9	x̄ 128,7 ± 79,5

Tabelle 1b. Blutzuckerverhalten bei Maximalbelastung

BZ-Mittelwert	vorher (n = 4)	nach 1 Monat (n = 4)	Kontrollgruppe (n = 3)
Belastungstag	x̄ 233,0 ± 23,1	x̄ 138,3 ± 10,5	x̄ 117,3 ± 22,7
1. Tag nach Belastung	x̄ 164,2 ± 19,7	x̄ 154,2 ± 14,3	x̄ 130,5 ± 12,1
2. Tag nach Belastung	x̄ 205,7 ± 24,4	x̄ 143,7 ± 14,5	x̄ 114,4 ± 11,5

Tabelle 2a. Blutzuckerwerte am Belastungstag nach Ausdauerbelastung

BZ	vorher (n = 4)	nach 1 Monat (n = 4)	Kontrollgruppe (n = 3)
vor	x̄ 227,3 ± 39,1	x̄ 152,5 ± 57,1	x̄ 181,0 ± 36,8
während	x̄ 166,3 ± 37,9	x̄ 111,5 ± 36,5	x̄ 136,1 ± 20,3
20 min nach	x̄ 163,8 ± 40,5	x̄ 106,8 ± 28,6	x̄ 121,3 ± 13,4

Tabelle 2b. Blutzuckerverhalten bei Ausdauerbelastung

BZ-Mittelwert	vorher (n = 4)	nach 1 Monat (n = 4)	Kontrollgruppe (n = 3)
Belastungstag	x̄ 224,5 ± 20,2	x̄ 148,0 ± 14,1	x̄ 167,0 ± 19,7
1. Tag nach Belastung	x̄ 195,7 ± 22,8	x̄ 140,9 ± 11,3	x̄ 139,9 ± 15,2
2. Tag nach Belastung	x̄ 234,2 ± 22,2	x̄ 132,0 ± 7,6	x̄ 127,0 ± 16,3

Auch bei den Blutzuckerwerten während der Belastungsphasen zeigten sich unter Insulinpumpentherapie deutlich verbesserte Blutzuckerwerte. Vor Pumpentherapie lag bei der Maximalbelastung der Blutzuckerwert vor Belastung bei 173,5 mg%, während der Belastungsphase bei 189,8 mg%, am Belastungsende bei 176 mg%; bei Ausdauerbelastung vor 227,3 mg%, während bei 166,3 mg% und am Belastungsende bei 163,8 mg%. Unter Insulinpumpentherapie lag der Blutzuckermittelwert vor Belastungsbeginn bei 159,5 mg%, während bei 145,3 und am Belastungsende bei 129 mg%; bei der Ausdauerbelastung entsprechend bei 152,5 mg%, während bei 111,5 mg% und am Belastungsende bei 106,8 mg%. Ebenso verhielt es sich bei der Kontrollgruppe (s. Anhang Tabelle 2a, 2b).

Resümee

Die Frage der Insulinpumpen-tragenden Diabetiker, ob mit Pumpenbehandlung unter sportlicher Aktivität die Gefahr von Hypoglykämien größer ist als bei der konventionellen Therapie kann mit nein beantwortet werden. Die Untersuchung zeigt deutlich, daß eine verbesserte Stoffwechsellage ohne Neigung zu vermehrten Hypoglykämien bei sportlicher Aktivität unter Insulinpumpentherapie besteht. Es ist jedoch wichtig darauf hinzuweisen, daß sporttreibende Diabetiker entsprechend geschult werden. Bei richtiger Schulung und entsprechendem Gebrauch der Insulinpumpe kann auch der Sport ein wichtiger Bestandteil in der Diabetestherapie sein.

Ausgewählte Aspekte zur Belastungsdynamik von Nachwuchssportlern im Volleyball

Chr. Kröger

Lehrstuhl für Sportwissenschaft II, Universität Bayreuth

1. Problemstellung

Vergegenwärtigt man sich eine aktuelle Bestandsaufnahme des orthopädischen Status vom Nachwuchskader, so fällt das Ergebnis frappierend aus. So wurden nach Wertung der klinischen und röntgenologischen Ergebnisse für 35 Nachwuchsathleten u. a. folgende Diagnosen erstellt: 9 * Chondropathia patellae und 16 * Patellaspitzen-Syndrom. Diese verminderte Toleranzbreite der Belastungsfähigkeit war Anlaß für eine kritische Reflexion des Trainings.

2. Untersuchungsmethodik

4 Juniorennationalspieler aus dem Volleyballinternat HOECHST sind ausgewählt worden, deren Training im Rahmen einer Pilotstudie 14 Tage lang protokolliert wurde. Die Trainingsprotokollierung erfolgte indirekt, d. h. 1. der Trainer hat i. S. einer Nachbereitung das Programm ziel- und inhaltsbezogen beschrieben und darüber hinaus für jede Übungsform eine Intensitätseinschränkung vorgenommen; 2. Videoaufzeichnungen vom Training sind unter Zuhilfenahme eines Protokollbogens (Abb. 1) ausgewertet worden. Im Untersuchungszeitraum sind 11 Trainingseinheiten (TE) spezielles Volleyballtraining, 6 TE Krafttraining und 2 TE Ausdauertraining ausgewertet worden.

3. Ergebnisse

Die summierten Belastungswerte zum Krafttraining (KT) – aufgegliedert nach Muskeltopographie (Abb. 2) – zeigen deutlich ein Übergewicht der unteren gegenüber den oberen Körperextremitäten. Das Ziel des KT bestand in der Muskelhypertrophie sowie in der neuronalen Aktivierung durch explosive Ausführung. Interessant ist die differenzierte Belastungsfähigkeit der 4 Spieler, die mit dem jeweiligen Sprungkraftvermögen übereinstimmt. Im Volleyballtraining sind Bewegungen, die den lumbosakralen Übergang erheblich belasten, recht häufig (z. B. Schnepperbewegungen zur Verstärkung der Bogenspannung). Im Muskelkompensationstraining muß dies entsprechend berücksichtigt werden:

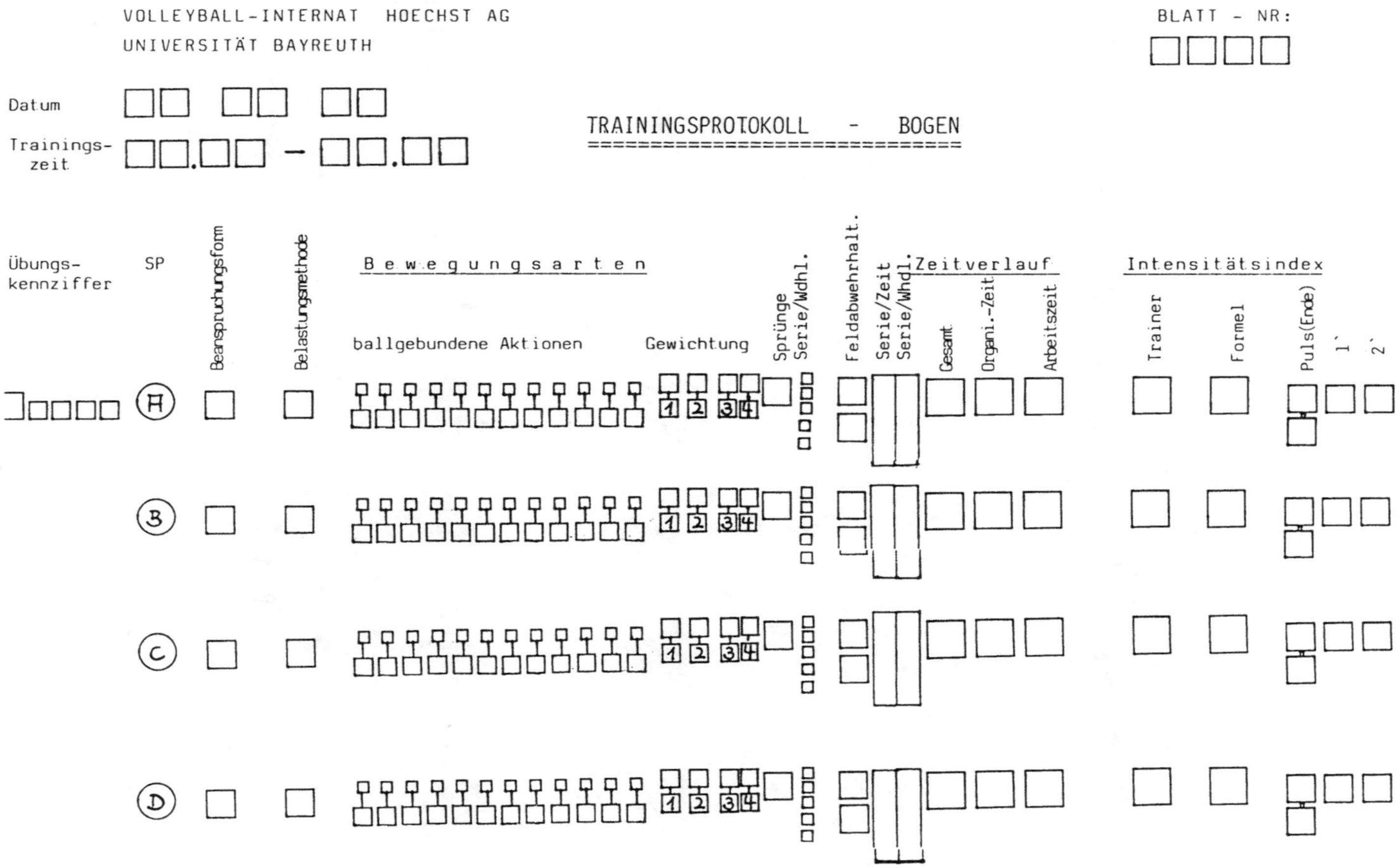

Abb. 1. Das Beispiel eines Trainingsprotokoll-Bogens

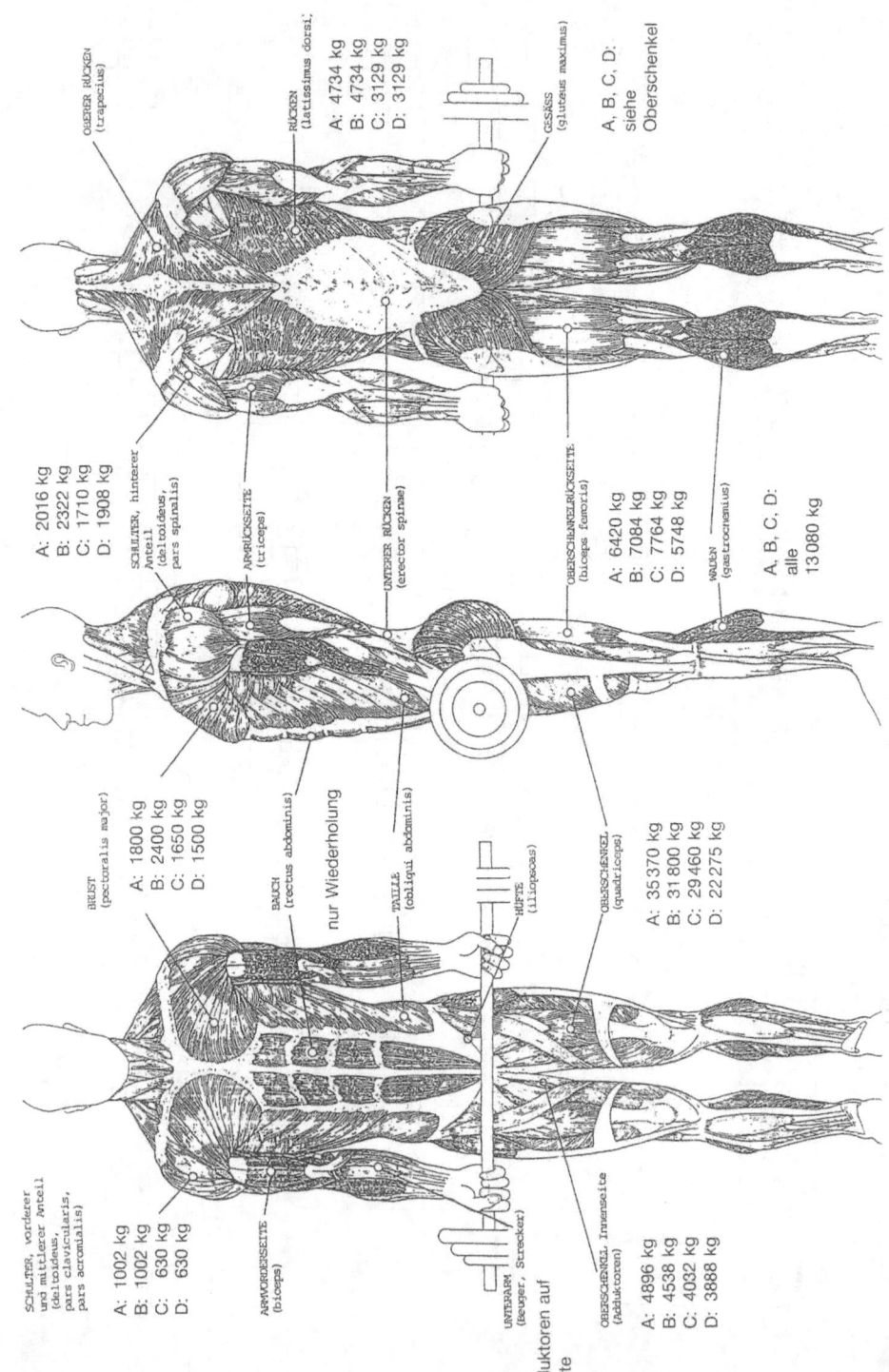

Abb. 2. Die summierten Belastungswerte von 4 Spielern zum Krafttraining (aufgegliedert nach Muskeltopographie)

1. Dehnung und nicht weitere Kräftigung des unteren Teils des „erector spinae",
2. Kräftigung des geraden und schrägen Bauchmuskels und zwar im Verhältnis von 1:2.

Dies ist nur ein Beispiel für die praktische Anwendung der Trainingsprotokollierung aus orthopädischer Sicht. Viele weitere Aspekte sind erhoben worden, so z. B. prozentualer Anteil des ballgebundenen Trainings, Anteil der übergeordneten Trainingsschwerpunkte, Anzahl der ballgebundenen Aktionen pro Spieler, Anteil der jeweiligen Technik in Intervallabständen, Häufigkeit von Sprüngen etc. Eine Schwierigkeit liegt in der Bestimmung der Belastungsintensität einer Übungsform im Sportspiel. Folgende Möglichkeiten sind zur Anwendung gekommen:
1. Eine subjektive Trainereinschätzung in fünf Stufen. Kriterien waren u. a. technische Ausführungsgüte, konditionelle Bewegungsausführung (Bewegungsschnelligkeit, Sprunghöhe etc.), Wiederholungszahl pro Zeiteinheit. Die Interpretation der Belastungsstufen im Verhältnis zur Zeit und zum jeweiligen Spieler kann jedoch nur dann sinnvoll sein, wenn diese Angaben über einen längeren Zeitraum erhoben worden sind und mit weiteren Intensitätskriterien (z. B. Pulsfrequenz) kontinuierlich in Beziehung gesetzt wurden.
2. Die Berechnung eines Belastungsindex nach folgender Formel wurde durchgeführt und erprobt:

$$B_{ii} = \frac{\Sigma \text{ Anzahl der gewichteten Aktionen}}{\Sigma \frac{\text{Belastungsdauer (sec.)}}{\text{Anzahl der Aktionen}}}$$

Dieser Belastungsindex ist für jede einzelne Übungsform (s. 2 Beispiele in der Abb. 3) und aufsummiert für jede TE ermittelt worden. Zwar ergaben sich gute Vergleichsmöglichkeiten unter den Spielern, aber es traten zugleich eine Reihe von Mängeln zum Vorschein:
– Nichtübereinstimmung mit der Trainereinschätzung zur Belastungsintensität (vgl. Abb. 3);
– Bestandteile des Belastungsindex besagen nichts über die Ausführung der Bewegung i. S. von Handlungsschnelligkeit oder Krafteinsatz, sondern stellt Umfang und Wiederholungszahl der Aktionen in den Vordergrund;
eine Linearität der Zahlenwerte i. S. von Intensitätszonen (0–100%) scheint nicht gegeben zu sein (vgl. Maximenko et. al. 1979)

Um diese Mängel in gewisser Weise zu entschärfen, wird derzeit eine dritte Möglichkeit geprüft. Bei Standardübungen sollen folgende Kennziffern erhoben werden:
– die maximal mögliche Anzahl von Aktionswiederholungen pro Zeiteinheit (Ermittlung einer Bezugsgröße)
– die simultan aufgezeichnete Pulsfrequenz, die als absolute Größe oder als gewichtete Größe in die Berechnung einfließen soll (Vergleich der Bezugsgröße).

Literatur

1. Maximenko, GM et al (1979) Über Kriterien zur Einschätzung der Belastungsintensität im Training von Spielern. In: Leistungssport 9, 3:178–180.

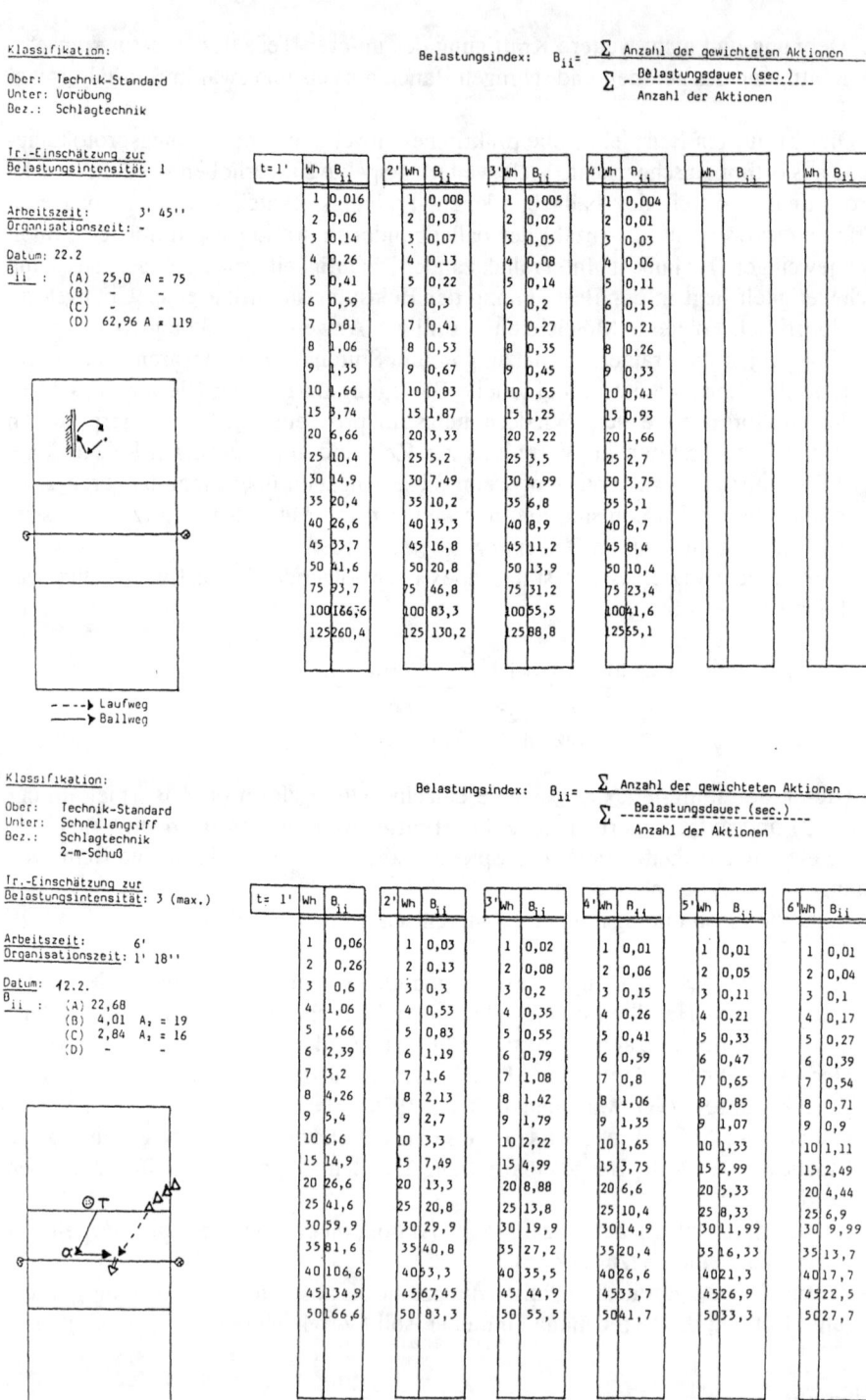

Abb. 3. Der Belastungsindex am Beispiel von zwei Übungsformen, die vom Trainer hinsichtlich der Intensität unterschiedlich eingestuft wurden

Beeinflussung der Leistungsfähigkeit im Mittel- und Langzeitausdauer-Bereich durch Vitamin E

H. Pabst, I. Simon-Schnaß und G. Durner

Sportmedizinisches Untersuchungszentrum des Bayr. Landessportverbandes

In den meisten ernährungsphysiologischen Arbeiten über Vitamin E wird der Tagesbedarf des Menschen auf 12 bis 35 I.E. geschätzt. Genaue Untersuchungen hierüber liegen jedoch nicht vor.

Zumindest scheint aber gesichert, daß bei erhöhter körperlicher Belastung – ähnlich wie in anderen Streßsituationen – der Vitamin-E-Bedarf erhöht ist. Diese Dosis, sieht man sie analog zu den anderen Vitamindosierungen, läßt sich mit dem 4- bis 6fachen Tagesgrundbedarf angeben. Allerdings wird in der Literatur eine pharmakologische Wirkung des Vitamin E erst dann angenommen, wenn die Dosierung über 400 mg pro Tag liegt.

Da viele unserer Sportler dem Vitamin E aus rein empirischen Gründen eine gewisse Leistungssteigerung zuschreiben, haben wir versucht, diese Fragen an verschiedenen Belastungsmodellen zu verifizieren.

Untersuchungsmethoden

Es wurden in einem randomisierten Doppelblindversuch insgesamt 30 gesunde Probanden untersucht. Es handelte sich ausschließlich um trainierte Mittel- und Langstreckler. Voraussetzung für die Aufnahme in den Test war ein bei allen Probanden möglichst gleicher Trainingszustand.

Die Gruppe 1 bestand aus 15 Langstreckenläufern, von denen 8 Verum und 7 Placebo bekamen. Die zweite Gruppe bestand aus 15 Kurzstreckenläufern, von denen 7 Verum und 8 Placebo erhielten. Die Verumprobanden bekamen auf diese Weise täglich 600 mg Vitamin E.

Die erste Grunduntersuchung wurde auf einem Laufbandergometer durchgeführt. Hierbei betrug die Anfangsbelastung 5 m/sec. Jeweils nach 3 Minuten erfolgte eine Steigerung um 0,5 m/sec. Zum Ende einer jeden einzelnen Belastungsstufe wurden aus dem hyperämisierten Ohrläppchen 20 µl Blut entnommen und eine Laktatbestimmung (Behring) durchgeführt.

Um eine möglicherweise vorhandene Überlastungsreaktion von vornherein auszuschließen, wurden Harnstoff, CK und GOT bestimmt. In zwei Fällen fand sich bereits vor dem ersten Test eine deutliche Erhöhung dieser Laborwerte, so daß wir diese Sportler erst einige Tage später, als sich die Werte normalisiert hatten, ergometrierten. Ebenso wurden alle Probanden aufgefordert, eine eventuelle Einnahme von Vitamin E drei Wochen vor dem ersten Test zu beenden.

Nach der ersten Untersuchung auf dem Ergometer bekam die Gruppe 1 sechs Wochen lang täglich 600 mg Vitamin E. Um eine Überprüfung der Einnahme zu ermöglichen, wurden im zweiwöchigen Abstand die Vitamin-E-Gehalte im Blut bestimmt.

Nach sechs Wochen wurde die zweite Ergometrie mit genau den gleichen Belastungskriterien erneut durchgeführt. Aus den errechneten aeroben Schwellenwerten wurden Mittelwerte gebildet und miteinander verglichen. In die endgültige Auswertung der Langstreckengruppe kamen alle 15 Sportler. Hierbei zeigte es sich, daß bei den Langstreckenläufern die aeroben Schwellenwerte keine signifikanten Veränderungen hatten. Dies lag womöglich daran, daß das Training dieser Sportler in einem viel zu stark anaeroben Bereich lag und wir daher den Leistungszuwachs nicht an einer Veränderung der aeroben Schwellenwerte feststellen konnten, obwohl wir dies ursprünglich so geplant und auch von den Sportlern gefordert hatten.

Die zweite Gruppe (Kurzstreckler) erhielt zwei bis fünf Tage nach der ersten Ergometrie eine einmalige Dosis von 600 mg Vitamin E ca. sieben Stunden vor der erneuten Belastung auf dem Laufband unter gleichen Kriterien wie beim ersten Mal. Hier zeigt sich, daß die maximale Laktatbildung, auf gleichem Leistungsniveau wie beim ersten Mal, bei den Verumprobanden deutlich niedriger war als bei den Placeboprobanden.

Tabelle 1

Verumg n = 7		Placebo n = 8		
vor	nach	vor	nach	
104,93	95,06	103,70	114,52	
14,99	13,58	14,81	16,36	$\bar{x}$ in mmol/l*

* Mittelwerte der maximalen Laktatbildungsrate bei Kurzstreckenläufern vor und nach Vitamin E. Diese Werte zeigen auch, daß die beiden Gruppen bezüglich ihrer Ausgangswerte gut miteinander vergleichbar sind

Ein weiterer Vitamin-E-Versuch im Ausdauerbereich wurde von uns mitgeplant. Bei einer Himalaja-Expedition im Sommer 1986, betreut von Frau Dr. Simon-Schnaß, wollten wir den Einfluß von täglichen Vitamin-E-Gaben auf die Leistungsfähigkeit auf verschiedenen Höhenstufen untersuchen.

Die ersten Ergebnisse, die uns vorliegen, zeigen, daß bei den Bergsteigern, die zusätzlich täglich 400 mg Vitamin E zu den routinemäßigen Elektrolytgaben bekamen, die aerobe Schwelle, ermittelt auf dem Fahrradergometer, mit fortlaufender Expeditionsdauer konstant blieb, während gleichzeitig ein Abfallen des maximalen Laktatbildungsvermögens bei gleichem Leistungsvermögen zu verzeichnen war. Die Ergometrien wurden auf 2500 m (einmal) und auf 5000 m (dreimal) durchgeführt.

Bei den Probanden, die Vitamin-E-Placebos bekamen, zeigte sich ein Abfall der anaeroben Schwelle. Allerdings zeigte sich bei allen Bergsteigern, daß unter Gabe von Elektrolyten die Ph-Werte während der Ergometrie nicht so stark absanken wie bei der ersten Ergometerbelastung.

Dies versuchen wir dadurch zu erklären, daß wir den Elektrolyten in ihrer galenischen Zubereitung eine puffernde Wirkung zuschreiben.

Untersuchungen zum Belastungsprofil in der Spielsportart Fußball aus energetischer Sicht unter besonderer Berücksichtigung der laufbandergometrisch ermittelten Ausdauerfähigkeit

J. Heid, A. Kleine, A. Fromme und K.E. Zipf

Institut für Sportmedizin der Universität Münster (Direktor: Prof. Dr. K. E. Zipf)

Probanden und Methodik

Untersucht wurden je 10 gesunde Feldspieler zweier Fußballmannschaften. Die anthropometrischen Daten von Mannschaft A (Universitätsauswahl) und Mannschaft B (Bezirksligaverein) unterschieden sich praktisch nicht (Alter: 24,1 ± 2,4 Jahre, Größe 181,2 ± 7,5 cm, Gewicht 75,3 ± 8,3 kg). Die ergometrische Leistungsprüfung erfolgte als Vita-maxima-Test auf dem Laufband (1% Steigung, Anfangsstufe 8 km/h, Stufenhöhe 2 km/h, Stufendauer 3 min, Pause ½ min) mit Herzfrequenz- und Blutlaktatbestimmung. Aus der Laktatkurve ermittelten wir die anaerobe Schwelle bei 4 mmol/l Blutlaktat.

Während eines Testspiels unter Wettkampfbedingungen erfolgten bei jedem Probanden 7 Blutentnahmen aus dem Ohrläppchen zur Laktatbestimmung, und zwar vor dem Spiel, um die 20. und 35. Minute sowie am Ende jeder Halbzeit.

Für den statistischen Vergleich der Meßergebnisse wurden verteilungsunabhängige Testverfahren verwendet: Der U-Test nach Wilcoxon, Mann und Whitney für unabhängige sowie der Wilcoxon-Paardifferenzen-Test für abhängige Stichproben.

Ergebnisse

Bei gleicher Ausbelastung betrug die maximale Geschwindigkeit auf dem Laufband für Mannschaft A 18,22 ± 1,2 km/h, für Mannschaft B 17,2 ± 1 km/h (n.s.). Die beiden Mannschaften unterschieden sich signifikant ($p < 0,05$) in der Leistung an der anaeroben Schwelle (Mannschaft A: 14,4 ± 1,6 km/h, Mannschaft B: 12,6 ± 1,7 km/h) (Abb. 1). Aus Abb. 2 ist ersichtlich, daß in beiden Halbzeiten die Laktatwerte aller Spieler mit zunehmender Spieldauer signifikant abnahmen. Beim Vergleich beider Mannschaften (Abb. 3) zeigte sich ein signifikanter Unterschied um die 20. Minute ($p < 0,05$) und am Ende der 1. Halbzeit ($p < 0,01$). Insgesamt war während des ganzen Spiels ein Trend zu höheren Laktatspiegeln bei Mannschaft B zu erkennen.

Berücksichtigt man nur den Maximalwert jedes Spielers, so ergibt sich zwischen Mannschaft A (5,2 ± 2,2 mmol/l) und Mannschaft B (7,0 ± 1,7 mmol/l) ein signifikanter Unterschied in der 1. Halbzeit, nicht dagegen in der 2. Halbzeit (A: 4,2 ± 1,5; B: 5,2 ± 2,0 mmol/l). Der Rückgang der Maximalwerte in der 2. Halbzeit ist für beide Mannschaften signifikant ($p < 0,05$). Die Laktatwerte im Spiel korrelie-

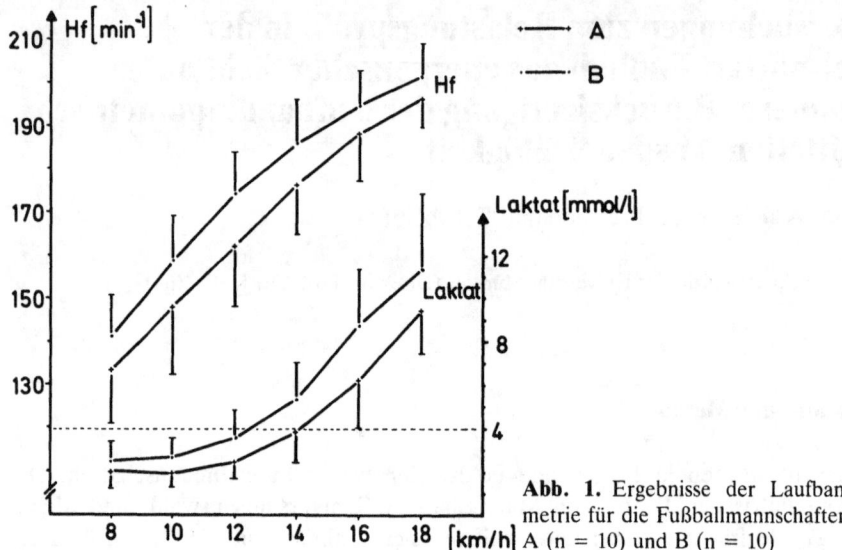

Abb. 1. Ergebnisse der Laufbandergometrie für die Fußballmannschaften A (n = 10) und B (n = 10)

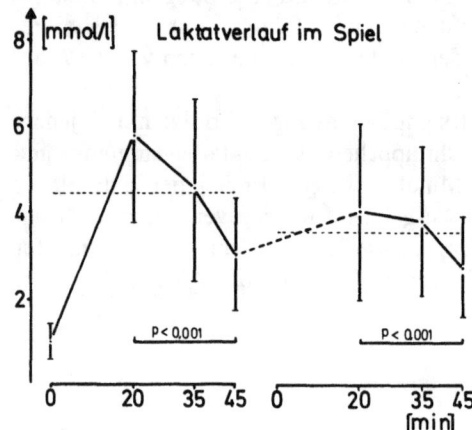

Abb. 2. Mittelwerte und Standardabweichungen der Blutlaktatwerte im Spiel für alle Feldspieler (n = 20)

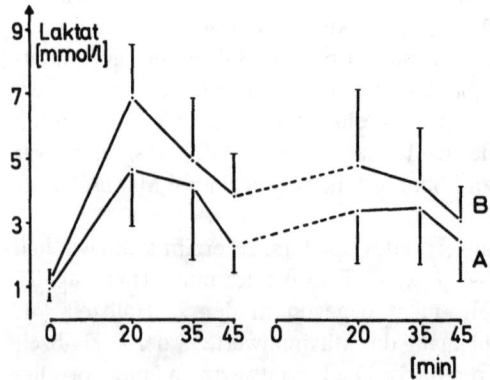

Abb. 3. Mittelwerte und Standardabweichungen der Blutlaktatwerte im Spiel für die Mannschaften A (n = 10) und B (n = 10)

ren nicht mit den Ergebnissen der Ergometrie (anaerobe Schwelle, maximale Laufgeschwindigkeit, Maximallaktat).

Diskussion

Mannschaft A läßt sich bezüglich der Dauerleistungsfähigkeit annähernd mit einer Profimannschaft vergleichen [1]. Die signifikant niedrigere Leistung der Mannschaft B entspricht etwa der von nicht ausdauertrainierten Sportstudenten (eig. Unters.). Die beschriebenen Unterschiede im Laktatverhalten der beiden Mannschaften lassen sich am besten anhand des Spielverlaufs erklären: Mannschaft A hatte – vermutlich aufgrund der größeren mittleren Laufleistung – mehr Ballkontakte und bestimmte im wesentlichen das Spielgeschehen. Für Mannschaft B lag – gemessen an der Dauerleistungsfähigkeit – eine höhere Intensität vor.

Vor allem in der 1. Halbzeit wurde Mannschaft B in die Defensive gezwungen, hier wurden die höchsten Laktatwerte bei den Spielern von Mittelfeld und Abwehr gemessen. In diesem Zeitraum lagen bei Mannschaft A für die Stürmer höhere Laktatwerte vor als für die übrigen Mannschaftsteile.

Die Beobachtungen in unserer Felduntersuchung zeigen eine gute Übereinstimmung mit denen von Liesen [3]. Während des Spiels traten keine maximalen Glykolyseaktivierungen wie beim Schnelligkeitsausdauertraining (Laktat > 10 mmol/l) auf. So lagen in der 1. Halbzeit nur 3 Meßwerte über 8 mmol/l, in der 2. Halbzeit fand sich nur 1 Wert über 7 mmol/l. Auch beim Hallenhandball, bezüglich der effektiven Spielzeit mit dem Fußballspiel vergleichbar [5], wurden ähnliche Laktatspiegel gemessen [4]. Ein Abfall der Laktatwerte in der 2. Halbzeit läßt sich durch eine Erschöpfung der Glykogenreserven erklären [3].

Das Laktatverhalten läßt den Schluß zu, daß für Fußballspieler ein spezifisches Schnelligkeitsausdauertraining nicht notwendig ist. Die Energie für die intensiveren Belastungen, die zum größten Teil aus Kraft- und Schnelligkeitselementen bestehen, wird vorwiegend alaktazid bereitgestellt [2]. Die Bedeutung der Dauerleistungsfähigkeit liegt im wesentlichen darin, daß bei der Restitution der energiereichen Phosphate erst bei einer höheren Intensität auf anaerobe Mechanismen zurückgegriffen werden muß.

Literatur

1. Hollmann W, Liesen H, Mader A, Heck H, Rost R, Dufaux B, Schürch P, Lagerström B, Föhrenbach R (1981) Zur Höchst- und Dauerleistungsfähigkeit der deutschen Fußball-Spitzenspieler. Dtsch Z Sportmed H 5: 113-120
2. Liesen H (1983) Training konditioneller Fähigkeiten in der Vorbereitungsperiode. Fußballtraining H 3: 11-14
3. Liesen H (1983) Schnelligkeitsausdauertraining im Fußball aus sportmedizinischer Sicht. Fußballtraining H 5: 27-31
4. Luck P, Miedlich U, Köhler E, Hierse B (1985) Zu ausgewählten leistungsbestimmenden Voraussetzungen des Handballspielers aus sportmedizinischer Sicht. Med u Sport 25 H 5: 156-159
5. Späte D, Bisanz G (1983) Tempospiel durch lange Pässe. Fußballtraining H 5: 7-11

Auswirkungen einer physiologischen Kochsalzlösung auf Leistung und Stoffwechsel im Langstreckenlauf

P.M. Schürch, A. Bascle-Hecker und W. Hollmann

Institut für Kreislaufforschung und Sportmedizin (Leiter und Lehrstuhl für Kardiologie und Sportmedizin: o. Prof. Dr. med. W. Hollmann) Deutsche Sporthochschule Köln

Belastungen im Bereich der Langzeitausdauer sind mit größeren Verlusten an Körperflüssigkeit verbunden [15, 21, 22].

Die Reduktion des Körperwassers unter Belastung geht mit einem Anstieg der Körpertemperatur einher [15, 21, 22, 25]. Zu den endogenen temperatursteigernden Faktoren gehört neben der Zunahme der Belastungsintensität [21, 23], das Ausmaß des Wasserdefizits [25]. Dehydrierende Maßnahmen sowie Hyperthermie setzen die Dauerleistungsfähigkeit herab [1, 12, 20], während eine Verminderung der Körpertemperatur oder eine Flüssigkeitszufuhr vor oder während einer Arbeit die Leistung verbessert [9, 16].

Der Zweck der vorliegenden Untersuchung bestand darin, die Wirkung einer vor einer Dauerbelastung eingenommenen physiologischen Kochsalzlösung auf Leistung, Thermoregulation und Stoffwechsel zu überprüfen.

Methodik

Als Probanden nahmen 14 mittel-ausdauertrainierte Sportstudenten teil. Ihre Daten lauten: Alter 25 ± 3 Jahre, Größe 181 ± 5 cm, Gewicht 72,6 ± 5,7 kg. Jeder Proband führte zwei Läufe durch, an welchen in 90 Minuten jeweils eine möglichst große Distanz zurückzulegen war. Am Testlauf (TL) erhielten die Läufer 10 min vor dem Start 0,7 l einer 0,9%igen Kochsalzlösung. Vor dem Kontrollauf (KL) erhielten sie keine Flüssigkeit. Die Hälfte der Probanden führte zuerst den TL, die andere Hälfte den KL durch. Die Läufe fanden auf einem 2 km langen, vorwiegend flachen Rundkurs statt. Für beide Läufe herrschten gemäßigte klimatische Bedingungen. Vor und nach dem Lauf bestimmten wir die Pulsfrequenz, das Körpergewicht, die Körpertemperatur, die Serum-glukose und das -glyzerin, die Creatinphosphokinase (CPK) sowie den Serumharnstoff. Außerdem ermittelten wir die erzielten mittleren Laufgeschwindigkeiten. Die Messungen vor dem Start erfolgten vor der Flüssigkeitszufuhr.

Untersuchungsergebnisse

Mittlere Laufgeschwindigkeit, Pulsfrequenz, Körpergewicht, Körpertemperatur sowie das freie Glyzerin zeigten in den beiden Läufen nahezu das gleiche Verhalten (Tabelle 1).

Tabelle 1. Der Einfluß einer vor dem Start eines 90-min-Laufs gegebenen physiologischen Kochsalzlösung auf Leistung, Thermoregulation und Stoffwechsel

	Testlauf			Kontrollauf			Sign. d. Diff.
	vor	nach	Diff.	vor	nach	Diff.	
mittlere Laufgeschwindigkeit (m/s)	3,50±0,47			3,46±0,45			–
Pulsfrequenz (min^{-1})	70±9	165±20	95	72±11	161±16	89	–
Körpergewicht (kg)	73,0±5,8	71,4±5,8	1,6±0,7	72,2±5,7	70,8±5,6	1,4±0,3	–
Körpertemperatur (°C)	37,3±0,4	38,5±0,7	1,2±0,8	37,3±0,5	38,6±0,6	1,3±0,6	–
Serumglukose (mg/100 ml)	92±25	75±19	−17±36	76±22	83±11	7±22	*
freies Glyzerin (mg/100 ml)	0,8±0,3	3,7±1,5	2,9±1,5	0,8±0,3	3,7±1,1	2,9±1,1	–

Die Serumglukose sank bei schwach signifikant höheren Ausgangsawerten im TL leicht ab ($p > 0,05$), während im KL ein geringfügiger Anstieg auftrat] ($p > 0,05$) (Tabelle 1).

Die CPK stieg in beiden Läufen an ($p < 0,001$). Die Werte lagen im KL vor und nach dem Lauf höher ($p < 0,05$). Im KL bestand ein um 33% stärkerer Enzymanstieg ($p > 0,05$) (Abb. 1).

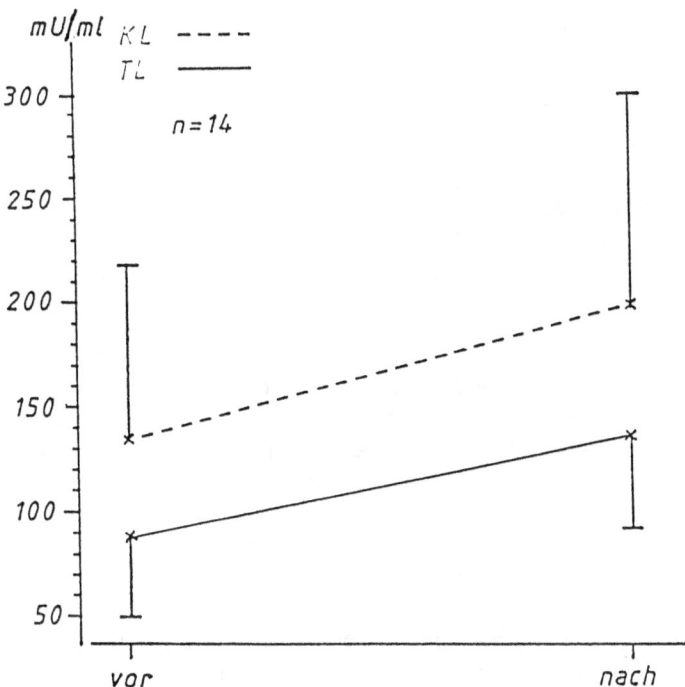

Abb. 1. Der Einfluß einer vor dem Start eines 90-min-Laufs gegebenen physiologischen Kochsalzlösung auf die CPK (KL = Kontrollauf, TL = Testlauf). Anstieg in beiden Läufen hochsignifikant. Werte KL vor und nach dem Lauf schwach signifikant höher

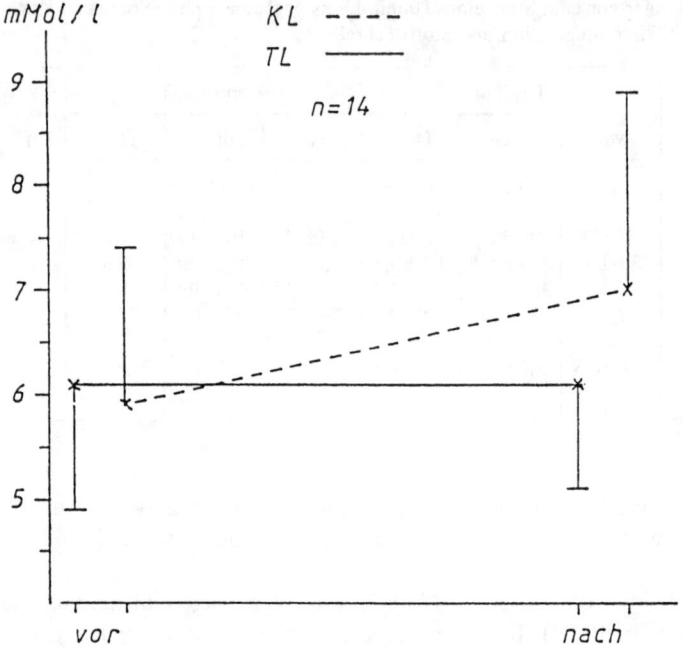

Abb. 2. Der Einfluß einer vor dem Start eines 90-min-Laufs gegebenen physiologischen Kochsalzlösung auf den Serumharnstoff. (KL = Kontrollauf, TL = Testlauf). Anstieg in KL hochsignifikant

Im KL trat eine Zunahme des Serumharnstoffs auf (p < 0,001). Hingegen blieben die Meßwerte des TL unverändert. Die Unterschiede nach dem Lauf fielen schwach signifikant aus (Abb. 2).

Diskussion

Die Ergebnisse belegen, daß eine vor dem Start eines Langstreckenlaufs gegebene physiologische Kochsalzlösung die Leistung, den Kreislauf, die Thermoregulation sowie den Fettstoffwechsel nicht beeinflußt. Dieses entspricht auch dem Befund, wonach eine Vergrößerung des Plasmavolumens vor einer 30 min Dauerleistung Temperaturanstieg und Schweißproduktion kaum verändert [5]. Eine wesentlich höhere prophylaktische Flüssigkeitszufuhr bewirkt jedoch zumindest bei niedrigeren Belastungsintensitäten unter Hitze einen geringeren Anstieg der Pulsfrequenz und der Körpertemperatur sowie eine höhere Schweißabgabe [17]. Eine Plasmavolumenexpansion vor einer stufenförmigen Ergometerbelastung steigert Herzminuten- und Schlagvolumen, senkt die Herzfrequenz sowie das Hämoglobin und läßt die Sauerstoffaufnahme sowie die maximale Sauerstoffaufnahme unbeeinflußt [10].

Das unterschiedliche Verhalten des Blutzuckers in den beiden Läufen muß als zufällig und ernährungsbedingt betrachtet werden [11].

CPK-Anstiege unter Dauerbelastung stellen ein bekanntes Phänomen dar [u. a. 8, 14, 18]. Die höheren Ausgangswerte des KL interpretieren wir als zufällig. Die Frage bleibt offen, ob die niedrigeren Nachbelastungswerte des TL nur eine Folge der tieferen Vorstartwerte oder auch eine Wirkung der physiologischen Kochsalzlösung darstellen.

Der Harnstoffanstieg unter Arbeit ist Ausdruck einer verminderten Proteinsynthese sowie eines erhöhten Eiweißkatabolismus [2, 13]. Zu den wichtigsten belastungsbedingten Wirkungen des Eiweißabbaus gehört die Glukoneogenese zur Verhütung einer Hypoglykämie [4, 7, 24]. Der unveränderte Harnstoffwert im TL kann auf folgenden Mechanismen beruhen:
1. auf einer erhöhten Harnstoffelimination,
2. auf einem Verdünnungseffekt,
3. auf einer Herabsetzung des Proteinabbaus, bzw. einer kleineren Verringerung der Eiweißsynthese.

Es erscheint als wenig wahrscheinlich, daß die Flüssigkeitszufuhr vor dem Start die Harnstoffausscheidung in Urin und Schweiß [3, 7] wesentlich beeinflußte. Die Schweißraten lagen in beiden Läufen im gleichen Bereich. Was den Verdünnungseffekt anbetrifft, so verteilt sich eine physiologische Kochsalzlösung in erster Linie im Extrazellulärraum [24]. Die Menge von 0,7 l vergrößert diesen um maximal 4-5% [19]. Eine 60minütige Dauerbelastung läßt eine durch 1 l induzierte Erhöhung des Plasmavolumens weitgehend verschwinden [6]. Damit läßt sich die aufgehobene Harnstoffzunahme (18% im KL) nicht durch einen Verdünnungseffekt erklären.

Daraus darf geschlossen werden, daß eine vor einer Dauerleistung gegebene physiologische Kochsalzlösung eine protektive Wirkung auf den Proteinmetabolismus ausüben kann.

Literatur

1. Armstrong LE, Costill DL, Fink WJ (1985) Influence of diureticinduced dehydration on competitive running performance. Med Sci Sports Exerc 17: 456–461
2. Booth FW, PA Watson (1985) Control of adaptations in protein levels in response to exercise. Fed Proc 44: 2293–2300
3. Calles-Escandon J, Cunningham JJ, Snyder P, Jacob R, Huszar G, Loke J, Felig P (1984) Influence of exercise on urea, creatinine, and 3-methylhistidine excretion in normal human subjects. Am J Physiol 246, E334–E338
4. Dohm GL, Kasperek GJ, Tapscott EB, Barakat HA (1985) Protein metabolism during endurance exercise. Fed Proc 44: 348–352
5. Fortney SM, Nadel ER, Wenger CB, Bove JR (1981) Effect of blood volume on sweating rate and body fluids in exercising humans. J Appl Physiol 51: 1594–1600
6. Greenleaf JE, Brock PJ (1980) Na^+ and Ca^{2+} ingestion: plasma volume – electrolyte distribution at rest and exercise. J Appl Physiol 48: 838–847
7. Haralambie G, Berg A (1976) Serum urea and amino nitrogen changes with exercise duration. Eur J Appl Physiol 36: 39–48
8. Haralambie G, Senser L, Sierra-Chàvez R (1981) Physiological and metabolic effects of a 25 km race in female athletes. Eur J Appl Physiol 47: 123–131
9. Hessemer V, Langusch D, Brücke K, Bödeker RH, Breidenbach T (1984) Effect of slightly lowered body temperatures on endurance performance in humans. J Appl Physiol 57: 1731–1737

10. Kanstrup JL, Ekblom B (1982) Acute hypervolemia, cardiac performance, and aerobic power during exercise. J Appl Physiol 52: 1186–1191
11. Koivisto VA, Karonen S-L, Nikkilä EA (1981) Carbohydrate ingestion before exercise: comparison of gluckose, furctose, and sweet placebo. J Appl Physiol 51: 783–787
12. Kozlowski S, Brzezinska Z, Kruk B, Kaciuba-Uscilko H, Greenleaf JE, Nazar K (1985) Exercise hyperthermia as a factor limiting physical performance: temperature effect on muscle metabolism. J Appl Physiol 59: 766–773
13. Lemon PWR, Nagle FJ (1981) Effects of exercise on protein and amino acid metabolism. Med Sci Sports Exerc 13: 141–149
14. Liesen H, Michel D, Hollmann W (1973/74) Aktivitätsänderungen von Serumenzymen bei jüngeren und älteren Athleten durch einen Marathonlauf. Sportwissenschaft 3: 323–335
15. Maughan RJ (1985) Thermoregulation in marathon competition at low ambient temperature. Int J Sports Med 6: 15–19
16. Mellerowicz H, Rossek D, Heepe W, Meller W, Weber E, Stoboy H, Bestit C (1972) Vergleichende Untersuchungen über den Einfluß von Flüssigkeitszufuhr auf die Dauerleistung unter Hitzebedingungen. Schweiz Zschr Sportmed 20: 91–101
17. Moroff SV, Bass DE (1965) Effects of overhydration on man's physiological responses to work in the heat. J Appl Physiol 20: 267–270
18. Neumann G (1984) Stoffwechselprobleme beim Ausdauerlauf. Med u Sport 24: 49–56
19. Nielsen B, Siøgard G, Ugelvig J, Knudsen B, Dohlmann B (1986) Fluid balance in exercise dehydratation and rehydratation with different glucose-electrolyte drinks. Eur J Appl Physiol 55: 318–325
20. Nielsen B, Kubica R, Bonnesen A, Rasmussen IB, Stoklosa J, Wilk B (1981) Physical work capacity after dehydratation and hyperthermia. Scand Sports Sci 3: 2–10
21. Nielsen M (1938) Die Regulation der Körpertemperatur bei Muskelarbeit. Scand Arch Physiol 79: 193–230
22. Pugh LG CE, Corbett JL, Johnson RH (1967) Rectal temperatures, weight losses, and sweat rates in marathon running. J Appl Physiol 23: 347–352
23. Saltin B, Hermansen L (1966) Esophageal, rectal, and muscle temperature during exercise. J Appl Physiol 21: 1757–1762
24. Schmitt WM, Kindermann W, Schnabel A, Biro G (1981) Metabolismus und hormonelle Regulation bei Marathonläufen unter besonderer Berücksichtigung von Lebensalter, Trainingszustand und Geschlecht. Dtsch Z Sportmed 32: 1–7
25. Wyndham CH, Strydom NB (1986) Körperliche Arbeit bei hoher Temperatur. In: Hollmann W (Hrsg) Zentrale Themen der Sportmedizin. Springer, Berlin Heidelberg New York Tokio

Der Einfluß einer kohlenhydratarmen Diät auf die sportpraktischen Auswirkungen von Schnelligkeit, Schnellkraft und Ausdauer bei einem 4wöchigen Fitnessprogramm

P. M. Schürch, R. Herzog, R. Hillen, J. Jetzki und W. Hollmann

Institut für Kreislaufforschung und Sportmedizin (Leiter und Lehrstuhl für Kardiologie und Sportmedizin: o. Prof. Dr. med W. Hollmann) Deutsche Sporthochschule Köln

Zu den diätetischen Möglichkeiten einer Behandlung von Übergewicht zählt die fettreiche kohlenhydratreduzierte Kost [10, 15, 17]. Ein starkes Herabsetzen der Kohlenhydratzufuhr erzeugt eine Verringerung der Glykogenreserven in Leber [14] und Muskulatur [4, 9]. Herabgesetzte Glykogenspeicher in der beanspruchten Muskulatur setzen das Dauerleistungsvermögen herab [1, 2].

Die vorliegende Untersuchung hatte den Zweck, anhand von sportpraktischen Tests die Auswirkungen einer kohlenhydratarmen, fettreichen Diät auf die Trainierbarkeit der motorischen Hauptbeanspruchungsformen Schnelligkeit, Kraft und Ausdauer zu überprüfen.

Methodik

Als Probanden stellten sich 24 klinisch gesunde Männer im 4. Lebensjahrzehnt zur Verfügung. Sie besassen ein Übergewicht von 5–15 kg, beurteilt gemäß dem Normalgewicht nach BROCA. Keiner der Untersuchten übte einen Sport oder eine muskulär belastende Berufsart aus.

Die Probanden wurden in 2 Gruppen zu je 12 Personen eingeteilt.

Diese beiden Gruppen waren bezüglich auf die Dauerleistungsfähigkeit weitgehend gleichwertig. Beide Gruppen führten während 4 Wochen ein Fitnesstraining von 60–90 Minuten Dauer durch, das u. a. Dauerläufe von 10–15 Minuten aufwies. Während die Kontrollgruppe (Gruppe K) lediglich am Sportprogramm teilnahm, erhielt die Diätgruppe (Gruppe D) in diesen 4 Wochen zusätzlich eine kohlenhydratreduzierte, fettreiche Kost. Diese bestand aus einer Formula Diät enthalten 7'720 kJ (1840 kcal) pro Tag. Die Nährmittelrelation lautete 75% Fett, 22% Eiweiß und 3% Kohlenhydrate.

Vor sowie drei Tage nach Abschluß des Programms wurden folgende Leistungsmessungen durchgeführt:
1. Ein 30-m-Lauf mit stehendem Start (jeweils 2 Versuche)
2. Standweitsprung (3 Versuche)
3. Der 12-min-Lauf nach Cooper [3]. Nach dem Lauf bestimmten wir das aus dem Ohrläppchen entnommene Laktat [13].

Zur Auswertung gelangten die Ergebnisse von 6 Probanden der Gruppe D sowie von 7 Probanden der Gruppe K.

Die Mittelwerte der Probanden lauteten:
Gruppe D: Alter 35 J, Größe 182 cm, Gewicht 88,8 kg.
Gruppe K: Alter 35 J, Größe 181 cm, Gewicht 89,7 kg.

Untersuchungsergebnisse

Während für den 30-m-Lauf die Gruppe D eine leichte Verbesserung zeigte ($p < 0,05$), veränderten sich die Zeiten der Gruppe K kaum (Tabelle 1).

Beim Standweitsprung verbesserten in leichtem Maße sich die Leistungen von beiden Gruppen. Die Unterschiede blieben jedoch insignifikant (Tabelle 2).

Im 12-min-Lauf legte Gruppe K in der Rückuntersuchung eine deutlich größere Laufstrecke zurück ($p < 0,001$)
Für die Gruppe D ergab sich hingegen nur ein geringfügiger Leistungszuwachs ($p > 0,05$) (Tabelle 3).

Tabelle 1. Einfluß eines Diät-Sport-Programms (Gruppe D) bzw. eines Sport-Programms (Gruppe K) auf die Laufzeiten (s) bei einem 30 m-Lauf mit stehendem Start.
* = schwach signifikant   − = nicht signifikant

	vor	nach	%	Sign.
Gruppe D	5,05± 0,30	4,80± 0,17	5,2	*
Gruppe K	4,96± 0,30	4,89± 0,31	1,4	−

Tabelle 2. Einfluß eines Diät-Sport-Programms (Gruppe D) bzw. eines Sport-Programms (Gruppe K) auf die Weite (m) im Standweitsprung.
− = nicht signifikant

	vor	nach	%	Sign.
Gruppe D	2,18± 0,13	2,24± 0,09	2,7	−
Gruppe K	2,25± 0,21	2,31± 0,21	2,6	−

Tabelle 3. Einfluß eines Diät-Sport-Programms (Gruppe D) bzw. eines Sport-Programms (Gruppe K) auf die Laufdistanzen (m) im 12-min-Lauf nach Cooper.
*** = hoch signifikant   − = nicht signifikant

	vor	nach	%	Sign.
Gruppe D	2203± 196	2257± 402	2,4	−
Gruppe K	2171± 142	2452± 143	12,9	***

Tabelle 4. Einfluß eines Diät-Sport-Programms (Gruppe D) bzw. eines Sport-Programms (Gruppe K) auf das Belastungs-Laktat (mmol/l) nach dem 12-min-Lauf nach Cooper.
* = schwach signifikant   − = nicht signifikant

	vor	nach	%	Sign.
Gruppe D	9,7± 2,0	9,9± 3,0	2,0	−
Gruppe K	9,0± 1,9	11,0± 1,0	22,2	*

Das Laktat lag nach dem zweiten 12-min-Lauf bei der Gruppe K schwach signifikant höher. Für die Gruppe D ergab sich in dieser Beziehung kein Unterschied.

Diskussion

Einleitend ist zu den Untersuchungsergebnissen zu bemerken, daß die beiden Gruppen gemeinsam trainierten. Das Training berücksichtigte die individuelle Leistungsfähigkeit der Probanden, beinhaltete Elemente zur Förderung sämtlicher motorischer Hauptbeanspruchungsformen [8] und wies als Schwerpunkt die Verbesserung der Dauerlaufleistungsfähigkeit auf. Außerdem nahmen die Probanden beider Gruppen in den letzten drei Tagen vor der Rückuntersuchung ihre normale Kost zu sich. Beide Gruppen unterschieden sich demnach weder in bezug auf Trainingsquantität und −qualität noch auf den aktuellen Ernährungszustand.

Was die energieliefernden Prozesse anbetrifft, so benötigt der 30-m-Lauf die alaktazide–anaerobe Energiebereitstellung, der Standweitsprung den ATP-Zerfall, während der im Bereiche der Kurz- und Mittelzeitausdauer [8] angesiedelte 12-min-Lauf vor allem die oxidative Kapazität beansprucht [11]. Die Ergebnisse deuten darauf hin, daß eine mehrwöchige starke Kohlenhydratreduktion die energiereichen Phosphate nicht negativ beeinflußt, wohl aber die oxidative Kapazität.

Die Leistung im 30-m-Lauf hängt in erster Linie von der Reaktionsschnelligkeit am Start sowie von der Sprintbeschleunigung ab [8]. Die Sprintbeschleunigung ihrerseits wir u. a. von der dynamischen Kraft (Schnellkraft) der beanspruchten Muskulatur, ihrer Koordination sowie der Kontraktionsgeschwindigkeit beeinflußt [8]. Für die Beschleunigungskraft beim Start spielt das Körpergewicht eine nicht unwesentliche Rolle, wird doch die Energie, welche für die Beschleunigung des Körpergewichts benötigt wird, in kJ bzw. kcal/kg Körpergewicht veranschlagt [8]. Die stärkere Leistungsverbesserung der Gruppe D gegenüber der Kontrollgruppe begründet sich am ehesten in der stärkeren Gewichtsreduktion. Die Diätgruppe nahm durchschnittlich 10 kg ab, während Gruppe K ihr Körpergewicht nur um 3 kg reduzierte. Bei beiden Gruppen bestand die Gewichtsabnahme in erster Linie in einer Verringerung des Fettanteils [6].

Eine Leistung im Standweitsprung hängt vor allem von der Schnellkraft ab. Für die Schnellkraft, eine Variante der dynamischen Kraft, steht die initiale Kraftentwicklung im Vordergrund [8]. U. a. beeinflussen statische Kraft, die zu bewegende Masse, die Kontraktionsgeschwindigkeit der Muskulatur sowie die Koordination diese Kraftform [10]. Die vorliegenden Ergebnisse lassen den Schluß zu, daß für den Standweitsprung die zu bewegende Masse eine deutlich geringere Rolle spielt als für den 30-m-Lauf.

Die geringen Leistungssteigerungen der Gruppe K in beiden besprochenen Disziplinen sowie der Gruppe D im Standweitsprung begründen sich primär in der kurzen Trainingsdauer. Ein ähnliches sechswöchiges Trainingsprogramm bei Alkoholikern ergab z. B. für beide Testformen deutlichere und auch statistisch signifikante Leistungssteigerungen [16]. Dazu bleibt zu erwähnen, daß ein gleichzeitig mit einem Krafttraining durchgeführtes Ausdauertraining die Kraftentwicklung beeinträchtigt [5, 7].

Die zurückgelegten Laufdistanzen im 12-min-Lauf werden zum überwiegenden Maße von der oxidativen Kapazität beeinflußt. Zusätzlich spielen die anaerobe Kapazität, die Koordination, die Laufökonomie, die Körperzusammensetzung sowie die Motivation eine Rolle [12]. Für maximale zyklische Belastungen von bis zu 30 min Dauer deckt fast ausschließlich die Verbrennung von Kohlenhydraten den Energiebedarf ab. Eine drastische Reduktion der Kohlenhydratzufuhr scheint die durch ein Ausdauertraining induzierten Anpassungen des Kohlenhydratstoffwechsels zu hemmen. Die bei der Gruppe D unveränderten Laktatwerte als Ausdruck der anaeroben Glykolyse lassen sich im gleichen Sinne interpretieren. Möglicherweise existiert für diesen Unterdrückungseffekt eine Schwelle, da ein vierwöchiges Ergometertraining bei einer Kohlenhydratzufuhr von ca. 20 g während einer stark kalorienreduzierten Mischkost deutliche Verbesserungen der ergometrischen Leistung bewirkt [18].

Zusammengefaßt läßt sich aussagen, daß eine sehr starke Reduktion der Kohlenhydrate in der Ernährung die Trainierbarkeit der Kurz- und Mittelzeitausdauer wesentlich beeinträchtigt. Hingegen besteht kein negativer Einfluß auf die Entwicklung der Schnelligkeit und der Kraft.

Literatur

1. Bergström J, Hermansen L, Hultman E, Saltin B (1967) Diet, muscle glycogen and physical performance. Acta Physiol Scand 71: 140–150
2. Christensen EH, Hansen O (1939) Arbeitsfähigkeit und Ernährung. Scand Arch Physiol 81: 160–171
3. Cooper KH (1970) Bewegungstraining. Fischer Frankfurt
4. Costill DL, Miller JM (1980) Nutrition for endurance sport: carbohydrate and fluid balance. Int J Sports Med 1: 2–14
5. Dudley GA, Djamil R (1985) Incompatibility of endurance-and strength-training modes of exercise. J Appl Physiol 59: 1446–1451
6. Foelkel B (1981) Der Einfluß einer kohlenhydratarmen Reduktionskost in Verbindung mit körperlichem Training auf Ganzkörper-Kalium und Körperwasser. Diplomarbeit Deutsche Sporthochschule Köln
7. Hickson RC (1980) Interference of strength development by simultanously training for strength and endurance. Eur J Appl Physiol 45: 255–263
8. Hollmann W, Hettinger Th (1980) Sportmedizin-Arbeits- und Trainingsgrundlagen. Schattauer, Stuttgart New York

9. Hultmann E, Bergström J (1967) Muscle glycogen synthesis in relation diet studied in normal subjects. Acta Med Scand 182: 109–117
10. Kasper H, Plock E (1971) Körpergewicht bei fettreicher kohlenhydratarmer Diät. Med Klin 66 440–445
11. Keul J, Doll E, Keppler D (1969) Muskelstoffwechsel. Barth, München
12. Londeree BR (1986) The use of laboratory test results with long distance runners. Sport Med 3: 201–213
13. Mader A, Heck H, Föhrenbach R, Hollmann W (1979) Das statische und dynamische Verhalten des Laktats und des Säure-Basen-Status im Bereich niedriger bis maximaler Azidosen bei 400-m- und 800-m-Läufern bei beiden Geschlechtern nach Belastungsabbruch. Dtsch Z Sportmed 30: 203–211, 249–261
14. Nilson LH (1973) Son, Fürst P, Hultmann E Carbohydrate metabolism of the liver in normal man under varying dietary conditions. Scand J Clin Lab Invest 32: 331–337
15. Rabast U, Vornberger KH, Ehl M (1981) Loss of weigth, sodium and water in obese persons consuming a high-or low-carbohydrate diet. Ann Nutr Metab 25: 341–349
16. Schürch P, Lagerström D, Hollmann W (1977) Sportmotorische Auswirkungen eines 6wöchigen Sportprogramms bei Alkoholikern. Kölner Beiträge zur Sportwissenschaft 6: 217–225
17. Schürch PM, Reinke A, Hollmann W (1979) Kohlenhydratarme Diät und Metabolismus. Med Klin 74: 1279–1285
18. Wirth A, Kern E, Vogel I, Nikolaus Th, Schlierf G (1986) Kombinationstherapie der Adipositas mit Reduktionskost und körperlichem Training. Dtsch med Wschr 111: 972–977

Unfallschwerpunkte im Studentensport

Chr. Schönle

Institut für Sport und Sportwissenschaften, Abt. Sportmedizin, Kiel,
(Leitung: Prof. Dr. med. Hans Rieckert)

Die Behandlungsmethoden der modernen Medizin ermöglichen heute auch bei schweren Sportverletzungen eine vollständige Ausheilung. Einige Sportler behalten jedoch trotz optimaler Therapie einen Sportschaden zurück, der die uneingeschränkte sportliche Aktivität behindert. Dies hat für viele Leistungssportler, aber auch für die Freizeitsportler eine beträchtliche Minderung der Lebensqualität zur Folge.

In der medizinischen Beurteilung der Erwerbs- und Berufsfähigkeit werden nur die Grundformen der motorischen Bewegung berücksichtigt, die breitgefächerte sportliche Leistungsskala kann hiermit nicht erfaßt werden. Dabei ist es sicher nicht gerechtfertigt, einen, durch einen Sportschaden leistungsgeminderten Patienten als „geheilt" oder „gesund" anzusehen, nur weil er in vollem Umfang einer beruflichen Tätigkeit nachgehen kann.

Um einen Sportler vor Schäden zu bewahren, muß daher der verantwortungsvolle Sportarzt vorrangig auf dem Gebiet der Unfallprophylaxe tätig sein.

Methode

Im Zeitraum von 1980–1982 wurden am Institut für Sport und Sportwissenschaften (ISS) der Universität Kiel 348 Sportverletzungen registriert und meist auch primär ärztlich versorgt. Der Unfallmechanismus wurde durch die Klärung des Unfallherganges und der direkten Unfallursache, und, wenn nötig, auch durch Recherchen am Unfallort rekonstruiert. ⅔ der Unfälle waren bei Sportstudenten während der Hochschulausbildung aufgetreten, die restlichen Unfälle ereigneten sich im Rahmen des allgemeinen Studentensportes. Das Verhältnis der verletzten Studenten:Studentinnen betrug genau 1:1. Das Alter der Verletzten lag im Mittel bei 24 Jahren. 42 Sportler verletzten sich mehrfach innerhalb des o.a. Zeitraumes, eine Sportlerin erlitt innerhalb von 20 Monaten sogar 5 Verletzungen an verschiedenen Körperteilen.

Eine stichprobenartige Befragung von 100 Sportstudenten ergab insgesamt 138 Sportunfälle, von denen lediglich 32 (!) gemeldet worden waren. 90% dieser Verletzungen wurden aber von den Betroffenen als „Bagatelle" eingestuft. Von den 12 schweren Traumen waren 11 schon in der Kartei registriert. Die erhobenen Daten wurden mittels des ATARI Computers 520 ST bearbeitet.

Ergebnisse

Als *Diagnose* wurde bei 133 Unfällen eine Distorsion angegeben, wobei 80 davon am oberen Sprunggelenk (OSG), 23 an den Fingern und 19 an den Kniegelenken lokalisiert waren. Von den insgesamt 57 Bandrupturen waren wiederum die meisten (52) am OSG aufgetreten. 47 Kontusionen verteilten sich gleichmäßig auf alle Körperteile. Von den 27 chronischen Beschwerden waren über die Hälfte an der Schienbeinvorderkante und an der Achillessehne lokalisiert. 22 Frakturen betrafen vorwiegend die unteren Extremitäten (3 Frakturen der Zehen, je 2 am Mittelfuß, OSG und Kniegelenk, 1 Unterschenkelbruch), aber auch die Hände mit 6 Fingerfrakturen und 1 Handgelenksbruch. Muskelzerrungen und -risse entstanden bei 10 Verletzungen am Oberschenkel, in 3 Fällen am Rumpf und einmal an der Schulter. Die übrigen Diagnosen wurden als Meniskusrisse, Lumbalgien, Commotio cerebri, Trommelfellverletzung u. a. registriert. Insgesamt war das *OSG mit 39,9%* von allen Verletzungen der weitaus am häufigsten betroffene Körperteil, gefolgt von den Knie- und Fingertraumen (s. Abb. 1). Mit 68,1% waren die unteren Extremitäten auch im Vergleich zu anderen Untersuchungen (Franke, 1980, Steinbrück u. Cotta, 1983, Steinbrück u. Rieder, 1984) ausgesprochen häufig durch einen Sportunfall geschädigt worden.

Die höchste Rate mit 60 Unfällen wies die *Sportart* Turnen auf; 49 Unfälle wurden beim Volleyball, 45 beim Handball, 44 beim Basketball angegeben. Weniger häufig wurden Verletzungen bei der Leichtathletik (26), beim Fußball (21), bei der allgemeinen Bewegungsbildung (15), Gymnastik (12) und beim Trampolinspringen

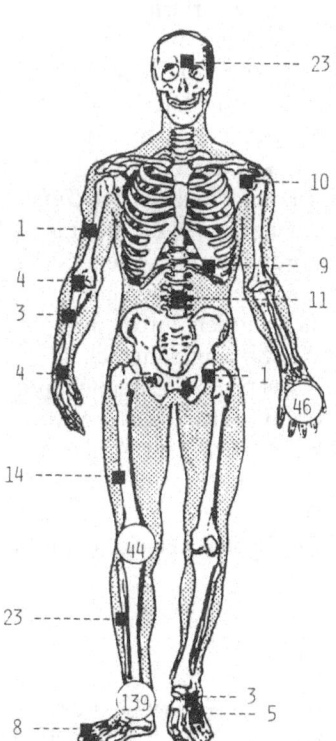

Abb. 1. Lokalisation und Anzahl von 348 Sportverletzungen. Die Körperregionen, die sehr oft verletzt waren, sind durch einen Kreis gekennzeichnet

Tabelle 1. Verletzungshäufigkeit in den einzelnen Sportarten, bezogen auf eine Sportgruppe von 15 Personen und berechnet pro 1000 Ausbildungsstunden

Sportart	Verletzungen absolut	pro 1000 Stunden
Trampolinspringen	9	54,3
Basketballspiel	28	35,7
Volleyballspiel	28	31,2
Handballspiel	33	29,0
Turnen	49	22,7
Ski alpin	4	16,6
Leichtathletik	19	15,5
Judo	6	14,7
Wasserball	2	14,7
Hockey	2	14,7
allg. Bewegungsbildung	12	13,1
Kleine Spiele	5	10,9
Fußballspiel	4	9,4
Gymnastik	8	7,3
Segeln	1	2,5
Schwimmen	2	1,2
sonstige	9	

(11) beobachtet. Die übrigen akuten und chronischen Schäden verteilten sich auf andere Sportarten.

Um eine annähernd genaue Aussage über die *Unfallquote* bei den einzelnen Sportarten zu erhalten, ist es nötig, die Zahl der Aktiven und der Trainingsstunden zu kennen. Dies konnte bei Sportstudenten anhand des Semester-Stundenplanes errechnet werden. Hier zeigte sich, daß das Trampolinspringen die gefährlichste Sportart darstellte (Tabelle 1).

Beim Vergleich der *Unfallursache* mit dem *Unfallhergang* war augenscheinlich zu erkennen, daß die meisten Unfälle (39,3%) durch „Umknicken, Stolpern" ausgelöst worden waren. Allein 50 Verletzungen mit diesem Hergang ereigneten sich ohne jede Fremdeinwirkung auf dem punktelastischem Hallenboden, 16 Umknicktraumen wurden durch einen Gegenspieler verursacht, an weiteren 15 Unfällen war die Weichbodenmatte Schuld.

Auch ein „Zusammenprall, Aufprall" war mit 22,9% häufig, wobei hier als Hauptursache hart geworfene Bälle angeschuldigt werden müssen. Ebenso oft waren aber auch Verletzungen beim Zusammenprall mit dem Gegner aufgetreten. 6,6% der Unfälle wurden durch einen „Sturz", 4,8% durch einen „Tritt, Schlag", die übrigen durch „Aus- oder Abrutschen" oder „Hängenbleiben" hervorgerufen, und zeigten keine Häufungen zu bestimmten Gegenständen oder Personen.

Diskussion

Der *punktelastische Hallenboden* stellte sich als die Hauptunfallursache heraus. Ein Gutachten der Materialprüfanstalt (Otto Graf Institut, Stuttgart) ergab, daß diese

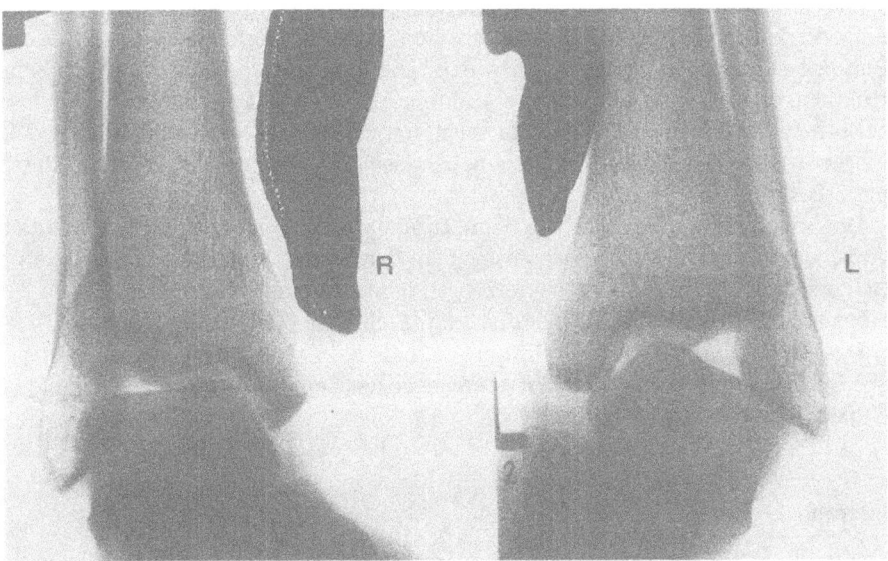

Abb. 2. Gehaltene Röntgenaufnahmen beider Sprunggelenke eines 24jährigen Studenten, der beim Volleyball nach einem Sprung am Netz auf dem punktelastischen Boden ohne Fremdeinwirkung umknickte und sich dabei eine Zerreißung aller fibularen Bänder links zuzog

Bodensysteme in den Hallen des ISS zu hart waren und nicht den gültigen Normen entsprachen. Außerdem war zur Einsparung von Materialkosten der punktelastische Hallenboden schon beim Einbau mit nur 10 mm Elastikschicht auf dem Beton-Untergrund installiert worden. Weiterhin ist die Bodenoberfläche sehr stumpf: Dies ermöglicht einerseits einen schnellen Antritt und einen flinken Richtungswechsel; andererseits waren viele Umknicktraumen des OSG und Kniegelenkes gerade durch das schnelle Drehen oder Abstoppen aus dem Lauf entstanden. Verbunden mit der nur punktuellen Eindellung der Bodenoberfläche entsteht so ein Schraubstockmechanismus für die Füße. Beim Rock-'n'-Roll-Tanz traten bei 2 Studentinnen auf diese Weise bei einer schnellen Drehung Bandrupturen am OSG auf.

Der schädigende Einfluß des *Gegen- oder Mitspielerspielers* führte vorwiegend beim Volleyball, etwas geringer auch beim Hand- und Basketballspiel zu Verletzungen. Hier kam es oft – nach einem Sprung – zur Landung auf dem Fuß des Gegners. Beim Volleyballspiel wären diese Verletzungen durch eine Regeländerung, die das Übertreten über die Mittellinie verbietet, vermeidbar (s. Hell u. Schönle, 1985).

Eine andere Gefahrenquelle war die *Weichbodenmatte:* Die 19, z.T. schweren Torsionsverletzungen waren meist beim Turnen nach einer nicht ganz exakten Landung durch eine feste Fixierung des Fußes in der weichen Matte verursacht worden. Drehbewegungen des Körpers konnten dann durch den tief in der Matte eingesunkenen Fuß nicht ausgeglichen werden (Schmidtbleicher et al., 1981). Durch Löcher in der Mattenoberfläche, durch Umknicken an der Mattenkante und durch Mattenrillen wurden weitere Verletzungen verursacht, so daß insgesamt 10,0% aller Unfälle durch Matten verschuldet wurden.

Durch schädigenden Kontakt mit *Bällen* entstanden beim Volleyball die meisten Fingerverletzungen, die jedoch zum größten Teil bei Sportstudentinnen, die den Ball pritschen wollten, aufgetreten waren. Die motorischen Schwierigkeiten beim Erlernen dieses Bewegungsablaufes führten sogar zu 2 Fingerfrakturen. Scharf geworfene Bälle beim Handball verursachten wiederum bei Sportstudentinnen viele Fingerverletzungen, außerdem trat eine Handgelenks- und eine Zahnfraktur durch harte Ballwürfe auf.

Die hohe Zahl der Sportunfälle beim *Turnen* wurde annähernd zur Hälfte durch die schon erwähnten Unfallmechanismen auf den Matten hervorgerufen. Weiterhin stellte sich der Barren als ein verletzungsträchtiges Gerät heraus. In Relation zur Übungszeit liegt aber das Turnen erst an 5. Stelle der Unfallskala.

Das *Trampolinspringen* kristallisierte sich als die gefährlichste Sportart heraus, allerdings konnten keine typischen Unfallmechanismen erkannt werden, weil die 11 Unfälle sehr verschieden waren.

Literatur

1. Franke K (1980) Traumatologie des Sports. Thieme Verlag (Stuttg., New Y.)
2. Hell H, Schönle Ch (1985) Ursachen und Prophylaxe typischer Volleyballverletzungen. Z Orthop 123
3. Schmidtbleicher D, Müller K-J, Noth J (1981) Dämpfungseigenschaften von Sportmatten und ihr Einfluß auf die Ausprägung von Muskeldehnungsreflexen – Ein Beitrag zur Unfallverhütung im Sport. Dtsche Z Sportmed 4
4. Steinbrück K, Cotta H (1983) Epidemiologie von Sportverletzungen. Dtsche Z Sportmed 6
5. Steinbrück K, Rieder H (1984) Verletzungen bei Sportstudenten – Analysen und Konsequenzen. Dtsche Z Sportmed 10

II. Orthopädie/Traumatologie

Lendenwirbelsäule und lumbosakraler Übergang als funktionelle Einheit (Primäre und sekundäre Störungen in der Sportorthopädie) — Hauptreferat

W. Groher

Bad Gandersheim

Die Beschreibung und Betrachtung von Teilaspekten einer Gesamtheit, in unserem Falle der Lendenwirbelsäule als Teil der gesamten Wirbelsäule, ist häufig nicht berechtigt und vermittelt ein einseitiges Bild.

Die Gefahr einer solchen Verzerrung erschien mir bei der Formulierung des Themas nicht gegeben. Die Lendenwirbelsäule als Übergang zum Becken und den unteren Extremitäten ist besonderen statischen und funktionellen Belastungen unterworfen und hebt sich somit aus der Gesamtwirbelsäule heraus.

Dieser Wirbelsäulenabschnitt stellt ein „Kreuz" in unserer täglichen ärztlichen Tätigkeit dar. Nur wenige Menschen jenseits des 25. Lebensjahres haben nicht das eine oder andere Mal unter Kreuzschmerzen gelitten. Damit besitzt dieser Abschnitt der Wirbelsäule funktionell und klinisch, auch in der Sportorthopädie, eine herausragende Bedeutung und rechtfertigt eine isolierte Besprechung.

Auf der Morphologie dieses Wetterwinkels aufbauend, soll einerseits die funktionelle Einheit betont werden. Andererseits sollen die sehr differenten Ursachen für das Symptom Kreuzschmerz dargelegt werden. Wichtig ist bereits hier der Hinweis auf die gegenseitige Beeinflussung aller an der funktionellen Einheit „lumbosakraler Übergang" beteiligten Strukturen. – Die Ansicht, Kreuzschmerz sei gleich Bandscheibenschmerz, ist eine nicht zu vertretene Vereinfachung des Problems.

Grundlage jeder funktionellen Betrachtung der Wirbelsäule stellt das von Junghans (1950) definierte Bewegungssegment dar. Definiert wird das Bewegungssegment als die Einheit aller Strukturen wie Knochen, Knorpel, Bänder, Muskulatur, Gefäße und Nerven zwischen jeweils zwei Wirbeln.

Der Lumbosakrale Übergang wird durch das wenig bewegliche Segment L5/S1 und die Kreuzdarmbeingelenke gebildet.

Eine funktionelle Beeinflussung der Lendenwirbelsäule einschließlich der Übergangsregion und damit der gesamten Wirbelsäule erfolgt zusätzlich durch die Stellung der unteren Extremitäten im Raum.

So bewirkt zum Beispiel die coxa valga antetorta eine vermehrte Beckenkippung, damit eine Hyperlordose und eine veränderte Beanspruchung von Rücken- u. Bauchmuskulatur. Eine reale oder funktionelle Beinlängendifferenz bewirkt Beckenschrägstand mit seitlicher Verbiegung der Wirbelsäule. Bereits diese kurzen Vorbemerkungen sollten einen Hinweis darauf geben, wie differenziert die Lendenwirbelsäule und der lumbosakrale Übergang zu betrachten sind.

Im Sport, wobei sicher kaum *eine* Sportart davon ausgenommen werden kann, unterliegt der lumbosakrale Übergang vermehrten Belastungen, die Störungen dieser Funktionseinheit hervorrufen können.

Wir müssen uns bei der Analyse bestehender Beschwerden in diesem „Wetterwinkel", aber auch bei der Frage nach der Belastungsfähigkeit, zum Beispiel bei Jugendlichen ohne Beschwerden, immer nach primären bzw. sekundären Veränderungen dieser Region richten.

Primäre Veränderungen können vorliegen in Form von:
1. Übergangsstörungen, Bogenschlußstörungen,
2. Beinlängendifferenzen,
3. Beckenasymmetrie,
4. endogenen ossären Störungen des Isthmus (Spondylolyse),
5. Coxa valga antetorta mit Beckenkippung

Sekundäre Veränderungen können vorliegen als:
1. Degenerationen im Sinne der Chondrose/Osteochondrose mit oder ohne radiculäre Erscheinungen,
2. Veränderungen der Wirbelgelenke (Spondylarthrose) und der Dornfortsätze (Baastrup),
3. Sekundäre Veränderungen des Isthmus (Spondylolyse),
4. Veränderungen der Iliosakralgelenke einschließlich deren Blockierung,
5. Störungen des arthromuskulären Gleichgewichts.

Primäre, das heißt angeborene oder endogene Veränderungen des lumbosakralen Überganges sind klinisch häufig sehr lange stumm. Selbst unter hoher sportlicher bzw. körperlicher Belastung ist keinesfalls das grundsätzliche Auftreten klinischer Symptome zu erwarten. Man kann hier von einer völligen Kompensation dieser Veränderungen sprechen.

Im Falle klinischer Relevanz, das heißt Dekompensation bestehender endogener Veränderungen ist röntgenologisch häufig die Ursache gefunden, die aber auf Grund der Ätiologie nicht beseitigt werden kann.

Zu diesen primären Veränderungen zählen z. B. die unterschiedlichen Formen von Übergangsstörungen.

Einige Beispiele röntgenologischer Art sollen ihnen einerseits die Asymmetrie, andererseits die Unmöglichkeit der Beseitigung derartiger Veränderungen vor Augen führen.

Wesentlich weniger problematisch sind klinisch, oder röntgenologisch nachweisbare Beinlängendifferenzen zu erkennen und auch zu korrigieren. Diese Korrektur, und das sollte klar herausgestellt werden, ist nur unter zwei Bedingungen erforderlich:
1. Wenn als Folge der Beinlängendifferenz Beschwerden im lumbosakralen Übergang bzw. der Lendenwirbelsäule auftreten,
2. wenn extrem hohe sportliche Belastungen ein derartiges Auftreten von Beschwerden in kurzer Zeit erwarten lassen.

Die Adaptation an Beinlängendifferenzen bis zu 1 cm ist häufig so gut, daß ein Ausgleich nicht erforderlich ist.

Muskuläre Insuffizienzen, fortschreitende Chrondrosen und Osteochondrosen mit beginnender Inkongruenz, vornehmlich im Bewegungssegment L4/L5 und L5/S1 lassen die Folgen der statischen Fehlstellung zum klinischen Bild der Lumbalgie werden.

Beckenasymmetrien stellen ebenfalls, vergleichbar den unterschiedlichen Formen der Übergangsstörungen, in den allermeisten Fällen endogene Störungen dar.

Sie werden aber selten erkannt und entsprechend exakt dargestellt. Geringfügige Asymmetrien sind klinisch kaum und röntgenologisch nur bei sehr exakter Aufnahmetechnik darstellbar, stellen allerdings auch in sehr seltenen Fällen das auslösende Moment für Beschwerden dar.

Die Spondylolyse, in der Weltliteratur in einer Häufung von ca. 3 bis 5% der Durchschnittsbevölkerung angegeben, besitzt eine klinische Bedeutung für Kreuzschmerz, die aber häufig überschätzt wird.

Die röntgenologischen Befunde bei Spondylolysen besonders aber bei Spondylolisthesen sind zwar eindrucksvoll, häufig stellen sie aber einen Zufallsbefund dar. Es ist sicher nicht grundsätzlich gerechtfertigt, diese vorliegenden röntgenologischen Veränderungen als alleinige Ursache für Beschwerden verantwortlich zu machen.

Die sekundären Lockerungen der Bewegungssegmente, die zunehmende Chondrose/Osteochondrose und die *muskuläre Dysbalance* sind auch bei nachgewiesener Spondylolyse und Spondylolisthese immer in die Ursachenbesprechung mit aufzunehmen.

Fünfte Gruppe endogener Störungen bilden die Beckenkippungen bei coxa valga antetorta mit häufig ausgeprägter Insuffizienz der Bauchmuskulatur.

Diese Gruppe primärer, in den meisten Fällen endogener Veränderungen muß bei der Beurteilung des Kreuzschmerzes beachtet werden.

Wichtig ist hier aber wie immer der Hinweis, das der *röntgenologische Nachweis allein* noch *keinen* Krankheitswert besitzt.

Erst begleitende sekundäre Veränderungen sind auslösend für Beschwerden, auch in der Sportorthopädie. Hierzu zählen muskuläre Insuffizienzen der Bauch- und Gesäßmuskulatur sowie Chondrose, Osteochondrose und Spondylarthrose. Hingewiesen werden muß in diesem Zusammenhang bereits erstmals auf die Insertionstendopathien sowohl der langen Rückenstrecker als auch der Glutaealmuskulatur.

Sekundäre Veränderungen des lumbosakralen Überganges ohne die erwähnten primären endogenen Störungen nehmen im täglichen Leben, besonders aber in der Sportorthopädie breiten Raum ein. Häufig werden die zum Teil physiologisch ablaufenden regressiven Zustände unter unphysiologischen Belastungen, rezidivierenden Fehlbelastungen und rezidivierenden Mikrotraumen früher auftreten.

An erster Stelle sind hier Degenerationen im Sinne der Chondrose und Osteochondrose zu nennen.

Diese bei Beteiligung der subchondralen Strukturen auch röntgenologisch nachweisbaren Veränderungen besitzen primär grundsätzlich ebenfalls keinen Krankheitswert. Erst das Hinzutreffen zusätzlicher Faktoren, wie zum Beispiel Traumen, rezidivierende Mikrotraumen und muskuläre Insuffizienz führt zu klinischer Symptomatik.

Liegen Störungen des Anulus fibrosus mit Vorwölbung oder Austritt von Nukleus-pulposus-Gewebe vor, so können diese Folgen der Chrondrose mit radikulären Erscheinungen im Sinne echter Ischialgien verbunden sein. Diese bandscheibenbedingten radikulären Symptome sind allerdings auch unter höchster körperlicher Belastung im Sport keinesfalls häufiger anzutreffen als in der Durchschnittsbevölkerung.

Verdacht einer bandscheibenbedingten Symptomatik ist immer dann gegeben, wenn radikuläre Zeichen hierfür sprechen. Ein Hinweis auf eventuelle radikuläre Symptome ist aber auch immer dann gegeben, wenn rezidivierende Schmerzkrisen anamnestisch angegeben werden und wenn bei Exazerbation des Beschwerdebildes Husten-, Nieß- und Preßschmerz auftreten.

Die zweite Gruppe umfaßt zum einen die Veränderungen der *Wirbelgelenke*, zum zweiten aber die auch häufig röntgenologisch nachweisbaren Veränderungen der *Dornfortsätze*; hier besonders die apikalen Teile.

Sportliche Belastung, dabei besonders Hyperlordosierungen, rezidivierende Stauchungen und Lordosierungen mit Torsion müssen ätiologisch für Veränderungen dieser Art angesehen werden.

Während nach der Beschreibung besonders von Schmorl und Junghans aber auch von Lange die Veränderungen der Lendenwirbelsäule zeitlich in folgender Reihenfolge auftreten: Chondrose, Osteochondrose, Spondylose, Spondylarthrose trifft diese Reihenfolge für den Sport nicht grundsätzlich zu.

Extreme Bewegungsausschläge mit jeweils häufigen Mikrotraumatisierungen der Wirbelgelenke lassen Veränderungen entstehen, ohne daß bereits solche der Grund- und Deckplatten nachweisbar wären. – Somit kann im Sport eine veränderte Reihenfolge der Degenerationsvorgänge eintreten, die wiederum für Schmerzzustände im lumbosakralen Übergangsbereich verantwortlich gemacht werden können.

Schrägaufnahmen sind hier die einzige Möglichkeit, die Gelenke, die ja im allgemeinen ca. 45° zur Sagitalebene stehen, darzustellen. Arthrosen können so röntgenologisch dargestellt werden.

Veränderungen der Dornfortsätze im Sinne subchonraler Sklerosierunge als Folge ständiger Berührungen, in der Literatur als *Baastrupsches Zeichen* bzw. als „kissing spine" bezeichnet, finden wir in der Sportorthopädie auch bei sehr jungen Menschen. – Schmerzen bei Hyperlordosierungen sind häufige Zeichen eines Baastrup.

In vielen Sportarten, wie z. B. Hochsprung, Turnen, künstlerische Gymnastik, Gewichtheben, Delphinschwimmen, Speerwurf, Volleyball, zählen Hyperlordosierungen mit Berührungen der Dornfortsätze zum normalen Bewegungsablauf.

Im Zusammenhang mit diesen rezidivierenden, ruckartigen Hyperlordosierungen mit und ohne Rotation ist die exogen entstandene Spondylolyse zu erklären.

Untersuchungen von Rompe, Ischikawa in den letzten Jahren auch von Schneider und anderen, zeigen, daß dieses Phänomen auch jenseits des frühkindlichen Alters entstehen kann.

Hierzu sind auch neben einer Vielzahl von experimentellen Untersuchungen Verlaufskontrollen in den hierfür prädestinierend Sportarten durchgeführt worden.

Für die Möglichkeit exogener Faktoren bei der Entstehung der Spondylolyse im Sport spricht auch die relative Häufung in den Segmenten L4/L3/L2.

Die Spondylolyse geht nicht grundsätzlich mit Schmerzsymptomatik einher. Rezidivierende unklare Rückenbeschwerden haben wir aber immer wieder in Verdachtfällen beobachtet. Schrägaufnahmen zusätzlich zu Standardaufnahmen im ap- und seitlichen Strahlengang lassen hier den Verdacht einer im Entstehen begriffenen

Spondylolyse zu. Klinische Beobachtungen zeigen im Verlauf, daß nach vollständiger Spondylolyse des Isthmus die zum Teil unbestimmten unklaren Rückenschmerzen verschwinden.

Ob diese Veränderungen als Ermüdungsbrüche oder als aseptische Nekrosen gedeutet werden, bleibt bisher ungeklärt.

Eine Erörterung aller Theorien zur Entstehung der Spondylolyse wäre nötig, ist in diesem Rahmen aber sicher nicht möglich.

In jedem Falle muß bei Sportlern mit rezidivierenden Hyperlordosierungen mit und ohne Rotation, im Bewegungsablauf des täglichen Trainings und Wettkampfs an diese Veränderungen gedacht werden.

Eine weitere häufige Ursache zum Teil sehr diffuser Rückenschmerzen stellen Veränderungen der Iliosakralgelenke dar. Die röntgenologischen Befunde sind besonders bei jungen Menschen meistens nicht aussagekräftig. Somit kommt der klinischen Diagnostik eine hohe Bedeutung zu.

Die Untersuchung der Iliosakralgelenke im Stehen sowie in Seitenlage unter Torsion und in Bauchlage unter lokaler Palpation und Hyperextension dient der Sicherung der Diagnose und der eventuellen nachfolgenden Therapie.

Verwechselt werden darf dieses Krankheitsbild der Irritation der Iliosakralgelenke allerdings nicht mit der *Insertionstendopathie der langen Rückenstrecker*, aber auch nicht mit den *Insertionstendopathien der Glutealmuskulatur*. Die exakte Untersuchung bei Erhebung einer ausführlichen Anamnese wird die Differentialdiagnose aber fast immer möglich machen.

Selbstverständlich sind Kombinationserscheinungen zwischen Iliosakralgelenksirritationen und Insertionstendopathien der langen Rückenstrecker möglich.

Probatorische Gaben eines Lokalanästhetikums in das betroffene Iliosakralgelenk stellen eine weitere Möglichkeit zur Sicherung der Diagnose dar.

Eine der allerdings häufigsten Ursachen für Beschwerden im lumbosakralen Übergangsbereich, auch bei Sportlern und gerade dort, stellen Störungen des arthromuskulären Gleichgewichtes dar.

Bereits 1926 haben Wachholder und Altenburger auf das Zusammenspiel von Synergisten und Antagonisten hingewiesen. Die Arbeiten zu dieser Thematik sind in der Weltliteratur häufig und lesenswert.

Während des letzten Jahrzehnts ist bedingt, besonders durch die zunehmende Belastung und Fehlbelastung im Sport, das Augenmerk in hohem Maße, allerdings in etwas anderer Form, wiederum auf dieses Problem gelenkt worden.

Durch experimentelle Studien, aber auch praktische klinische Erfahrungen, wurde das Gelenk als funktionelle Einheit immer mehr in den Mittelpunkt des Interesses aber auch der Forschung gerückt.

Die Einheit Gelenk mit allen aktiven und passiven Strukturen, *einschließlich* der hier ablaufenden *Stoffwechselvorgänge*, ist im Sinne der funktionellen Einheit mehr in den Vordergrund gerückt.

Bezogen auf die Wirbelsäule hat Junghans bereits 1950 die funktionelle Einheit Bewegungssegment beschrieben. Auch er weist bereits auf die Einbeziehung aller Strukturen und Stoffwechselvorgänge in diese Einheit hin.

Somit ist aus funktioneller Sicht jedes Gewebe dieser Einheit in der Lage, eine funktionelle bzw. auch weitergehende Störung des Bewegungssegmentes in unserem Falle auch mehrerer Segmente hervorzurufen.

Im Sport wird, wie Tittel ausführlich darlegt, dieses arthromuskuläre Gleichgewicht häufig durch unausgewogene Trainingsprogramme hervorgerufen.

Einseitiges Krafttraining, z. B. der Strecker beim Ruderer oder in den leichtathletischen Wurf- und Stoßdisziplinen, bewirkt eine Disharmonie zwischen Agonisten und Antagonisten.

Zusätzlich fehlt häufig noch die trainierbare Dehnungsfähigkeit der in hohem Maße auf Kraft trainierten Muskulatur.

Unabhängig von der Tatsache, daß unausgewogene Trainingsprogramme Ungleichgewichte im Verhältnis zwischen Agonisten und Antagonisten hervorrufen, kommt noch eine Eigenart der Skelettmuskulatur hinzu, die tierexperimentell gefunden wurde.

Sogenannte tonische Muskeln, die funktionell besonders Haltefunktionen besitzen, neigen zu Verkürzungen mit Tonuserhöhungen.

Sogenannte phasische Muskeln neigen im Gegensatz hierzu zu Kraftabschwächungen, wobei diese phasischen Muskeln funktionell verstärkt für dynamische Bewegungsabläufe verantwortlich sind.

Eine Vielzahl von Arbeiten aus unterschiedlichen Bereichen des Sportes, so unter anderem von Berthold und Thierbach, Berthold, Jelinek und Albrecht sowie Weber beschrieben als tonische Muskeln im Bereich des Rumpfes und der unteren Extremitäten die folgenden: M. rectus femoris, M. triceps surae, M. erector spinae, die ischiocrurale Muskulatur, M. iliopsoas und M. tensor fasciae latae.

Phasische Muskeln sind nach diesen Untersuchungen vor allen Dingen M. rectus abdominis, M. glutaeus maximus, M. glutaeus medius, M. trapezius, M. serratus anterior sowie die Mm. rhomboidei.

Am Beispiel des lumbosakralen Überganges gelten als tonische Muskeln der M. iliopsoas, der M. rectus femoris und der M. erector spinae. Antagonisten, also phasische Muskeln, sind M. rectus abdominis und M. glutaeus maximus.

Das Ungleichgewicht dieser Gruppen, häufig bereits bei der Inspektion sehr offensichtlich, führt zu Hyperlordosierungen der unteren LWS, die besonders im Sport allerdings ungünstig Belastungen induziert.

Zwischenwirbelscheiben, Wirbelgelenke und Insertionszonen der langen Rückenstrecker werden vermehrt und unphysiologisch belastet und bewirken hierdurch Schmerzzustände bis hin zu vorzeitigen Verschleißerscheinungen.

Eine Kräftigung der phasischen Muskulatur verbunden mit der Dehnung tonischer Gruppen hat somit präventive Bedeutung zur Verhinderung des Kreuzschmerzes als Folge arthromuskulären Gleichgewichts.

Verbunden mit der Kräftigung der Bauchmuskulatur ist aber eine Erhöhung des intraabdominalen Druckes, wodurch eine deutliche Entlastung des lumbosakralen Überganges erzielt werden kann. Eine Reduktion um 50% der Belastung ist nach Deigentesch u. a. hierbei möglich.

Der Versuch, Lendenwirbelsäule und Lendenwirbelsäulenkreuzbeinübergang als funktionelle Einheit darzustellen und auf Schmerzzustände und ihre Ursachen hinzuweisen, müßte ergänzt werden durch Erwähnung rheumatischer Erkrankungen und von Erkrankungen des Bauch- und Beckenraumes. Veränderungen bzw. Erkrankungen dieser Organe sind geeignet, ähnliche Symptome hervorzurufen. Im Bereich der Sportorthopädie stellen diese Erkrankungen aber sicher nur einen sehr geringen Prozentsatz der Ursachen dar und müssen *auch aus* Zeitgründen hier unberücksichtigt bleiben.

Beabsichtigt war, auf die vielfältigen Ursachen von Kreuzschmerzen hinzuweisen und damit Anregungen zur exakten Diagnosestellung zu geben.

Zu dieser Diagnose gehört auch die Beschäftigung mit der Anamnese, das bedeutet im Sport aber auch mit der Sportanamnese und den Trainings- und Wettkampfgewohnheiten.

Erst diese exakte Vorgeschichte und Belastungsanalyse versetzt uns in die Lage, ätiologisch zu beraten und zu behandeln ohne nur Symptome zu kurieren.

Diese Art der Erkennung der Ursachen mit nachfolgender Therapie ist generell in der Medizin sehr wichtig. In unserem speziellen Falle in der Sportorthopädie erscheint mir dieses Vorgehen allerdings aus anderen Gründen noch von besonderer Bedeutung.

Die körperlichen Belastungen im Sport sind hoch und werden ständig höher; entsprechend auch die Fehlbelastung sowie die Fehlbelastungsfolgen.

Fehlbelastungsfolgen sind aber im allgemeinen mit Schmerzen verbunden.

Schmerzzustände eines Spitzenathleten stellen aber *„nationale Unglücke"* dar und werden in den Medien entsprechend kommentiert. Den Sport umgibt somit fast ein negativer Nimbus.

Ich sehe unsere Aufgabe nicht nur in der Prävention und der Therapie von Beschwerden, sondern auch darin, diesen zunehmend negativen Bildern des Sportes entgegenzuwirken. Möglich ist das allerdings nur, wenn Vorbeugung und gezielte Therapie Hand in Hand gehen und Beschwerdekomplexe dadurch verhindert oder vorzeitig beendet werden.

Auch und besonders in der Sportmedizin gilt der Satz: „Vor die Therapie haben die Götter die Diagnose gesetzt".

Literatur kann beim Verfasser angefordert werden.

Diagnostik bei Weichteilaffektionen

A. Klümper

Sporttraumatologische Spezialambulanz der Albert-Ludwigs-Universität, Freiburg

Das Thema ist so weit gefaßt, daß sich gleichzeitig die Notwendigkeit zur Eingrenzung ergibt.

Die hier aufgeführte Diagnostik betrifft die Weichteilverletzungen des Bewegungsapparates im Sport.

Unter Berücksichtigung der sportspezifischen Dispositionen zu Traumen und dem klinischen Profil sind im Rahmen der Diagnostik zuerst die Anamnese, Inspektion, Palpation und dann Funktionsdiagnostik, Punktion oder sonstige klinische diagnostische Maßnahmen zu berücksichtigen.

Die Art und Weise, wie eine Verletzung zustande gekommen ist, läßt schon beträchtliche Rückschlüsse zu, wobei sich häufig herausstellt, daß nach vollzogener Gesamtdiagnostik die aus der *Anamnese* resultierende Erstdiagnose bestätigt wird (z. B. Kontusionen, Distorsionen der Sprunggelenke, Muskelfaserrisse).

Die Analyse des Unfallherganges ist immer wichtig. Sie setzt viel Erfahrung und eine gute Kenntnis der sportspezifischen Belastungen und Bewegungsabläufe und Kenntnis der Reglemente voraus.

Der Zeitpunkt der Verletzung spielt eine große Rolle. Eine frische Verletzung entspricht nicht selten ungenügender Vorbereitung mit mangelhaft muskulärer Koordination; späte Ereignisse signalisieren Überlastung und Ermüdung.

Die Nichtbeachtung sportlicher Regeln oder unphysiologische Bewegungsabläufe sind zu berücksichtigen (Kunstturnen -AC-Gelenke, Judo Ellenbogengelenk).

Aus physikalischen Gesetzen geht die Bedeutung der Beschleunigung für das Unfallgeschehen hervor.

Chronisch rezidivierende Beschwerden führen selten zu einem plötzlichen Leistungsabbruch (Ausnahmen sind degenerative Schäden der Sehnen, Menisci). Belastungsintoleranz findet sich gehäuft in den Ursprüngen und Ansätzen hauptbelasteter Muskulatur, in dieser Muskulatur sowie im Gleitlager der Sehnen (Abb. 1 und 2).

Der nächste Schritt in der Diagnostik ist die *sorgfältige Inspektion* des geschädigten Körperabschnittes.

Das betrifft zuerst einmal offene Haut- und Unterhautverletzungen sowie die Folgen direkter Traumen ohne Oberflächenverletzungen. In der Vielfalt der Möglichkeiten von der Blasenbildung über Hautabschürfungen, Stich-, Schnitt-, Riß- oder Platzwunden bis zu Quetschwunden und thermischen Schäden bei gleichzeitiger Häufigkeit in den verschiedensten Sportarten besteht die Gefahr der Bagatellisierung und damit eröffnen sich die Gefahren zur Infektion bis zur Phlegmone und Empyem.

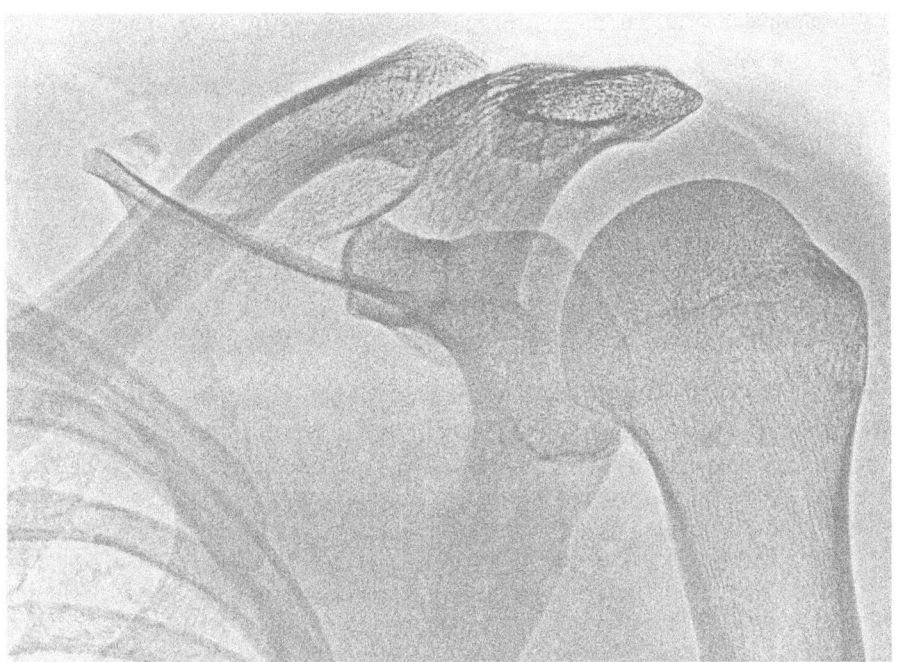

Abb. 1. Abrißfraktur aus dem Ansatz des Levator scapulae bei einem jungen Kunstturner

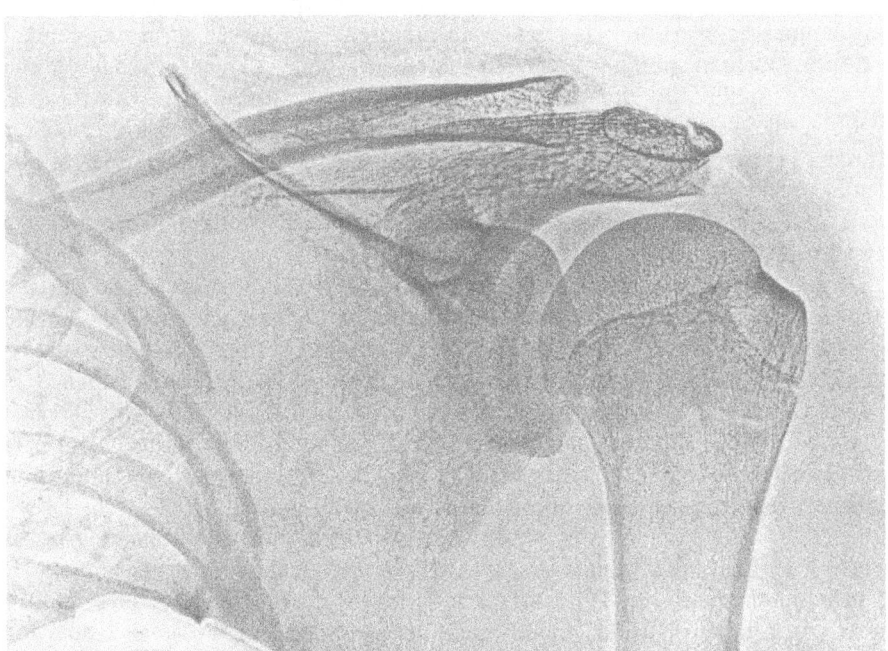

Abb. 2. Abrißfraktur aus der Ursprungsregion des Musculus deltoides am Acromion bei einem jungen Ringer

Trophische Störungen und iatrogene Hautschäden sind leider ebenfalls nicht selten.

Einzelheiten zu dieser Thematik sind im Bereich der Chirurgie und Wunderversorgung sowie plastischen Chirurgie anzusiedeln.

Die Inspektion gibt jedoch nicht nur bei im wahrsten Sinne des Wortes offenliegenden Verletzungen entscheidende Informationen. Das betrifft auch Kapsel-Band-Läsionen, Faszienrupturen, partielle und komplette Muskel- und Sehnenrupturen sowie eine Paratenonitis achillea oder Bursitiden.

Schwellung, Deformierung und gestörte Funktion sind die Leitfäden der Prima vista-Diagnostik – in wohl verstandenem Sinne.

Die Bursitis olecrani des Fußballtorwartes oder Judokämpfers und die Bursitis präpatellaris des Ringers sind kaum zu übersehen.

Gleiches gilt für Faszieneinrisse mit Vorquellen der Muskulatur. Der Abriß der langen Bizepssehne des Oberarmes führt zu einer typischen wulstartigen Deformierung des Bizepsbauches. Partielle Muskel- und Sehnenrupturen können deutliche Weichteildellen hinterlassen, allerdings nur in den ersten 24 Stunden oder wieder nach Abklingen lokaler Ödeme bzw. Hämatome.

Kapsel-Bandverletzungen des Acromio-Clavicula-Gelenkes z. B. bei Kunstturnern werden im Stadium II und III nach Tossi als Stufenbildung über der Schulterhöhe sichtbar.

Luxationen des Schultergelenkes zeigen die leere Gelenkpfanne.
Weichteilschwellungen größeren Ausmaßes z. B. nach Distorsionen des oberen Sprunggelenkes lassen zumindest den Verdacht einer umfangreichen Kapsel-Bandruptur zu.

Abgesunkene Hämatome in den abhängigen Körperpartien unterhalb des erfolgten Traumas zeugen von sicheren Gewebsrupturen – in welcher Form auch immer.

Solche subcutan sichtbar werdenden Hämatome können der einzig sichere Beweis für eine partielle Muskelruptur sein.

Wenn diese Hämatome auch überwiegend erst 24 Stunden nach erfolgtem Trauma sichtbar werden, z. B. im Unterarmbereich, bleibt noch Zeit, einen erlittenen Schaden des Ellenbogengelenkes richtig einzuschätzen.

Bei den so häufigen Abrissen der Fingerstrecksehnen hängt das Fingerendglied in leichter Beugung.

Die unter Belastung oder bei allgemeiner Bewegung auftretenden Schmerzen sind vom Betroffenen häufig nicht genau lokalisierbar. Es bedarf einer sorgfältigen und vorsichtigen *Palpation*, um über die häufig einzige Symptomatik, den Druckschmerz, und die entsprechende Topographie zu einer Diagnose zu kommen.

Das betrifft z. B. Insertionstendinosen oder Insertionstendopathien wie die Epicondylitis radialis et ulnaris humeri, die Coracoiditis und Periarthritis der Werfer und Handballspieler, die Insertionstendopathien der Apex patellae und Tuberositas tibiae bei Gewichthebern und Sprungdisziplinen in der Leichtathletik, ebenfalls den Tibiakantenschmerz in der Ursprungsregion des Flexor digitorum communis insbesondere bei Langstreckenläufern. Außerhalb des Sehnenursprunges entspricht der Tibiakantenschmerz einer Periostitis oder Periostose. Periostosen sind umschrieben schmerzhaft tastbar am Schambein als Folge eines offenen Foramen ovale und manifestieren sich nicht selten am Proc. styl. ulnae bei Fechtern, Gewichthebern und Turnern.

Im Ursprungs- und Ansatzbereich der Sehnen sind darüber hinaus deformierende Veränderungen zu tasten, entsprechend der histomorphologischen Möglichkeit zur Gewebsdegeneration oder Reparation.

Es lassen sich Defekte oder umschriebene mehr strangförmige Verhärtungen, Metaplasien oder kleine Exostosen tasten.

Bei umschriebenem Druckschmerz im Insertionsbereich ist bei Kindern und Jugendlichen z. B. an eine Apophysitis olecrani oder calcanei zu denken. Tastbar ist bei der Achillodynie die spindelige Verdickung und schließlich nur durch Palpation ist eine Paratenonitis crepitans der Achillessehne, der Flexoren des Unterarmes oder der langen Zehenstrecker zu diagnostizieren. Zu palpieren sind die Konsistenzunterschiede in der Muskulatur, wobei es sich ohne ersichtliches Trauma um schmerzhafte Myalgien z. B. der langen Rückenstrecker oder umschriebene derbe Myogelosen z. B. im Trapezius oder Levator scapulae handeln kann. Natürlich können die Muskelhärten bedingt durch Funktions- und Überbelastung sowie Fehlsteuerung der Muskelinnervation überall auftreten.

Besteht bei umschriebener Schmerzsymptomatik in der Vorgeschichte ein plötzliches Ruck-, Schlag oder Rißgefühl im Bereich der Muskeln, Sehnen und des Bandapparates, ist zumindest der Hinweis auf kleine oder ausgedehnte partielle bzw. totale Rupturen oder Abrißfrakturen gegeben (Abb. 3). Dabei ist zu berücksichtigen, daß die Grenzen von Fehlbelastungsfolgen oder Überlastungsschäden zu Sportverletzungen fließend sind, und das betrifft insbesondere Gelenkschäden.

Hier hat sich nahtlos die *Funktionsdiagnostik* einzuordnen unter gleichzeitiger Berücksichtigung der Röntgendiagnostik.

Posttraumatische Schwellung, Deformierung, Druckempfindlichkeit und allgemeiner Bewegungsschmerz sind für die im Sport überwiegend betroffenen Knie- und Sprunggelenke lediglich allgemeine Hinweise.

Im Rahmen des Themas „Weichteilaffektionen" gilt es am Kniegelenk die Festigkeit des Kapsel-Band-Apparates zu überprüfen. Die Funktionsprüfung der Seiten- und Kreuzbänder mittels Aufklapp- und Schubladenphänomen sowie der Rotationsstabilität sind Bestandteile einer jeden Kniegelenksuntersuchung, wobei natürlich die Pflicht zur globalen Funktionsdiagnostik des Kniegelenkes verbleibt.

Ohne klinischen und röntgenologischen Nachweis einer Aufklappbarkeit bei umschriebenem Druckschmerz mit oder ohne Gelenkerguß besteht eine Seitenbandzerrung oder Dehnung mit oder ohne partieller Ruptur. Aufklappweiten des medialen Gelenkspaltes von 15 mm, des lateralen von 25 mm signalisieren Seitenbandabrisse oder Zerreißungen.

Leitsymptom der vorderen oder hinteren Kreuzbandruptur ist das Schubladenphänomen meist mit dem Nachweis einer Rotationsinstabilität mit Gangunsicherheit auf unebenem Boden oder Treppensteigen.

Damit sei gleichzeitig der Hinweis gegeben, daß es bei Gewebszerreißungen am Kniegelenk fast immer Kombinationsschäden vorliegen.

Es gibt durchaus isolierte Kapselläsionen, was für alle Gelenke zutrifft mit Synovitis mit oder ohne posttraumatischer oder rezidivierender Ergußbildung. Sie lassen sich durch Gelenkpunktionen und Arthrographie verifizieren. Bei Unklarheiten gerade über das Ausmaß einer Kreuzbandschädigung leistet die Computer-Tomographie wertvolle Dienste; bei dann noch verbleibenden Unsicherheiten steht die diagnostische Arthroskopie zur Verfügung. Bei allen Gelenkverletzungen im

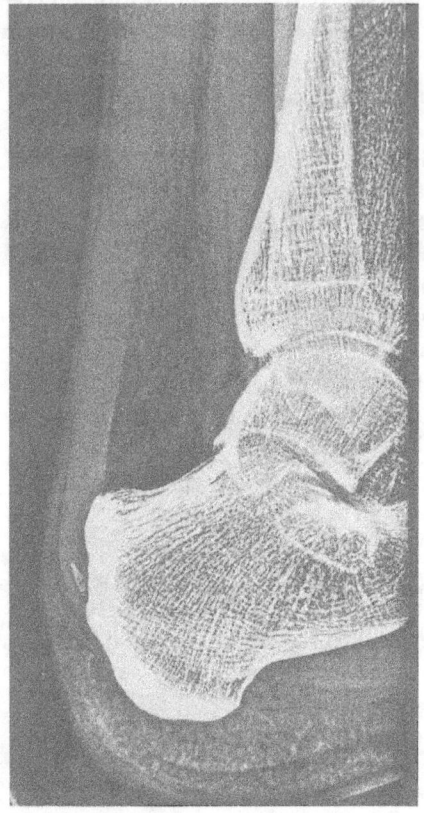 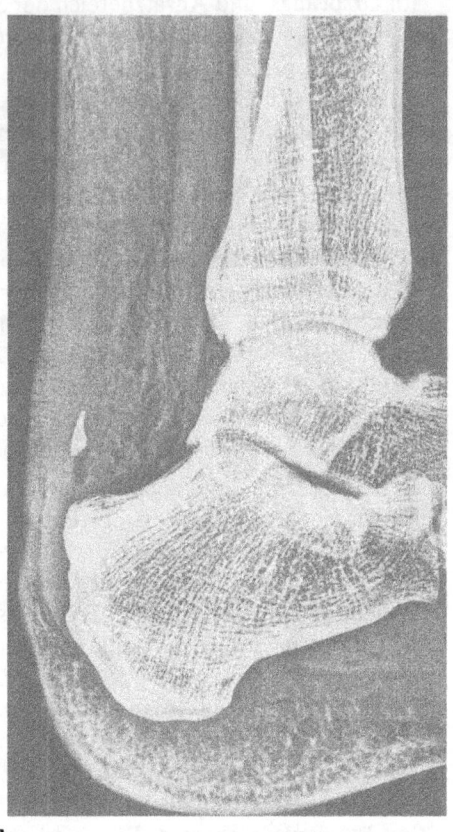

a b

Abb. 3a u. b. a) Leichtathlet 1980 mit geringer Achillodynie und dorsalem Fersensporn. **b)** Gleicher Patient 1986, partielle Achillessehnenruptur im oberen Drittel mit typischer Konturunschärfe der Achillessehne, Auflösung der Gewebestrukturen, vermehrte Venenzeichnung und retikuläre Weichteilverdichtung in der Subcutis; zusätzlich Abrißfraktur aus dem Ansatzbereich der Achillessehne

Sport gibt der Spontanschmerz bei passiven Bewegungen im Sinne des Verletzungsvorganges wichtige Hinweise, aber erst die Arthrographie erbringt den Nachweis der antomischen Läsion.

Ein typisches Beispiel ist die Rotatorenmanschettenruptur, bei der häufig als einzige klinische Symptome diffuser Kapseldruckschmerz und umschriebener Schmerz über dem Tuberculum majus auszumachen sind.

Für die zahlreichen Verletzungen im Sprunggelenksbereich gilt, daß die richtige Diagnose aus dem klinischen Befund allein nicht gestellt werden kann. Es bedarf gehaltener Röntgenaufnahmen.

Beweisend für fibulare Bandläsionen sind mehr als 10 mm Aufklappbarkeit des Gelenkspaltes des oberen Sprunggelenkes bei forcierter Supination und mehr als 5 mm Gelenkspaltbreite dorsal beim Schubladenphänomen (privot shift).

An dieser Stelle sei noch auf die Traumatisierung der Hüftgelenke hingewiesen, bei denen es zu einem Hämarthros kommen kann, der über die Gefäßkompression Femurkopfnekrosen zur Folge haben kann. Bei entsprechendem Verdacht ist die diagnostische Gelenkpunktion lieber einmal zuviel als zuwenig angezeigt.

Bei den kompletten Sehnenrupturen kommt unter Berücksichtigung der auslösenden Mechanismen, der sicht- oder tastbaren Unterbrechung in der Kontinuität sowie dem lokalen Schmerz der Bewegungsschmerz hinzu sowie typische Funktionsausfälle.

Die Funktionsprüfung sollte immer gegen Widerstand erfolgen.

Bei der Ruptur der Quadrizepssehne oder des Ligamentum patellae läßt sich zur sichtbaren Deformierung, Schwellung und Dislokation der Patella der Unterschenkel am Kniegelenk nicht strecken.

Nach kompletter Achillessehnenruptur kann der Zehenstand nicht durchgeführt bzw. gehalten werden.

Für inkomplette oder komplette Muskelrupturen gilt diagnostisch im wesentlichen das gleiche wie für komplette Sehnenrupturen.

Über den sicht- und tastbaren Lokalbefund hinaus stehen Belastungsschmerz und Funktio laesa im Vordergrund.

Schwierigkeiten bereiten die kleinen partiellen Muskelrupturen, Faserrisse oder Zerrungen.

Wenn bei angespannter Muskulatur keine Defekte tastbar sind, läßt sich fast immer die reflektorische perifokale Muskelverhärtung tasten.

Um Grad und Umfang der morphologischen Veränderung erfassen zu können, kann die klinische Diagnostik um andere Untersuchungstechniken erweitert werden wie Elektromyographie und Tonometrie.

Mit Hilfe der Tonometrie läßt sich der betroffene Muskelanteil lokalisieren, da im Vergleich jeweils zur Gegenseite weder der gleiche Ruhetonus, noch der gleiche Tonus bei maximaler Anspannung erzielt werden. Gleiches gilt für Sehnenaffektionen.

Wenn nach beschriebener klinischer Diagnostik die Verdachtsdiagnose einer Insertionstendopathie oder Abrißfraktur bestehen, sollten immer Röntgenaufnahmen angefertigt werden, wobei speziell bei der Weichteildiagnostik und an Knochengrenzen die Xeroradiographie als Positiv- oder Negativ-Technik zu bevorzugen ist (Abb. 4).

Die Abrißfrakturen sind aufgrund des isolierten Knorpel-Knochen-Fragmentes nicht schwer zu diagnostizieren, die Insertionstendinosen bieten nicht selten im Ursprungs- oder Ansatzbereich umschriebene Begleitatrophie, Knochenarrosionen oder auch proliferative Veränderungen von kleinen Exostosen bis zu Metaplasien – in welcher Form auch immer.

Über den Aktivitätsgrad der lokalen histomorphologischen Veränderungen kann die Szintigraphie zusätzliche Information liefern. Insbesondere bei posttraumatischen oder postoperativen persistierenden Beschwerden kann die nuklearmedizinische Diagnostik über die räumliche und zeitliche Aktivitätsverteilung inkorporierter Radiodiagnostika Informationen über Gestalt und Funktionszustand spezifischer Gewebe vermitteln.

Für partielle intramurale Gewebsläsionen sowohl in der Muskulatur als auch in Sehnen kommt heute der Computer-Tomographie und Kernspintomographie

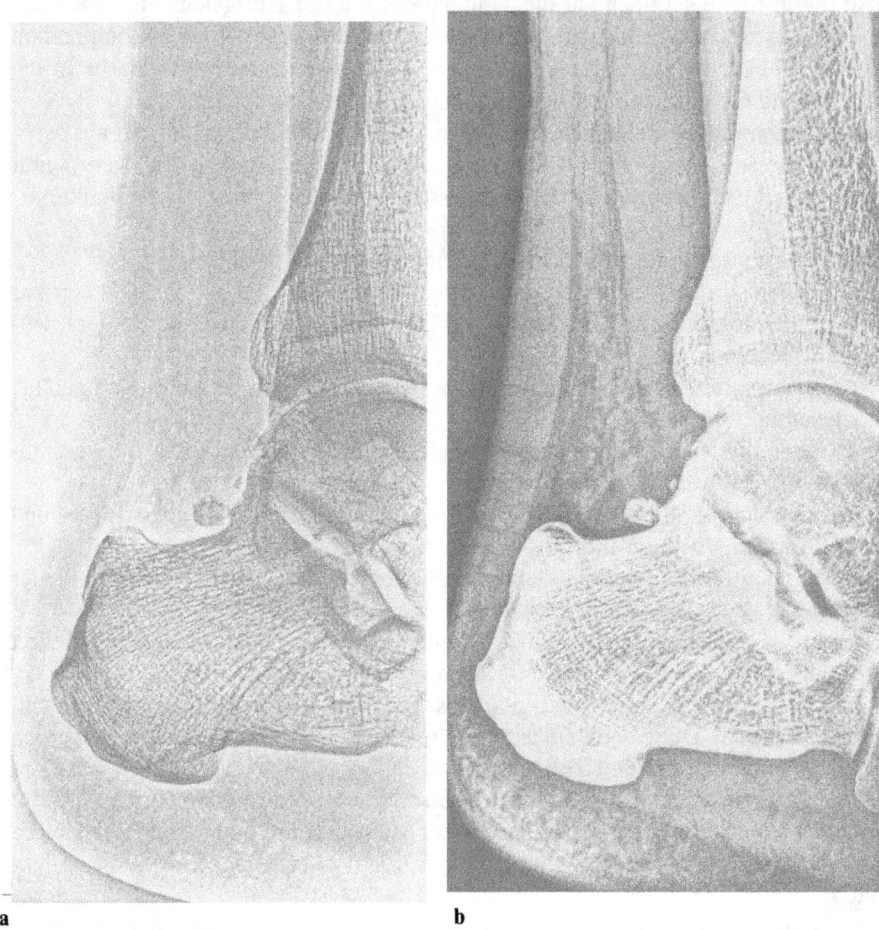

a b

Abb. 4a u. b. Verschiedene Techniken bei Xeroradiographieaufnahmen. **a)** Positiv-Technik. **b)** Negativ-Technik; sie übertrifft deutlich hinsichtlich Schärfe und Wiedergabe von Einzelstrukturen die Positiv-Technik; Diagnose: Typische Paratenonitis achillea

immer mehr Bedeutung zu. Wobei hier einschränkend gesagt werden muß – abgesehen von Aufwand und Kosten, daß die besseren Ergebnisse bei chronischen Veränderungen und nicht bei frischen Verletzungen erzielt werden, leider.

Über die lokalen Befunde bei den verschiedenen Weichteilaffektionen hinaus dürfen die übergeordneten neuromuskulären Zusammenhänge nicht vernachlässigt werden. Das betrifft insbesondere die ischiocrurale – und Wadenmuskulatur sowie die Muskulatur des Schultergürtels.

Sog. rezidivierende Zerrungen in der ischiocruralen Muskulatur können ursächlich in der unteren LWS, Periarthritiden und Epicondylitiden in der unteren HWS angesiedelt sein.

Wenn hier die Ursachen nicht beseitigt werden, wird der Athlet seines Lebens nicht mehr froh.

Im Rahmen der regionalen und überregionalen Diagnostik der Weichteilaffektionen sind Gefäße, Nerven und schließlich Stoffwechsel und damit Laboruntersuchungen mit zu berücksichtigen.

Schließlich sind in die Differentialdiagnostik schmerzhafter Weichteilaffektionen auch einmal Tumoren und hier bösartige Tumoren mit einzubeziehen. Sie sind zwar selten, aber hinter einer umschriebenen, vermeintlichen Myogelose kann sich durchaus ein Karzinom verbergen.

Wenn die Diagnostik der Weichteilaffektionen über die aufgeführte Systematik betrieben wird, sollte man zu klaren und befriedigenden Diagnosen kommen mit dem Ziel die leistungsmindernden Beschwerden zu beseitigen sei es durch konservative Therapie oder durch operatives Vorgehen.

Operative Möglichkeiten, Nachbehandlungen und Ergebnisse der Achillessehnenruptur beim Sportler

H.-W. Bindig, H. P. Koerfgen und H. Beck

Chirurgische Universitätsklinik Erlangen, Unfallchirurgische Abteilung

Einleitung

Die Ruptur der Achillessehne ist die häufigste Sehnenverletzung der unteren Extremität. Seit Mitte der 50er Jahre wird eine deutliche Zunahme der Achillessehnenverletzungen beobachtet, was sich auch an der steigenden Anzahl von Veröffentlichungen zu diesem Thema zeigt. Diese Häufung wird sowohl mit dem Anstieg des Freizeitsports als auch mit der zunehmenden Härte bei der Sportausübung in Verbindung gebracht.

Material und Methodik

An der Chirurgischen Universitätsklinik Erlangen wurden im Zeitraum von 1970 bis 1985 192 Patienten wegen einer Achillessehnenruptur behandelt. 90% der Verletzten waren Männer. 40% der Verletzten standen im 4. Lebensjahrzehnt. Zu prozentual etwa gleichen Teilen waren die Altersgruppen der 20–30jährigen (20%), der 40–50jährigen (20,5%) betroffen. Eine Achillessehnenruptur beim Kind wurde nicht beobachtet. 67,5% der Achillessehnenrupturen ereigneten sich während der Sportausübung, wobei nur in wenigen Fällen Leistungssportler, in der überwiegenden Mehrzahl aber Ausgleichs- und Freizeitsportler betroffen waren. Ein hohes Verletzungsrisiko ist vor allem bei Fußball, Leichtathletik, Tennis und Skifahren gegeben, wobei die Häufung hinsichtlich der Unfallursache sicherlich regional unterschiedlich ist. Die übrigen Achillessehnenverletzungen traten während der Berufsausübung (9,5%) und im Rahmen von Unfällen (23%) auf.

Sämtliche Patienten wurden in unserer Klinik einer operativen Behandlung zugeführt. Das operative Verfahren der Wahl stellt die Durchflechtungsnaht der Sehne nach BUNNELL dar. Zur Erhöhung der Reißfestigkeit wurde diese Technik mit verschiedenen Klebeverfahren kombiniert, wobei in den Anfangsjahren der Kunststoffkleber Histoacryl verwendet wurde. Seit 6 Jahren hat jedoch der Fibrinkleber den Kunststoffkleber verdrängt. So wurden insgesamt 36,4% unseres Patientengutes mit der Durchflechtungsnaht in Kombination mit Fibrinkleber versorgt. Lediglich 13% unserer Patienten wurden im untersuchten Zeitraum ausschließlich mit einer Durchflechtungsnaht behandelt.

Intraoperative Komplikationen mußten nicht beobachtet werden. Postoperative Komplikationen waren selten. Wundheilungsstörungen traten in unserem Kranken-

Tabelle 1. Sportart und Achillessehnenruptur

	n	%
Fußball	48	40
Laufen	11	9,2
Tennis, Tischtennis	10	8,3
Springen	9	7,5
Skilaufen	9	7,5
Turnen	6	5
Gymnastik	5	4,2
Radfahren	5	4,1
Sonstige Sportarten	17	14,1

Chirurgische Universitätsklinik Erlangen n = 120 (1970–1985)

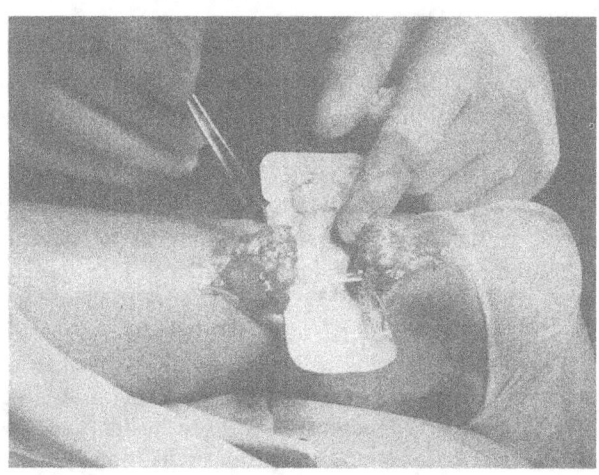

Abb. 1. intraoperatives Bild einer Achillessehnenruptur

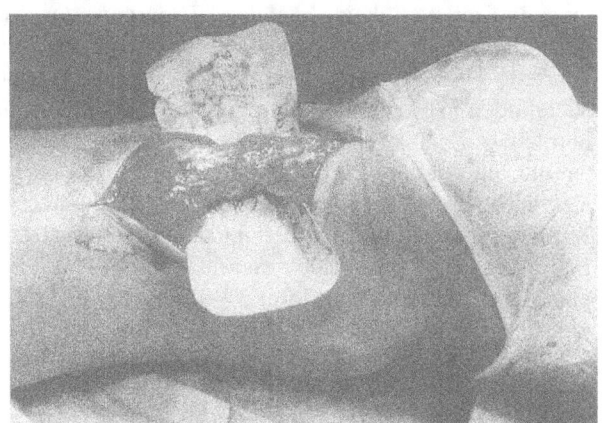

Abb. 2. operative Versorgung einer Achillessehnenruptur mit Durchflechtungsnaht und Fibrinkleber

gut bei 5% der Patienten auf. Bei einem Patienten entstand in der postoperativen Heilungsphase eine tiefe Beinvenenthrombose. Rerupturen der Achillessehne entstanden in 3 Fällen, durchschnittlich etwa 9 Wochen nach der Erstversorgung.

Die Nachbehandlung ist standardisiert und wurde bei allen Patienten gleich durchgeführt. Zunächst erfolgte eine Ruhigstellung in Gipsverbänden für insgesamt 6 Wochen, wobei der Fuß schrittweise aus 30 Grad Überstreckung im oberen Sprunggelenk in seine Normalstellung zurückgeführt wird. Nach Gipsentfernung durften sämtliche Patienten mit Bewegungsübungen unter krankengymnastischer Aufsicht beginnen. Nach 3 Monaten konnten die meisten Patienten das operierte Bein wieder schmerzfrei voll belasten. Die Behandlung wurde in der überwiegenden Mehrzahl nach diesem Zeitraum abgeschlossen. Die Wiederaufnahme der sportlichen Betätigung machen wir abhängig von der ausgeübten Sportart. Keine Einwände sprechen u. E. gegen Schwimmen, Laufsport und stärkere sportliche Belastung wie etwa Fußballspielen und Skilaufen sollten erst 5–6 Monate nach der Versorgung der Verletzung wieder aufgenommen werden.

Resultate und Diskussion

115 Patienten konnten nach einem Zeitraum von 1½ bis 13 Jahren nach der Operation nachuntersucht werden. Bis auf wenige Ausnahmen hatten sämtliche Untersuchten eine volle Mobilität wieder erreicht. Alle untersuchten Sportler konnten nach der Operation ihre sportliche Betätigung wieder aufnehmen. 7 Patienten hatten auf weitere Sportausübung aus Altersgründen verzichtet. Eventuelle Operationsfolgen hatten jedoch auf den Verzicht keinen Einfluß.

Bei der Nachuntersuchung klagten noch 8 Patienten über Restbeschwerden, die sich insbesondere bei körperlicher Anstrengung und intensivem Sporteinsatz durch Schwellungen im Bereich der Achillessehne äußerten. Stärkere Bewegungseinschränkungen fanden sich nur bei wenigen sportlich aktiven Patienten. 88% aller untersuchten Sportler bezeichneten das Operationsergebnis als sehr gut oder gut.

Nach den vorliegenden Erfahrungen besteht beim Vorliegen einer Achillessehnenruptur eine absolute Operationsindikation. Die von einigen Kliniken praktizierte konservative Behandlung stellt, nicht zuletzt in Hinblick auf das überwiegend junge Patientengut, keine adäquate Versorgung dar. Kontrovers werden auch heute noch die verschiedenen Operationstechniken und die verwendeten Materialien beurteilt. U. E. stellt die Verflechtungsnaht nach BUNNELL mit resorbierbarem Vicrylfaden in Kombination mit organischen Klebematerialien ein adäquates Verfahren dar. Beck konnte bereits Ende der 60er Jahre nachweisen, daß eine Kombination von Kleber und Nahtmaterial zu einer 3fach erhöhten Reißfestigkeit im Vergleich zur nur vernähten Sehne führt. Der früher an unserer Klinik verwendete Kunststoffkleber Histoacryl ist in den letzten Jahren zugunsten des organischen Fibrinklebers zurückgetreten. Seither haben sich die lange Zeit gefürchteten Komplikationen wie Fadenfisteln und Wundheilungsstörungen gemindert.

Literatur

1. Holz U, Ascherl I (1981) Die Achillessehnenruptur. Eine klinische Analyse von 560 Verletzungen. Chir Praxis 28: 511–526
2. Knoch M, Beck H (1986) Operatives Vorgehen bei der Achillessehnenruptur – Vorteile durch die Einführung verschiedener Klebeverfahren
3. Nistor L (1981) Surgical and non-surgical treatment of achilles tendon rupture. The Journal of Bone and Joint Surgery 63A: 394–399
4. Rüter A (1984) Sehnenverletzungen an der unteren Extremität. Der Chirurg 55: 7–10
5. Schwarz B, Heisel J, Mittelmier H (1984) Achillessehnenrupturen, Ursache – Prognose – Therapie – Spätergebnisse. Akt Traumatol 14: 8–14

Bizepssehnenrupturen der oberen Extremität beim Sportler

H.-W. Bindig, H.-P. Koerfgen und W. Hilmer

Chirurgische Universitätsklinik, Erlangen, Unfallchirurgische Abteilung

Einleitung

Sehnenrupturen an der oberen Extremität kommt im Hinblick auf funktionelle Behinderung und Häufigkeit eine geringere Bedeutung wie ähnliche Schäden an den unteren Gliedmaßen zu. Über das seltene Ereignis der Bizepssehnenruptur der oberen Extremität wird meist nur anhand kleiner Patientengruppen berichtet.

Material und Methode

Im Krankengut der Chirurgischen Universitätsklinik Erlangen wurden in den letzten 18 Jahren 27 Patienten wegen rupturierter Bizepssehnen behandelt. Bizepssehnenrupturen werden überwiegend bei Männern beobachtet; die Altersverteilung zeigt ihren Häufigkeitsgipfel zwischen dem 40. und 60. Lebensjahr. Die Schädigung der Bizepssehne tritt meist bei Unfällen, Traumen, schwerer körperlicher Arbeit und beim Sport auf (Tabelle 1). Bei der Aufgliederung der Sportarten zeigt sich keine entsprechende Häufung besonders unfallträchtiger Sportarten. Als Sportarten, bei denen eine Bizepssehnenruptur auftrat, wurden Gewichtheben, Gymnastik, Fußball, Handball, Rudern und Fischen von den Patienten angegeben.

Jeweils unterschiedliche Schädigungsmechanismen sind zu diskutieren,
1. die Ruptur entsteht, wenn größere Lasten bei gebeugten Ellenbogengelenken und supinierten Unterarmen aufgehoben oder hochgerissen werden sollen (Gewichtheben, Klimmzüge, Rudern);

Tabelle 1. Ursachen der Bizepssehnenruptur

	n	%
Traumen, Unfälle	10	37
Sport	9	33
körperliche Arbeit	8	30

Chirurgische Universitätsklinik Erlangen n = 27 (1968–1985)

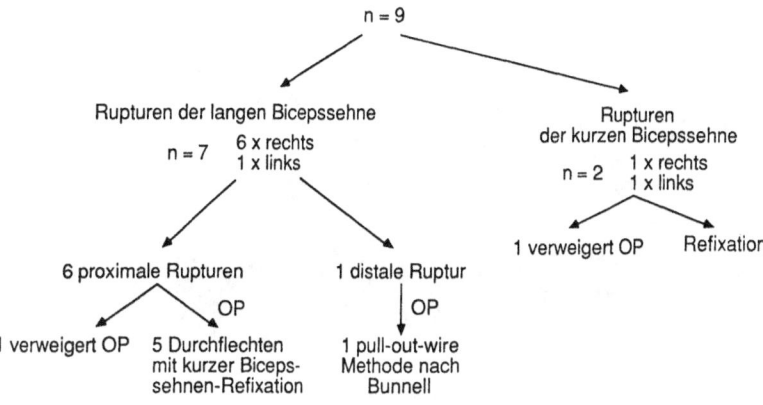

Abb. 1. Bizepssehnenruptur beim Sport

2. eine stumpfe Gewalt den Muskel trifft, während dieser maximal kontrahiert ist (Fußball, Handball), und
3. die Rupturen ohne adäquates Trauma, die in den Kreis der pathologischen oder degenerativen einzuordnen sind. Hierbei war der Sport nur auslösende Ursache der Ruptur (Gymnastik).

Zu unterscheiden sind Rupturen im Ursprung und Ansatzbereich, distale und proximale Rupturen. In unserem Patientengut fand sich am häufigsten die proximale Ruptur der langen Sehne (20mal), gefolgt von der distalen kompletten Ruptur (5mal) und der Zerreißung der kurzen Sehne (2mal). Im Seitenvergleich war die rechte Seite 4mal häufiger als die linke Seite betroffen. Meist wurden die Patienten innerhalb von 3 Wochen zur Operation überwiesen. Einige kamen erst nach Monaten zu uns.

Unterschiedlich sind die Ansichten zur Behandlung der proximalen Bizepssehnenruptur. In den letzten Jahren hat sich die operative Therapie durchgesetzt. In unserem Patientengut der Bizepssehnenruptur beim Sportler hat ein Sportler die Operation verweigert. Bei 5 Sportlern wurde die lange Bizepssehne am Processus coracoideus refixiert, teils mit der kurzen Bizepssehne verflochten. Als Nachbehandlung erfolgte eine Ruhigstellung im Desault-Verband.

Die distale Sehnenruptur wird einhellig als absolute Operationsindikation angesehen, da sonst eine erhebliche Minderung der Gebrauchsfähigkeit des Armes resultiert. Ein Sportler zog sich diese Verletzung zu. Wir haben die Pull-Out-Wire-Methode nach BUNNELL verwendet, wobei die Fixation mit Hilfe eines später zu entfernenden Stahldrates im Knochenkanal durch den Radius erfolgt. Eine Nachbehandlung erfolgt in einer Oberarmgipsschiene für 3–5 Wochen.

Eine Ruptur der kurzen Bizepssehne zogen sich 2 Sportler zu. Ein Patient verweigerte die Operation, bei dem anderen haben wir die kurze Bizepssehne refixiert (Abb. 1).

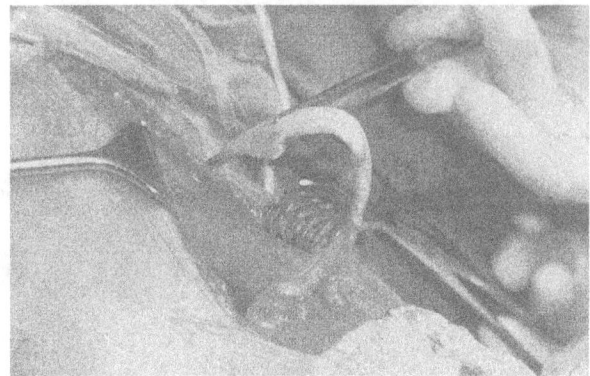

Abb. 2. Intraoperatives Bild einer Ruptur der langen Bizepssehne

Resultate und Diskussion

Die Ergebnisse nach Frühoperationen sind deutlich besser als bei verspätetem oder hinausgezogenem Eingriff. Wird 4 Wochen nach der Ruptur operiert, so zeigt sich bei der Operation, daß es bereits zu einer deutlichen Schrumpfung und Atrophie der langen Bizepssehne gekommen ist (Abb. 2).

Bei Nachuntersuchungen ein halbes bis zehn Jahre nach Ruptur zeigten sich gute Operationsergebnisse. Die Messung der groben Kraft ergab bei den frühzeitig operierten Patienten keinen Unterschied zwischen beiden Armen. Es fanden sich in über 90% der Patienten gute Weichteil- und Narbenverhältnisse. Bei den konservativ behandelten und bei den Spätoperierten zeigte sich eine Minderung der Beuge- und Schraubkraft. Eine vergleichende ergometrische Untersuchung wurde nicht durchgeführt.

Die 9 Sportler waren nach dem Unfall weiter aktiv. Bei dem Sportler, der die Operation der langen Bizepssehne verweigert hatte, zeigte sich eine deutliche Minderung der groben Kraft im rechten Arm. Die anderen Sportaktiven gaben eine Leistungsminderung nach der operativen Versorgung der Ruptur nicht an. In unserem Patientenkollektiv waren keine Hochleistungssportler.

Aufgrund unserer Ergebnisse raten wir bei der Bizepssehnenruptur des Sportlers zur Frühoperation. Über verschiedene Operationsverfahren läßt sich diskutieren, über Zeitpunkt und Indikation zur Operation nicht.

Literatur

1. Anzel SH, Covey KW, Weiner AD, Lipscomb PR (1959) Disruption of muscels and tendons. Analysis of 1014 cases. Surgery 45: 406–414
2. Gay B (1984) Muskel- und Sehnenrupturen an der oberen Extremität. Der Chirurg 55: 1–6
3. Groher W, Zenker H (1968) Ergebnisse operativ behandelter proximaler und distaler Bizepssehnenrupturen. Archiv Orthop Unfall-Chir 64: 186–195
4. Markgraf E, Langer E, Stahl G (1975) Ergebnisse der operativen Behandlung spontan rupturierter langer Bizepssehnen. Zentralbl Chir 100: 792–796
5. Schwenke K (1975) Operative Versorgung distaler Bizepssehnenrupturen. In: 2. Deutsch-Österreichische-Schweizerische Unfalltagung in Berlin, Springer-Verlag, 366–367

Ultraschalldiagnostik der Achillessehne

B. Gondolph-Zink, R. Wetzel und C.T. Trepte

Orthopädische Klinik und Querschnittgelähmtenzentrum im RKU,
Forschungs- und Lehrbereich der Universität Ulm, Oberer Eselsberg 45, D–7900 Ulm
(Ärztlicher Direktor: Prof. Dr. med. W. Puhl)

Ultraschalldiagnostik der Achillessehne

Akute und chronische Schmerzzustände im Bereich der Achillessehne, die häufig unter dem Sammelbegriff „Achillodynie" sibsummiert werden, sind nicht selten Ursache für eine Beeinträchtigung der sportlichen Leistungsfähigkeit. Differentialdiagnostisch kann es sich hierbei neben verkannten kompletten und inkompletten Achillessehnenrupturen, um peritendinöse Entzündungen, intratendinöse Nekrosen, subachilläre Bursitiden, Haglundexostosen und tumoröse Veränderungen handeln.

Mit den bisherigen nicht invasiven diagnostischen Möglichkeiten, die sich im wesentlichen auf Anamnese, klinische Befunde wie Inspektion, Palpation und Funktionsprüfung sowie Xeroradiographie und Röntgendarstellung als bildgebende Verfahren beschränken, konnte ein Abgrenzung bzw. Zuordnung der Beschwerden bisweilen nicht eindeutig getroffen werden. Insbesondere die Differenzierung intra- und peritendinöser Reizzustände bei klinisch unauffälliger, jedoch schmerzhafter Achillessehne war bislang unmöglich.

Die Ultraschalluntersuchung der Achillessehne als nicht belastendes und nicht invasives bildgebendes Verfahren hat sich hierbei als wertvolle Bereicherung unseres diagnostischen Spektrums bewährt (Abb. 1). Krankhafte Achillessehnenveränderungen lassen sich in reproduzierbaren Bildern darstellen; therapeutische Auswirkungen lassen sich durch Verlaufskontrollen ablesen. Die Sonographie der Achillessehne erfolgt in Bauchlage des Patienten mit Unterpolsterung der Sprunggelenksregion. Die seitenvergleichende und dynamische Untersuchung erachten wir hierbei zur besseren Beurteilbarkeit als unverzichtbar. Anhand des bisherigen Einsatzes der Ultraschalldiagnostik bei Achillessehnenbeschwerden konnten wir folgende unterschiedliche Befunde erheben:

Kaliberunterschiede

- *durchgehend verbreitertes Sehnenecho* im Seitenvergleich häufig kombiniert mit vermehrter Echodichte bzw. (Abb. 2),
- *lokal begrenzt* innerhalb des Achillessehnenverlaufes, immer mit vermehrter Echodichte kombiniert, was als Quellungszustand bzw. disseminierte intratendinöse Nekrosen interpretiert wurde (Abb. 3).

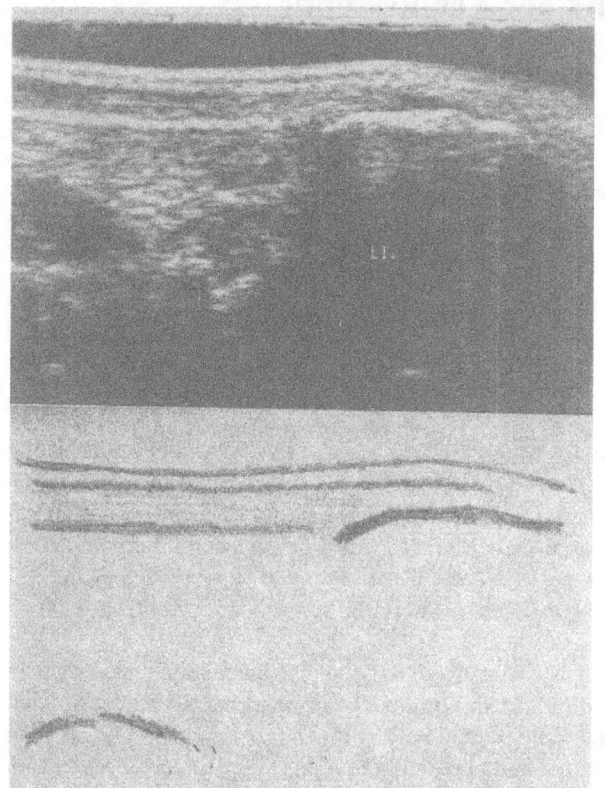

Abb. 1. Sonographisch unauffällige Achillessehne

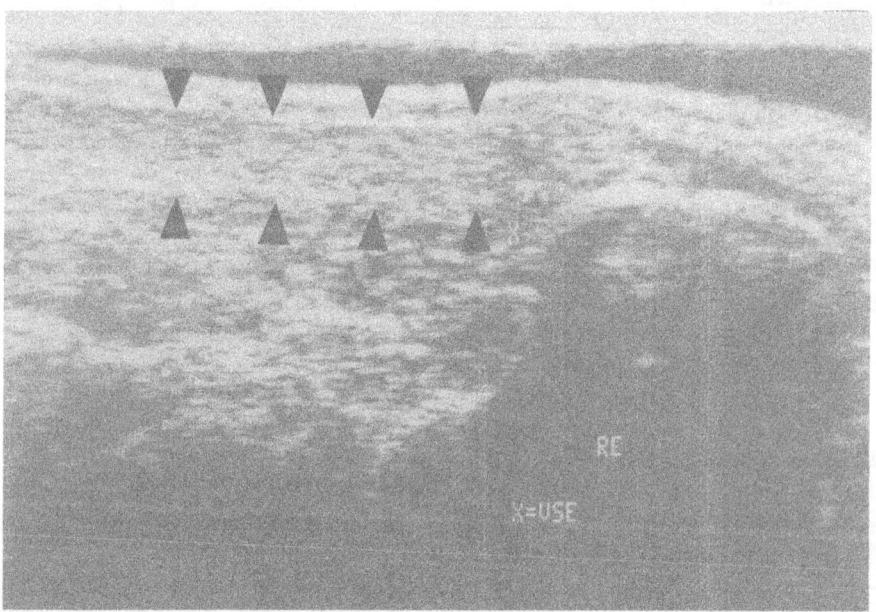

Abb. 2. Durchgehend verbreitertes Achillessehnenecho

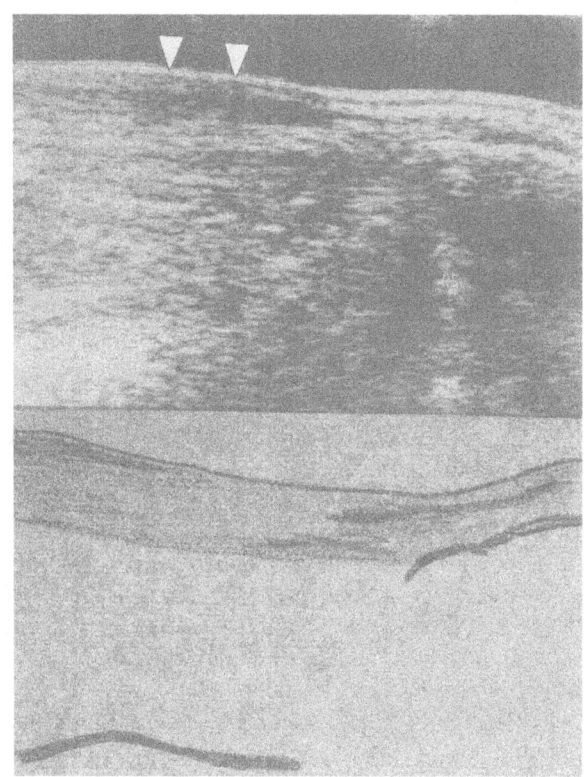

Abb. 3. Lokal begrenzt verbreitertes Achillessehnenecho

Echoverdichtung

- meist innerhalb des Sehnengewebes
    a) *uniform* als Ausdruck degenerativer Veränderungen, wie disseminierte Nekrosen bzw.
    b) *lokal begrenzt* als Hinweis für massive intratendinöse Nekrose mit Kalzifizierung.

Verwaschene Strukturbegrenzung der Achillessehne

- meist das oberflächliche Sehnenecho betreffend. Dies konnte sowohl bei akuten wie abgelaufenen Achillodynien beobachtet werden und ist als eindeutiges Zeichen für die *Peritendinitis* bzw. deren Folgezustände zu werten.

Strukturunterbrechungen

- im Verlauf des Sehnengewebes erscheinen besonders imponierend und sind als Hinweis für *Achillessehnenrupturen* unterschiedlichen Ausmaßes zu betrachten.

Verdrängung oder Impression

– der Achillessehne infolge *echoarmer bzw. echoleerer Struktur* im Kagerschen Dreieck beweisen das Vorliegen einer *Bursitis* subachillea.

Die therapeutischen Konsequenzen bei Achillodynien stützten sich bisher im wesentlichen auf den Palpationsbefund und die individuelle Erfahrung des Untersuchers. Abgesehen von eindeutigen Achillessehnenrupturen, subachillären Bursitiden oder lang bestehenden Sehnenverdickungen konnte die Indikation zur operativen Intervention nur aus einer diagnostischen Unsicherheit heraus gestellt werden.

Der durch die Ultraschalldiagnostik erzielte Informationsgewinn jedoch läßt eine exaktere Abgrenzung von Schmerzursachen an der Achillessehne zu und hilft somit therapeutische Umwege und Sackgassen zu vermeiden.

Die Gegenüberstellung klinischer, sonographischer und intraoperativer Befunde läßt die Wertigkeit der Ultraschalluntersuchung an der Achillessehne am augenfälligsten beurteilen.

Folgende Feststellungen konnten getroffen werden:
1. Während bei eindeutig tastbaren Sehnenverdickungen der Palpationsbefund durch die Sonographie lediglich eine bildliche Ergänzung bzw. Bestätigung erfährt, läßt die Sonographie bei klinisch unauffälliger bzw. uniform kalibervermehrter schmerzhafter Achillessehne eine eindeutige Unterscheidung zwischen peritendinösem und intratendinösem Krankheitsgeschehen zu.
2. Subachilläre Bursitiden können bisweilen palpatorisch nicht erfaßt werden. Die Sonographie erlaubt hier eine eindeutige Identifizierung des pathologischen Befundes.
3. Unter Anwendung der Ultraschalldiagnostik können bislang verkannte Achillessehnenrupturen bzw. Teilrupturen demaskiert werden, die zuvor als Achillodynien behandelt wurden.
4. Schließlich kann die Kontrollsonographie nach erfolgter Behandlung ggf. lokale Therapieauswirkungen objektivieren.

Im Rahmen einer Screening Studie sonographierten wir bei 78 Sportlern 156 Achillessehnen. Abgesehen von krankhaften Veränderungen ließen sich aufgrund der untersuchten Kollektivs folgende Befunde erheben. Proportional zum Alter zeigte sich sonographisch eine diskrete Zunahme der Achillessehnendicke bei deutlicher Zunahme der Echodichte. Die Abgrenzbarkeit der Achillessehne zur Umgebung erscheint umgekehrt proportional zum Alter. Unter Zuhilfenahme dieser Parameter sind Rückschlüsse auf die individuelle Beschaffenheit der Achillessehne, so z. B. ob frühzeitige degenerative Veränderungen vorliegen, möglich.

Abrißfrakturen der Beckenapophysen beim jugendlichen Sportler

Th. Sennerich und W. Kurock

Klinik und Poliklinik für Unfallchirurgie, Universitätsklinikum Mainz,
Langenbeckstraße 1, D–6500 Mainz

Abrißfrakturen der Beckenapophysen stellen seltene, aber typische Verletzungen des jugendlichen Sportlers dar. Ganz überwiegend ist das männliche Geschlecht betroffen. In aller Regel ereignen sich diese Verletzungen durch plötzliche, kraftvolle Kontraktion oder gewaltsame Überdehnung der an den einzelnen Apophysen entspringenden Muskeln. Direkte Traumen spielen ursächlich nur eine untergeordnete Rolle.

Unter den Beckenapophysen sind hauptsächlich drei verletzungsgefährdet: die Apophyse der Spina iliaca anterior inferior, der Spina iliaca anterior superior und des Tuber ossis ischii. Mit Abstand am häufigsten wird der Abriß des vorderen unteren Darmbeinstachels beobachtet. Diese Verletzung ist seit 1893 als „sprinter's fracture" bekannt. Den zugrundeliegenden Bewegungsmechanismus stellt entweder die gewaltsame passive Streckung oder die abrupte Beugung des Hüftgelenks dar. Durch den Zug des hier entspringenden kräftigen M. rectus femoris kann es dabei zum Ausriß der Apophyse kommen. Prädisponierende Sportarten sind Sprung- und Laufdisziplinen sowie insbesondere der Fußballsport. Den selteneren Abrissen des vorderen oberen Darmbeinstachels als Ursprung der Mm. sartorius und tensor fasciae latae liegt eine plötzliche Überstreckung des Hüftgelenks zugrunde. Diese Verletzungen ereignen sich vorzugsweise bei Sprints sowie bei Ausweichmanövern im Boxsport.

Auch die seltenen Verletzungen des Tuber ossis ischii treten typischerweise durch Muskelzug auf. Bei kraftvoller Beugung im Hüftgelenk mit gestrecktem Knie oder bei ruckartiger Abduktion des Beines kann diese Apophyse durch den Zug der ischiocruralen Muskulatur sowie der Mm. quadratus femoris und adductor magnus ausreißen. Verletzungsdisponierend sind beispielsweise Hürdenlauf, Grätsche und Spagat. Apophysäre Ausrisse der Crista iliaca stellen dagegen ausgesprochene Raritäten dar.

Die klinische Untersuchung bei Beckenapophysenverletzungen ergibt meist nur uncharakteristische Befunde. Neben lokaler Druckschmerzhaftigkeit können umschriebene Hämatomverfärbung und ausnahmsweise auch eine Krepitation nachweisbar sein. Regelmäßig gibt der Verletzte Schmerzen bei Kontraktion und passiver Dehnung der entsprechenden Muskeln an. Fehlinterpretationen als Muskelriß oder Leistenzerrung sind häufig, falls eine exakte Röntgendiagnostik unterlassen wird. Dabei lassen sich die meist deutlich dislozierten Abrisse der Spina iliaca anterior superior und des Tuber ossis ischii in der Regel bereits auf der Beckenübersichtsaufnahme erkennen; die häufig wenig dislozierten Ausrisse des Tuberculum ilicum sind gelegentlich erst durch Spezialaufnahmen nachzuweisen.

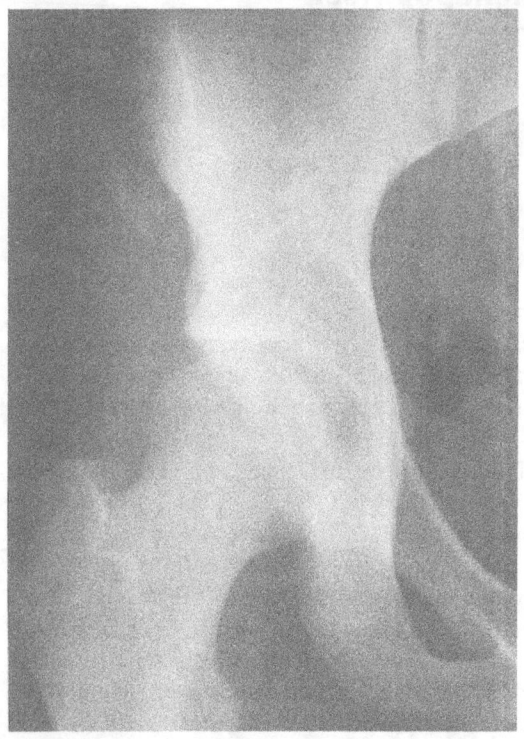

Abb. 1. Apophysärer Abriß der Spina iliaca anterior inferior bei einem 16jährigen Kurzstreckenläufer

Therapeutisch bieten die Apophysenverletzungen des Beckens keine besonderen Probleme. In der Mehrzahl ist ein konservatives Vorgehen mit entlastender Lagerung für zwei bis drei Wochen und anschließender Teilbelastung ausreichend, ohne daß wesentliche funktionelle Einbußen zu befürchten wären. Bei den Spinaabrissen hat die Immobilisation in Beugestellung, bei den Abrissen des Tuber ossis ischii in Streckstellung des Hüftgelenkes zu erfolgen. Liegen große und erheblich versetzte Fragmente vor, kann im Einzelfall auch eine operative Fixation erwogen werden.

Frakturen der Sitzbeinapophyse heilen häufig mit einer erheblichen Kallusbildung aus, die zu Sitzbeschwerden oder Irritationen des N. ischiadicus führen kann, so daß sekundär eine chirurgische Intervention erforderlich wird. Darüber hinaus kann bei pseudotumoröser Ausheilung primär nicht erkannter Apophysenverletzungen im weiteren Verlauf eine Probefreilegung zur Klärung der Dignität notwendig werden.

Tabelle 1. Beckenapophysenverletzungen bei jugendlichen Sportlern im eigenen Krankengut 1980 bis 1985

Spina iliaca anterior inferior	R. V.	14 J.	männlich	Weitsprung
Spina iliaca anterior inferior	O. K.	14 J.	männlich	Handball
Spina iliaca anterior inferior	T. K.	15 J.	männlich	Handball
Spina iliaca anterior inferior	M. K.	16 J.	männlich	100-m-Lauf
Spina iliaca anterior inferior	J. W.	16 J.	männlich	Weitsprung
Tuber ossis ischii	J. L.	14 J.	weiblich	Hürdenlauf

Das eigene stationäre Krankengut der Jahre 1980 bis 1985 umfaßt bei insgesamt 1004 Sportverletzten 291 Jugendliche mit 141 knöchernen Verletzungen. Unter 22 Apophysenverletzungen waren die Spina iliaca anterior inferior in fünf und das Tuber ossis ischii in einem Fall betroffen. Die Verletzungen ereigneten sich bei fünf Jungen und einem Mädchen im Alter von 14 bis 16 Jahren, und zwar viermal bei Disziplinen der Leichtathletik und je einmal beim Fußball- und Handballspiel (Tabelle 1). In allen Fällen lag der typische Verletzungsmechanismus durch plötzlichen Muskelzug zugrunde. Das therapeutische Vorgehen war bis auf zwei Fälle mit grob dislozierten Spinaabrissen konservativ.

Ultraschalldiagnostik bei Sportverletzungen und Sportschäden

A. Pfister, L. Löffler und B. Rosemeyer

Staatl. Orthopädische Klinik, Harlachinger Straße 51, D-8000 München 90

Einleitung

Die Sonographie wird bei Weichteilverletzungen zur Diagnosesicherung hauptsächlich am Schultergelenk, Kniegelenk, Achillessehne und an der quergestreiften Muskulatur eingesetzt. Am Schultergelenk können damit die oft unklaren Periarthropathien anatomisch abgrenzbaren Erkrankungen zugeordnet werden. Am Kniegelenk ist die Beurteilung der Weichteilsituation gut möglich, an der Achillessehne sind neben der Ruptur chronische Reizzustände auszumachen. Bei Muskelverletzungen sind einmal Hämatome und größere Defekte erkennbar, zum anderen Verlaufsbeobachtungen durchführbar.

Wir setzen deshalb seit etwa 2 Jahren die Ultraschalluntersuchung als zusätzliche Maßnahme ein, um bei Sportverletzungen und -schäden die Diagnose zu sichern.

Material und Methode

Die Untersuchungen wurden mit einem Real-time-Scanner der Fa. Siemens (Sonoline) durchgeführt, der mit einem 5-MHz-Lineartransducer arbeitet. Zur Dokumentation benutzen wir ein Videosystem mit Recorder und eine Multiformatkamera mit speziellen Röntgenfolien. Mit dem Ultraschallgerät werden Grenzschichten unterschiedlicher Dichte von Gelenken und Weichteilen untersucht. Ausgenutzt wird dabei die Tatsache, daß verschiedene Strukturen den Schall entweder reflektieren (Knochen), teilweise reflektieren (Faserknorpel, Periost) oder vollkommen durchlassen (Flüssigkeiten, hyaliner Knorpel). In den vergangenen 2 Jahren wurden an der Staatlichen Orthopädischen Klinik in München 495 Weichteilsonographien bei den verschiedenen Sportverletzungen und Sportschäden des Bewegungsapparates durchgeführt.

Ergebnisse

Schulter

Hier werden drei Standardebenen benutzt; die quere-ventrale, die querlängslaterale und die quere-dorsale Projektion. Dargestellt werden Defekte an der

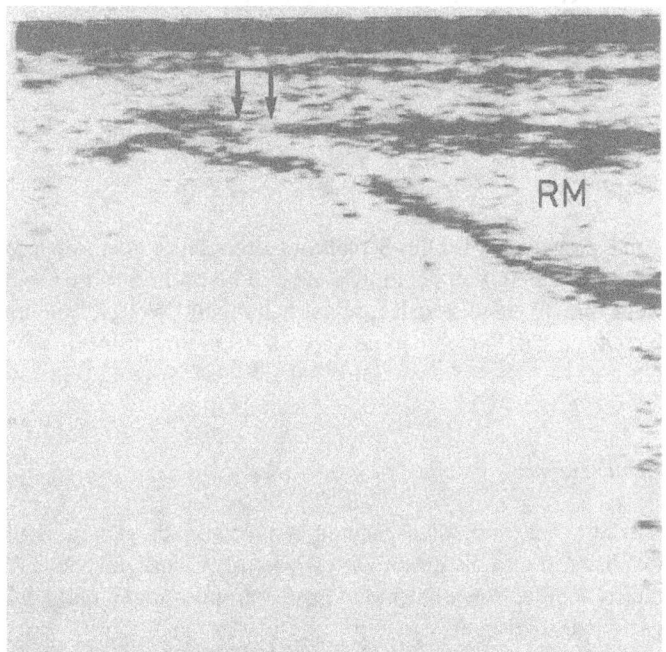

Abb. 1. Ultraschallbild einer Rotatorenmanschettenruptur (zwei Pfeile nach unten) in der III. Projektionsebene. Direkter Defektnachweis der deutlich ausgedünnten Sehnenplatte (RM)

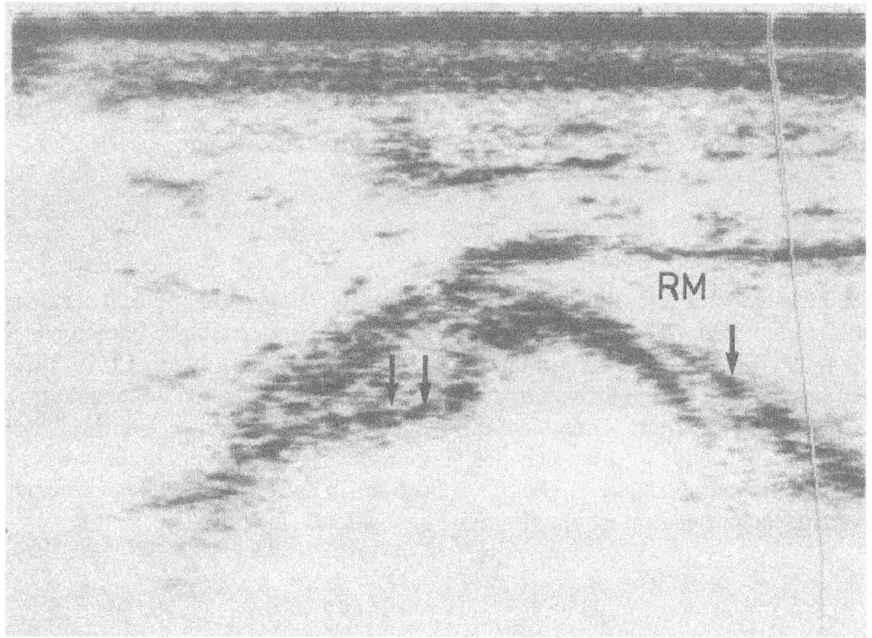

Abb. 2. Ultraschallbild bei rezidivierender vorderer Schulterluxation in der Ebene III. Die Hill-Sachs-Delle (zwei Pfeile nach unten) wird als Kopfimpression gut sichtbar. Ebenfalls dargestellt hinterer Pfannenrand (ein Pfeil nach unten) und Teile der Rotatorenmanschette (RM)

Rotatorenmanschette (Abb. 1), am vorderen und hinteren Limbusrand, Bizepssehnenrupturen und Kalksalzinkrustationen an der Supraspinatussehne. An der dorsalen Facette des Humeruskopfes wird bei der habituellen Schulterluxation die Hill-Sachs-Delle als Kopfimpression gut sichtbar (Abb. 2).

Kniegelenk

Am Kniegelenk wird der Schallkopf streckseitig oder beugeseitig aufgesetzt. Bakerzysten können von Tumoren oder Phlebothrombosen gut abgegrenzt werden, weiterhin Ergüsse von Kapselverdickungen. Weitere diagnostische Möglichkeiten bieten die Patellarsehnen- und Quadrizepssehnenruptur, sowie Patellagleitlagerdysplasien.

Achillessehne

Sie läßt sich von allen Sehnen am besten darstellen. Rupturen sind genau zu lokalisieren und als große Defektbildungen auszumachen. Aber auch die Paratendinitis achillae sowie intratendinöse Veränderungen und Sehnenaufquellungen sind gut diagnostizierbar.

Muskulatur

Größere Muskelfaserrisse mit Hämatomen imponieren als echofreie Räume mit posteriorer Schallverstärkung. Ältere Verletzungen zeigen sich als hyperdense Zone als Hinweis auf die Fibrosierung des Muskels. Eine Destruierung des normalen Muskelreflexmusters weist auf einen kleinen Muskelfaserriß hin.

Diskussion

Die bislang in der Literatur beschriebenen Untersuchungen über Weichteilsonographie stammt hauptsächlich aus dem angelsächsischen Sprachraum (Middleton et al., 1984, 1985, Crass et al., 1984, Mack et al., 1985 und Bretzke et al., 1985). Unsere Erfahrungen bestätigen im wesentlichen die Angaben der amerikanischen Autoren. Zur Diagnosesicherung, Dokumentation und Verlaufskontrolle bei Weichteilverletzungen und Schäden bietet sich die Sonographie als rasch durchführbare, nicht invasive und unschädliche Methode an. Im Bereich der Orthopädie und Traumatologie erscheint der Einsatz zur Routinediagnostik als sinnvoll.

Literatur

1. Bretzke CA, Crass JR, Craig EV, Feinberg SB (1985) Ultrasonography of the rotator cuff. Normal and pathologic anatomy. Invest Radiol 20: 311–315
2. Crass JR, Craig EV, Thompson RC, Feinberg SB (1984) Ultrasonography of the rotator cuff: surgical correlation. J Clin Ultrasound 12: 487–492
3. Mack LA, Matsen FA, Kilcoyne RF, Davies PK, Sickler ME (1985) US evaluation of the rotator cuff. Radiology 157: 205–209
4. Middleton WD, Edelstein G, Reinus WR, Melson GL, Murphy WA (1984) Ultrasonography of the rotator cuff. Technique and normal anatomy. J Ultrasound Med 3: 549–551
5. Middleton WD, Edelstein G, Reinus WR, Melson GL, Totty WG, Murphy WA (1985) Sonography detection of rotator cuff tears. AJR 144: 349–353
6. Middleton WD, Reinus WR, Totty WG, Melson GL, Murphy WA (1985) US of the biceps tenson apparatus. Radiology 157: 211–215

Klinik, Diagnostik und Therapie des Impingement-Syndroms

R. Kujat und H. Tscherne

Unfallchirurgische Klinik der Medizinischen Hochschule Hannover
(Direktor: Prof. Dr. H. Tscherne)

Das Impingement-Syndrom bezeichnet einen chronischen, meist bewegungsabhängigen Schmerzzustand der Schulter, der pathophysiologisch auf die Enge des subakromialen Raumes zurückzuführen ist. Hier liegen zwischen Acromion und Humeruskopf die Bursa subacromialis sowie die lange Bizeps- und die Supraspinatussehne, deren Zugrichtung durch den Oberarmkopf als Hypomochlion abgelenkt werden. Die nutritive Situation dieser Sehnen ist aufgrund der Anatomie grenzwertig.

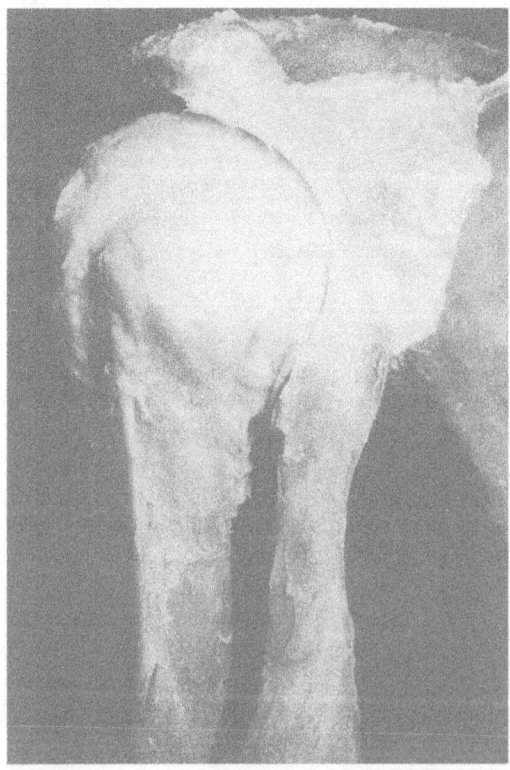

Abb. 1. Das Schulterpräparat zeigt den engen räumlichen Kontakt zwischen Rotatorensehnen und langer Bizepssehne einerseits und dem Schulterdach mit Acromion und Lig. coracoacromiale andererseits

Sturz auf die Schulter mit Quetschung der für die Reibungsminderung unter dem Acromion verantwortlichen Bursa subacromialis oder rezidivierende Mikrotraumatisierung der Weichteile infolge stereotyper Wiederholung von Bewegungabläufen beim Sporttraining sind beim jüngeren Patienten Hauptursache dieser Schmerzen. Andauernde Überlastung und rezidivierende Mikrotraumatisierung unter maximaler Belastung durch häufig unphysiologische Bewegungsabläufe führen besonders bei fehlerhafter Technik zu einem Ödem der Sehnen im subakromialen Raum, einer Bursitis subacromialis oder auch einer Insertionstendopathie.

Unter den Sportlern sind es vor allem Kunstturner, Kraulschwimmer, Speerwerfer, aber auch Tennisspieler oder Golfer, die vom Impingement-Syndrom betroffen sind. Es handelt sich dabei um Sportarten, die eine maximale Elevation oder eine maximale Kraftaufwendung in unphysiologischer Stellung, z. B. den Kreuzhang verlangen.

Für das Stadium I des Impingement-Syndroms sind Bewegungsschmerzen in einem mittleren Flexionsbereich typisch. Unterhalb und oberhalb dieses Bewegungsradius besteht Schmerzfreiheit. Weitere Mikrotraumatisierung im Rahmen des sportlichen Trainings lassen Stadium I fließend in das Stadium II mit Fibrose und allmählich irreversibler Verdickung der Sehnen übergehen. Klinisch imponiert eine Zunahme der Beschwerdesymstomatik. Schließlich kommt es zur Ruptur der Rotatorensehnen und auch der langen Bizepssehne.

Zur Unterscheidung impingementbedingter Schulterschmerzen von anderen chronischen Schmerzerscheinungen der Schulter ist eine exakte Anamneseerhebung unter Einfluß der sportlichen Aktivität sowie der Sportart wichtig. Die klinische Untersuchung zeigt präzise Schmerzpunkte über dem Tuberculum majus, dem Sulcus bizipitalis oder der Acromionspitze. Infolge Kommunikation der Bursa

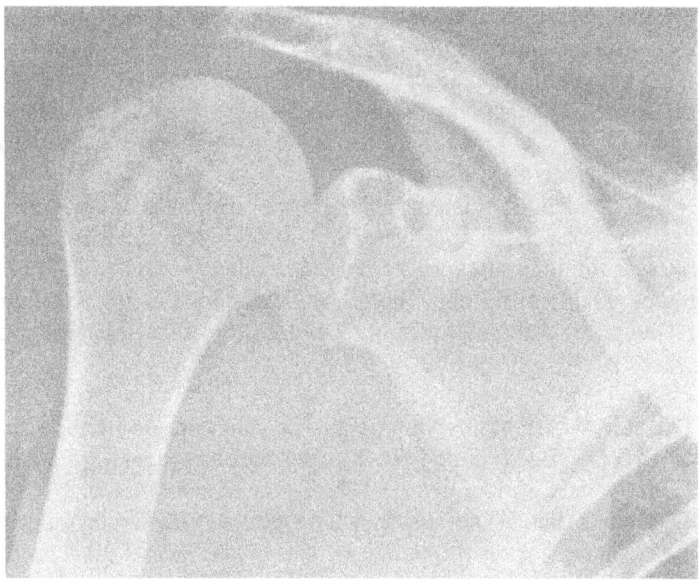

Abb. 2. Radiologischer Befund beim Impingement-Syndrom III: Hochstand des Humeruskopfes, subakromialer Osteophyt, degenerative Zysten am Tuberculum majus

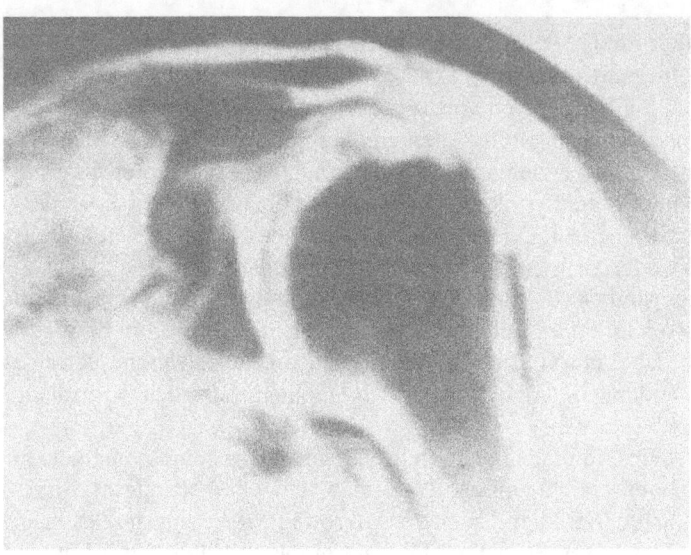

Abb. 3. Kernspin-Tomographie der Schulter im frontalen Strahlengang bei Rotatorendefekt

subacromialis mit der Bursa subdeltoidea werden die Schmerzen häufig auf den Ansatz des M. deltoideus projiziert. Die typischen Schmerzen können auch durch passive Flexion des Armes ausgelöst werden.

Eine der wichtigsten Untersuchungen ist die Injektion von Lokalanaesthetikum in den subakromialen Raum, die impingementbedingte Schmerzen innerhalb weniger Minuten beseitigt. Technische Untersuchungen bestätigen die Verdachtdiagnose eines Impingement-Syndroms erst im Stadium III. Stadium I und II sind radiologisch unauffällig. Bei entsprechender Erfahrung kann die veränderte Sehnenstruktur oder Sehnendicke sonographisch nachgewiesen werden. Neben der Sonographie erlangt auch die Kernspintomographie zunehmend Bedeutung für die Diagnostik des Impingement-Syndroms.

Entscheidend für die Ausheilung der Frühstadien ist die Ausschaltung der einwirkenden Noxe, d. h. sportliches Training müßte temporär unterbrochen werden. Diese Forderung steht in Widerspruch zu den Wünschen des Leistungssportlers und seines Trainers. Medikamentös bedingte Schmerzfreiheit führt aber zu keiner Heilung, sondern gefährdet bei weiterem sportlichen Training die Rotatorenmanschette.

Die Therapie besteht in den Anfangsstadien in intensiver antiphlogistischer Therapie durch orale Antiphlogistika, täglicher Iontophrese, beides unterstützt durch Bewegungsbad und feuchte Wärme. In selteneren Fällen kann durch Kryo-Therapie eine Minderung der Schmerzen erreicht werden.

Ist unter dieser Therapie keine wesentliche Besserung zu erreichen, wird exakt subakromial Dexametlason injiziert (nicht häufiger als 3mal im Abstand von mindestens 6 Wochen).

Wenn nach sechsmonatiger Therapie keine wesentliche Beschwerdebesserung eintritt, wird operativ eine Erweiterung des subakromialen Raumes mit Resektion der Acromionspitze und des Lig. coracoacromiale durchgeführt. Diese Operation ist selten vor dem 40. Lebensjahr erforderlich.

Von den 76 im eigenen stationären Krankengut operativ behandelten Patienten waren 69 älter als 40 Jahre. Bei den 7 operierten Patienten im Alter unter 40 Jahren handelte es sich um Sportler aus den schulterintensiven Sportarten.

Unter konsequenter antiphlogistischer und physiotherapeutischer Therapie können die Frühstadien des Impingement-Syndroms zur Ausheilung gebracht werden. Zur Vermeidung irreversibler Schäden an der Schulter ist deshalb die rechtzeitige Erkennung dieses Krankheitsbildes und seine Behandlung wichtig.

Die operative Behandlung
der chronischen Sprunggelenksinstabilität

C.T. Trepte, W. Noack, H.P. Scharf und K. Grüneberger

Orthopädische Klinik im RKU, Forschungs- und Lehrbereich der Universität Ulm, Oberer Eselsberg 45, 7900 Ulm (Ärztl. Direktor: Prof. Dr. med. W. Puhl)

Bandverletzungen des oberen Sprunggelenkes sind häufige Verletzungen. Sie werden oft bagatellisiert und daher inadäquat oder gar nicht behandelt. Die chronische Sprunggelenksinstabilität kann die Folge sein.

Die Stabilität im Sprunggelenk basiert auf der Intaktheit der Bänder, sowie der muskulären Führung, speziell durch die Fibularismuskulatur. Castaing (1961) bezeichnet die Musculi peronaei daher als die „aktiven Außenbänder".

Nach Freeman (1965) ist die dynamische Stabilisierung von einem Eigenreflexbogen abhängig. In der Gelenkkapsel und in den Bändern sind Nervenendigungen lokalisiert; diese rupturieren aufgrund ihrer geringeren Reißfestigkeit bereits bei vergleichsweise geringen Traumen, ohne daß die eigentlichen Bandstrukturen reißen. Der Eigenreflexbogen wird unterbrochen und es entsteht ein Giving Way, eine Gangunsicherheit die Distorsionen begünstigt und sekundär zur mechanischen Instabilität führt. In diesem Sinne müssen auch die Ergebnisse von Scharf und Mitarb. (1985) interpretiert werden. Die Autoren fanden bei frischen Bandrupturen im Bereich der Rupturstelle unterschiedlich altes Organisations- und Narbengewebe.

Die Ruptur bzw. Insuffizienz der fibularen Bandstrukturen führt unter Adduktions-Supinationsstreß zu 3 typischen Dislocationen des Talus: zur Varuskippung, zum Schubladenphänomen und zu einer abnormen Innenrotation.

Darüberhinaus konnte Wirth (1978) mit Hilfe eines Fadenmodells zeigen, daß die Ruptur der fibularen Bandstrukturen zu einer Desintegration des Bewegungsablaufes im Gelenk führt. Dies muß – wie auch am Kniegelenk – als eine Präarthrose angesehen werden. Die Patienten selbst klagen über Gangunsicherheit, Instabilität und zum Teil über Schmerzen. Eine Rekonstruktion zur Wiedererlangung der Stabilität ist angezeigt.

Eine Taluskippung (TK) von mehr als 10° muß als sicher pathologisch gelten, ebenso ein Talusvorschub (TV) von mehr als 10 mm. Präoperativ ist es wichtig eine evtl. zusätzlich bestehende subtalare Instabilität zu diagnostizieren, um diese ggf. bei der Operation mit behandeln zu können.

Eine große Zahl von Operationstechniken wurde angegeben um die chronische fibulare Instabilität zu beseitigen. Diesen liegen im wesentlichen 3 Prinzipien zugrunde – der direkte Bandersatz, die Tenodese und die Fersenbeinvalgisation.

Zum direkten Bandersatz werden kollagene Gewebe wie Periost, Fascie, Sehne, Dura aber auch alloplastische Materialien angewendet. Zielvorstellung ist eine anatomische Rekonstruktion der Bänder.

Die Tenodese dürfte wohl die meist geübte operative Behandlungstechnik sein. Meist wird die Sehne des Musculus peronaeus brevis oder longus umgelenkt, bzw. versetzt um das Sprunggelenk zu stabilisieren.

Morscher und Mitarb. (1981) weisen daraufhin, daß der Calcaneus varus eine fibulare Bandinsuffizienz begünstigt und sie empfahlen daher zusätzlich zur plastischen Bandversorgung die valgisierende Fersenbeinosteotomie.

Patientengut

An der orthopädischen Klinik im RKU wurden seit Beginn des Operationsbetriebes im Herbst 1984 26 Patienten mit einer fibularen Bandinsuffizienz operativ versorgt. Bei 21 war die Beobachtungszeit länger als 6 Monate. Nachuntersucht werden konnten 17 Patienten mit einer durchschnittlichen Beobachtungszeit von 11,8 Monaten (6–24 Monate), das Durchschnittsalter zum Zeitpunkt der Operation war 32,7 Jahre (18–56 Jahre).

Die Anamnese zeigt, daß die Erstverletzung nicht erkannt, oder inadäquat behandelt wurde.

Bei uns hat sich eine modifizierte Operationstechnik nach Watson-Jones bewährt, bei begleitender Instabilität im unteren Sprunggelenk eine modifizierte Technik nach Elmslie.

Präoperativ klagten 7 Patienten über Schmerzzustände im instabilen Sprunggelenk, alle Patienten gaben präoperativ eine Gangunsicherheit sowie eine Instabilität im Sprunggelenk an.

15mal wurde eine Operation bei einer chronischen Instabilität durchgeführt, in 2 Fällen bei einer frischen Verletzung mit anamnestisch vorbestehender Instabilität. Intraoperativ zeigte sich in diesen Fällen ein narbig umgewandelter Kapselbandapparat, ohne daß sich Ligamentstrukturen hätten abgrenzen lassen.

Röntgenologisch fanden sich präoperativ bei 5 Patienten geringe Arthrosezeichen, in 5 Fällen deutliche röntgenologische Veränderungen im Sinne einer beginnenden Arthrose. Die Taluskippung betrug durchschnittlich 16,5°, der Talusvorschub 10,8 mm.

Wir verwenden zur Operation grundsätzlich die Sehne des Musculus peronaeus longus. Diese ist stärker und länger als die Sehne des Peronaeus brevis. Die Sehne wird in typischer Weise durch Bohrkanäle in Fibula und Talus gezogen und der Sehnenstrumpf an der Fibula vernäht (Abb. 1).

In 2 Fällen mit begleitender subtalarer Instabilität fand eine modifizierte Elmslie-Technik Anwendung, bei der die Sehne nach Durchzug durch Talus und Fibula am Calcaneus fixiert wird.

Durch die Operation konnte die Taluskippung deutlich verringert werden (Abb. 2), während das Verfahren den Talusvorschub nur in geringerem Ausmaß zu reduzieren vermochte. Eine Gegenüberstellung der prä- und postoperativen Befunde zeigt Tabelle 1.

Alle Patienten berichteten nach der Operation weitgehend beschwerdefrei zu sein und waren subjektiv mit dem Op.-Ergebnis zufrieden. Alle waren in der Lage, ihren

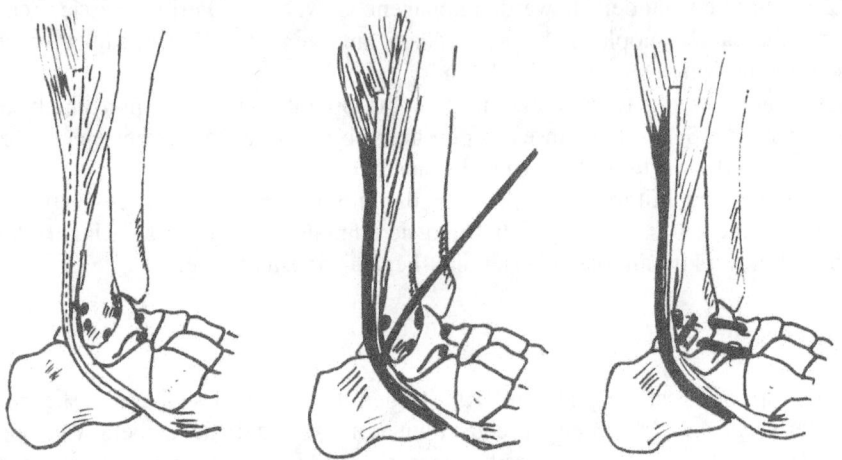

Abb. 1. Modifizierte Operationstechnik nach Watson-Jones unter Verwendung des Sehne der Musculus Peron. longus

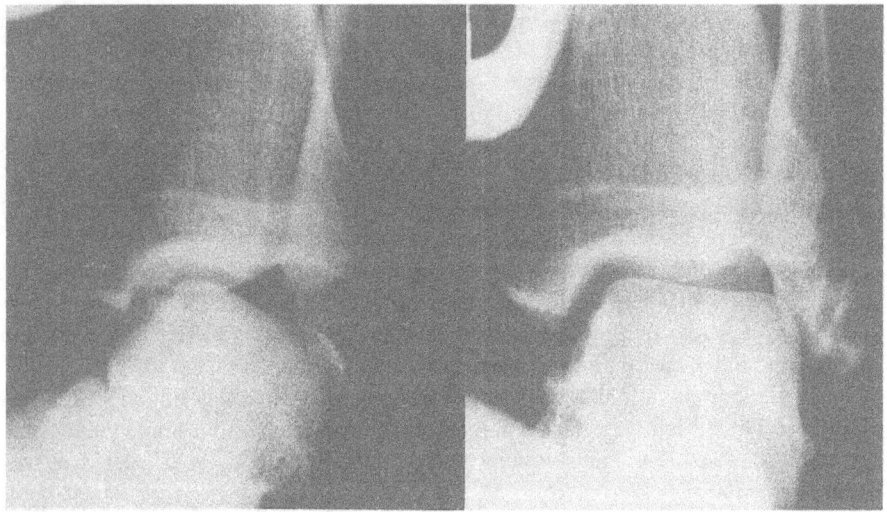

Abb. 2. Verminderung der Taluskippung durch operative Behandlung einer chron. Bandinstabilität

Tabelle 1. Prä- und postoperative Befunde bei chron. fibularer Bandinsuffiezienz

	präoperativ	postoperativ
TK	16,5° (12–23°)	5,7° (3–7°
TV	10,8 mm (8–13 mm)	7,4 mm (6–8 mm)
Schmerzen	n = 7	n = 2
Unsicherheit	n = 17	n = 4
Instabilität	n = 17	n = 0

vordem ausgeübten sportlichen Aktivitäten in vollem Maße wieder nachzugehen. Auch wenn diese modifizierte Watson-Jones-Technik den exakten Bandverlauf nicht zu rekonstruieren vermag, so zeigen die Ergebnisse, daß sie in der Lage ist die Instabilität weitgehend zu beseitigen. Sie kann daher zur operativen Behandlung der chronischen Sprunggelenksinstabilität empfohlen werden.

Literatur beim Verfasser

Änderungen in Diagnostik und Therapie von Sportverletzungen

W. Pförringer

Staatliche Orthopädische Klinik, Harlachinger Straße 51, D-8000 München 90

Das Patientengut der Staatlichen Orthopädischen Klinik München in den Jahren 1968 bis Mitte 1986 wurde nach Art und Anzahl von Sportverletzungen und -schäden untersucht. Von insgesamt ca. 30 000 betroffenen Patienten fanden sich auswertbare Daten bei 50% der Fälle.

Änderungen der einzelnen Sportarten ließen sich in diesem zu untersuchenden Zeitraum mit entsprechenden Auswirkungen darstellen. Es zeigt sich eine Zunahme der Racketspiele (Tennis, Squash, Badminton) mit den daraus resultierenden typischen Verletzungen und Schäden, aber auch dem Auftreten neuer Schäden, die sportartspezifisch, beispielsweise beim Squash mit Kopfverletzungen und Schlagverletzungen durch das gegnerische Racket gesehen werden.

Die Zunahme der Laufsportarten vor allen Dingen des Joggings führte zu einer erhöhten Anzahl von Überlastungsfrakturen, aber auch Kniegelenksbeschwerden.

Passagère Sportarten sind beispielsweise Skateboard und ähnliches, die über einige Jahre ein entsprechendes Patientenmaterial liefern, danach aber in ihrer Bedeutung sehr schnell zurückgehen. Zahlenmäßig gering aber neu aufgekommen sind Drachenfliegen, Fallschirmspringen, Wasserskifahren und in neuester Zeit Golf. Resummiert bleiben Skifahren und Fußball nach wie vor mit etwa 60% aller Sportverletzungen und -schäden an der Spitze.

Änderungen der technischen Ausrüstung und am Sportinstrument haben ebenfalls Auswirkungen gezeigt. Beim Skifahren hat die neueste Generation der Sicherheitsbindungen und ihre weite Verbreitung Frakturen der unteren Extremitäten ebenso zurückgehen lassen, wie auch die vollständige Änderung der Skistiefel. Andererseits resultiert hieraus eine ständige Zunahme der Kniebandverletzungen. Die neuen Bodenmaterialien in Sporthallen und auf Laufstrecken wie beispielsweise Tartan, Nadelfilze oder ähnliches führen ebenfalls zu einer Änderung, vor allen Dingen der Sportschäden. Positiven Einfluß hat die deutliche Änderung im Sportschuhbau, da hier erheblich mehr nach funktionellen anatomischen Gesichtspunkten mit größerem Aufwand im Sinne der Prävention von Verletzungen und Schäden vorgegangen wird.

In der Diagnostik von Sportverletzungen und -schäden ist an erster Stelle die Arthroskopie und arthroskopische Chirurgie zu nennen. Deutlich verbesserte Einblicksmöglichkeiten ins Kniegelenk ermöglichen frühere und genauere Erkennung etwaiger Kapselband-, Meniskus- oder auch Knorpelschäden, mit den sich daraus ergebenden Konsequenzen. Auch die Arthrographie, als der weniger belastende Eingriff, hat vor allen Dingen die Diagnostik von Meniskusverletzungen erleichtert.

In Kombination mit der Computertomographie haben vorübergehende Erscheinungsformen Ansätze gemacht, beispielsweise Kreuzbandrupturen besser zu diagnostizieren. Auch die Kernspintomographie bei der Diagnostik von Weichteilverletzungen ist hilfreich und steht sicher erst am Anfang der Entwicklung, genauso wie die Ultraschalluntersuchung.

In der durch die geänderte Diagnostik logischerweise auch erweiterten Palette der Therapiemöglichkeiten ist die arthroskopische Chirurgie wiederum vor allen Dingen am Kniegelenk an erster Stelle zu nennen. Verkürzte Rehabilitationszeiten, verringerte Traumatisierung und schnellere Wiederherstellung der Sportfähigkeit stehen an erster Stelle. Verschwunden ist auch weitgehend die früher geübte klassische totale Meniskektomie durch Reinsertion von Menisci und in letzter Stufe sogar durch Meniskustransplantation. Eine weitere Entwicklung wurde mit der Einführung künstlicher Bandstrukturen (Goretex, Carbon, Polyäthylen und ähnliches) eingeleitet, auch hier ist es zu früh, endgültige Aussagen zu machen.

Die großflächige Einführung postoperativer Bewegungsschienen für die meisten Gelenke verkürzt ebenfalls die Rehabilitation, die potentielle Gefahr des Auftretens von Verklebungen nach operativen Eingriffen. Die Rehabilitation wird durch spezielle Geräte beispielsweise das Cybex-Gerät dosierter, genauer und damit ebenfalls schneller durchgeführt. Die uns zur Verfügung stehenden Pharmaka gerade im Verletzungsbereich sind sowohl bei oraler wie bei parenteraler Anwendung vielfältiger und effektiver aber auch mit geringeren Nebenwirkungen belastet. Wiederentdeckungen wie beispielsweise des DMSO oder die breite Akzeptanz von pflanzlichen Wirkstoffen, wie beispielsweise Aeszin sind hier hilfreich.

Zuletzt soll auch noch die Kombination des Sportschuhs mit der gewünschten teilweisen Bewegungseinschränkung, wie dies vor allen Dingen im adimed-stabil-Schuh und seinen verschiedenen Variationen der Fall ist, als besonders bedeutend für den Sportsektor genannt werden.

Literatur

1. Dietl J (1985) Analyse von Sportverletzungen weiblicher Patienten, die in der Staatlichen Orthopädischen Klinik München im Zeitraum von Juli 1973 – Juli 1983 konservativ behandelt wurden. Diss., Ludwig-Maximilians-Universität München
2. Lechler L (1986) Die operativ behandelte Sportverletzung – Eine Analyse des Patientengutes der Staatlichen Orthopädischen Klinik München aus den Jahren 1983 und 1984. Diss., Ludwig-Maximilians-Universität München
3. Lechler M (1986) Die konservativ behandelte Sportverletzung – Eine Analyse des Patientengutes der Staatlichen Orthopädischen Klinik München aus den Jahren 1983 und 1984
4. Pfister A, Pförringer W, Rosenmeyer B (1985) Epidemiologie von Sportverletzungen. Deutsche Zeitschrift für Sportmedizin 36, 291–294
5. Regensburger J (1985) 10-Jahres-Analyse von konservativ behandelten Sportverletzungen männlicher Patienten, die in der Staatlichen Orthopädischen Klinik München im Zeitraum Juli 1973 – Juli 1983 konservativ behandelt wurden. Diss., Ludwig-Maximilians-Universität München

Zur Behandlung von chronischen Bandinstabilitäten am oberen Sprunggelenk

K. Harten, C. Hein und H.W. Ulrich

Orthopädische Universitätsklinik Kiel (Direktor: Prof. Dr. med. W. Blauth)

Einleitung

Bandrupturen am oberen Sprunggelenk gehören zu den häufigsten Verletzungen beim Sport. Auf die Bedeutung einer adäquaten Diagnostik und Behandlung ist in den vergangenen Jahren wiederholt mit Nachdruck hingewiesen worden. Wir wissen, daß nicht erkannte und unzureichend behandelte Bandverletzungen nur allzu oft eine chronische Sprunggelenksinstabilität zur Folge haben.

Zu ihrer Behandlung stehen verschiedene Operationsverfahren zur Verfügung. Sie unterscheiden sich prinzipiell dadurch, daß die einen eine anatomische Rekonstruktion des lädierten Bandapparates ermöglichen, die anderen die Stabilität über eine Art Tenodese ergeben.

B.G. Weber (1969) z. B. ersetzt das Ligamentum fibulotalare anterius durch ein freies Transplantat mit der Plantaris longus-Sehne oder durch die lange Strecksehne der zweiten oder dritten Zehe.

Er kann sich dabei auf Untersuchungen von Wirth berufen, der 1978 an einem Fadenmodell zeigte, daß nur ein anatomisch korrekter Bandersatz eine völlige Bewegungsfreiheit im oberen und unteren Sprunggelenk bei gleichzeitiger Bandstabilität gewährleisten kann.

Nilsonne (1932), Elmsley (1934), Evans (1953) sowie auch Watson-Jones (1940 und 1952) haben dagegen Methoden mit Tenodeseeffekt entwickelt, die die anatomischen Verhältnisse nicht nachahmen.

Erstaunlicherweise sollen auf beiden Wegen zufriedenstellende Resultate erzielt werden. Wir haben deshalb einmal unsere Patienten nachuntersucht, bei denen Bandersatzoperationen nach Watson Jones vorgenommen worden sind.

Bei dem Verfahren wird die distal gestielte Sehne des M. peronaeus brevis durch ein Bohrloch am Außenknöchel und ein weiteres durch den Talushals geführt und anschließend mit sich selbst vernäht. Damit muß neben dem schon erwähnten Tenodeseeffekt auch eine Schwächung der aktiven Pronation im unteren Sprunggelenk in Kauf genommen werden (Abb. 1).

B.G. Weber und W. Hupfauer erwarteten 1969 als Folge der Watson-Jones-Plastik sogar einen kontrakten Knickfuß, Gianella und Huggler 1976 eine Varusinstabilität des Rückfußes.

Treffen diese Bedenken zu?
Sind unsere operierten Sprunggelenke stabil geworden?
Wie war die Beweglichkeit im oberen und unteren Sprunggelenk?

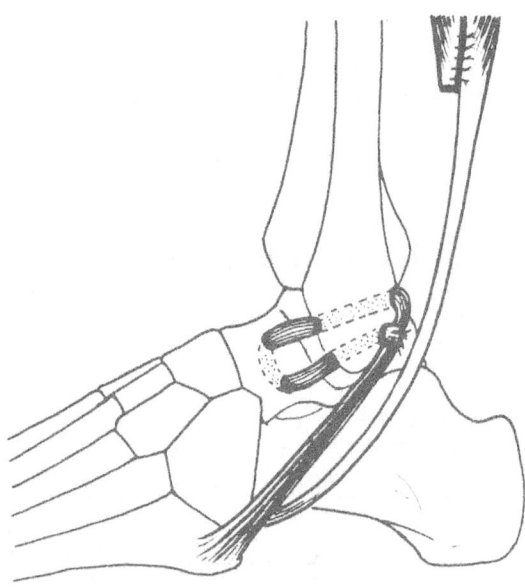

Abb. 1. Watson-Jones-Plastik

Waren die Patienten mit dem Operationsergebnis und insbesondere mit ihrer sportlichen Leistungsfähigkeit zufrieden?

Außerdem interessierte uns die Entwicklung degenerativer Veränderungen in den vorgeschädigten Gelenken.

Material und Methoden

Unserem Bericht liegen die Kontrollen von 50 Bandplastiken nach Watson-Jones an 49 Patienten zugrunde. Hiervon wurden im Rahmen dieser Studie 40 Sprunggelenke von 39 Patienten im Mittel 5 Jahre und 8 Monate nach dem Eingriff kontrolliert.

Das Durchschnittsalter der 22 männlichen und 17 weiblichen Patienten lag zum Zeitpunkt der Operation bei 22,7 Jahren (zwischen 14 und 38 Jahren).

Seit der auslösenden Verletzung war durchschnittlich eine Zeit von 3 Jahren und 8 Monaten (zwischen 1 Jahr und 6 Monaten und 13 Jahren) bis zur operativen Therapie verstrichen.

Von den 39 Nachuntersuchten trieben bis zur Verletzung 35 regelmäßig Vereins- und Wettkampfsport.

Ergebnisse

Wir überprüfen die Stabilität in den Sprunggelenken prä- und postoperativ nicht nur klinisch, sondern auch röntgenologisch durch gehaltene Aufnahmen mit dem Scheubagerät.

Bei 38 von 39 Kranken zeigten sich dabei stabile Verhältnisse im oberen Sprunggelenk. Die präoperativ gemessene laterale Aufklappbarkeit konnte im Mittel von 16 auf weniger als 5 Grad, der Talusvorschub von 8 auf 6 mm verringert werden (Tabelle 1). Diese Resultate korrelieren mit den Angaben der Patienten. Nur ein Patient gab Instabilitätsgefühl und Neigung zu Distorsionen an. Hier konnte die laterale Aufklappbarkeit von 21 Grad nur auf 14 Grad verringert werden (Abb. 2 und 3).

Tabelle 1. Gemessene Aufklappbarkeit (Scheuba-Gerät)

	präoperativ	bei NU
seitliche Aufklappbarkeit	15,9° (8–34)	4,7° (0–8)
Talusvorschub	7,8 mm (3–16)	6,1 mm (3–8)

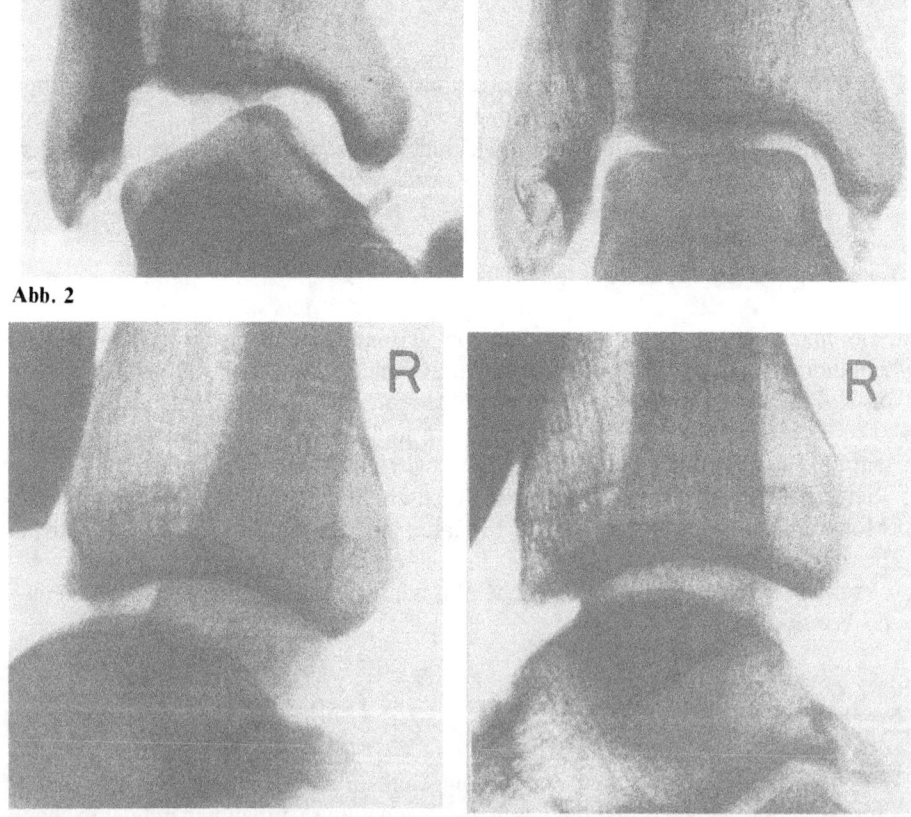

Abb. 2

Abb. 2 u. 3. Sprunggelenksstabilität präoperativ und 6 Jahre postoperativ

Tabelle 2. Sportverhalten der nachuntersuchten Patienten

Fußball	7
übrige Ballsportarten	8
Leichtathletik	8
Turnen, Tanzen	7
andere	8
kein Sport	1

Die Überprüfung der Beweglichkeit ergab folgendes: Die Plantarflexion im oberen Sprunggelenk war im Vergleich zu den präoperativen Messungen um höchstens 5 Grad gemindert, die Dorsalextension war ausnahmslos frei. Im unteren Sprunggelenk bestand eine Einschränkung der aktiven Pronation, welche bei 33 Patienten weniger als ein Drittel des Bewegungsausmaßes betrug.

Bei 5 Patienten war die aktive Pronation um mehr als ein Drittel eingeschränkt. Dieses hatte jedoch keinen Einfluß auf das „Sportverhalten" der Kranken und die Zufriedenheit mit dem Operationsergebnis. Offensichtlich sind die Kompensationsmöglichkeiten in den benachbarten Gelenken ausreichend. Der Tenodeseeffekt im unteren Sprunggelenk zeigte sich bei all diesen Patienten in einer geringen Einschränkung der aktiven und passiven Supinationsfähigkeit des Fußes. Der Patient, der über Rezidivdistorsionen und Instabilität im oberen Sprunggelenk klagte, wies keinerlei Bewegungseinschränkungen auf.

Die wiedererlangte Bandstabilität steht in Korrelation mit der sportlichen Leistungsfähigkeit unserer Patienten. Mit Ausnahme des genannten Kranken sind alle unsere Patienten wieder sportlich leistungsfähig geworden und zum Teil aktive Fußball- und Volleyballspieler (Tabelle 2).

Zur Bewertung der arthrotischen Veränderungen im oberen Sprunggelenk zogen wir die röntgenmorphologische Gradeinteilung nach Bargon (1978) heran.

Arthrosegrad 1 zeigt eine diskrete Gelenkspaltverschmälerung mit beginnenden Randwulstbildungen (Abb. 4).

Beim Arthrosegrad 2 sieht man eine leichte Gelenkspaltverschmälerung, beginnende subchondrale Strukturunregelmäßigkeiten und deutlichere Randwulstbildungen (Abb. 5).

Der Arthrosegrad 3 zeichnet sich durch eine deutliche Gelenkspaltverschmälerung aus. Zusätzlich bestehen subchondrale Defekte und zystische Degenerationen, ausgeprägte Osteophyten (Abb. 6).

Bei 18 Sprunggelenken bestanden bereits zum Zeitpunkt der Operation röntgenologische Zeichen einer Arthrose Grad 1. Dies kann wohl mit der durchschnittlich 3 Jahre und 8 Monate dauernden Instabilität in den betroffenen Gelenken zusammenhängen.

Bei 6 Kranken lagen bereits stärkere Veränderungen entsprechend Grad 2 vor. Alle anderen Sprunggelenke zeigten keine degenerativen Veränderungen zum Zeitpunkt der Operation.

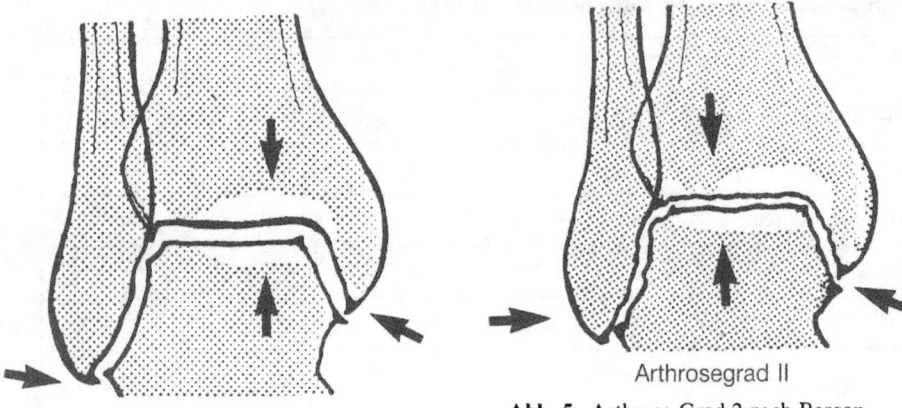

Arthrosegrad I
Abb. 4. Arthrose Grad 1 nach Bargon

Arthrosegrad II
Abb. 5. Arthrose Grad 2 nach Bargon

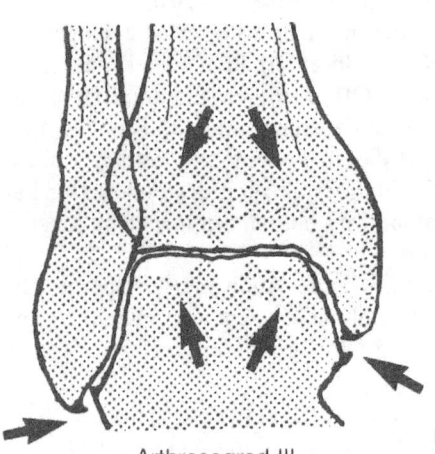

Arthrosegrad III

bb. 6. Arthrose Grad 3 nach Bargon

Nach durchschnittlich knapp 6 Jahren fanden sich an 23 Sprunggelenken leichte Verschleißerscheinungen entsprechend Grad 1 nach Bargon. Die 6 deutlicher vorgeschädigten Gelenke haben sich nicht verändert. 3 weitere verschlechterten sich von Grad 1 nach Grad 2 (Tabelle 3).

Nach einer mittleren Beobachtungszeit von 6 Jahren haben wir also keine wesentliche Zunahme der gelenkverbildenden Veränderungen verzeichnen können. Dies ist überraschend, wenn man den Leistungsanspruch unserer Patienten bedenkt: 38 von 39 nachuntersuchten Patienten sind nämlich sportlich aktiv, also eine größere Anzahl als vor dem operativen Eingriff.

Das Bewegungsausmaß im stabilisierten oberen Sprunggelenk reduzierte sich nach der Watson-Jones-Plastik nur unwesentlich. Im unteren Sprunggelenk fielen die Einschränkungen der aktiven Pronation und die leichte Supinationsbehinderung

Tabelle 3. Arthroseverhalten der operierten Sprunggelenke (n = 40)

Grad	präoperativ	NU
0	16	8
1	18	23
2	6	9
3	0	0

für unsere Patienten nicht ins Gewicht. Offenbar bestehen in den Nachbargelenken ausgezeichnete Kompensationsmöglichkeiten.

Unsere Befürchtung, daß sich der Tenodeseeffekt nachteilig auswirkt, hat sich nicht bestätigt: Wir sahen weder eine Varusinstabilität des Rückfußes noch einen kontrakten Knickfuß. Bei 7 von 40 Eingriffen wurde übrigens nur die halbe Breite der Peronaeus brevis-Sehne für die Operation verwendet.

Klinische Auswirkungen auf das Spätergebnis waren nicht festzustellen.

Besonders erwähnenswert erscheint uns, daß die Entwicklung der posttraumatischen Arthrose möglicherweise gebremst werden konnte. Nach einer mittleren Nachuntersuchungszeit von knapp 6 Jahren haben wir jedenfalls keine wesentliche Zunahme der gelenkverbildenden Veränderungen verzeichnen müssen. Wir können daher dieses Operationsverfahren auch weiter zur Behandlung der chronischen fibularen Bandinstabilität empfehlen.

Literatur

1. Bargon G (1978) Röntgenmorphologische Gradeinteilung der posttraumatischen Arthrodese im oberen Sprunggelenk. Hefte Unfallheilkunde 133,28–34
2. Jäger M, Wirth CJ (1978) Kapselbandläsionen. Thieme, Stuttgart
3. Gianella FV, Huggler AH (1976) Muskelaktivierte dynamische Bandplastik bei chronischer fibularer Seitenbandinsuffizienz. Z Orthop 114,805
4. Paar O, Riel KA (1983) Die Therapie frischer und veralteter fibularer Kapselbandverletzungen am oberen Sprunggelenk. Chirurg 54,411–416
5. Weber BG, Hupfauer W (1969) Zur Behandlung der frischen fibularen Bandruptur und der chronischen fibularen Bandinsuffiziens. Arch orthop Unfall-Chir 65,251–257
6. Wirth CJ (1978) Biomechanische Aspekte der fibularen Bandplastik. Hefte Unfallheilkunde 133,148–157

Operative Behandlungsergebnisse veralteter sportbedingter Bandverletzungen des oberen Sprunggelenkes mit der Watson-Jones-Plastik

J. Heisel, E. Schmitt, G. Rupp und B. Schwarz

Orthopädische Universitätsklinik D-6650 Homburg/Saar
(Direktor: Prof. Dr. med. H. Mittelmeier)

Indikation und Technik der Außenbandplastik des Sprunggelenkes

Distorsionen des oberen Sprunggelenkes mit Beteiligung des Kapselbandapparates stellen mit die häufigste *Sportverletzung* dar. Die Ursache für eine bleibende ligamentäre Instabilität im Sinne einer habituellen Umknickneigung liegt meist in der Tatsache begründet, daß schwere frühere Außenbandverletzungen nicht hinreichend diagnostiziert werden (gehaltene Röntgenaufnahmen in beiden Strahlengängen) und aus diesem Grunde eine *ausreichend lange Gelenkimmobilisierung* unterbleibt. Bei operativer Versorgung frischer Außenbandrupturen wurde nach unseren Erfahrungen in keinem Fall die Notwendigkeit eines bandstabilisierenden Eingriffes festgestellt (Heisel et al., 1985).

Da bei nachgewiesener *habitueller Sprunggelenksdistorsion* konservativen Behandlungsmaßnahmen nur eine sehr begrenzte Erfolgsaussicht zukommt (Burri u. Neugebauer, 1983), wird bei entsprechendem subjektiven Beschwerdebild im allgemeinen die Indikation zur *Außenbandplastik* gestellt (Jäger u. Wirth, 1978). An unserer Klinik bevorzugen wir die indirekte Tenodeseplastik nach Watson-Jones (1956) in der Modifikation von Habekost et al. (1978). Hierbei wird der ventrale Anteil der distal gestielten, in der Längsrichtung gespaltenen Sehne des *M. peronaeus brevis* durch Bohrkanäle im Außenknöchel- und Talusbereich gezogen und mit sich selbst vernäht (Abb. 1a). Eine wesentliche Schwächung der Fußaußenrandheber kann so vermieden werden (Heisel u. Schmitt, 1986). Postoperativ wird für 6 Monate ein Unterschenkelgipsverband in Eversionsstellung des Sprunggelenkes angelegt, anschließend eine krankengymnastische Übungsbehandlung eingeleitet.

Kasuistik

In den Jahren 1975 bis Januar 1985 wurden an unserer Klinik insgesamt *46 Bandplastiken* des Sprunggelenkes nach Watson-Jones durchgeführt. In zwei Drittel der Fälle ging als Ursache der Instabilität ein adäquates Distorsionstrauma beim *Sport* voraus, welches anamnestisch im Durchschnitt 3,2 Jahre zurücklag. Bei der Analyse der *Sportart* handelte es sich bei den männlichen Patienten meist um Ballspiele (Fußball), bei den weiblichen um die Leichtathletik (Tabelle 1). Die *Alters- und Geschlechtsverteilung* waren im wesentlichen ausgeglichen, das durchschnittliche *Operationsalter* lag bei 29,0 Jahren. In sämtlichen Fällen war lediglich

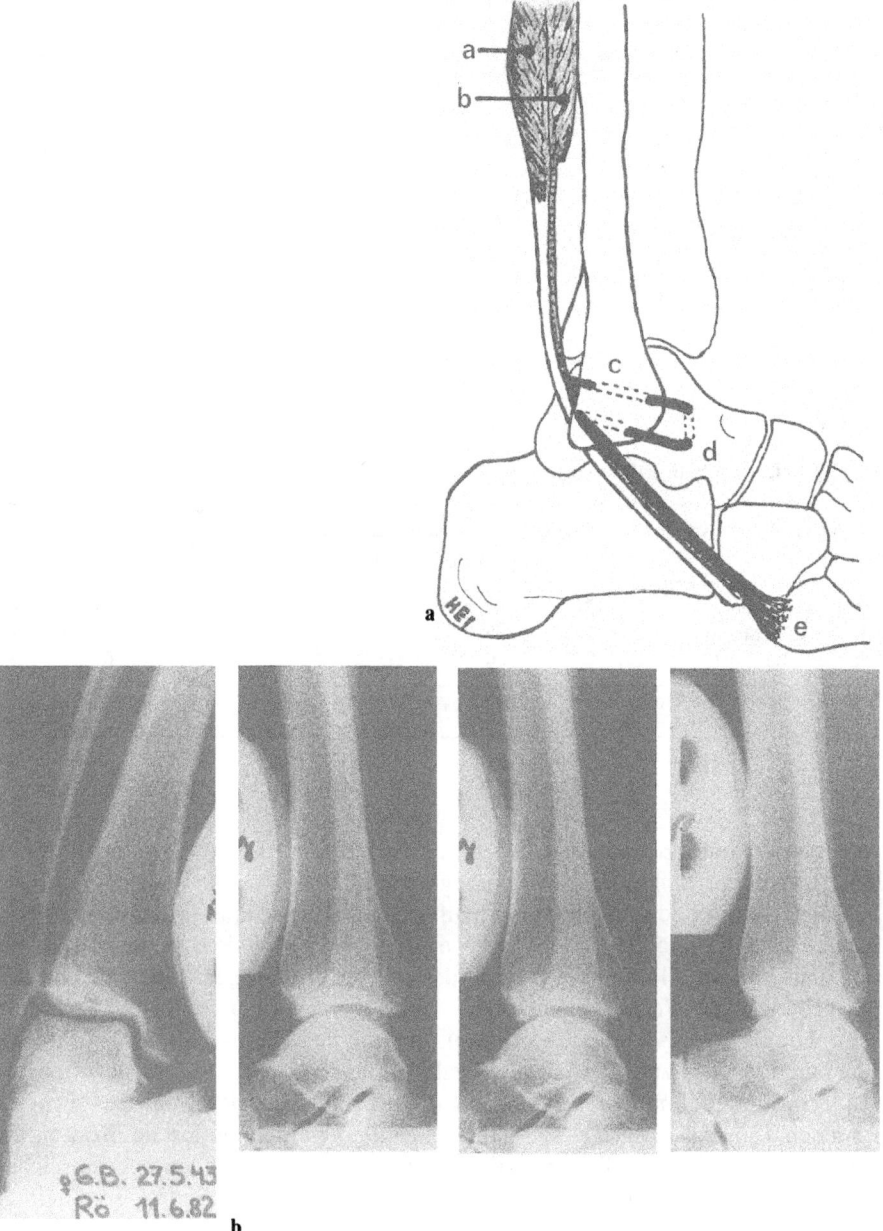

Abb. 1a u. b. a) Schema der modifizierten Außenbandplastik nach Watson-Jones a) M. peronaeus longus, b) M. peronaeus brevis, c) horizontale Bohrkanäle im Bereich des Außenknöchels, d) vertikaler Bohrkanal im Bereich des Talus, e) Ansatz der Sehne des M. peronaeus brevis an der Basis des Os metatarsale V. **b)** *Fallbeispiel (Röntgenologischer Verlauf)* Präoperativ zeigt sich in den gehaltenen Aufnahmen des oberen Sprunggelenkes eine Aufklappbarkeit des lateralen Gelenkspaltes sowie eine Verschieblichkeit des Talus nach ventral. Die postoperativen gehaltenen Röntgenaufnahmen über 1 Jahr nach dem Eingriff belegen die völlige Stabilität des oberen Sprunggelenkes (der Pfeil weist auf einen Bohrkanal im Außenknöchelbereich hin).

Tabelle 1. Sportspezifische Ursachen der Bandinstabilität des oberen Sprunggelenkes

Sportart	Männer (n = 17)	Frauen (n = 13)	Insgesamt (n = 30)
Ballspiele	14	3	17
Fußball	10	–	10
Basketball	1	1	2
Handball	2	–	2
Volleyball	1	1	2
Hockey	–	1	1
Leichtathletik	–	8	8
Skisport	2	1	3
Badminton	–	1	1
Tanzen	1	–	1

Tabelle 2. Intraoperativer Befund (n = 30)

Verletzter Bandanteil	Gesamt			Isolierte/kombinierte Bandverletzung									
	+	–	0										
Lig. fibulotal. ant.	22	7	1	0	–	–	–	–	+	+	+	+	+
Lig. fibulocalcaneare	19	5	6	–	0	–	+	+	0	–	+	+	+
Lig. fibulotal. post.	3	1	26	–	0	0	0	0	0	0	0	–	+
				1	3	3	3	1	3	1	14	1	3

0 = intakt; – = überdehnt; + = rupturiert

eine konservative Behandlung der Primärverletzung (Salbenverbände, teilweise kurzfristige Gipsruhigstellung) vorausgegangen.

Subjektiv wurde jeweils über eine häufige Umknickneigung, teilweise auch über Schwellzustände und Belastungsbeschwerden geklagt. Klinisch imponierte 21mal eine deutliche laterale Aufklappbarkeit des oberen Sprunggelenksspaltes, 7mal eine deutliche ventrale Verschieblichkeit des Talus.

Im Hinblick auf den *intraoperativen Befund* handelt es sich meist um eine Kombinationsverletzung des Lig. fibulotalare anterius und des Lig. fibulocalcaneare (Tabelle 2). An *intraoperativen Komplikationen* sind 2 Bohrlochkanalausbrüche im schmalen Talushalsbereich zu erwähnen, hier erfolgte eine periostale Fixation der Peronaeus-brevis-Sehne. Postoperativ kam es in einem Fall zu einer oberflächlichen Wundheilungsstörung, einmal zum Anfangsstadium eines M. Sudeck (Ausheilung durch frühzeitige konservative Therapie).

Ergebnisse

Bei 26 Patienten konnte im Durchschnitt 4,5 Jahre postoperativ eine Überprüfung des Operationserfolges, teilweise mit gehaltenen Röntgenaufnahmen, durchgeführt werden.

Tabelle 3. Subjektive und klinische Ergebnisse

	Subjektive Einschätzung (n = 26)	Klinische Stabilität (n = 24)
Sehr gut	13	22
Gut	11	–
Zufriedenstellend	–	2
Ausreichend	2	–
Schlecht	–	–

Die durchschnittliche postoperative *Arbeitsunfähigkeit* lag bei 10 Wochen. Im Vergleich zum präoperativen Befund sprachen 20 Patienten von einer deutlichen, 3 von einer mäßigen und 3 weitere von einer leichten Besserung. 16 Sportler gaben keinerlei Instabilität mehr an, 9 äußerten ein geringes, einer ein mittleres Unsicherheitsgefühl. Die *subjektive Gesamtbeurteilung* des Operationsergebnisses erfolgte insgesamt 13mal mit sehr gut, 11mal mit gut und 2mal mit ausreichend.

Bei der *klinischen Nachuntersuchung* war bei jeweils vollständiger lateraler Stabilität nur in 2 Fällen eine geringe ventrale Restverschiebbarkeit des Talus zu erheben (Tabelle 3). 8mal verblieb eine Bewegungseinschränkung des oberen Sprunggelenkes von unter 10 Grad, 2mal von über 10 Grad. Durch den Tenodese-Effekt der Bandplastik wurde 9mal eine Supinations-, 3mal eine Pronationsbehinderung des unteren Sprunggelenks festgestellt. Der Vergleich der gehaltenen prä- und postoperativen Röntgenaufnahmen (Abb. 1b) erbrachte eine Verminderung der lateralen Aufklappbarkeit des oberen Sprunggelenksspaltes von durchschnittlich 12 Grad auf 4,8 Grad, der ventalen Verschieblichkeit des Talus von 5,1 mm auf 1,5 mm. 24 oder 26 nachkontrollierten Patienten konnten ihre sportliche Aktivität ohne wesentliche Einschränkung wieder aufnehmen.

Schlußfolgerungen

Nach unseren Erfahrungen bietet die modifizierte, relativ einfache Technik der Außenbandplastik nach Watson-Jones bei habitueller Distorsionsneigung des Sprunggelenkes eine gute und dauerhafte Stabilisierungsmöglichkeit. Die tenodesebedingte Einschränkung der Supinationsfähigkeit des unteren Sprunggelenkes bringt keine wesentlichen subjektiven Nachteile. Die objektiven Ergebnisse waren durchweg sehr zufriedenstellend, meist konnte wieder eine volle Sportfähigkeit erzielt werden. Wichtig erscheint der Hinweis auf eine sorgfältige diagnostische Abklärung bei *frischer* Sprunggelenksdistorsion, um eine Beteiligung des Bandapparates sicher erfassen und eine adäquate Therapie einleiten zu können.

Literatur

1. Burri C, Neugebauer R (1983) Chronische Instabilität am OSG. Unfallheilk 86,285
2. Habekost HJ, Meeder PJ, Holz U (1978) Erfahrungen mit einer modifizierten Watson-Jones-Plastik bei fibularer Bandinstabilität am OSG. H Unfallheilk 133,194
3. Heisel J, Schwarz B, Schmit E (1985) Ergebnisse der operativen Behandlung der frischen Außenbandrupturen des Sprunggelenkes. Orthop Praxis 21,737
4. Heisel J, Schmitt E (1986) Außenbandplastik des oberen Sprunggelenkes nach Watson-Jones. Kongreß-Bd. 23. Jahrestagung der Dtsch Ges f Plast u Wiederherstellungschirurgie, Köln
5. Jäger M, Wirth CJ (1978) Kapselbandläsionen. Thieme-Verlag, Stuttgart
6. Watson-Jones R (1956) Fractures and joint injuries. Edinburgh-London, Livingstone

Die Auswirkung eines differenzierten Lauftrainings auf die Achillessehnenstruktur der Ratte

J. Ahrendt, H.M. Sommer und G. Rompe

Orthopädische Universitätsklinik Heidelberg (Direktor: Prof. Dr. H. Cotta)

Sehnengewebe als besondere Funktionsstruktur des straffen Kollagenbindegewebes ist permanenten mechanischen Alltagsbelastungen unterworfen, die ein Höchstmaß an funktioneller Adaptation erfordern.

Tittel und Otto fanden sichere Hinweise, daß das straffe kollagene Bindegewebe von Rattenachillessehnen im Sinne einer qualitativen und quantitativen Adaptation anpassungsfähig ist.

Um den Einfluß einer funktionellen Mehrbelastung auf die Ultrastruktur von Rattenachillessehnen – speziell im Hinblick auf die Durchmesserverteilung der Kollagenfibrillen – zu untersuchen, wurden männliche, 4 Monate alter Wistar-Ratten über die Dauer von 2, 4, 8 und 16 Wochen einem täglichen, nach den Kriterien der Schnelligkeit, der Schnelligkeitsdauer und Audauerbelastung differenzierten Laufbandtraining unterzogen.

Die Laufbelastung wurde bis zur 8. Woche kontinuierlich gesteigert, danach wurde bis zum Versuchsende eine gleichbleibende Belastung gesetzt. Als Vergleichskollektiv dienten gleichaltrige Käfigtiere, die als Ruhe-Kontrolltiere bezeichnet wurden. Zur Bestimmung der Kollagenfibrillendurchmesser wurden von Achillessehnenquerschnitten elektronenmikroskopische Aufnahmen angefertigt, die bei einer 120 000fachen Endvergrößerung mittels einer computergesteuerten Bild- und Datenanalyse ausgewertet wurden.

Die Fibrillendurchmesser der Achillessehnen von zu Versuchsbeginn 4 Monate alten männlichen Wistar-Ratten erscheinen normal verteilt. Die Streubreite der Fibrillendicken reicht von 300 Å bis 2100 Å, der Median der Verteilung liegt bei 1000 Å.

Die Schwankungsbreite der Fibrillendicken der Laufiere wird mit zunehmender Versuchsdauer und zunehmenden Alter geringer. Gleichzeitig kommt es zu einer Verschiebung zu dünneren Fibrillen. Die Schwankungsbreite ist bis auf die der Schnelligkeitstiere nach 8 Wochen stets größer als die der Ruhe-Kontrolltiere. Zeitabhängig kommt es bei den Ausdauertieren nach 8 Wochen und bei den Schnelligkeitstieren nach 4 Wochen zu einer gleichen Reaktion mit der Tendenz einer Verschiebung der Fibrillendickenverteilung zu dünneren Fibrillen unter gleichzeitiger Verringerung der Schwankungsbreite. Bei den Ruhe-Kontrolltieren und Ausdauertieren ist ab der 4. Trainingswoche eine Abnahme des Medianwertes der Verteilung zu beobachten. Während die Intervalltiere mit Schwankungen des Medians um 1000 Å keine Verschiebung der Verteilung zu dünneren oder dickeren Fibrillen zu erkennen geben, zeigen die Schnelligkeitstiere in der 2. Versuchshälfte gegenüber den Ruhe-Kontrolltieren und den Ausdauertieren ein discordantes Verhalten.

Nachdem in der 8. Trainingswoche mit 660 Å der kleinste Median erreicht wird, verlagert sich dieser im Laufe der 2. Versuchshälfte wieder zu größeren Werten.

Für das in Homöostase befindliche Achillessehnengewebe scheint dabei eine Normalverteilung der Fibrillendurchmesser typisch. Auf Änderungen mechanischer Belastungsreize reagiert die Sehne den Erfordernissen entsprechend mit einer Verschiebung der Fibrillendurchmesserverteilung zu dickeren oder dünneren Fibrillen sowie mit einer Verringerung oder einer Vergrößerung der Schwankungsbreite. Den strukturell funktionellen Reiz für die Anpassungsreaktion stellt die Änderung der Belastungsgröße dar. Die Reizantwort ist abhängig von der Dauer der Belastung, nicht aber von der Qualität, d. h. von der Schnelligkeit der Belastung.

Literatur

1. Tittel K, Brauer BM, Knacke W, Otto H (1968) Ein Laufbandgerät als Trainingsmittel für kleine Laboratoriumstiere. Z Med Labortechn 9,321–325
2. Tittel H, Otto H (1970) Der Einfluß eines Lauftrainings unterschiedlicher Dauer und Intensität auf die Hypertrophie, Zugfestigkeit und Dehnungsfähigkeit des straffen, kollagenen Bindegewebes (am Beispiel der Achillessehne). Med Sport 10,308–315
3. Tittel K (1973) Zur Anpassungsfähigkeit einiger Gewebe des Bewegungs- und Halteapparates an Belastungen unterschiedlicher Dauer und Intensität. Med Sport 13,147–156

Ergebnisse der offenen Arthrotomie am Kniegelenk nach arthroskopischen Voruntersuchungen und arthroskopischen Voroperationen

M. Rohe, P.G. Schneider und U. Deppe

Klinik für Orthopädie und Sporttraumatologie Köln-Braunsfeld
(Direktor: Prof. Dr. P.G. Schneider)

Material und Methoden

In einem Beobachtungszeitraum von einem Jahr (August 1985 bis August 1986) wurde nach insgesamt 51 auswärts durchgeführten Arthroskopien mit 22 arthroskopischen Operationen bei insgesamt 37 Fällen die offene Arthrotomie erforderlich. Wir verglichen die arthroskopischen Befunde mit denen durch die offene Arthrotomie gewonnenen und stellten auch die Ergebnisse nach arthroskopischen Operationen denen durch die Arthrotomie diagnostizierten Befunde gegenüber. Alle Patienten wurden aufgrund von rezidivierenden Beschwerden, mit zum Teil intraartikulären Ergußbildungen, oder aber auch geäußerten Instabilitätsgefühlen, in unsere Klinik überwiesen. Nach klinischer und röntgenologischer-, mit arthrographischer Untersuchung, erfolgte in allen Fällen die offene Arthrotomie des Kniegelenkes und eine sich anschließende obligatorische physikalische Nachbehandlung.

Resultate

Bei der vergleichenden Gegenüberstellung fand sich eine Diskrepanz zwischen dem vor-arthroskopischen Befund und dem Befund, der durch die Arthrotomie gewonnen wurde, in 39 Fällen, wovon in 37 Fällen ein falsch negatives und in 2 Fällen ein falsch positives Ergebnis gesehen wurde. Eine Übereinstimmung zwischen den Befunden der Arthroskopie und denen der Arthrotomie ergab sich lediglich in 12 Fällen, wenn auch hier die Arthrotomie aufgrund von Rest-Läsionen erforderlich wurde. Außerdem wurde in 4 Fällen eine arthroskopische Operation (Teilmeniskektomie) durchgeführt, jedoch wurde eine arthroskopisch erkannte vordere Kreuzbandläsion nicht mit versorgt. Iatrogene chondrale Defekte durch die Vor-Arthroskopie wurden in 2 Fällen gesehen. Bei der Aufschlüsselung der arthroskopisch nicht diagnostizierten Befunde imponierte mit 26 Fällen eine mediale Meniskusläsion, mit 16 Fällen eine vordere Kreuzbandläsion, 11mal ein chondraler Defekt, 7mal eine laterale Meniskusläsion und in 2 Fällen ein Corpus liberum.

Diskussion

Wir wollen grundsätzlich nicht den Wert der Arthroskopie und den der arthroskopischen Operationen in Frage stellen, doch sollten unsere Ausführungen einen

Diskussions-Beitrag zur Standortbestimmung der operativen Orthopädie darstellen. Ihnen haftet notwendig eine gewisse Unvollständigkeit und Einseitigkeit an, sie sind inhomogen und unsere Antworten bedürfen der Präzision. Doch sollten diese Einwände nicht dazu dienen, die Kritik abzutun.

Literatur kann beim Verfasser angefordert werden.

Die Rekonstruktion der akuten vorderen Kreuzbandverletzung unter Verwendung eines Polypropylenbandes – Technik, Nachbehandlung, Frühergebnisse

E. Weikamp und P.G. Schneider

Klinik für Orthopädie und Sporttraumatologie, Köln-Braunsfeld (Leiter: Prof. Dr. P.G. Schneider)

Technik

Unstrittig kann heute behauptet werden, daß die frische komplette Ruptur des vorderen Kreuzbandes einer sofortigen operativen Versorgung bedarf.

O'Donoghue, Clayton und Noyes haben dieses in umfangreichen tierexperimentellen und klinischen Untersuchungen gezeigt. Bei der Diagnostik der frischen vorderen Kreuzbandruptur stehen dem geübten Untersucher heute neben dem Lachmannschen Zeichen der Jerk-Test und das Pivot-Shift-Phänomen als hochspezifisches Diagnosticum zur Verfügung. Unter zusätzlicher Anwendung des Knie-Ligament-Arthrometer KT 1000 sollte heute jede vordere Kreuzbandruptur ohne weitere invasive Maßnahme diagnostiziert werden können.

Aber noch ca. 20% wenig zufriedenstellende und schlechte Ergebnisse in der herkömmlichen Technik führten dazu, daß wir seit 1983 als heterologe Bandverstärkung ein Polypropylenband, welches von Kennedy entwickelt wurde, vor allem bei Rupturen im mittleren und tibialen Drittel zusätzlich einbauten, um so die ligamentäre Heilphase durch einen stabilen Polypropylen-Kern zu schützen. Dieses flache, 8 mm breite Polypropylenband ist von den mechanischen Eigenschaften her den von Claes und Burri untersuchten alloplastischen Materialien gleichwertig und in der dynamischen Prüfung sogar überlegen. Neben diesen günstigen biomechanischen Eigenschaften des Materials war für uns wichtig, daß die frühfunktionelle Nachbehandlung nun ohne Gefährdung der rekonstruierten Band-Strukturen einsetzen konnte; denn durch den Einbau eines Polypropylen-Hauptpfeilers wird
1. eine Überlastung des biologischen Materials in der frühen Heilphase verhindert,
2. ist die unmittelbare postoperative Belastbarkeit des Transplantats nicht gefährdet, wodurch eine Frühest-Mobilisation und Rehabilitation gewährleistet wird.
3. Ist durch den günstigen Dehnungskoeffizienten des alloplastischen Materials (ca. 8% nach einer Million Belastungszyklen) kein starres System gegeben, welches die Revaskularisation und Rekollagenisierung verhindert, so daß ein allmählicher Belastungstransfer vom synthetischen Material auf das autologe biologische Material stattfinden kann.
4. Besteht absolute Gewebsverträglichkeit, wie wir bislang aus unseren Erfahrungen bestätigen können.

Die Implantationstechnik unterscheidet sich von der alten, von uns modifizierten Lindemann-Methode ohne künstliches Material wenig.

Das Fremdmaterial wird lediglich mit autologem Material, in diesem Fall mit Semitendinosus- bzw. Gracilissehne ummantelt, so daß intraartikulär eine vollständige Umhüllung des heterologen Materials gewährleistet ist.

Nachbehandlung

Neuere Untersuchungen von Salter haben gezeigt, daß durch die passive Mobilisationsbewegung in der frühen postoperativen Phase eine wesentliche Schädigung des Knorpel verhindert werden kann. Dieses hat das Schema der frühfunktionellen Nachbehandlung in den letzten Jahren grundlegend geändert, so daß heute durch die Vermeidung längerer Immobilisationen den destruktiven Knorpelveränderungen und der Muskelatrophie entgegengewirkt werden kann (Tabelle 1). Gleichzeitig wird die Wiedergewinnung der koordinativen Fähigkeiten beschleunigt; wobei durch die Augmentation mit dem synthetischen Material ein sicherer Schutz der rekonstruierten Strukturen über das bisher mögliche Bewegungsausmaß von 20°–70° Flexion gewährleistet wird.

Unter Berücksichtigung dieser Aspekte entstand in unserer Klinik in den letzten Jahren ein Behandlungsschema, das im wesentlichen in die dargestellten Phasen unterteilt werden kann.

Ergebnisse

Bei der Darstellung unserer Ergebnisse im Vergleich mit der vorhandenen Literatur bemühen wir uns eine Entwicklung aufzuzeigen, die in Abhängigkeit unserer

Tabelle 1. Nachbehandlungsschema

Phase I:	Immobilisation	1.–14. p.op. Tag (stat.)
Phase II:	Limitierte Bewegungsübungen Stat. u. dynamische Übungen dosiertes isokinetisches Training (Fitronfahrrad)	2.–8. p.op. Wo. (amb.)
Phase III:	Unlimitierte u. koordinat. Bewegungsübungen axiale Belastung, isokinet. Training (CYBEX)	8.–10. p.op. Wo. (stat.)
Phase IV:	Limitierte Sportfähigkeit (Laufen, Schwimmen = Kraul =) Steigerndes isokinet. Training bis zur Maximalkraft gegen Ende der Phase IV.	12.–24. p.op. Wo. (amb.)
Phase V:	Unlimitierte Sportfähigkeit Phase III + IV steigernd. Nach klinischer u. manometrischer Abschlußuntersuchung – Freigabe für Wettkampf – (in der Regel zwischen 24. und 52. p.op. Woche).	24.–52. p.op. Woche

Operationsmethoden doch zu geringgradigen Verbesserungen im Gesamtergebnis geführt haben (Tabelle 2 und 3). Wir meinen, daß durch den Einbau eines stabilen heterologen Materials bei vorsichtiger Interpretation doch eine Ergebnisverbesserung erzielt werden konnte, obwohl Langzeitergebnisse noch ausstehen.

Literatur beim Verfasser

Tabelle 2. Anamnestische Daten von Patienten mit einer frischen vorderen Kreuzbandruptur

Auswertungszeitraum I/1982 – V/1986
Anzahl: 210 frische vordere Kreuzbandrupturen
Durchschnittsalter: 29 Jahre von 13 J bis 65 J reichend.

Anzahl der männl. Patienten: 128
Anzahl der weibl. Patienten: 82

Unfallhergang: 79,0% (166 Pat.) bei sportl. Aktivitäten
8,1% (17 Pat.) Verkehrsunfälle, davon 82,3% (14) Zweiradunfälle
12,9% (27 Pat.) häusliche Unfälle, sonst.

Bei den durch Sport verursachten Traumata entfielen auf:
31,3% (52) Ski alpin
28,9% (48) Fußball
9,6% (16) Basketball
7,2% (12) Volleyball
6,0% (10) Skilanglauf
4,8% (8) Jogging
12,2% (20) Übrige Sportarten

Tabelle 3. Frühergebnisse (Marshall – Punkte-Schema)

Technik	Zeitraum	Anzahl	gut	befriedigend	schlecht
Primärnaht (End-zu-End-Naht)	78-XII/81	63	75%	17%	8%
Rekonstruktion, mit Semitendinosus-/Gracilissehne	82-V/86	104	86%	9%	5%
Rekonstruktion mit Semitendinosus-/Gracilissehne sowie Augmentation mit Polypropylenband	82-V/86	106	91%	7%	2%

Verletzungen im Kindesalter beim Sport

D. Havemann und B. Sawade

Abteilung Unfallchirurgie im Klinikum der Universität Kiel
(Direktor: Prof. Dr. med. D. Havemann)

Im Kindesalter ist das sportliche Spiel noch Erholung durch körperliche Anspannung, zugleich aber auch Freude an der Körperbeherrschung, Schnelligkeit und Leistung. Erst im Schulalter wird der Sport gemessen und bewertet und damit zu einer Form der Arbeit. Mit der Leistungsanforderung steigt die physische und psychische Exposition, in deren Folge das Risiko, einen Unfall zu erleiden, steigt.

Im Jahre 1984 ereigneten sich im Schulsport im Land Schleswig-Holstein etwa 20000 Unfälle, die der gesetzlichen Unfallversicherung unterlagen. Über den Gemeindeunfallversicherungsverband wird im Rahmen berufsgenossenschaftlicher Behandlung eine genaue und differenzierte Dokumentation sichergestellt.

Es wurde eine epidemiologische Untersuchung des Erscheinungsbildes des Schulsportunfalles unter unfallchirurgischen Aspekten vorgenommen. Die 1832 umfassende Analyse ergab eine Geschlechts- und Altersverteilung mit nahezu gleicher Beteiligung beider Geschlechter. Die Altersverteilung der unter und über 12 Jahre alten Verletzten zeigte einen mit 84% sehr hoch liegenden Anteil der älteren Kinder.

Herkunft der Unfälle in Abhängigkeit von der Schulart: Es zeigte sich, daß Gymnasium, Grund- bzw. Hauptschule und Realschule nicht zuletzt wegen der relativ großen Schülerzahlen mit zusammen 81,7% den Hauptanteil stellen. In diesen Schultypen nimmt der Sport sowohl von der Stundenzahl als auch von der Beteiligung der Schüler eine stärkere Position ein als in Berufs- oder Sonderschulen.

Die Untersuchungen der Unfallhäufigkeiten in Abhängigkeit von der Unterrichtsstunde zeigten eine hochsignifikante Beziehung: Etwa ⅓ aller Unfälle ereigneten sich in der 2.–3. Schulstunde, weit mehr als die Hälfte jedoch nach der 3. Stunde. Dieser Verteilung ist im Hinblick auf die Unfallverhütung besondere Beachtung zu schenken.

Die Untersuchung der Verletzungslokalisation zeigte, daß im Rahmen des Schulsportes ausgeübte Sportspiele wie Basketball, Handball und Volleyball zu einer überwiegenden Verletzung der oberen Extremitäten führen, die zusammen 19,7% aller Verletzungen ausmachen, während beim Fußball das Maximum aller erlittenen Verletzungen erwartungsgemäß mit ca. 10% (9,6%) an den unteren Extremitäten liegt.

In den sogenannten Einzelsportarten ist das Geräteturnen mit Verletzungen an den Armen und Beinen mit jeweils ca. 10% und die Leichtathletik an den unteren Extremitäten mit gut 5% beteiligt.

Bei den Sportarten ist eine eindeutige Verteilungskonstellation erkennbar. An der Spitze liegt mit nahezu 25% das Geräteturnen, gefolgt vom Fußball, Basketball und Handball. Unter Ballsport ist die Summation von Ballspielen wie Prell-, Faust- oder gar Völkerball zu verstehen, immerhin ereignen sich hier 11,9% aller Unfälle.

Die Einschätzung der Verletzungsschwere stößt auf vielfältige Schwierigkeiten.

In Anlehnung an die Verletzungsschwereklassifikation der Abbreviated Injury Scale (AIS) wurden Verletzungsdiagnosen mit Punktwerten bewertet. Als wesentliches Merkmal wurde der Wiedereintritt des Schulbesuches als Kriterium bewertet.

Der Schweregrad I umfaßt alle leichten Verletzungen, bei denen der Schulbesuch in der Regel nicht oder nicht länger als maximal 2 Tage unterbrochen werden mußte. Bei 1968 Verletzungen insgesamt umfaßt diese Kategorie ca. 75%, d. h., daß der Schulsportunfall des Kindes und des jugendlichen Schülers in der überwiegenden Mehrzahl der Fälle nicht schwerwiegend ist und von Verletzungsbildern bestimmt wird, die nicht oder nur in geringem Maße zu bleibenden Zerstörungen führen.

Die Verletzungsschwere des Grades II verursacht Unterbrechungen des Schulbesuches über 2 Tage bis zu 2 Wochen. Mit Eintritt der Schulfähigkeit sind in der Regel die Unfallfolgen nicht abgeklungen und bedingen Befreiungen vom Schulsport über unterschiedlich lange Zeit.

Das Verletzungsspektrum zeigt, daß über ⅕ aller Verletzungen dieser Verletzungsklasse angehören, in der der geschlossene Knochenbruch eine führende Rolle einnimmt.

Erfreulich niedrig dagegen sind Verletzungen der Schweregradklasse III, nach denen der Schulbesuch über 2 Wochen hinaus unterbrochen werden muß. Die für die Klassifikation in Frage kommenden Verletzungen sind – gemessen an ihrem Vorkommen – insgesamt selten.

Ursachenkomplexe sind in der Regel Absturzverletzungen von der Sprossenwand, vom Reck, aus den Ringen, vom Barren und bewirken die zuvor genannten Verletzungen, vor allem das Schädelhirntrauma sowie schwerwiegende Verletzungen in Gelenknähe oder an Gelenken selbst.

Die Angabe von Franke [1983], daß Knochenbrüche zwischen 3 und 48% in der unterschiedlich aufgeteilten Kollektiven ausmachten, wird bestätigt. Die geschlossene Fraktur ist in der hier untersuchten Stichprobe mit 13,5% vertreten.

In diesem Krankengut fehlen nahezu vollständig schwere Verletzungen der Wirbelsäule ebenso wie Verletzungen des Thorax und des Abdomens. Sie kamen in der Zufallskriterien unterliegenden Stichprobe in Prozentanteilen unter 0,2% vor.

Aus dem umfangreichen Krankengut sollen hier einige kasuistische Beispiele demonstriert werden.

Erfahrungsgemäß macht die Behandlung von Gelenkschäden am wachsenden Skelett, besonders am Ellenbogengelenk, wegen der vielfältigen und zeitlich variablen Röntgenmorphologie nicht unerhebliche Probleme.

Die übersehene Fraktur des Capitulum humeri, die eine absolute Operationsindikation darstellt, führt im späteren Leben des Verletzten zur sogenannten Schwalbenschwanz-Deformität, die erst im Erwachsenen-Alter Funktionseinbußen hervorruft. Die gezeigten Abbildungen zeigen eine deutlich erkennbare Fraktur des Capitulum humeri bei einem 7jährigen Schuljungen nach Sturz auf den Arm

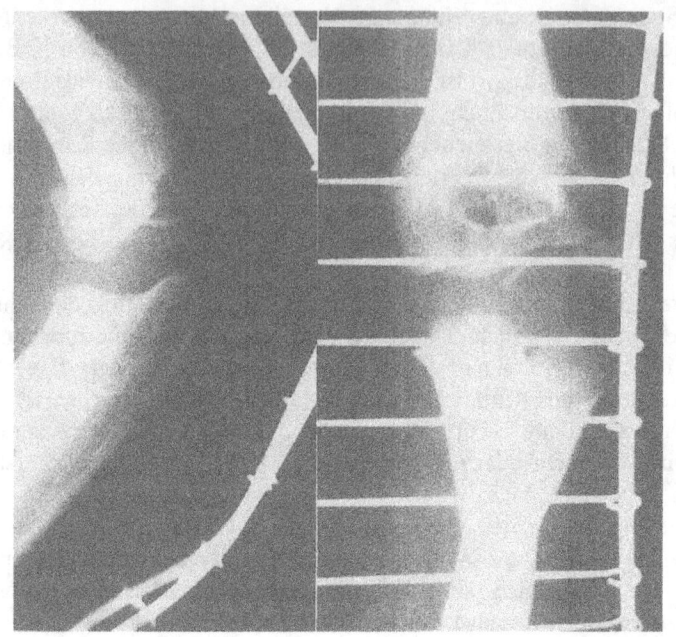

1a

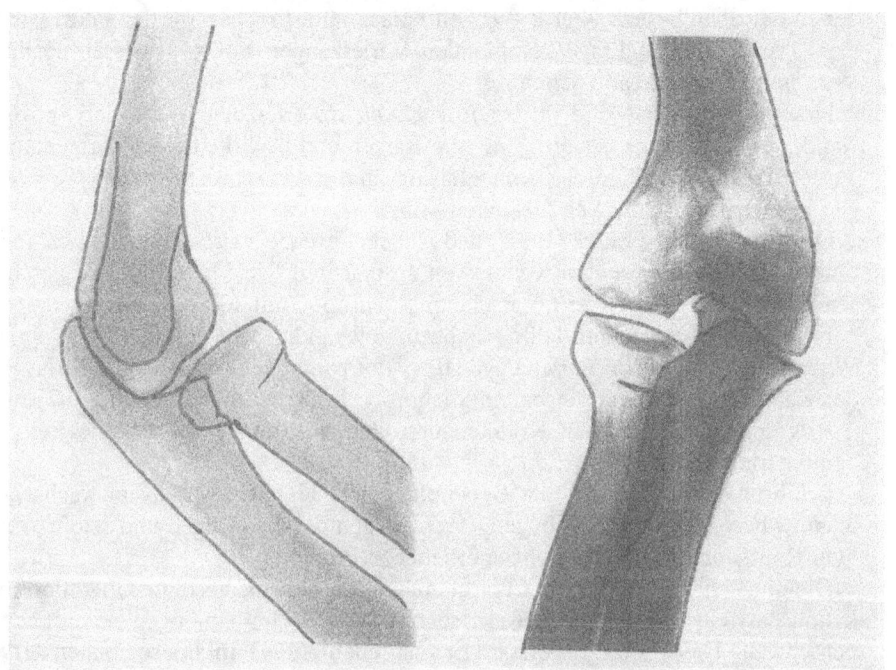

b

anläßlich eines Kastensprunges und die posttraumatische Deformation im Erwachsenenalter (Abb. 1).

Im Laufe des letzten Jahrzehnts beobachteten wir 12 veraltete, z. T. übersehene Radiusköpfchenluxationen, die entweder durch einen klassischen Monteggia-Schaden oder – wie in dem hier gezeigten Bild – durch eine sogenannte Olecranon-Knickfraktur hervorgerufen wurden. Die unbehandelte Fraktur führt zu einer Valgusdeformität des Unterarmes mit progressiver Radiusköpfchenluxation (Abb. 2).

Durch Absturz und Fall auf das Schultergelenk entstand bei dieser 12jährigen Schülerin die bisher nicht beschriebene proximale Läsion der Humerusepiphyse

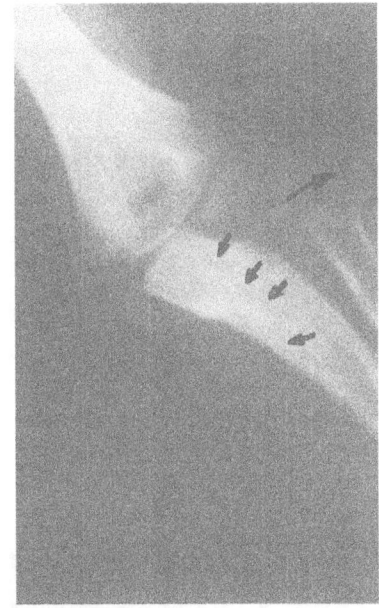

2a

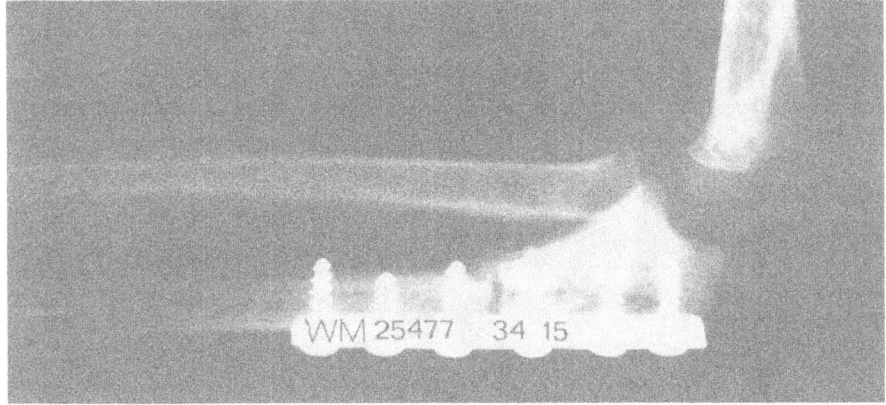

2b

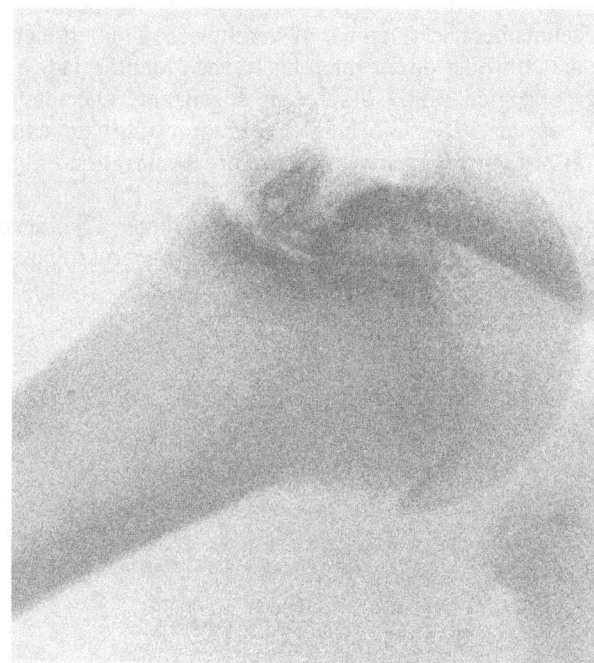

Abb. 3

vom Typ Aitken II bzw. Salter III mit der dringlichen Indikation zur operativen Behandlung (Abb. 3).

Literatur

1. Baur E (1983) Sportschäden und Unfallversicherung in: Sportverletzungen und Sportschäden. Hrsg Chapchal G, Thieme G. Stuttgart New York p. 6–8
2. Biener K, Fasler S (1978) Sportunfälle. Epidemiologie und Prävention. Hans Huber, Bern Stuttgart Wien
3. Franke A, Franke K (1983) Epidemiologie von Unfällen und Fehlbelastungsfolgen beim Sport in: Sportverletzungen und Sportschäden. Hrsg Chapchal G, Thieme G. Stuttgart New York p. 9–17

Instabile Sprunggelenke im Sport (Untersuchung über Wertigkeit prophylaktischer Möglichkeiten zur Vermeidung des Supinationstraumas)

K. Steininger, R. Eisele und R.E. Wodick

Sportmedizinische Untersuchungsstelle der Universität Ulm

Einleitung

Die Verletzungen und Überlastungsschäden im Sprunggelenk – vor allen Dingen das Supinationstrauma – spielen bei den Sportverletzungen eine dominierende Rolle. Die Ursachen hierfür sind im anatomischen (schwache muskuläre Führung, angeborene oder erworbene Bein- und Fußfehlformen, physiologische Instabilität beim Abdruck) und im Trainingsbereich zu suchen. Hinzu kommen bestimmte ungünstige äußere Gegebenheiten (Bodenbeschaffenheit, Schuhwerk etc.).

Material und Methoden

In drei voneinander unabhängigen Testreihen haben wir deshalb prophylaktische Möglichkeiten zur Vermeidung des Supinationstraumas auf ihre Wertigkeit hin untersucht. Im Test 1 wurde an 43 Sportlern die eine Instabilität im OSG aufwiesen, durch gehaltene Röntgenaufnahmen (20 kp) der prophylaktische Nutzen hochschaftiger Schuhe geprüft und die stabilisierende Wirkung über 4 Monate kontrolliert. Im Test 2 erfolgte die gleiche Untersuchung mit dem Unterschied, daß statt dem Spezialschuh ein funktioneller Stützverband (Tape) zur Anwendung kam. Beim Test 3 wurden 12 Probanden angewiesen, ein spezielles Unterschenkelkrafttrainingsprogramm (Peroneusgruppe) 3×15 Minuten pro Tag über 4 bzw. 8 Wochen durchzuführen. Vorher, nach 4 und 8 Wochen, wurde ebenfalls durch gehaltene Röntgenaufnahmen die Aufklappbarkeit dokumentiert. Zusätzlich wurden zu den gleichen Kontrollzeiten die Kräfteverhältnisse (Pronation: Supination, links: rechts) mittels des isokinetischen Systems von Cybex bestimmt.

Ergebnisse und Diskussion

Im Test 1 und Test 2 (Abb. 1, 2) zeigte sich, daß sowohl ein hochschaftiger Schuh, wie der von uns benutzte, als auch der Tapeverband einen geeigneten prophylaktischen Schutz vor dem Supinationstrauma darstellen. Bei allen Sportlern konnte durch die beiden Maßnahmen die pathologische Aufklappbarkeit bis auf Werte im Normalbereich reduziert werden. Eine Reverletzung trat im Beobachtungszeitraum nicht auf. Die Ergebnisse aus dem Test 3 zeigen eindrucksvoll, daß sich ein

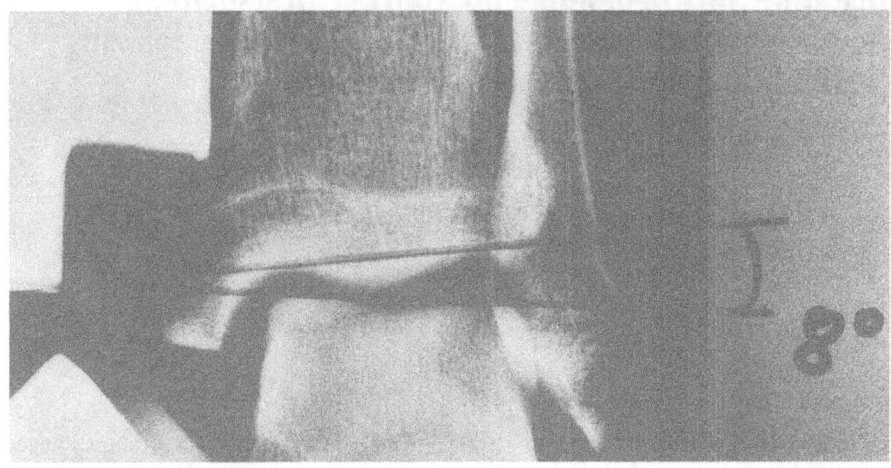

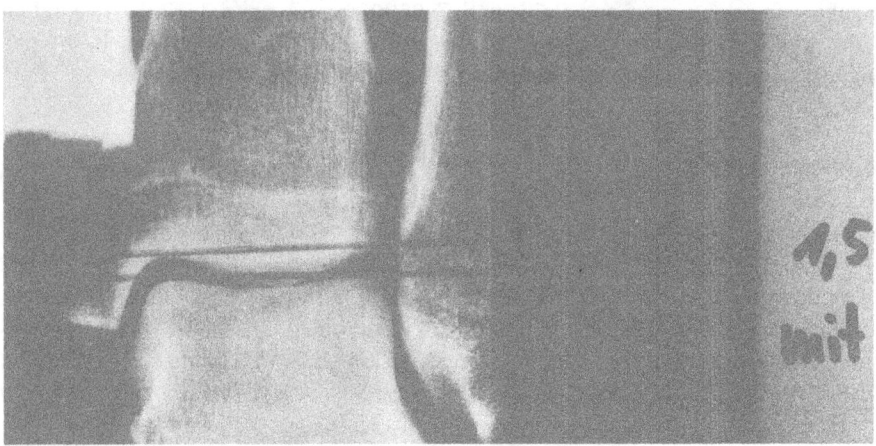

Abb. 1. Aufklappbarkeit ohne (oben) und mit (unten) Tapeverband

geeignetes Trainingsprogramm vorteilhaft auf die Verhältnisse am Sprunggelenk auswirken kann. Durch das kombinierte isometrische und dynamische Krafttraining, in erster Linie für die Peroneusgruppe, kam es sowohl zu einer Reduzierung der passiven Aufklappbarkeit (im Mittel um 3°, röntgenologisch nachgewiesen) als auch zu einem deutlichen Kraftzuwachs im Bereich der Pronatoren (Abb. 3), so daß das ungünstige Kräfteverhältnis der Pronatoren zu den Supinatoren verbessert werden konnte. Das vorgebene Trainingsprogramm eignet sich sowohl für Sportler in der Rehabilitationsphase, als auch für solche Athleten die eine chronisch instabile Bänderführung aufweisen. Auf Grund der Erkenntnisse aus unseren Untersuchungen halten wir es für sinnvoll, Sportler mit instabilen Sprunggelenken während ihrer

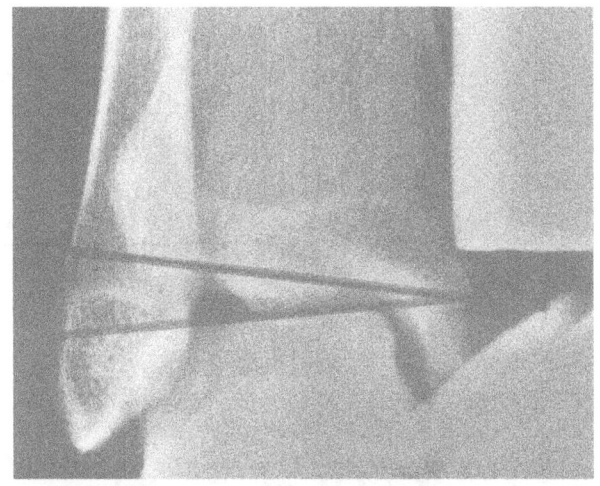
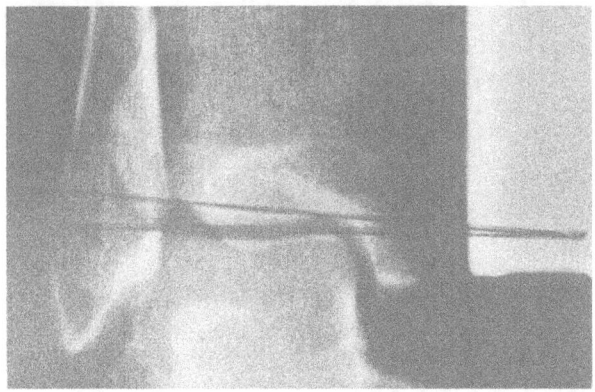

Abb. 2. Aufklappbarkeit ohne (oben) und mit (unten) Schuh (Double Team Hi Fa. Nike)

sportlichen Aktivitäten mit einem prophylaktischen Schutz (Spezialschuh oder Tape) zu versorgen, daneben sollte für 6 Wochen ein intensives Krafttrainingsprogramm für die Pronatoren durchgeführt werden.

Literatur

1. Biegler M, Lang A, Ritter J (1985) Vergleichende Untersuchung über die Wertigkeit einer frühfunktionellen Nachbehandlung mit einem Spezialschuh bei operativ versorgten Rupturen des fibularen Bandapparates. Zeitschrift: Unfallchirurg 88: 113–117
2. Franke A, Franke K (1983) Epidemiologie der Sprunggelenkverletzungen im Sport. Med und Sport 23, H 1–3
3. Lebedewa IP (1983) Therapeutische Gymnastik im Wasserbassin bei der komplexen Behandlung der Folgen von Verletzungen und Erkrankungen des Sprunggelenks bei Sportlern. Med u Sport 23, H 1–3

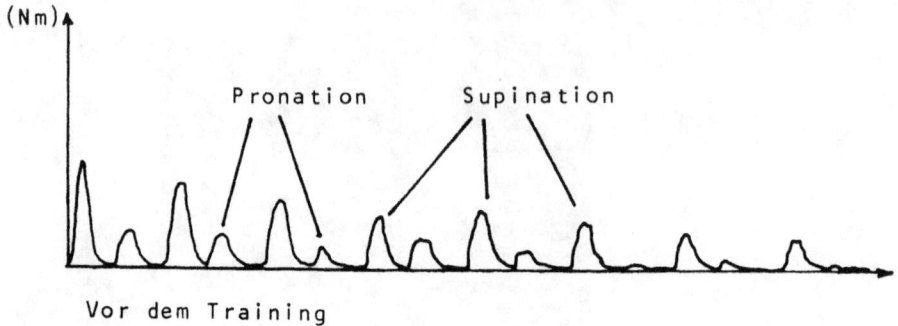

Vor dem Training

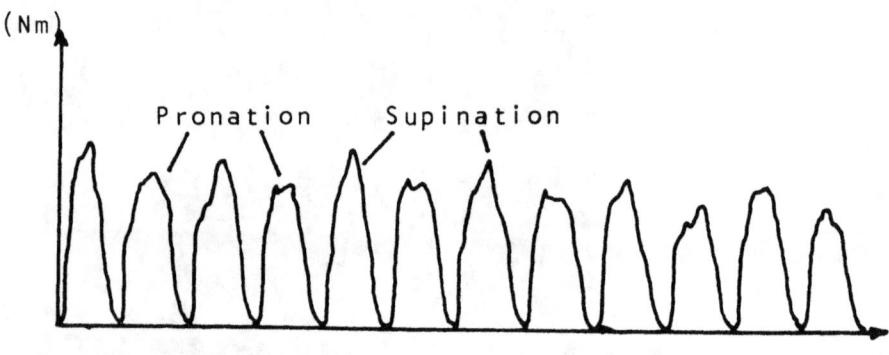

Nach dem Training

Abb. 3. Kräfteverhältnis Pronation zu Supination vor (links) und nach (rechts) 5wöchigem Krafttraining (Messung durch das isokinetische System von Cybex)

4. Segesser B, Nigg BM (1983) Der Einfluß von Boden und Schuh auf die Belastungsintensität im Bereich der Sprunggelenke einschließlich prophylaktischer Maßnahmen. Med u Sport 23: 100–101
5. Sommer HM (1983) Disposition zur Sprunggelenksverletzung beim Basketballspiel. Deutsche Zeitschrift für Sportmedizin, Heft 8: 255–257
6. Ryan AJ (1983) Das Anlegen von Sprunggelenkverbänden zur Vorbeugung und Behandlung von Distorsionen. Med u Sport 23: 96–99
7. Steinbrück K (1983) Epidemiologie und Ursachen von Sprunggelenkverletzungen beim Sportler. Med u Sport 23: 27–28
8. Steininger K (1985) Das Sprunggelenk – eine Schwachstelle des menschlichen Bewegungsapparates. Zeitschrift: Sportphysiotherapie Aktuell 6: 76–85
9. Steininger K (1986) Zum Sport mit schwachen oder geschädigten Sprunggelenken. Physikalische Therapie, Sonderdruck 7. Jahrg 2/Febr: 1–4
10. Wilhelm (1982) Das obere Sprunggelenk im Sport. Dtsch Zeitschr f Sportmedizin 11: 361–366

Die therapeutische Effektivität von isokinetischem Krafttraining und Dehngymnastik bei der Chondropathia Patellae

St. Sievers, R. Hünig und P.G. Schneider

Klinik für Orthopädie und Sporttraumatologie, Dreifaltigkeits-Krankenhaus, D-5000 Köln 41
(Chefarzt: Prof. Dr. med. P.G. Schneider)

Nach 3 bis 6 Monaten konnte bei 13 Patienten eine Beschwerdefreiheit und bei 6 Patienten eine Besserung erzielt werden. Bei 10 Patienten mußte das Training wegen anhaltender oder verstärkter Beschwerden abgebrochen werden.

Durch diese Ergebnisse können die in der Literatur oft sehr guten Behandlungserfolge durch physikalisches Training nicht in vollem Umfang bestätigt werden. Die Vorteile des isokinetischen Trainings liegen in der individuellen Dosierbarkeit, angepaßt an den Schmerzgrad des Patienten. Es ist die einzige dynamische Trainingsmethode, die in der frühen Schmerzphase einsetzbar ist. Durch die hohen Geschwindigkeiten und niedrigen Widerstände zu Trainingsbeginn entstehen nur sehr niedrige Druckbelastungen an der retropatellaren Gelenkfläche. Es kommt zu einer gleichmäßigen Verteilung der Synovialflüssigkeit an den Gelenkflächen und zu einer Verbesserung der physiologischen Ernährung des Knorpels.

Der Erfolg einer physikalischen Behandlung hängt von einer klaren Indikationsstellung vor Trainingsbeginn ab. Durch eine subtile Diagnostik müssen alle anatomischen und statischen Prädispositionen erfaßt und bei der Therapieplanung berücksichtigt werden.

Bestehen Kontraindikationen für eine konservative Therapie, sollte der Patient möglichst unverzüglich den bewährten rationalen operativen Behandlungsmaßnahmen zugeführt werden. Als Kontraindikationen sind zu nennen:
1. stärkergradige Störungen der Gelenkmechanik durch anatomische und statische Varianten (Patelladysplasie Typ Wiberg IV und stärkergradige Inkongruenzen der retropatellaren Gelenkflächen).
2. Eine ausgeprägte Lateralisation der Patella mit radiol. sichtbaren arthrotischen Veränderungen.

Bei bestehenden Kontraindikationen ist aufgrund der individuellen Dosierbarkeit des isokinetischen Krafttrainings ein Behandlungsversuch von 4 bis 6 Wochen zu verantworten.

Indikationen für die Durchführung unseres Trainingsschemas bei dem vorliegenden Krankheitsbild sehen wir nur bei leicht- bis mittelgradigen Störungen der Gelenkmechanik.

Für die Garantie des Therapieerfolges müssen zusätzliche edukative und präventive Maßnahmen getroffen werden.

Bei folgenden Patientengruppen erzielten wir mit unserer Trainingsbehandlung gute Ergebnisse:

1. Bei Jugendlichen mit Verkürzung der Oberschenkelstreckmuskulatur im zweiten Wachstumsschub (bei diesen Patienten ist die Durchführung von Dehnungsübungen von besonderer Wichtigkeit).
2. Bei Patienten mit wiederholt auftretender Fehlbelastung F.P.G.* während der beruflichen Tätigkeit oder beim Hobbysport (wichtig sind zusätzliche edukative und präventive Maßnahmen).
3. Bei Leistungssportlern, die während der schmerzbedingten Trainingspause die Oberschenkelmuskulatur weiter trainieren.
4. Bei Patienten mit operativ korrigierter Patellafehlstellung zum Ausgleich der präoperativ entstandenen Oberschenkelmuskelatrophie.

Zusammenfassend muß festgestellt werden, daß das isokinetische Krafttraining kombiniert mit Dehnungsübungen in der Quadrizepsmuskulatur eine gute Behandlungsmöglichkeit der Chondropathia patellae darstellt, wenn
– die Behandlung früh genug beginnt,
– das Krafttraining richtig dosiert wird und
– wenn keine Kontraindikationen bestehen.

Das physikalische Trainingsprogramm darf nicht als universell einsetzbare Behandlung für alle schmerzhaften Zustände des F.P.G. mißverstanden werden.

Literatur kann beim Verfasser angefordert werden.

---

* F.P.G. (Femoropatellargelenk)

Beschwerden und Befunde am Stütz- und Bewegungsapparat bei Langläufern im Vergleich zu Nichtsportlern (Ergebnisse einer 5jährigen Längsschnittuntersuchung)*

H.-Ch. Heitkamp, D. Jeschke, A. Bern, K. Baur und G. Schmid

Zentrum Innere Medizin, Abteilung Sportmedizin der Universität Tübingen

Dauerlaufen hat einerseits präventive Effekte insbesondere im Hinblick auf kardiovaskuläre Erkrankungen, andererseits provoziert es Schäden am Stütz- und Bewegungsapparat, die in den USA zur Einrichtung von speziellen Läuferambulanzen führte [1, 2, 6, 7, 8, 10, 14]. In den bisherigen Untersuchungen über Art und Häufigkeit von krankhaften Befunden wurden Kontrollkollektive nicht berücksichtigt, so daß unklar ist, was Alterungsprozessen und zusätzlich dem Laufen zuzuschreiben ist. Im Rahmen einer 5jährigen Verlaufsstudie an Läufern und Nichtsporttreibenden wurde dieser Fragestellung nachgegangen.

Probanden und Methode

158 Läufer und 54 nichttrainierende Männer, die bei Beginn der Studie zwischen 25 und 45 Jahre alt waren und sich weder im Durchschnittsalter (36,8 ± 5,9 bzw. 34,2 ± 6,3 Jahre) noch in der Körpergröße (176,0 ± 6,1 bzw. 177,8 ± 5,5 cm), wohl aber im Körpergewicht (70,5 ± 8,1 bzw. 77,4 ± 9,9 kg) unterschieden, wurden in jährlichem Abstand einer eingehenden klinischen Diagnostik unterzogen.

Folgendes wurde ausgewertet:
1. Inzidenz von Beschwerden und abnormalen Befunden,
2. Häufigkeit von Beschwerden und abnormalen Befunden im Fuß-/Sprunggelenks-, Knie-, Hüft- und Wirbelsäulenbereich,
3. Häufigkeit von Diagnosen,
4. Summenhäufigkeit der krankhaften, die Belastbarkeit reduzierenden Befunde (Pathologika),
5. Häufigkeit von Verletzungen.

Ergebnisse

Die Beschwerdehäufigkeit der Läufer war bei jeder Untersuchung durchschnittlich um 10% höher als die der Untrainierten (38,6 bzw. 26,6%) (Abb. 1). Auffällige Befunde wurden im Durchschnitt bei 62,3% der Läufer und bei 53,0% der Untrainierten beobachtet. Beide Kollektive zeigten im Verlauf eine Befundzunahme. In

---

* Mit Unterstützung des Bundesinstituts für Sportwissenschaft, Köln

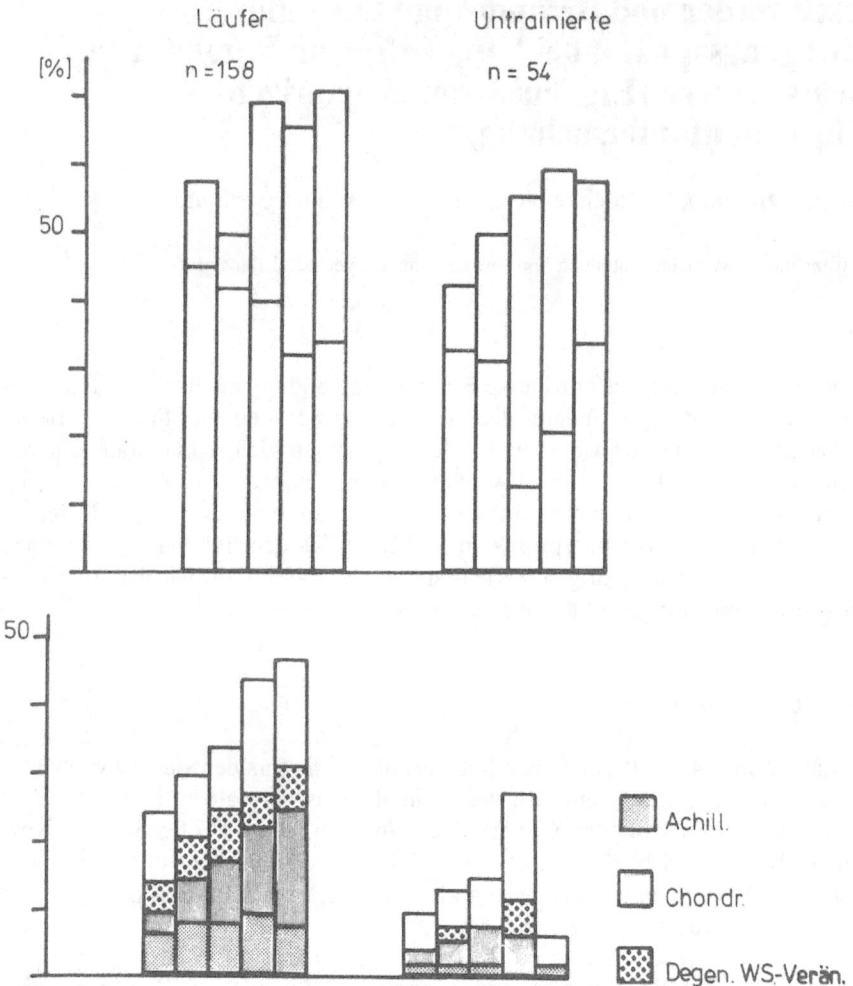

Abb. 1. Inzidenz von Befunden, Beschwerden (oben) und Häufigkeit von Pathologika (unten) bei Läufern und Untrainierten. Achill.: Achillodynie. Chondr.: Chondropathia patellae. Degen. WS-Verän.: Mit Beschwerden einhergehende degenerative Wirbelsäulenveränderungen

der Lokalisation von Beschwerden und Befunden bestand eine erhebliche Diskrepanz im Fuß- und Sprunggelenksbereich (Abb. 2). Die Befundhäufigkeit stieg im Verlauf bei Läufern im Fuß- und Sprunggelenksbereich leicht an, was auch im Kniegelenksbereich zu beobachten war. Im Hüftgelenksbereich waren etwas vermehrt Beschwerden bei Läufern vorhanden. Im Wirbelsäulenbereich war bei beiden Kollektiven bei etwa gleichbleibenden Beschwerden eine Zunahme der Befunde zu registrieren.

Bei den einzelnen Diagnosen (Tabelle 1) fielen im Fußbereich die Läufer durch eine nahezu dreifache Häufigkeit an Spreizfüßen und den Hallux valgus rigidus, der nur bei ihnen vorkam, auf. Im Sprunggelenksbereich fanden sich bei Läufern neunmal häufiger Achillodynien. Im Kniegelenksbereich war die Gonarthose bei

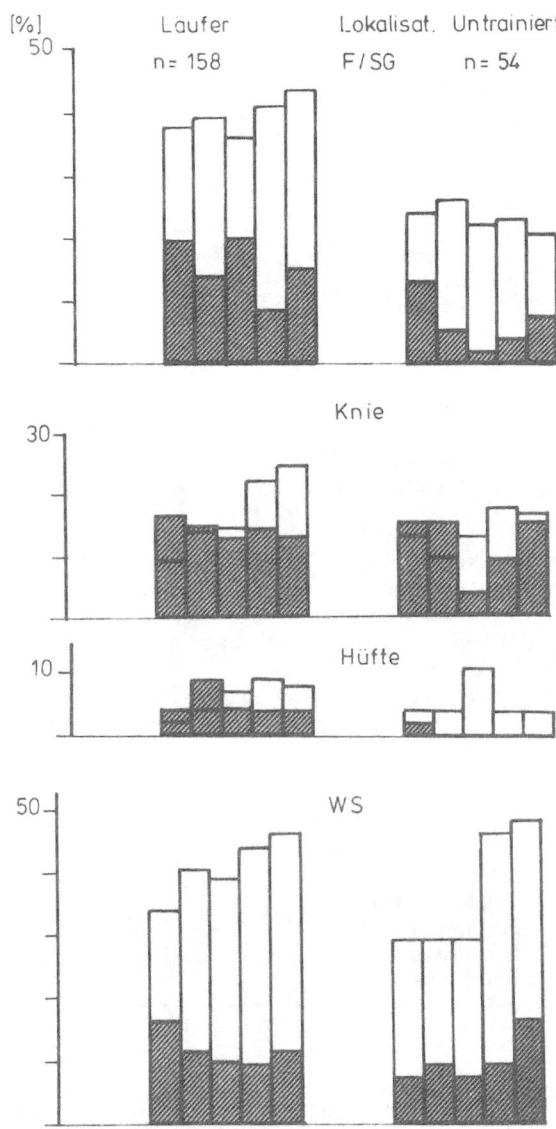

Abb. 2. Inzidenz von Befunden und Beschwerden an Fuß-/Sprunggelenk (F/FG), Knie, Hüfte und Wirbelsäule (WS) bei Läufern und untrainierten Vergleichspersonen

Untrainierten sechsmal häufiger als bei Läufern und die Bandinstabilität nahezu doppelt so häufig vertreten. Die Läufer zeigten nahezu doppelt so häufig Chondropathia patellae. Coxarthrose wurde nur in 1,4% bei Läufern beobachtet. Im Wirbelsäulenbereich wurde bei Läufern eine nahezu doppelt so große Häufigkeit von Discopathien beobachtet.

Die in dieser Tabelle unterstrichenen Einzeldiagnosen, die mit Beschwerden einhergehen, wurden bei der Summenhäufigkeit der Pathologika berücksichtigt.

Tabelle 1. Diagnosen

	Läufer	Untrainierte
Spreizfuß	14,4	5,6
Knickfuß	1,9	1,9
Plattfuß	8,5	9,3
Hohlfuß	1,4	3,7
Hallux valgus rigidus	2,2	–
Z.n. Distorsion	1,0	0,8
Z.n. op. Behandlung	1,3	0,8
Bandinstabilität	0,1	–
Arthrose	0,5	–
Achillodynie	7,3	0,8
Z.n. Achillessehnenruptur	0,6	–
Fersensporn	0,5	–
Gonarthrose	0,4	2,6
Chondropathia patellae	7,6	4,5
Z.n. Op.	0,4	1,1
Patellaspitzensyndrom	1,0	–
Meniskusschaden	5,7	–
Bandinstabilität	3,2	5,6
Coxarthrose	1,4	–
Beckentiefstand	4,7	3,7
Tendopathie	0,6	–
Osteochondrose (Spondylose)	1,8	1,5
Discopathie	5,8	3,0
Spondylolyse, -listhesis	0,4	–
Skoliose	11,5	11,1
Z.n. M. Scheuermann	1,6	4,5
Flachrücken	3,8	1,5
Rundrücken	9,8	8,2
Hohlrücken	6,1	5,3

Wie die Abb. 1 zeigt, ist bei den Läufern im Durchschnitt nicht nur eine Verdoppelung dieser Befunde erkennbar, sondern auch ein kontinuierlicher Anstieg innerhalb des Untersuchungszeitraums. Hervorzuheben ist die Zunahme der Chondropathia patellae.

Verletzungen mit und ohne operativer Versorgung wurden bei den Läufern nur in einem Prozentsatz von 1,5 gegenüber 1,1% bei den Untrainierten beobachtet.

Diskussion

Läufer weisen gegenüber altersgleichen Untrainierten um 10% mehr Beschwerden und Befunde am Stütz- und Bewegungsapparat auf, wofür aber nicht häufigere

Verletzungen verantwortlich waren. Im Vordergrund standen überlastungsbedingte Schäden erwartungsgemäß in den mechanisch stark beanspruchten Bereichen von Fuß- und Sprunggelenk wie auch am Knie. Der auffällige Hallux valgus rigidus, besonders aber die Achillodynie und die Chondropathia patellae wurden auch von anderen Autoren in etwa gleicher Häufigkeit beschrieben [1, 2, 3, 6, 7, 9, 12]. Discopathien von der Lumbago bis zum Bandscheibenprolaps sind nicht, wie Hille [6] meint, allein vom Altersgang abhängig. Die doppelte Häufigkeit weist auf einen ursächlichen Zusammenhang mit dem Laufen hin [1, 8]. Gonarthrosen stellen kein Problem bei Läufern dar, wohl bei wahrscheinlich prädestinierten Personen die Coxarthrose. Die häufig herausgestellten Ermüdungsfrakturen wurden von uns nicht beobachtet.

Insgesamt zeigt der Vergleich, daß im mittleren Lebensalter Beschwerden am Stütz- und Bewegungsapparat durch Laufen nur im Fuß- und Sprunggelenksbereich verstärkt werden. Geht man aber krankhaften Befunden nach, so ergeben sich laufspezifische, sich summierende Schäden an den bradytrophen Geweben des kraftübertragenden Systems vom Fuß bis Rumpf. Dieser Gefahr kann durch geeignete Trainingsmaßnahmen, in denen auf Kräftigung der gelenkübergreifenden und Wirbelsäule stabilisierenden Muskulatur und die Beweglichkeit in den Gelenkketten geachtet wird, begegnet werden. Speziell für Läufer entwickelte Gymnastik- und Stretching-Programme sollten konsequent und insbesondere von Anfängern berücksichtigt werden. Auf optimales, nicht zu stark dämpfendes Schuhwerk ist zu achten.

Literatur

1. Brody DM (1980) Running injuries. Clin Symp 32: 1–36
2. Clement DB, Taunton JE, Smart GE, McNicol KL (1981) A survey of overuse running injuries. Physician and Sportsmedicine 9: 47–58
3. Cox JS (1985) Pathellofemoral problems in runners. Clinics in Sportsmedicine 4: 699–715
4. D'Ambrosia RD (1985) Orthotic devices in running injuries. Clinics in Sportsmedicine 4: 611–618
5. Guten G (1981) Herniated lumbar disk associated with running, a review of 10 cases. Am J Sports Med 9: 155–159
6. Hille E, Zürcher K (1983) Das Beschwerdebild des Joggers. In: Sport: Leistung und Gesundheit, Demeter Köln
7. James SL, Bates BT, Osternig LR (1978) Injuries to runners. Am J Sports Medicine 6: 40–58
8. Koplan JP, Powell KP, Sikes RK, Shirley RW, Campbell CC (1982) An epidemiologic study of the benefits and risks of running. JAMA 248: 3118–3121
9. Lutter LD (1985) The knee and running. Clinics in Sports Medicine 4: 50–59
10. Marti B, Abelin Th, Schoch O (1986) Zur Epidemiologie laufbedingter Beschwerden bei Joggern. Schweiz Med Wschr 116: 603–608
11. Newell SG, Bramwell ST (1984) Overuse injuries to the knee in runners. Physician and Sportsmedicine 12: 80–92
12. Smart GW, Taunton JE, Clement DB (1980) Achilles tendon disorders in runners – a review. Med Sci Sports exercise 12: 231–240
13. Sperryn PN, Restan L (1984) Podiatry and the sports physician. In: Bachl, Prokop and Suckert (eds) Current Topics in Sports Medicine, 930–940, Urban & Schwarzenberg, Baltimore
14. Stanish WD (1984) Overuse injuries in athletes: a perspective. Med and Sci in Sports and exercise 16: 1–7

Trainingstherapeutische Maßnahmen der myogenen dysbalancierten Lumbalgie

G. Garbe

Sportwissenschaftliches Institut der Universität Hannover, Klagesmarkt 29–31,
3000 Hannover 1 (Geschäftsführender Leiter: Prof. Dr. H.-J. Dordel)

Einleitung

Trotz Beachtung der äthiologischen Möglichkeiten [9], die zu chronisch rezidivierenden Schmerzen der Lenden-Beckenregion führen können und der daraus hergeleiteten Diagnostik einschließlich kleinem Labor und bildgebender Verfahren verbleibt die große Anzahl von Patienten, bei denen sich lediglich muskuläre Dysbalancen meist antagonistischer Muskelgruppen und Störungen des motorischen Stereotyps finden.

Vordergründig wird immer noch die Bandscheibendegeneration als Ursache für Störungen eines arthromuskulären Gleichgewichtes angenommen [7, 8, 3, 11]. Dagegen finden sich bei vielen Menschen mit gutem Muskelstatus und vorrangig bei trainierten Sportlern hochgradige Gelenk- und Bandscheibendegenerationen, ohne daß von ihnen Beschwerden geklagt werden [2].

Immer stärker drängt sich die Frage auf, welcher Stellenwert äthiologisch muskulären Dysbalancen bei der Entstehung von Kreuzschmerzen zukommt, und in welcher Weise man sich die Muskulatur als einziges Funktionssystem, das willkürlichen Reizen gehorcht, therapeutisch nutzbar machen kann.

Diagnostik

Wir untersuchten 108 Personen mit chronischen Rückenschmerzen, 69 Frauen und 39 Männer, nach einem modifizierten Kraus-Weber-Test [6] (Abb. 1). Dieser Test diente einer gewissen Vorauslese. Der Altersdurchschnitt betrug 38,6 Jahre, der jüngste Patient war 19, der älteste 64 Jahre alt. Vorherrschend fanden wir eine Haltungsstörung im Sinne eines Hohlrundrückens mit verstärkter ventrokaudaler Beckenkippung und vertiefter lumbaler Lordose. Wir prüften in Reihenfolge die Leistungsfähigkeit der großen Muskelgruppen der Lenden-Becken-Region auf minimalste Anforderungen in Kraftausdauer und Dehnungsfähigkeit. Es wurden folgende Muskelgruppen mit Beckenstellwirkung durch 2 Testübungen untersucht: Bauch-, Gluteal- und ischiokurale Muskeln und lumbaler Erector spinae.

76% der Untersuchten konnten die Minimalanforderung des Testes nicht erfüllen. Bei diesen wurde die Muskelkraft und Dehnungsfähigkeit semiquantitativ nach Janda [5, 10] getestet. Die Ergebnisse zeigen Tabelle 1.

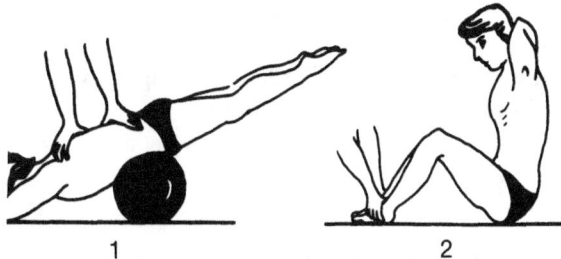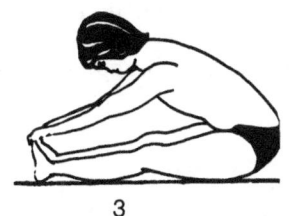

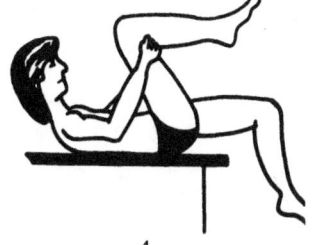

Abb. 1. Modifizierter Kraus-Weber-Test:
1. Kraftausdauer Glutealmuskeln (10 sec.) 2. Kraftausdauer Bauchmuskeln (10 sec.) 3. Dehnungsfähigkeit d. dorsalen Muskelketten 4. Dehnungsfähigkeit d. ventralen Muskelketten

Tabelle 1

Muskelschwäche (n = 108)
Gluteal- + Bauchm. 92%
Gest. Kontraktionsfolge 72%

Muskelverkürzungen (n = 108)
M. rectus femoris 52%
M. ileopsoas 36%
Lumbaler Erector Spinae 38%
Ischiocrurale Muskeln 19%

Therapie

Den Erfahrungen in der muskulären Rehabilitation entsprechend zur Vermeidung einer reziproken postural-phasischen Hemmungsreaktion leiteten wir die Trainingstherapie mit einem Stretchingprogramm zur Dehnung der verkürzten Muskelgruppen ein, unter Einbeziehung von PNF-Techniken [12]. Zur Muskelkräftigung setzten wir spezielle Trainingsmaschinen ein. Die Trainingstherapie erfolgte nach 3 unterschiedlichen Übungskonzepten mit 3 etwa gleichstarken Patientengruppen.
1. Es wurden im täglichen Wechsel ein Dehnungs- und ein dynamisches Training durchgeführt.

2. Unter Einhalt eines Ruhetages wurde am selben Tag das Dehnungs- und Kräftigungsprogramm absolviert.
3. Zusätzlich zur Trainingsgestaltung der Gruppe 2 wurden noch täglich von der letzten Gruppe sog. Automobilisationsübungen durchgeführt.

Ergebnisse

Nach 8 Wochen erfolgte die erste Kontrolle. Die Ergebnisse sind in Abb. 2 dargestellt. 56 Patienten konnten nach einem Jahr nachkontrolliert werden. Von ihnen hatten 38 ein regelmäßiges Muskeltraining fortgesetzt und waren beschwerdefrei. Die restlichen klagten über häufige Schmerzen, ähnlich dem Vorzustand.

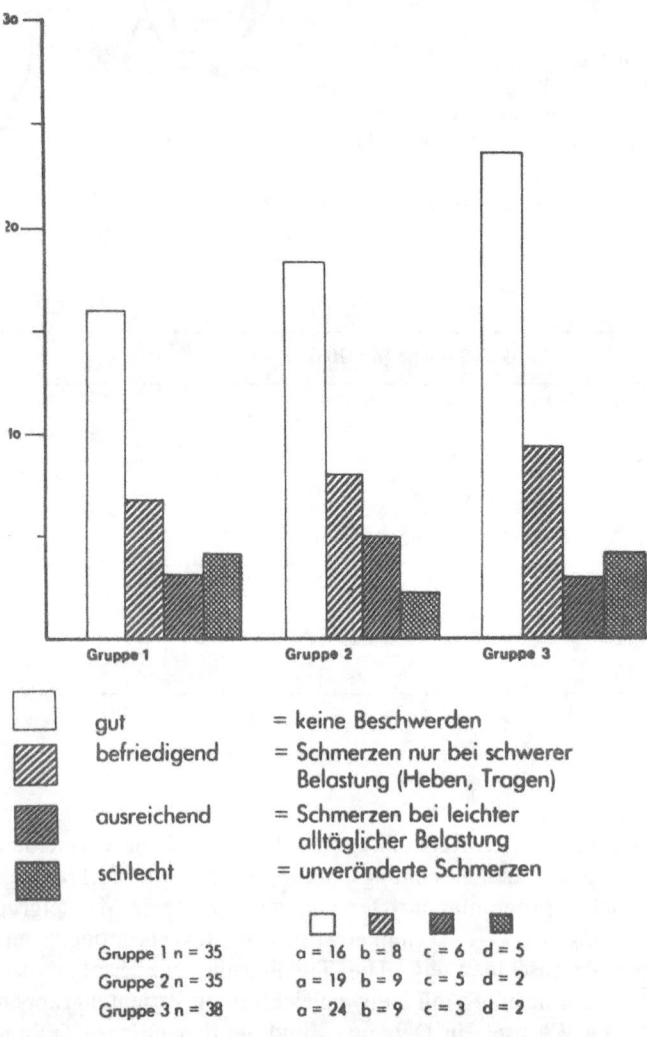

Abb. 2

Diskussion und Schlußfolgerung

Die Wirksamkeit von Trainingsmaschinen beinhaltet einmal die Vorteile des dynamischen Muskeltrainings (gesteigerte Kapillarisierung, Verbesserung des metabolischen Muskelstatus und der Koordination) und vor allem werden ausreichend hohe Trainingsreize gesetzt, die bei herkömmlicher Krankengymnastik meist unterschwellig ausfallen [4]. Zusätzlich wirken sich Automobilisationsübungen günstig aus.

Nach einem reinen Dehnungsprogramm empfehlen wir ein kombiniertes Programm mit Widerstandsübungen anzuschließen, in anfangs gewohnten Bewegungsrichtungen wie Beugen und Strecken, um dann später auch diagonale, rotatorische und transversale Übungen einzubeziehen. Zur Kräftigung des transversospinalen Muskelsystems (M. multifidus) mit wirbelgelenkentlastender Wirkung [1].

Bei chronisch rezidivierenden Rückenschmerzen spielen muskuläre Dysbalancen eine größere Rolle als bisher äthiologisch bedacht wurde. Deshalb erscheint uns vor allem auch therapeutisch richtungsweisender den hier vorgestellten Beschwerdekomplex als myogene dysbalancierte Lumbalgie zu beschreiben.

Literatur

1. Brügger A (1980) „Die Erkrankungen des Bewegungsapparates und seines Nervensystems", G. Fischer, Stuttgart New York
2. Garbe G (1981) „Die fragliche Sonderstellung des Sportlers bei degenerativen Gelenkschäden", Sportwissenschaftliche Beiträge für Lehre und Unterricht 2: 54–65
3. Hirsch C (1966) „Etiology and pathogenesis of low back pain", Isr J Med Sci 2: 362–370
4. Hollmann W, Hettinger Th (1980) „Sportmedizin – Arbeits- und Trainingsgrundlagen", F.K. Schattauer Stuttgart New York
5. Janda V (1981) „Muskelfunktionsdiagnostik", E. Fischer, Heidelberg
6. Kraus H, Raab W (1964) „Krankheiten durch Bewegungsmangel", Johann Ambrosus Barth
7. Lewit K (1983) „Manuelle Medizin im Rahmen der med. Rehabilitation", Barth Leipzig
8. Nachemson AL (1976) „The lumbar spina an orthopedic chalance", Spine 1: 59–71
9. Scheier HJG (1972) „Klinische Untersuchung bei Kreuzschmerzen", Orthopädie 1: 130–137
10. Schmidt H, Frauendorf V, Asmusen U, Kraft W (1983) „Der Muskeltest nach Janda für die sportmed. Praxis", Med und Sport 23: 271–278
11. Schmorl G, Junghanns H (1968) „Die gesunde und die kranke Wirbelsäule in Röntgenbild und Klinik", Stuttgart Thieme
12. Sullivan PE, Markos PD, Minor MAD (1985) „PNF – Ein Weg zum therapeutischen Üben", G. Fischer Stuttgart

Sportverletzungen und Sportschäden bei Tennis-Spitzensportlern

Freiherr von Salis-Soglio

Klinik für Orthopädie, Medizinische Universität zu Lübeck

Verletzungen und Schäden beim Tennis

Zu der Frage von Sportverletzungen und Sportschäden beim Tennis existiert mittlerweile eine Vielzahl von Untersuchungen und Publikationen, wobei sich in drei wesentlichen Punkten Übereinstimmung ergibt.
1. Die Gefahr von Verletzungen und Schäden auch nach jahrelang intensiv ausgeübten Tennissport ist als relativ gering anzusehen.
   Steinbrück berichtet 1983 über 10-Jahresresultate der großen sportorthopädischen Ambulanz in Heidelberg, dabei liegt Tennis bei 8974 Sportverletzungen mit 3,9% an 8. Stelle.
   Ähnliche Erfahrungen publizierten Wening (1981) sowie Krämer (1979).
   Kulund berichtete 1979 über eine Untersuchung von 56 Senioren mit dem Durchschnittsalter von 74 Jahren, die über durchschnittlich 50 Jahre Tennispraxis verfügten und in diesem Zeitraum ausgesprochen wenige Verletzungen erlitten.
2. Alle Autoren weisen auf die überragende Bedeutung vernünftiger Sportgewohnheiten hin.
   Als wichtigste Maßnahmen zur Prophylaxe von Verletzungen und Schäden beim Tennissport sind diesbezüglich anzusehen:
   - ausreichendes Aufwärmen bzw. Gymnastik
   - Warmspielen
   - allmähliche Steigerung der Belastung
   - genügend langes Auskurieren von Verletzungen
   - Vorsicht im abgespannten oder übermüdeten Zustand
   - vernünftiges Sportmaterial.
3. Bezüglich der Lokalisation von Verletzungen und Schäden werden zwar etwas unterschiedliche Erfahrungen wiedergegeben, am häufigsten sind jedoch offensichtlich die unteren Extremitäten betroffen.
   Biener fand 1977 bei 275 Tennisspielern 76% der Verletzungen an den Beinen, 11,5% im Bereich der Arme. Auch Paulsen und andere fanden bei 5179 Tennisspielern am häufigsten Verletzungen im Bereich der unteren Extremitäten.
   Die oberen Extremitäten sind keineswegs nur in Form der Epikondylitis betroffen, Hang und Peng fanden bei 534 Tennisspielern auf Formosa zu gleichen Teilen Schulter-, Ellenbogen- und Handgelenk betroffen.

Im Schulterbereich handelt es sich wohl überwiegend um passagere Engesyndrome unter dem Schulterdach, bedingt durch regelmäßiges Überkopfspiel. Schwerere Verletzungen in diesem Bereich (z. B. Rotatorenmanschettenriße) sind ausgesprochen selten.

Die Bedeutung der Epikondylitis beim Tennissport wird generell wohl etwas überschätzt, wenngleich 40 bis 50% aller Tennisspieler im Laufe der Jahre zwischenzeitlich Probleme mit dem sogenannten Tennisarm haben.

Biehl wies jedoch daraufhin, daß die Epikondylitis bei Tennisspielern in der Regel mit konservativen Maßnahmen zu beherrschen ist.

Verletzungen an der Wirbelsäule sind selten, Beschwerden werden allerdings von 15 bis 20% aller Tennisspieler angegeben, dies entspricht jedoch in etwa auch den Werten bei der Durchschnittsbevölkerung.

Der Zusammenhang mit dem Boden (insbesondere Hallenboden) und dem Schuhmaterial ist noch nicht ganz eindeutig geklärt, möglicherweise besteht auch ein großer Einfluß von seiten der Sportgewohnheiten.

Verletzungen und Schäden bei Tennis-Spitzenspielern

Es mag schon als Indiz für die geringe Gefährdung von Tennis-Spitzenspielern angesehen werden, daß auf diesem Gebiet nur relativ wenige Untersuchungen durchgeführt wurden.

Knoll untersuchte 1931 41 Teilnehmer am Rothenbaum-Tennisturnier in Hamburg, er fand hier keine Schäden an Ellenbogengelenken auch nach jahrelangem Tennis.

Steinbrück berichtete 1977, daß Weltklassespieler eher unter einer ulnaren Epikondylitis leiden, wobei ein Zusammenhang mit der Technik gesehen wird.

Eigene Untersuchungen aus dem Jahre 1979 bei Ranglistenspielern zeigten kaum Verletzungen oder Überlastungsschäden nach durchschnittlich 16 Jahren Leistungstennis.

Eigene Untersuchungen 1986

33 Ranglistenspieler aus dem Tennisverband Schleswig-Holstein wurden im Jahre 1986 einer umfassenden sportorthopädischen Untersuchung unterzogen, einige Daten gehen aus Tabelle 1 u. 2 hervor.

Geschlechtsunterschiede ergaben sich bezüglich der Sportverletzungen und Sportschäden nicht, so daß Jugendliche und Erwachsene jeweils zusammengefaßt wurden.

Da die Strahlenbelastung durch umfangreiche Röntgenuntersuchungen nicht verantwortet werden konnte, wurde lediglich eine klinische Untersuchung durchgeführt.

Trotz der geringen Fallzahl sind die Untersuchungen wegen der jahrelangen intensiven Tennispraxis doch als recht aussagekräftig anzusehen.

Die *wesentlichen Ergebnisse* sollen kurz zusammengefaßt werden:

Tabelle 1. Jugendliche Tennisranglistenspieler Schleswig-Holstein (n = 20)

d = 17 Jahre
Tennis seit 9,5 Jahren
Leistungstennis 6,5 Jahre
       – Sommer   11,5 Std./Woche
       – Winter   4,5 Std./Woche
       – 11 Punktspiele/Jahr
       – 12 Turniere/Jahr
Warmlaufen und Gymnastik 14

Tabelle 2. Erwachsene Tennisranglistenspieler Schleswig-Holstein (n = 13)

d = 17 Jahre
Tennis seit 15,5 Jahren
Leistungstennis 12 Jahre
       – Sommer   8,5 Std./Woche
       – Winter   4,5 Std./Woche
       – 11 Punktspiele/Jahr
       – 9 Turniere/Jahr
Warmlaufen und Gymnastik 10

1. Die Befunde bei der *klinischen Untersuchung* sind als außerordentlich günstig anzusehen, wobei am häufigsten noch die laterale Aufklappbarkeit der Sprunggelenke [9] auffiel. In 15 Fällen fanden sich leichte Fehlformen der Wirbelsäule (überwiegend Flachrücken), möglicherweise besteht hier ein Zusammenhang mit den von den Spielern geäußerten Wirbelsäulenbeschwerden nach längerem Spiel. Ansonsten fanden sich bei der klinischen Untersuchung keine Hinweise für bedeutsame Schäden am Bewegungsapparat.
2. *Bei den Beschwerden* dominierten Angaben im Bereich der Wirbelsäule [16], dies besonders nach langem Spielen und in der Halle. Weiterhin wurde 13mal über gehäuftes Umknicken im Bereich der Sprunggelenke geklagt. Von seiten der Schultern und Ellenbogen wurden nur geringe Beeinträchtigungen angegeben.

Tabelle 3. Beschwerden bei 33 Ranglistenspielern (n = 33)

Rücken		16 (8)
Sprunggelenke		13
Kniegelenke		9 (5)
	Nur Halle:	7
Schulter		6 (1)
Epicondylus lateralis		6 (2)
Wade		4
Handgelenk		
Achillessehne		je 1
Füße		
Hüfte		

Tabelle 4. Verletzungen bei 33 Ranglistenspielern (n = 33)

Sprunggelenke (gehäufte Distorsionen)	13
Epicondylitis lateralis	6
Epicondylitis medialis	1
Os-Muskelzerrung	5
Tendovaginitis Handgelenk	3
„Akute Schulter"	2
Bauchmuskelfaserriß	1
Kahnbeinbruch	1
Bandverletzung Finger	1
Mittelhandfraktur	1

Sämtliche geäußerten Beschwerden sind in Tabelle 3 zusammengefaßt (dabei in Klammern die Zahl der Spieler mit stärkerer Beeinträchtigung).

3. *Auch bei den Verletzungen* standen die Sprunggelenke im Vordergrund [13], aus diesem Grunde wurden von 11 Spielern seit langer Zeit hohe Tennisstiefel getragen. Die erlittenen Verletzungen bzw. Erkrankungen sind in Tabelle 4 zusammengefaßt.

4. *Die Sportgewohnheiten* haben sich bei den Ranglistenspielern in Schleswig-Holstein in den letzten Jahren deutlich gebessert. Vor allem bei den Jugendlichen wird vor dem Tennisspiel ein regelmäßiges Aufwärmen bzw. Gymnastik durchgeführt. Es scheint sich hier der intensive Einfluß insbesondere der betreuenden Trainer bemerkbar zu machen.

In knapper Zusammenfassung kann daher für Tennis-Leistungssportler festgestellt werden:

1. Die Gefahr von Sportverletzungen und Sportschäden ist auch nach jahrelang intensiv ausgeübtem Tennisleistungssport als gering anzusehen.
2. Auch nach jahrelangem Leistungstennis werden nur relativ selten Beschwerden im Bereich des Bewegungsapparates angegeben.
3. Besondere Bedeutung kommt *vernünftigen Sportgewohnheiten* zu. Gerade in diesem Punkt scheint die eigene praktische Erfahrung des betreuenden Sportarztes von besonderer Bedeutung zu sein, denn die Beratung bezüglich der Sportgewohnheiten ist in vielen Fällen wichtiger als die spezifisch ärztliche Therapie.

Außenbandverletzungen des Sprunggelenkes im Kindes- und Jugendalter beim Breiten- und Leistungssport

E. Schmitt, J. Heisel und B. Schwarz

Orthopädische Universitätsklinik Homburg/Saar (Direktor: Prof. Dr. med. H. Mittelmeier)

Vorbemerkungen

Verletzungen des Außenbandes am oberen Sprunggelenk infolge eines Supinations-Distorsionstraumas gehören zu den *häufigsten Sportverletzungen* überhaupt. Je nach Unfallmechanismus sind unterschiedliche Bandstrukturen von der Verletzung betroffen. So reißt bei zunehmender Plantarhyperflexion zunächst das Ligamentum fibulo-talare anterius, dann das Ligamentum fibulo-calcaneare und dann das Ligamentum fibulo-talare posterius. Während die Dorsalhyperflexion meist nur eine Ruptur das Ligamentum fibulo-talare posterius bewirkt, führt eine Supination in Rechtwinkelstellung des Fußes fast regelmäßig zur Ruptur aller fibularen Seitenbänder (Jäger u. Wirth, 1978). Adduktion und Supination des Fußes führt in der Regel zu einer Ruptur des Ligamentum fibulo-talare anterius. Bei all diesen Bandverletzungen können *zusätzliche Knorpelschäden*, vorwiegend am Talus auftreten (Flake fracture).

Klinisch besteht eine mehr oder minder ausgeprägte Hämatomschwellung und Verfärbung, einhergehend mit einer schmerzhaft eingeschränkten Bewegungsfunktion im oberen Sprunggelenk. Die *Diagnose* wird durch gehaltene Aufnahmen unter standardisierten Bedingungen im a.p. und seitlichen Strahlengang gesichert (Abb. 1). Falls erforderlich, sind gehaltene Vergleichsaufnahmen der kontralateralen Seite durchzuführen (Hupfauer, 1970; Gauger et al., 1983 u. a.).

Die *konservative Therapie* durch ausreichend lange Gipsruhigstellung (6 Wochen), führt nach Literaturangaben in über 80% der Fälle zu einem befriedigenden Ergebnis mit ausreichender Gelenkstabilisierung (Broström, 1966). Die Ergebnisse der *operativen Wiederherstellung* des Bandapparates werden in der Literatur übereinstimmend mit sehr gut angegeben (Freeman, 1965; Seiler u. Holzrichter, 1978; Gauger et al., 1983). Insbesondere wird die operative Wiederherstellung *bei jungen Leuten mit sportlichen Ambitionen* wegen der Notwendigkeit einer perfekten Gelenkfunktion propagiert (Broström, 1966; Nizard u. Biehl, 1980 u. a.).

Die *Indikation zur operativen Bandrekonstruktion* in unserer Klinik wird gestellt, wenn in der gehaltenen a.p.-Aufnahme eine Aufklappbarkeit des lateralen Gelenkspaltes um mehr als 12 Grad besteht und/oder im seitlichen Strahlengang bei der Schubladenbewegung eine Verschiebung des Talus nach ventral um mindestens 5 mm vorliegt. Der Patient wird jedoch in jedem Falle auch auf die Möglichkeit einer konservativen Behandlung hingewiesen.

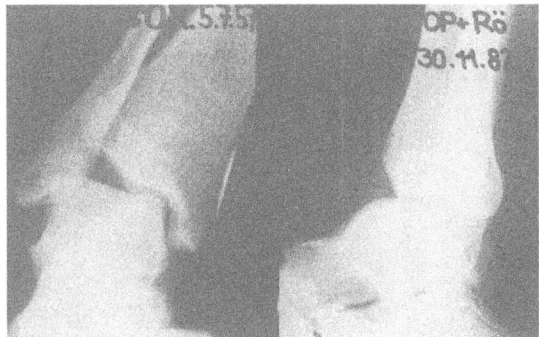 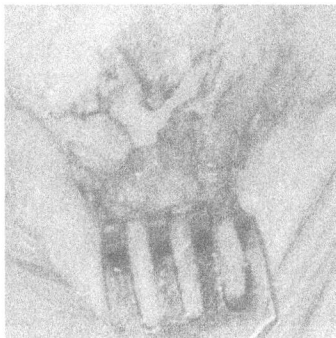

Abb. 1. Deutliche Aufklappbarkeit des lateralen Gelenkspaltes sowie Ventralverschiebung des Talus in der gehaltenen Aufnahme (linke Bildhälfte). Intraoperativer Befund: Alle Außenbandstrukturen sind zerrissen (re. Bildhälfte)

Kasuistik

In der Zeit von 1973 bis 1985 (13 Jahre) wurden an der orthopädischen Universitätsklinik Homburg/Saar *insgesamt 336 Außenbandnähte* durchgeführt. Darunter befanden sich *113 Kinder und Jugendliche* bis zum Lebensalter von 18 Jahren. Dabei zeigte sich ein deutliches Ansteigen der operativ versorgten Bandrupturen ab dem 15. Lebensjahr (Tabelle 1).

Tabelle 1. Altersverteilung jugendlicher Außenbandverletzungen

Alter (Jahre)	8	9	10	11	12	13	14	15	16	17	18
männlich	1	–	2	–	1	1	3	9	14	10	15
weiblich	–	–	2	2	5	5	5	5	10	10	13
Gesamt	1	–	4	2	6	6	8	14	24	20	28

Die *Geschlechtsverteilung* war ausgeglichen, ebenso auch die *Seitverteilung*. *Ätiologisch* handelte es sich in 77 (68,1%) Fällen um Sportunfälle, wobei die Unfälle in Ausübung des Ballsports mit 47 Fällen bei weitem überwogen. Als *zweithäufigste Unfallursache* wurden in 28 Fällen (24,8%) Privatunfälle angegeben, bg-lich versicherte Unfälle fanden sich in 8 (7,1%) Fällen (Tabelle 2).

Bei der *operativen Revision* zeigte sich in 68 (60,2%) der Fälle eine Ruptur des Ligamentum fibulo-talare anterius und des Ligamentum fibulo-calcaneare. Dann folgte die isolierte Ruptur des Ligamentum fibulo-talareanterius mit 27 (23,9%)

Tabelle 2. Ursache der Bandverletzungen (n = 113)

	Gesamt	Jungen	Mädchen
Sportunfall	77	42	35
Ballsport	47	29	18
Fußball	18	18	–
Volleyball	13	4	9
Basketball	9	3	6
Handball	7	4	3
Leichtathletik	13	7	6
Turnen	6	1	5
Trampolinspringen	4	1	3
Badminton	3	1	2
Tennis	2	2	–
Tanzen	1	–	1
Wintersport	1	1	–
BG-Unfall	8	5	3
Privater Unfall	28	9	19

Fällen, bei 16 Patienten (14,2%) waren alle drei Bandanteile gerissen. An zusätzlichen Verletzungen fanden sich 8mal knöcherne Bandausrisse sowie 4mal eine flake fracture des Talus und in einem Falle der Tibiagelenkfläche (Tabelle 3).

Die 8 knöchernen Bandausrisse wurden transossär fixiert; bei Rupturen ohne knöcherne Verletzung erfolgte lediglich die Naht der rupturierten Bandenden. In allen Fällen erfolgte eine konsequente sechswöchige Gipsruhigstellung.

Ergebnisse

Intraoperative Komplikationen sind in keinem einzigen Falle beobachtet worden. An *postoperativen Komplikationen* fand sich nur in einem einzigen Fall eine oberflächliche Wundheilungsstörung; 2 Patienten hatten nach sechswöchiger Gips-

Tabelle 3. Intraoperativer Befund (n = 113)

Verletzte Bandanteile	
Lig. fibulotalare ant.	27
Lig. fibulocalcaneare	1
Lig. fibulotalare ant. u.	
Lig. fibulocalcaneare	68
Lig. fibulocalcaneare u.	
Lig. fibulotalare post.	1
Alle 3 Bandanteile gerissen	16
Zusätzlich	
Flake fracture Talus	4
Flake fracture Tibiagelenkfläche	1
Knöcherne Bandausrisse	8

ruhigstellung Druckstellen, die aber folgenlos abheilten. Über die *subjektiven Ergebnisse* anhand eines ausführlichen Fragebogens und über die objektiven Ergebnisse anhand einer klinischen Nachuntersuchung *unseres gesamten Patientenkollektives* (Kinder, Jugendliche und Erwachsene) wurde im vergangenen Jahr bereits an anderer Stelle berichtet (Heisel, Schwarz, Schmitt, 1985). Von den insgesamt 113 angeschriebenen Patienten bis zum 18. Lebensjahr erhielten wir in 82 Fällen (72,6%) Rückantworten. Zur klinischen Nachuntersuchung erschienen 44 (38,9%).

Bei der *subjektiven Beurteilung* gaben 75 Patienten (91,5%) an, völlig beschwerdefrei zu sein bei voller Sporttauglichkeit. Lediglich 5 Patienten (6,1%) gaben leichte Beschwerden bei stärkerer körperlicher Belastung an, jedoch keinerlei Instabilitätsgefühl bei voller Sporttauglichkeit. Nur 2 Patienten (2,4%) klagten über ein geringes Unsicherheitsgefühl auf unebenem Boden. Eine völlige Bandinstabilität wurde von keinem einzigen Patienten angegeben. Bei der *klinischen Nachuntersuchung* von 44 Patienten zeigte sich bei 39 eine völlig freie Beweglichkeit des oberen Sprunggelenkes. Lediglich in 4 Fällen fand sich eine geringgradige Einschränkung der Flexion bzw. Extensionsbewegung von 10 Grad. Nur in einem einzigen Fall war die Beweglichkeit schlechter. Gehaltene Röntgenaufnahmen des Sprunggelenkes in 2 Ebenen konnten nur in 26 Fällen durchgeführt werden. Dabei fanden sich bei 24 Patienten (92,3%) stabile Bandverhältnisse. Lediglich in 2 Fällen (7,7%) fand sich eine leichte Lockerung, jedoch keine Instabilität.

Schlußfolgerungen

Wie die dargelegten Ergebnisse zeigen, kann mit der primären Naht des rupturierten fibularen Bandapparates im Kindes- und Jugendalter fast in allen Fällen eine gute Stabilität des Sprunggelenkes sowie uneingeschränkte Sporttauglichkeit erreicht werden. Hervorzuheben ist, daß bei keinem unserer Patienten ein zweiter Eingriff wegen Gelenkinstabilität im Sinne einer bandplastischen Maßnahme nach Watson-Jones notwendig war. Allen bei uns durchgeführten bandplastischen Maßnahmen am Sprunggelenk ging eine konservative Behandlung voraus, niemals jedoch eine Bandnaht.

Das *operative Vorgehen* selbst ist ein kleiner, risikoarmer Eingriff, der nach unserer Beobachtung zu keiner wesentlichen Komplikation bisher geführt hat. Präoperativ halten wir jedoch eine exakte Diagnostik mit gehaltenen Aufnahmen im a.p.- und seitlichen Strahlengang im Seitenvergleich für erforderlich, um das Ausmaß der Bandverletzung exakt festzustellen und die Entscheidung zwischen operativer und konservativer Therapie zu fällen. Wir sehen eine Operationsindikation dann gegeben, wenn in der a.p. gehaltenen Aufnahme eine vermehrte Aufklappbarkeit des lateralen Gelenkspaltes um 12 Grad und/oder in der seitlichen Aufnahme eine ventrale Talusverschieblichkeit von mehr als 5 mm sich findet. Dies gilt insbesondere im Kindes- und Jugendalter und in den Fällen, wo der Wunsch nach einer weiteren sportlichen Tätigkeit besteht. In allen übrigen Fällen führen wir eine konservative Behandlung mit sechswöchiger Gipsruhigstellung durch.

Literatur

1. Broström L (1966) Sprained ankles. VI. Surgical treatment of „chronic" ligament ruptures. Acta chir scand 132:551
2. Freeman MAR (1965) Treatment of ruptures of the lateral ligament of the ankle. J Bone Jt Surg 47 B:661
3. Gauger JU, Menger DM, Schmitt-Köppler A (1983) Fibulare Bandverletzungen auch im Wachstumsalter operativ behandeln. Klinikarzt 12:461
4. Heisel J, Schwarz B, Schmitt E (1985) Ergebnisse der operativen Behandlung der frischen Außenbandrupturen des Sprunggelenkes. Orthop Prax 21:737
5. Hupfauer W (1970) Beitrag zur Diagnostik der frischen fibularen Ruptur. Mschr Unfallheilk 73:178
6. Jäger M, Wirth CJ (1978) Kapselbandläsionen. Thieme-Verlag Stuttgart New York
7. Nizard M, Biehl G (1980) Indikation und Ergebnisse operativer Wiederherstellung von frischen und veralteten Bandverletzungen des Sprunggelenkes bei verschiedenen Sportdisziplinen. Kongreßband Deutscher Sportärztekongreß 427
8. Seiler H, Holzrichter D (1978) Primäre Außenbandnaht am oberen Sprunggelenk bei Ruptur – Ergebnisse. Hefte Unfallheilk 131:116

Verletzungen des Acromioclaviculargelenkes beim Sport

W. Kurock und Th. Sennerich

Klinik und Poliklinik für Unfallchirurgie, Universitätsklinikum Mainz

Acromioclaviculargelenksverletzungen stellen typische, aber nicht spezifische Unfallfolgen des Sportlers dar. Sie ereignen sich bei etwa fünf Prozent der Sportunfälle vorwiegend durch einen Sturz, seltener durch einen Schlag auf die Schulter. Am häufigsten werden diese Läsionen bei Sportarten beobachtet, die mit großem Körpereinsatz einhergehen wie Fußball, Ringen und Judo.

Das Schultereckgelenk stellt funktionell ein Kugelgelenk dar und hat wesentlichen Anteil an dem großen Bewegungsumfang der Schulter. Dabei wird der Gelenkschluß durch den kranialen und kaudalen Anteil des Ligamentum acromioclaviculare sowie durch die Pars trapezoidea und Pars conoidea des Ligamentum coracoacromiale gewährleistet.

Nach Tossy werden die Verletzungen des Acromioclaviculargelenkes in Abhängigkeit vom Ausmaß der ligamentären Läsionen in drei Schweregrade unterteilt: Der Typ I ist durch eine Zerrung, mitunter auch durch eine Teilzerreißung der acromioclavicularen Bandanteile und der Gelenkkapsel charakterisiert. Beim Typ II liegt eine komplette Ruptur des Ligamentum acromioclaviculare und der Gelenkkapsel vor. Die schwerwiegendste Verletzung stellt der Typ III dar, bei dem zusätzlich beide Anteile des Ligamentum coracoclaviculare zerrissen sind.

Die klinische Untersuchung ergibt beim Schweregrad I eine lokale Druckschmerzhaftigkeit mit unveränderter Schulterkontur. Röntgenologisch ist die Gelenkstellung regelrecht. Beim Typ II nach Tossy besteht klinisch ein diskreter Hochstand des lateralen Claviculaendes. Radiologisch kann eine Subluxation bis zu halber Schaftbreite gelegentlich erst auf Belastungsaufnahmen nachgewiesen werden. Der Typ III ist durch eine deutliche Stufenbildung im Schultereckgelenk klinisch und röntgenologisch unschwer zu erkennen. Charakteristischerweise kann das Klaviertastenphänomen ausgelöst werden: Die Clavicula läßt sich durch Fingerdruck reponieren, kehrt jedoch bei nachlassendem Druck wieder in die Luxationsstellung zurück.

Das therapeutische Vorgehen richtet sich in erster Linie nach dem Verletzungsausmaß. Während bei den Verletzungen vom Typ Tossy I stets ein konservatives oder funktionelles Vorgehen angezeigt ist, muß bei den Subluxationen individuell zwischen konservativer und operativer Behandlung entschieden werden. Junge, sportlich aktive oder körperlich schwer arbeitende Patienten sollten eher operativ versorgt werden. Bei den kompletten Luxationen ist in den meisten Fällen die Operation indiziert. Mit konservativen Verfahren kann nämlich eine dauerhafte Reposition des Acromioclaviculargelenkes nicht gewährleistet werden.

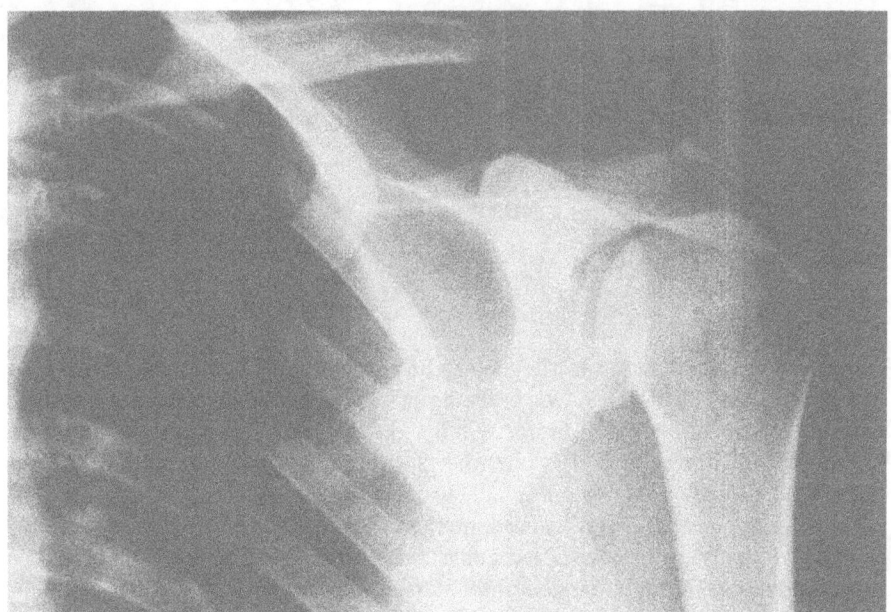

Abb. 1a. Frische Acromioclaviculargelenksverletzung vom Typ Tossy III bei einem 28jährigen Fußballspieler

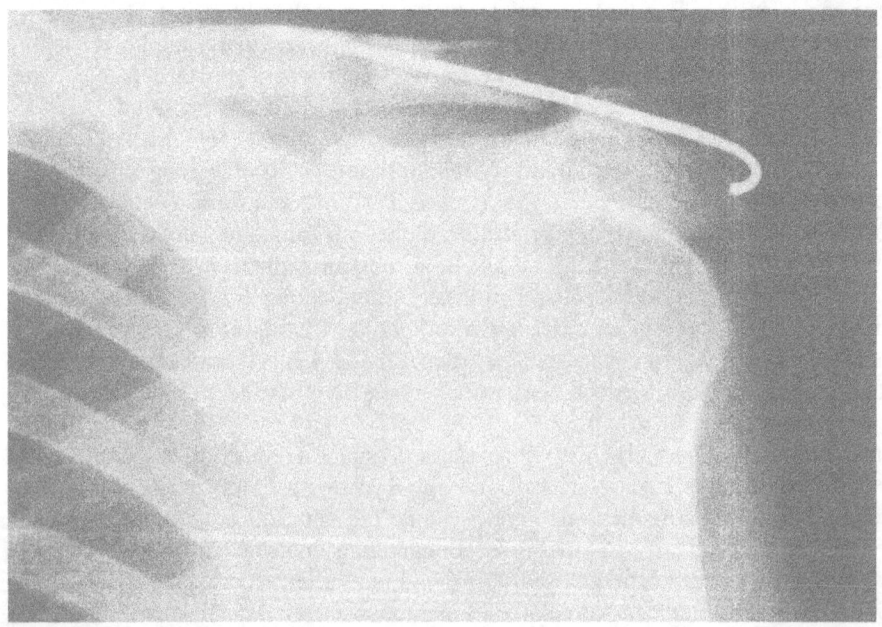

Abb. 1b. Postoperative Kontrolle nach Bandrekonstruktionen und temporärer, transartikulärer Spickdrahtfixation

Tabelle 1. Acromioclaviculargelenksverletzungen beim Sport im eigenen Krankengut 1980 bis 1985

Altersgruppe	Typ Tossy II	Typ Tossy III
14–18 Jahre	–	1 männlich
19–36 Jahre	4 männlich	8 männlich
		1 weiblich
37–49 Jahre	vn4 männlich	–

Unter den etwa 60 verschiedenen Operationsmethoden kommen Bandrekonstruktionen mit temporärer metallischer Fixation des Schultereckgelenkes am häufigsten zur Anwendung. Bei uns hat sich seit Jahren folgendes Vorgehen bewährt: Über einen paraclavicularen, das Acromion umfahrenden Hautschnitt lassen sich Schultereckgelenk und Ligamentum coracoclaviculare gut darstellen. Nach der Reposition der Clavicula, wobei der Discus articularis nach Möglichkeit erhalten wird, erfolgt die transartikuläre Fixation durch einen 2 mm dicken, perkutan eingebrachten Kirschner-Draht. Anschließend werden die zerrissenen Kapselbandstrukturen durch Einzelknopfnähte aus resorbierbarem Material versorgt. In letzter Zeit sichern wir die Naht des Ligamentum coracoacromiale zusätzlich mit einer durch die Clavicula um den Processus coracoideus geführten PDS-Kordel. Abschließend wird das freie Spickdrahtende umgebogen und subkutan versenkt. Die postoperative Ruhigstellung ist am zuverläßigsten im Thoraxabduktionsgipsverband gewährleistet. Unmittelbar nach Gipsabnahme wird die Entfernung des Kirschner-Drahtes in Lokalanästhesie vorgenommen. Eine gipsfreie Nachbehandlung in einem Schlingenverband sollte auf zuverlässige, disziplinierte Patienten beschränkt bleiben, da sonst ein Bruch des Spickdrahtes droht. Eine intensive krankengymnastische Nachbehandlung ist in jedem Fall angezeigt.

Im eigenen stationären Krankengut der Jahre 1980 bis 1985 wurden unter 1004 Sportlern 18 mit Verletzungen des Schultereckgelenkes operativ versorgt. Es handelte sich um vier Männer mit Läsionen vom Typ Tossy II sowie um 13 Männer und eine Frau mit Läsionen vom Typ Tossy III. Überwiegend war die mittlere Altersgruppe betroffen (Tabelle 1). In der eigenen Kasuistik standen Verletzungen beim Fußballsport mit neun Fällen an erster Stelle.

Besonderheiten fibularer Bandverletzungen im Wachstumsalter

H.-W. Ulrich und W. Blauth

Orthopädische Universitätsklinik Kiel (Direktor: Prof. Dr. med. W. Blauth)

Morphologie

Die meisten osteochondralen Bandausrisse liegen im Bereich des fibularen Bandansatzes, weniger häufig auch im talaren Bandansatz. In aller Regel ist das lig. fibulotalare anterius betroffen, häufig allein, gelegentlich auch kombiniert mit einer Verletzung des lig. fibulo-calcaneare.

Die Fragmente können lediglich aus Knorpel oder auch aus Knorpel mit subchondralem Knochen bestehen und imponieren als dünne, schalenförmige Gebilde. Bei der Operation frischer Bandrupturen lassen sie sich leicht auffinden, ebenso wie der Ort des Ausrisses. Bei veralteten Fällen kann man das Fragment ebenfalls leicht identifizieren, schwieriger ist es hingegen den Ort des Ausrisses zu bestimmen.

Röntgenologisch fallen bei frischen Verletzungen dünne, schalenförmige und verschieden große Fragmente auf, die sich meistens bei Supination und Adduktion sowie Innenrotation des Unterschenkels von 20° in den fibulotalaren Gelenkspalt projizieren (Abb. 1). Rein chondrale Bruchstücke sind natürlich nicht darstellbar. Ältere Fragmente ähneln eher freien Gelenkkörpern. Sie sind rundlicher, weisen weniger Strahlentransparenz auf und können gelegentlich sogar mitwachsen (Abb. 2).

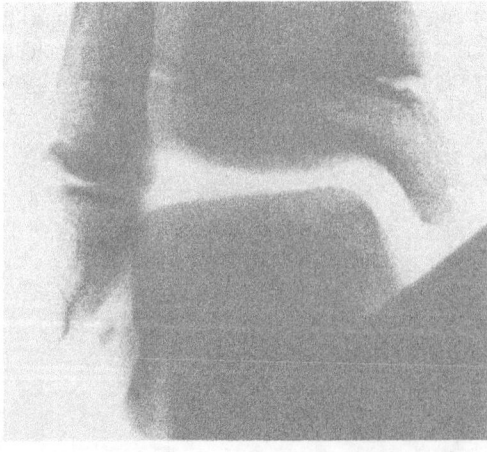

Abb. 1. Frischer Abriß des lig. fibulotalare anterius bei einem 10jährigen Mädchen

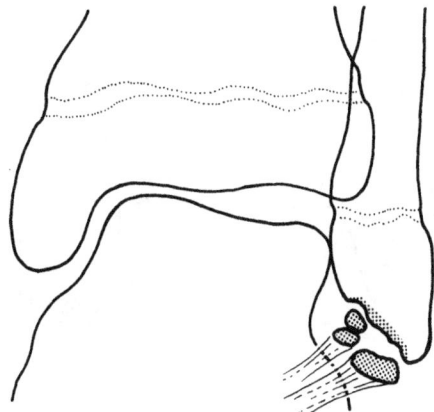

Abb. 2. Schema eines veralteten Bandausrisses an der Fibula. Die Fragmente sind abgerundet

Differentialdiagnostisch ist ein Os subfibulare als inkonstantes akzessorisches Skelettelement abzugrenzen. Hierbei ist anzumerken, daß das Os subfibulare im Gegensatz zu einem ausgerissenen osteochondralen Fragment auf den gehaltenen Röntgenaufnahmen im ap-Strahlengang seine Lagebeziehung zur Fibula nicht verändert. Darüberhinaus ist an ein weiteres akzessorisches Skelettelement, den Talus secundarius zu denken. Betrachtet man jedoch eine Aufnahme aus einer Arbeit von Schlüter (1953) in der ausgeführt wird, daß die Patienten wegen eines Reizzustandes nach Distorsion operiert wurde und daß nach Entfernung des knöchernen Gebildes eine Lücke in der lateralen Taluskontur zu sehen war, so bestehen u. E. Zweifel an der Diagnose „Talus secundarius" [4].

Therapie

Bei Nachweis eines frischen Osteochondralen Fragmentes und entsprechender begleitender Instabilität dokumentiert durch gehaltene Röntgenaufnahmen in zwei Ebenen empfehlen wir die operative Behandlung, weil nur durch sie eine genaue Adaption zerrissener Bandstümpfe und die Reinsertion osteochondraler Bandausrisse möglich ist. Darüber hinaus lassen sich allein dabei Begleitschäden wie ausgedehnte Zerreißungen der Gelenkkapsel und der Sehnenscheiden oder knorpelige Abscherverletzungen der Gelenkflächen (flake fracture) erkennen und behandeln. Die Indikation zur Operation stellen wir bei frischen Verletzungen wenn auf gehaltenen Röntgenaufnahmen im ap-Strahlengang eine 10° vermehrte Aufklappbarkeit im Vergleich mit der unverletzten Gegenseite nachgewiesen werden kann oder Aufnahmen im seitlichen Strahlengang eine Subluxierbarkeit des Talus erkennen lassen. Auf die physiologische Laxheit des Bandapparates im Wachstumsalter sei an dieser Stelle hingewiesen [11, 12, 13].

Operationstechnik

Je nach Größe der ausgerissenen osteochondralen Fragmente bieten sich zur Reinsertion verschiedene Osteosyntheseverfahren an wie z. B. divergierende Spick-

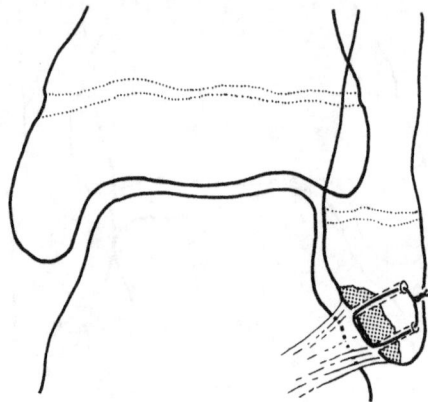

Abb. 3. Schema einer Hemicerclage zur Refixation eines osteochondralen Bandausrisses an der Fibula

drähte, Hemicerclagen, Zuggurtungen oder bei großen Fragmenten gelegentlich sogar Minischräubchen.

Damit erreicht man in nahezu allen Fällen bei frischen Verletzungen die sichere Einheilung der ausgerissenen Fragmente wie auch unsere eigenen Erfahrungen zeigen (Abb. 3). In unserem Krankengut der Jahre 1977 bis 1985 fanden wir 27 osteochondrale Bandausrisse am Sprunggelenk im Wachstumsalter. In der Mehrzahl handelte es sich allerdings nicht um frische Verletzungen, die stationäre Behandlung wurde in den meisten Fällen erforderlich wegen eines chronischen Reizzustandes im Sprunggelenk nach älterer Bandverletzung was nochmals die Wichtigkeit der initialen adäquaten Diagnostik und auch Behandlung unterstreicht.

Bei der operativen Behandlung veralteter osteochondraler Bandausrisse gestaltet sich die Reinsertion der Fragmente häufig schwierig, zum einen deshalb, weil der Ort des Ausrisses nur sehr unsicher bestimmt werden kann, zum anderen weil der Bandapparat nach der Verletzung häufig so stark retrahiert ist, daß eine Reinsertion nicht mehr möglich ist. In diesen Fällen empfehlen wir die Exstirpation des Fragmentes, die Refixation des Bandes durch transossäre Nähte und gleichzeitig Verstärkung durch eine Periostzügellappenplastik [7].

Die Nachkontrolle unserer Patienten ergab bei 25 von 27 Beschwerdefreiheit und Stabilität. In einem Fall erlebten wir bei der Reinsertion eines veralteten knöchernen Bandausrisses eine Pseudarthrose, so daß die Entfernung des Fragmentes und Bandverstärkung mit Periostzügel erforderlich wurde. Danach trat Beschwerdefreiheit ein (Abb. 4).

Im zweiten Fall kam es nach beschwerdefreiem Intervall zur erneuten Ruptur des Bandapparates, so daß aufgrund der weitgehenden Zerstörung des fibularen Bandapparates eine Bandersatzoperation nach Watson-Jones erforderlich wurde.

Die Nachbehandlung beinhaltet ebenso wie die postoperative Behandlung „einfacher Bandrupturen" eine sechswöchige Ruhigstellung im Unterschenkelgipsverband. Anschließend erfolgt nach Abnahme des Gipsverbandes die Verordnung einer Knöchelsocke sowie einer Schuhaußenranderhöhung von 0,5 cm über einen Zeitraum von insgesamt 3 Monaten. Sportliche Belastung erlauben wir zunehmend nach Ablauf von 3 Monaten nach der Operation.

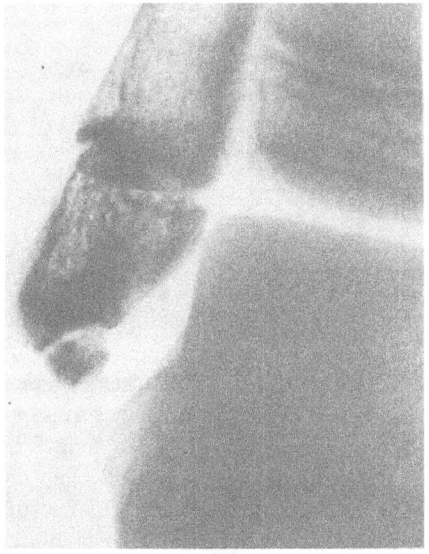
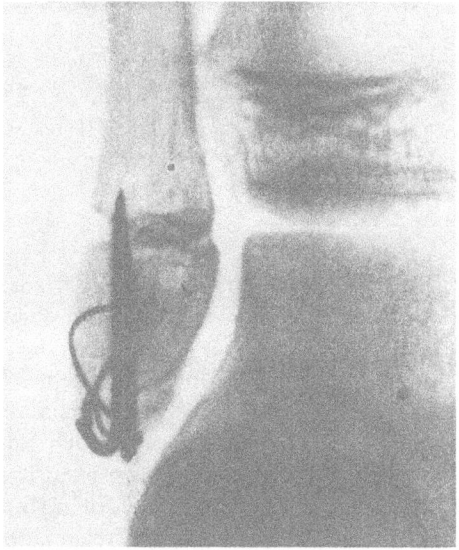

Abb. 4. Veralteter Abriß des lig. fibulo-talare anterius. Refixation mit Zuggurtung nach Anfrischung der Ausrißstelle

Literatur

1. Baumgartner R, Jani L, Herzog W (1975) Verletzungen des Ligamentum fibulotalare im Kindesalter. Helv Chir Acta 42: 443–446
2. Benz G, Schütze U (1985) Laterale Bandrupturen im oberen Sprunggelenk beim Kind. Unfallchirurgie 11: 33–36
3. Blauth W, Ulrich HW (1983) Fibulare Bandrupturen im Kindesalter. In: Rahmanzadeh R, Faensen M (Hrsg) Bandverletzungen am Schulter-, Knie- und Sprunggelenk. Schnetztor, Konstanz
4. Brinkmann T (1955) Akzessorische Knochenkerne am Innen- und Außenknöchel und ihr Verhalten. Inauguraldissertation, Hamburg
5. Ehrensperger J (1983) Die fibularen Bandverletzungen am Sprunggelenk des Kindes und des Jugendlichen. Ther. Umschau 40: 989–995
6. Höllwarth M, Linhard WE, Wiedburger R, Schimpl G (1985) Spätfolgen nach Supinationstrauma des kindlichen Sprunggelenkes. Unfallchirurg 88: 231–234
7. Kuner EH (1978) Der gestielte Periostzügel als Möglichkeit des Außenbandersatzes am oberen Sprunggelenk. Hefte Unfallheilkunde 113: 191–193
8. v. Laer L, Jani L, Ackermann Ch (1980) Die Technik und Interpretation der gehaltenen Sprunggelenksaufnahmen beim Distorsionstrauma im Kindesalter. Orthop Praxis 16: 1018–1021
9. Melzer Ch, Refior HJ (1985) Fibulare Bandläsion im Kindesalter. Orthop Praxis 21: 722–728
10. Reichen A, Marti R (1974) Die frische fibulare Bandruptur – Diagnose, Therapie, Resultate. Arch Orthop Unfallchir 80: 211–222
11. Roggenstein R (1978) Die frischen lateralen Bandverletzungen am oberen Sprunggelenk. Hefte Unfallheilkd 131: 105–115
12. Sauer HD, Jungfer E, Jungbluth KH (1978) Experimentelle Untersuchungen zur Reißfestigkeit des Bandapparates am menschlichen Sprunggelenk. Hefte Unfallheilkd 131: 37–42
13. Schneider A, v. Laer L (1981) Die Diagnostik der fibularen Bandläsion am oberen Sprunggelenk im Wachstumsalter. Unfallheilkd 84: 133–138
14. Zwipp H (1986) Die anterolaterale Rotationsinstabilität des oberen Sprunggelenks. Hefte Unfallheilkd 177

Zur Behandlung großer Achillessehnendefekte

W. Blauth und J. R. Döhler

Orthopädische Universitätsklinik Kiel (Direktor: Prof. Dr. med. W. Blauth)

Wir möchten auf ein operatives Verfahren zur Überbrückung von großen Achillessehnendefekten hinweisen, das der eine von uns vor 18 Jahren aus einer Notsituation heraus entwickelt hat, nämlich die *Peroneus-brevis-Plastik:* Damals wurde uns ein junger Mann 13 Monate nach einer Achillessehnenruptur zugewiesen, bei dem man zweimal zuvor eine Sehnennaht versucht hatte. Beide Male war es zu einer Infektion gekommen, die erst nach Entfernung allen Nahtmaterials abheilte. Es verblieb ein Sehnendefekt von 6 cm Länge. Wir wollten diese Strecke wegen der abgelaufenen Entzündung und den starken Vernarbungen im Wundgebiet weder mit Fremdmaterial noch mit freien autologen Sehnen- oder Faszientransplantaten überbrücken und wählten deshalb Muskel und Sehne des M. peroneus brevis. Wir wußten zu dieser Zeit nicht, daß White und Kraynick 1959 in den USA und Trillat 1960 in Frankreich einen ähnlichen Weg beschritten hatten.

Im Rahmen unseres Beitrages sollen zunächst die *Ursachen* von großen Achillessehnendefekten aufgezeigt werden. Anschließend möchten wir die *Operationstechnik* der Peroneus-brevis-Plastik schildern und kurz auch unsere überwiegend *langfristigen Ergebnisse* darstellen.

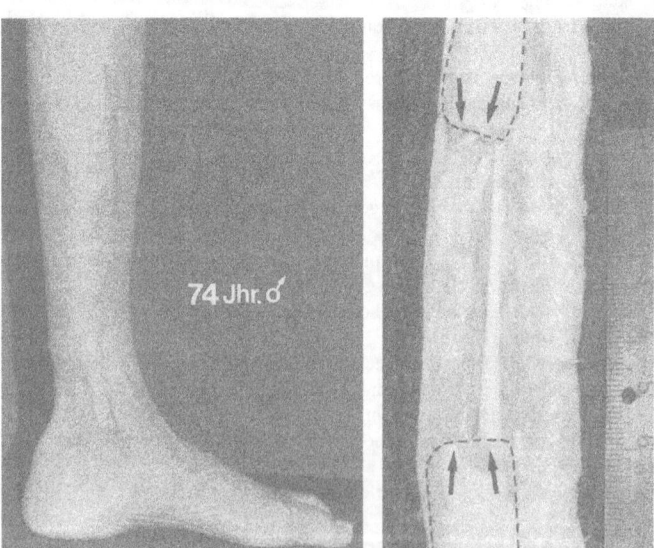

Abb. 1. 74jähriger Patient, L. A., *29. 12. 1901. 6 Mon. nach Sehnenruptur lag ein 6 cm langer Defekt in der Achillessehne vor. Auf dem Bild rechts erkennt man die Sehne des M. plantaris am Rande des Defektes

Die Ursachen von Achillessehnendefekten

Bei den Ursachen der Sehnendefekte handelte es sich um
- großstreckige Kontinuitätsunterbrechungen nach veralteten Rupturen (Abb. 1),
- Sehnennekrosen nach Infektionen oder zu ausgedehnten Umscheidungen der Sehnenstümpfe mit lyophilisierter Dura (Abb. 2 und 3).
- Sehnennekrosen nach Cortisoninjektionen, und
- Defekte nach Resektion von Tumoren, wie z. B. Xanthomen.

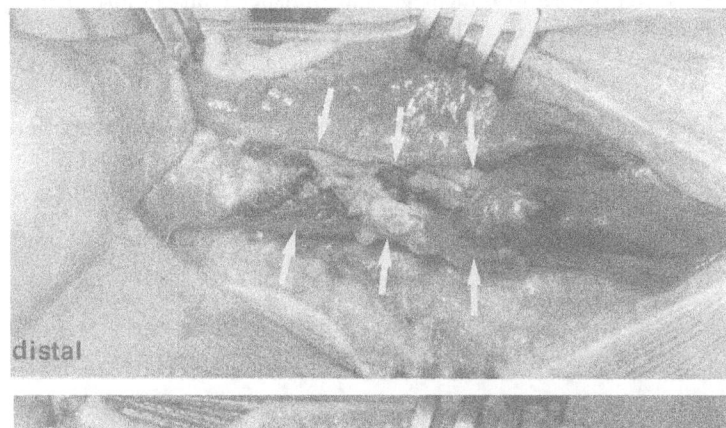

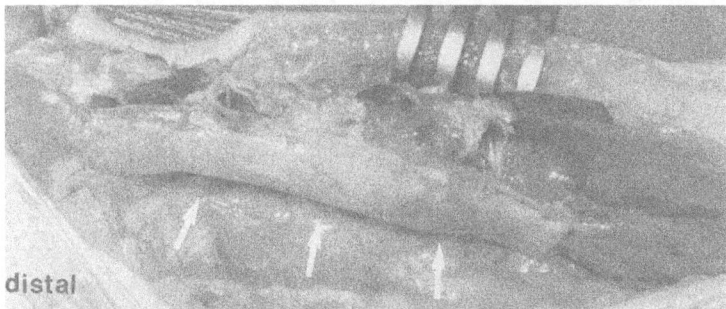

Abb. 2. Beispiel einer Achillessehnenzerfetzung bei einer 28jährigen Patientin. Im oberen Bild weisen die Pfeile auf das Rupturgebiet hin. Die zerfetzten Sehnenenden wurden atraumatisch vereinigt. Zusätzlich wurde ein PDS-Band eingeflochten. Auf dem unteren Bild erkennt man die Umscheidung des Nahtgebietes mit lyophilisierter Dura

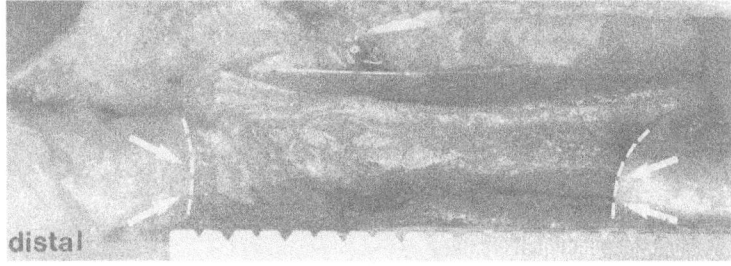

Abb. 3. Dieselbe Patientin. 4 Monate nach der operativen Behandlung kam es zur erneuten Ruptur der Achillessehne. Bei der Operation verblieb nach Resektion des nekrotischen Gewebes ein 7 cm langer Sehnendefekt

Die Defektstrecken lagen zwischen 4 und 15 cm, im Durchschnitt bei 8,5 cm. Unsere 15, bisher operierten Patienten – 12 Männer und 3 Frauen – waren zwischen 18 und 74, im Durchschnitt 49 Jahre alt. Bei den posttraumatischen Defekten betrug die Zeit zwischen Sehnenriß und Operation durchschnittlich 7,5 Monate.

Operationstechnik

Der Eingriff wird in Bauchlage und Blutsperre ausgeführt. Wir legen die verletzte Sehne von einem lateralen, paratendinösen Längsschnitt aus frei und ziehen die Inzision bogenförmig über den Fersenbeinhöcker nach medial. Der N. suralis und die V. saphena parva werden freipräpariert und nach lateral weggehalten (Abb. 4). Dann stellen wir die Sehnenenden dar und tragen das degenerierte sowie nekrotische Gewebe ab. Die Sehnenstümpfe werden etwas angefrischt (Abb. 5). Wir bestimmen die Defektlänge in Neutral-Null-Stellung des Fußes.

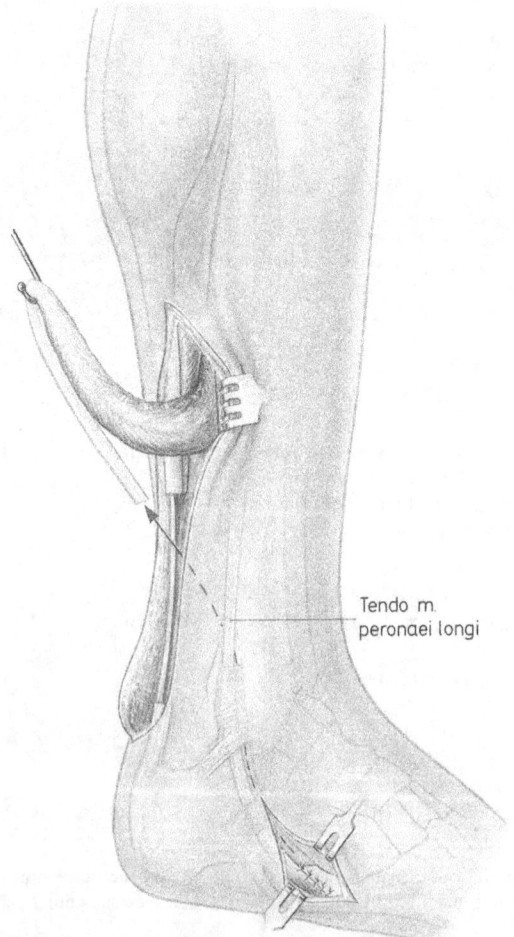

Abb. 4. Hautschnitt und Präparation der V. saphena parva und des N. saphenus

Von einem zweiten, kleineren Hautschnitt am lateralen Fußrand über den Peronealsehnen wird die Sehne des kurzen Wadenmuskels aufgesucht, etwa 2 cm oberhalb ihres Ansatzes am V. Mittelfußknochen abgetrennt und nach proximal durch das Retinaculum am Außenknöchel aus der Wunde herausgezogen (Abb. 6).

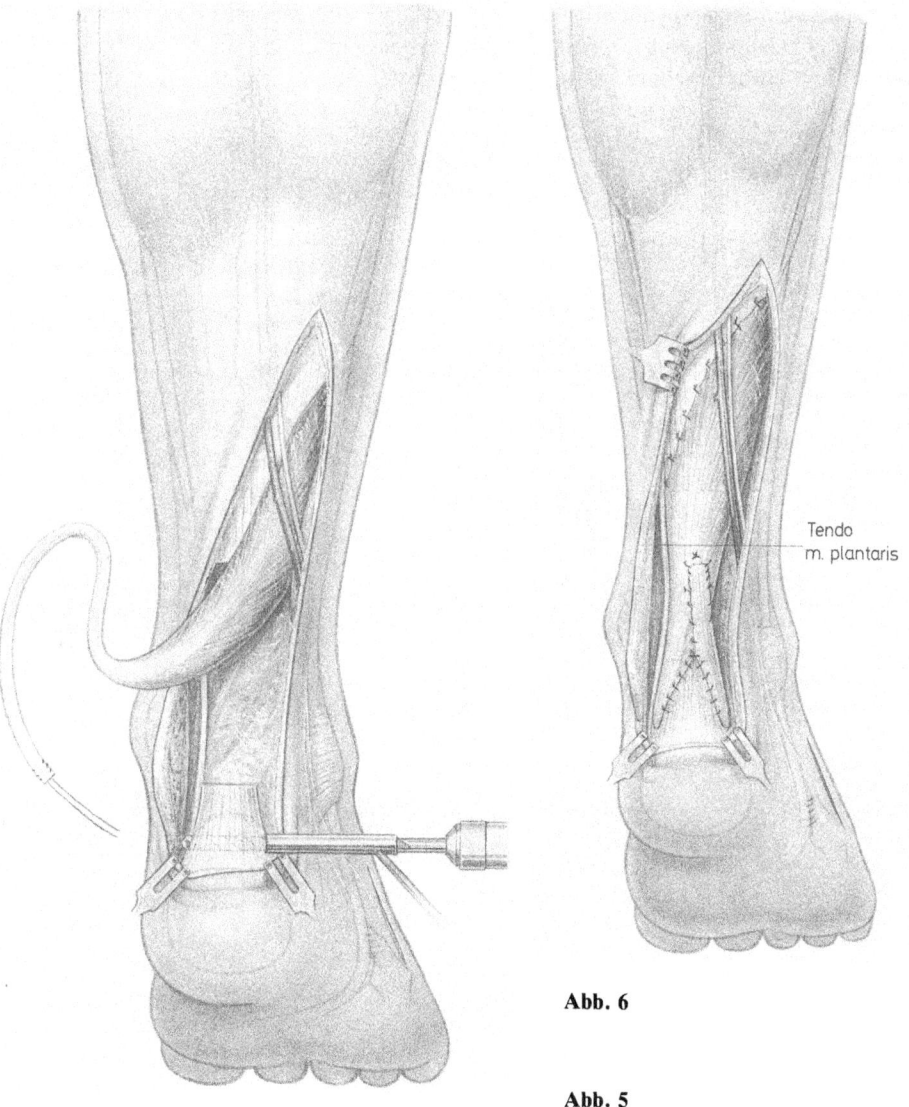

Abb. 6

Abb. 5

Abb. 5. Nach Resektion des minderwertigen Narbengewebes. Im medialen Wundbereich ist die Sehne des M. plantaris zu sehen

Abb. 6. Von einem zweiten Schnitt schräg proximal der Basis des Metatarsale V wird die Sehne des M. peroneus brevis aufgesucht, ca. 2 cm oberhalb ihres Ansatzes durchtrennt und nach dorsal aus dem Wundgebiet herausgezogen. Der Muskel wird an seinem Ursprung an der Membrana interossea und dem hinteren Umfang des Wadenbeines etwas abgeschoben und nach proximal mobilisiert. Den am V. Mittelfußknochen stehengebliebenen Sehnenansatz vereinigt man mit einigen Knopfnähten mit der Sehne des M. peroneus longus

Den kurzen distalen Stumpf vereinigen wir mit der Peroneus-longus-Sehne. Die weit nach distal reichende Muskulatur des M. peroneus brevis wird schrittweise vom Wadenbein und der Membrana interossea nach proximal abgelöst, um das gestielte Transplantat ohne Abknickung über den Defekt führen zu können. Das freie Sehnenende ziehen wir durch einen 5 mm dicken Bohrkanal im Tuber calcanei von medial nach lateral (Abb. 7) und vernähen es mit dem zuführenden Schenkel sowie den Stümpfen der Achillessehne. Dabei wird der Fuß in leichter Spitzfußstellung

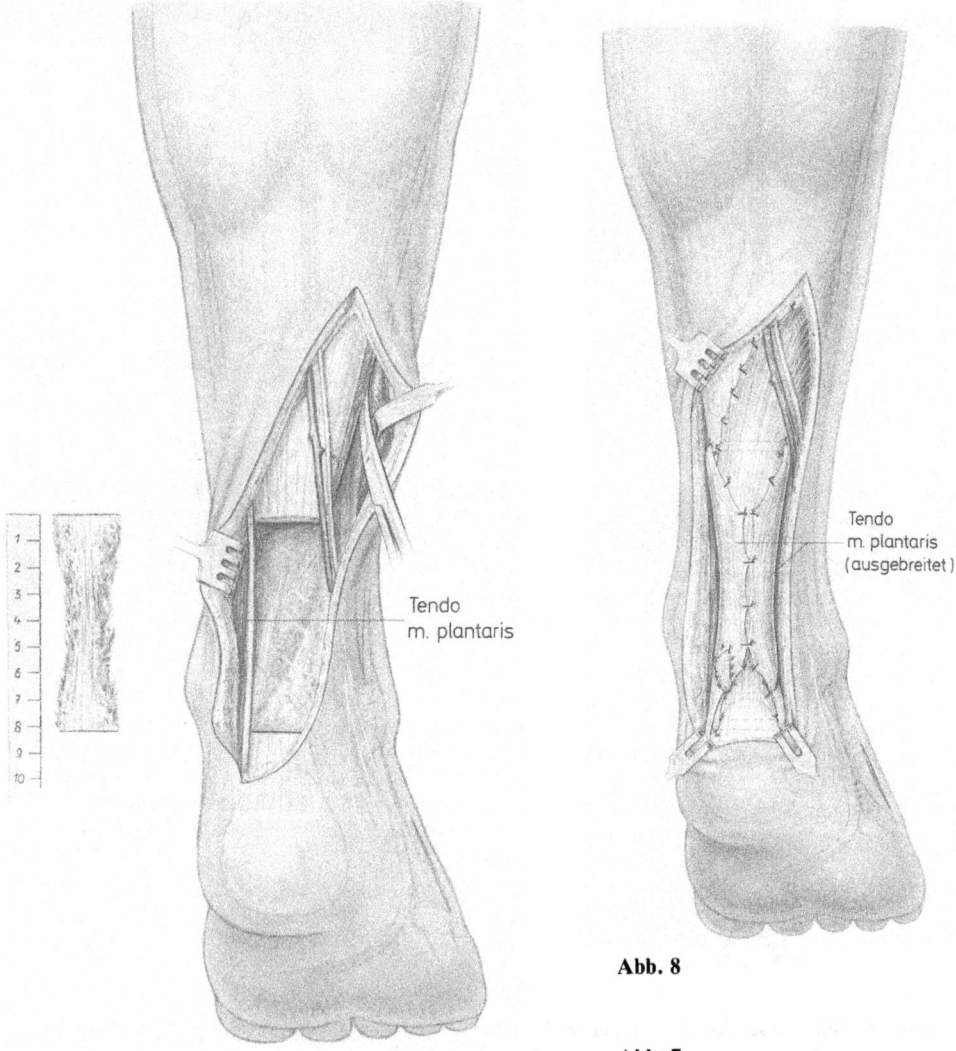

Abb. 8

Abb. 7

Abb. 7. Die Sehne des M. peroneus brevis wird durch einen 5–6 mm dicken Bohrkanal von medial nach lateral durch das Tuber calcanei durchgezogen

Abb. 8. Naht der Peroneus-brevis-Sehne in leichter Spitzfußstellung. Der M. peroneus brevis wird über die Wadenmuskulatur und das proximale Achillessehnenfragment ausgebreitet. Ist eine Plantarissehne vorhanden, trennen wir sie mit einem Stripper soweit wie möglich proximal ab und nähen sie über das Defektgebiet

gehalten. Dann breiten wir den Muskelbauch des M. peroneus brevis soweit wie möglich über den Defekt aus und fixieren ihn mit atraumatischen Nähten (Abb. 8). Ist, wie meistens, ein M. plantaris angelegt, – er fehlt nur in 7% der Fälle –, wird seine Sehne mit einem Stripper nach proximal freigelegt, so lang wie möglich abgetrennt und als Verstärkung über das Defektgebiet ausgebreitet. Fehlt die Plantarissehne, kann bei großen Defekten auch die halbe Breite der Sehne des langen Wadenmuskels als freies Transplantat verwendet werden.

Postoperative Behandlung

Die postoperative Behandlung entspricht etwa der nach „einfachen" Achillessehnennähten. Wir stellen die Gliedmaße allerdings zwei Wochen länger, nämlich ca. 7–8 Wochen ruhig, legen dann erst einen Stützverband an und geben eine Absatzerhöhung von zunächst ca. 3 cm. Nach 3–4 Wochen wird der Absatz nur noch um 2 cm, für die danach folgenden 3–4 Wochen nur noch um 1 cm erhöht.

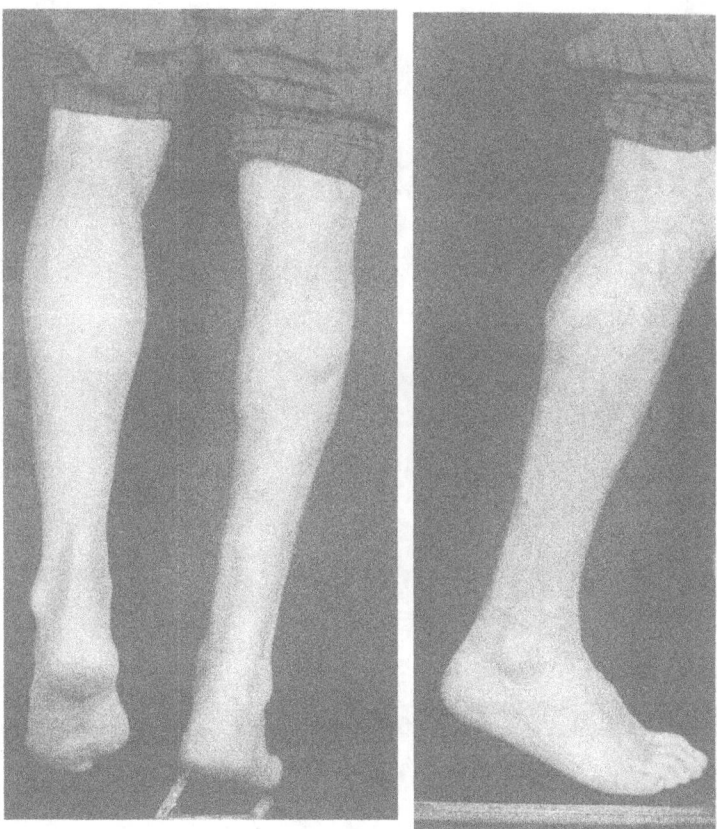

Abb. 9. P. I., *3.7.1949. 10 Jahre nach Peroneus-brevis-Plastik, die bei einem 9 cm großen Achillessehnendefekt erforderlich war. Einbeinstand mühelos möglich. Es liegt noch eine Atrophie der Wadenmuskulatur vor

Eine wohldosierte, isometrische und isotonische Übungsbehandlung sorgt für eine langsame Kräftigung der meist stark atrophischen Wadenmuskulatur. Sportliche Tätigkeiten sollten nicht vor ca. 5–6 Monaten aufgenommen werden. Zu Beginn dieser Aktivitäten empfehlen wir Laufübungen mit gut bandagiertem Fuß, die nach und nach gesteigert werden können. Keine Übung darf Schmerzen bereiten oder zu Schwellungen und Überwärmungen im ehemaligen Verletzungsgebiet führen. Kampfsportarten sollten nicht vor ca. 9 Monaten erlaubt werden.

Resultate

Von den 15 Patienten haben wir jetzt 11 nach durchschnittlich 7 Jahren kontrollieren können (Abb. 9). Kontrollen und Ergebnisse der anderen 4 Patienten erstrecken sich über einen ähnlich langen Zeitraum und wurden bereits vor 8 Jahren im „Archiv für Orthopädie und Unfallchirurgie" von uns publiziert (Hepp und Blauth, 1978). Bei unserer zuletzt operierten Patientin liegt der Eingriff erst 6 Monate zurück. Diese Frau wies eine posttraumatische Sehnennekrose von 7 cm Länge auf,

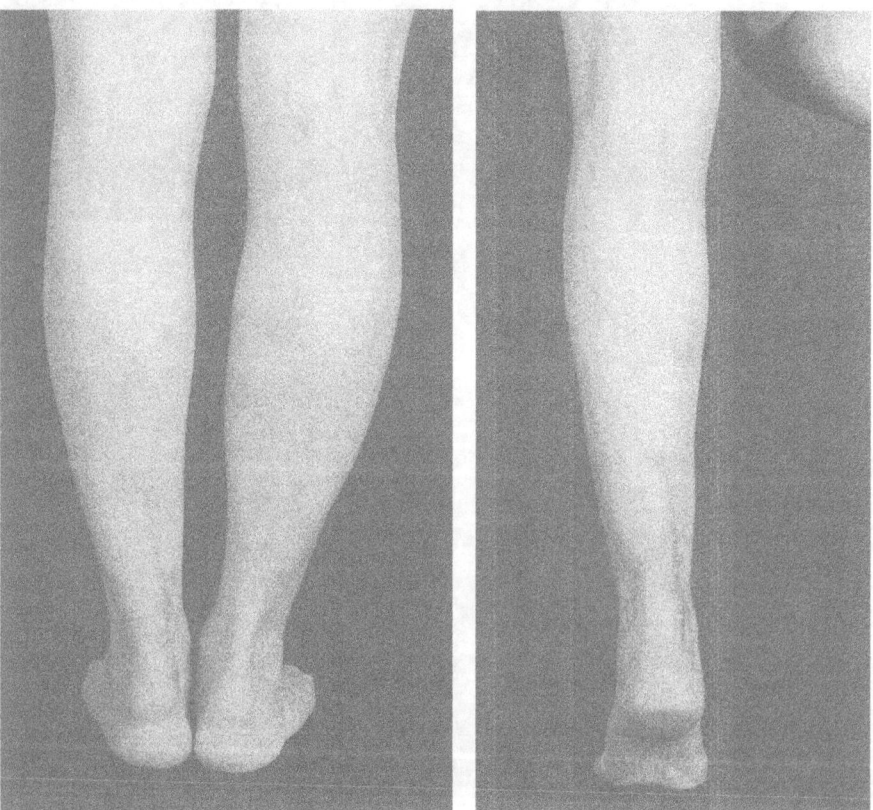

Abb. 10. H.R., *10.12.1957. Dieselbe Patientin wie in Abb. 2 und 3, 5 Monate nach Peroneus-brevis-Plastik

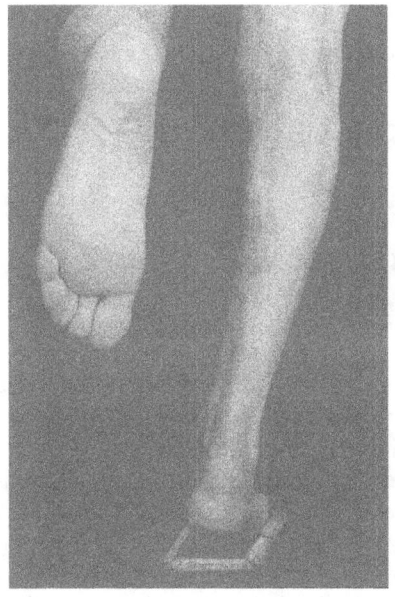
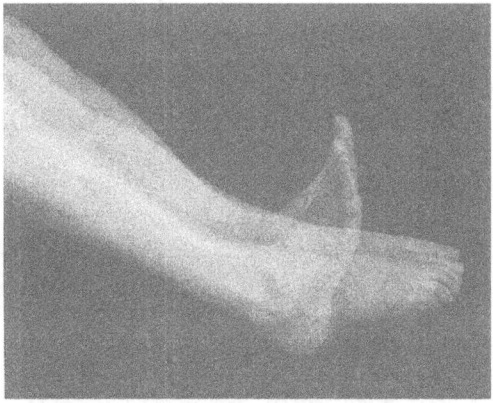

Abb. 11. Ergebnis der Peroneus-brevis-Plastik bei einem 73jährigen Patienten knapp 1 Jahr nach der Operation. Es bestand ein 15 cm langer Defekt nach ausgedehnter Infektion und Voroperation

wofür wohl eine Ischämie nach Sehnennnaht und Umscheidung des Nahtgebietes mit lyophilisierter Dura verantwortlich gemacht werden kann. Die Patientin, eine Kollegin, ist inzwischen wieder in vollem Umfange uneingeschränkt geh- und arbeitsfähig und weist eine freie Beweglichkeit in den Sprunggelenken auf (Abb. 10).

An Komplikationen erlebten wir einmal eine Nahtdehiszenz, die nach Entlastungsschnitten folgenlos abheilte.

Bei den Nachuntersuchungen gaben die Patienten keine wesentlichen Beschwerden an. Die funktionellen Resultate waren ausnahmslos gut (Abb. 11). Der Ausfall des kurzen Wadenmuskels wurde in aller Regel tadellos kompensiert. Alle Patienten erreichten wieder den Zehenstand auf dem operierten Bein. Einige trieben sogar Leistungssport. Nur 1 Patientin – bei ihr mußte ein 9 cm langer Defekt nach Resektion eines Xanthoms überbrückt werden – hatte über gelegentliche Instabilität beim Gehen auf unebenem Boden zu klagen. Sie konnte nur telefonisch befragt werden, so daß wir nicht genau wissen, ob vielleicht auch andere Ursachen für ihre Beschwerden verantwortlich sein können.

Aufgrund unserer Erfahrungen mit der Peroneus-brevis-Plastik sind wir der Überzeugung, daß diese Operationsmethode zur Überbrückung großer Defekte der Achillessehne sehr gut geeignet ist.

Frühfunktionelle Nachbehandlung der Außenbandruptur unter Verwendung von gipsfreien äußeren Stabilisierungsmitteln: Eine vergleichende experimentelle Untersuchung

J. Bruns, I. Arnold und G. Dahmen

Orthopädische Universitätsklinik Hamburg-Eppendorf (Direktor: Prof. Dr. G. Dahmen)

Die fibulare Bandruptur ist nach wie vor eine der häufigsten Verletzungen des Menschen, besonders des Sportlers. Trotzdem ist die Art der besten Therapie weiterhin umstritten. Neben der konservativ-immobilisierenden und der operativen Therapie mit anschließender Gipsimmobilisation gibt es seit längerer Zeit verschiedene gipsfreie orthetische Hilfsmittel, die auf das obere Sprunggelenk einen stabilisierenden Effekt ausüben sollen. Der Sinn dieser Maßnahmen soll sein, die durch die Immobilisation bedingten Nachteile wie Muskelatrophie, Störung der Proprioception und Knorpelschäden durch Immobilisation zu vermeiden und die funktionelle Stabilität zu fördern. Um den wichtigeren mechanischen Stabilisierungseffekt derartiger Hilfsmittel besser beurteilen zu können, haben wir einige der am häufigsten eingesetzten Hilfsmittel überprüft.

Die Untersuchungen wurden sowohl im Leichenexperiment als auch in vivo bei Sportlern mit chronischer Sprunggelenksinstabilität durchgeführt. Im *Leichenexperiment* wurden folgende Orthesen überprüft:

Der *Adimed-Stabil-Stiefel*, die *Mikros-Bandage*, der *Tape-Verband* und die thermoplastische *Talocrur-Bandage*.

Ausgehend von einem artefiziell erzeugten Kapselbandschaden mit vorgegebener Dissektion der Ligamenta fibulo-talare anterius und fibulo-calcaneare, entsprechend dem häufigsten Bandverletzungsbefund, wurde an 12 Leichenpräparaten die dadurch bedingte Instabilität im Gerät nach Scheuba unter standardisierten Bedingungen gemessen.

Gemessen wurde die laterale Taluskipping (a.p.-Aufnahme) und die ventrale Talusschublade (seitl. Aufnahme).

Im Durchschnitt betrug die initiale Instabilität *15,4 Grad Taluskippung* und *9,9 mm Talusschublade*.

Der *Adimed-Stabil* ergibt eine Reduktion des Ausgangsbefundes um 9,2 Grad und 3,0 mm. 8,8 Grad Reduktion der Taluskippung und 2,8 mm Reduktion des Talusvorschubes bewirkt die *Mikros-Bandage*. Der *Tape-Verband* zeigt durchschnittlich eine Minderung der Taluskippung von 9,0 Grad und Minderung der Talusschublade um 2,8 mm. Durch die *Talocrur-Bandage* wird die Taluskippung um 9,7 Grad und die vordere Schublade um 3,4 mm durchschnittlich reduziert.

Der *Duncan Multiple-Range-Test* ergibt bei allen Orthesen eine *hochsignifikante Reduktion der Taluskippung ($p < 0,01$)* und eine *signifikante Minderung der ventralen Talusschublade ($p < 0,05$)*. Signifikante Unterschiede untereinander konnten jedoch nicht festgestellt werden. Die durch die Orthesen erreichbare *Stabilität* zeigt die Tabelle 1.

Tabelle 1. Erreichbare Sprunggelenksstabilität im Leichenexperiment

	Taluskippung Lateral		Talusvorschub Ventral	
	IM ⌀	(min./max.)	IM ⌀	(min./max.)
Adimed-Stabil	7,0°	15° 2°	6,7 mm	10 mm/ 4 mm
Mikros-Bandage	7,6°	18° 1°	7,0 mm	10 mm/ 4 mm
Tape-Verband	7,6°	13° 1°	7,3 mm	12 mm/ 4 mm
Talocrur-Bandage	6,5°	12° 1°	6,7 mm	10 mm/ 3 mm

Parallel zu diesen Versuchen wurde eine *in-vivo-Untersuchung* bei 32 Sportlern mit chronischer lateraler Sprunggelenksinstabilität durchgeführt. Dabei kann ein zusätzlicher Stabilisierungseffekt durch den normalen Muskeltonus erwartet werden. Unter den o. g. standardisierten Bedingungen wurde die initiale Instabilität sowie der mechanische Stabilisierungseffekt der *Mikros-Bandage* und des *Tape-Verbandes* überprüft. Wegen der besseren Aussagekraft der a.p.-Aufnahme und der Strahlenbelastung wurde nur diese erstellt. Die *initiale Instabilität* betrug im Mittel 11,09°, (Min. 5, Max. 25 Grad). Die *Mikros Ancle-Brace-Bandage* bewirkt im Mittel 6,13°, (Min. 0, Max. 20 Grad) Reduktion der Taluskippung, der *Tape-Verband* reduziert die Taluskippung im Mittel um 7,03 Grad (Min. 1, Max. 20 Grad). Die erreichbare „Sprunggelenksstabilität" zeigt die Abb. 1.

Bei beiden Untersuchungen kann eine sichere Stabilisierung des instabilen Sprunggelenkes trotz signifikanter Reduktion der Instabilität nicht gewährleistet

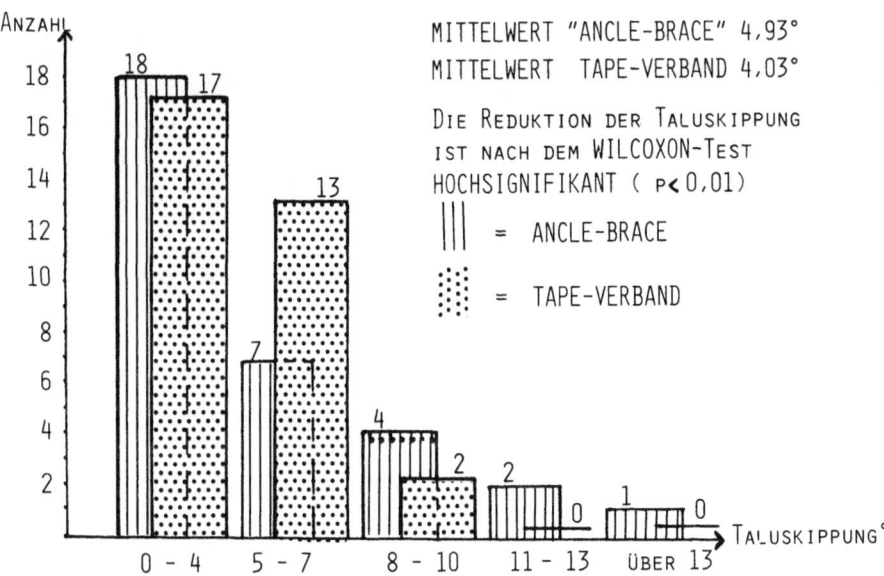

Abb. 1. Erreichbare Sprunggelenksstabilität beim Sportler

werden. Bei allen Bandagen bleiben außerdem andere biomechanische Aspekte der kombinierten anterolateralen Rotationsinstabilität unberücksichtigt.

Wir ziehen folgende Konsequenzen für die Behandlung der fibularen Bandruptur:
- Bei frischer Bandruptur wird die primäre Bandnaht angestrebt. Postoperativ erfolgt die Immobilisation im Gipsverband.
- Bestehen keine Kontraindikationen wie Syndesmosenrupturen oder größere Knorpeldefekte und ist der Patient kooperativ, wird nach einer Immobilisation im Gipsverband für mind. 3 Wochen erfolgt die sog. „funktionelle Immobilisation" in einer gipsfreien Orthese.
- Schon im Gipsverband wird eine muskelkräftigende krankengymnastische Übungsbehandlung zur Verbesserung der aktiven Stabilisierung und Förderung der Proprioception durchgeführt.
- Zusätzlich wird zwei bis drei Tage postoperativ die Dorsalextension bis 10 Grad freigegeben.
- Eine alleinige Immobilisation ohne Gips lehnen wir ab.
- Bei chronischer Instabilität wird ebenfalls eine operative Behandlung durch Bandplastik angestrebt. Wird dies nicht gewünscht, kann eine Teilstabilisierung mit diesen Orthesen erfolgen.
- Als prophylaktische Maßnahme bei besonders gefährdeten Patienten werden diese Orthesen empfohlen. Gleichzeitig muß aber ein ausreichendes muskelkräftigendes Übungsprogramm zur Verbesserung der Proprioception und funktionellen Stabilität durchgeführt werden.

Belastung und Überlastung im Hochleistungssport

H. Krahl

Sportmedizinisches Institut Essen e. V., 4300 Essen

Der Hochleistungssport stellt da, wo er definierbare Bewegungsstereotypien und entsprechende Untersuchungskollektive beinhaltet, ein besonderes wissenschaftliches Modell zur Erforschung des Phänomens „Belastung" dar.

Nachfolgend sollen Befunde beschrieben werden, die als *biopositive Reaktionen* auf Belastungsreize zu deuten sind, aber auch auf Veränderungen hinweisen, die wir als *Versagensreaktionen im bionegativen Sinne* interpretieren müssen. Sie können dazu beitragen, unsere Kenntnisse von der Belastbarkeit des Individuums in einer speziellen Sportart zu verbessern (Abb. 1).

In diesem Sinne sind Langzeitbeobachtungen im Sinne von Längsschnittuntersuchungen besonders hilfreich. So verfügen wir heute über achtjährige Erfahrungen im Spitzentennis, die uns nicht nur bei der sportmedizinischen Betreuung zu gute kommen, nicht nur Aussagen über die individuelle Entwicklung eines Spitzenspielers vom Kindes- bis zum Erwachsenenalter erlauben, sondern die darüber hinaus im Sinne eines *allgemeinen biologischen Belastungsmodells im Sport* interpretiert werden können.

Folgende Aussagen sind heute möglich:

1. Angeborene Form- und Funktionsstörungen werden im Hinblick auf Leistungsfähigkeit und Belastungsfähigkeit unterschiedlich toleriert. Muskelverkürzungen und Imbalanzen – häufig Ursache von Verletzungsanfälligkeit und verminderter

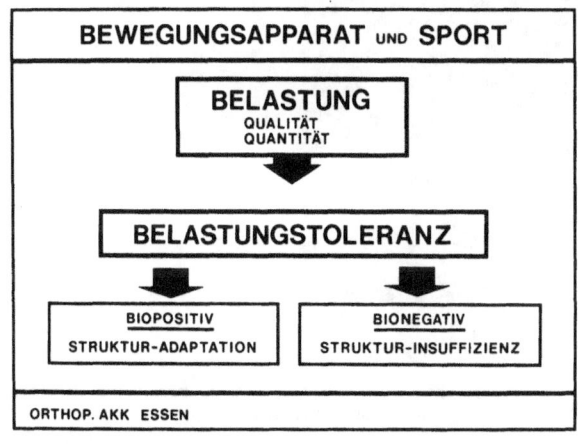

Abb. 1. Sportliche Belastung und ihre morphologischen Reaktionen

Leistungsfähigkeit – lassen sich bei frühzeitiger Therapie offenbar am ehesten günstig beeinflussen.
2. Als Belastungsfolge ist die Muskelhypertrophie am Schlagarm allgemein bekannt. Aber auch an anderen Gewebsstrukturen und Organen sind biologische Adaptationsmechanismen erkennbar: Knochenhypertrophie, Knorpelhypertrophie, Verfestigung des Kapsel-Band-Apparates, Ausgradung von konstitutionell bedingten Achsenabweichungen (z. B. Cubitus valgus).
3. Überlastungsschäden sind in dem von uns beobachteten Kollektiv nicht festgestellt worden.

Somit läßt sich feststellen, daß die in unserem Kollektiv beobachteten morphologischen Veränderungen im Hinblick auf die einwirkende sportliche Belastung als biopositive Adaptationsreaktionen zu deuten sind, wobei insbesondere die Reaktionen des Gelenkknorpels und des Kapsel-Band-Apparates, die ja ohne weiteres auch als „Trainierbarkeit" angesprochen werden könnten, bisher nicht ausreichend bekannt sind (Abb. 2–4).

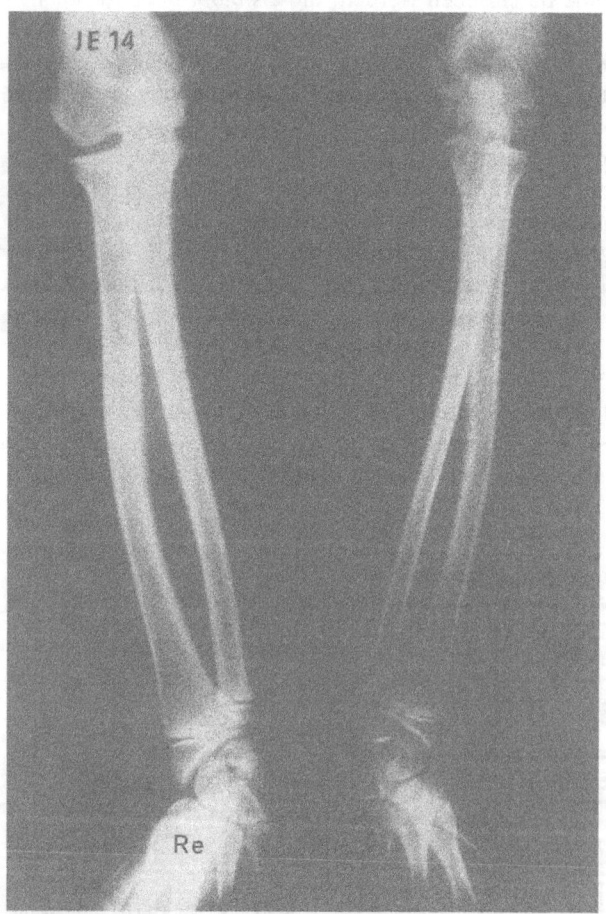

Abb. 2. Röntgen-Aufnahmen beider Unterarme (heutiger Davis-Cup-Spieler, bereits im Alter von 14 Jahren deutliche Hypertrophie der Unterarmknochen am Schlagarm, rechts)

Biologisches Material hat aber auch seine Versagensgrenze. Ohne Zweifel läßt sich diese auch durch sportliche Beanspruchung erreichen und überschreiten. Das gilt insbesondere für Disziplinen mit stereotypen Bewegungsabläufen, wo sich Leistungsverbesserungen nur noch durch Vermehrung des Trainingsvolumens erreichen lassen. Zwangsläufig sind hier die sogenannten „bradytrophen Gewebe" als „Verschleißteile" des Bewegungsapparates besonders gefährdet. 87% der von uns behandelten Athleten bei den Olympischen Spielen 1984 in Los Angeles klagten über Beschwerden, die von Überlastungsreaktionen der Sehnen und Sehnenansätze, der Zwischenwirbelscheiben, der Gelenke und vom Kapsel-Band-Apparat der Gelenke ausgingen (Tabelle 1). Muskelverletzungen sind nicht immer von Überlastungsschäden zu trennen, sie stehen zahlmäßig nach den Tendopathien an zweiter Stelle.

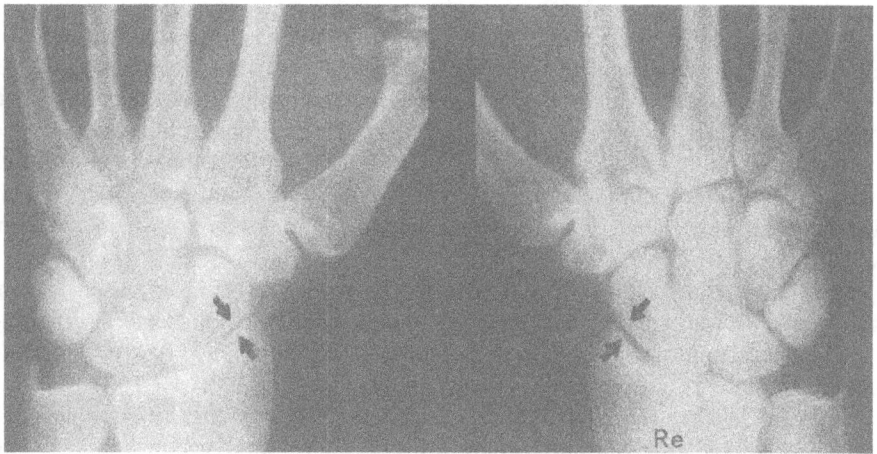

Abb. 3. Röntgen-Aufnahmen beider Handgelenke (22jähriger Davis-Cup-Team-Spieler, Gelenkspalterweiterung des Handgelenks am Schlagarm, rechts; „Knorpelhypertrophie")

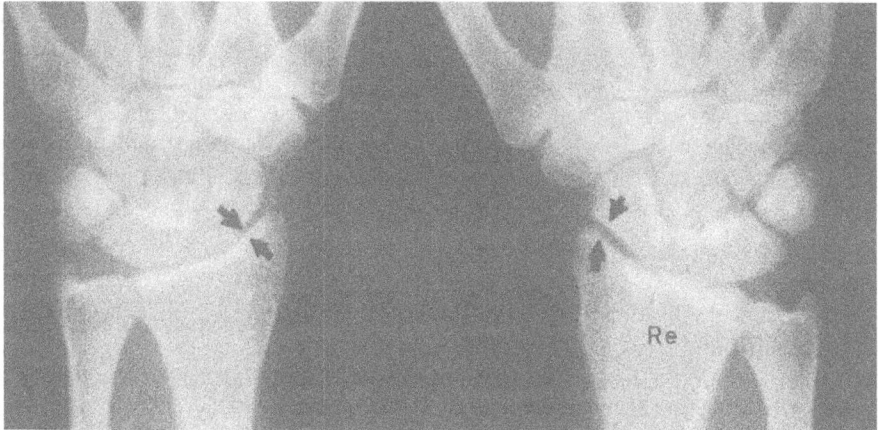

Abb. 4. Röntgen-Aufnahme beider Handgelenke (25jähriger Davis-Cup-Team-Spieler, Gelenkspalterweiterung des Handgelenkes am Schlagarm, rechts; „Knorpelhypertrophie")

Tabelle 1. Diagnosenübersicht der Behandlungsfälle des Leichtathletik-Teams bei den Olympischen Spielen in Los Angeles 1984

Los Angeles 1984	
Track and field	Team F.R.G.
200 Treatments	
Diagnosis	
Overuse-Syndroms	175 (87,5%)
Acute Injuries	35 (17,5%)
Int. Djs.	21 (10,5%)

Immer häufiger werden aber auch Streßreaktionen am Knochen beobachtet. Als Beispiel sei hier die Kahnbeinstreßfraktur genannt, die wir 1978 erstmals beschrieben und in ihrem Entstehungsmechanismus aufgeklärt haben. Inzwischen haben wir mehr als 50 Fälle beobachtet. Ursprünglich bei Hochspringern aufgetreten, sind heute insbesondere Läufer und Springer betroffen, deren Belastungstoleranz durch Training und Wettkampf überfordert sein kann. Das gilt übrigens nicht nur für Leistungssportler, immer häufiger sehen wir diese Reaktionen auch im Breitensport.

Manchmal gelingt es, wie wir das beim Hochsprung nachgewiesen haben, technische Fehler als Ursache zu erkennen, in anderen Fällen scheint eine überzogene Trainingsbelastung, etwa im Sinne des reaktiven Krafttrainings, die Belastbarkeit des Organismus zu überschreiten.

Nicht selten aber fehlen die konstitutionellen Voraussetzungen beim einzelnen Athleten für die disziplinspezifischen Anforderungen im Leistungssport. Damit stellt sich die Frage nach der Tauglichkeit des einzelnen Athleten, über die wir einerseits immer noch nicht genügend wissen, zum anderen werden nicht selten die Konsequenzen aus diesen Erkenntnissen ignoriert.

Die Medizin hat ihr Wissen über die Belastungstoleranz des Haltungs- und Bewegungsapparates im Sport verbessert. Gerade aus der Kenntnis der Überlastungsschäden lassen sich präventive Maßnahmen ableiten, die nicht nur dem Sport, sondern auch der allgemeinen Medizin zugute kommen. Sie sollte ihre Rolle aber nicht überschätzen. Sportliche Leistungen bringt nur ein gesunder Athlet aus seiner Individualität heraus. Ihn dort zu stärken, ist eine der Hauptaufgaben der Sportmedizin im Leistungssport.

Literatur

1. Krahl H (1978) Kinematographische Untersuchungen zur Frage der Fußgelenksbelastung und Schuhversorgung des Sportlers, Orthop Prax 11: 821–824 mit Knebel KP, Steinbrück K
2. Krahl H (1981) Hochleistungssport im Wachstumsalter – Reaktionsformen am Haltungs- und Bewegungsapparat. In: Sport an der Grenze menschlicher Leistungsfähigkeit, hrsg von Rieckert H, Springer Verlag, 99–103 mit Sommer HM, Corell J

Die C-Faser (Integraft*) augmentierte Semitendinosusplastik — Indikation, Technik und Ergebnisse

W. Noack, H. P. Scharf und C. T. Trepte

Orthop. Klinik im RKU, Universität Ulm (Ärztl. Direktor: Prof. Dr. med. W. Puhl)

Einleitung

Die Zunahme der sportlichen Betätigung, die immer extremere Durchführung unterschiedlicher Sportarten auch von Freizeitsportlern sowie Änderungen am Sportgerät und Schuhwerk (Skistiefel) haben dazu geführt, daß in immer höherer Zahl Kapselbandverletzungen am Kniegelenk beobachtet werden. Entgegen der früher oft geäußerten Meinung, daß isolierte vordere Kreuzbandrupturen nur in Ausnahmefällen auftreten, machen frühe arthroskopische Untersuchungen bei frischem Hämarthros deutlich, daß diese Verletzungen etwa 40–50% aller Kapselbandverletzungen am Kniegelenk ausmachen.

Als wichtiges Glied in der „4er-Kette" und damit für die Kinematik des Kniegelenkes wesentlich mitverantwortlich, führt der Ausfall des vorderen Kreuzbandes zu einem pathologischen Roll-Gleit-Mechanismus im Kniegelenk und damit auch zu einer progredienten Überdehnung anfänglich intakter Kapselbandstrukturen. Folge dieses Pathomechanismus sind neben der objektiv nachweisbaren Instabilität des Kniegelenkes eine vom Patienten empfundene Unsicherheit und häufig eine begleitende Arthritis. Durch den Wegfall der propriozeptiven Rückmeldemechanismen kommt es zu einer Störung des muskulären Gleichgewichtes am Kniegelenk und damit über die Fehlsteuerung der Muskelfunktion zu einer Verstärkung der subjektiv empfundenen Unsicherheit.

Die Vorstellung, daß die ausgefallene vordere Kreuzbandfunktion durch ein Muskeltraining ausreichend kompensiert werden kann, hat sich als unrichtig herausgestellt. Zwar gelingt es durch aktive Muskelanspannung das Kniegelenk in jeder Winkelstellung stabil zu fixieren, bei Nachlassen der Muskelkontrolle, z. B. nach ermüdender sportlicher Betätigung wird die schützende Muskelkontrolle jedoch immer geringer und die Instabilität infolge Fehlens der passiven Stabilisatoren immer häufiger.

So besteht heute überwiegend die Überzeugung, daß das vordere Kreuzband bei frischer Verletzung durch Naht, häufig auch durch gleichzeitige Augmentation wieder hergestellt werden muß.

Chronische Instabilitäten mit fehlendem vorderen Kreuzband erfordern den Kreuzbandersatz. Dieser wird durch unterschiedliche Transplantate und Implantate angestrebt. Grundsätzlich zu unterscheiden sind:

---

* DePuy

1. Autotransplantate
2. Xenogene Implantate
3. Alloplastische Implantate

Der Nachteil xenogener Implantate liegt darin, daß diese einem kompletten Ab- und Umbau unterliegen und damit zwangsläufig ein Stabilitätsverlust eintreten muß.

Ligamentprothesen weisen trotz aller immer wieder geäußerten Euphorie das Problem der Materialermüdung und damit des Materialbruches und den Ausriß aus der Verankerung auf. Die biologische Gewebsantwort ist häufig unklar.

Dauerhafte Stabilität kann unseres Erachtens nur durch die Verwendung von autologem Material erreicht werden, welches günstigerweise in der Anfangsphase durch Fremdmaterial augmentiert werden sollte, um direkt postop. die Stabilität des autologen Materials zu erhöhen und damit eine Frühmobilisation zu erreichen. Wir verwenden als autologes Material die Semitendinosussehne und augmentieren mit einer Kohlestoff-Faser (Integraft) die in der Anfangsphase im wesentlichen die Kraft aufnimmt und in der Folgezeit durch langsamen Abbau kontinuierlich die Kraft auf die autologe Sehne überträgt.

Indikationen für die C-Faser augmentierte Semitendinosusplastik des vorderen Kreuzbandes sind:
1. Isolierte frische vordere Kreuzbandrupturen im mittleren Drittel
2. Ein verkürztes vorderes Kreuzband nach Ausriß
3. Alle Arten von chronischer Instabilität

Im folgenden soll unser technisches Vorgehen und Erstergebniss vorgestellt werden.

Material und Methode

In der Zeit seit Eröffnung der Klinik (Okt. 1984) bis zum Juni 1986 wurden in der Klinik im RKU 129 frische und veraltete vordere Kreuzbandverletzungen behandelt.

Dabei handelte es sich bei ⅔ der Patienten um chronische Instabilitäten. Während wir zunächst reine Semitendinosusplastiken zum Ersatz des vorderen Kreuzbandes durchführten, verwenden wir seit einem Jahr die C-Faser-augmentierte vordere Kreuzbandplastik. In dieser Zeit wurden 31 Patienten mit dieser Technik operiert.

Operative Technik

Die Eröffnung des Kniegelenkes erfolgt mit einem medialen Payr-Schnitt. Die Semitendinosussehne wird aufgesucht und proximal abgetrennt, der Muskelbauch des Semitendinosus auf die Gracilissehne aufgenäht. Der Kohlefaserfaden, dessen Stabilität mit 460 N angegeben wird, wird mehrmals zentral durch die Sehne gezogen und distal mit einem Kohlefaserstift verankert. Nach Setzen von Bohrlöchern durch Tibia und lateralen Femurkondylus wird die C-Faser-augmentierte Semitendinosussehne durch das Gelenk gezogen und am lateralen Femurkondylus außerhalb der Gelenkhöhle durch eine Krampe fixiert (Abb. 1 u. 2).

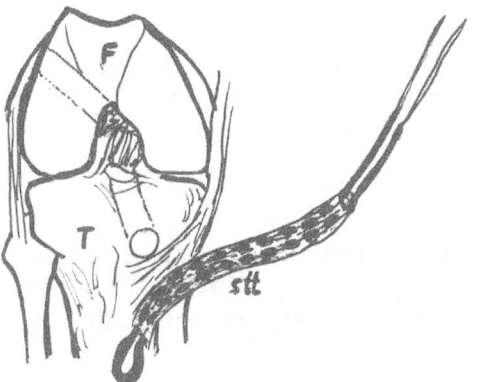

Abb. 1. Technik der Augmentation der Semitendinosussehne (stt) mit C-Faser (Integraft)

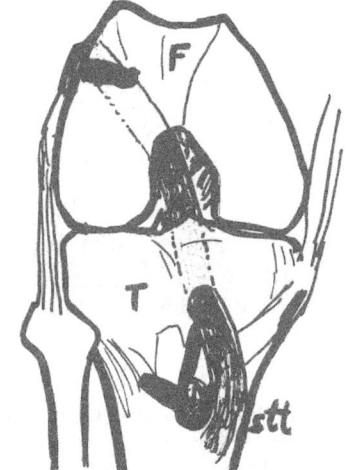

Abb. 2. Technik des Durchzugs der Sehne und ihrer Blockierung

Liegt eine komplexe Instabilität vor, so wird diese gleichzeitig durch Muskelsehnenverlagerungen bzw. Kapselraffungen versorgt.

Nachbehandlung

Aus Gründen der ungestörten Wundheilung wird das operativ versorgte Knie in einem Oberschenkelliegegips in ca. 30° Kniebeugestellung für 14 Tage fixiert.

Nach Wundheilung erfolgt die tägliche mehrmalige Mobilisation auf einer passiven Bewegungsschiene sowie gleichzeitiges Muskeltraining der knieumgebenden Muskulatur. Im behandlungsfreien Intervall wird das Kniegelenk in einer dorsalen Oberschenkelliegeschale, neuerdings in einem abnehmbaren Neofrakt-Tutor, ruhiggestellt.

Erste Belastung erfolgt, wenn die passiv mögliche Streckung auch aktiv durch die Muskulatur kräftig gehalten werden kann. Ab der 6. Woche erfolgt das weitere Training isokinetisch am Cybex-Apparat. Hier kann gleichzeitig der Bewegungsablauf und die Muskelkraft analysiert und dokumentiert werden.

Ergebnisse

Nachuntersucht wurden 22 Patienten mit C-Faser-augmentierter Semitendinosusplastik des vorderen Kreuzbandes. Der mittlere Nachuntersuchungszeitraum betrug 6,8 Monate (3–16 Monate). Aufgrund des kurzen Zeitraums werden lediglich Frühergebnisse mitgeteilt. Die Beurteilung der postoperativen Instabilität und des Schmerzes sind der Tabelle 1 zu entnehmen.

Tabelle 1. Subjektive Beurteilung (n = 22)

Kriterium	Kein(e)	gering	erheblich
Instabilität	15	7	0
Schmerz	20	1	1

17 Patienten waren mit dem Op-Ergebnis sehr zufrieden, 3 zufrieden, 2 unzufrieden.

Die Stabilitätsprüfung erfolgte entsprechend den Angaben von Wirth et al. (1984). Die Ergebnisse sind der Tabelle 2 zu entnehmen.

Tabelle 2. Objektive Beurteilung der Stabilität (n = 22)

Test	0	+	++	+++
vordere Schublade (neutral)	8	12	2	0
vordere Schublade (IR)	20	1	1	0
vordere Schublade (AR)	16	5	1	0
Lachmann	8	12	2	0

Der Pivot-Shift war bei 21 Patienten negativ, 1 Patient wies weiterhin einen leichten Pivot-Shift auf. Der Stabilitätsgewinn ist der Abb. 1 zu entnehmen.

8 Patienten wiesen eine Verbesserung um 1 Stufe, 13 Patienten eine Verbesserung der Stabilität um 2 Stufen und 3 Patienten eine Verbesserung um 3 Stufen auf.

Die Untersuchung am Cybex-Gerät ließ 6 Monate postop. bei 17 Patienten einen deutlichen Kraftgewinn gegenüber dem präoperativen Zustand erkennen. Typische Zeichen einer Instabilität im Kurvenverlauf – lange Plateauphase, 3zipflige Kurve bei 180°/sec. – waren nicht mehr nachweisbar (Abb. 2). Der Kurvenverlauf entsprach dem eines gesunden Kniegelenkes (Abb. 2).

Bei 15 Pat. konnte im Rahmen der Materialentfernung eine Kontrollarthroskopie durchgeführt werden. Bei allen 15 Pat. war das Transplantat intakt, Kohlefaserpartikel waren nirgends im Gelenk nachweisbar.

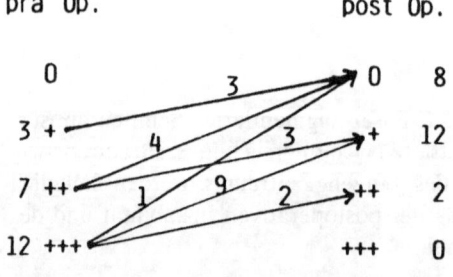

Abb. 1. Stabilitätsgewinn bei C-Faser augmentierter Semitendinosusplastik (Lachmanntest)

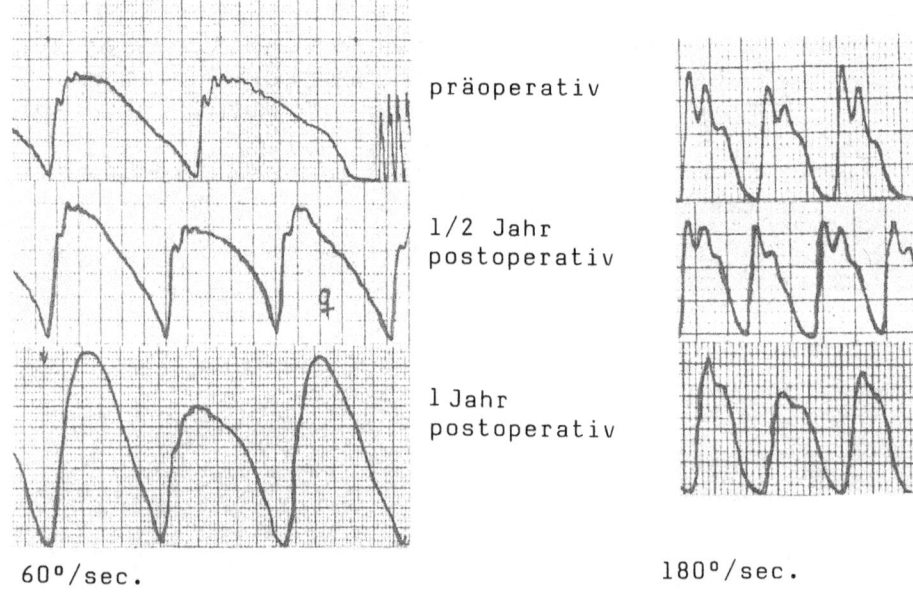

Abb. 2. Kraftmessung (isokinetisch)

Diskussion

Die Großzahl von chronischen Instabilitäten am Kniegelenk mit Verletzung des vorderen Kreuzbandes macht zur Wiedererlangung der Stabilität Operationen mit plastischem Ersatz des vorderen Kreuzbandes notwendig. Hierzu liegen in der Literatur zahlreiche Mitteilungen über unterschiedliche Techniken vor. Aus grundsätzlichen Erwägungen was die biologische Gewebsantwort bzw. die dauerhafte Haltbarkeit anbetrifft, können wir uns der Argumentation derer, die eine Ligamentprothese bzw. xenogene Implantate bevorzugen, nicht anschließen.

Nach unserer Auffassung kann eine bleibende Funktion nur durch ein autologes Transplantat langfristig garantiert werden.

Nachteile autologer Transplantate sind die häufig initial nicht gleichwertige Stabilität im Vergleich zum intakten vorderen Kreuzband (Semitendinosussehne 75%) und der noch unbekannte initiale Stabilitätsverlust nach intraartikulärem Durchzug des Transplantats. Diese Nachteile sollen durch eine Augmentation mit Fremdmaterial ausgeglichen werden.

Unsere zwei Forderungen an augmentierte Transplantate sind:
1. Initialer Stabilitätsgewinn (mindestens Stabilität des ungeschädigten Kreuzbandes und
2. langsamer Abbau des Augmentationsmaterials, wodurch eine schrittweise Adaptation des biologischen Materials an die vermehrte Belastung erreicht werden kann.

Wir sehen diese Forderung zur Zeit durch eine Kohlefaser (Integraft) gewährleistet. Unsere ersten Erfahrungen zeigen, daß durch diese Augmentation eine Frühmobilisation des Kniegelenkes ohne übungsbedingten Stabilitätsverlust möglich ist. Dieser Eindruck wird durch objektive Untersuchung am Cybex-Gerät belegt.

Arthroskopische Befunde beweisen den einwandfreien Zustand des Transplantates.

Erste Untersuchungsergebnisse an Biopsien aus dem Randbereich des Transplantats zeigen außerdem die biologische Adaptation an die Belastung.

Xeroradiographische und szintigraphische Untersuchungen beim Gracilissyndrom und Rectus-Abdominis-Syndrom

H. Schechinger und P.G. Schneider

Klinik für Orthopädie und Sporttraumatologie, Dreifaltigkeits-Krankenhaus, Köln (Chefarzt: Prof. Dr. P.G. Schneider)

Aus der großen Gruppe der Ansatztendopathien sollen zwei rekapitulierend angesprochen werden, das Gracilis- und das Rectus-abdominis-Syndrom.

Durch entsprechend sinnvolle Therapie, welche zuletzt nach Ausschöpfen der konservativen Möglichkeiten nur eine operative sein kann, ist in jedem Fall eine völlige Wiederherstellung der körperlichen Leistungsfähigkeit nach ca. 6–8 Wochen zu erwarten. Voraussetzung hierfür aber ist die exakte und differenzierte Diagnosestellung.

Am Anfang steht die ausführliche Anamneseerhebung. Die Patienten klagen zumeist über in den Bereich des inneren Oberschenkels des betroffenen Beines ausstrahlende, belastungsabhängige Leistenschmerzen im Fall des Gracilissyndroms. Beim Rectus-abdominis-Syndrom strahlt der Schmerz in den Unterbauch aus. Im fortgeschrittenen Stadium werden diese Beschwerden schon bei den Belastungen des täglichen Lebens oder gar im Ruhestand als bohrender Ruheschmerz angegeben.

Entsprechend dem sportartspezifischen Bewegungsmuster handelt es sich nach unseren Erfahrungen in den allermeisten Fällen bei den Betroffenen um aktive Fußballer.

Bei der klinischen Untersuchung läßt sich meistens durch sorgfältiges Abtasten der gesamten Symphysenregion ein umschriebener Druckschmerz am Insertionspunkt des entsprechenden Muskels austasten. Außerdem besteht beim Gracilissyndrom ein Adduktionsschmerz gegen Widerstand und ein Abduktionsschmerz bei passiver Adduktorendehnung. Beim Rectus-abdominis-Syndrom imponiert oft ein weiter äußerer Leistenring, außerdem wird meist eine Beschwerdezunahme bei aktivem Provokationstest durch sog. „sit ups" angegeben.

Als dritter tragender Pfeiler der Diagnostik und Dokumentation steht uns die radiol. Untersuchung zur Verfügung. Neben der herkömmlichen Röntgenaufnahme bietet sich die Xeroradiographie an. Der Vorteil liegt in der gleichzeitigen Darstellung unterschiedlicher Gewebsformationen, wobei sich die Strukturen von Bindegewebssepten und Spongiosafeinzeichnung infolge des besonderen xeroradiographischen Effektes der Kontrastverschärfung hervorheben lassen. Der morphologische Grad einer Weichteil- oder Knochenschädigung kann somit deutlicher dargestellt werden. Im Bereich der Insertion des entsprechenden Muskels findet sich ein arrodierter Knochenbezirk, der teilweise wie ausgestanzt wirkt. Die Randzone ist vermehrt sklerosiert. Im eigentlichen Osteonekrosebezirk finden keine knöchernen Umbauprozesse mehr statt, die Randzone allerdings ist metabolisch aktiv, es sei denn, es handele sich um ein Spätstadium der Erkrankung. In diesem Fall wird auch die Umgebung metabolisch stumm und es zeigt sich meist ein ca. erbsgroßer, knöcherner Defekt.

Durch die Knochenszintigraphie werden funktionelle Veränderungen i.S. eines metabolischen Geschehens sichtbar. Reine Osteolysen ohne ossäre Randreaktionen, wie sie im Fall eines Spätstadiums vorkommen, führen zu einem negativen szintigraphischen Befund. Im umgekehrten Fall des Frühstadiums der Erkrankung zeigen sich xeroradiographisch nur spärliche, nicht sicher einzuschätzende Veränderungen, während der szintigraphische Befund bereits pos. ausfällt. Die Knochenszintigraphie bietet sich nicht nur als Methode zur Früherkennung, sondern auch zur Zusatzdiagnostik an. Bei einem unserer Patienten wurde zusätzlich eine Radionuklidanreicherung der Iliosakralfugen festgestellt.

Es muß erwähnt werden, daß es bei alleiniger Beurteilung des pos. Szintigramms für den Radiologen schwierig sein kann, ein Gracilissyndrom und ein Rectus-abdominis-Syndrom zu differenzieren, da das Auflösungsvermögen der Szintigraphie mit 0,5 bis 1 cm recht grob ist und i.B. der dazu relativ kleinen Symphyse grenzwertig. Der Radiologe braucht daher Hinweise zur Klinik, wenn möglich sollte ihm auch das Xeroradiogramm zur Verfügung gestellt werden.

Abschließend läßt sich sagen, daß bei Patienten mit eindeutiger Klinik und sicherem xeroradiographischem Befund auf die Knochenszintigraphie im allgemeinen verzichtet werden kann. Sie ist aber, auch beim Gracilis- und Rectus-abdominis-Syndrom eine hilfreiche Maßnahme bei unauffälligem Xeroradiogramm, insbes., wenn ein uncharakteristischer klinischer Untersuchungsbefund erschwerend hinzukommt. Bei gleichzeitigem Vorliegen von negativem Xeroradiogramm und negativem szintigraphischem Befund muß der differenziert erhobene klinische Befund, verbunden mit einer exakten Anamneseerhebung, unser weiteres therapeutisches Handeln leiten. Dies sind jedoch nach unseren bisherigen Erfahrungen eher seltene Fälle.

Literatur

1. Schneider PG (1963) Das Gracilissyndrom. Z Orthop 98: 43–50
2. Schneider PG (1980) Leistenschmerz: Operative Therapiemöglichkeiten. Orthopädie. Springer-Verlag
3. Schneider PG (1980) Xeroradiographie und Weichteiltraumatologie. Z Orthop 118: 101–106
4. Steen Bach Christensen (1985) Osteoarthrosis Changes of bone, cartilage and synovial membrane in relation to bone scintigraphy. Acta Orthopaedica Scandinavica, No 214, vol 56

Ergebnisse einer frühfunktionellen Nachbehandlung mit Tape-Verbänden nach operativer Versorgung von fibularen Kapselbandrupturen

P.G. Schneider und E. Sieber

Klinik für Orthopädie und Sporttraumatologie, Dreifaltigkeitskrankenhaus, Köln
(Chefarzt: Prof. Dr. med. P.G. Schneider)

Einleitung

Die frühfunktionelle postop. Behandlung hat in der Rehabilitation des Sportlers zentrale Bedeutung. Längere Gipsfixation führt zu trophischen Störungen an Muskeln, Knochen und Knorpel, Schrumpfung der Gelenkkapsel und Gelenkteilsteife. Die natürliche Muskelbalance wird gestört. All dies führt zur Verlängerung der Rekonvaleszenz.

Gefordert ist eine Stabilisierung, die dem Sprunggelenk während der Heilungsphase genügend Halt gibt, jedoch eine funktionelle Belastung und Bewegung erlaubt. Diese Forderung erfüllt der richtig angelegte funktionelle Tape-Verband.

Gehaltene Aufnahmen an chronisch-instabilen Sprunggelenken dokumentieren, daß durch den Tape-Verband Taluskippung und Talusvorschub nahezu vollständig aufgehoben werden.

Material und Methoden

Abweichend von der klassischen Nachbehandlung mit 6wöchiger Gipsfixation erlauben wir dem Patienten bereits nach 2wöchiger Ruhigstellung im Liegegips und abgeschlossener Wundheilung, das operierte Sprunggelenk mit angelegtem Tape-Verband funktionell zu belasten. Ein sicheres und hinkfreies Gehen ohne Gehstützen ist gewährleistet.

Die Tape-Periode dauert 6 Wochen. In dieser Zeit wird der Verband zwei- bis dreimal gewechselt. Danach rezeptieren wir pronierende Einlagen für weitere 3 Monate.

Zwischen Mai 1985 und Juni 1986 wurden in unserer Klinik 53 Patienten, davon 44 aktive Sportler, nach primärer Kapselbandnaht des lateralen oberen Sprunggelenkes mit Tape-Verbänden nachbehandelt. 39 Patienten waren männlich, 14 Patienten weiblich. Das rechte Sprunggelenk war doppelt so häufig betroffen wie das linke. Der jüngste Patient war 14 Jahre, der älteste 47 Jahre. Der Altersdurchschnitt betrug 19,8 Jahre.

Präoperativ zeigte sich radiologisch mit 15 kp standardisierter Belastung eine Taluskippung von 11° bis 45°, ein Talusvorschub zwischen 5 und 13 mm. Intraop. stellte sich heraus, daß in einem Fall nur das vordere, in 38 Fällen das vordere und mittlere, und in 14 Fällen alle drei Bänder teilweise oder vollständig rupturiert waren. 7 Patienten wiesen Begleitverletzungen, wie Flake fracture der medialen oder lateralen Talusrolle oder Corpora libera auf.

Ergebnisse

8 Wochen postop. wurden bei 45 Patienten gehaltene Röntgenkontrollaufnahmen mit 15 kp standardisierter Belastung angefertigt.

Alle Sprunggelenke erwiesen sich als radiologisch völlig stabil. In keinem Fall konnte eine pathologische Taluskippung oder ein pathologischer Talusvorschub nachgewiesen werden! Die Umfangsminderung der Muskulatur an Wade und Oberschenkel betrug zu diesem Zeitpunkt im Vergleich zur gesunden Seite bereits weniger als 1 cm. Die Beweglichkeit i.S. von Dorsalextension und Plantarflexion war nicht mehr oder um maximal 5° eingeschränkt. Alle Patienten konnten beschwerdefrei gehen. 5 Pat. hatten allergisch auf den Pflasterverband reagiert. Die Hauterscheinungen verschwanden nach Unterpolsterung des Tapes mit einer Gasofixbinde.

45 Patienten gaben Antwort auf eine Nachbefragung 3–15 Monate post operationem.

93,3% waren mit dem Behandlungsergebnis sehr zufrieden. 6,7% äußerten sich weniger zufrieden. Lediglich 6 Patienten gaben leichte Restbeschwerden an, wie leichtes Anschwellen des Sprunggelenkes nach starker Belastung in 2 Fällen, leichter Narbenschmerz in 3 Fällen und Wetterfühligkeit in 1 Fall. Völlig beschwerdefreies Gehen war im Durchschnitt nach 3,5 Wochen, Lauftraining nach 6,5 Wochen und sportartspezifisches Training nach 8,5 Wochen beschwerdefrei möglich.

Die durchschnittliche Dauer der Arbeitsunfähigkeit betrug nur 3,8 Wochen. 2 Volleyball-Nationalspieler waren bereits 6 Wochen post operationem uneingeschränkt trainings- und spielfähig.

Diskussion

Die funktionelle Tape-Nachbehandlung nach operativ versorgter fibularer Kapselbandruptur gewährleistet die gleichen absolut stabilen Ergebnisse wie die 6wöchige postop. Gipsimmobilisation. Sie ermöglicht eine frühe Mobilisation mit besserer Knorpelernährung und frühe volle Beweglichkeit. Sie vermindert die Muskelatrophie und führt zu früher Wiederherstellung der Koordinationsfähigkeit und Muskelbalance, unterstützt durch Krankengymnastik. Die Arbeitsunfähigkeit wird drastisch reduziert. Dem Leistungssportler wird eine frühere Wiederaufnahme des Trainings und frühes Wiedererlangen der Höchstleistung ermöglicht. Als Nachteil muß die mögliche Allergieentwicklung genannt werden.

Voraussetzungen für den Therapieerfolg sind jedoch verläßliche und kooperative Patienten, exakte intraoperative Rekonstruktion, genaue Instruktion und Führung des Patienten und beim Leistungssportler die enge Zusammenarbeit zwischen Arzt, Physiotherapeut, Trainer und Athlet.

Literatur

1. Jäger M, Wirth CJ (1978) Kapselbandläsion, Thieme-Verlag, Stuttgart New York
2. Schneider PG (1962) Differtialdiagnose und Differentialtherapie der sog. Fußgelenksdistorsion. Sportart 12:135
3. Vaes P et al (1985) Comparative radiologic study of the influence of ankle joint bandages on ankle stability, in The American Journal of Sports medicine, Vol 13, No 1
4. Zwipp H (1986) Die antero-laterale Rotationsinstabilität des oberen Sprunggelenkes im Heft zur Unfallheilkunde, Springer-Verlag, Berlin Heidelberg New York

Laterale Instabilität des oberen Sprunggelenkes – Ergebnisse nach Watson-Jones-Plastik

N. Fohler und D. Corbeck

Orthop. Abt., St. Willibrord-Spital, Emmerich

Verletzungen des Bandapparates am Außenknöchel stellen ein großes Kontingent im sporttraumatologischen Krankengut dar. Wenn es sich auch in einer Vielzahl der Fälle um harmlosere „Verstauchungen" handelt, muß dennoch stets an das Vorliegen einer ausgedehnten Bandläsion gedacht werden. Infolge unzureichender Diagnostik und ungezielter Therapie kommt es leider relativ häufig zur Ausbildung einer chronischen lateralen Instabilität.

Die betroffenen Patienten klagen über Unsicherheitsgefühl und Umknickneigung, die bei Sportlern zu einer deutlichen Beeinträchtigung des Leistungsvermögens, nicht selten auch zur Sportunfähigkeit führen. Objektiv imponieren eine vermehrte supinatorische Aufklappbarkeit sowie die „Talusschublade" gegenüber der gesunden Seite. Mitunter läßt sich eine kleine Lücke vor dem Außenknöchel tasten. Beweis ist letztlich die Röntgenuntersuchung: Ap- und Seitaufnahme im Halteapparat bei standardisierten Druckwerten von 25 kp (Noesberger). Auf diese Weise erhält man reproduzierbare Bilder; Fehler durch Messen mit unterschiedlichem Kraftaufwand, wie sie beim manuellen Halten auftreten, können hierdurch vermieden werden.

Chronische Instabilitäten sind gekennzeichnet durch eine laterale Aufklappbarkeit zwischen Talus und distaler Tibia von mehr als 10° im ap-Strahlengang sowie eine Subluxationsstellung beider Knochen von mehr als 7 mm in der seitlichen Aufnahme (Talusschublade). Vergleichsaufnahmen der gesunden Seite fertigen wir aus Strahlenschutzgründen nicht routinemäßig an; es bleibt jedoch darauf hinzuweisen, daß auch an relativ bandlaxen gesunden Gelenken vermehrte Aufklappwinkel vorhanden sein können; in diesen Fällen ordnen wir dann Vergleichsaufnahmen an. Bei entsprechenden Beschwerden sowie klinisch und röntgenologisch nachgewiesener fibularer Instabilität ist die Indikation zur operativen Bandplastik gegeben.

In der Literatur finden sich zahlreiche Operationsverfahren zur Stabilisierung des oberen Sprunggelenkes. *Huggler* hat 1982 diese in 5 Gruppen einzuteilen versucht:
1. Direkte Vereinigung der zerrissenen Bandstrukturen durch Naht;
2. Direkte fibulare Bandplastiken mit autologer Plantaris-longus-Sehne (Weber), mit Achillessehne (Stoeren) oder Fascia lata (Rosendahl-Jensen u. a.);
3. Indirekte Plastiken mit Fascienstreifen (z. B. Lange) oder mit Korium (Müller und Gschwend, Schreiber);
4. Tenodesen unter Verwendung der Peronaeus-brevis- oder Longus-Sehne (Watson-Jones, Hambley, Evans etc.);
5. Muskelaktivierte dynamische Seitenbandersatzplastiken.

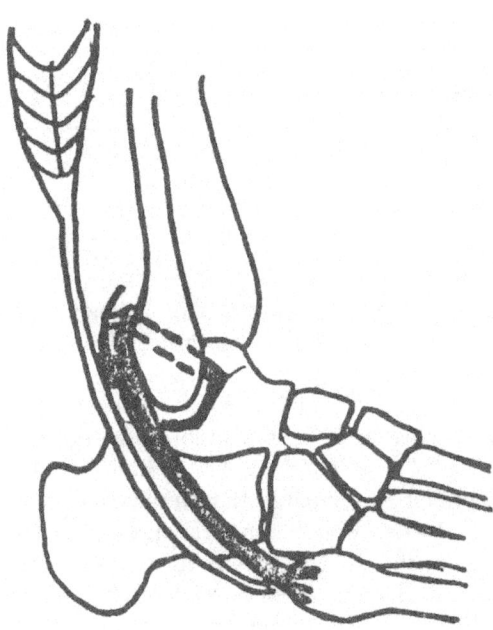

Abb. 1. Technik der Watson-Jones-Plastik

Leonhard wies bereits 1949 darauf hin, daß die Stabilität des oberen Sprunggelenkes im wesentlichen auf der Suffizienz des Ligamentum fibulotalare anterius beruhe.

Seit Ende 1975 praktizieren wir an der Orthopädischen Abteilung des Krankenhauses Emmerich bei veralteten fibularen Bandverletzungen die Watson-Jones-Plastik, d. h. die Tenodese unter Verwendung der Peronaeus-brevis-Sehne (Abb. 1). Hierbei wird die Sehne vom Außenknöchel nach proximal freipräpariert und an ihrem Übergang in den Muskel abgetrennt. Die Peronaeus-brevis-Sehne wird zunächst etwa 2 cm cranial der Außenknöchelspitze durch einen Bohrkanal horizontal von dorsal nach ventral durch die Fibula und dann unter Spannung in vertikaler Richtung durch einen zweiten Bohrkanal im Talus geführt; sie wird um die Außenknöchelspitze herumgezogen und abschließend dorsal der Fibula mit sich selbst vernäht. Die postoperative Ruhigstellung erfolgt zunächst für 2 Wochen in einer Unterschenkelgipsschale, nach Wundheilung legen wir einen Unterschenkelgehgips für 4 Wochen an. Die Patienten werden von uns angehalten, zu Hause häufig Umlagerungs- und Muskelkräftigungsübungen durchzuführen. Nach der stationären Wiederaufnahme und der Gipsabnahme wird das Hauptaugenmerk auf eine gezielte krankengymnastische Behandlung gelegt, um eine frühestmögliche Bewegungsfreiheit im betroffenen Sprunggelenk zu erreichen, die Peronealmuskulatur zu kräftigen und die Bandplastik allmählich auf extreme Beanspruchung zu trainieren. Außerdem wird eine Schuhzurichtung im Sinne einer Außenranderhöhung von 5 mm rezeptiert.

Bis Ende 1985 haben wir bei uns 26 Fibularis-brevis-Plastiken nach Watson-Jones durchgeführt (25 Patienten/1 × beidseitig!) (Tabelle 1). Bei einer Patientin mit Athetose double bzw. Spastik wurde in gleicher Sitzung eine Tibialis anticus-Verlagerung vorgenommen. Im Sommer 1986 konnten wir 19 Sprunggelenke, das

Tabelle 1. Watson-Jones-Plastiken 1975–1985

N = 26	♂ = 6 31,6%
NU = 19 73%	♀ = 13 68,4%

Alter zwischen 16 und 42 Jahren (Durschnitt 24,3 Jahre)
NU-Zeitraum zwischen 9 Monaten und 10,5 Jahren (Durchschnitt 4,2 Jahre)

sind 73%, nachuntersuchen; 4 Patienten waren unbekannt verzogen, die anderen wollten oder konnten unserer Einladung zur Nachuntersuchung keine Folge leisten. Von den Nachuntersuchten waren 6 Männer und 13 Frauen. Bei einem Durchschnittsalter von 20,3 Jahren war der jüngste operierte Patient 16 und der älteste 42 Jahre alt. Der Operationszeitpunkt lag zwischen 9 Monaten und 10,5 Jahren zurück (im Mittel 4,2 Jahre). Bei 6 Patienten war es während der Sportausübung primär zur fibularen Bandverletzung gekommen.

Zu den Komplikationen: In einem Fall kam es zu einer Sensibilitätsstörung im Bereich des Außenknöchels bzw. lateralen Mittelfußes, die sich nicht vollständig zurückbildete. In einem anderen Fall wurde die Tenodese mit der Fibularis-longus-Sehne vorgenommen; eine Reoperation einige Monate später erbrachte dann jedoch ein gutes Endresultat. Einmal wurde nach einer Fibularis-brevis-Plastik nochmals ein plastischer Eingriff erforderlich, nachdem die junge Patientin ein erneutes Supinationstrauma beim Sport erlitten hatte. Schließlich wurde einer unserer Patienten in einem anderen Krankenhaus wegen habitueller Distorsionen bzw. zu großer Gelenkmobilität reoperiert – ebenfalls mit gutem Endresultat.

Anläßlich der Nachuntersuchung wurden die Patienten bezüglich Schmerzen, Schwellneigung und Stabilitätsgefühl im operierten Gelenk, vor allem aber hinsichtlich Einschränkung der körperlichen und sportlichen Aktivität befragt (Tabelle 2). Ferner sollten die Untersuchten eine subjektive Beurteilung des Operationsergebnisses angeben. Ihre frühere volle Sportfähigkeit erreichten 12 der Nachuntersuchten, während 5 den Sport mit leichten Einschränkungen ausüben konnten. Lediglich 1 Patient war mit dem Behandlungserfolg unzufrieden: Im Laufe der Jahre hatten sich mäßige arthrotische Veränderungen am oberen Sprunggelenk eingestellt; zunächst war er nach der Operation 5 Jahre beschwerdefrei gewesen. Alle anderen waren zumindest „besser als präoperativ".

Folgende objektivierbaren Kriterien wurden geprüft: Sprunggelenksfunktion (aktive Pronation im Vergleich zur gesunden Seite, passive Beweglichkeit bzw. klinische Stabilität), Sensibilitätsstörungen und Gelenkstabilität durch gehaltene Röntgenaufnahmen in 2 Ebenen einschließlich Beurteilung der eingetretenen

Tabelle 2. Subjektive Beurteilung des Operationsergebnisses

Sehr zufrieden	9	47,4%
Zufrieden	6	31,6%
Besser als präoperativ	3	15,8%
Unzufrieden	1	5,2%

Tabelle 3. Beurteilungskriterien: Sehr gut – gut – mäßig – schlecht

Sehr gut	Subjektiv stabil Keine Schmerzen Sportlich aktiv Sehr zufrieden OSG und USG normal beweglich	
	Radiologisch	<6° Aufklappbarkeit <4 mm Schublade
Gut	Subjektiv stabil Ab und zu leichte Schmerzen Sportlich aktiv Zufrieden Leichte Bewegungseinschränkung im OSG und/oder USG	
	Radiologisch	<10° Aufklappbarkeit <7 mm Schublade
Mäßig	Leichte subjektive Instabilität Belastungsschmerzen Sportlich aktiv Besser als präoperativ Bewegungseinschränkung im OSG und/oder USG	
	Radiologisch	>10° Aufklappbarkeit >7 mm Schublade
	Leichte Arthrose	
Schlecht	Habituelle Distorsion Schmerzen Nicht sportlich aktiv Unzufrieden Erhebliche Bewegungseinschränkung im OSG und/oder USG Radiologisch instabil Artrhose	

umformenden Gelenkveränderungen; daneben wurden selbstverständlich Schwellungen, Druck- und Bewegungsschmerzen registriert.

In Anlehnung an *Raaymakers et al.* stellten wir nun 4 Gruppen nach subjektiven und objektiven Kriterien zusammen, um zu einer Gesamtbeurteilung zu kommen (sehr gut – gut – mäßig – schlecht) (Tabelle 3). Wie Sie aus den Tabellen ersehen, wurden z. B. Patienten mit geringem Bewegungsverlust und einer radiologischen Instabilität von weniger als 10° in der ap – sowie von weniger als 7 mm in der seitlichen Aufnahme der Gruppe „gut" zugeordnet. In der Gruppe „mäßig" finden wir z. B. leichte Instabilität und Belastungsschmerzen, im Röntgenbild eine Aufklappbarkeit von mehr als 10° im ap-Strahlengang sowie eine Talusschublade von mehr als 7 mm. Bei 5 Patienten (26,3%) konnten wir eine leichte Schwächung der Pronation von weniger als 5° beobachten.

Nach den hier vorgelegten Kriterien waren die Resultate in knapp 95% sehr gut und gut, in der Mehrzahl sogar sehr gut! (Tabelle 4).

Tabelle 4. Resultate unserer Watson-Jones-Plastiken

Sehr gut	10	52,6%
Gut	8	42,2%
Mäßig	1	5,2%
Schlecht	0	
	n = 19	

In *allen* Fällen konnte eine Besserung der Stabilität erzielt werden. Das Bewegungsausmaß (Plantarflexion max. $-5°$) war nur in wenigen Fällen unwesentlich eingeschränkt. Ferner konnten wir bei diesen Patienten arthrotische Veränderungen oder eine Zunahme dieser nach Watson-Jones-Plastik nicht ausmachen. Als „mäßig" wurde von uns der vorher bereits erwähnte Patient eingestuft, der nach der Operation zunächst 5 Jahre lang beschwerdefrei gelaufen ist; jetzt geklagte Belastungsschmerzen, Instabilitätsgefühl (subtalar?) und Arthrosezeichen im Röntgenbild machten diese Zuordnung erforderlich. Mit dem geschilderten Verfahren zur Behandlung und der chronischen fibularen Instabilität konnte somit praktisch ausnahmslos ein zumindest akzeptables Endresultat erzielt werden.

Literatur

1. Huggler AH (1982) Laterale dynamische Bandplastik am oberen Sprunggelenk. Int Symposium über spezielle Fragen der orthopädischen Chirurgie, Luzern
2. Leonard MH (1949) Injuries of the lateral ligament of the ankle. J Bone Jt Surg 31-A: 373
3. Raaymakers E, Postma JH, van Gulik TH, Marti R (1982) Instabilität des oberen Sprunggelenkes – Technik und Resultate der Bandplastik nach Weber. Int Symposium über spezielle Fragen der orthopädischen Chirurgie, Luzern

Technik und Aussagewert der Arthrographie des oberen Sprunggelenks bei Distorsionsverletzungen

R. Jäger

Aus dem sportwissenschaftlichen Institut der Hochschule Hildesheim
(Direktor: Prof. Dr. U. Nickel) Lehrbereich Sportmedizin Dr. R. Jäger

Ziel aller diagnostischen Maßnahmen bei Distorsionsverletzungen des oberen Sprunggelenkes (OSG) ist die exakte Aufdeckung aller Schädigungsfolgen an Gelenkkapsel und Bandapparat. Häufig zeigt sich aber trotz deutlicher klinischer Symptomatik auf den gehaltenen Röntgenaufnahmen keine wesentliche Instabilität. Als Folge wird auf unexakte Diagnosen wie „Bänderzerrung" und, bei dezenter Instabilität, „Bänderdehnung" zurückgegriffen. In diese diagnostische Grauzone kann die Arthrographie mehr Klarheit bringen.

Die Technik der Kontrastmittelarthrographie des oberen Sprunggelenks: Für die Punktion des OSG liegt der optimale Zugangsweg lateral der Sehne des M. Tibialis Anterior knapp distal des getasteten Gelenkspalts ohne Durchstechung von Sehnen. Eine Nadel mit 0,7 mm Durchmesser (Nr. 12) ist ausreichend auch zur Punktion des Hämarthros. Nach LA ist der Einstich etwas von proximal nach distal auf die Talusgelenkfläche gerichtet unterhalb der Tibia-Vorderkante. Nach Erreichen des Talusknorpelbelags wird passiv der Fuß gehoben, die Gelenkkapsel nimmt die Nadelspitze mit und sie gleitet zwischen Talus und Tibia. Nach Punktion des Hämarthros werden 1,5 ccm 60%iges Kontrastmittel injiziert. Nach Herausziehen der Nadel bewegt der Pat. für 30 Sek. das OSG, dann werden Röntgenbilder ap und seitlich angefertigt, gegebenenfalls 45°-Schrägaufnahmen oder Bilder unter Varusdruck und in vorderer Schublade gehalten.

Bei intaktem Gelenk zeigt die Kontrastmittelarthrographie die Recessus scharf und glatt begrenzt, ap die glatte Knorpelfläche auch an den Taluskanten (Abb. 1).

Auch bei nur geringer Instabilität auf gehaltenen Aufnahmen ist sehr häufig lateral am Außenknöchel Kontrastmittelaustritt als Beweis eines Kapsel-Band-Teilrisses auszumachen. Je nach Rißverlauf in der Kapsel können Gelenknebenräume wie die Sehnenscheiden der MN. Peronaei, M. Tibialis Posterior oder M. Flexor Hallucis Longus mit Kontrastmittel angefüllt sein (Abb. 2). Auch Kontrastmittelübertritte ins untere Sprunggelenk zeigen die Ausdehnung des Kapsellecks ohne wesentliche Instabilität (Abb. 3). Immer läßt sich mit der Arthrographie die Knorpelfläche des Talus gut beurteilen und eine traumatische Knorpelschädigung ausschließen.

Der normale Befund der Arthrographie des OSG ist offensichtlich variantenreich. Im Schrifttum werden Auffüllungen vieler benachbarter Sehnenscheiden wie Kontrastmittelübertritte in das hintere untere Sprunggelenk auch ohne Trauma beschrieben. Allerdings darf ein Austritt des Kontrastmediums in die Weichteile als sicheres Zeichen für ein traumatisches Kapselleck angesehen werden. Leider läßt

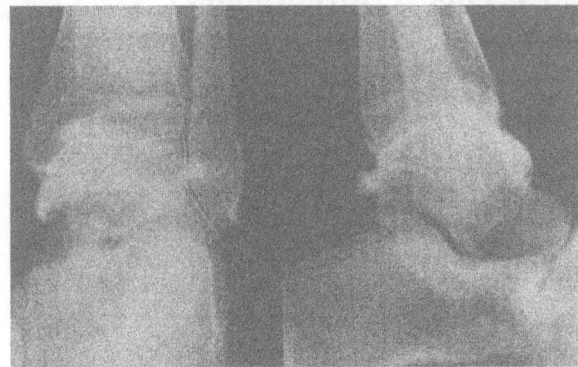

Abb. 1. Kontrastmittelarthrographie. Normaler Befund

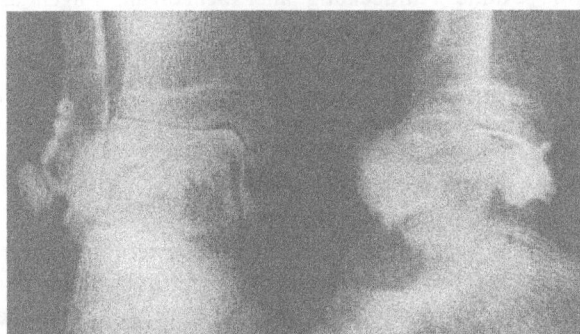

Abb. 2. Kapsel-Leck ohne Instabilität

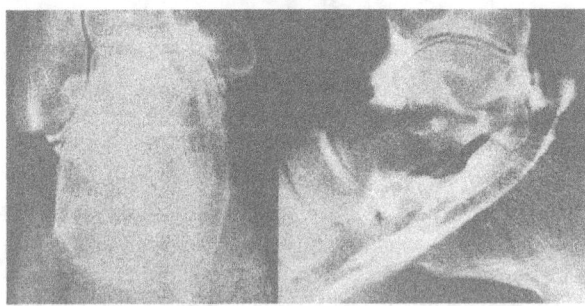

Abb. 3. Arthrogramm

sich der eigentliche Riß nicht selektiv darstellen. Die Austrittsmenge hängt mehr von Auffüllungsmenge und Injektionsdruck ab als von der Größe des Defekts.

Welchen Zuwachs an Information kann die Arthrographie nun zur Diagnosestellung beisteuern?

Auf keinen Fall gibt sie eine Hilfe bei der Entscheidung über operatives oder konservatives Vorgehen. Neben grundsätzlichen Erwägungen spielt hierfür nur das Ausmaß der Instabilität eine Rolle. Nur in speziellen Fällen wie bei der Abklärung der Frage nach traumatischen Knorpelscherfrakturen oder freien Gelenkkörpern kann sie auch diese Entscheidung beeinflussen.

Dennoch bringt die Kontrastmitteldarstellung mehr Klarheit für die Diagnose. Eine Auswertung von 138 Arthrographien aus einem Zeitraum von 4 Jahren brachte in 134 Fällen = 97% den Nachweis von pathologischem Kontrastmittelaustritt, obwohl nur bei einem kleineren Teil geringe oder ausgedehnte Instabilitäten auf gehaltenen Aufnahmen zu erkennen waren. Ein Teilriß des Bandapparates anterolateral muß nicht zwangsläufig ein Aufklappen des Gelenks oder eine vordere Schublade in den Standardaufnahmen zeigen. Hier hilft die Arthrographie eindeutig, die Verlegenheitsdiagnosen „Bänderzerrung" und „Bänderdehnung" zu vermeiden, dies zugunsten der pathologisch-anatomisch korrekten Fehlstellung einer Teilruptur des Kapselbandapparates ohne oder mit geringer Instabilität. Damit könnte manche unterdimensionierte Salbenverbandstherapie bei genauer Kenntnis des mehr Respekt heischenden Bänderschadens zugunsten einer kunstgerechten Behandlung ersetzt werden, z. B. durch eine vorübergehende Ruhigstellung und Stützung mit Gips-, Zinkleim- oder Tapeverband und Entlastung und Schonung des Gelenks bis zur Heilung.

Literatur

1. Beyer W (1963) Die Arthrographie des oberen Sprunggelenkes. Sportarzt 14:38
2. Dietschi C, Zollinger H (1973) Beitrag zur Diagnostik der lateralen Bandverletzungen des oberen Sprunggelenkes. Z Orth 11: 724–731
3. Fordyce AJW, Horn CV (1972) Arthrography in Recent Injuries of the Ligaments of the Ankle. J Bone Jt Surg 54-B: 116–122
4. Freeman MAR (1965) Treatment of Ruptures of the Lateral Ligament of the Ankle. J Bone Jt Surg 47-B: 661–685
5. Gillespie HS, Boucher P (1971) Watson-Jones Repair of Lateral Instability of the Ankle. J Bone Jt Surg 53-A: 920–924
6. Gordon JB (1970) Arthrography of the Ankle Joint. J Bone Jt Surg 52-A: 1623–1631
7. Jäger R (1980) Distorsion des Sprunggelenks. Ein Schema zur Diagnostik und Therapie bei fibularen Bandschäden. Sportmedizin Georg Thieme-Verlag, Stuttgart
8. Jäger R (1980) Ein Konzept zur Diagnostik und Behandlung bei Sprunggelenksdistorsionen. Orth Praxis 12/80, 16. Jg
9. Jäger R, Ulrich HW (1983) Der Wert der Arthrographie in der Diagnostik von Bandverletzungen des oberen Sprunggelenkes. Bandverletzungen am Schulter-, Knie- und Sprunggelenk, Schnetztor-Verlag, Konstanz
10. Lüning M, Krupp I, Biedermann F (1969) Erfahrungen mit der Sprunggelenksarthrographie zum Nachweis älterer Bandläsionen. Beitr Orthop Traum 16: 29–33
11. Noesberger B (1976) Ein Halteapparat zum differenzierten Nachweis der fibularen Bandläsion. Helv Chir Acta 43: 192–203
12. Plaue R (1968) Die Diagnostik der lateralen Kapselbandschäden des oberen Sprunggelenkes. Arch orthop Unfall-Chir 63: 135–152
13. Rezek J (1958) Die Arthrographie. Fortschr Röntgenstr 89: 319–330

Probleme am Stütz- und Bewegungsapparat bei Dauerläufern in Abhängigkeit vom Training (Ergebnisse einer fünfjährigen Verlaufsstudie)*

H.-Ch. Heitkamp, D. Jeschke, A. Bern, K. Baur und G. Schmid

Zentrum Innere Medizin, Abteilung Sportmedizin der Universität Tübingen

Nach epidemiologischen Studien an Dauerläufern, die auf Befragungen nach Beschwerden und Verletzungen im zurückliegenden Trainingsjahr beruhen, stellt die Quantität des Trainings die Hauptursache von Problemen am Stütz- und Bewegungsapparat dar [5, 6]. Systematische klinische Untersuchungen, in denen dem Einfluß von Trainingsvariablen: Trainingsdauer in Jahren, wöchentliche Kilometerleistung, Häufigkeit, Zeitaufwand und Trainingsqualität über mehrere Jahre nachgegangen wurde, sind uns nicht bekannt. Wir griffen diese Fragestellung in einer fünfjährigen Verlaufsstudie auf.

Probanden und Methode

158 zwischen 25 und 45 Jahre alte Dauerläufer wurden regelmäßig in jährlichen Abständen untersucht. Die Trainingsvariablen wurden bei der ersten Untersuchung erfragt, bei den folgenden aus Trainingsprotokollen entnommen. Beschwerden und Befunde am Stütz- und Bewegungsapparat wurden im Rahmen einer eingehenden klinischen Diagnostik erhoben. Ausgewertet wurden
1. die Beschwerdeinzidenz,
2. die Häufigkeit von krankhaften, überlastungsbedingten, posttraumatischen und degenerativen Befunden, wobei mehrere Diagnosen bei einem Probanden vorliegen konnten.

Folgende, besonders häufige Krankheitsbilder wurden gesondert dargestellt: Achillodynie, Chondropathia patellae und degenerative Wirbelsäulenveränderungen.

Ergebnisse

Um den Effekt der Trainingsdauer zu überprüfen, wurden die Läufer nach den Erstangaben in 5 Laufdauergruppen unterteilt (Abb. 1). Im Beobachtungszeitraum nahm die Beschwerdehäufigkeit in der Tendenz bei allen ab. Die Pathologikahäufigkeit bei den mehr als drei Jahre Laufenden war schon zu Beginn erhöht. Bei allen

---

* Mit Unterstützung des Bundesinstituts für Sportwissenschaft, Köln

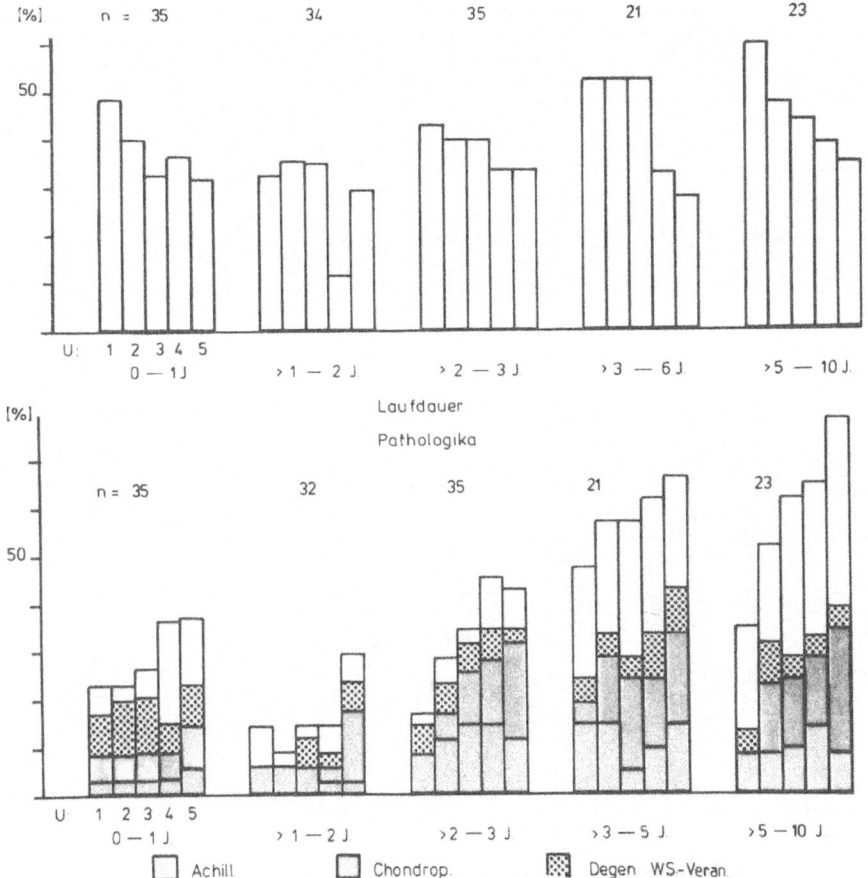

Abb. 1. Inzidenz von Beschwerden (oben) sowie Häufigkeit von Pathologika (unten) in Abhängigkeit von der Laufdauer in Jahren. U: Untersuchung. Achill.: Achillodynie. Chondrop: Chondropathia patellae. Degen. WS-Verän.: Mit Beschwerden einhergende degenerative Wirbelsäulenveränderungen

Gruppen konnte ein mehr oder weniger deutlicher Anstieg beobachtet werden. Hervorzuheben ist die Zunahme der Chondropathia patellae.

Um den Einfluß der Kilometerleistung/Woche zu untersuchen, wurden Quintilen auf Grund der Protokolldaten im 2. Durchgang gebildet (Abb. 2). Die durchschnittliche Kilometerleistung nahm in den ersten 4 Quintilen zu, beim letzten gering ab. Die Beschwerdehäufigkeit war bei den bis 25 km Laufenden durchschnittlich größer und blieb nahezu konstant gegenüber umfangreicher Trainierenden, bei denen sie im Verlauf abnahm. Ausgehend von in etwa gleicher Pathologikahäufigkeit im 2. Durchgang fand sich eine deutliche Zunahme bei den bis 25 km Trainierenden, wobei die der Chondropathia patellae besonders auffiel.

Auch für die Beurteilung der Trainingshäufigkeit/Woche wurde eine Quintileneinteilung nach den Daten des 2. Durchgangs vorgenommen (Abb. 2). Bis auf das erste Quintil änderte sich die Häufigkeit des Trainings wenig. Während die

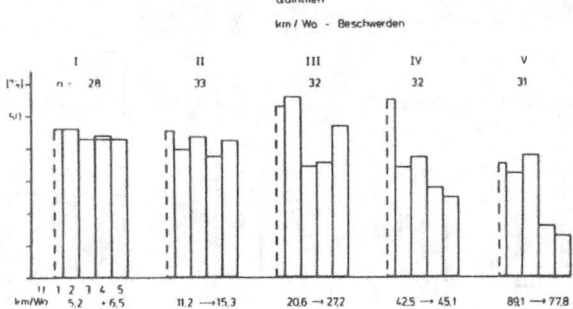

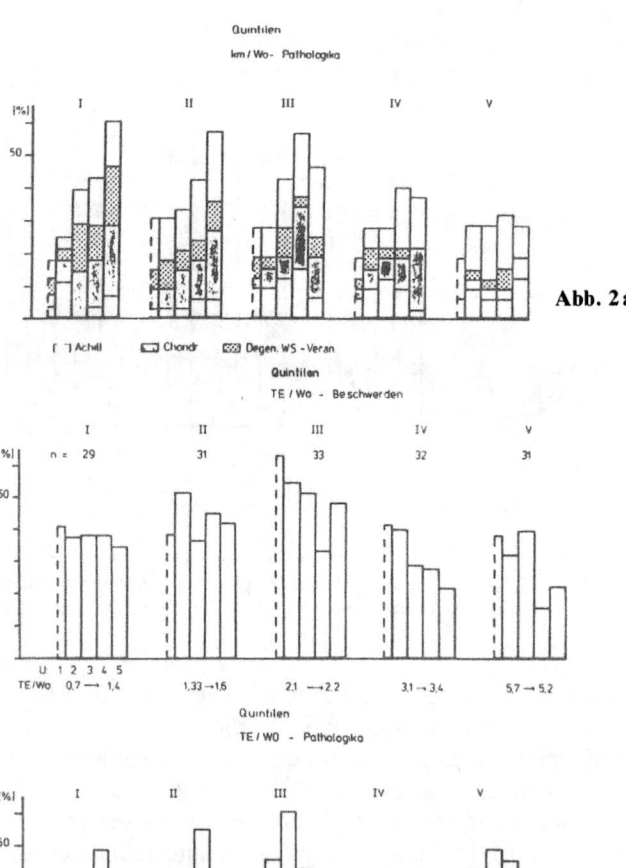

Abb. 2a

Abb. 2b

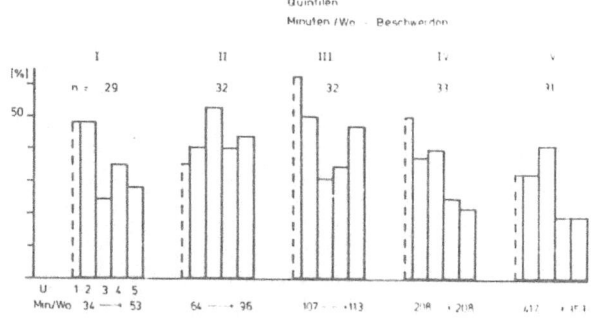
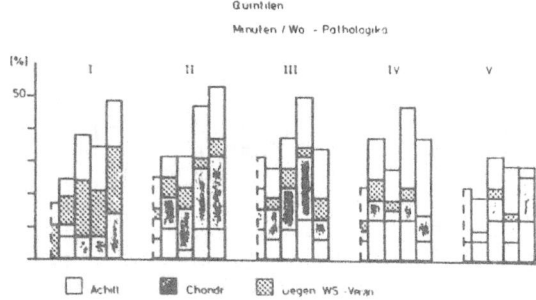

Abb. 2c

Abb. 2a–c. Inzidenz von Beschwerden, sowie Häufigkeit von Pathologika in Abhängigkeit von wöchentlichen Kilometerleistungen, der Trainingshäufigkeit und dem Zeitaufwand in Minuten/Woche

Beschwerdehäufigkeit bei den mehr als zweimal Trainierenden zurückging, blieb sie in den ersten 3 Quintilen nahezu konstant. Die gesamte Pathologikahäufigkeit stieg bei den gering Trainierenden deutlich an. Achillodynien nahmen mit häufigerem Training zu. Chondropathia patellae war bei den geringer Trainierenden eher häufiger vertreten. Wirbelsäulenprobleme standen bei dem ersten Kollektiv im Vordergrund. In den Quintilen, eingeteilt nach Zeitaufwand in Minuten/Woche, war im Durchschnitt eine Trainingsverlängerung in den ersten beiden zu errechnen (Abb. 2). Die Beschwerdehäufigkeit war bei den bis zu 2 Stunden Laufenden größer als bei den umfangreicher Trainierenden. Sie blieb bei diesen Läufern in etwa konstant, nahm bei denen des 4. und 5. Quintils ab. Bei den Pathologika zeigte sich wiederum eine deutliche Zunahme innerhalb der ersten 3 Kollektive und eine gleichbleibende Häufigkeit bei den übrigen. Im ersten Quintil dominierten Wirbelsäulenprobleme, im 2. und 3. Chondropathia patellae, im 4. und 5. Achillodynien.

Um Informationen über den Einfluß eines qualitativ unterschiedlichen Trainings zu gewinnen, wurden die Läufer in drei Gruppen eingeteilt: Jogger, 5-/10000 m - und Marathonläufer (Abb. 3). Die Jogger wiesen nur ein Drittel bis ein Viertel des Trainingsumfangs der Wettkämpfer auf. Alle Läufer zeigten eine Abnahme der Beschwerden. Am geringsten wurden sie von Marathonläufern angegeben. Bei 5-/10000-m-Läufern waren auffällig häufig Achillodynien, bei Joggern krankhafte Wirbelsäulenveränderungen und bei beiden Chondropathia patellae zu beobachten.

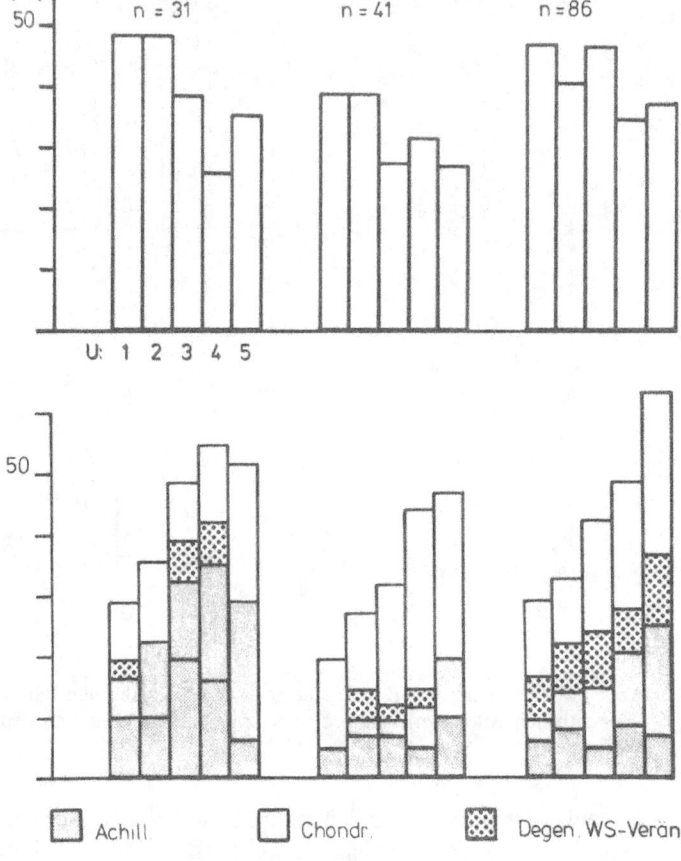

Abb. 3. Inzidenz von Beschwerden (oben) und Häufigkeit von Pathologika (unten) von 5-/10 000-m-, Marathonläufern und Joggern. Abkürzungen vgl. Legende von Abb. 1

Diskussion

Als markantes Ergebnis gegenüber epidemiologischen Studien [5, 6] kristallisierte sich heraus, daß mit großem Lauftrainingsumfang nicht zwangsläufig eine hohe Beschwerde- und Pathologikahäufigkeit verbunden ist. Vielmehr zeigte sich, daß bei bis 25 km, bis zweimal und bis zu 2 Stunden pro Woche Trainierenden eine gleich hohe Beschwerdeinzidenz wie bei umfangreicher Trainierenden vorlag, die im Gegensatz zu den viel Laufenden nicht abnahm.

Auch die Pathologikahäufigkeit war entgegen der Erwartung bei viel Trainierenden nicht höher. Bei den gering Trainierenden nahm sie im Verlauf deutlich zu, wobei man bei ihnen die Trainingssteigerung vor allem hinsichtlich Häufigkeit und Zeit berücksichtigen muß. Der Laufdauer in Jahren kommt gegenüber den Trainingsvariablen Kilometerleistung, Häufigkeit und Zeitaufwand/Woche nach unseren Ergebnissen eine untergeordnete Bedeutung zu. Die beobachtete große Häufigkeit von Pathologika bei langjährig Laufenden kann durch früher schlechtes Schuhwerk und fehlendes Wissen im Trainingsaufbau erklärt werden.

Eine Ursache für die diskrepanten Befunde zwischen umfangreich und gering Trainierenden ist in einem in Umfang und Dauer zu geringem Training zu vermuten, wodurch trotz mehrjährigen Trainings Reizschwellen für Adaptationen an bradytrophen Geweben nicht überschritten werden. Weiter spielen auch heute inadäquate Ausrüstung, fehlende Ausgleichsgymnastik und mangelhafte Trainingsgestaltung eine Rolle [1, 3, 4, 8]. Auf letzteres weist der Vergleich zwischen 5-/10000-m- und Marathonläufern hin. Mit Wahrscheinlichkeit ist die Schnelligkeit ein Faktor, der zu Überlastungsbeschwerden im Achillessehnenbereich und auch zur Chondropathia patellae führt [2, 7]. Insgesamt weisen unsere Befunde auf die zwingende Notwendigkeit einer optimalen Trainingsgestaltung vor allem für Jogger hin.

Literatur

1. Brody DM (1980) Running injuries. Clin Symp 32: 1–36
2. Clement DB, Taunton JE, Smart GE, McNicol KL (1981) A survey of overuse running injuries. Physician and Sportsmedicine 9: 47–58
3. Hille E, Zürcher K (1983) Das Beschwerdebild des Joggers. In: Sport: Leistung und Gesundheit, Demeter Köln
4. James SL, Bates BT, Osternig LR (1978) Injuries to runners. Am J Sports Medicine 6: 40–58
5. Koplan JP, Powell KP, Sikes RK, Shirley RW, Campbell CC (1982) An epidemiologic study of the benefits and risks of running. JAMA 48: 3118–3121
6. Marti B, Abelin T, Schoch O (1986) Zur Epidemiologie laufbedingter Beschwerden bei Joggern. Schweiz Med Wschr 116: 603–608
7. Newell SG, Bramwell ST (1984) Overuse injuries to the knee in runners. Physician and Sportsmedicine 12: 80–92
8. Sperryn PN, Restan L (1984) Podiatry and the sports physician. In: Bachl, Prokop and Suckert (eds): Current Tropics in Sports Medicine, 930–940, Baltimore, Urban & Schwarzenberg

Isolierte Innenbandrupturen am Knie – operative oder konservative Therapie

V. Bühren, H. Seiler, H. Niemeyer und M. Potulski

Chirurgische Universitätsklinik Homburg/Saar, Abt. Unfallchirurgie
(Direktor: Prof. Dr. med. O. Trentz)

Die gängigen Therapieprinzipien zur Behandlung der kompletten Innenbandruptur umfassen das ganze Spektrum der operativen und konservativen Möglichkeiten. In eine retrospektive vergleichende Studie der in den Jahren 1974 bis 1984 behandelten Fälle wurden nur Innenbandverletzungen einbezogen, die die Charakteristika der Grad III-Verletzung nach Fetto aufwiesen. Diese wurden als mindestens 2±-Instabilität in Bewegung präzisiert. Es wurden nur Fälle in die Studie aufgenommen, deren Behandlungsbeginn innerhalb 2 Wochen nach Trauma lag.

Ausschlußkriterien bildeten neben den knöchernen Ausrißverletzungen vor allem sonstige Bandläsionen und hier insbesondere solche des vorderen Kreuzbandes, die diagnostisch als arthroskopische Läsionen oder vordere Instabilität vorzugsweise im Lachmann-Test erkannt wurden. Chronische Instabilitäten wurden nicht aufgenommen, wenn sich z. B. ein positives Pivot Shift-Phänomen zeigte. Das wesentliche diagnostische Management bestand in allen Fällen in einer Narkoseuntersuchung, weiterhin der Arthroskopie, gehaltene Röntgenaufnahmen wurden nicht angefertigt.

Insgesamt wurden 115 Patienten mit Innenbandrupturen behandelt, von denen 77 nachuntersucht werden konnten. 55 Fälle wurden operativ behandelt – im folgenden als Serie A bezeichnet – jeweils 30 Fälle wurden konservativ immobilisiert – Gruppe B – oder funktionell – Gruppe C – therapiert. Die Gruppenzuteilung erfolgte nicht randomisiert, der weit überwiegende Teil der operierten Fälle stammt aus der Zeit vor 1982.

Bei den operativen Fällen fanden sich die Verletzungslokalisationen am Innenband vorwiegend proximal. Lediglich 3mal waren Bandlefzen stärker disloziert und in das Gelenk eingeschlagen, eine Situation, die nach verschiedenen Autoren wie Clayton und Jack eine funktionelle Wiederherstellung ausschließt.

Im typischen Fall lag bei der Grad III-Verletzung eine mäßige, oft auch seröse Ergußbildung vor. Hierin wurde eine Indikation zur Arthroskopie gesehen, so daß 90% der konservativ behandelten Serien derartig diagnostiziert wurden. Dabei fanden sich keine Knorpelschäden, von 5 Meniskusverletzungen wurden 3 arthroskopisch diagnostiziert. 4 lagen in der Par vasculosa und konnten refixiert werden.

Die operativen Fälle wurden entsprechend der gesamten Serie A für 6 Wochen im Gipstutor in 20 Grad Beugestellung ruhiggestellt. Die konservative Behandlung bestand in der Serie B in einer 5- bis 6wöchigen konsequenten Gipsruhigstellung im Tutor. In Serie C wurde nach Abklingen der akuten Schmerzhaftigkeit funktionell unter Entlastung an Krücken bis etwa zur 6. Woche behandelt. 86% aller Patienten

Tabelle 1. Allgemeine Kriterien

	A	B	C
Alter bei Unfall (Jahre)	26,3	28,5	25,5
Männer (%)	83	87	82
Sportunfall (%)	50,4	46,3	50,0
Arbeitsunfall (%)	20,5	18,3	26,3
Arbeitsunfähigkeit (Wochen)	9,4	8,1	9,0

durchliefen eine krankengymnastische Rehabilitation von durchschnittlich 4 Wochen Dauer in allen 3 Serien. Diese bestand zunächst in isometrischen, später auch isotonischen Übungen unter Betonung der ischiocruralen Muskulatur und des M. vastus lateralis.

Komplikationen traten vorwiegend in Serie A postoperativ auf. 3 Infekte, davon ein tiefer mit schlechtem Ergebnis sowie 2 tiefe Venenthrombosen waren zu beobachten. In Serie B kam es ebenfalls zu einer Unterschenkelvenenthrombose. An Korrektureingriffen waren in Serie A eine Arthrolyse und 2 sekundäre Operationen wegen peripatellärem Schmerzsyndrom mit Chondromalazie der Patella notwendig. In Serie B mußte eine sekundäre Bandplastik vorgenommen werden.

Der Vergleich der allgemeinen Kriterien, wie Alter, Geschlecht und Unfallursache zeigt keine wesentlichen Unterschiede in den Serien. Klassifikation und zusammenfassende Beurteilung erfolgten nach dem Punktschema von Marshall unter Einbeziehung subjektiver, funktioneller, lokaler und objektiver stabilitätsbezogener Kriterien. Letzteres hat die höchste Wertigkeit.

Betrachtet man einzelne Kriterien, wie Beweglichkeit und Muskelkraft, so zeigt sich ein etwas günstigeres Ergebnis für die konservative Gips-, vor allem jedoch für die funktionelle gegenüber der operativen Therapie. Eine umgekehrte Tendenz ergibt sich für die Stabilitätsprüfung. Nur wenige Gelenke waren vollständig valgusstabil, die 1+, in Serie C auch 2±-Instabilität in Beugung waren die Regel. Die Sportfähigkeit – dies betraf fast ausschließlich Fußball – war relativ häufig eingeschränkt. Aber auch hier schneidet Serie A zumindest nicht günstiger ab.

Zusammenfassend ergeben sich im Gesamtergebnis keine signifikanten Unterschiede innerhalb der Vergleichsserien. Etwa 70% der Patienten werden jeweils als gut und 5 bis 6% als schlecht eingestuft. Bedenkt man jedoch die zwar seltenen, aber gravierenden postoperativen Komplikationen und rechnet weiterhin den Kostenfaktor mit ein, ist in der Behandlung der frischen Innenbandruptur am Knie der konservativen oder funktionellen Therapie der Vorzug zu geben.

Tabelle 2. Gesamtergebnis (%)

	gut	mäßig	schlecht	0 Punkte
A (operativ)	n = 3174	20	6 (2 Pat)	41
B (Gips)	n = 2372	23	5 (1 Pat)	43
C (funktionell)	n = 2370	25	5 (1 Pat)	40

Literatur

1. Andrish JT (1985) Ligamentous injuries of the knee. Orthop Clin North Am 16:273
2. Clayton ML, Wier GJ (1959) Experimental investigations of ligamentous healing. Am J Surg 98:373
3. Ellsasser JC, Reynolds FC, Omohundro JR (1974) Operative treatment of collateral ligament injuries of the knee in professional football players. J Bone Jt Surg Am 56:1185
4. Fetto JF, Marshall JL (1978) Medial collateral ligament injuries of the knee. A rationale for treatment. Clin Orthop 132:206

Langzeitergebnisse nach subkutaner Kerbung des Vastus Lateralis

A. Engel, Th. Bochdansky, G. Kellner und S. Zülow

Orthopädische Univ. Klinik Wien (Vorstand: Prof. Dr. R. Kotz)
Institut für Physikalische Medizin der Univ. Wien (Vorstand: Prof. Dr. H. Jantsch)

Das Spektrum der Behandlungsmöglichkeiten von Kniegelenksschmerzen bei sportlich aktiven Patienten erstreckt sich von rein konservativen Maßnahmen [5, 11, 13] bis zu operativen Eingriffen in Form von Versetzung der Tuberositas tibiae [1, 2, 3, 6, 15, 14, 10, 12], des lateralen Release [17, 18], der medialen Retinakulumraffung [15] und intraartikulären Eingriffen. Die Operationsindikationen ergeben sich dabei aufgrund von retropatellären oder peripatellären Schmerzen mit oder ohne Lateralisierung der Patella.

Im Rahmen der Sportambulanz der Orthopädischen Universitätsklinik Wien beobachteten wir jedoch Sportler, die ein Schmerzmaximum am lateralen, kranialen Patellapol in Verbindung mit einem extrem kräftig ausgebildeten sehnigen Anteil des M. Vastus lateralis aufwiesen. Dies bewirkte bei Anspannung des M. quadriceps eine Patellalateralisierung. Unter Berücksichtigung der anatomischen Verhältnisse bei einem dominanten Lokalschmerz führten wir eine Durchtrennung des lateralen Sehnenanteiles des M. Vastus lateralis in Form einer subkutanen Kerbung durch. Entgegen anderer Methoden [4, 17, 18] wurden die lateralen Retinacula nicht durchtrennt. Die von uns durchgeführte Methode wird beschrieben und die ersten Ergebnisse werden vorgestellt und diskutiert.

Operationstechnik

Die subkutane Durchtrennung der distalen lateralen, sehnigen Faserzüge des M. Vastus lateralis ist ein einfacher Vorgang, der unter Verwendung eines Tenotoms durchgeführt wird. Nach Setzung einer Lokalanästhesie im Bereich des kraniolateralen Patellapols wird das Tenotom ca. 2–3 cm lateral des äußeren Patellarandes eingebracht und subkutan von der lateralen distalen Position aus nach kranial medial vorgeschoben. Dadurch können die einstrahlenden sehnigen Faserzüge des M. Vastus lateralis in einer Ausdehnung von ca. 2 cm tangential durchtrennt werden. Nachdem der Patient aufgefordert wurde, die Quadrizepsmuskulatur anzuspannen, erfolgt die Durchtrennung der Faserzüge in Form von sägeartigen Schnitten 0,5 cm proximal des lateralen kranialen Patellarandes. Anschließend wird ein Kompressionsverband für 2 Tage angelegt. Die Belastung des Beines ist postoperativ möglich.

Material

Die subkutane Tenotomie wurde an 14 Sportlern (20 Kniegelenke) durchgeführt. Das Durchschnittsalter zum Zeitpunkt der Operation betrug 18,5 Jahre (15–24 Jahre). Von den Sportlern waren 10 Patienten weiblichen und 4 Patienten männlichen Geschlechts. Die erste Nachuntersuchung erfolgte nach 16,4 (S = 8,9) Monaten. Bei dieser Untersuchung wurde eine Erfassung von klinischen Daten und eine Beurteilung der Röntgenbilder durchgeführt. Die Zweituntersuchung mit einem Nachuntersuchungszeitraum von 43,5 (S = 9,8) Monaten erfolgte in Form einer klinischen Untersuchung. Anhand der Röntgenbilder wurden die Form und die Stellung der Patella durch Vermessung des Patella-Gelenkflächen-Index, Patella-Gelenktiefenindex, Lat. femoro-patellaren Winkel (LFPW), femuro-patellaren Kongruenz-Winkel (FBKW) bestimmt. Die klinische Untersuchung umfaßte eine genaue Beschreibung der Schmerzlokalisation, der Schmerzdauer sowie der Bewegung, bei der Schmerzempfinden ausgelöst wurde. Bewegungsumfang, Q-Winkel und eventuell stattgefundene präoperative Behandlungen wurden bei der Untersuchung gleichfalls berücksichtigt.

Ergebnisse

An präoperativen Maßnahmen wurden bei 6 Kniegelenken Infiltrationen und bei 8 Kniegelenken Infiltrationen in Kombination mit einer physikalischen Therapie durchgeführt. Im Anschluß an die subkutane Kerbung des M. Vastus lateralis erfolgte nur nach 5 operativen Eingriffen eine Trainingspause bis zu einer Woche. Bei allen anderen Kniegelenken wurde ein Training bereits am 1. postoperativen Tag wieder durchgeführt.

Was die Schmerzlokalisation anbelangt, ändert sich das Bild zwischen den beiden Nachuntersuchungsterminen von durchschnittlich 16 bzw. 43 Monaten nur geringfügig. Der Prozentsatz von schmerzfreien Kniegelenken betrug bei der 1. Nachuntersuchung 45% (n = 9), bei der 2. Nachuntersuchung 55% (n = 11). Alle anderen Kniegelenke entwickelten das Bild einer Chondropathia patellae. Ein positives Ergebnis erbrachten vor allem jene Kniegelenke, deren Schmerzpunkt sich ausschließlich am kraniolateralen Pol befand bzw. bei denen auch Schmerzen am lateralen Patellarand präoperativ auslösbar waren. Zusätzliche Schmerzsensationen am oberen Rand der Patella, am medialen Patellarand oder retropatellär brachten ausschließlich negative Ergebnisse (Abb. 1). Einen stark positiven Einfluß hatte die Operation vor allem auf die Schmerzdauer. Bis auf 3 Kniegelenke, von denen in der Folge 2 Kniegelenke operiert werden mußten, konnte der Dauerschmerz in allen Fällen beseitigt werden. Letztlich waren bei der 2. Untersuchung 5 Kniegelenke zeitweise schmerzhaft und 11 Kniegelenke schmerzfrei. 2 Kniegelenke wiesen wiederum Ruhe- und Belastungsschmerzen auf.

Interessant ist auch die Feststellung, daß Schmerzen, die bei Extension bzw. Extension und Flexion auslösbar waren, bei der 2. Nachuntersuchung dem Schmerzmuster der Erstuntersuchung glichen. Kniegelenke mit einer Schmerzauslösung bei Flexion (n = 15) wurden durch die Operation zu 67% (n = 10) schmerzfrei (Abb. 2).

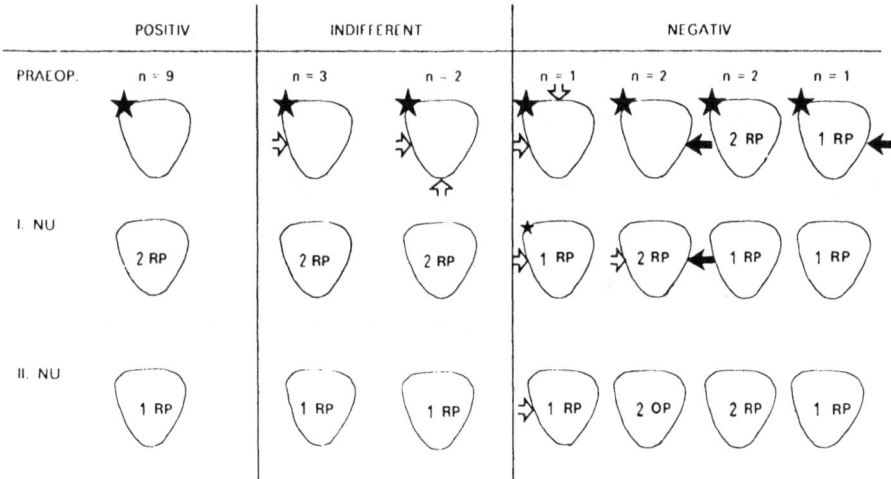

Abb. 1. Ergebnisse – Lokalisation

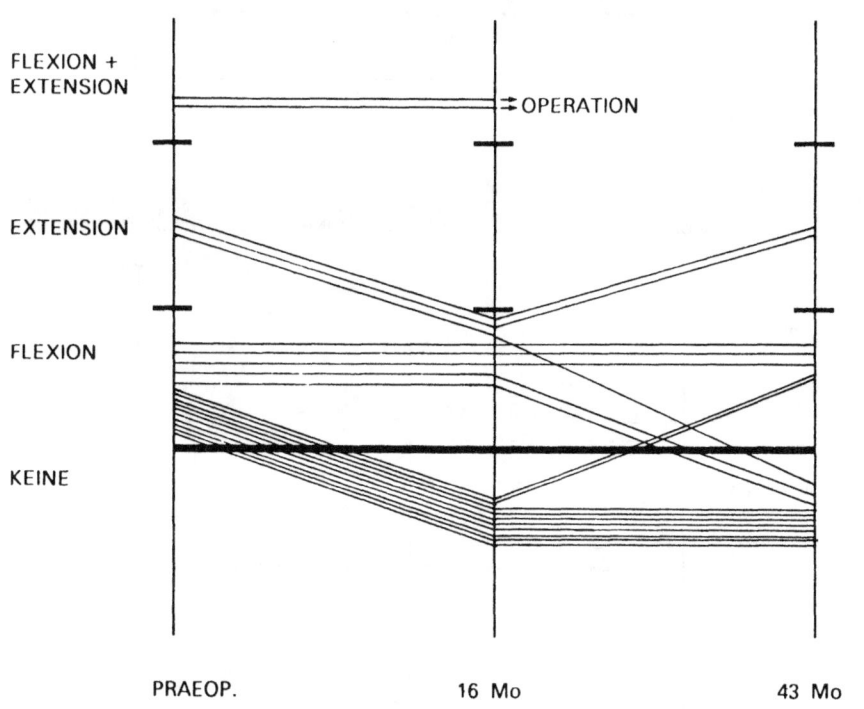

Abb. 2. Schmerzauslösung bei n = 20

Ein analoges Bild zeigte sich, wenn ein Ruhe- und Bewegungsschmerz vorlag (n = 10). Aus dieser Gruppe mußten zwei Kniegelenke operiert werden, bei zwei weiteren bestanden bei der Zweituntersuchung Ruhe- und Belastungsschmerzen. Alle anderen operierten Kniegelenke waren entweder schmerzfrei, oder es traten Schmerzen ausschließlich bei Belastung auf (Abb. 3a, 3b). Bestand präoperativ ein alleiniger Belastungsschmerz, so erbrachte die subkutane Kerbung als Langzeitergebnis zu 90% eine Schmerzfreiheit auch unter sportlicher Belastung.

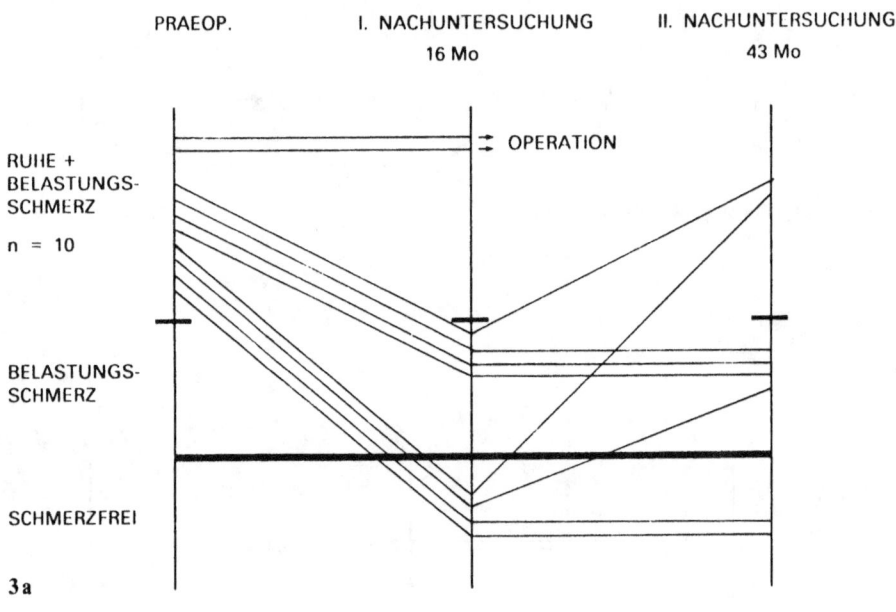

3a

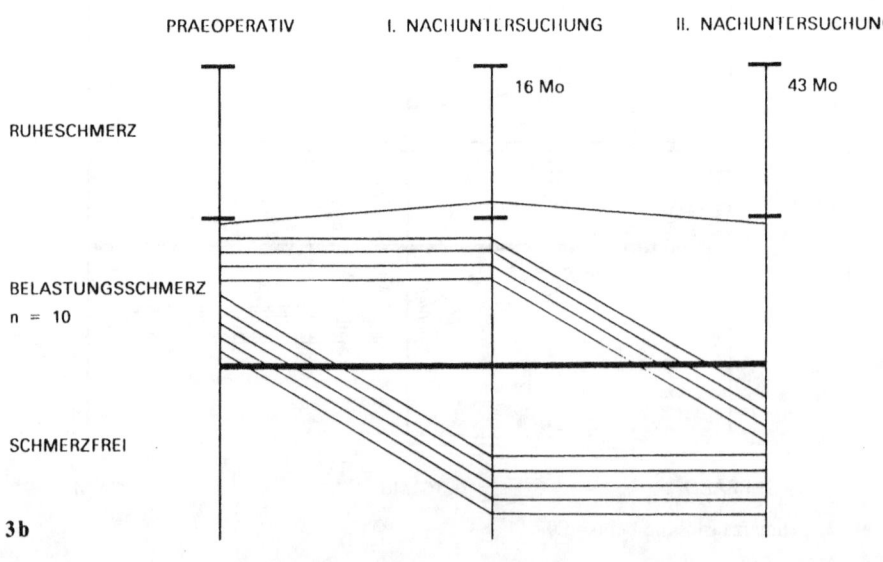

3b

Was die Ausübung von Leistungssport (n = 10) oder Freizeitsport (n = 4) vor der Operation anbelangte, so nahm die Anzahl der Freizeitsportler (n = 7) in dem Nachuntersuchungszeitraum gegenüber den Leistungssportlern (n = 7) geringfügig zu. Die Beurteilung des Q-Winkels war nicht relevant für das Krankheitsbild.

Röntgenauswertung

Die angefertigten tangentialen Bilder der Patella zeigten nach der Einteilung von Wiberg [20] eindeutig den Typ II bis III mit 43%, den Typ III mit 43% und den Typ IV mit 14%. Es bestand kein Unterschied zwischen den operierten und nicht operierten Kniegelenken. Die metrische Erfassung der Patella und ihrer Gleitposition ergab für den Patella-Tiefenindex den LFBW und den FBKW keine Signifikanz. Einzig der Patella-Gelenkflächen-Index lag bei 14 operierten Kniegelenken im Übergangs- bzw. Dysplasiebereich. Aber auch bei 3 nicht operierten schmerzfreien Kniegelenken fanden sich pathologische Werte. Umgekehrt waren auch bei operierten und 5 nicht operierten Gelenken normale Werte gegeben.

Diskussion

Die subkutane Kerbung hat ihre Indikation dann, wenn eine Schmerzsymptomatik am kraniolateralen Patellapol mit oder ohne Schmerzlokalisation am lateralen Patellarand vorhanden ist. Die Schmerzursache ist als Insertionstendopathie des M. Vastus lateralis anzusehen. Auf diesen Umstand haben bereits Weh [19] und Fulkerson [5] hingewiesen. Durch die subkutane Kerbung kommt es einerseits zu einer Schwächung des Vastus lateralis, der mit 30–40° seitlicher Valgusrichtung in den Streckapparat einstrahlt, andererseits führt die Kerbung zu einer Denervierung aufgrund der Durchtrennung von Endästen des N. femoralis und des N. saphenus, die einen Teil des Plexus patellaris bilden. Die Auswirkungen, die der Eingriff auf den Knorpel an der Patellarückfläche hat und wie weit die negativen Ergebnisse auf einen bereits bestehenden Knorpelschaden zurückzuführen sind, soll Ziel einer weiterführenden arthroskopischen Untersuchung sein. Wie problematisch die Einschätzung der Auswirkung von operativen Eingriffen bei der Chondropathia patellae sein kann, zeigen bereits experimentelle Untersuchungen [7, 8, 9]. Nach diesen Aussagen ist durch keine wie auch geartete Methode an der Stelle der Knorpelläsion mit absoluter Sicherheit eine Druckentlastung zu erzielen.

Gegenüber anderen operativen Methoden, wie z.B. lateralem Release [18] – sofern nicht subkutan durchgeführt [4, 17] – oder der Versetzung der Tuberositas tibiae nach Roux-Hauser [16], Bandi [1] oder Elmslie [14, 2] ist die subkutane Kerbung eine einfache Methode, weil einerseits die Indikation Insertionstendopathie lautet, andererseits die operative Maßnahme am Ort der Schmerzsymptomatik durchgeführt wird. Auch erwies sich eine postoperative Ruhigstellung als nicht notwendig.

Bei ca. 70% der Fälle ist ein positives Ergebnis zu erwarten, wobei bei den Patienten mit präoperativen Belastungsschmerzen bei Flexion der Prozentsatz sogar um 90% liegt. Bei einem negativen Ergebnis ist ein weiterer operativer Eingriff ohne Probleme durchführbar. Die subkutane Kerbung ist demnach eine einfache und zielführende Methode, die bei richtiger Indikationsstellung im Rahmen der Sportlerbetreuung durchaus ihren Stellenwert besitzt.

Literatur

1. Bandi W (1975) Verlagerung der Tuberositas tibiae bei Chondromalacia patellae und Femoropatellararthrose. Heft zur Unfallheilkunde 127: 175–186
2. Browm D, Alexander H, Lichtman D (1984) The Elmslie-Trillat procedure: Evaluation in patellar dislocation and subluxation. The Am Journal of Sports Medicine Vol 12, No 2: 104–109
3. Ceder LC, Larson RL (1981) Z-Plasty lateral retinacular release for the treatment of patellar compression syndrome. Clinical Orthop and Related Research Nr 156: 144–210
4. Czerny R, Yücel (1980) Die Bedeutung der subkutanen Retinaculumspaltung nach Helal B als Minimaleingriff bei der Chondropathia patellae. Orthop Praxis Nr 7: 568–571
5. Fulkerson P (1983) Anteromedialization of the Tibial Tuberosity for Patellofemoral Malalignment. Clinical Orthop and Related Research, Nr. 177: 176–181
6. Hauser EDW (1938) Total tendon transplant for slipping patella. A new operation for recurrent dislocation of the patella. Surg Gynecol Obstet 66: 199–214
7. Henche HP (1985) Flächenpressung im Femoropatellargelenk. Orthopädie 14: 239–246
8. Hille E, Schulitz KP Kontaktflächenbestimmung des femoropatellaren Gelenkes unter Berücksichtigung der Chondromalzielokalisation
9. Huberti H, Hayes W (1984) Patellofemoral Contact Pressures. Bone Joint Surg, Vol 66-A, No 5: 715–723
10. Juliusson R, Markhede G (1984) A Modified Hauser Procedur for Recurrent Dislocation of the Patella. Arch Orthop Traum Surg 103: 42–46
11. Larsen E, Lauridsen F (1982) Conservative Treatment of Patellar Dislocations. Clinical Orthop and Related Research, No 171: 131–136
12. Maquet P (1976) Advancement of the tibial tuberosity. Clinical Orthop and Related Research 144: 225–230
13. Munzinger U, Dubs L, Buchmann R (1985) Das femoropatelläre Schmerzsyndrom. Orthopädie 14: 247–260
14. Noesberger B, Freiburghaus P (1975) Operationen nach Elmslie (Indikation, Technik, Ergebnisse). Heft zur Unfallheilkunde 127
15. Nottage W, Frazier J (1981) Results of Polellas Redignment in Patients Older Than Thirty. Clinical Orthop No 157: 149–152
16. Roux D (1888) Luxation habituelle de la rotule. Traitemant operatoire Rev Chir Orthop 8: 682
17. Steven F, Stern E (1981) Subcutaneous Lateral Retinacular Release for Chondromalacia Patellae. Clinical Orthop and Related Research, No 156: 207–210
18. Vent J, Laturnus H (1980) Ergebnisse der lateralen Retinaculaspaltung bei der Chondropathia patellae. Orthop Praxis Nr 7: 565–567
19. Weh L, Eickhoff W (1983) Elektromyographische Befunde bei Chondropathia patellae – Ein pathogenetisches Konzept des Knieschmerzes. Z Orthop 121: 506
20. Wiberg G (1941) Röntgenographic and anatomic studies on the femorpatellar joint. Acta Orthop Scand 12: 319

Veraltete, einfache und kombinierte Kniebinnenverletzung beim Sportler

B. Schwarz und J. Heisel

Orthopädische Universitäts- und Poliklinik Homburg/Saar
(Direktor: Prof. Dr. med. H. Mittelmeier)

Vorbemerkung

Mit Zunahme von sportlichen Höchstleistungen, insbesondere beim Fußball, beim Handball und beim Skifahren, aber auch durch die sogenannte „Trimm-dich-Welle" kommt es oft zur einfachen und kombinierten Kniebinnenverletzung.

Wie sah das bisherige diagnostische und therapeutische Vorgehen oft aus?

Wegen der nach dem Unfall oft vorhandenen starken Schmerzen des Patienten konnte vielfach eine genaue Untersuchung des frisch traumatisierten Kniegelenkes nicht durchgeführt werden, eine kürzere oder längere Ruhigstellung im Gips reduzierte ganz erheblich in vielen Fällen den Leidensdruck des Patienten; durch die abschließende klinische Untersuchung konnten dann oft vorhandene Schäden nicht exakt diagnostiziert werden. – Der Bandapparat des Kniegelenkes wurde einer Defektheilung zugeführt, insbesondere Rupturen des vorderen Kreuzbandes wurden oft nicht entsprechend erkannt und adequat behandelt. –

Bandersatzoperationen versuchen die anatomischen Verhältnisse des geschädigten Bandes wieder herzustellen.

Über Erfahrung aus unserer Klinik beim Ersatz des vorderen Kreuzbandes mit der „Brückner-Plastik" berichteten Heisel und Schwarz 1986, sowie über das operative Vorgehen bei veralteten Seitenbandrupturen (Schwarz, Heisel u. Mittelmeier, 1986).

Kasuistik

An der Orthopädischen Universitätsklinik und Poliklinik Homburg/Saar wurden (vom 1. 10. 1964 bis 31. 12. 1983) 138 einfache und kombinierte Bandplastiken am Kniegelenk durchgeführt.

Hinsichtlich der Geschlechtsverteilung handelt es sich um 116 (84,1%) männliche und 22 (15,9%) weibliche Patienten. Das Durchschnittsalter betrug 29 Jahre, bei Männern 28,9 und bei Frauen 28,3 Jahre.

An unfallverursachten Situationen handelt es sich in 70,4% der Fälle (97 Patienten) um Sportunfälle.

Die Traumen ereigneten sich vorzugsweise beim Fußball- und Handballsport (Tabelle 1). Die Vorbehandlung erfolgte fast ausschließlich alio-loco, konservativ durch Gipsruhigstellung bei einer angenommenen Kniegelenkdistorsion oder operativ durch Bandnähte und Bandplastiken mit für den Patienten inadequatem Operationsergebnis. Bei den Bandschäden handelt es sich bei 106 (76,8%) Patienten um

Tabelle 1. Analyse der Sportunfälle (n = 97)

Fußball	65 – 67,2%
Handball	12 – 12,3%
Skisport	8 – 8,2%
Turnen	5 – 5,1%
Pferdesport	3 – 3,1%
Fallschirmspringen	1 – 1,0%
Ringen	3 – 3,1%

Tabelle 2. Op-Verfahren bei veralteten Bandverletzungen

A.	Operative Versorgung bei veralteten Innenbandschäden (n = 62)		
	Raffung mit Trillatkrampe		16
	mit Pes anserinus-Versetzung	8	
	mit Pes anserinus-Versetzung und Distalisierung des V	1	
	Knöcherne Versetzung des Bandansatzes		24
	mit Pes anserinus-Versetzung	4	
	Isolierte Pes anserinus-Versetzung („Sloccumtransfer")		16
	M. Gracilis distal gestielt		3
	OP nach Nicholas		1
	Facientransplantat		2
	Fascia lata	1	
	Lig. patellae	1	
B.	Operative Versorgung bei veralteten Außenbandschäden (n = 21)		
	Raffung des Bandansatzes		3
	davon mit Trillat-Krampe	2	
	mit Kirschnerdraht	1	
	Knöcherne Versetzung des Bandansatzes		11
	davon Vernähen mit der Bizepssehne	1	
	Tractus iliotibialis-Verlagerung (McIntosh)		4
	Bizepssehne distal gestielt		2
	Fascia-lata-Transplantat		1
C.	Operative Versorgung bei veralteten vorderen Kreuzbandrupturen (n = 85)		
	Brücknerplastik		70
	mit med. ⅓ des Lig. patellae	19	
	in mittl. ⅓ des Lig. patellae	51	
	McIntosh		4
	Gracilisplastik		4
	Semitendinosusplastik		3
	direkte Naht oder Raffung		3
	Dacronprothese		1
D	Operative Versorgung bei veralteten hinteren Kreuzbandrupturen (n = 6)		
	Lindemannplastik		6

Folgezustände nach isolierten Bandrupturen (vorderes Kreuzband 58, Innenband 33, Außenband 15) sowie bei 32 Patienten um Folgezustände nach kombinierten Bandschäden, vorzugsweise des vorderen Kreuzbandes und des Innenbandes.

Hinsichtlich des operativen Vorgehens wurde bei den veralteten Innenbandschäden in der Regel eine Raffung mit einer Trillat-Krampe ggf. kombiniert mit einer Pesanserinus-Versetzung durchgeführt. In einem Teil der Fälle wurde lediglich eine isolierte Pes-anserinus-Versetzung ohne Bandraffung vorgenommen (Tabelle 2). Bei den veralteten Außenbandschäden wurde meist eine knöcherne Versetzung des Bandansatzes, in seltenen Fällen eine Raffung des Bandes mit einer Trillat-Krampe oder mit einer Kirschmeier-Naht, bzw. eine Tractus-iliotibialis Verlagerung durchgeführt (Tabelle 2).

Bei den veralteten vorderen Kreuzbandrupturen wurden in 70 (82,3%) der diagnostizierten Fälle eine sogenannte Brückner-Plastik, seltener andere OP-Techniken, verwendet (Tabelle 2). Bei den seltenen veralteten hinteren Kreuzbandrupturen wurde eine Lindemann-Plastik vorgenommen (Tabelle 2).

An Zusatzoperationen erfolgten Meniskusentfernungen (97), Herdanbohrungen oder Streichholzspickungen der Femurcondyle [2], Revisionen des N. peronaeus [3], Bizepssehnennähte [1], sowie eine knöcherne Unterfütterung des Tibiaplateaus [1].

Hinsichtlich der Spätergebnisse kann mitgeteilt werden, daß in fast allen Fällen bei den betroffenen Patienten eine Besserung der präoperativen Ausgangssituation, teilweise allerdings mit einer Restinstabilität festgestellt wurde.

Diskussion

Im vorliegenden Krankengut der Jahre 1964–1983 ist ein deutliches Überwiegen des männlichen Geschlechtes mit annähernd 85% gegenüber dem weiblichen festzustellen.

Die Sportunfälle, vorzugsweise nach Traumen beim Fußball- und Handballspielen, überwogen bei weitem. Direkt nach dem Unfall wurde allerdings das Ausmaß der Verletzungsfolgen in vielen Fällen oft nur unzureichend erkannt, es erfolgte eine Defektheilung des Kniebandapparates, die nur teilweise muskulär kompensiert werden konnte.

Unseres Erachtens nach sollte daher bei unklaren Verletzungsmustern des Kniegelenkes, insbesondere bei Vorliegen eines Hämarthroses eine Akutarthroskopie durchgeführt werden.

Hinsichtlich des operativen Vorgehens wird versucht, die geschädigten Strukturen nach Möglichkeit zu rekonstruieren, bei Rupturen des vorderen Kreuzbandes vorzugsweise durch die sogenannte „Brückner-Plastik", beim hinteren Kreuzband wird die Lindemann-Plastik verwendet, bei veralteten Außen- und Innenbandschäden vorzugsweise eine Raffung mit einer Trillat-Krampe, kombiniert mit weiteren bandplastischen Eingriffen. In vielen Fällen konnte dadurch eine deutliche Verbesserung der Kniegelenksstabilität erreicht werden und der Leidensdruck des Patienten deutlich reduziert werden.

Literatur

1. Brückner H (1966) Eine neue Methode der Kreuzbandplastik. Chirurg 37: 413
2. Brückner H, Brückner H (1972) Bandplastiken im Kniebereich nach dem Baukastenprinzip. Zbl Chir 97: 65
3. Hackenbroch MH, Wirth CJ (1979) Gonarthrose nach persistierender Kniegelenksinstabilität. Z Orthop 117: 753
4. Heisel J, Schwarz B (1986) Operative Versorgung veralteter vorderer Kreuzbandrupturen mit der Brückner-Plastik. Orthop Praxis 22: 297–304
5. Hilt K (in Vorbereitung) Spätergebnisse frischer und veralteter Kniebinnenverletzungen. Med Diss Homburg
6. McIntosh DL, Darby TA (1976) Lateral substitution reconstruction. J Bone Jt Surg 58 B: 142
7. Scapinelli R (1968) Studies of the vasculature of the human knee joint. Acta Anat 70: 305
8. Schwarz B, Heisel J, Mittelmeier H (1986) Operatives Vorgehen bei veralteten Seitenbandrupturen des Kniegelenkes. Orthop Praxis 22: 323–331
9. Slocum DB, Larson RL (1968) Pes anserinus transplatation. J Bone Jt Surg 50 A: 226
10. Trillat A, Déjour H, Bousquet G (1971) Chirurgie du genou. Simep éditions

Vorgehen bei frischen Kniebinnenverletzungen beim Sportler

B. Schwarz und J. Heisel

Orthopädische Universitäts- und Poliklinik Homburg/Saar
(Direktor: Prof. Dr. med. H. Mittelmeier)

Vorbemerkung

Bandverletzungen des Kniegelenkes haben durch die steigende Zahl von Sportunfällen, vor allen Dingen beim alpinen Skisport und beim Fußballspiel sehr stark zugenommen (Ellison et al. 1962, Wenzentzen et al. 1982, K. Franke 1983, Hien und Wirth 1984). Für den praktischen und den klinisch tätigen Arzt ist ein frühes Erkennen des Ausmaßes der Kniebinnenverletzungen vor allen Dingen deshalb wichtig, weil eine frühzeitige operative Behandlung sowohl subjektiv als auch objektiv funktionell bessere Ergebnisse liefern (Burri und Helbig 1977, Gotzen et al. 1977, Wirth und Jäger 1980). Neben einer klinischen Erstuntersuchung sollte vor allen Dingen bei Vorliegen eines Hämarthros neben den obligatorischen gehaltenen Röntgenaufnahmen auch auf eine Akutarthroskopie, bzw. eine Computertomographie nicht verzichtet werden (Hackenbroch und Hensche 1981, Schwarz und Heisel 1986). Die Therapie von frischen und einfachen und kombinierten Bandverletzungen richtet sich dabei nach dem Ausmaß der vorhandenen Schädigung.

Kasuistik

An der Orthopädischen Universitätsklinik und Poliklinik Homburg/Saar wurden vom 1. 10. 1964 bis 31. 12. 1983 (19 ¼ Jahre) 136 Patienten mit frischen isolierten und kombinierten Kniebandverletzungen versorgt.

Bei der Geschlechtsverteilung handelt es sich um 109 (80,2%) männliche und 27 (19,8%) weibliche Patienten.

Das Gesamtdurchschnittsalter betrug 33,9 Jahre, bei Männern 32,7 Jahre, bei Frauen 38,8 Jahre.

Sportunfälle lagen dabei bei 110 (81,0%) der Patienten vor. Es handelt sich dabei vorwiegend um Verletzungen beim Fußballsport sowie beim alpinen Skilauf (Tabelle 1). Bei den isolierten Bandschäden (73) lagen 58 (79,3%) Innenband-, 10 (13,8%) vordere Kreuzband- und 5 (6,9%) Außenbandrupturen vor. Das hintere Kreuzband war isoliert nie gerissen.

Bei den kombinierten Bandschäden (63) konnten wir 41 (65,8%) Fälle mit Rupturen des vorderen Kreuzbandes, des Innenbandes und einer Schädigung des med. Meniskus beobachten (Unhappy-triad). Andere Verletzungsmuster bei den kombinierten Bandschäden waren wesentlich seltener.

Tabelle 1. Analyse der Sportunfälle (n = 110)

Fußball	64 – 58,3%
Handball	12 – 10,9%
Basketball	1 – 0,9%
Volleyball	1 – 0,9%
Ski	27 – 24,5%
Fahrradfahren	1 – 0,9%
Leichtathletik	1 – 0,9%
Judo	2 – 1,8%
Tennis	1 – 0,9%

Als Zusatzverletzungen fanden sich vor allen Dingen Rupturen des medialen Meniskus, seltener des lateralen Meniskus. Andere Zusatzverletzungen wie makroskopisch sichtbare Kapseleinrisse, Sehnen- und Muskelrisse, Nerven-, Knorpel- und Knochenschäden waren seltener.

Hinsichtlich des operativen Vorgehens wurde bei den 78 beobachteten Kreuzbandrupturen, je nach intraoperativem Befund entweder eine direkte Naht des Kreuzbandes, vorzugsweise bei mittelständigen Rupturen; eine Ausziehnaht mit Draht bei Lokalisation des knöchernen Abrisses an der Femurcondyle oder am Tibiaplateau, bzw. Ansatzpunkt durchgeführt (Tabelle 2).

Bei den Außen- bzw. Innenbandrupturen wurde bei den mittelständigen Rupturen eine Bandnaht mit Vicryl durchgeführt. Bei Ausrissen an Tibia bzw. Femur

Tabelle 2. Operatives Vorgehen bei frischen Bandrupturen

Operatives Vorgehen bei der Versorgung der Kreuzbandrupturen (n = 78)		
	Femurcondyle	Tibiaplateau
1. Ausziehnaht mit Vicryl (Ruptur am Ursprungs- oder Ansatzpunkt)		
a) ein Bohrkanal mit Plombe oder Unterlagscheibe	19	0
b) zwei Bohrkanäle	19	2
2. Ausziehnaht mit Draht	12	13
3. Direkte Naht (mittelständige Ruptur)	13	
Operatives Vorgehen bei der Versorgung des Außen- bzw. Innenbandes (n = 125)		
1. Bandnaht mit Vicryl		52
2. Drahtnaht (transossal)		10
3. Bandraffung mit Trillat-Krampe		61
4. Bandrefixation mit Malleolarschraube		2
5. Zusätzliche Bandplastiken		22
Pes-anserinus-Transfer	13	
Bizepssehnenplastik	3	
Fascia-Iata-Plastik	1	
Gracilis-Plastik	1	
Distalisierung des Vastus lateralis	2	
McIntosh	2	

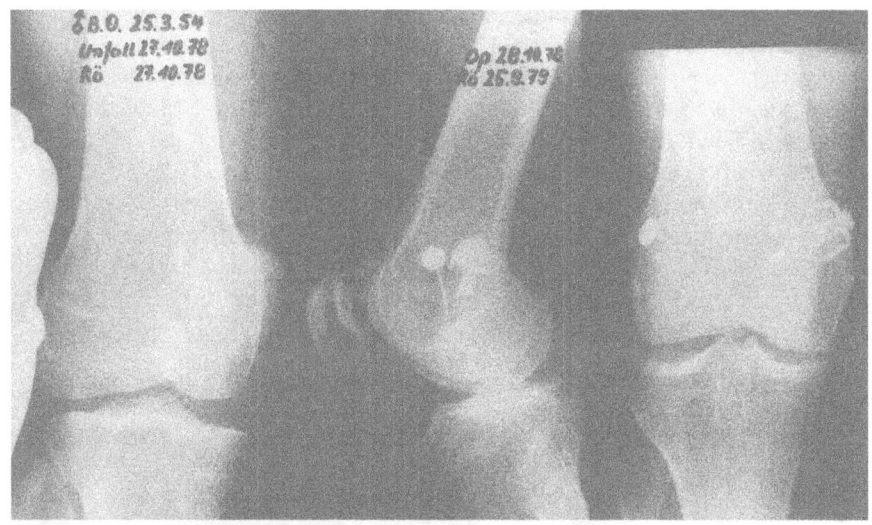
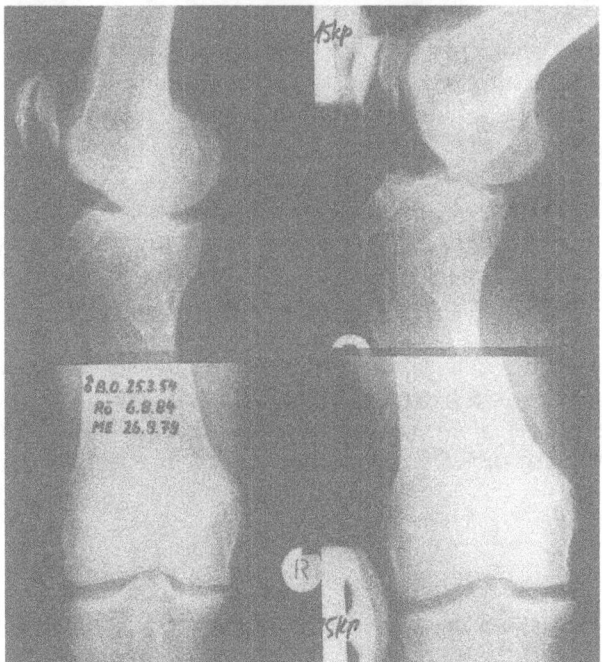

Abb. 1. Patient B. O., 24 Jahre, mit massiven Distorsionstrauma beim Fußballspielen, klinisch deutliche anterio-mediale Schublade
Intraoperativ: Korbhenkelriß medial, femurnaher Abriß des vorderen Kreuzbandes und Abriß des Innenbandes ebenfalls am Femur
Operative Versorgung: Entfernung des Innenmeniskus, Fixierung des Innenbandes mit einer Trillat-Krampe sowie des vorderen Kreuzbandes mit einer Ausziehnaht
Nachuntersuchungsbefund: (5 Jahre nach dem Unfall) Vorderes Kreuzband und Innenband sind klinisch fest, röntgenologisch leichte mediale Arthrose, Patient ist mit dem Op-Ergebnis sehr zufrieden, er konnte seine Laufbahn als Amateurfußballer fortsetzen, keine berufliche Beeinträchtigung bei seiner Tätigkeit als Kontrolleur einer Reifenfabrik

wurde in der Mehrzahl der Fälle eine Bandraffung mit einer Trillat-Krampe, in Einzelfällen auch eine transossale Drahtnaht oder eine Bandrefixation mit einer Malleolarschraube vorgenommen. In Einzelfällen wurden zusätzlich verstärkende Bandplastiken vorgenommen (Tabelle 2). Als weitere operative Maßnahmen wurden entsprechend des intraoperativ vorgefundenen Befundes vor allen Dingen Meniscussanierungen (vollständige oder teilweise Entfernung bzw. eine Readaption an der Gelenkkapsel) Kapsel- und Muskelnähte, eine Neurolyse des N. peronaeus in 2 Fällen, sowie eine Osteosynthese am Tibiakopf (1 Fall) vorgenommen.

An Komplikationen fällt vor allen Dingen die hohe Rate von partiellen postoperativen Einsteifungen nach mehrwöchiger Gipsruhigstellung auf (23,8% bei kombinierten und 6,9% bei isolierten Bandverletzungen) auf.

Über Nachuntersuchungsergebnisse sowohl bei frischen als auch veralteten Kniebinnenverletzungen wird Hilt in seiner Dissertationsarbeit berichten.

Diskussion

In der vorliegenden Kasuistik sind mit über 80% der Patienten Männer, vor allen Dingen Fußballspieler und Handballspieler, also Sportarten, die einen großen körperlichen Einsatz erfordern, betroffen. Bei den weiblichen Patienten, die besonders zwischen dem 40., 50. und 60. Lebensjahr verunfallen, handelt es sich dahingehend in erster Linie um Verkehrs- oder häusliche Unfälle.

Neben einer subtilen Anamnese, die schon wertvolle Hinweise auf das zu erwartende Schädigungsmuster ergibt, sollte bei einer klinischen Untersuchung neben der Durchführung gehaltener Röntgenaufnahmen vor allen Dingen bei Vorliegen eines Hämarthros eine Arthroskopie durchgeführt werden, um insbesondere die in der Vergangenheit viel zu selten diagnostizierten vorderen Kreuzbandrupturen auszuschließen.

Hinsichtlich des operativen Vorgehens wird versucht, die anatomischen Gegebenheiten soweit wie möglich zu rekonstruieren. Oft ist das festgestellte Schadensmuster allerdings so ausgedehnt, daß zusätzlich zur anatomischen Readaption der rupturierten Bandenden oft auch zusätzliche Bandplastiken Verwendung finden.

Literatur

1. Burri C, Helbig G (1977) Therapie und Ergebnisse nach frischen Verletzungen des Kniebandapparates. Arch Chir 345: 451
2. Contzen H, Tamm J (1982) Klinische Diagnostik des Kapsel-Bandschadens am Kniegelenk. Unfallchirurgie 8: 379–385
3. Ellison A, Ellison E, Hadden W, Caroll RE, Wolf M (1962) Skiing injuries. Public Health Rep 77: 986
4. Franke K (1980) Traumatologie des Sports. Thieme Verlag Stuttgart
5. Gotzen L, Muhr G, Tscherne H (1977) Ergebnisse der operativen Versorgung frischer und alter Kniebandverletzungen. Hefte Unfallheilkunde 129: 202
6. Hackenbroch MH, Wirth CJ (1979) Gonarthrose nach persistierender Kniegelenksinstabilität. Z Orthop 117: 753–761
7. Heisel J, Schwarz B (1986) Operative Versorgung veralteter vorderer Kreuzbandrupturen mit der Brückner-Plastik. Indikation–Technik–Ergebnisse. Orthop Praxis 22: 297–304

8. Henche HR (1978) Die Arthroskopie des Kniegelenkes. Springer Berlin
9. Hien NM, Wirth CJ (1985) Diagnostik akuter und chronischer Kniegelenksverletzungen. Prakt Sporttraumatolog und Sportmed 3–6
10. Hilt K (in Vorbereitung) Spätergebnisse frischer und veralteter Kniebinnenverletzungen. Med Diss Homburg
11. Schwarz B, Heisel J (1986) Vorgehen bei frischen Kreuzbandrupturen des Kniegelenkes. Orthop Praxis 22: 277–284
12. Trickey EL (1968) Rupture of the posterior cruciate liagment of knee. J Bone Jt Surg 50 B: 334
13. Wentzensen A, Keller E, Weller S (1982) Zur Problematik des frischen vorderen Kreuzbandschadens. Akt Traumatol 12: 217–218
14. Wirth CJ, Jäger M, Kolb M (1984) Die komplexe vordere Knieinstabilität. Thieme Stuttgart

Einsatzmöglichkeiten von vertikaler und invers vertikaler Extension beim Sportler

B. Schwarz, J. Heisel und G. Feuerstake

Orthopädische Universitäts- und Poliklinik Homburg/Saar
(Direktor: Prof. Dr. med. H. Mittelmeier)

Vorbemerkung

Im anglo-amerikanischen Schrifttum hat die Extension (Krämer, 1978) als zentrale therapeutische Maßnahme viele Anhänger, während auf dem europäischen Kontinent mehr Wert auf die Hydrotherapie gelegt wird.

So berichten Amman (1955), Hoenig (1957), Dethloff (1970) und Ulrich (1974) über gute Ergebnisse mit der Extension als alleinige Behandlungsmethode vorzugsweise bei Lumbalgien bzw. Lumbo-Ischialgien.

Krämer (1978) schreibt der Extensionstherapie in bezug auf die Wirbelsäule mehrere Ansatzpunkte zu (Tabelle 1). Armstrong (1965) spricht von einer Sogwirkung bei Nucleus-Protrosionen bei ausreichend starker Traktion. Demgegenüber betonen andere Autoren, beispielsweise Maigne (1970), daß es sehr zweifelhaft erscheint, ob der Nucleus pulposus-Prolaps überhaupt in den Bandscheibenzwischenraum zurückkehren kann. Interessant erscheint vor allen Dingen die Beobachtung, daß nach erfolgreicher Extensionsbehandlung und Beseitigung der Beschwerden im Myelogramm ein nachgewiesener Prolaps durchaus noch vorhanden sein kann (Krämer, 1978). In diesem Zusammenhang verweisen wir auch auf die Untersuchung aus unserer Klinik über die deutliche Besserung im Myelogramm oder CT nachgewiesenen Nucleusvorfällen durch inverse-vertikale Extension (Schwarz et al. 1986).

Tabelle 1. Wirkungsweisen der Extensionstherapie auf die Wirbelsäule (n. J. Krämer, 1978)

1. Erweiterung des Foramen intervertebrale Druck auf Nervenwurzel wird beseitigt
   Abfließen des Blutes aus den paravertebralen klappenlosen Venengeflechten
2. Erweiterung des Zwischenwirbelabschnittes Reposition des Prolapses
3. Dehnung von Muskulatur und Bandverbindungen
   Lockern der „Muskelzange" (Krämer)
4. Reposition abnormer Wirbelgelenkstellungen
5. Volumenzunahme der Bandscheibe
   Druck auf Nervenwurzel wird verringert

Die in unserer Klinik nachgewiesene Relaxation nach inverser und invers vertikaler Extension anhand von elektromyographischen Untersuchungen (O. Schmitt 1985) wird von anderen Autoren nicht festgestellt (Rothenberg und Sandfort, 1953).

Die hier beschriebenen Wirkungen der Extensionstherapie sind vor allen Dingen für Patienten interessant, die über rezidivierende HWS-, BWS- und LWS-Beschwerden unterschiedlicher Ausprägung klagten.

Eine Einsatzmöglichkeit in der Sportmedizin ergibt sich vor allen Dingen dadurch, daß das beschriebene Gerät über seine Einsatzmöglichkeiten in der Rehabilitationsmedizin vor allen Dingen aufgrund unserer empirischen Erfahrungen auch auf Sportfesten im lokalen und überregionalen Rahmen sehr gut bei Muskelverspannungen (Myalgien unterschiedlicher Genese) vor allen Dingen im Bereich der HWS, BWS und LWS aber auch im Bereich der Hüfte erfolgreich eingesetzt werden konnte. Die Ursachen von Muskelverspannungen (Myalgien) beim Sportler hat Feldmeier et al. (1986) in einem Übersichtsschema hervorragend dargestellt (Abb. 1).

Die Einsatzmöglichkeiten des vorgestellten Gerätes in der Sportmedizin resultieren aus den vielfältigen Angriffspunkten der Wirkungsweise einer Extensionstherapie.

Beim sogenannten Halswirbelsäulensyndrom mit radikulärer oder pseudoradikulärer Symptomatik, bei relativen Myalgien unterschiedlicher Genese sowie bei älteren Patienten auch bei zervikaler Arthrose oder Unkovertebralarthrose ist es möglich, durch Anlegen der Extensionsschlaufe (ähnlich einer Glisson-Schlinge) hier eine Extension der Halswirbelsäule durchzuführen.

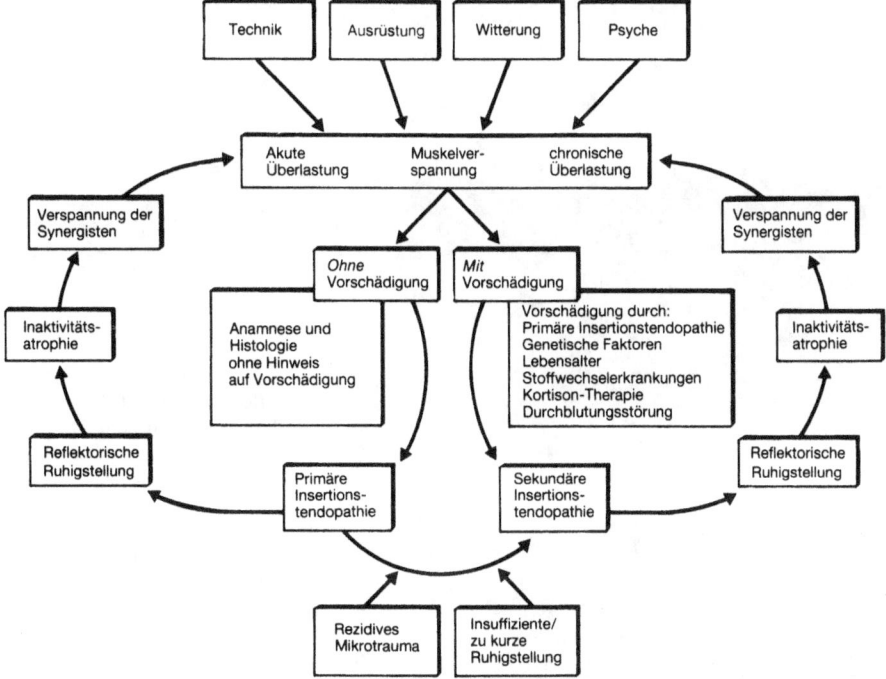

Abb. 1. Ätiopathogenese der primären und sekundären Insertionstendopathien (n. Feldmeier et al., 1986)

Beim sogenannten BWS-Syndrom, bei Blockierungen der kleinen Wirbelgelenke, der Costo-Transversalgelenke sowie Überlastungsmyalgien durch Deformitäten unterschiedlicher Genese (Fehlstellung, angeborene Mißbildungen wie beispielsweise Skoliose, Kyphose u. a.) kann durch eine entsprechende Grifftechnik ebenfalls eine Extension der Wirbelsäule im BWS-Bereich erreicht werden.

In der Sportmedizin können wir über gute Erfahrungen bei Lumbo-Ischialgien und Lumbalgien, bei Bandscheibenvorfällen, chronisch rezidivierenden Schäden am Skelettsystem, bei reaktiven Myalgien unterschiedlicher Genese, bei Blockierungen der LWS und im ISG-Gelenk beidseits sowie bei Morbus Scheuermann berichten (Abb. 2).

Bei älteren Patienten mit beginnender Coxarthrosen aber auch bei jüngeren Patienten mit einer Coxa valga bzw. vara mit reaktiven Insertionstendopathien sowie bei Adduktorentendopathien haben wir gute Erfolge besonders bei der Behandlung der reaktiven Muskelverspannungen gesehen.

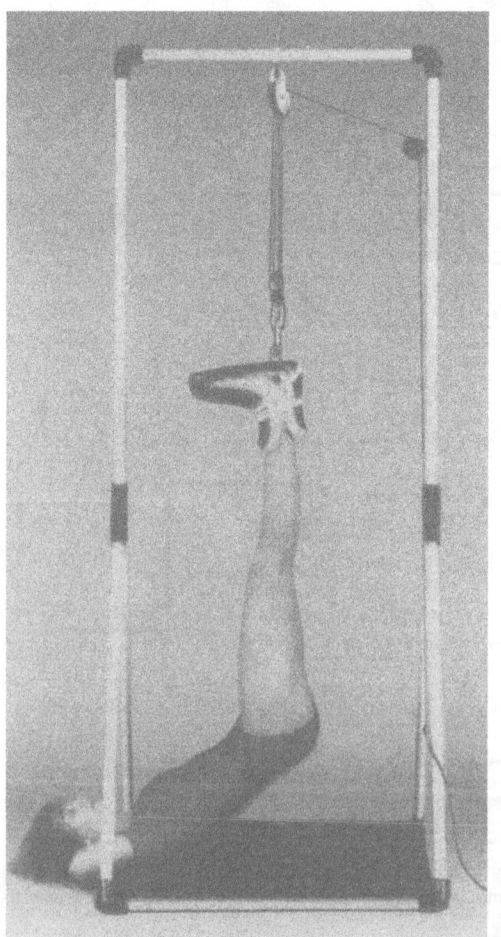

Abb. 2. Affektionen der LWS: inverse vertikale Extension und Abduktion der Beine von 40 Grad bei Bodenkontakt mit den Schultern. Der Patient führt lokkernde Rotationsbewegungen durch. Bei akuten Lumbalischialgien soll der Patient, um dem sogenannten Lassègue auszuweichen, die zum Bauch angezogenen Knie langsam extendieren. Nach Beendigung der Extension wird der Patient durch den Therapeuten abgelassen, wobei dieser den Unterarm in die Kniekehle drückt, um den Patient in Lendenkyphose auf die Ablage zu bringen

Bei Meniskopathien und Arthrosen der Kniegelenke kommt es durch die inverse Vertikalextension zu einer geringgradigen Verbreiterung des Gelenkspaltes, so daß der Druck auf den Meniskus kurzfristig verringert wird („Raummangelsyndrom nach Mittelmeier") und der Patient dadurch kurzfristig eine gewisse Linderung der Beschwerdesymptomatik erfährt.

Bei Schultersteifen können wir ebenfalls vor allen Dingen im chronischen Stadium über gute Erfolge berichten. Dabei erfolgt die Behandlung im Längssitz auf der Matte oder in sitzender Stellung auf dem Hocker.

Die vorgestellten Wirkungsweisen, die auch in vielen Bereichen der Sportmedizin zur Anwendung kommen können, bedingen natürlich vor der Therapie einer subtilen Untersuchung des behandelnden Allgemein- oder Facharztes. Insbesondere sollte nach etwa 6maliger Anwendung durch den Physiotherapeuten oder durch Personal des behandelnden Arztes eine erneute ärztliche Befundkontrolle durchgeführt werden.

Bei Affektionen im Bereich der HWS und BWS mit einer Wurzelreizsymptomatik ist bei Zunahme der Beschwerden bzw. deren Persistenz weiteres therapeutisches Eingreifen unbedingt notwendig.

Diskussion

Mit dem vorgestellten Therapiegerät, das auf historische Erfahrungen zurückzuführen ist, wird die Möglichkeit einer einfach durchzuführenden Therapieform aufgezeigt, die in vielen Bereichen der Sportmedizin durchaus eine sinnvolle Anwendungsmöglichkeit finden kann.

Besonders bei Myalgien unterschiedlicher Genese kann nach unseren Erfahrungen hier oft eine deutliche Beschwerdebesserung erreicht werden. Wegen der guten Transportmöglichkeiten dieses Therapiegerätes bieten sich ambulante Behandlungen vor Ort, so beispielsweise bei Sportveranstaltungen an. Weiterhin ist das Gerät einfach zu bedienen, so daß in der niedergelassenen Praxis durchaus auch angelerntes Personal kostengünstig eingesetzt werden kann.

Literatur

1. Amman J (1959) Die gezielte Extensionsbehandlung der lumbalen Discopathie nach Ulrich. Med Techn 8: 24
2. Armstrong J (1965) Lumbar Disc Lesions. Williams and Wilkins, Baltimore
3. Dethloff E (1970) Zur Extensionsbehandlung bei degenerativen Wirbelsäulenerkrankungen. Beitr Orthop Traum 17 H 10
4. Feldmeier Ch, Pieper B, Rudolf A (1986) Insertionstendopathien und Sport: Ätiopathogenese, Befund, Therapie. Prakt Sporttraumatologie und Sportmedizin 12–17
5. Hoening W (1952) Zur Streckbehandlung der Wirbelsäule. Z angw Bäder- und Klimaheilk 4: 416
6. Krämer J (1973) Klinische und experimentelle Untersuchungen mit der Wirbelsäulenstreckbandage. Med Orthop Technik 93: 49
7. Krämer J (1978) Bandscheibenbedingte Erkrankungen. Thieme-Verlag, Stuttgart
8. Mittelmeier H (1985) Persönliche Mitteilung

9. Mittelmeier H, Feuerstake B (1981) Ein neues Gerät zur vertikalen Patientenextension. Med Orthop Technik 101: 183–184
10. Pförringer W, Rosemeyer B, Schmid M (1983) Wirbelsäulenextension im freien Hand. Münch med Wschr 125: 1107–1110
11. Rothenberg SF, Sanford F (1953) Effect of traction on the lumbar disc spaces. Surg Gynec Obstet 96: 564
12. Schmitt O, Schwarz B (in Vorbereitung) Elektromyographische Untersuchungen bei inserver vertikaler Extension
13. Schwarz B, Steyns H, Feuerstake G (1986) Inserve Extension bei Lumbalgien. Z Allgemeinmedizin im Druck
14. Schwarz B, Heisel J, Feuerstake G (1986) Primärbehandlungsergebnisse von nachgewiesenen Bandscheibenvorfällen durch inverse vertikale Extension. Münch Med Wschr im Druck
15. Steyns H (1982) Behandlungsergebnisse der vertikalen Extension mit dem Gerät nach Feuerstake. Saarländisch-Pfälzisches Orthopäden Kolloquium, Dez
16. Ulrich SP (1974) Der Lordose-Kyhosetest zur Beurteilung einer gezielten Extensionstherapie diskogener Schmerzen. Sportarzt und Sportmed 8: 169

III. Leistungsphysiologie

Körperliche Leistungsfähigkeit unter höhenbedingten Hypoxiebedingungen

H.J. Deuber[*], H. Dorner[**], K. Bachmann[*] und W. Hilmer[**]

Sportmedizinische Abteilung[**] der Medizinischen Poliklinik[*] der Universität Erlangen-Nürnberg

Einleitung

Während eines Aufenthaltes in großen Höhen stellt die Hypoxie einen wesentlichen, die Arbeitskapazität einschränkenden Faktor dar. Ziel dieser Studie war es, zu untersuchen, ob auch mittlere Höhen von 3000 m ü. NN eine Einschränkung der kurzfristigen Leistungsfähigkeit bewirken.

Patientengut und Methode

10 gesunde, ausdauertrainierte Männer (Schwimmen, Langlauf, Radfahren) im Alter von 24 bis 28 Jahren (mittleres Alter: 26 ± 1 Jahr) wurden in einer Unterdruckkammer mittels Fahrradergometrie in sitzender Position unter Normalbedingungen (300 m ü. NN und in der simulierten Höhe von 3000 m ü. NN symptomlimitiert belastet. Die Belastung wurde jeweils mit 50 Watt begonnen und alle 2 Minuten um 25 Watt gesteigert. Vor jeder Steigerung wurde der Blutdruck mittels der Manschettenmethode gemessen. Während der gesamten Fahrradergometrie wurde kontinuierlich ein aus den 12 Standardableitungen bestehendes EKG aufgezeichnet.

Ausgewertet wurde die maximale Arbeitskapazität, der Blutdruck, die Herzfrequenz und das EKG hinsichtlich Ischämiereaktionen oder Rhythmusstörungen.

Ergebnisse

Die in der Höhe erbrachte Arbeitskapazität unterscheidet sich statistisch nicht signifikant von der unter Normalbedingungen erbrachten Arbeitskapazität (Abb. 1). In der Höhe beträgt die Arbeitskapazität 3470 ± 1020 Wmin.

Als Maß für die Herzarbeit wurde aus dem systolischen Blutdruck und der Herzfrequenz das Druck-Frequenz-Produkt berechnet. In Ruhe beträgt dies unter Normalbedingungen 9619 ± 1610 mm Hg/min und unter Höhenbedingungen 9951 ± 1960 mm Hg/min (Abb. 2). Die höchste Belastungsstufe, die intraindividuell sowohl unter Normalbedingungen als auch in der Höhe erbracht wurde, beträgt 3190 ± 842 Wmin. Bei dieser maximalen mittleren Arbeit beträgt das Druck-Frequenz-Produkt unter Normalbedingungen 36347 ± 5912 mm Hg/min und in der Höhe 38110 ± 624 mm Hg/min (Abb. 3). Die Druck-Frequenz-Produkte unter

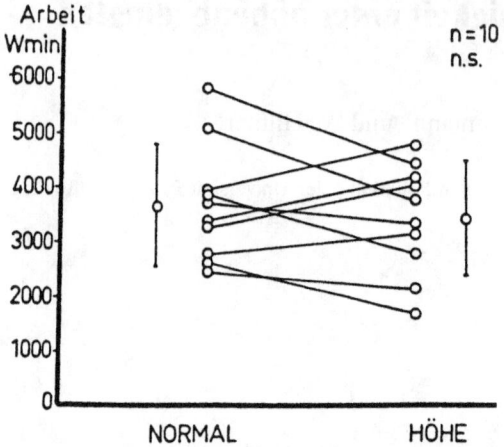

Abb. 1. Unter Normalbedingungen erbrachten die Sportler eine mittlere Arbeitskapazität von 3790 ± 1072 Watt × min. Unter Höhenbedingungen erbrachten die Sportler eine mittlere Arbeitskapazität von 3470 ± 1020 Watt × min. Dies stellt keinen signifikanten Unterschied dar

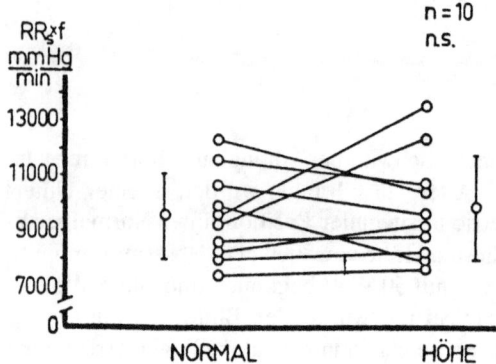

Abb. 2. Unter Normalbedingungen betrug das Druck-Frequenz-Produkt in Ruhe 9619 ± 1610 mm Hg/min. Unter Höhenbedingungen betrug es 9951 ± 1960 mm Hg/min. Dies stellt keinen signifikanten Unterschied dar

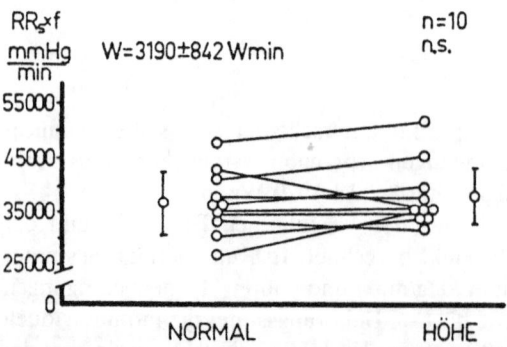

Abb. 3. Unter Normalbedingungen betrug das Druck-Frequenz-Produkt bei einer mittleren Arbeit von 3190 ± 842 Watt × min im Mittel 36 347 ± 5 912 mm Hg/min. Unter Höhenbedingungen betrug das Druck-Frequenz-Produkte bei derselben mittleren Arbeit 38 110 ± 6244 mm Hg/min. Dies stellt keinen signifikanten Unterschied dar

Normalbedingungen und in der Höhe unterscheiden sich weder in Ruhe noch nach Belastung signifikant voneinander.

Weder in Ruhe noch bei Belastung treten unter Normalbedingungen oder unter Höhenbedingungen Herzrhythmusstörungen oder Myokardischämien auf.

Schlußfolgerung

Die Hypoxie in einer Höhe von 3000 m ü. NN schränkt die Arbeitskapazität von Gesunden, Ausdauertrainierten kurzfristig nicht ein.

Herzrhythmusstörungen werden bei Gesunden druch die höhenbedingte Hypoxie nicht begünstigt.

Bestimmung der Kapazität der Nichtbikarbonat-Puffer des Ganzkörpers mit Hilfe des Quotienten ΔOsmolalität/ΔpH bei Sportlern[*]

N. Maassen, E. Winterhager, D. Böning

Abt. Sport- und Arbeitsphysiologie, Medizinische Hochschule, Konstanty-Gutschow-Str. 8, 3000 Hannover 61

Einleitung

Bei kurzen intensiven Belastungen mit starken Anstiegen der Laktatkonzentration und des P_{CO_2} kann das Absinken des pH-Wertes die Leistung begrenzen. Das Ausmaß der pH-Wertsenkung ist abhängig von der Pufferkapazität der Gewebe. Bei der Pufferung gegen CO_2 spielt nur die Nichtbikarbonat-Pufferkapazität eine Rolle. Diese läßt sich im Blut in vitro durch Äquilibrierung mit verschiedenen CO_2 Partialdrucken als $-\Delta[HCO_3^-]$ ΔpH bestimmen. Verändert sich im Blut die Bikarbonatkonzentration, so verändert sich auch die Osmolalität. Die Pufferkapazität β der Nichtbikarbonat-Puffer ist mit dem Quotienten Osm/pH eng korreliert und läßt sich nach der Formel:

$$\beta = -0{,}975 \times (\Delta Osm/\Delta pH) - 0{,}8$$

daraus berechnen (2). Diese Formel läßt sich nicht nur für das Blut, sondern unter der Voraussetzung, daß die meisten Zellmembranen für H_2O und CO_2 gut durchlässig sind, auch zur Bestimmung der mittleren Kapazität der Nichtbikarbonatpuffer des Gesamtkörpers verwenden.

Methode

Bei 10 trainierten Versuchspersonen (4 Ruderer, 3 Mittelstreckenläufer, 3 Kurzstreckenläufer) wurden 15minütige Hyperkapnieversuche durchgeführt (8% CO_2 in der Inspirationsluft). Blut wurde aus einer durch Wärme hyperämisierten Handvene gewonnen (Verweilkanüle Abocath 18G). Im Blut wurden die Osmolalität (kryoskopisch), der P_{CO_2}, das pH und als Kontrolle des Arterialisierungsgrades die Sauerstoffsättigung des Blutes gemessen.

Ergebnisse und Diskussion

Die Abb. 1 zeigt den Verlauf der Osmolalität und des P_{CO_2} während der Hyperkapniephase und der Erholungsphase. Beide Größen haben den gleichen Zeitgang

---

[*] Unterstützt durch das Bundesinstitut für Sportwissenschaft

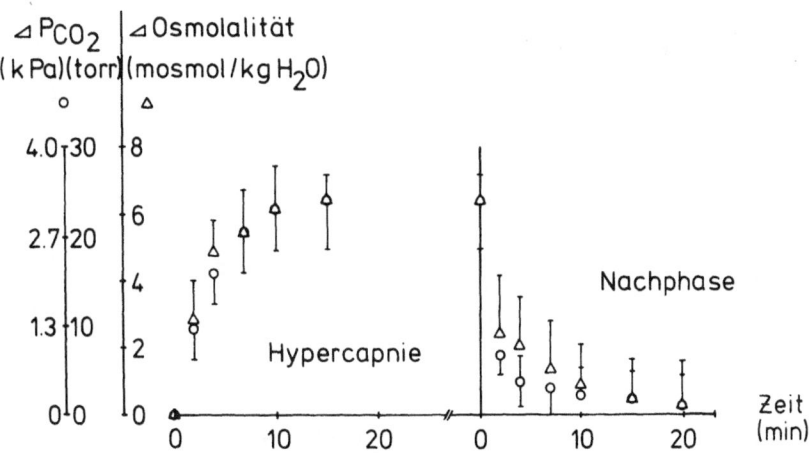

Abb. 1. Verhalten des P_{CO_2} und der Osmolalität bei Hyperkapnieversuchen und in der Nachphase. ($\bar{x} \pm SD$, n = 10)

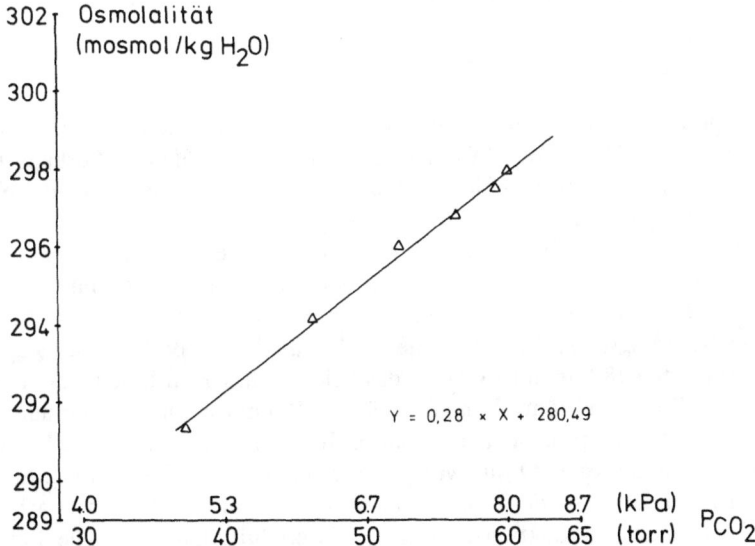

Abb. 2. Osmolalität in Abhängigkeit vom P_{CO_2}

während der Hyperkapnie. Sie erreichen einen Plateauwert nach der 15. Min. Wird der Versuch auf 20 Min. ausgedehnt, verändern sich die Werte nicht weiter (n = 5). Trägt man die Osmolalität in Abhängigkeit vom P_{CO_2} auf, so ergibt sich eine nahezu lineare Beziehung mit der Steigung von 0,28 mosmol/Kg H_2O pro Torr (2,11 mosmol/Kg H_2O pro kPa). Dieser Quotient ist ein Maß für die CO_2-Bindungsfähigkeit des Gesamtkörpers. Sie liegt in der gleichen Größenordnung wie bei untrainierten Versuchspersonen [1]. Wird die Osmolalitätsveränderung gegen den pH-Wert

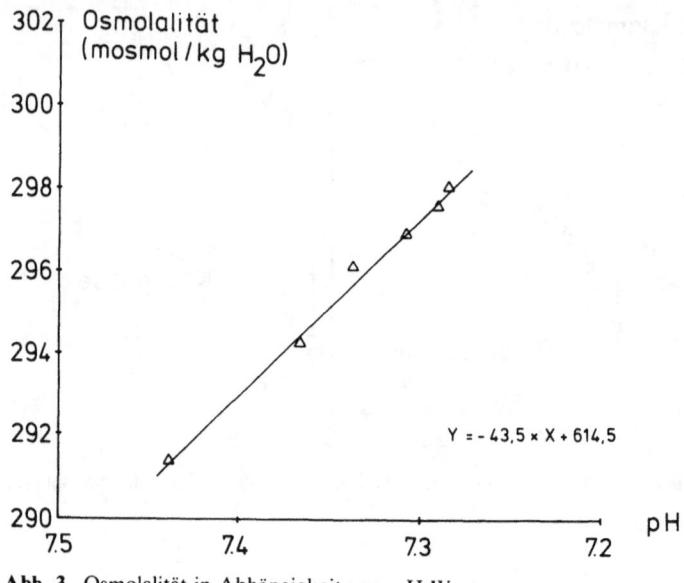

Abb. 3. Osmolalität in Abhängigkeit vom pH-Wert

aufgetragen, ergibt sich eine nahezu lineare Beziehung mit der Steigung -43,5 mosmol/Kg H_2O pro pH-Einheit. Die daraus errechnete Pufferkapazität β ist 41,6 mmol/Kg H_2O pro pH-Einheit. Sie liegt damit etwas höher als bei Nichtsportlern [1]. Da die CO_2-Bindungsfähigkeit bei beiden Gruppen gleich ist (s. oben), kann der Unterschied nur durch eine geringere pH-Wertveränderung bei gleicher Veränderung des P_{CO_2} im Blut entstehen, das heißt die Pufferung des interstitiellen Raumes und des Blutes muß besser sein. Das Puffermaß für beide Räume ist der Quotient $-\Delta [HCO_3^-]_{pl}/\Delta pH$. Bei Untrainierten betrug die Größe 14,8 mmol/Kg H_2O bei den Trainierten 18,5 mmol/Kg H_2O, das heißt in dieser Gruppe ist die Pufferkapazität dieses Raumes erhöht. Wenn man für den Raum Blut plus Interstitium ein Volumen von 16 l annimmt, kann man die intrazelluläre Bikarbonatbildung berechnen. Sie ist mit 59 mmol/Kg H_2O nur wenig höher als bei Untrainierten [1]. Sieben Sportler waren in der Phase des Grundlagenausdauertrainings. Das führt nach Parkhouse et al. [3] zu einer Reduktion der intrazellulären Pufferkapazität. Die drei Mittelstreckler befanden sich in der Vorwettkampfphase in der sie oft hohen Laktatkonzentrationen ausgesetzt sind. Die Werte für die CO_2-Bindungsfähigkeit und für die mittlere Pufferkapazität lagen bei diesen Sportlern um ca. 15% höher.

Literatur

1. Böning D, Vaas U, Braumann K-M (1983) Blood osmolality during in vivo changes of CO_2 pressure. J Appl Physiol: Respirat Environ Exercise Physiol 54: 123–129
2. Maassen N, Böning D Blood osmolality in vitro: Dependence on base addition, buffer value, and temperature. Submitted in revised form. J Appl Physiol
3. Parkhouse WS, McKenzie DC, Hochachka PW, Ovalle WK (1985) Buffering capacity of deproteinized human vastus lateralis muscle. J Appl Physiol 58 (1): 14–7

Beziehung zwischen O_2-Schuld und Osmolalität nach kurzer erschöpfender Belastung

N. Maassen

Abt. Sport- und Arbeitsphysiologie, Medizinische Hochschule, Konstanty-Gutschow-Str. 8, 3000 Hannover 61

Einleitung

In letzter Zeit hat es öfter Zweifel an der Rolle der arteriellen Azidose als Atemantrieb bei Arbeit gegeben [1, 2]. Als wesentlicher Atemantrieb ist dagegen die interstitielle K^+ Konzentration diskutiert worden [8]. Es ist aber nicht möglich, die gesamte Atemantwort durch K^+ zu erklären. Bei der Suche nach weiteren Atemantrieben könnten Größen besondere Bedeutung haben, die direkt mit der O_2-Schuld im Zusammenhang stehen.

Methode

8 Versuchspersonen unterschiedlichen Trainingszustands arbeiteten nach einer 10minütigen Aufwärmphase bis zur subjektiven Erschöpfung ($8,5 \pm 1,5$ Min.; ca. 88,5% der $\dot{V}O_2$max bei 60 Umdrehungen pro Min.) auf einem Fahrradergometer (Meditron). Nach Abbruch der Arbeit blieben die VP noch 20 Min. auf dem Ergometer sitzen. Während der ganzen Zeit wurde die $\dot{V}O_2$ mit dem geschlossenen System Magnatest 710 gemessen. Blut wurde kubitalvenös vor und am Ende der Belastungsphase und in der Erholungsphase nach 0,5, 1, 2, 4, 7, 12 und 20 Min. entnommen. Im Blut bestimmt wurden Osmolalität (Osm), Milchsäurekonzentration, Säuren-Basen-Status und im Plasma die Konzentration der Elektrolyte K^+ und Na^+.

Ergebnisse und Diskussion

Die Osm steigt bis zum Ende der Belastung im Mittel um $22,1 \pm 5$ mosmol/kg H_2O und fällt anschließend ohne Zeitverzögerung wieder ab (Abb. 1). Die Hälfte des Anstiegs ist nach ca. 3 Min. wieder ausgeglichen. Die arbeitsbedingte $\dot{V}O_2$ nimmt dagegen nach Ende der Belastung innerhalb von 1,5 Min. auf die Hälfte ab (Abb. 2), erreicht aber auch nach 20 Min. noch nicht die Ruhewerte (480 ml/ml). Die Summe der $\dot{V}O_2$ in der Erholungsphase minus die Ruhewerte ergibt die Sauerstoffschuld im gemessenen Zeitraum. Zieht man von der O_2-Schuld die

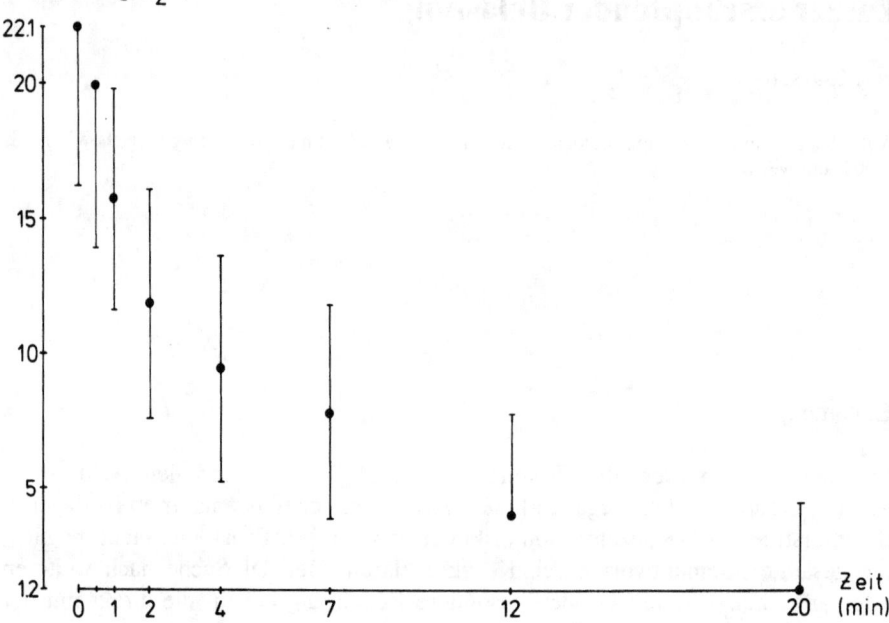

Abb. 1. Verhalten der Osmolalität nach Ende der Arbeit. Dargestellt sind Differenzen zum Ruhewert ($\bar{x} \pm SD$, n = 8)

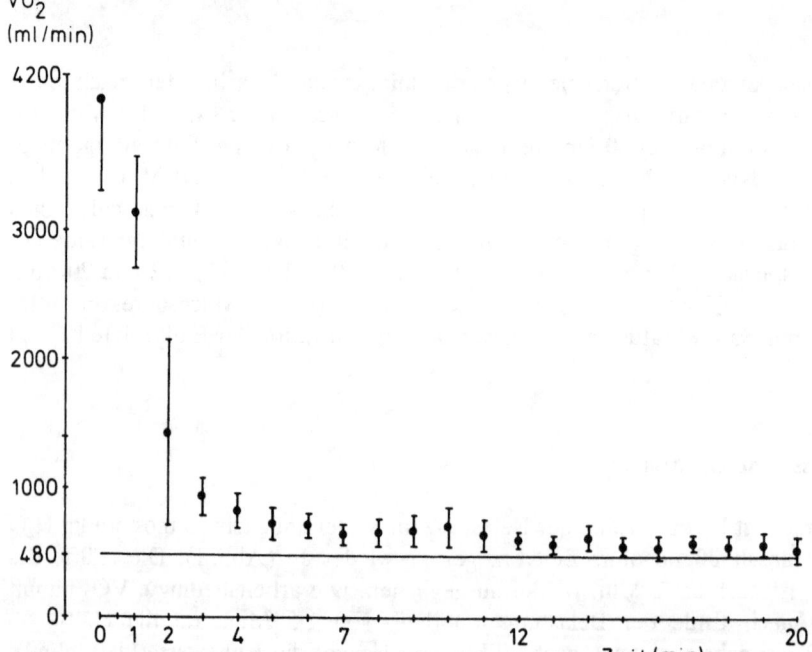

Abb. 2. Abnahme der Sauerstoffaufnahme nach Ende der erschöpfenden Belastung. Die Hälfte der arbeitsbedingten O_2-Aufnahme ist nach ca. 1,5 Min. erreicht

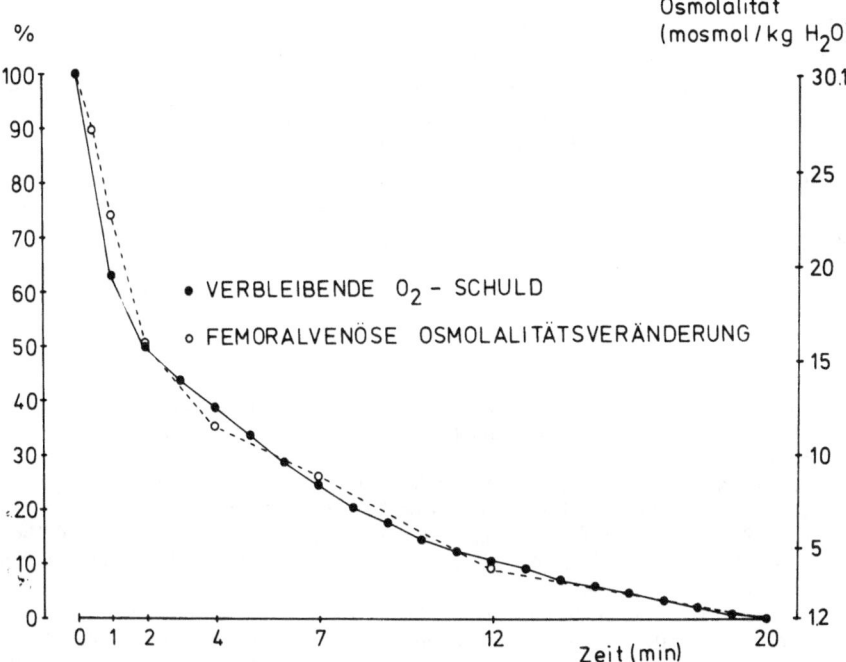

Abb. 3. Abnahme der Sauerstoffschuld nach Belastung. Die gesamte Sauerstoffschuld ist als 100% angesehen und der relative Verlauf dargestellt (gefüllte Symbole). Die offenen Symbole zeigen den Verlauf der berechneten femoralvenösen Osmolalität

minütliche $\dot{V}O_2$ minus die Ruhewerte ab, erhält man das zeitliche Verhalten der O_2-Schuld. Der prozentuale zeitliche Verlauf ist in Abb. 3 (geschlossene Kreise) dargestellt. Die O_2-Schuld ist nach weniger als 2 Min. um die Hälfte gefallen. Die Kurve nähert sich der der Osm an. Der Ort der Entstehung der Sauerstoffschuld ist die arbeitende Muskulatur, deshalb muß die Osm im Blut dieser Muskeln betrachtet werden. Die Unterschiede in der Osm zwischen kubitalvenösem und femoralvenösem Blut werden fast ausschließlich durch den unterschiedlichen Säuren-Basen-Status hervorgerufen. Aus Daten von Sahlin et al. [7], die den Säuren-Basen-Status bei vergleichbaren Versuchen gemessen haben, läßt sich die femoralvenöse Osm berechnen. Der Zeitverlauf dieser berechneten Osm ist fast identisch mit dem der O_2-Schuld (Abb. 3, offene Symbole). Aber nicht nur der Zeitverlauf beider Größen stimmt überein, auch kausal hängen beide Größen eng zusammen, denn die Spaltung von Kreatinphosphat und die Akkumulation von Laktat sind die wesentlichen Ursachen für die Osmolalitätserhöhung [5] und das Entstehen der O_2-Schuld. Nimmt man an, daß zwischen femoralvenösem Blut und dem intrazellulären Raum annähernd ein osmotisches Gleichgewicht besteht, muß auch der Verlauf der intrazellulären Osmolalität mit dem der O_2-Schuld übereinstimmen. Geht man von den von Harris et al. [3, 4] und von Sahlin et al. [6, 7] gemessenen Konzentrationen des Kreatinphosphates, des intrazellulären Laktats und des intrazellulären HCO_3^-

aus, so hat auch die intrazelluläre Osmolalität den gleichen Zeitverlauf. Auch quantitativ entsprechen sich die femoralvenöse und intrazelluläre Osmolalität annähernd. Da beide Größen mit der O_2-Schuld übereinstimmen, könnte es sinnvoll sein, daß die Osmolalität als zusätzlicher Atemantrieb wirkt, wie es von Tibes [8] auch schon gezeigt wurde. Außerdem erlaubt die Höhe der Osmolalitätsveränderung bei Arbeit und das Zeitverhalten nach Arbeit Aussagen über die Höhe und den Abbau der Sauerstoffschuld und kann damit als zusätzliche Größe zur Beurteilung der Belastungsintensität dienen.

Literatur

1. Busse MW, Maassen N Ventilation and plasma potassium concentration during exercise. Vortrag auf der Atmungsphysiologischen Arbeitstagung im Mai 1986 in Nijmegen. Pflügers Arch im Druck
2. Hagberg JM, Coyle EF, Carroll JE, Miller JM, Martin WH, Brooke MH Exercise hyperventilation in patients with McArdle's disease. J Appl Physiol 52: 991–994
3. Harris RC, Edwards RHT, Hultmann E, Nordesjö L-O, Nyland B, Sahlin K (1976) The time course of phosphorylcreatine resynthesis during recovery of the quadriceps muscle in man. Pflügers Arch 367: 137–142
4. Harris RC, Sahlin K, Hultmann E (1977) Phosphagen and lactate contents of m. quadriceps femoris of man after exercise. J Appl Physiol: Respirat Environ Exercise Physiol 43: 852–857
5. Maassen N, Böning D (1984) Arbeitsbedingte Hämokonzentration und Osmolalität. In Jeschke D (Hrsg): Stellenwert der Sportmedizin in Medizin und Sportwissenschaft, Springer-Verlag Berlin Heidelberg New York
6. Sahlin K, Harris SC, Nylind B, Hultmann E Lactate content and pH in muscle samples obtained after dynamic exercise. Pflügers Arch 367: 143–149
7. Sahlin K, Alvestrand A, Brandt R, Hultmann E Intracellular (1987) pH and bicarbonate concentration in human muscle during recovery from exercise. J Appl Physiol: Respirat Environ Exercise Physiol. 45: 474–480
8. Tibes U (1981) Kreislauf und Atmung der Arbeit und Sport. Spiegel des Muskelstoffwechsels. Schriften der Dt Sporthochschule Köln, Bd 6, Verlag Hans Richarz, Sankt Augustin

Die Reproduzierbarkeit der Messung der Reizschwelle mittels Rechteckströmen als Meßmethode in der Sportmedizin

F. J. Schneider, K. Völker, H. Liesen und W. Hollmann

DSHS Köln

Bedeutung der Reizstromdiagnostik in der Sportmedizin

Nach Haralambie (1970) gibt es, vereinfacht betrachtet, drei wichtige Faktoren, die den funktionellen Zustand eines Muskels bestimmen und in einem interdependenten Verhältnis stehen: Erregbarkeit, Kontraktilität und Stoffwechsel des Muskels (vgl. Keul u. a. 1984). Keul (1978) und Keul u. a. (1984) empfehlen zur Diagnose biochemischer und struktureller Anpassungsvorgänge von Trainingsreizen neben der Erhebung von Stoffwechselparametern die Bestimmung der Muskelerregbarkeit.

Veränderungen in der Erregbarkeit sind bei einem modifizierten Muskelmetabolismus und/oder bei einem ionischen Ungleichgewicht zu erwarten (Laborit u. a. 1957 in: Haralambie/Senser 1980). Studien, die der Frage nach einem möglichen Zusammenhang zwischen neuromuskulärer Erregbarkeit und sportmotorischer Beanspruchung nachgingen, erbrachten folgende Befunde: Placheta u. a. (1967) belegten signifikante Unterschiede zwischen Schnelligkeits- und Ausdauersportlern. Bei einem Vergleich der Spielsportart Basketball mit der Individualsportart Leichtathletik fand Partheniu (1973) im ersten Falle – ein mehrjähriges Training vorausgesetzt – ein regelmäßiges Absinken der Erregbarkeit des M. quadriceps femoris und eine Hypererregbarkeit bei Vertretern der zweiten Sportart. Placheta u. a. (1967) stellten auf der Basis ihrer Ergebnisse die Hypothese auf, daß die nach Belastung gemessene Chronaxie (eine Kenngröße der I/t-Kurvendiagnostik) als Zeichen eines guten bzw. schlechten Trainingszustands oder günstiger bzw. ungünstiger Trainingsbelastungen dienen könnte. Detaillierte Untersuchungen zur Beschreibung einer möglichen Beziehung zwischen dem Grad der Ermüdung und dem Ausmaß der Veränderung der Muskelerregbarkeit sowie zu ihrem Erholungsverlauf liegen nur partiell vor (Haralambie G, Senser L 1980; eigene, unveröffentlichte Studien).

Haralambie (1970) und Partheniu (1973) ordnen die auf Grund biochemischer und morphologischer Parameter charakterisierten drei Muskelfasertypen (teilweise unterschiedlich) den Reizzeiten der I/t-Kurve zu. Demzufolge sind mit langen Impulsdauern (1000 bis 30 bzw. 30 bis 10 ms) die tonischen Muskelfasern selektiv anzusprechen, mit mittleren Zeiten 30 bis 1 bzw. 10 bis 1 ms) die intermediären und mit kurzen Reizzeiten (= 1 ms) die phasischen Fastertypen. Wenn diese theoretische Zuordnung sich in Grundlagenforschungen belegen ließe, wäre es denkbar, daß auf ihrer Basis u. a. Aussagen über die Eignung eines Sportlers für bestimmte sportmotorische Beanspruchungen getroffen werden könnten.

Methodik des Meßverfahrens

Zur Bestimmung der NME benötigt man einen niederfrequenten Impulsgenerator mit einer sog. Constant-Current-Schaltung, eine differente (Kathode) und eine indifferente Elektrode (Anode). In der Literatur herrscht Unstimmigkeit in bezug auf die Wahl der Elektrodentechnik, d.h. Anordnung der beiden Elektroden bezüglich des zu untersuchenden Muskels; eine wissenschaftliche Argumentation wird nicht geführt. So stehen zwei Vorschläge nebeneinander: monopolare und bipolare Elektrodentechnik (Licht 1961; Edel 1973; Gillert 1977). In Untersuchungen an unserem Institut entschieden wir uns für die monopolare Reizung bei distaler Applikation der indifferenten Elektrode. Innerhalb einer umfangreichen Meßreihe konnten wir eine differente Elektrode (aktive Fläche = 1 cm^2) entwickeln, die elektrophysiologischen und ökonomischen Ansprüchen genügt. Vor einer Bestimmung der I/t-Kurve muß bei der monopolaren Reizung der sog. motorische Punkt, auch Muskelreizpunkt genannt, gesucht werden. Dies ist der Punkt, an dem eine große Dichte terminaler Elemente der jeweiligen motorischen Nerven zu finden ist (Walthard/Tchicaloff in: Licht 1961).

Für die sportmedizinische Diagnostik bieten sich zwei Strommodulationen an: Rechteck- und Dreieckimpulscharakteristik (RIC und DIC). Beim Rechteckimpuls wird die vorher eingestellte Spitzenstromintensität praktisch ohne Verzögerung erreicht, während der Strom beim Dreieckimpuls schräg in Form einer mathematischen Exponentialfunktion ansteigt. Die Bestimmung der I/t-Werte für Dreieckimpulsströme gilt als Maß für die Akkommodationsfähigkeit des Muskels (Schmidt 1966; Placheta 1967; Gillert 1977).

Die für die jeweilige Reizzeit ermittelten Stromintensitäten werden als sog. I/t-Kurve abgetragen. Sie stellt eine Kennlinie des untersuchten Muskels dar.
Bei der Interpretation der ermittelten Kurve(n) ist eine Reihe von Einflußgrößen zu berücksichtigen, die an dieser Stelle nur aufgelistet werden können: Alter, Geschlecht, Trainingszustand, Verletzungen, zentral-nervöse und hormonelle Aktivität, Elektrolyt- und Vitaminspiegel, Substanzen mit pharmakologischer Wirkung (Anaesthetika, Alkoholika, Nikotin, Kaffee, Tee etc.), Schmerzsensivität, Gewöhnung an Stromapplikation, Position der differenten Elektrode, Größe der differenten Elektrode und Auflagedruck der Elektroden.

Untersuchungsgut und Untersuchungsgang

Von einer zuverlässigen Meßmethode wird erwartet, daß sie bei wiederholter Anwendung unabhängig von deren Zeitpunkt ähnliche, günstigstenfalls identische Ergebnisse liefert (Clauss/Ebner 1979). Die Reliabilität der vorgestellten Meßmethode untersuchten wir im Re-Test-Verfahren an einem Kollektiv von Freizeitsportlern, das sich aus 32 männlichen Schülern und Studenten zusammensetzt. In der Anamnese wurden Vpn mit regelmäßiger Medikation und Verletzungen an der untersuchten Gliedmaße ausgeschlossen. Die Nullhypothese wurde mittels der Pearson-Bravaisschen Maßkorrelation überprüft.

Tabelle 1. Mittelwerte, Korrelationskoeffizienten und Signifikanzen der I/t-Werte des M. vastus medialis in Test I und Test II. n = 32, *n = 29, **n = 31, **n = 19, ****n = 27

t(ms)	$\bar{x}$ I	$\bar{x}$ II	r	P
		RIC		
0,1	4,57	4,38	,9326	,001
0,5	2,13	2,13	,9165	,001
5	1,63	1,73	,8846	,001
20	1,60	1,73	,8805	,001
		DIC		
0,1	5,19	5,08	,8583	,001
0,5	2,76	2,73	,9084	,001
5	1,93	2,00	,8618	,001
20	2,08	2,37	,8205	,001
100	5,02*	5,51**	,7594	,001
300	6,43***	8,27****	,8615	,001

Ergebnisse

Die Ergebnisse zum Nachweis der Reproduzierbarkeit von I/t-Messungen (RIC und DIC) am M. vastus medialis des M. quadriceps femoris sind in Abb. 1 und in Tabelle 1 dargestellt.

Die Mittelwertdifferenzen der am M. vastus medialis gemessenen Stromintensitäten bei den Reizzeiten t = 20, 5, 0,5, 0,1 ms liegen sowohl für die Rechteck- als auch für die Dreieckimpulsströme beim Vergleich der beiden Meßreihen (Test I und II) in dem durch die Ablesesubjektivität bedingten Fehlerbereich von 0.1 bis 0.2 mA. Diese enge Beziehung läßt sich durch die Korrelationsüberprüfung, in der signifikante (p = 0,001) Korrelationskoeffizienten im Bereich von 0,8205 bis 0,9326 ermittelt wurden, belegen. Die prozentualen Differenzen zwischen den berechneten Mittelwerten aus beiden Tests bewegen sich für die RIC bzw. DIC zwischen 0 und 8,1 bzw. 1,1 und 13,9%. Sowohl für die rheobasische (t = 20 ms) als auch für die intermediäre Reizzeit (t = 5 ms) wurden bei Rechteckströmen nahezu identische Mittelwerte und Standardabweichungen errechnet.

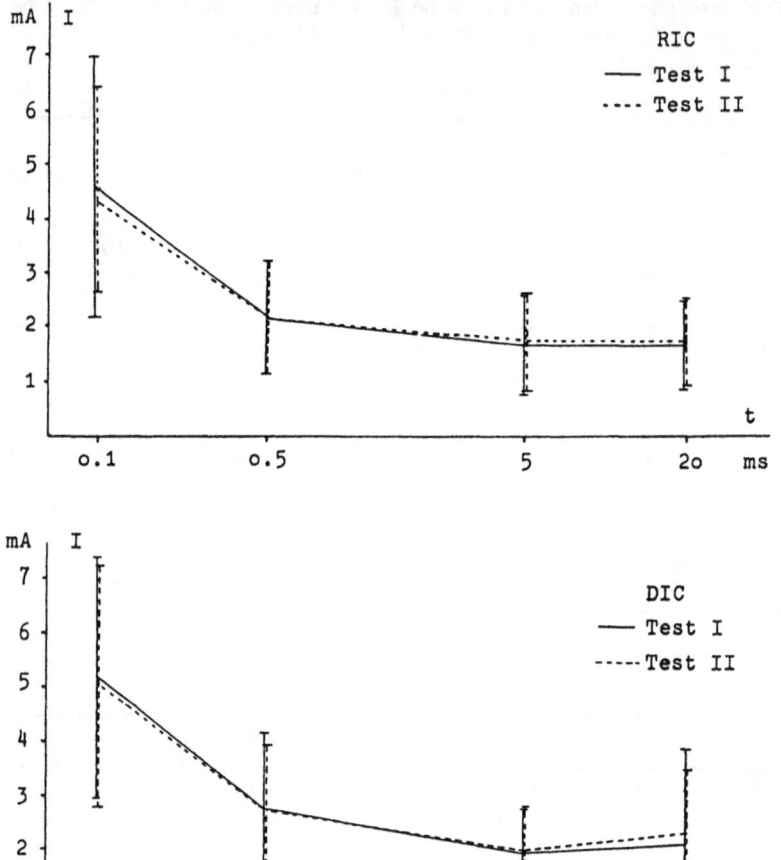

Abb. 1. Vergleich der I/t-Kurven ($\bar{x}$, s) – Rechteck- (RIC) und Dreieckimpulscharakterstik (DIC) – für den M. vastus medialis in Test I und II (n = 32)

Diskussion

Mit der Reizintensität-Reizzeit-Diagnostik steht schon seit geraumer Zeit ein Verfahren zur Untersuchung der neuromuskulären Erregbarkeit zur Verfügung. Obwohl inzwischen verschiedene Erfahrungsberichte vorliegen, fehlen insbesondere Studien, die sich methodischen Fragen widmen. Dies verwundert nicht nur deshalb, weil man um eine stattliche Anzahl von Einflußgrößen auf die NME weiß, sondern auch, weil jedes wissenschaftliche Diagnoseverfahren (zumindest) den Hauptgütekriterien der Objektivität, Validität und Reliabilität genügen muß, bevor es als solches anerkannt wird. Aus diesem Grunde wurde die Reliabilität des

Verfahrens einer Überprüfung unterzogen. Aufgrund der statistischen Ergebnisse darf der vorgestellten Meßmethode zur Diagnose der Muskelerregbarkeit eine hohe Reproduzierbarkeit attestiert werden. Dennoch ermittelte intraindividuelle Differenzen waren meist auf Veränderungen der sportmotorischen Aktivität (Trainingszustand) im Zeitraum zwischen den beiden Tests zurückzuführen. In weiteren Studien wird zu belegen sein, ob diese Beobachtungen auch auf andere Skelettmuskeln übertragen werden können. Mit dem Nachweis der Reproduzierbarkeit eröffnen sich Untersuchungen, die den o. g. Hypothesen zur möglichen Bedeutung der neuromuskulären Erregbarkeit in der sportmedizinischen Diagnostik nachgehen.

Literatur

1. Clauss G, Ebner H (1979) Grundlagen der Statistik. Thun und Frankfurt am Main
2. Edel H, Schubert D, Römer B (1970) Experimentell-klinische Überprüfung neuerer Vorstellungen über den Verlauf der Reizintensität-Dauer (I/t)-Kurven. Elektromedizin 15: 155–158
3. Gillert O (1977) Niederfrequente Reizströme in der therapeutischen Praxis. München
4. Haralambie G (1970) Untersuchungen über neuromuskuläre Erregbarkeit bei Sportlern. Electromedica, 4: 271–273.
5. Haralambie G, Senser L (1980) Metabolic changes in man during long-distance swimming. Eur J appl Physiol, 43 2: 115–125.
6. Keul J (1978) Training und Regeneration im Hochleistungssport. Leistungssport, 8, 3: 236–246.
7. Keul J, Berg A, Lehmann M u. a. (1984) Erschöpfung und Regeneration des Muskels in Training und Wettkampf. Leistungssport, 14, 5: 13–18
8. Laborit H, Laborit G (1955) Excitabilite neuromusculaire et equilibre ionique. Paris
9. Licht S (1961) Electrodiagnosis and Electromyography. New Haven
10. Placheta Z, Israel S, Israel G u. a. (1967) Die Elektrodiagnostik in der Sportmedizin. Wiss. Z. Dt. Hochschule f. Körperkultur Leipzig, 3/4: 159–175.
11. Partheniu A (1973) Neuromuscular Characteristics of Athletes. In: Keul J (ed.): Limiting factors of physical performance. Stuttgart 1973: 12–22
12. Schmidt H (1966) Möglichkeiten und Grenzen der Elektrodiagnostik in der sportmedizinischen Praxis. Med u Sport, 6, 6: 165–168.

Sauerstoff-Bindungseigenschaften von in unterschiedlichen Höhen lebenden Ausdauersportlern

W. Schmidt*, H. W. Dahners**, R. Correa** und R. Ramirez**

Medizinische Hochschule Hannover, Abt. für Sport- und Arbeitsphysiologie*,
Universidad del Valle, Ciencias Fisiologicas, Cali, Colombia**

Einleitung

Neben dem Herzzeitvolumen, der Kapillardichte des Muskels und der Hämoglobinkonzentration (Hb) des Blutes beeinflussen die Hämoglobin-Sauerstoffbindungseigenschaften die Effizienz des O_2-Transportes von der Lunge zum arbeitenden Gewebe. Bei ausdauertrainierten Sportlern sind diese Bindungseigenschaften unter Ruhe- und Arbeitsbedingungen gegenüber untrainierten Personen verändert, d. h. die O_2-Affinität des Hb ist insbesondere bei niedrigen O_2-Sättigungsstufen herabgesetzt. Dies bedeutet für den Sportler bei fixer Hb-O_2-Sättigung einen größeren O_2-Partialdruck-Unterschied zwischen Erythrozyt und Muskelgewebe und folglich verbesserte Diffusionsbedingungen (Böning et al. 1975, Braumann et al. 1982).

Von Menschen, die längere Zeit oder ständig in großen Höhen leben, sind u. a. eine Erhöhung der Hämoglobin-Konzentration und ebenfalls eine Verringerung der Hb-O_2-Affinität bekannt (Aste-Salazar und Hurtado 1944, Winslow et al. 1981). Beide Effekte begünstigen sowohl in der Höhe als auch im Flachland die Ausdauerleistungsfähigkeit von Höhenbewohnern. Bisher existierten jedoch noch keine Untersuchungen über Anpassungsmechanismen der Hb-O_2-Bindungseigenschaften von in großen Höhen trainierten Sportlern. Ausgezeichnete Ausdauerleistungen von Höhensportlern (u. a. keniatischer Langstreckenläufer und kolumbianischer Radfahrer) lassen jedoch Adaptationserscheinungen vermuten. In dieser Studie soll daher geprüft werden, ob Höheneinfluß und Training gleichsinnig auf die Hb-O_2-Bindungseigenschaften einwirken oder sich gegenseitig kompensieren.

Methoden

Untersucht wurden hämatologische Größen und Sauerstoffbindungskurven (SBK) von Mittel- und Langstreckenläufern (trainiert, T) sowie Kontrollpersonen (untrainiert, UT) aus zwei verschiedenen Höhenlagen Kolumbiens:
1. Cali (Flachland, F, 1000 m ü. NN);
2. Bogotá (Höhenlage, H, 2600 m–3000 m ü. NN).

Die vorliegende Untersuchung wurde während einer vom DAAD und der GTZ ermöglichten Gastdozentur in Cali/Kolumbien durchgeführt.
Frau Luz Fanny Gonzales und Herrn Joel Rojas, sowie der Führung von Coldeportes/Cali danken wir für ausgezeichnete technische und organisatorische Unterstützung.

Die Blutentnahme der Gruppen F-UT, F-T und H-T (anläßlich der nationalen Leichtathletikmeisterschaften in Cali, 9 Std. nach Abfahrt aus Bogotá) erfolgte in Cali. H-UT wurde in Bogotá Blut entnommen, anschließend wurden die Proben direkt nach Cali geflogen (1 Std.) und dort sofort analysiert.

Gemessen wurden im Vollblut: [Hb] (Cyanmethhämoglobin, Test-Kit, Merck) und Hämatokritwert (Mikrohämatokritzentrifugation, 20 900 g); im Erythrozyten: [DPG] (Test-Kit, Böhringer). Die SBKs wurden unter Standardbedingungen (pH 7,4, P_{CO_2} 38,0 mmHg, 37°C) mit einem Hemoxanalyser (Fa. TCS, Southhampton, USA) aufgenommen.

Ergebnisse und Diskussion

[Hb] und Hämatokritwert (Hkt) tendieren bei H-T und H-UT gegenüber den Flachlandbewohnern zu höheren Werten (Abb. 1). Die Hkt-Werte von F-T und H-T unterscheiden sich deutlich von den Werten der Kontrollgruppen und deuten bei den Sportlern auf bessere rheologische Eigenschaften des Blutes auf Grund geringerer Viskosität hin. Ein überproportional erhöhtes Plasmavolumen (u. a. Convertino et al. 1980) sowie eine trainingsbedingte intravasale Hämolyse (u. a. Schmidt 1984) können als Ursache angesehen werden.

Die Lage der Sauerstoffbindungskurve (Standardverhältnisse, pH 7,4, P_{CO_2} 38,0 mmHg, 37°C) der untersuchten Gruppen weist sowohl eine Höhen- als auch Trainingsabhängigkeit auf (Abb. 2). Der Sauerstoffhalbsättigungsdruck (P_{50}) wird durch die Höhenanpassung von $28,4 \pm 0,9$ mmHg (F-UT) auf $29,6 \pm 1,5$ mmHg (H-UT, $2p < 0,1$) und durch Training auf $31,0 \pm 1,4$ mmHg (L-UT, $2p < 0.001$)

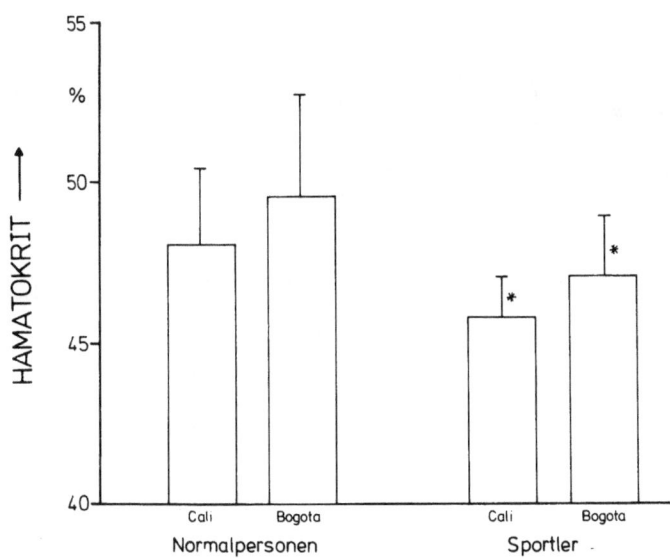

Abb. 1. Hämatokritwerte von trainierten und untrainierten Personen aus Cali (1000 m) und Bogotá (2600 m–3000 m). * = $2p < 0,05$ (t-Test zwischen Sportlern und korrespondierenden Kontrollen)

verschoben. Unter dem Einfluß von Höhe und Training steigt der P_{50} auf 33,1 +/ −1,7 mmHg (H–T, $2p < 0,001$).

Der reine Höheneffekt kann vollständig auf veränderte [DPG] zurückgeführt werden (Abb. 3). H-UT und H-T weisen deutliche [DPG] Erhöhungen auf, wodurch die SBK direkt durch allosterische Einwirkungen (Benesch und Benesch 1967) als auch indirekt durch Erniedrigung des erythrozytären pH Wertes (Duhm 1976) zur rechten Seite verschoben wird. Da die [DPG] der F-T gegenüber F-UT

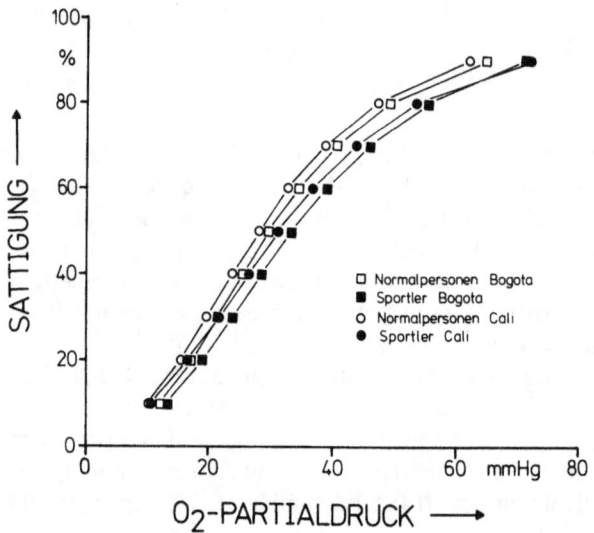

Abb. 2. Sauerstoffbindungskurven (pH 7,4 P_{CO_2} 38,0 mmHg, 37°C) von trainierten und untrainierten Personen aus Cali und Bogotá

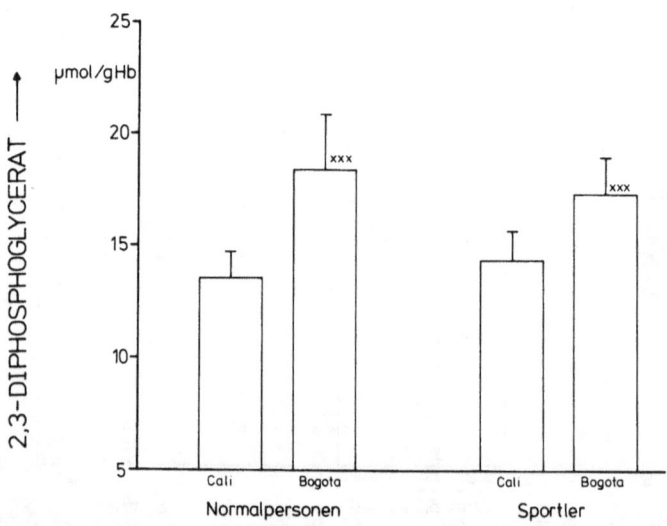

Abb. 3. 2,3-Diphosphoglyzeratkonzentration im Erythrozyten von trainierten und untrainierten Personen aus Cali und Bogotá. xxx = $2p < 0,001$ (t-Test zwischen Gruppen aus gleicher Höhenlage)

nur geringfügig höher und diejenige der H-T gegenüber H-UT sogar niedriger liegt, müssen die Trainingseffekte auf einem anderen Mechanismus beruhen.

DPG wird vom Hb insbesondere im deoxygenierten Zustand gebunden, wodurch die SBK stärker im Bereich niedriger O_2 Sättigung des Hb zur rechten Seite verschoben wird. Die größere Steigung der SBK („n", berechnet in der logarithmischen Darstellung) der Höhenbewohner (H-UT „n" $2,62 \pm 0,16$, H–T „n" $2,55 \pm 0,08$) gegenüber den Flachlandbewohnern (F-UT „n" $2,45 \pm 0,15$, F-T „n" $2,30 \pm 0,24$) kann daher seine unmittelbar durch die hohe [DPG] erklärt werden.

Beim Vergleich der Sportlergruppen aus Cali und Bogotá weisen alle erhobenen Befunde bei den Höhensportlern (1. leicht erhöhte [Hb], 2. rechtsverschobene und 3. versteilerte SBK) auf günstigere O_2-Transport- und Abgabeverhältnisse im Gewebe hin, so daß eine bessere aerobe Leistungsfähigkeit postuliert werden kann. Tatsächlich konnten die Athleten, die ständig in größeren Höhen trainierten, bei den nationalen Meisterschaften, anläßlich derer die Untersuchung durchgeführt wurde, wesentlich bessere Wettkampfergebnisse erzielen.

Literatur

1. Aste-Salazar H, Hurtado A (1944) The affinity of hemoglobin at sea level and at high altitude. Am J Physiol 142: 733–743
2. Benesch R, Benesch RE (1967) The effect of organic phosphates from the human erythrocyte on allosteric properties of human hemoglobin. Biochem Biophys Res Commun 26: 162–167
3. Böning D, Schweigart U, Tibes U, Hemmer B (1975) Influences of exercise and endurance training on the oxygen dissociation curve of blood under in vivo and in vitro conditions. Europ J Appl Physiol 34: 1–10
4. Braumann KM, Böning D, Trost F (1982) Bohr effect and slope of the oxygen dissociation curve after training J Appl Physiol 52: 1524–1529
5. Convertino VA, Greenleaf JE, Bernauer EM (1980) Role of thermal and exercise factors in the mechanism of hypervolemia. J Appl Physiol 48: 657–664
6. Duhm J (1971) Effects of 2,3-diphosphoglycerate and other organic phosphate compounds on oxygen affinity and intracellular pH of human erythrocytes. Pflügers Arch 326: 341–356
7. Schmidt W (1984) Sauerstoffbindungseigenschaften von unterschiedlich alten Erythrozyten und ihre Bedeutung bei Ausdauertraining. Dissertation, Universität Hannover
8. Winslow RM, Monge CC, Statham NJ, Gibson CG, Charache S, Whittembury J, Moran O, Berger RL (1981) Variability of oxygen affinity of blood: human subjects native to high altitude. J Appl Physiol 51: 1411–1416

Arterieller pO$_2$ bei Laufbandbelastung

J. M. Steinacker, K. Röcker und R. E. Wodick

Abt. für Angewandte Physiologie, Sportmedizin, der Universität Ulm

Einleitung

Wir haben gezeigt, daß durch transkutane Meßmethoden der arterielle pO$_2$ verläßlich und kontinuierlich verfolgt werden kann [3, 4]. Der arterielle pO$_2$ ändert sich bei körperlicher Belastung in Abhängigkeit von Belastungsart und -intensität und von der körperlichen Leistungsfähigkeit des Probanden. In dieser Studie sollen mit nichtinvasiven Meßmethoden bei Laufbandbelastung diese Zusammenhänge näher untersucht werden.

Methoden

Der arterielle pO$_2$ wird bei der Laufbandbelastung von 11 gut trainierten Mittelstreckenläufern mit transkutanen Elektroden bei 45°C Heiztemperatur gemessen (Hellige Transoxode). Neben der Spirometrie werden aus Kapillarblut Laktat, Blutgase und Hb gemessen. Die Läufer absolvieren zuerst einen Mehrstufentest (MST) beginnend mit 8 km/h und Steigerung um 2 km/h nach je 4 min. Nach einer Pause erfolgt dann ein aerober Test (AT) mit einer Intensität knapp unter der mit dem MST bestimmten aerob/anaeroben Schwelle über 10 min, gefolgt von einem anaeroben Test (ANT) über 1–2 min. Die Änderung des pO$_2$ bei Belastung vom Ruhewert aus wird als δpO$_2$ bezeichnet.

Ergebnisse und Diskussion

Die Ergebnisse für einen typischen Testverlauf sind in Abb. 1 zusammengestellt. Es finden sich gute Korrelationen zwischen den transkutanen und kapillären pO$_2$-Werten (r = 0,87). Bei Kenntnis der Methode und ihrer Randbedingungen [3, 4] ist transkutanes Messen des pO$_2$ sicherer und zuverlässiger als das mit Kapillarblut, da der Bestimmungsfehler kalkulierbar ist. Blutproben unterliegen zufälligen Fehlern bei der Probenbehandlung und sind bei körperlicher Arbeit nur schwer zu gewinnen.

Beim MST fällt der pO$_2$ bei jeder Belastung ab und steigt in den Pausen wieder an. Ein reziprokes Verhalten zeigt sich im p$_A$O$_2$, die AaDO$_2$ steigt mit der $\dot{V}$O$_2$ und der Leistung an. Dies ist in dem immer mehr zunehmenden Einfluß der O$_2$-Diffusion auf den Gasaustausch bei ansteigender Belastung begründet [3, 4, 5].

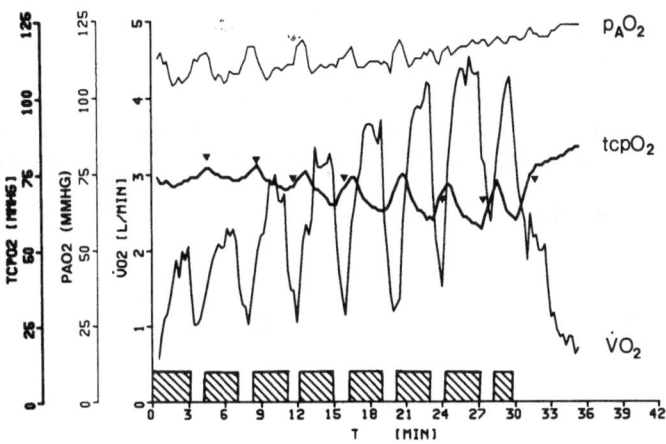

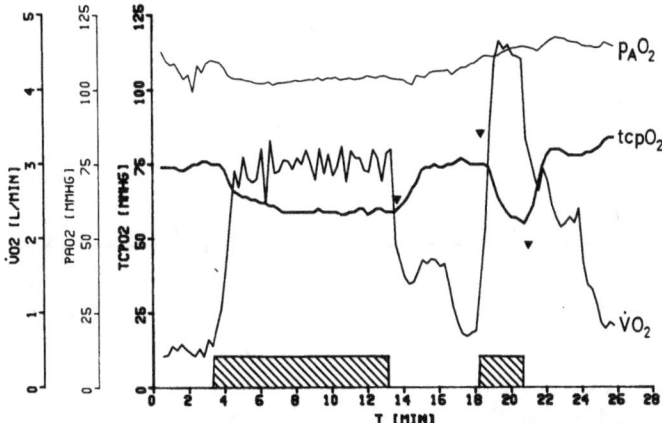

Abb. 1. tcpO$_2$, p$_a$O$_2$ (▼), p$_A$O$_2$ and V̇O$_2$ während des MST (links) und AT und ANT (rechts) bei Laufbandbelastung. Schraffiert ist die Belastung angegeben

Die AaDO$_2$ im AT und ANT ist der im MST ähnlich (Abb. 1). Auch der pO$_2$ stellt sich jeweils auf einen stabilen Wert ein. Die maximale Änderung in MST und ANT sind nicht gut korreliert (r = 0,42), weil im ANT keine konstante Belastungsdauer durchgehalten wurde. Zwischen ΔpO$_2$ an der AAS im MST und der im At besteht ein besserer Zusammenhang, da ein steady im At erreicht wurde (r = 0,58).

Wir haben bereits gezeigt, daß der maximale pO$_2$-Abfall eine Funktion der Leistungsfähigkeit sein kann. Auch läßt sich ein Zusammenhang zwischen dem pO$_2$-Abfall und dem Absinken der gemischt-venösen Sauerstoffkonzentration und dem Anstieg von Herzfrequenz und Herzminutenvolumen nachweisen [3, 4]. Bei den hier untersuchten, sehr leistungsfähigen Probanden (AAS bei 18,83 ± 1,62 Km/h findet sich auch ein Zusammenhang mit der aeroben Ausdauerleistungsfähigkeit gemessen an der AAS (Abb. 2).

Ein weiterer, sehr interessanter Befund ist, daß sich die Änderung von pO$_2$ pro Zeiteinheit bei anaerober Belastung im ANT direkt proportional der Anstiegsgeschwindigkeit des Laktats zeigt (Abb. 3, r = 0,79).

Es ist bekannt, daß bei Hypoxie die Laktat-Leistungskurve nach links verschoben ist und die AAS niedriger bestimmt wird. Man nimmt aber an, daß die Limitierung der aeroben Leistungsfähigkeit im wesentlichen von der Leistungsfähigkeit mitochondrialen Enzymsysteme abhängt. Zu Beginn einer Belastung bewirkt ein Abfall von ATP und CrP einen Anstieg der Glykolyse [2]. Im aeroben Bereich wird sich

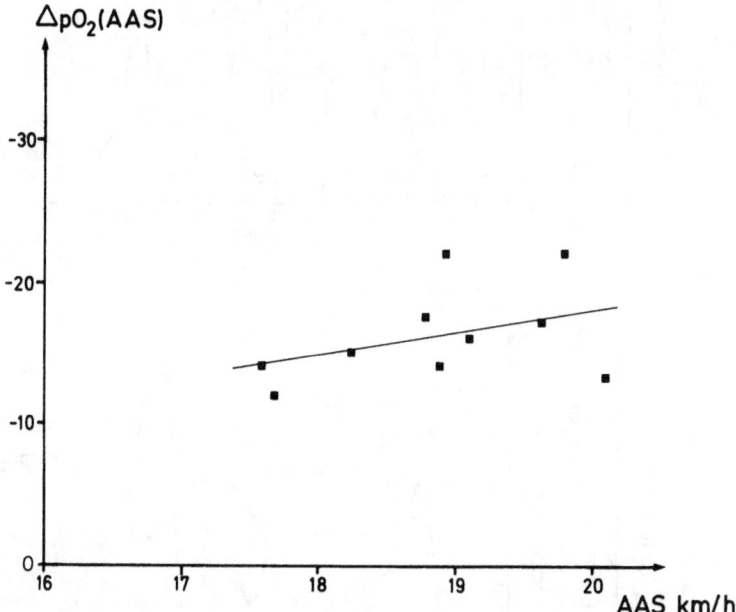

Abb. 2. Laufgeschwindigkeit an der AAS und ΔpO_2 an der AAS (Regression y = $-1{,}6 \times +14{,}5$, r = $-0{,}38$, n = 10)

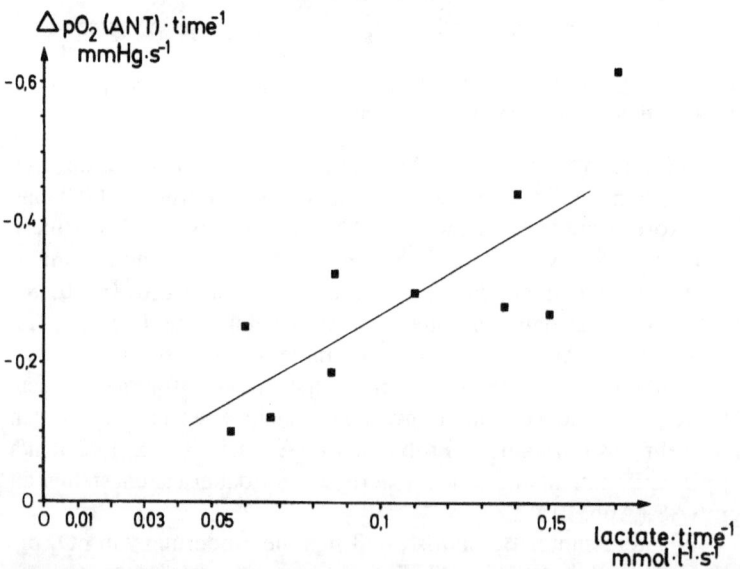

Abb. 3. pO_2-Änderung pro Zeiteinheit gegen die Laktatanstiegsgeschwindigkeit (Regression: y = $3{,}01 \times -0{,}04$, r = $-0{,}79$, n = 10)

dann ein Gleichgewicht einstellen, während darüber die Glykolyse weiter aktiviert bleibt und die Laktatproduktion die -elimination übersteigt [2]. Die Leistungsfähigkeit im aeroben Bereich kann aber auch mit der Fähigkeit zusammenhängen, niedrige pO_2-Werte im mitochondrialen Bereich noch zu tolerieren. Bei hohem O_2-Fluß bestehen solch niedrige pO_2-Werte im Gewebe, bedingt durch einen O_2-Diffusionsgradienten in der Lunge [3, 4, 5], wie auch hier gezeigt, und ebenso in der Muskulatur [1]. Dieser O_2-Gradient ist auch um die Gewebekapillaren herum groß und wird vom Myoglobin beeinflußt [1].

Über der AAS steigt Laktat deutlich an [2, 3, 4]. Der überproportionale Anstieg in der Ventilation an der AAS wird allgemein auf Veränderungen der H^+-Konzentration und daraus des CO_2-Flusses zurückführt. Dieser Anstieg findet sich aber auch bei McArdle-Patienten, bei denen kein Laktat gebildet wird. Somit ist diese Erklärung nicht ausreichend [2]. Es stellt sich die Frage, ob ein individuell noch tolerierbarer minimaler arterieller oder mitochondrialer pO_2, für diese Regulationsmechanismen Bedeutung hat.

Die relative Änderung des pO_2, bei Belastungsbeginn arteriell [4] und intramuskulär [1] kann eine Rolle in der Regulation der Glykolyse spielen, wie dies an Abb. 3 diskutiert werden kann. Die absolute Höhe des pO_2 scheint nur bei Hypoxie für die Energiebereitstellung bedeutend, indem sie eine Linksverschiebung der Laktat-Leistungskurve bewirkt. Hyperoxie vermindert den kapillären Blutfluß signifikant [4].

Diese Studie wurde unterstützt durch die Deutsche Forschungsgemeinschaft, Wo310/1.

Literatur

1. Gayeski ThEJ, Honig CR (1984) The role of myoglobin in exercise. Pflügers Arch: 400, Supl, R 71
2. Gladden LB (1984) Current „anaerobic threshold" controversies. Physiologist 27: 312–318
3. Steinacker JM (1984) Die transcutane Bestimmung des arteriellen Sauerstoffdruckes, die Sauerstoffaufnahme und der Sauerstofftransport bei Belastung. Ulm, Dissertation
4. Steinacker JM, Wodick RE (1986) Möglichkeiten und Grenzen der transkutanen Bestimmung des arteriellen pO_2 und pCO_2 bei der Ergospirometrie. Med Welt 37: 193–198
5. Thews G (1984) Theoretical Analysis of the pulmonary gas exchange at rest and during exercise. Int J Sports Med 5: 113–119

Blutvolumenänderungen in Herz, Lunge, Leber und Niere während dosierter körperlicher Arbeit unter Luft- und O_2-Atmung

W. Buskies, M. Rist, S. Karakatsanis, G. Spohr, L. E. Feinendegen und W. Hollmann

Institut für Kreislaufforschung und Sportmedizin der Deutschen Sporthochschule Köln
(Dir.: Prof. Dr. W. Hollmann)

Einleitung

Nicht nur aus physiologischer, sondern auch aus klinischer Sicht besitzt das Durchblutungsverhalten innerer Organe bei Arbeit und Training eine Bedeutung. Das Blutvolumenverhalten von Herz, Lunge, Leber und Niere bei körperlicher Beanspruchung ist daher in früheren Jahrzehnten verschiedentlich untersucht worden. Über das Ausmaß der arbeitsbedingten Veränderungen gehen die Meinungen auseinander [2, 3, 5, 11, 15]. Mit den heutigen Methoden einer computergesteuerten Isotopendiagnostik ist es möglich, recht zuverlässige Aussagen über die Größenordnung der in einem Organ befindlichen Blutmenge zu treffen. Dies veranlaßte uns, gemeinsam mit der KFA Jülich (Prof. Dr. Feinendegen, Dr. Spohr) erneut Untersuchungen über Blutvolumenänderungen bei Belastung durchzuführen.

Bekanntlich bewirkt die Atmung von O_2 in höheren Belastungsstufen eine Senkung der Herzfrequenz [9]. Als Ursache werden u. a. Blutvolumenverteilungsänderungen im Gesamtorganismus diskutiert [17]. Infolgedessen untersuchten wir das Verhalten der Blutvolumina in den Organen Herz, Lunge, Leber und Niere sowohl unter Luft- als auch unter O_2-Atmung.

Methodik

An den Untersuchungen nahmen 22 gesunde männliche Sportstudenten des 3. Lebensjahrzehnts teil. Den Probanden wurden 3–5 mCi 99m-Tc markierter autologer Erythrozyten injiziert. Nach einer 20–30minütigen Durchmischungsphase erfolgte mit Hilfe einer Gamma-Kamera eine kontinuierliche Sequenzszintigraphie zunächst während einer fünfminütigen Ruhepause. Die während der anschließenden Belastung registrierten Impulse wurden auf den Ruhewert bezogen und sind daher als relative Blutvolumenänderungen zu betrachten [6, 7, 13]. Die Belastung bestand in einer stufenweise ansteigenden Fahrradergometerarbeit im Sitzen. Beginnend mit einer Belastungsstufe von 30 Watt, wurde die Intensität alle 3 Minuten um 40 Watt bis zum Arbeitsabbruch gesteigert.

Die über dem Gesamtherzen gemessenen Impulsraten entsprechen enddiastolischen Volumenveränderungen [13].

Ergebnisse und Diskussion

Mit Belastungsbeginn wurde eine Zunahme der Impulsraten über dem Gesamtherzen und den beiden Ventrikeln von durchschnittlich 10–13% ermittelt. Die Volumenzunahme kann auf einen vermehrten Rückstrom venösen Blutes zum Herzen vornehmlich aus den unteren Extremitäten als Folge der verstärkten Muskeltätigkeit zurückgeführt werden [9]. Während sich im weiteren Belastungsverlauf im rechten Ventrikel ein annähernd konstantes Volumenverhalten zeigte, nahmen die Impulsraten über dem Gesamtherzen und dem linken Ventrikel ab um final erneut leicht anzusteigen (Abb. 1).

In der Lunge kam es je nach betrachtetem Lungenfeld zu einer initialen Blutvolumenerhöhung zwischen 12% und 26%. Bei 270 Watt wurden pulmonale Volumensteigerungen von 18–69% beobachtet, wobei die Zunahme in den Oberfeldern am ausgeprägtesten war (Abb. 2). Als mögliche Ursachen für die pulmonale Blutvolumenzunahme werden in der Literatur eine Vergrößerung des Lungenkapillarbettes bzw. eine Dilatation eines Teils der Lungengefäße diskutiert [4, 8, 9].

In der Leber registrierten wir mit Belastungsbeginn, in der Niere ab 70 Watt eine nahezu lineare Abnahme des relativen Blutvolumens mit steigender Belastungsintensität. Die hepatische Blutvolumenreduktion betrug bei 270 Watt 25%, die renale 21% (Abb. 3). Die Blutvolumenverminderung während körperlicher Beanspruchung erfolgt primär zugunsten einer besseren Durchblutung der Arbeitsmuskulatur [1, 9, 16]. Das Blutvolumenverhalten von Leber und Niere deutet darauf hin, daß eine Umverteilung des Blutes zugunsten von Regionen mit erhöhtem Bedarf zunächst aus der Leber, mit zunehmender Belastung auch aus der Niere erfolgt.

Nierendurchblutungsverringerungen im physiologischen Bereich bzw. kurzfristige hepatische Durchblutungsabnahmen um 50% führen bei Gesunden zu keiner Funktionseinbuße [10, 12, 14]. Bei dem angewendeten ergometrischen Verfahren kommt

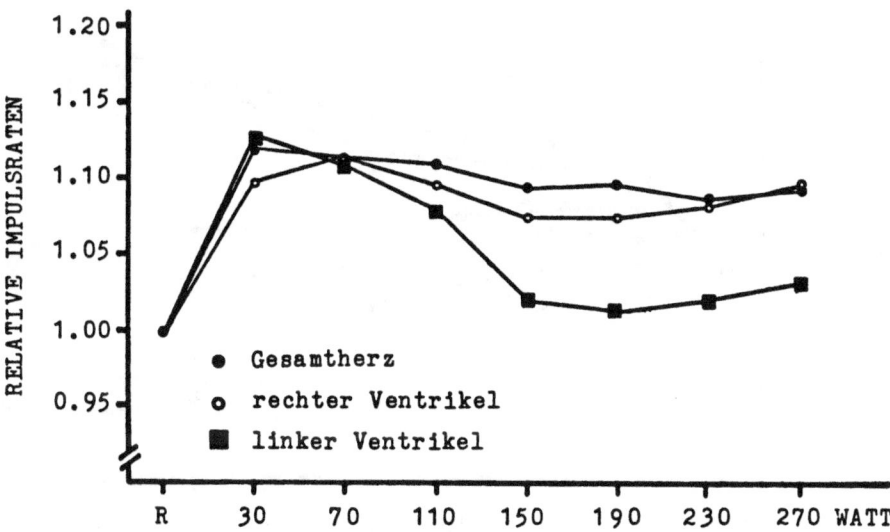

Abb. 1. Relative Impulsratenveränderungen über dem Gesamtherzen sowie dem linken und rechten Ventrikel unter Luftatmung bei 10 Sportstudenten

es demnach selbst im maximalen Leistungsbereich offensichtlich zu keiner Reduktion des Leber- und Nierenblutvolumens in einer Größenordnung, welche aus gesundheitlicher Sicht beachtenswert wäre.

Bis heute liegen keine Untersuchungsergebnisse über das Blutvolumenverhalten innerer Organe während O_2-Atmung bei kontinuierlich ansteigender Belastung vor. Mit unserer Untersuchungsmethode konnte in Lunge, Leber und Niere auf vergleichbaren Belastungsstufen im Mittel kein nennenswerter Unterschied zwischen Luft- und O_2-Atmung registriert werden (Abb. 3). Bei einzelnen Probanden traten

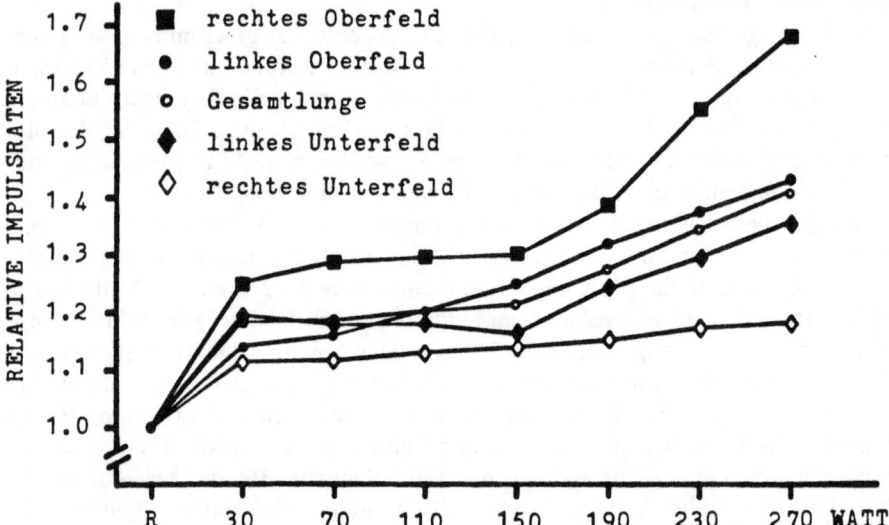

Abb. 2. Relative Impulsratenveränderungen über der Gesamtlunge sowie verschiedenen Lungenregionen unter Luftatmung bei 10 Sportstudenten

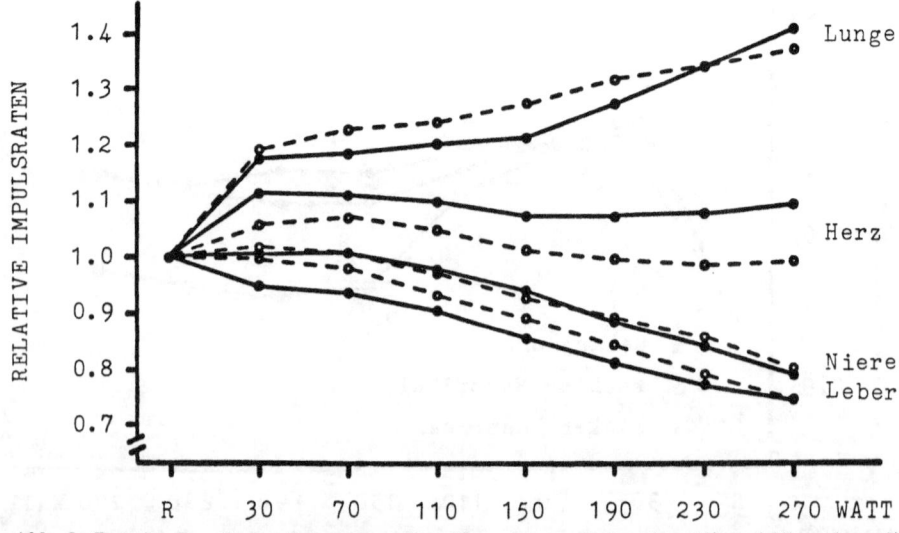

Abb. 3. Relative Impulsratenänderungen über Herz, Lunge, Leber (n = 10) und Niere (n = 12) unter Luft- (——) und Sauerstoffatmung (——)

jedoch individuelle Differenzen auf. Die Impulsraten über dem Herzen lagen bei O_2-Atmung unter den Vergleichswerten bei Luftatmung (Abb. 3). Eine statistisch signifikante Differenz wurde im Gesamtherzen und im rechten Ventrikel bei 190 Watt ermittelt ($p < 0.05$).

Zusammenfassend läßt sich folgendes feststellen:

In Abhängigkeit von der Belastungsintensität führt dynamische Arbeit großer Muskelgruppen zu einer Blutvolumenabnahme in Leber und Niere und einer Blutvolumensteigerung regional unterschiedlicher Größenordnung in Lunge und Herz. O_2-Atmung beeinflußt offenbar die Blutvolumengrößen im Mittel nicht in signifikanter Weise.

Literatur

1. Brown KA, Okada RD, Boucher CA, Rothendler JA, Strauss HW, Pohost GM (1983) Exercise – induced changes in hepatic blood volume measured during cardiac equilibrium cineangiographie. Relation to coronary anatomy and right ventricular function. J Amer Coll Cardiol 2: 514
2. Fencl V, Hejl Z, Jirka J, Brod J (1960) The relation of the distribution of regional vascular resistance to the level of muscular exercise in healthy subjects. Cor et Vasa 2: 106
3. Grymby G (1965) Renal clearances during prolonged supine exercise at different loads. J appl Physiol 20: 1294
4. Harf A,T, Pratt JMB, Hughes (1978) Regional distribution of VA/Q in man at rest and with exercise measured with krypton 81m. J appl Physiol 44: 115
5. Harpuder K, Lowenthal M, Blatt S (1957) Periperal and visceral vascular effects of exercise in the erect position. J appl Physiol 11: 185
6. Höck A, Höck AD, Vyska K, Freundlieb C, Feinendegen LE (1978) Eine radiokardiographische Methode zur kontinuierlichen Erfassung von kardialen und pulmonalen Blutvolumenänderungen während der Belastung von Normalpersonen, Athleten und Patienten mit latenter Herzinsuffizienz. In: Höfer RH, Bergmann H (Hrsg.): Radioaktive Isotope in Klinik und Forschung. Bd 13 Egermann, Wien
7. Höck A, Schürch P, Freundlieb C, Vyska K, Kunz N, Feinendegen LE, Hollmann W (1980) Globale und regionale kardiopulmonale Blutvolumen-Änderungen unter kontinuierlicher Belastung Nucl-Med 19: 166
8. Hollmann W (1985) Lungenfunktion, Atmung und Gasstoffwechsel im Sport In: Hollman W (Hrsg.): Zentrale Themen der Sportmedizin. 3. Aufl Springer, Berlin Heidelberg New York Tokio
9. Hollmann W, Hettinger Th (1980) Sportmedizin-Arbeits- und Trainingsgrundlagen. 2. Aufl Schattauer, Stuttgart, New York
10. Krull F, Foellmer HG, Liebau H, Ehrich JHH (1984) Renale Adaptationsmechanismen bei körperlicher Belastung. Dtsch Z Sportmed 35: 24
11. Lowenthal M, Harpuder K, (1952) Blatt SD Periperal and visceral vascular effects of exercise and postprandial state in supine position. J appl Physiol 4: 689
12. Neumayr A (1977) Normale und patologische Leberdurchblutung-Mechanismen und klinische Relevans. Leber, Magen, Darm 7: 227
13. Spohr G (1984) Multiple nicht getriggerte Blutpoolanalyse (Herz, Lunge, Leber) zur unblutigen Messung der Belastungstoleranz. Diss Düsseldorf
14. Thieth GP (1969) Sportlich-rehabilitative Maßnahmen bei Nierenerkrankungen. Med u Sport 9: 330
15. Wade OL, Bishop JM (1962) Cardiac output and regional blood flow. Blackwell Scientific Publications, Oxford
16. Wesson CK (1974) Kidney function in exercise. In: Johnson WR, Buskirk ER (eds): Science and medicine of exercise and sport. 2nd ed Harper & Row, New York Evanston San Francisco London
17. Winder W, Persönliche Mitteilungen, Hollmann

IV. Kreislauf

Der Einfluß eines sportlichen Trainings auf die orthostatische Kreislaufregulation

H. Rieckert, A. Koch, U. Gröhlich und J. D. Stolten

Abt. Sportmedizin, Universität Kiel

Der arterielle Druck ist die Energie, die wir benötigen, um unsere Organsysteme mit Blut zu perfundieren. Schwindet sie so kommt es zu Störungen, die sich in subjektiven Mißempfindungen, wie kalte Extremitäten, Konzentrationsschwäche, allgemeine Leistungsminderung, bis zu kollaptischen Zuständen äußert. Nach Boschke (1981) leiden 5 bis 6% der Bevölkerung an orthostatischen Dysregulationen. Der therapeutische Ansatz richtet sich nach der kausalen Genese, der Störgrößen im Regelkreis des arteriellen Mitteldrucks. Zahlreiche Autoren empfehlen bei hypotonen Dysregulationen sportliche Aktivität. Dieser therapeutische Ansatz wird jedoch sehr kontrovers diskutiert (Stegemann 1976; Rieckert 1972; De Marees et al. 1974). Um den Einfluß des Sports auf die orthostatische Dysregulation zu zeigen, gliedert sich die folgende Arbeit in vier Abschnitte:
1. Physiologische Adaptationsmechanismen des Kreislaufs an die orthostatische Belastung.
2. Der Einfluß des Sports auf die Kreislaufregulation.
3. Die Kreislaufregulation bei ausdauertrainierten Leichtathleten im Vergleich zu Athleten aus dem Kraftsport.
4. Verlauf des Blutdruckes und der Herzfrequenz während eines Gymnastikprogrammes bei hypotonen Patienten.

Physiologische Adaptationsmechanismen

Nach dem Ohmschen Gesetz ist die Durchblutung der Organe abhängig vom arteriovenösen Druckgradient und dem peripheren Widerstand. Ein niedriger Druck kann über eine Verminderung des peripheren Widerstandes kompensiert werden.

Bei der Hypotonie ist der zentrale Sollwert im Regelkreis des arteriellen Mitteldruckes zu tief eingestellt. Dadurch ist die Bandbreite des Reglers gegenüber Störungen, wie z. B. in der Orthostase kleiner, so daß häufiger orthostatische Dysregulationen auftreten. Hypotonie ohne subjektive Beschwerden bedarf keiner Therapie.

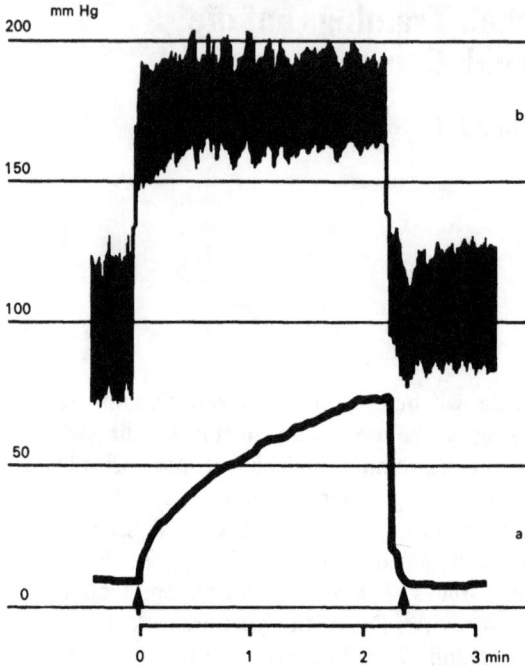

Abb. 1a u. b. Druck in der Vena dorsalis pedis **a**) und Arteria tibialis posterior **b**) im Liegen und in 45° am Kipptisch gekippt. Während der arterielle Druck schlagartig um die hydrostatische Säule ansteigt, erreicht der Venendruck erst nach 2 Minuten das volle hydrostatische Niveau

Was passiert beim Aufstehen?

Abbildung 1 zeigt den Druckverlauf in der Arteria tibialis posterior und in einer Vene des Fußrückens im Liegen und nach dem Aufstehen. Im arteriellen System steigt der Druck blitzartig um die volle hydrostatische Säule an und kann im Fußbereich über 200 mmHg erreichen. Im venösen Gefäßbett fangen die Klappen diese hydrostatische Druckbelastung primär ab. Der über das Kapillargebiet einströmende Blutfluß drückt jedoch die Klappen innerhalb 1 bis 2 Minuten von unten nach oben sukzessiv auf, so daß der Druck in den Venen um das gleiche hydrostatische Niveau ansteigt. Bei ruhigem Stehen liegt der Venendruck im Fuß zwischen 80 und 100 mmHg. Der arteriovenöse Druckgradient erhöht sich direkt nach dem Aufstehen und fällt mit steigendem Venendruck ab. Dadurch steigt der arterielle Zufluß in der unteren Extremität initial von $2,0 \pm 0,2$ auf $4,3 \pm 0,5$ ml/min. × 100 cm³ Weichteilgewebe an. Registriert man mit $_{Cr}50$ markierten Erythrozyten intravasale Blutvolumen der unteren Extremität (Rieckert et al. 1970), so nimmt das kaudale Blutvolumen für beide Beine im Liegen von 398 ± 44 ml im Stehen auf 606 ± 64 ml zu.

Für den Orthostasevorgang sind also zwei Faktoren von Bedeutung:
1. Im Moment des Aufstehens ein hoher arterieller Zufluß in die untere Extremität.

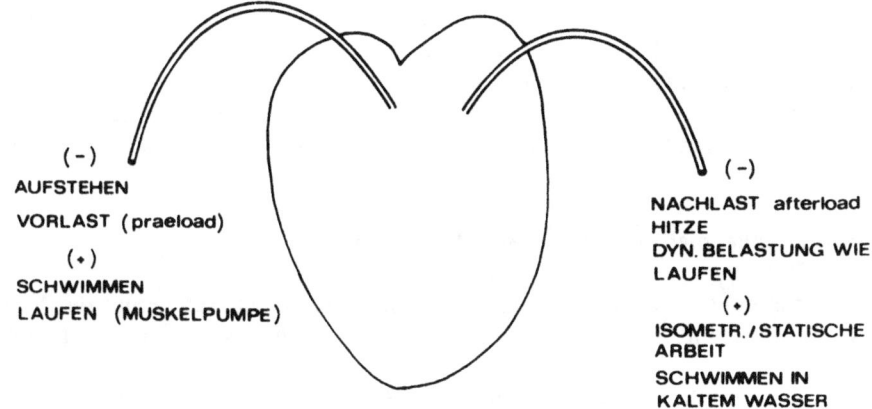

Abb. 2. Schematische Darstellung zur Vorlast und Nachlast des Herzens

2. Langsam steigender Venendruck, der nach 1 bis 2 Minuten die volle hydrostatische Säule erreicht und das Venenpooling prägt.

Dieses Venenpooling ist die primäre Störgröße im Regelkreis des Druckes. Trotzdem besteht keine Korrelation zwischen Venenpooling und orthostatischen Dysregulationen. Entscheidend ist das Ausgangsblutvolumen, das z. B. bei Patienten mit einer Varikosis, die nicht vermehrt unter Dysregulationen leiden, erhöht ist.

Die Blutfülle im kaudalen Venenbereich wird geprägt vom Tonus der quergestreiften Skelettmuskulatur und vom Tonus der glatten Gewebsmuskulatur, der lokal, z. B. über Temperatureffekte oder zentralnervös über die Rezeptoren eingestellt wird.

Welchen Einfluß hat der Sport auf die Kreislaufregulation?

Abbildung 3 zeigt in einer schematischen Übersicht, welchen Einfluß sportliche Aktivität auf die Vor- und Nachlast des Herzens hat. Während dynamische Belastungen, wie z. B. Laufen den peripheren Widerstand und die Nachlast vermindern, führen statische Elemente zu einer Widerstandserhöhung von einer Steigerung von systolischem und diastolischem Blutdruck. Das gleiche gilt für das Schwimmen in kaltem Wasser.

Die Vorlast erhöht sich z. B beim Schwimmen durch den hydrostatischen Druck des Wassers und über die Muskelpumpe beim Gehen und Laufen. Im Mittel vermindert sich beim Gehen das kaudale Blutvolumen beider Beine um 196 ± 18 ml Blut. Der Venendruck fällt auf 27 ± 3 mmHg. Bei 10 km Laufbandgeschwindigkeit fällt der Venendruck auf 4,2 ± 8 mmHg bei einer Durchblutung von 31,6 ± 5,8 ml/min pro 100 cm^3 Gewebe. Die maximale Druckdifferenz zwischen Stehen und Laufen lag über eine Laufzeit von 2 Minuten bei 81,9 ± 7,8 mmHg (Riecker et al).

Bleibt der Sportler akut stehen, füllt sich das venöse Gefäßsystem proportional der Zeitkonstante T = R × C. Dies bedeutet, daß bei hoher Durchblutung nach dem Laufen ein rasches Venenpooling erfolgt, so daß der Zirkulation ein erhebliches Blutvolumen entzogen wird. Deshalb ist es verboten, bei Weltmeisterschaften und Olympischen Spielen Ehrungen direkt nach dem Wettkampf durchzuführen.

Welche Rolle spielt der Sport innerhalb der Kreislaufregulation?

Isometrische sowie dynamische Aktivitäten führen zu einer Aktivierung des Nervus sympathikus und zu einer Stimulation der Herzdynamik. Bei einer statischen Belastungsform, wie z. B. beim Hängen mit gestreckten Armen am Windsurfsimulator, stieg der Blutdruck von 130,6 ± 15,3/78,8 ± 8,3 auf 177,7 ± 8,5/92,7 ± 10,3 bei kreislaufgesunden Studenten an. Bei dynamischen Belastungen, wie z. B. beim Laufen mit einer Geschwindigkeit von 15 km/h stieg nach Untersuchungen von Rost (1979) der systolische Druck von 143 mmHg auf 180 mmHg an. Beim Laufen oder Radfahren garantiert vor allem die Muskelpumpe ein ausreichendes venöses Angebot an das Herz. Kollaterale Vasokonstriktion verbessert die Zirkulation. Abb. 3 zeigt die Durchblutung und die venöse Gefäßkapazität im Bereich des Unterschenkels während einer Armarbeit. Die Belastung war so gewählt, daß der Sauerstoffverbrauch 1 Liter/min betrug.

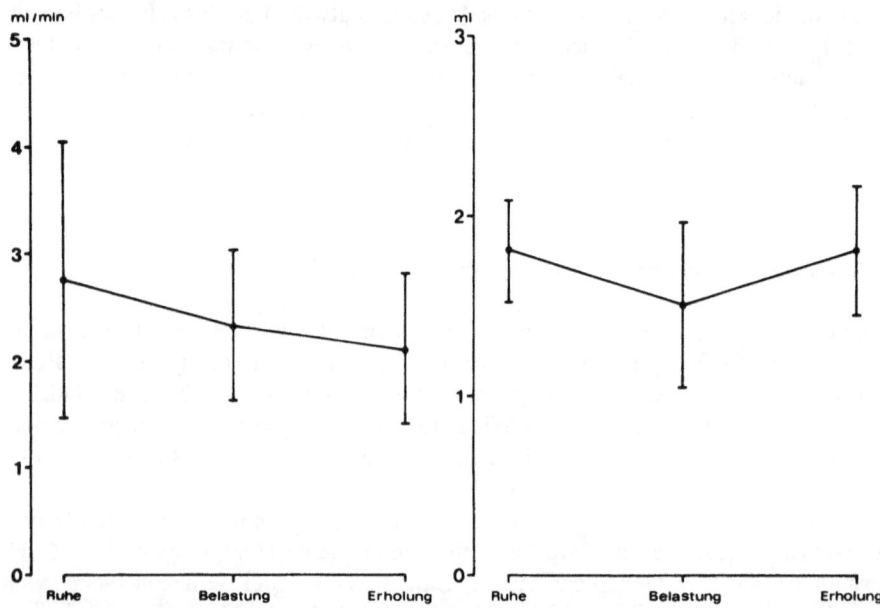

Abb. 3. Durchblutung und venöse Gefäßkapazität des Unterschenkels bei gleichzeitiger Armkurbelarbeit. Linke Kurve Durchblutung, rechte Kurve venöse Gefäßkapazität bei einem Staudruck von 60 mmHg. Innerhalb der 3minütigen Erholungsphase ändert sich die Durchblutung nur wenig, der venöse Gefäßtonus schwächt sich ab

Direkt nach einer Belastung ergeben sich Probleme in der orthostatischen Regulation, da der Druckabfall sehr steil sein kann. Obwohl die Blutdruckaplitude ausreichend hoch ist, kommt es bei zahlreichen Athleten immer wieder zu orthostatischen Störungen. Abb. 4 zeigt den Druckverlauf nach einer Belastung von 1 und 2 Watt/kg Körpergewicht und nachfolgendes Kippen zur passiven Hängelage an einem Kipptisch.

Untersuchungen an 107 Sportstudenten, die in guter körperlicher Verfassung waren, zeigten, daß 33 Studenten beim Schellong'schen Versuch modifiziert nach De Marees einen systolischen Druckabfall von mehr als 20 mmHg aufwiesen. Hierbei gehörten 3,6% zur hypodiastolischen asympathikotonen bradykarden Form und 50% zur hypodiastolischen tachycarden Form, 35,% zeigten ein hyperdiastolisches sympathikotones Verhalten und 10% ein hyperdialstolisches hyposympathikotones bradikardes Verhalten. Betrachtet man das Kreislaufgeschehen beim Sporttreiben, so fragt man sich, ob ein regelmäßiges Training mit dynamischen oder statischen Komponenten die Kreislaufregulation positiv beeinflussen kann. In einem Stehversuch an 12 kreislaufgesunden Sportstudenten zeigte sich nach dem 3 × in der Woche über 3 Monate durchgeführten Turntraining sowohl im Druckverhalten als auch im primären arteriellen Einstrom und venösen Gefäßpooling keine signifikanten Unterschiede (Grönebaum 1977). Um die Anpassungsmöglichkeiten an ein dynamisches oder statisches Training objektivieren zu können, wurden zwei Gruppen untersucht, die über

a) ein regelmäßiges Mittelstreckentraining und
b) ein regelmäßiges Krafttraining durchführten.

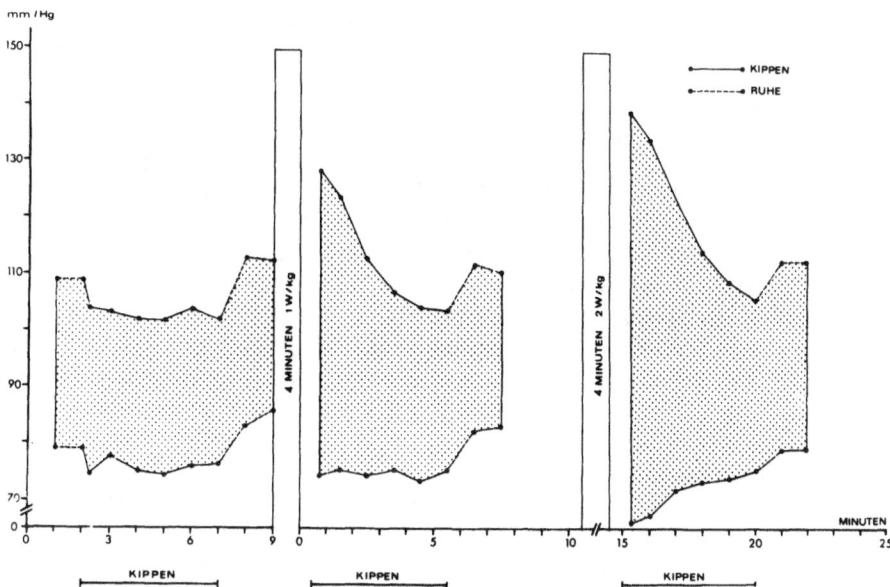

Abb. 4. Systolischer und diastolischer Blutdruck im Liegen und nach dem Kippen in die Senkrechte am Kipptisch in Ruhe, nach einer 4minütigen Belastung von 1 Watt/kg Tretkurbelarbeit und 2 Watt/kg

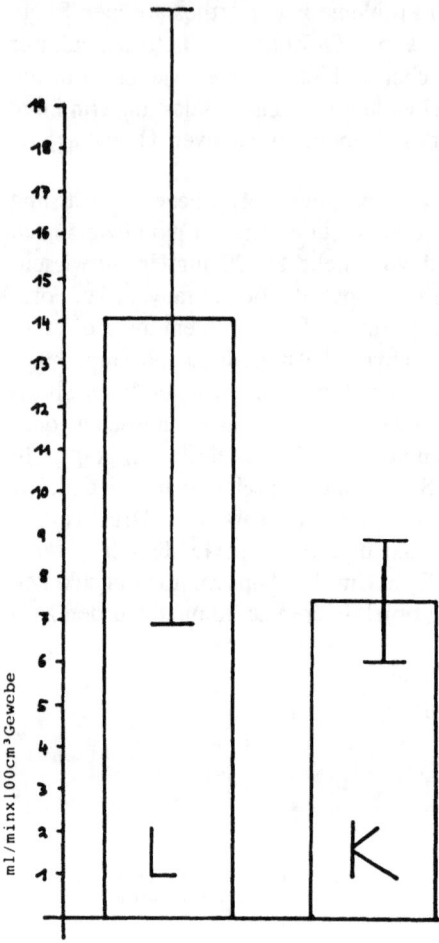

Abb. 5. Primärer arterieller Einstrom in ml/min × 100 cm³ Gewebe in den Unterschenkel nach dem Kippen in die Senkrechte bei Läufern (L) und Athleten, die ein regelmäßiges Krafttraining durchführen (K)

In beiden Sportarten gehörten die Versuchspersonen zur schleswig-holsteinischen Spitzenklasse. Die ausdauertrainierten Mittelstreckenathleten zeigten bei Untersuchungen am Kipptisch sowohl einen erhöhten arteriellen Einstrom in die untere Extremität (Abb. 5) als auch ein erhöhtes Venenpooling (Abb. 6). So lag der maximale Einstrom direkt nach dem Kippen in die Senkrechte bei den Läufern bei $14,0 \pm 7,1$ ml/min × 100 cm³ Gewebe und bei den Kraftsportlern bei $7,4 \pm 1,4$ ml/min × 100 cm³ Gewebe. Diese Differenz ist mit einem $p < 0,03$ signifikant. Das maximale Venenpooling nach 5minütiger Hängezeit lag bei den Läufern bei $4,5 \pm 0,9$ und bei den Kraftsportlern bei $2,8 \pm 0,5$ ml/100 cm³ Gewebe. Diese Differenz ist mit einem $p < 0,01$ signifikant. Abb. 7 zeigt jedoch ein fast identisches Druckverhalten. Die Druckwerte unterscheiden sich nicht signifikant. Obwohl die Störgrößen deutlich höher sind, kompensiert der ausdauertrainierte Läufer dies besser aus. In diesen Untersuchungen ergab sich kein Hinweis, daß die Druckregulation durch das Mittelstreckentraining verschlechtert wird. Dieser Befund widerspricht den Untersuchungen von Stegemann (1976), in denen die Ansprechbarkeit der Barorezeptoren beim Ausdauertrainierten schlechter war.

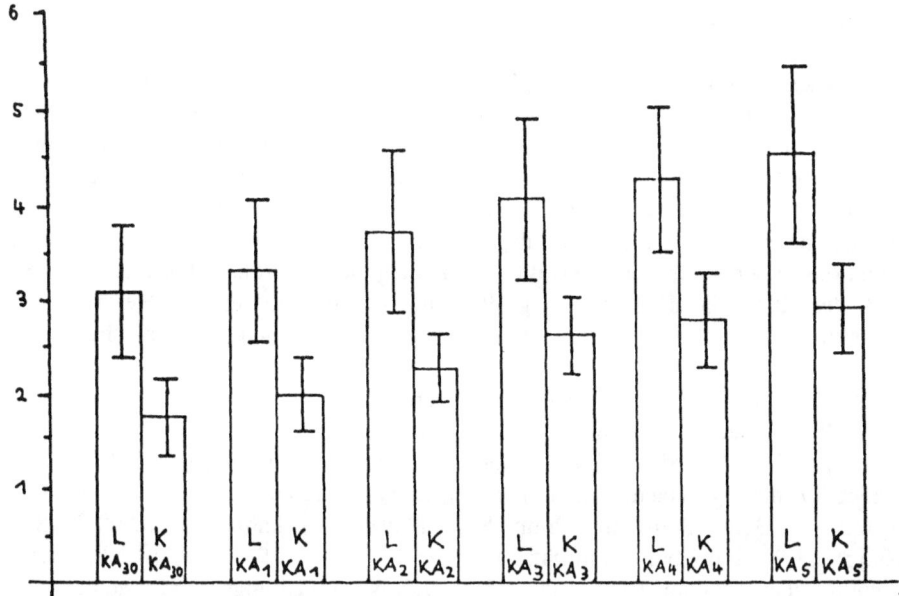

Abb. 6. Venöse Gefäßkapazität des Unterschenkels nach dem Kippen in die Senkrechte jeweils nach 30 sec., 1 min bis 5 min Hängezeit. Bei den Läufern (L) ist die Gefäßkapazität signifikant höher als bei den Athleten, die ein Krafttraining durchführen (K)

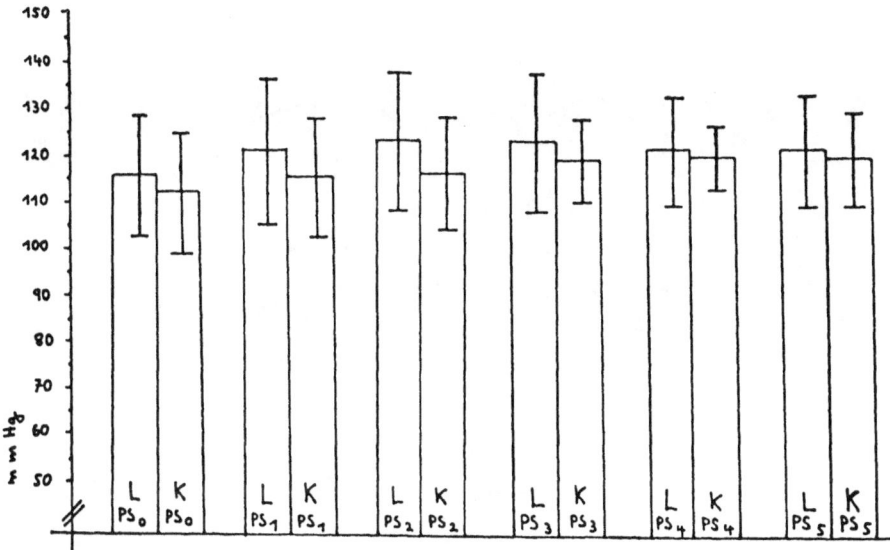

Abb. 7. Systolischer Blutdruck im Liegen und nach dem Kippen in die Senkrechte über 5 min entsprechend Abb. 6 bei Läufern und Kraftsportlern. Keine signifikanten Unterschiede zwischen beiden Gruppen

Gymnastikprogramm bei hypotonen Personen

Die Untersuchungen wurden an 20 hypotonen Studentinnen durchgeführt. Der größte Teil befand sich in Examensvorbereitungen und hatte einen relativ schlechten Trainingszustand aufzuweisen. Das Gymnastikprogramm bestand aus Übungen im Liegen, Sitzen und Stehen. Die Übungen wurden so gewählt, daß die allgemeine dynamische Muskelausdauer im Vordergrund stand. Die Belastungsdauer betrug pro Übung eine Minute. Die Laufübung dauerte 3 Minuten. Die Pausen betrugen 1 Minute. Bei den statischen Belastungsformen lag die Belastungsintensität bei 50 bis 60% der Maximalkraft. Abb. 8 zeigt das Blutdruckverhalten und die Herzfrequenz bei einem Gymnastikprogramm im Liegen und anschließendem Aufrichten zum Sitzen. Abb. 9 zeigt den Gesamtverlauf des Blutdruckverhaltens und der Herzfrequenz bei gymnastischen Übungen im Stehen.

30 Minuten nach Belastungsende ist der Blutdruck praktisch auf die Ausgangslage zurückgekehrt. Vor den Übungen lag der Blutdruck im Liegen bei $99,3 \pm 5,4/58,5 \pm 3,7$ mmHg. Nach 9 Übungen im Liegen erreicht der Druck $113 \pm 6,9/69,0 \pm 4,2$. Beim Aufrichten zum Sitz, akuter Druckabfall auch $98,3 \pm 8,3/63,5 \pm 6,9$. Nach 6 Übungen im Sitzen $125,0 \pm 8,3/76,8 \pm 5,9$. Beim Aufrichten zum Stehen Druckabfall auf $100,5 \pm 11,1/73,0 \pm 9,2$. Nach 6 Übungen im Stehen Druckanstieg auf $132,8 \pm 9,5/73,0 \pm 7,6$. 3 Minuten nach Ende der Belastung $110,3 \pm 8,8/70,0 \pm 7,9$. 30 Minuten nach Belastungsende liegen die Druckwerte bei $104,8 \pm 8,2/$

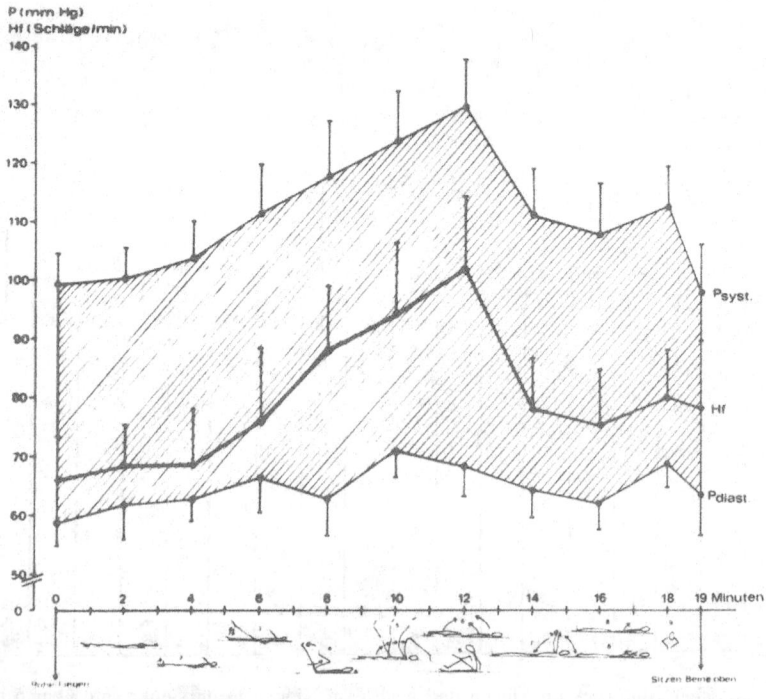

Abb. 8. Systolischer und diastolischer Blutdruck sowie die Herzfrequenz bei verschiedenen gymnastischen Übungen bei hypotonen Studentinnen

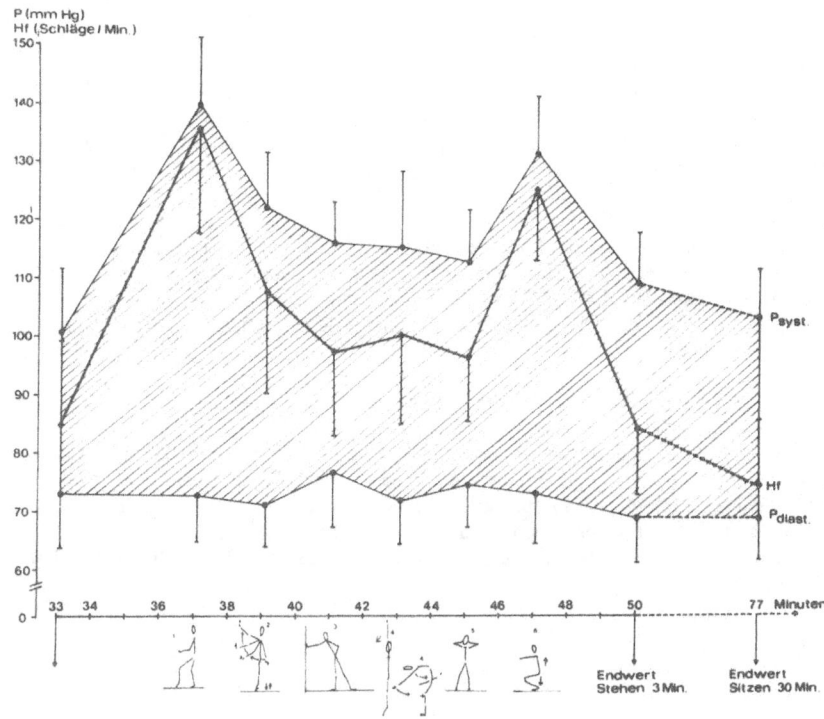

Abb. 9. Systolischer und diastolischer Blutdruck sowie Herzfrequenz bei gymnastischen Übungen im Stehen. In der Abszisse die Zeitvorgabe. Sie schließt sich an Abb. 8 an. 30 min nach Belastungsende keine Verschiebung der Blutdruckwerte

70,3 ± 7,5 mmHg. In der Erholungsphase kehrt der Blutdruck praktisch wieder auf die niedrigen Ausgangswerte zurück. Es gibt keine Verstellung im Sollwert des Regelkreises.

Zur Zeit laufende Untersuchungen über einen längerfristigen Trainingseffekt zeigen unterschiedliche Resultate. Nach längerem Krankenlager und Bettruhe kommt es durch eine sportliche Aktivierung zu einem deutlichen Trainingseffekt der Kreislaufregulation (De Marees 1974). Bei gesunden hypotonen Patienten mit subjektiven Beschwerden steht der Beweis bisher aus, durch gezielte Trainingsprogramme die Blutdruckregulation zu verändern. Nach Untersuchungen von Semnitz et al. (1986) korrelieren die subjektiven Beschwerden nicht mit dem Ergebnis der Stehversuche nach Thulesius. Es ergab sich jedoch eine signifikante Abhängigkeit von Beschwerdebild und Leistungsvermögen am Ergometer. Dies gibt Hinweise, daß das subjektive Mißempfinden über eine Verbesserung der Leistungsfähigkeit verändert werden kann.

Literatur

1. Boschke WL (1981) Sozialökonomische Aspekte der Hypotonie. Institut für Gesundheitssystemforschung Kiel
2. De Marees H, Kunitsch G, Barbey K (1974) Untersuchungen über Kreislaufregulationen während der orthostatischen Anpassungsphase. Der Einfluß von Bettruhe und Ausdauertraining auf die orthostatische Sofortregulation. Basic Res Cardiol 66: 462
3. Grönebaum B (1977) Die Beeinflussung der orthostatischen Kreislaufregulation unter einem spezifischen Turntraining. Staatsexamensarbeit f Lehramt an Realschulen, ISS, Univ Kiel
4. Rieckert H (1970) Die Hämodynamik des venösen Rückflusses aus der unteren Extremität. Archiv f Kreislauff 62: : 293-318
5. Rieckert H (1972) Die Kreislaufregulation bei jugendlichen Sportlern unter orthostatischer Belastung. Med Welt 23: 362–365
6. Rieckert H, Jürgensen J, Jäger HS, Stick C (1986) Fußvenendruck bei verschiedenen Geh- und Laufgeschwindigkeiten. In: Groth J, Thews G (Hrsg) Aktuelle Probleme der Atmungs- und Kreislaufregulation. Academie der wissenschaftl Literatur, Mainz
7. Rost ER (1979) Kreislaufregulation und -adaptation unter körperlicher Belastung. Bundesinstitut für Sportwissensch Schriftenreihe Medizin, Osang Verlag Bonn
8. Semnitz B, Hörtnagl H, Baumgartner H, Raas E (1986) Ausdauertraining als Behandlung der orthostatischen Dydregulation. Deutscher Sportärztekongreß Kiel
9. Stegemann J (1976) Beziehungen zwischen Trainingszustand und Orthostasetoleranz. Cardiology 61, Suppl 1: 255–263

Herzvolumenbestimmung – Vergleich zwischen röntgenologischer und echokardiographischer Methode *[)]

A. Urhausen und W. Kindermann

Abteilung Sport- und Leistungsmedizin der Universität des Saarlandes, Saarbrücken (Leiter: Prof. Dr. med. W. Kindermann)

Einleitung

Die Herzvolumenbestimmung zählt heute in der kardiologischen Sportmedizin zu den Routineuntersuchungen. Das Aufkommen technisch ausgereifter, insbesondere zweidimensionaler, echokardiographischer Verfahren erlaubt nicht nur die Abklärung auffälliger kardialer Befunde, sondern auch die Beurteilung physiologischer und struktureller Anpassungserscheinungen. Neben der bisher ausschließlich verwendeten röntgenologischen Bestimmungsmethode [3], stellt die zweidimensionale Echokardiographie eine interessante Alternative dar [1], zumal eindimensionale Messungen nur eine relativ limitierte Aussagefähigkeit besitzen. Da es sich hier um ein unblutiges und beliebig wiederholbares Untersuchungsverfahren ohne Strahlenbelastung handelt und beim Sportler meist für diese Technik vorteilhafte anatomische Bedingungen vorliegen, erscheint die Echokardiographie für einen systematischen Einsatz in der Sportmedizin besonders geeignet [4]. Ziel dieser Untersuchung war es, durch einen Vergleich mit der röntgenologischen Methode und Hinzuziehen ergometrischer Leistungsdaten die Praxistauglichkeit der Echokardiographie als routinemäßige Herzgrößenbestimmung bei Herzgesunden zu überprüfen.

Untersuchungsgut und Methodik

Bei 115 herzgesunden männlichen und weiblichen Sportlern aller Leistungsklassen (überwiegend Landes- und Bundeskader) wurden im Rahmen der routinemäßigen sportmedizinischen Untersuchung gleichzeitig das Herzvolumen durch die röntgenologische Methode nach Musshoff-Reindell [3] und durch die von Dickhuth [1] ausgearbeitete kombinierte ein- und zweidimensionale echokardiographische Methode bestimmt. Aus den im M-Mode gemessenen totalen linksventrikulären enddiastolischen Durchmessern in Papillarmuskel- und Mitralklappenebene und dem zweidimensional ermittelten totalen enddiastolischen linksventrikulären Längsdurchmesser wird mittels der modifizierten Simpson-rule das totale linksventrikuläre enddiastolische Volumen ermittelt. Anschließend erfolgt die Umrechnung auf die Gesamtherzgröße mittels der Korrelationskoeffizienten des von Dickhuth [1] durchgeführten Vergleiches mit der röntgenologischen Methode. Bei den Bela-

---

*[)] Mit Unterstützung des Bundesinstitutes für Sportwissenschaft, Köln

stungsuntersuchungen handelte es sich um standardisierte Stufenbelastungen auf dem Laufband bzw. Fahrradergometer. Die Laktatbestimmungen erfolgten enzymatisch zur Ermittlung der individuellen anaeroben Schwelle (IAS) aus dem hyperämisierten Ohrläppchenkapillarblut. In 30sekündigen Abständen wurden zusätzlich mit einem offenen spirometrischen System die Gasstoffwechselparameter ermittelt. Zusammenhänge zwischen echokardiographisch und röntgenologisch ermittelten Herzvolumen sowie den ergometrischen Daten wie maximale Sauerstoffaufnahme, maximalem Sauerstoffpuls und Sauerstoffaufnahme an der IAS wurden mittels linearer Regressionsanalyse berechnet (Signifikanzniveau $p < 0,05$).

Ergebnisse

Abb. 1 zeigt den Vergleich zwischen den echokardiographisch und röntgenologisch ermittelten Herzgrößen. Die durchschnittliche Verschätzung der echokardiographischen Herzgrößenbestimmung liegt bei 7%, der Steigungswinkel der Regressionsgerade bei 45°. Der Vergleich zwischen den beiden Bestimmungsmethoden und den leistungsrelevanten ergometrischen Daten ist aus der Tabelle 1 ersichtlich.

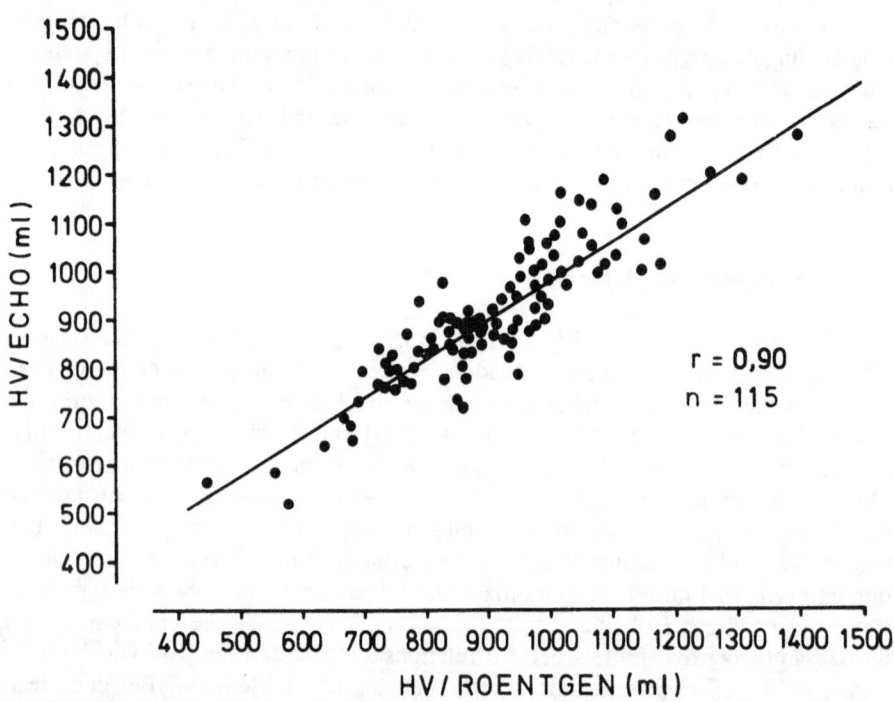

Abb. 1. Lineare Regressionsanalyse zwischen echokardiographisch und röntgenologisch ermitteltem Herzvolumen

Tabelle 1. Korrelationskoeffizienten für die Beziehung zwischen echokardiographisch bzw. röntgenologisch ermitteltem Herzvolumen zu maximalem O_2-Puls, maximaler O_2-Aufnahme ($\dot{V}O_2$ max) und O_2-Aufnahme an der individuellen anaeroben Schwelle ($\dot{V}O_2$ IAS) alle Korrelationen $p < 0,001$; $n = 84$)

	Max. O_2-Puls	$\dot{V}O_2$ Max	$\dot{V}O_2$ IAS
Echo-HV	0,77	0,78	0,70
Röntgen-HV	0,80	0,82	0,71

Diskussion

Der hohe Korrelationskoeffizient von 0,90 weist auf eine enge Übereinstimmung beider Meßverfahren hin. Die durchschnittliche Verschätzung von 7% liegt durchaus in einem tolerablen Bereich. Die Quasi-Identität der Regressionsgeraden mit der Winkelhalbierenden weist darauf hin, daß kein systematischer Meßfehler vorliegt. Da das Sportherz eine harmonische Vergrößerung aller 4 Herzkammern darstellt, wie auch echokardiographisch nachgewiesen [5], scheint die Ultraschalluntersuchung bei Sportlern eine interessante Methode der Herzvolumenbestimmung darzustellen; auf Patienten mit asymmetrischen Herzvergrößerungen oder segmentalen Kontraktionsstörungen ist sie jedoch nicht übertragbar. Auf die Brauchbarkeit der echokardiographischen Herzgrößenbestimmung weisen auch die etwa gleich hohen Beziehungen beider Verfahren zu den ergometrischen Daten hin, wobei die einzelnen Korrelationskoeffizienten (auch für die röntgenologisch ermittelten Daten) insgesamt niedriger liegen als in früheren Befunden mitgeteilt [1]. Dies ist zum Teil auf eine etwas unterschiedliche Methodik zurückzuführen, da in unserer Untersuchung sowohl Ergebnisse der Fahrrad- als auch der Laufbandergometrie verwendet wurden. Der niedrigere Korrelationskoeffizient bezüglich der ergometrischen Daten an der individuellen anaeroben Schwelle im Vergleich zu den Maximalwerten könnte durch die Tatsache bedingt sein, daß vor der morphologisch meßbaren bereits eine funktionelle Anpassung des Myokards erfolgt. Die kombinierte ein- und zweidimensionale Echokardiographie stellt aufgrund der vorliegenden Befunde eine praxisrelevante Möglichkeit zur routinemäßigen Herzgrößenbestimmung bei Herzgesunden dar.

Literatur

1. Dickhuth HH, Nause A, Staiger J, Bonzel T, Keul J (1983) Two-dimensional echocardiographic measurements of left ventriculer volume and stroke volume of endurance trained athletes and untrained subjects. Int J Sports Med 4: 21–26
2. Feigenbaum H (1981) Echocardiography. Lee & Febiger
3. Musshoff K, Reindell H (1956) Zur Röntgenuntersuchung des Herzens in horizontaler und vertikaler Körperstellung. I. Mitteilung: Der Einfluß der Körperstellung auf das Herzvolumen. Dtsch med Wschr 81: 1001
4. Rost R (1982) Das Herz des Sportlers im Ultraschall. Verlag Hofmann, Schorndorf
5. Vos M, Hauser AM, Dressendorfer RH, Hashimoto T, Dudlets P, Gordon S, Timmes GC (1985) Enlargement of the right heart in the endurance athlete: a two-dimensional echocardiographic study. Int J Sports Med 6: 271–275

Morphologische und funktionelle Parameter und ihre Beziehung zur maximalen Leistungsfähigkeit bei Ausdauersportlern

Ch. Punzengruber, O. C. Burghuber, B. Schwaighofer, A. Podolsky, D. Petzl und P. Haber

II. Medizinische Universitätsklinik Wien (Vorstand: Prof. Dr. G. Geyer

Einleitung

Ausdauertraining führt zu charakteristischen Anpassungsvorgängen des Herzens [6, 7, 12, 14]. Das Ausmaß der morphologischen Veränderungen weist eine signifikante Beziehung zur maximalen Leistungsfähigkeit auf [15]. Andererseits zeigen Untersuchungen über die Myokardfunktion des Sportlerherzens, daß sich unter Ruhebedingungen kein Unterschied zwischen Leistungssportlern und untrainierten Normalpersonen nachweisen läßt [1, 5, 12]. In einigen Studien wurde jedoch eine signifikante Zunahme linksventrikulärer Funktionsindices nach Durchführung eines Trainingsprogramms beschrieben [3, 8]. Im Rahmen dieser Studie sollte daher der Frage nachgegangen werden, ob neben morphologischen auch funktionelle linksventrikuläre Parameter eine Beziehung zur maximalen Leistungsfähigkeit aufweisen.

Material und Methoden

Zwanzig männliche Ausdauersportler (14–43a) wurden untersucht. Unter den Sportarten befanden sich Radfahren (n = 7, Langstreckenlauf (n = 7), Rudern (n = 4) und Schwimmen (n = 2). Bei allen Probanden wurde bei einer Fahrradergometrie die Sauerstoffaufnahme gemessen und der maximale O_2-Puls errechnet. Am gleichen Tag wurde das röntgenologische Herzvolumen (HV) aus Fernaufnahmen in 2 Ebenen bestimmt. Weiters wurde eine standardisierte echophonokardiographische Untersuchung [10] durchgeführt und das M-Mode-Echo des linken Ventrikels nach üblichen Kriterien [13] ausgewertet. Folgende Parameter wurden bestimmt: Enddiastolischer Ventrikeldurchmesser (EDD), enddiastolische Dicke der linksventrikulären Hinterwand (PWTd), enddiastolische Dicke des Septum interventrikulare (STd), sowie der endsystolische Durchmesser (ESD) und die systolische Dicke der Hinterwand (PWTs). Der totale linksventrikuläre Durchmesser (TEDD) wurde als Summe als (EDD + PWTd + STd) errechnet, die mittlere Wanddicke (mWd) als (PWTd + STd)/2. Zur Abschätzung der linksventrikulären Masse (LVM) wurde das aus den Durchmessern errechnete Volumen der Muskelschale mit dem spezifischen Gewicht des Myokards multipliziert: LVM = $(TEDD^3-EDD^3)*1,05$. Als Kontraktilitätsparameter wurden die systolische Verkürzungsfraktion der kurzen Herzachse (SF= (EDD-ESD)/EDD) und die mittlere Faserverkürzungsgeschwindigkeit (mVcf= (EDD-ESD)(/EDD*LVET)) errechnet. Die linksventrikuläre Austreibungszeit (LVET) wurde aus einer simultan registrierten Karotispulskurve ermittelt.

Aus dem auskultatorisch gemessenen systolischen Blutdruck (P), dem endsystolischen Durchmesser und der systolischen Dicke der Hinterwand wurde die systolische Wandspannung [11] errechnet: ESS= 1,33*0,25*P*ESD)/(PWTs*(1+PWTs/ESD)). Als ein für die Nachlast korrigierter Kontraktilitätsparameter wurde der Quotient aus der endsystolischen Wandspannung und dem endsystolischen Volumenindex (ESS/ESVI) gebildet.

Ergebnisse

Unsere Untersuchungsgruppe umfaßte sowohl Leistungs- wie auch Freizeitsportler. Der auf die Körperoberfläche bezogene EDD betrug für dieses Kollektiv im Mittel $27 \pm 2,8$ mm und unterschied sich nicht signifikant von dem in unserem Labor ermittelten Normalwert ($28 \pm 2,4$ mm). Die mWd der Ausdauersportler war jedoch mit $1,11 \pm 0,14$ cm signifikant größer als die der Kontrollpersonen ($0,85 \pm 0,11$ cm, $p < 0,01$).

Der max. O_2-P unseres Kollektivs betrug im Mittel: 23,3 ml/min/Herzfrequenz (Bereich 12,2 – 29,8 ml/min/HF). In Tabelle 1 sind die Beziehungen zwischen dem max. O_2-P und dem HV sowie echokardiographisch ermittelten enddiastolischen Größen zusammengestellt. Alle morphologischen Parameter wiesen eine statistisch signifikante Korrelation zur maximalen Leistungsfähigkeit auf, den höchsten Korrelationskoeffizienten zeigten das HV und der TEDD des linken Ventrikels.

Die SF betrug für unser Sportlerkollektiv im Mittel $31,6 \pm 5,6\%$ und zeigt keinen signifikanten Unterschied zum Normalwert ($34 \pm 4,3\%$). Auch für die mVcf konnte kein Unterschied aufgezeigt werden (Sportler $1,18 \pm 0,3$ circ/sec; Normalpersonen $1,12 + 0,6$ circ/sec). Zwischen der maximalen Leistungsfähigkeit und den in Ruhe gemessenen Funktionsparametern fand sich keine signifikante Beziehung (Tabelle 2). SF und mVcf stellen globale Funktionsparameter des linken Ventrikels dar, welche wesentlich von der Nachlast beeinflußt werden. Dies wird aus der signifikanten negativen Beziehung zwischen SF und ESS erkennbar (Abb. 1). Aber auch der für die Nachlast korrigierte linksventrikuläre Kontraktilitätsparameter ESS/ESVI läßt keine Beziehung zum maximalen O_2-P erkennen.

Tabelle 1. Korrelation morphologischer Parameter mit dem max. O_2-P

	r	p	SEE
HV	0,68	0,001	2,86
TEDD	0,66	0,01	2,93
EDD	0,50	0,05	3,39
mWd	0,50	0,05	3,39
LVM	0,57	0,01	3,21

max. O_2-P = maximaler O_2-Puls, TEED = totaler enddiastolischer Durchmesser, EDD = enddiastolischer Durchmesser, mWd = mittlere Wanddicke, LVM = linksventrikuläre Masse, SEE = standard error of estimate

Tabelle 2. Korrelation linksventrikulärer Funktionsindices mit dem max. O_2-P

	r	p
SF	−0,03	n.s.
mVcf	−0,21	n.s.
ESS/ESVI	−0,13	n.s.

SF = systolische Verkürzungsfraktion, mVcf = mittlere Faserverkürzungsgeschwindigkeit, ESS = endsystolische Wandspannung, ESVI = endsystolischer Volumenindex

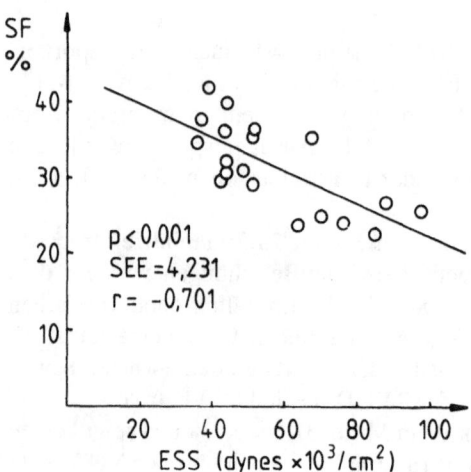

Abb. 1. Korrelation zwischen systolischer Verkürzungsfraktion (SF) und systolischer Wandspannung (ESS)

Diskussion

Als typische morphologische Veränderungen des Herzens bei Ausdauersportlern wurde die Zunahme des linksventrikulären und der linksventrikulären Wandstärke beschrieben [6, 7, 12, 14]. Unser Kollektiv zeigte im Vergleich zu untrainierten Normalpersonen zwar eine signifikant höhere mWd der auf die körperoberfläche bezogene EDD war jedoch nicht signifikant unterschiedlich. Einschränkend muß angemerkt werden, daß unsere Untersuchungsgruppe sowohl Leistungs- wie auch Freizeitsportler mit stark unterschiedlicher Trainingsintensität umfaßte. Interessant erscheint jedoch in diesem Zusammenhang der Unterschied in der linksventrikulären Wanddicke. Dieser Befund deutet darauf hin, daß auch bei Ausdauertraining die Anpassung der linken Herzkammer relativ früh mit einer Zunahme der Herzwanddicke einhergeht.

Sowohl echokardiographisch ermittelte Größen wie auch das röntgenologische Herzvolumen zeigen eine signifikante Beziehung zur maximalen Leistungsfähigkeit. In Übereinstimmung mit der Literatur wiesen das HV und der TEDD die beste Korrelation mit dem max. O_2-P auf, während EDD, mWd und LVM nur eine lose Beziehung zeigten. Eine Quantifizierung des linksventrikulären Volumens aus dem zweidimensionalen Ultraschall kann die Korrelation zur max. O_2-P verbessern [4], sie ist jedoch methodisch viel aufwendiger als die Bestimmung des TEDD im M-Mode. Dieser Parameter zeigt in unserer Untersuchung eine mit dem HV vergleichbare Korrelation zur maximalen Leistungsfähigkeit.

Funktionsindices wie die SF oder die mVcf charakterisieren die Austreibungsphase der ventrikulären Systole. In Übereinstimmung mit der Literatur [1, 5, 12], weisen diese globalen Funktionsparameter keinen signifikanten Unterschied zwischen Sportlern und untrainierten Personen auf. Es finden sich jedoch auch Berichte, die eine signifikante Zunahme dieser Indices bei Hochleistungsathleten gegenüber Normalpersonen beschreiben [9]. Weiters wurde in Verlaufsuntersuchungen eine Zunahme der SF und der mVcf durch regelmäßiges Training beobachtet [3]. Ein Rückschluß auf die körperliche Leistungsfähigkeit scheint aus diesen Parametern jedoch nicht möglich, da – wie unsere Studie zeigt – eine signifikante Beziehung dieser Kontraktilitätsindices zu max. O_2-P nicht nachweisbar ist. Sowohl SF wie auch mVcf werden nicht nur durch die Kontraktionsfähigkeit des Myokards, sondern auch von Vor- und Nachlast des Herzens bestimmt. Zur besseren Charakterisierung der intrinsischen Myokardfunktion eignen sich Parameter, welche von der Vorlast unabhängig sind, wie das endsystolische Volumen, und welche das Ausmaß der Nachlast berücksichtigen. Aus dem systolischen Blutdruck, dem Ventrikeldurchmesser und der systolischen Wanddicke lassen sich die systolische Wandspannung als Maß der Nachlast errechnen [11]. Der aus der Wandspannung und dem endsystolischen Volumen ermittelte Index scheint einen klinisch brauchbaren Parameter der Myokardkontraktilität darzustellen und hat sich bei der Evaluierung der Linksventrikelfunktion von Patienten mit Herzklappenfehlern bewährt [2]. Unsere Untersuchung zeigt, daß auch dieser Kontraktilitätsparameter bei Sportlern keine signifikante Beziehung zur maximalen Leistungsfähigkeit aufweist.

Zusammenfassend führt somit körperliches Training zu signifikanten Veränderungen des Herzens, welche mit der maximalen Leistungsfähigkeit in Beziehung stehen. Linksventrikuläre Funktionsparameter unterscheiden sich jedoch nicht signifikant von an Normalpersonen erhobenen Werten und weisen keinen Zusammenhang mit der maximalen Leistungsfähigkeit auf.

Literatur

1. Bekaert I, Pannier JL, Van de Weghe C, Van Drume JP, Clement DL, Pannier R (1981) Noninvasive evaluation of cardiac function in professional cyclists. Br Heart J 45, 213
2. Carabello BA, Nolan SP, McGuire LB (1981) Assessment of preoperative left ventricular function in patients with mitral regurgitation: values of the end-systolic wall stress – end-systolic volume ratio. Circulation 64, 1212
3. DeMaria AN, Neumann A, Lee G, Foular W, Mason DT (1978) Alterations in ventricular mass and performance induced by exercise training in man evaluated by echocardiography. Circulation 57, 237
4. Dickhuth HH, Simon G, Nause A, Karsten-Reck U, Staiger J, Keul J (1980) Linksventrikuläre Größenverhältnisse und Schlagvolumenbestimmungen mit dem zweidimensionalen Echokardiogramm bei Sportlern und Untrainierten. Berichtsbd Deutscher Sportärztekongreß 1980 (W. Kindermann, W. Hort, Hrsg), Demeter Vrlg, Gräfelfing, 1980.
5. Ikaheimo MJ, Palatsi IJ, Takkunen JT (1979) Noninvasive evaluation of the athletic heart: Sprinters versus endurance runners. Am J Cardiol 44, 24

6. Keul J, Dickhuth HH, Simon G, Lehmann M (1981) Effect of static and dynamic exercise on heart volume, contractility and left ventricular dimension. Circ Res 48 (6: Part 2): J-162
7. Morgenroth J, Maron BJ, Henry WL, Epstein SE (1975) Comparative left ventricular dimensions in trained athletes. Ann Intern Med 82, 521
8. Parker BM, Londerec BR, Cupp GV, Dubid JP (1978) The noninvasive cardiac evaluation of long-distance runners. Chest 73, 376
9. Perfürst WD, Günther KH, Drescher E, Austenat J, Hujer W (1982) The relationship of left ventricular function and mass in arterial hypertension. An echo and apexcardiographic comparison with sportsmen and controls. Eur Heart J 3 (Supplement A) 119
10. Punzengruber C, Schernthaner G, Silberbauer K, Seebacher C (1986) Left ventricular function in well-controlled insulin-dependent (Type I) Diabetics – An echocardiographic study. Cardiology 73, 132
11. Reichek N, Wilson J, St.John Sutton M, Plappert TA, Goldberg S, Hirschfeld JW (1982) Noninvasive determination of left ventricular end-systolic stress: validation of the method and initial application. Circulation 65, 99
12. Roeske WR, O'Rourke RA, Klein A, Leopold G, Karliner JS (1976) Noninvasive evaluation of ventricular hypertrophy in professional athletes. Circulation 53, 286
13. Sahn DJ, DeMaria A, Kisslo J, Weyman A (1978) Recommendation regarding quantification in M-mode echocardiography: results of a survey of echocardiographic measurements. Circulation 53, 1072
14. Simon G, Dickhuth HH, Keul J (1980) Veränderungen echocardiographischer Größenverhältnisse durch unterschiedliche körperliche Belastungsformen. Sport- und Leistungsmedizin; Kongreßbd Dtsch Sportärztekongreß, 203
15. Wieling W, Borghols EAM, Hollander AP, Danner SA, Dunning AS (1981) Echocardiographic dimensions and maximal oxygen uptake in oarsmen during training. Br Heart J 46, 190

Echokardiographische und elektrokardiographische Veränderungen bei Kindern im Schwimmsport

R. Madved, V. Fabečić-Sabadi und V. Medved

Kinderklinik Dr. M. Stojanović Klinischen Krankenhauses in Zagreb und Institut für Kinesiologie der Fakultät für Körperkultur der Universität Zagreb

Einleitung

In der Literatur findet man verschiedene und auch widersprechende Angaben über echokardiographische Messungen einzelner Herzstrukturen bei Sportlern. Wir bildeten deswegen eine eigene Gruppe von 72 Kindern die regelmäßig trainierten, deren echokardiographischen Werte wir dann mit den Werten unserer Kontrollgruppe von 72 Kindern verglichen die zwar eine ähnliche Körperoberfläche aufwiesen, aber keine aktiven Sportler waren.

Material und Methodik

Das Alter der Kinder in der Experimentalgruppe betrug 8–14 Jahre mit einem Durchschnitt von 10 Jahren und 4 Monaten. Das Alter der Kinder in der Kontrollgruppe betrug 8–15 Jahre mit einem Durchschnitt von 11 Jahren und 1 Monat.

Das Herz wurde in zweidimensionaler Technik dargestellt. Danach wurde die m-Mode Registrierung unter visueller Kontrolle des Zweidimensionalbildes durchgeführt, um folgende Messungen auf dem Niveau der mitralen und aortalen Herzklappe durchführen zu können: RVAW – Vorderwand des rechten Ventrikels, RVIDd – Diastolischer Durchmesser des rechten Ventrikels, SE – Septumdicke, LVIDd – Diastolischer Durchmesser des linken Ventrikels, LVIDs – Systolischer Durchmesser des linken Ventrikels, LVPW – Linkventrikuläre Hinterwanddicke, AO – Durchmesser der Aorta, LA – Linker Vorhofdurchmesser, DS – Maximalherzdurchmesser. Das m-Mode wurde mit einer Geschwindigkeit von 25 und 50 mm /sek registriert.

Elektrokardiographische Untersuchungen wurden bei allen 72 Versuchspersonen aus der Experimentalgruppe durchgeführt. Aus dem Elektrokardiogramm (12 Ableitungen) wurden folgende Werte gemessen:
1. Herzfrequenz
2. Höhe der P-Welle in der II bipolaren Extremitätenableitung,
3. Weite des QRS-Komplex in der Ableitung wie unter 2.,
4. Tiefe der S-Zacke in Ableitung V_1,
5. Tiefe der S-Zacke in Ableitung V_2,
6. Höhe der R-Zacke in Ableitung V_5,
7. Höhe der R-Zacke in Ableitung V_6.

Resultate und Diskussion

Die Mittelwerte der echokardiographischen Größen der trainierten Kinder, in Gruppen nach Körperoberfläche eingeteilt, sind auf Tabelle 1 dargestellt. Der Mittelwert und die Standardabweichung der echokardiographischen Meßergebnisse für die Versuchspersonen aus der Kontrollgruppe sind nach Körperoberfläche gruppenweise auf Tabelle 2 dargestellt und die Werte in Zentimetern angeführt. Tabelle 3 zeigt die Unterschiede in den echokardiographischen Meßwerten zwischen der Experimentalgruppe und der Kontrollgruppe und ihre Signifikanz.

Von der Gesamtzahl von 72 ausdauertrainierten Schwimmsportlern zeigten nur 11 keinerlei Veränderungen im Echokardiogramm (15,3%). Die am häufigsten gefundenen Veränderungen (um mehr als 2 SD) waren Hypertrophie des linken Vorhofes und des linken Ventrikels. Die Kinder zeigten am häufigsten kombinierte Veränderungen im Sinne von Größenzunahme des linken Vorhofes und des linken Ventrikels und des linken Ventrikels mit gleichzeitiger Verdickung des Septums und/oder der linksventrikulären Hinterwand.

Auf Abbildung 1 bis 3 (die Abbildungen sind wegen Platzmangel nicht beigelegt) wurde eine graphische Darstellung jener Herzstrukturen der trainierten Kinder gegeben, bei denen eine ausgeprägtere Abweichung der Regressionslinie von der Linie der Kontrollgruppe festgestellt worden war. Auf allen Abbildungen wurden

Tabelle 1. Mittelwerte ($\bar{x}$) und Standardabweichungen (SD) der echokardiographischen Größen in der Experimentalgruppe (Schwimmsportler) Versuchspersonen eingeteilt in Gruppen nach Körperoberfläche

Gruppe	I	II	III	IV
Körperoberfläche ($\bar{x} \pm$ SD) in m^2	0,92 ± 0,06	1,12 ± 0,05	1,27 ± 0,05	1,55 ± 0,07
Alter der Versuchs. ($\bar{x}$) in Jahren und Mo.	8 J. 2 Mo.	9 J. 6 Mo.	10 J. 4 Mo.	13 J. 8 Mo.
Trainingszeitdauer in Monaten	13 ± 9	20 ± 10	25 ± 12	63 ± 21
LVIDd in cm	4,08 ± 0,32	4,34 ± 0,26	4,52 ± 0,22	5,28 ± 0,31
LVIDs in cm	2,57 ± 0,23	2,83 ± 0,23	2,97 ± 0,19	3,40 ± 0,23
RVID in cm	1,02 ± 0,21	1,36 ± 0,25	1,51 ± 0,28	1,71 ± 0,21
SE in cm	0,73 ± 0,09	0,79 ± 0,08	0,82 ± 0,07	0,99 ± 0,10
LVPW in cm	0,68 ± 0,09	0,71 ± 0,06	0,77 ± 0,05	0,89 ± 0,10
LA in cm	2,65 ± 0,29	2,78 ± 0,28	3,00 ± 0,27	3,47 ± 0,34
AO in cm	2,24 ± 0,19	2,30 ± 0,17	2,43 ± 0,21	2,74 ± 0,24
DS in cm	6,89 ± 0,42	7,61 ± 0,34	8,10 ± 0,39	9,38 ± 0,51
Zahl der Versuchspersonen	12	30	15	15

Einzelwerte der bestimmten echokardiographischen Werte und die Regressionslinie der trainierten Schwimmsportlern dargestellt. Zwecks Vergleich wurde auch die Regressionslinie der Nichtschwimmer (schraffierte Linie) dargestellt.

Der diastolische Durchmesser des linken Ventrikels (LVIDd) bei den Schwimmern weicht deutlich von der Regressionslinie der Nichtschwimmer ab.

Der Durchmesser des linken Vorhofes (LA) bei den Schwimmern zeigt erhebliche Abweichung nach oben und eine etwas stärker ausgeprägte positive Neigung mit Zunahme der Körperoberfläche. Hier zeigt sich deutlich die Einwirkung der sportlichen Belastung auf die Größe des linken Vorhofes, jedoch muß auch die Zeitdauer des sportlichen Belastungstrainings in Betracht gezogen werden.

Tabelle 2. Mittelwerte ($\bar{x}$) und Standardabweichung (SD) der echokardiographischen Größen in der Kontrollgruppe (Nichtsportler) Versuchspersonen in Gruppen nach Körperoberfläche

Gruppe	I	II	III	IV
Körperoberfläche ($\bar{x} \pm$ SD) in m^2	0,90 ± 0,05	1,08 ± 0,04	1,27	1,55
Alter der Versuchsper. ($\bar{x}$) in Jahren und Mo.	8 J.	10 J. 8 Mo.	12 J. 10 Mo.	14 J. 10 Mo.
LVIDd in cm	3,65 ± 0,36	3,99 ± 0,42	4,25 ± 0,42	4,48 ± 0,33
LVIDs in cm	–	–	–	–
RVID in cm	1,16 ± 0,29	1,19 ± 0,13	1,53 ± 0,39	1,70 ± 0,31
SE in cm	0,69 ± 0,14	0,75 ± 0,11	0,85 ± 0,10	0,82 ± 0,11
LVPV in cm	0,63 ± 0,10	0,62 ± 0,11	0,81 ± 0,11	0,74 ± 0,10
LA in cm	2,27 ± 0,25	2,38 ± 0,39	2,66 ± 0,39	2,91 ± 0,32
AO in cm	2,14 ± 0,25	2,31 ± 0,24	2,34 ± 0,28	2,76 ± 0,29
DS in cm	6,53 ± 0,52	6,96 ± 0,69	7,95 ± 0,62	8,29 ± 0,49
Zahl der Versuchspersonen	21	20	18	13

Tabelle 3. Unterschiede in den echokardiographischen Größen (Mittelwerte der Experimentalgruppe, Mittelwert der Kontrollgruppe) und Signifikanz der Unterschiede*

Gruppe	Körperoberfläche	LVIDd	RVID	S	LVPW	LA	AO	DS
I	0,02	0,43***	−0,14	0,04	0,05	0,38***	0,10	0,30*
II	0,04	0,35***	0,17	0,04	0,03***	0,40***	−0,01	0,65***
III	± 0,00	0,27*	−0,02	−0,03	−0,04	0,34***	−0,23	0,15
IV	± 0,00	0,80***	0,01	0,17***	0,15***	0,56***	−1,17	1,09***

* Signifikanz der Unterschiede: (a) p 0,001***, (b) p 0,05*

Der Maximalherzdurchmesser (DS) bei den trainierten Kindern zeigt eine Abweichung nach oben und einen etwas stärker ausgeprägten Neigungswinkel.

Eine Analyse unserer elektrokardiographischen Messungen zeigte bei 9 Kindern Veränderungen des EKG, welche eine Hypertrophie des linken Ventrikels andeuteten (S in V_1 18, S in V_2 28, R in V_5 26, R in V_6 20) [8]. Ein Vergleich der echokardiographischen und elektrokardiographischen Meßwerte zeigte, daß bei 9 der Schwimmsport trainierenden Kinder mit Veränderungen des EKG im Sinne von Hypertrophie des linken Ventrikels, zwei Kinder keinerlei Veränderungen des Echokardiogrammes aufwiesen, man kann daher annehmen, daß die hohen R-Zacken bei diesen Kindern auf einen flachen, schmalen Thorax zurückzuführen waren und nicht durch Hypertrophie des linken Ventrikels verursacht wurden.

Literatur

1. Allen HD, Goldberg SJ, Saha DJ, Schy N, Wojcik R (1977) A quantitative echocardiographic study of champion childhood swimmers. Circulation 55: 142–143
2. Božinović Lj, Durdević V, Hadžagić I, Antonić A, Nagulić S (1976) Elektrokardiogram, vektorkardiogram i ehokardiogram u trenirane djece, XII Pedijatrijski dani SR Srbije. Zb Rad Galenika Beograd 57–63
3. Brun P, Chigoon JC, Oddon C, Laurent F, Philippon A, De Vernejoul F (1980) Echocardiographic quantitative study of passive characteristics of the athlete left ventricle, in Lubich T, Venerando A (eds) Sports Cardiology. International conference, Rome Bologna Aulo Gaggi
4. Dickhuth HH, Gharieb K, Korsten-Reck U, Köllner H, Keul J (1983) Zweidimensionale Größenbeistimmung und Schlagvolumenbestimmung des Herzens, in Heck H, Hollmann W, Liesen H (eds) Sport, Leistung und Gesundheit. (Kongreßbd Dtsch Sportärztekongreß 1982, Köln, Deutscher Ärzte Verlag, pp 355–358
5. Falsetti H., Gisolfi C, Lemon D, Cohen J, Claxton B (1982) Noninvasive evaluation of left ventricular function in trained bicyclists. J Sports Med 22: 199–359
6. Friedewald VE (1976) Textbook of Echocardiography, Philadelphia, Sauders WB Co
7. Goldgerg SJ, Allen HD, Sahn DJ (1980) Echocardiography, 2nd ed Chicago-London, Year Book Medical Publishers, Inc, p 61
8. Laurenceau JL, Turcot J, Dumesnil JG (1980) Echocardiographic study of Olympic athletes, in Lubich T, Venerando A (eds) Sport Cardiology. International conference, Rome Bologna Aulo Gaggi
9. Medved R, Fabečič-Sabadi V, Medved V: Echocardiographic Findings in Childern Participating in Swimming Training, Int J Sports Med 7
10. Muss N, Aigner A (1984) Echokardiographische Querschnittsuntersuchungen bei Skihauptschülern. Dtsch Z Sportmed 2: 40–48
11. Pannier JL, Bekaert IE, Pannier R (1982) Echocardiographic and radiographic study of cardiac dimensions in relation to aerobic work capacity. J Sport Med 22: 165–171
12. Reindell H, Kleipzig H, Steim H, Musshof K, Roskamm H, Schildge E (1960) Herz, Kreislauf – Krankheiten und Sport, München, Barth
13. Roeske WR, O'Rourke RA, Klein A, Leopold G, Karliner JS (1977) Noninvasive evaluation of ventricular hypertrophy in professional athletes. Am J Cardiol 40: 286–292
14. Rost R, Hollmann H, Gerhardus H, Philipi H (1973) Die Anwendung der Echokardiographie in der Sportmedizin. Sportarzt Sportmed 24: 103–113
15. Rost R (1980) The use of echocardiography in sports medicine, in Lubich T, Venerando A (eds) Sports Cardiology. International conference, Rome Bologna Aulo Gaggi
16. Sahn DJ, DemMaris A, Kisslo J, Weyman A (1978) The committee on M-mode standardization of the American Society of Echocardiography: recommendations regarding quantitation in M-mode echocardiography: results of a servey of echocardiographic measurements. Circulation 58: 1072–1082

17. Staiger J, Dickhuth HH, Köllner H, Keul J (1983) Echokardiographische Diagnostik der Herzhypertrophie bei Herzgesunden und Herzkranken, in Heck H, Hollman W, Liesen H (eds) Sport, Leistung und Gesundheit. (Kongreßbd Dtsch Sportärztekongreß 1982, Köln). Köln, Deutscher Ärzte Verlag, pp 345–350
18. Szögy A, Rosca E (1973) Einige spiroergometrische Befunde und Herzvolumenbestimmungen bei Wasserballspielern. Sportarzt Sportmed 24: 253:257
19. Venco A, Saviotti F, Barzizza F, Bianchi C, Tramarin R, Zolezzi F (1980) Electrocardiographic and echocardiographic findings in well-trained athletes, in Lubich T, Venerando A (eds) Sports Cardiology. Internal conference, Rome Bologna Aulo Gaggi
20. Zott HJ, Pahl L, Krause C, Heine H (1983) Vergleichende Untersuchungen des rechten und linken Ventrikels bei Sportlern mittels Echokardiographie. Med Sport 23: 249–254

Der Relaxationszeitindex – ein echokardiographisches Unterscheidungsmerkmal zwischen physiologischer und pathologischer Myokardhypertrophie

H. Dorner und W. Hilmer

Erlangen

Einleitung

Bei pathologischer Linksherzhypertrophie ist die diastolische Funktion bereits vor einer erfaßbaren systolischen Funktionseinbuße verschlechtert [2]. Der Relaxationszeitindex (RI) als Maß für die frühdiastolische isovolumetrische Relaxationsphase ist bei pathologischer Linkshypertrophie verlängert. Somit stellt sich die Frage nach Veränderung des RI bei physiologischer Herzhypertrophie.

Methodik

Der RI wurde bei 40 gesunden Ausdauertrainierten im Alter zwischen 18 und 46 Jahren ($\bar{x}$ 30 Jahre) und bei 10 ausdauertrainierten Grenzwerthypertonikern im Alter zwischen 48 und 65 Jahren ($\bar{x}$ 56 Jahre) bestimmt. Echokardiographisch bestand bei beiden Gruppen eine linksventrikuläre Hypertrophie (enddiastolische Septumdicke 12 mm). Als RI wurde die Strecke zwischen der maximalen endsystolischen Dickenzunahme der linksventrikulären Hinterwand und mit Mitralöffnungspunkt D gemessen. Die Ergebnisse wurden mit den in der Literatur beschriebenen Normwerten verglichen.

Ergebnisse

Der Relaxationsindex in der Gruppe der gesunden Ausdauertrainierten beträgt 16,4 ± 1,5 msec. Diese Werte liegen im beschriebenen Normbereich. Der RI bei den ausdauertrainierten Grenzwerthypertonikern dagegen ist mit 79,1 ± 36,2 msec eindeutig erhöht. Vergleiche Tabelle 1.

Diskussion

Pathologische Formen der linksventrikulären Hypertrophie (CMP, Aortenstenose, Hypertonie) zeigen bereits vor einer erkennbaren systolischen Funktionseinbuße eine Verschlechterung der diastolischen Parameter im Echokardiogramm, wie z. B.

Tabelle 1. Enddiastolische Dicke des IV-Septums (ST$_d$), enddiastolischer Durchmesser des linken Ventrikels (LVEDD) und der Relaxationszeitindex (RI) bei gesunden Ausdauertrainierten (A) und bei Ausdauertrainierten mit Grenzwerthypertonie (A+G)

		ST$_2$ (mm)	LVEDD (mm)	RI (msec)
A	$\bar{x}$	12,0	51,5	16,4
	± s	0,71	2,83	8,5
A+G	$\bar{x}$	12,0	48,1	79,1
	± s	1,51	5,14	36,2

der maximalen endokardialen Faserdehnungsgeschwindigkeit, der linksventrikulären Durchmesserzunahme in der schnellen Füllphase, der Dauer der schnellen Füllphase, der Durchmesseränderung des linken Ventrikels während der Vorhofkontraktion oder des Relaxationszeitindex, der als Maß für die isovolumetrische Relaxationsphase gilt [2]. Der in der beschriebenen Weise gemessene Relaxationszeitindex ist nicht völlig identisch mit der wirklichen isovolumetrischen Relaxationsphase, die die Zeit zwischen Aortenklappenschluß und Mitralklappenöffnung angibt. Jedoch besteht eine signifikante Korrelation zwischen dem so bestimmten RI und der wirklichen Relaxationszeit [2].

Die physiologische Linksherzhypertrophie sowohl bei Ausdauer- als auch bei Kraftsportlern zeigt normale bzw. verbesserte diastolische Parameter im Echokardiogramm [1]. Wie vorliegende Untersuchung zeigt, liegt auch der RI bei gesunden Ausdauersportlern mit linksventrikulärer Hypertrophie im Normbereich. Ursache dafür dürfte eine günstige Beeinflussung der Kalziumtransportvorgänge durch Ausdauertraining sein [3]. Die Relaxation des Herzmuskels ist u. a. abhängig von der Inaktivierung der Myofibrillen, von der Rate der Kalziumabnahme im sarkoplasmatischen Retikulum und im Sarkolemm, von der Kalziumaffinität von Troponin C und der Aktin-Myosin-Kinetik [3]. Während bei pathologischer linksventrikulärer Hypertrophie ein verminderter Kalziumtransport und eine verringerte Aktivität der kalziumstimulierten ATP-asen vorliegt, besteht im Tierversuch ein Aktivitätsanstieg der kalziumaktivierten Myosin-ATP-ase durch Ausdauertraining [4]. Eine verringerte Wiederaufnahmefähigkeit für Kalzium im sarkoplasmatischen Retikulum ist u. a. ein Grund für die verzögerte Relaxation [3]. Unterstützt wird diese Hypothese durch Beobachtungen, daß Kalziumantagonisten die pathologisch verlängerte Relaxationszeit bei Patienten mit hypertropher obstruktiver Kardiomyopathie verkürzen, ein Effekt der durch Betablockade nicht nachweisbar ist [8].

Der verlängerte RI bei älteren, ausdauertrainierten Grenzwerthypertonikern beruht vermutlich auf 3 sich summierende Faktoren. Einerseits geht zunehmendes Lebensalter mit einer Verschlechterung des diastolischen Füllverhaltens und der linksventrikulären Compliance einher [5], die Grenzwerthypertonie bedingt ebenfalls eine verschlechterte frühdiastolische Relaxation [6]. Auf der anderen Seite steht eine günstige Beeinflussung der diastolischen Funktion durch Ausdauertraining gegenüber [7]. Dieser Summationseffekt konnte im Tierversuch mit normotonen und hypertonen Tieren mit und ohne Schwimmbelastung bestätigt werden [4].

Besondere Bedeutung für die Sportler erlangt der RI dadurch, daß bei verlängerter Relaxationsphase die passive Füllungszeit verkürzt wird, was sich besonders bei

Herzfrequenzsteigerung unter körperlicher Belastung nachteilig bemerkbar machen könnte [9].

Der RI ist somit ein relativ einfach zu bestimmendes echokardiographisches Kriterium zur Unterscheidung der physiologischen und pathologischen Linksherzhypertrophie. Weiterhin besteht ein weiterer Hinweis dafür, daß die trainingsbedingte Herzhypertrophie nicht als pathologisch anzusehen ist.

Literatur

1. Colan SD, Sanders SP, McPerson D, Borow KM (1985) Left ventricular diastolic function in elite athletes with physiologic cardiac hypertrophy. J Am Coll Cardiol 6 (3) S. 545–549
2. Hanrath P, Mathey DG, Siegert R, Bleifeld W (1980) Left ventricular relaxation and filling pattern in different forms of left ventricular hypertrophy: an electrocardiographic study. Am J Cardiol 45 S. 15–23
3. Lecarpentier Y, Martin JL, Chemla D, dos Santos A, Grillon G, Antonetti A, Hatt PY (1984) Relaxation of mammalian heart muscle during chronic cardiac overload. Eur Heart J 5 Suppl F, S. 37–42
4. Malhotra A, Schaible TF, Capasse J, Scheuer J (1984) Correlation of myosin isoenzyme altrations with myocardial function in physiologic and pathologic hypertrophy. Eur Heart J Suppl F, S. 61–67
5. Manyari DE, Patterson C, Johnson D, Belenkie I, Anderson P, Melendez L, Cape R (1985) Left ventricular diastolic function in a population of healthy elderly subjects. J am Geriatr Soc 33 (11) S. 758–763
6. Papaemetriou V, Gottdiener JS, Fletcher RD, Freis ED (1985) Echocardiographic assessment by computer-assisted analysis of diastolic left ventricular function and hypertrophy in borderline or mild systemic hypertension. Am J Cardiol 56 S. 546–550
7. Staiger J, Dickhuth H-H, Keul J (1985) Verbesserung der diastolischen Ventrikelfunktion (Wandsteifigkeit) durch Ausdauertraining. Ein Beitrag zur Rehabilitation nach Infarkt? Training und Sport zur Prävention und Rehabilitation in der technisierten Umwelt, Hrsg Franz I-W, Mellerowicz H, Noack W, Springer-Verlag Berlin Heidelberg S. 709–714
8. Suwa M, Hirota Y, Kawamura K (1984) Improvement in left ventricular diastolic function during intravenous and oral diltiazem therapy in patients with hypertrophic cardiomyopathy: an echocardiography study. Am J Cardiol 54 S. 1047–1053
9. Wikstrand J (1984) Left ventricular function in early primary hypertension. Hypertension Suppl III 6 S. 108–116

Diastolische Ventrikelfunktion bei Ausdauersportlern sowie bei dilatativer Kardiomyopathie in Ruhe und während körperlicher Arbeit

J. Staiger, A. Pauer, H. Dickhuth und J. Keul

Med. Universitätsklinik Freiburg, Abt. Leistungsmedizin (Ärztl. Direktor: Prof. Keul)

Untersuchungsgut und Methodik

Die Untersuchungen wurden an 14 Ausdauersportlern (Ruderer, Läufer im Alter zwischen 19 und 28 Jahren) in Ruhe und während dynamischer Belastung (Fahrrad liegend, 100 Watt) mittels T-M-Echokardiographie und 2-D-Echokardiographie durchgeführt. Verglichen wurden diese Befunde mit 17 Patienten mit dilatativer kardiomyopathie (KM), welche bei einer Belastung von 75 Watt untersucht wurden. Die frühdiastolische max. Füllgeschwindigkeit des linken Ventrikels (PWVd) wurde graphisch aus dem eindimensionalen Echokardiogramm (unter 2-D-Kontrolle) mit Anlegen einer Tangente an die rasche frühdiastolische, dorsal gerichtete Bewegung des Endokards der Hinterwand ermittelt, wie früher beschrieben [5]. Dabei wurde

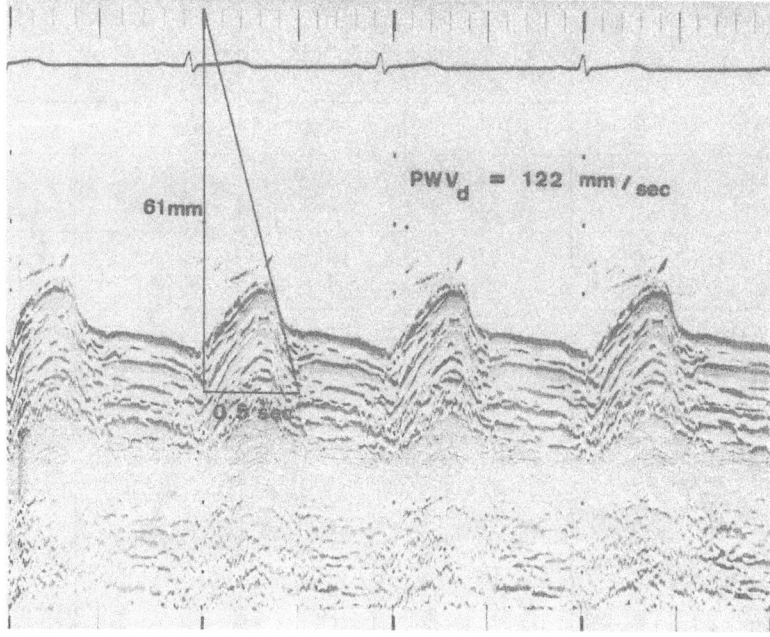

Abb. 1. Beispiel der diastolischen Funktions-Bestimmung aus dem 1D-Echokardiogramm (unter 2D Anlotung). Beispiel bei Sportherz

das arithmetische Mittel aus jeweils 10 konsekutiven Messungen ermittelt. Alle Belastungs-Echogramme bei S, 82% bei KM waren verwertbar.

Ergebnisse

Die Ergebnisse sind in der Tabelle 1 aufgeführt. Die systolischen Parameter wie Schlagvolumen sowie Auswurffraktion wurden bei S unter submax. Belastung signifikant gesteigert ($p < 0,001$), bei gleichzeitig nur geringfügiger Zunahme des enddiastolischen Durchmessers. Dagegen kommt es bei Patienten mit KM und deutlicher Herzvergrößerung (RÖ) unter ergometrischer Belastung bei vergleichbarer Frequenzbelastung im Mittel zu keiner Zunahme der Parameter der Auswurfphase. AF nimmt sogar gering ab.

Die frühdiastolische Füllgeschwindigkeit liegt bei Sportlern im Vergleich zu Normalpersonen (133,5 mm/sec ± 7) in Ruhe mit 147,0 mm/sec um ca. 10% höher, während bei KM dieser Parameter vermindert ist ($p < 0,01$). Unter vergleichbarer Frequenzbelastung kommt es dagegen auch in der Patientengruppe zu einer Zunahme der Füllgeschwindigkeit (Abb. 2). Dies weist darauf hin, daß die diastoli-

Tabelle 1. Mittelwert und Standardabweichungen der echokardiographischen Werte sowie von Herzfrequenz (HF) und Röntgen-Herzvolumen (HV/kg) bei 14 Ausdauersportlern (S) sowie 14 Patienten mit dilatativer Kardiomyopathie (KM) in Ruhe (R) sowie bei körperlicher Belastung (B). EDD: enddiastolischer Durchmesser. AF: Auswurffraktion. PWVd: frühdiastolische Füllgeschwindigkeit des li. Ventrikels. PWVd (n): Frequenznormalisierte Füllgeschwindigkeit. LVMM: Linksventrikuläre Muskelmasse

		R		B	
		S	KM	S	KM
EDD (mm)	x̄	54,1	63,6	56,6	63,8
	s	3,2	9,8	2,4	9,5
AF (%)	x	60,4	41,6	65,9	40,7
	s	4,4	14,6	4,9	15,2
PWVd (mm/sec)	x̄	141,9	84,9	166,0	121,0
	s	18,3	31,3	23,8	49,9
PWVd (n) (mm/sec)	x̄	146,9	60,7	166,7	90,3
	s	18,9	23,1	23,9	28,1
HF (min^{-1})	x̄	57,6	86,7	103,2	137,6
	s	11,5	17,6	9,7 +78%	29,6 +59%
LVMM (g)	x̄	219	241		
	s	31	89		
RöHV/kg (ml/kg)	x̄	14,6	19,3		
	s	1,0	3,8		

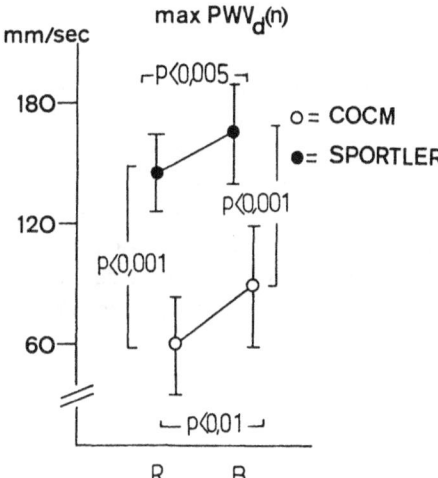

Abb. 2. Frühdiastolische Füllgeschwindigkeit im Echokardiogramm (PWVd) in Ruhe und bei definierter Körperarbeit bei Herzgesunden (oben) bzw. bei Patienten mit dilatativer Kardiomyopathie (unten) in Ruhe (R) sowie bei liegender Fahrradbelastung (B). Einzelheiten siehe Text

sche Reserve bei dieser Form der Kardiomyopathie im Gegensatz zu der hypertrophischen Kardiomyopathie [1] weniger stark eingeschränkt ist als die systolische Pumpleistung.

Diskussion

Untersuchungen zur Frage der Änderung der diastolischen Funktion unter körperlicher Belastung liegen wenig vor [1, 2, 6]. Unsere Ergebnisse zeigen, daß es bei der Sportherzhypertrophie ausdauertrainierter Sportler zu einer einheitlichen Zunahme der linksventrikulären Füllgeschwindigkeit trotz Vorliegen einer Linksherz-Hypertrophie kommt (Tabelle 1). Auch in der Patientengruppe mit dilatativer Kardiomyopathie findet sich eine Zunahme der diastolischen Füllgeschwindigkeit unter Belastung, obwohl die systolischen Parameter wie Schlagvolumen und Auswurffraktion nicht gesteigert werden können (Tabelle 1, Abb. 2). Dies steht in Übereinstimmung mit invasiv gewonnenen Daten [6] wo ebenfalls bei dieser Patientengruppe eine Steigerung der diastolischen Funktion unter Belastung gefunden wurde.

Siegert et al. fanden bei unterschiedlichen Formen der pathologischen Linksherzhypertrophie ein abnormes Füllverhalten der linken Kammer [4]. Da es während der frühen Diastole zu einer rasch zunehmenden Durchmesser-Vergrößerung durch die Füllung der Kammer kommt, bietet sich an, diese Durchmesserzunahme echokardiographisch zu berechnen. Hierfür stehen einerseits die recht aufwendigen computergesteuerten und rechnergestützten Auswertungen von Echokardiogrammen zur Verfügung, wie sie von Krebs et al. [3] angewandt wurden. Dagegen stellt die hier vorgestellte graphische Methode ein für die Praxis sehr viel einfacheres Verhalten dar. In weiteren Untersuchungen der eigenen Arbeitsgruppe konnte gezeigt werden, daß die auf diese Weise bestimmte linksventrikuläre Füllgeschwindigkeit um so langsamer ist, je höher der Füllungdruck des linken Herzens ist [5]. Dies spricht für eine Zunahme der Wandspannung und damit des myokardialen

Sauerstoffverbrauches bei gleichzeitiger Verlangsamung der frühdiastolischen Füllung.

Unter Körperarbeit kommt es bei Hochleistungssportlern zu einer einheitlichen Zunahme der linksventrikulären Füllgeschwindigkeit trotz Vorliegen einer definitiven Zunahme der Muskelmasse und damit einer Sportherzhypertrophie (Tabelle 1). Eine andere Möglichkeit der Bestimmung der diastolischen Funktion aus dem Echokardiogramm, auch ohne Verwendung der aufwendigeren computergesteuerten Methoden, stellt die Bestimmung der prozentualen Durchmesserzunahme während der frühen Diastole [2] dar. In Übereinstimmung mit den hier dargestellten Ergebnissen kommt es bei Hochleistungssportlern auch unter Verwendung dieser Methode zu einer meßbaren Zunahme der diastolischen Ventrikelfunktion unter fahrradergometrischer Belastung [2].

Literatur

1. Bussmann WD, Heeger J, Kaltenbach M (1978) Kontraktilitäts- und Relaxationsreserve des linken Ventrikels. III. Patienten mit Kardiomyopathie. Z Kardiol 67, 18
2. Dickhuth HH, Lehmann M, Staiger J, Keul J (1984) Herzgröße und Myokardfunktion unter dynamischer Belastung. In: Keul J, Dickhuth H (Hrsg) Herzinsuffizienz. Perimed Verlag, 104–144
3. Krebs W, Hanrath P, Bleifeld W, Effert S (1977) Rechnergestützte Auswertung von M-mode-Echokardiogrammen. Herz/Kreisl 9, 59
4. Siegert R, Hanrath P, Bleifeld W, Mathey D, Kupper W (1978) Abnormal relaxation and diastolic filling pattern in different forms of LV-hypertrophy. Circulation 58, Suppl II 195
5. Staiger J, Braun R, Jaedicke J, Wink K, Dickhuth HH (1983) Nicht invasive Bestimmung der diastolischen Ventrikelfunktion aus dem Echokardiogramm. Herz/Kreislauf 9, 338–392
6. Tebbe U, Neuhaus KL, Sauer G, Kreuzer H (1981) Kontraktions- und Relaxationsverhalten bei kongestiver Kardiomyopathie unter Belastung. Z Kardiol 70, 633

Klinische Bedeutung differenter Adaptationen an Land und im Wasser

M. Weiß und H. Weicker

Universität Heidelberg, Innere Medizin VII, (Pathophysiologie und Sportmedizin
(Leiter: Dr. med. H. Weicker)

Allgemeines zur Kreislaufregulation

Dem einleitenden Beitrag zu einem Komplex von mehreren zusammengehörenden Referaten sei es gestattet, in einer Literaturübersicht etwas ausführlicher auf die grundlegenden Mechanismen einzugehen.

Ziel der Kreislaufregulation ist die adäquate Perfusion aus metabolischen Gründen. Das Herzminutenvolumen steigt im Verhältnis 5:1 zum O_2-Verbrauch an [22], unabhängig von Art und Masse der eingesetzten Muskulatur [5, 38], auch unter hypoxischen Bedingungen [4]. Die arterielle Umverteilung kommt zustande durch lokal-chemisch vermittelte Vasodilatation [49] in der arbeitenden Muskulatur [48], und Vasokonstriktion in den übrigen Kreislaufabschnitten. Der Flußanstieg ist abhängig vom Trainingszustand [6, 48], Fasertypus [43], ist in den Armen kleiner [23] und fällt wieder ab bei Einsatz weiterer Muskelgruppen [32]. In nicht arbeitender Muskulatur sinkt der Fluß um 15–53% [48], in der Leber um 62% [55], im Extrem bis auf Werte unter 200 ml/min [29], in der Niere erst bei hohen Belastungen [28]. Diese Effekte sind abhängig vom Trainingszustand [9, 17] und werden sympathisch vermittelt.

Durch Extravasation von hypotoner Flüssigkeit [11, 12, 46] sowie durch Elektrolytverschiebungen [58] werden Nachregulierungen erforderlich. Zur Erhaltung der Isotonie und Isovolämie werden ADH und das Renin-Aldosteron-System eingeschaltet [10, 11, 12]. Mit Angiotensin sowie Vasopressin werden Substanzen freigesetzt, die in hohen Dosen zusätzlich pressorisch wirken, und einen hypovolämischen Druckabfall auffangen können.

Aus Abb. 1 geht die zentrale Bedeutung des adrenergen Systems hervor, das sowohl kreislaufregulativ wie auch metabolisch wirksam wird und zusätzlich auf den Elektrolythaushalt wirkt über β2-Aktivität auf die Na/Ka-ATPase [7, 8] und über β1-Aktivität auf das Renin-Angiotensin-Aldosteron-System [10, 31].

Abbildungen 2 und 3 stellen die Mechanismen der Regulation dar. Regulationsauslösend sind neben übergeordneten motorischen und emotionalen Einflüssen vagale Afferenzen aus Barorezeptoren in Aorta und Carotis-Sinus, aus Volumen-Druck-Rezeptoren in kleinem Kreislauf, Vorhöfen und Kammern, sowie afferente Typ III- und IV-Nervenfasern aus muskulären Ergozeptoren, die unabhängig von den Mechanorezeptoren auf verschiedene chemische Noxen reagieren (Abb. 2 aus [51]). Effektorisch neben Vagus wirkt vor allem das sympathische System mit den bekannten cardialen und peripheren Effekten und adrenaler Stimulation. In der

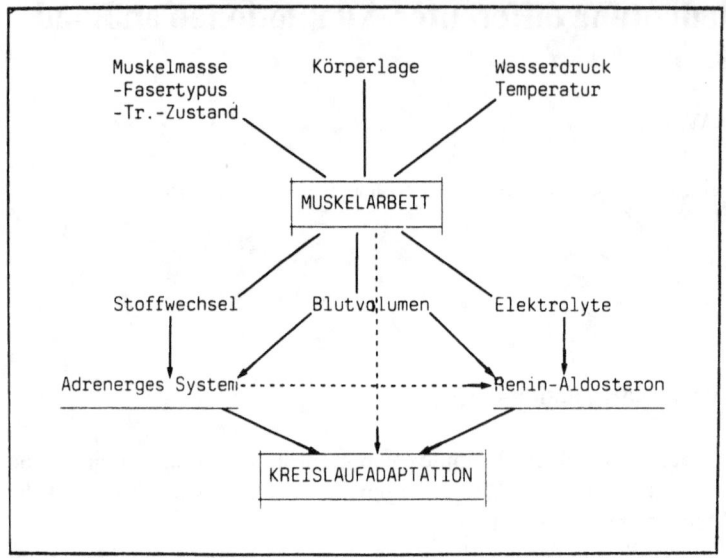

Abb. 1. Faktoren, die Einfluß auf die Kreislaufeinstellung bei Muskelarbeit nehmen

arbeitenden Muskulatur wird dabei lokal chemisch die alpha-noradrenerge Vasokonstriktion aufgehoben. Bei Arbeit großer Muskelgruppen sind die arteriellen Baro-Rezeptoren dafür verantwortlich, einen Widerstandsabfall zu verhindern, und die kardiopulmonalen Rezeptoren ermöglichen den Weitertransport des durch Muskelpumpenaktivität und Venokonstriktion vermehrt anfallenden venösen Rückstroms. Die Aktivierung der A-Rezeptoren der Vorhöfe führt zum Anstieg der Herzfrequenz und zur Vasodilatation in bestimmten Gefäßarealen, speziell der Niere [39]. Die Vorhofrezeptoren sind verantwortlich für Bainbridge-Reflex [39], und Bayliss-Effekt [26], die der Kammern wahrscheinlich für den Bezold-Jarisch-Reflex [39, 53]. Die atrialen Rezeptoren lösen außerdem via Hypophyse-ADH den Gauer-Henry-Reflex aus [25], der verstärkt und unterstützt wird durch zirkulatorische Veränderungen in der Niere und durch Beeinflussung der Renin-Freisetzung [53] = (Abb. 3 aus [53]). Zu den genannten Reflexen summieren sich thermoregulatorische Einflüsse im Hinblick auf das Widerstandsverhalten, aber nur indirekt auf das Frequenzverhalten [18]. Auf die unabhängig davon agierenden Effekte durch den Starling-Mechanismus sei in diesem Zusammenhang nur hingewiesen.

Die Reflexkreise unterliegen dabei einem hierarchischen System kompetitiver Hemmungen, die abhängig vom arteriellen Ausgangsdruck sind. Bei normalem Blutdruck und bis 200 mmHg sind wohl Ergozeptoren und Volumenrezeptoren führend [44, 45].

Besonderheiten

Einige besondere Situationen, die bestimmte Regelkreise bevorzugt ansprechen, sollen kurz hervorgehoben werden:

Körperposition

Beim Übergang vom Liegen zum Stehen versacken ca. 600 ml Blut, 500 ml aus dem Thoraxraum [25, 26], das Herzvolumen nimmt um ca. 80 ml ab [35] und das Schlagvolumen um ca. 20–30% (4, 50 und viele andere). Auf Kreislaufreaktionen (Riekert) und hormonelle Reaktion (Weicker) wird in diesem Kongreß weiter eingegangen. Regulatorisch wirksam werden die kardiopulmonalen Volumenrezeptoren, aber auch die arteriellen Baro-Rezeptoren, wie durch Ausschaltungsversuche [54] gezeigt wurde. Im Liegen ist der venöse Rückstrom und die kardiale Füllung begünstigt, bei höherem Schlagvolumen ist die Herzfrequenz niedriger. Diese Effekte setzen sich während Belastung fort. Bei Belastungen in aufrechter Körperposition sind Puls und Katecholamine und bei liegender Belastung periphere und zentrale Blutdruckwerte höher (1,36, u.v.a., s. auch Pluto et al. in diesem Kongreß).

Muskuläre Faktoren

Bei Armarbeit bzw. Einsatz kleinerer Muskelmasse ist die maximale Leistungsfähigkeit und O_2-Aufnahmekapazität geringer, die Relation HMV-O_2-Aufnahme bleibt aber erhalten [5]. Der Pulsanstieg ist steiler und der maximale Puls geringer, wobei der arterielle Druck in Relation zu Leistung und in Relation zu den übrigen Kreislaufgrößen höher liegt [1, 9]. Ähnliches gilt für Typ II-Muskelfasern [51] und untrainierte Muskelgruppen [9, 32], die höhere Perfusionsdrucke benötigen. Bei Bezug auf relative Leistung in % VO_2 max. werden die Differenzen kleiner, bleiben aber meist bestehen [38,46], können aber durch Training angepaßt werden [9, 32]. Der höhere Filtrationsdruck bei Armarbeit oder Belastung mit kleinerer Muskelmasse führt dabei zu größeren Störungen der Volumenhomöostase [46]. Die Vermutung einer stärkeren adrenergen Stimulation [8, 9] bei gleicher Arbeit mit kleinerer Muskelmasse oder Armen wurde durch Katecholaminbestimmung von Davies [13] bestätigt.

Immersion

Die zirkulatorischen Veränderungen beim Eintauchen in Wasser sind im Prinzip gegenläufig zum Orthostaseeffekt. Das intrathorakale Blutvolumen steigt um ca. 700 ml [20,40,41], das Herzvolumen um ca. 180 ml [35]. Außerdem steigen die Druckwerte zentralvenös und im kleinen Kreislauf [20,41]. Der periphere arterielle Widerstand [20,41] und der Venentonus [19] sinken. Im Gefolge der erhöhten Füllung und der peripheren Widerstandssenkung steigen Schlagvolumen um 35% [20, 26] und Herzminutenvolumen um 32–50% [26, 40, 41]. Als Ergebnis der gesteigerten kardialen Förderleistung und des gesenkten peripheren Widerstands nimmt die Durchblutung von Muskulatur [3], Haut [23] und Nieren [20,26] deutlich zu, weniger stark von Splanchnicus [33]. Vermittelt werden diese Effekte durch Aktivierung der A- und B-Vorhofrezeptoren und dadurch gesteigerte Aktivität der Vagusafferenzen, die hemmend auf die efferenten Sympathikusfasern in der Kreis-

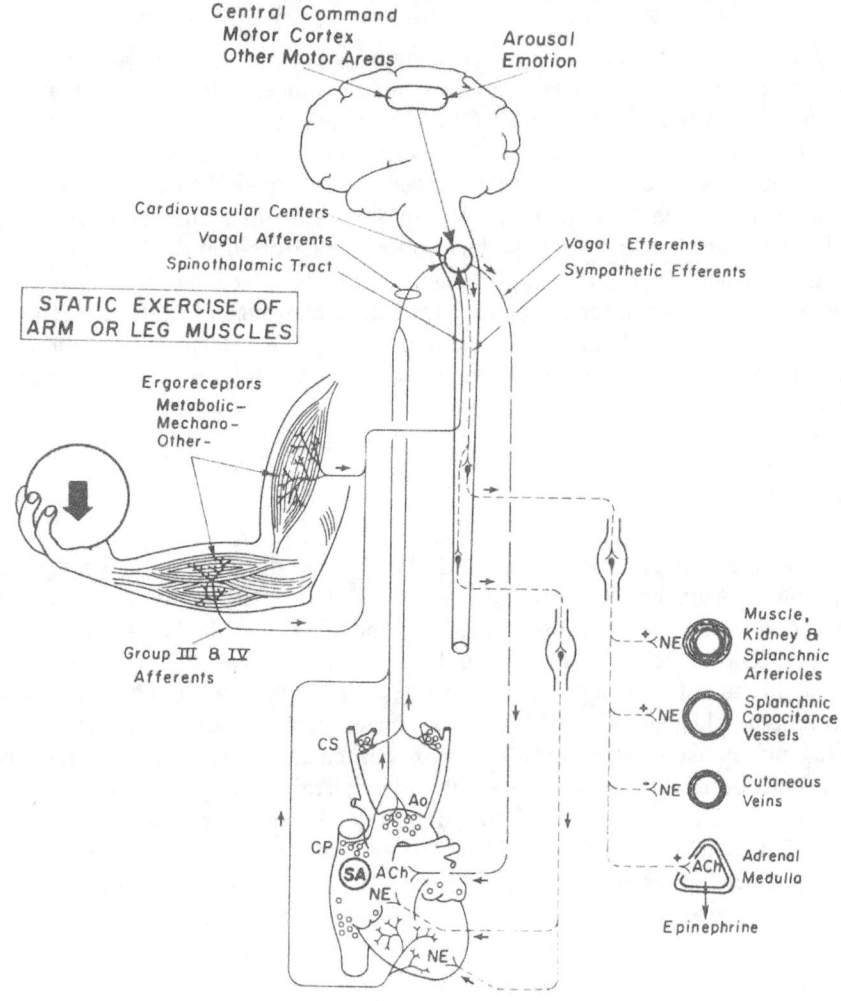

Abb. 2. Rezeptoren und Erfolgsorgane reflektorisch vermittelter Kreislaufregulationen (aus 51)

laufperipherie (Abb. 2) wirken, speziell der Nieren [53], aber eine reflektorische Erhöhung der Herzfrequenz auslösen [26, 39, 44]. Außerdem werden ADH- und Renin-Sekretion gehemmt [20, 25, 26, 52, Abb. 3 aus 53]. Die Niere reagiert auf erhöhte Perfusion sowie reduziertes ADH und Renin mit einer Exkretion von Wasser, Natrium und Kalium [20]. Dabei mitbeteiligt ist das atriale natriuretische Peptit-Hormon, das bei Dehnung der Vorhofmuskulatur freigesetzt wird [34]. Das Blutplasmavolumen steigt zunächst durch druckbedingten Einstrom intistitieller Flüssigkeit an, fällt dann unter der einsetzenden Diurese allmählich wieder ab [20, 25, 27, 47]. Die Elektrolytkonzentrationen bleiben dabei relativ konstant [20, 27], ausdauertrainierte Sportler können die Homöostase jedoch besser aufrecht erhalten und reagieren auf die einsetzenden Stimuli empfindlicher [52].

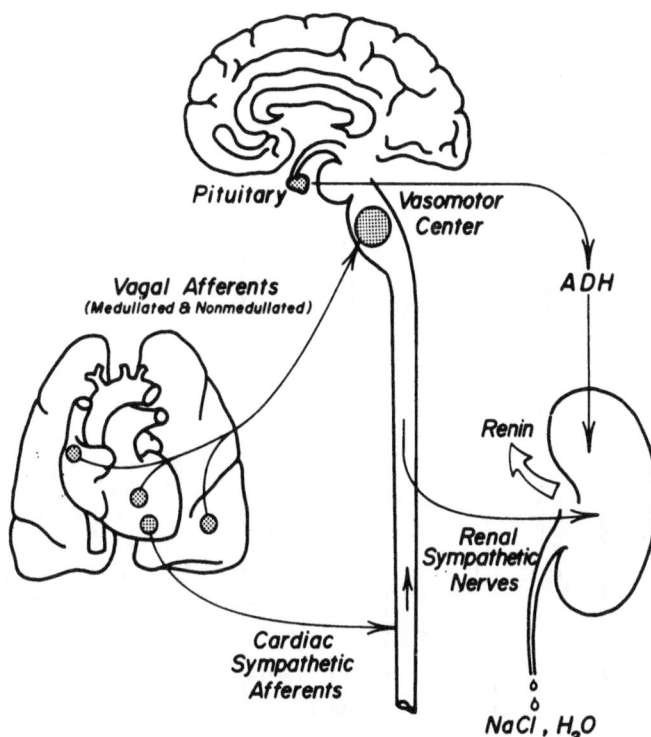

Abb. 3. Rezeptoren und Effektoren hormonell vermittelter Adaptationen des zirkulierenden Blutvolumens (aus 53)

Thermoregulatorische Effekte können sich summieren und beeinflussen die Hämodynamik in Abhängigkeit von der Adaptation [27, 47].

Es ist somit festzuhalten (Abb. 1), daß Körperlage, Muskelmasse bzw. Extremität, Immersion und Temperatur entweder die hämodynamische Ausgangslage verändern oder eine spezielle Adaptation bei Belastung erfordern. Damit ist zu erwarten, daß das adrenerge System und der Renin-Aldosteron-Mechanismus unterschiedlich beansprucht werden. Die systematische Überprüfung dieser Zusammenhänge und die Auswirkungen auf Metabolismus, Elektrolyt-Volumenhormöostase und Kreislaufreaktion war Inhalt unserer Untersuchungen. Die Ergebnisse werden in den Beiträgen von Weicker, Pluto, Mayer und Weiß dargestellt. Die Auswirkung des Eintauchens in Wasser verschiedener Temperaturen und die klinische Bedeutung für Schwimmen und rehabilitativen Sport soll hier noch dargestellt werden.

Immersions- und Temperatur-Effekte

Untersucht wurde 10minütiger horizontaler Aufenthalt in Ruhe in Wasser von 27°C bei 14 Schwimmern und 12 nicht speziell adaptierten Kontrollen. Bei den Kontrollen wurden die Versuche wiederholt bei 33°C und 21°C.

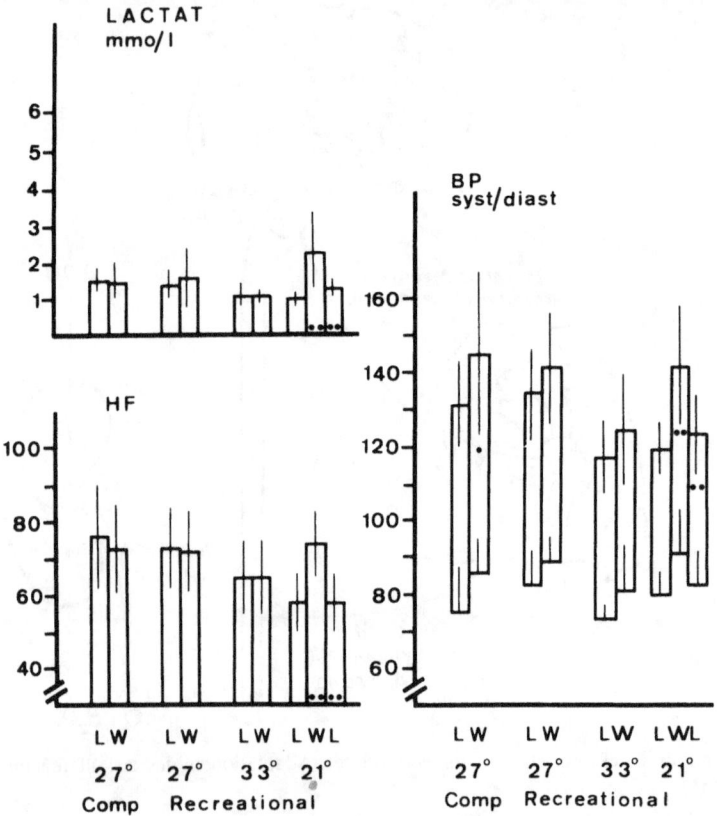

Abb. 4. Laktat- und Kreislaufwerte ruhend liegend an Land (l) und nach 10 min horizontaler Immersion im Wasser (w) verschiedener Temperaturen bei Leistungsschwimmern (Comp) und nicht speziell trainierten Freizeitschwimmern (Recreational)

Abbildung 4 zeigt, daß Immersion an sich keine glycolytischen Reaktionen auslöst, erst kaltes Wasser führt im Zusammenhang mit Kältezittern und Hyperventilation zu einem Laktatanstieg. Eine Pulssenkung konnte nicht nachgewiesen werden, im Zusammenhang mit der Kältereaktion ein Pulsanstieg. Systolischer und diastolischer Blutdruck steigen, bei Kälte signifikant. Katecholamine und Reninaktivität sowie Aldosteron sind in Abb. 5 dargestellt. Hier ist erkennbar, daß Noradrenalin steigt, mit abnehmender Temperatur auf höhere Werte, bei Schwimmern weniger ausgeprägt. Adrenalin zeigt eine Tendenz zum Abfallen in Wärme und eine Tendenz zum Anstieg in Kälte. Renin und Aldosteron bleiben unverändert. Das Blutdruckverhalten zeigt, daß auch bei geringer Eintauchtiefe von wenigen Zentimetern in horizontaler Körperposition der Wasserdruck sich auf das arterielle Gefäßsystem überträgt und die Reduktion des peripheren Gefäßwiderstandes [20, 41b] nicht ausreicht, um einen Druckanstieg durch erhöhtes Fördervolumen [19, 20, 26, 33, 41] auszugleichen. Andererseits scheinen die Druckanstiege nicht ausreichend, um eine Baro-Rezeptoren-Reflexhemmung [41b] auszulösen, und ohne

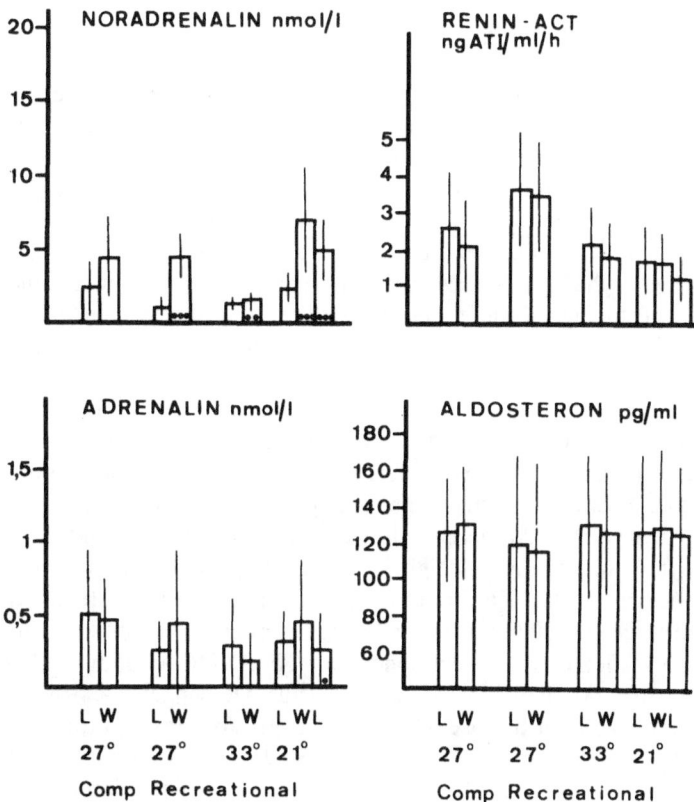

Abb. 5. Plasmakatecholamine, Reninaktivität und Aldosteron ruhend an Land und im Wasser in horizontaler Lage bei verschiedenen Wassertemperaturen (Erklärungen s. Abb. 4)

Eintauchen des Gesichts wird der Tauchreflex nicht wirksam. Damit entsteht passager die Situation einer „hyperdynamen Regulationsstörung" bzw. eines Volumenhypertonus mit einer Diskrepanz zwischen zentralem Volumen und peripherem Widerstand [42]. Diese Situation bedeutet gleichzeitig eine Erhöhung der rechts- und linksventrikulären Belastung. Die einsetzende Diurese ist somit eine sinnvolle Reaktion [20, 25, 26, 39, 52].

Muskelarbeit und adrenerges System stimulieren aber Renin und Aldosteron im gegenläufigen Sinne mit Retention von Flüssigkeit und Natrium [10,25,31,53], auch bei Schwimmern [30]. Trotz der sonstigen Trainingseffekte wie Vagotonie und höhere muskuläre Kapillarisierung entsteht der Verdacht, daß bei täglichem mehrstündigem Schwimmtraining eine Zirkulation entsteht, die der Grenzwerthypertonie und auch der essentiellen Hypertonie sehr ähnlich ist [42] und die bei Persistieren der Stimuli im Laufe der Zeit zur Fixation führt über ein Baro-Rezeptoren-Resetting [42, 54].

Klinische Bedeutung

Dieser hypothetische Mechanismus macht auf die Literaturangaben aufmerksam, daß bei männlichen Schwimmern eine Tendenz zur hypertensiven Kreislaufeinstellung von verschiedenen Autoren beobachtet wurde, meist anfangend mit überschießenden Belastungsreaktionen, die im follow-up zur Fixierung neigen, wie dies von der belastungspositiven Grenzwerthypertonie hinreichend bekannt ist [13, 14, 16, 21, 37, 57]. Daraus ergibt sich die Notwendigkeit der nachgehend fürsorglichen Überwachung leistungsmäßig trainierender Schwimmer, und Hypertonie oder Hypertoniegefährdung bei Jugendlichen sollten zumindest als relative Kontraindikation für die Aufnahme eines leistungsmäßigen Schwimmtrainings angesehen werden.

Die Erhöhung des kardialen preload bedeutet für Rechtsherzgeschädigte oder pulmonale Hypertonie eine Gefährdung, ein höherer after-load und Anstieg des cardiac output gefährdet Herzinsuffiziente und Koronarpatienten bei Schwimmen oder Wassergymnastik. Ähnliches gilt für Hypertoniker.

Bei vergleichbaren Belastungen unterschiedliche Reaktionen von Kreislauf und Sympathikus in Abhängigkeit von Körperposition oder beanspruchter Muskulatur, wie von Pluto et al. innerhalb des Kongresses dargestellt, lassen vermuten, daß differente Ganglien verschieden angesprochen werden können und/oder kompetetive reflektorische Reaktionen der Kreislaufadaptation andere Voraussetzungen schaffen können [44, 45]. Dies ist aus Messungen elektrischer Aktivitäten nach Immersion, Orthostase oder Reizung von Vorhofrezeptoren zumindest zu vermuten [20, 25, 39].

Die klinische Bedeutung dieser Tatsache liegt darin, daß die Messung von Pulswerten oder auch von Katecholaminen alleine zur falschen Einschätzung der tatsächlichen Streßbelastung oder kardialen Beanspruchung führen kann. Weiterhin sind Koronarpatienten und Hypertoniker bei Armübungen oder Gymnastik im Liegen stärker gefährdet durch höhere Nachlast auch bei kleineren Pulswerten. Da aber durch spezifisches Training die erhöhte Streßbelastung, besonders bei Armarbeit, erheblich reduziert werden kann [8, 9, 32], ist es empfehlenswert, entsprechende Übungen mit der angebrachten Vorsicht in das Trainingsprogramm von rehabilitativen Gruppen aufzunehmen.

Literatur

1. Astrand PO, Ekblom B, Messin R, Saltin B, Stenberg J ((1965) Intra-aterial blood-pressure during exercise with different muscle groups. J Appl Physiol 20: 253–256
2. Bachmann K, Zerzawy R, Riess P, Zölch K (1970) Blutdrucktelemetrie. Dtsch Med Wschr 95: 741–749
3. Balldin UI, Lundgren CEG, Lundvall J, Mellander S (1971) Changes in the elimination of 133-Xenon from the anterior tibial muscle in man induced by immersion in water and by shifts in body position. Aerospace Med 42: 489–493
4. Bevegard BS, Shepherd JT (1967) Regulation of the circulation during exercise in man. Physiol Rev 47: 178–213
5. Blomquist CG, Lewis SF, Taylor WF, Graham RM (1982) Similarity of the hemodynamic responses to static and dynamic exercise of small muscle groups. Circ Res 48, Suppl I: 87–92

6. Caesar K, Jeschke D (1970) Trainingseinflüsse auf die Kreislaufperipherie. Internist 11: 283–286
7. Carlsson E, Fellenius E, Lundborg P, Svensson L (1987) β-adrenoreceptor blockers, plasma potassium, and exercise. The Lancet, 424–425
8. Clausen T (1983) Adrenergic control of $Na^+ + K^+$-homeostasis. Acta Med Scand, Suppl 672: 111–115
9. Clausen JP, Klausen K, Rasmussen B, Trap-Jensen J (1973) Central and peripheral circulatory changes after training of the arms or the legs. Am J Physiol 225: 675–682
10. Convertino VA, Keil LC, Bernauer EM, Greenleaf JE (1981) Plasma volume, osmolality, vasopressin, and renin activity during graded exercise in man. J Appl Physiol 50: 123–128
11. Convertino VA, Keil LC, Greenleaf JE (1983) Plasma volume, renin, and vasopressin responses to graded exercise after training. J Appl Physiol 54: 508–514
12. Costill DL, Branam G, Fink W, Nelson R (1976) Exercise induced sodium conservation: changes in plasma, renin, and aldosterone. Med Sci Sports 8: 209–213
13. Davies CTM, Few J, Foster KG, Sargeant AJ (1974) Plasma catecholamine concentration during dynamic exercise involving different muscle groups. Ever J Appl Physiol 32: 195–205
14. Dickhuth HH, Simon G, Schmid P, Huber G, Keul J (1981) Blutdruckverhalten und kardiale Anpassungsschwierigkeiten bei Hochleistungsschwimmern. Herz Kreislauf 13: 485–492
15. Dlin RA, Hanne N, Silverberg DS, Bar-Or O (1983) Follow-up of normotensive men with exaggerated blood-pressure response to exercise. Am Heart J 106: 316–320
16. Dlin RA, Botan R, Inbar O, Rotstein A, Jacobs I, Karlsson J (1984) Exaggerated systolic blood pressure response to exercise in a water polo team. Med Sci Sports Exercise 16: 294–298
17. Donovan CM, Brooks GA (1983) Endurance training affects lactate clearance, not lactate production. Am J Physiol 244: E83–E92
18. Ebert TJ, Stowe DF, Barney JA, Kalbfleisch JH, Smith JJ (1982) Summated circulatory responses of thermal and baroreflexes in human. J App Physiol 52: 184–189
19. Echt M, Lange L, Gauer OH (1974) Changes in peripheral venous tone and central transmural pressure during immersion in a thermoneutral bath. Pflügers Archiv 352: 211–217
20. Ebstein M (1978) Renal effects of head-out water immersion in man: implications for an understanding of volume homeostasis. Physiol Rev 58: 529–581
21. Faulkner JA (1966) Physiology of swimming. Res Quart Am Ass Health 37: 41–54
22. Faulkner JA, Heigenhauser GF, Schork MA (1977) The cardiac-output-oxygen uptake relationship of men during graded bicycle ergometry. Med Sci Sports 9: 148–154
23. Freyschuss U, Strandell T (1967) Limb circulation during arm and leg exercise in supine position. J Appl Physiol 23: 163–170
24. Galbo H, Houston ME, Christensen NJ, Holst JJ, Nielsen B, Nygaard E, Suzuki J (1979) The effect of water temperature on the hormonal response to prolonged swimming. Acta Physiol Scand 105: 326–337
25. Gauer OH, Henry JP, Behn C (1970) Regulation of extracellular fluid volume. Ann Rev Physiol 32: 547–595
26. Goetz KL, Bond GC, Bloxham DD (1975) Atrial receptors and renal function. Physiol Rev 55: 157–205
27. Greenleaf JE, Shvartz E, Kravik S, Kejl LC (1980) Fluid shifts and endocrine responses during chai rest and water immersion in man. J Appl Physiol 48: 79–88
28. Huisman GH, Joles JA, Kraan WJ, Visschedijk AHJ, Velthuizen J, Charbon GJ (1982) Renal hemodynamics and proteinuria in running and swimming beagle dogs. Eur J Appl Physiol 49: 231–242
29. Hultman E (1967) Studies on muscle metabolism of glycogen and active phosphate in man with special reference to exercise and diet. Scand J Clin Lab Invest 19, Suppl 94: 1–63
30. Joles JA, den Hertog JM, Huisman GH, Kraan WJ, van Schaik FW, Schrikker ACM (1982) Plasma renin activity and plasma catecholamines in intact and splenectomized running and swimming beagle dogs. Eur J Appl Physiol 49: 111–119
31. Joles JA, Nicaise E, Sanders M, Schot A (1984) Effects of $NaHCO_3$, alpha-, and beta-adrenergic blockade on albuminuria after swimming in splenectomized dogs. Int J Sports Med 5: 304–308
32. Klausen K, Secher NH, Clausen JP, Hartling O, Trap-Jensen J (1982) Central and regional circulatory adaptations to one-leg training. J Appl Physiol 52: 976–983

33. Krasney JP, Pendergast DR, Powell E, McDonald BW, Plewes JR (1982) Regional circulatory responses to head-out water immersion in anesthezides dog. J Appl Physiol 53: 1625–1633
34. Lang RE (1985) Atriales natriuretisches Peptid. Ein cardiales Hormon. Münch med Wschr 127: 1105–1108
35. Lange L, Lange S, Echt M, Gauer OH (1974) Heart volume in relation to body posture and immersion in a thermo-neutral bath. Pflügers Arch 352: 219–226
36. Lehmann M, Dickhuth HH, Wytibul K, Berg A, Huber G, Keul J (1983) Unterschiede der aeroben Ausbelastung, der freien Plasmakatecholamine und energieliefernden Substrate während Fahrrad-, Laufband- und Gehbandergometrie. Dtsch Z Sportmed 34: 188–194
37. Lehmann M, Keul J (1984) Häufigkeit der Hypertonie bei 810 Sportlern. Z Kardiol 73: 137–141
38. Lewis SF, Taylor WF, Graham RM, Pettinger WA, Schutte JE, Blomquist CG (1983) Cardiovascular responses to exercise as functions of absolute and relative work load. J Appl Physiol 54: 1314–1323
39. Linden RJ (1975) Reflexes from the heart. Prog Cardiovasc Dis 18: 201–221
40. Löllgen H, v Nieding G, Horres R (1980) Respiratory and hemodynamic adjustment during head-out water immersion. Int J Sports Med 1: 25–29
41. Löllgen H, v Nieding G, Koppenhagen K, Kersting F, Just H (1981) Hemodynamic response to graded water immersion. Klin Wschr 59: 623–628
41b. Löllgen H, Klein KE, Beier J, v Nieding G, Just H, Hordinsky JR, Baisch F (1984) Comparison of simulation of weightlessness by headdown tilt (HDT) and water immersion (WI). Proc 2nd Europ Symp Life Sciences Res in Space, 169–174
42. Loßnitzer K (1984) Grenzwerthypertonie. In: W Kindermann (Hrsg) Hypertonie: Diagnostik, Therapie und körperliche Aktivität. Verlag W. Kohlhammer, 22–45
43. Mackie GB, Terjung RL (1983) Blood flow to different muscle fiber types during contraction. Am J Physiol 245: H265–H275
44. Mancia G, Donald DE, Shepherd JT (1973) Inhibition of adrenergic outflow to peripheral blood vessels by vagal afferents from the cardiopulmonary region in the dog. Circ Res 33: 713–721
45. Mancia G, Shepherd JT, Donald DE (1976) Interplay among carotid sinus, cardiopulmonary, and carotid body relexes in dog. Am J Physiol 230: 19–24
46. Miles DS, Sawka MN, Glaser RM, Petrowsky JS (1983) Plasma volume shipf during progressive arm and leg exercise. J Appl Physiol 54: 491–492
47. McMurray RG, Horvath SM, Miles DS (1983) Hemodynamic responses of runners and water polo players during exertion in water. Europ J Appl Physiol 51: 163–173
48. Ozolin P (1986) Blood flow in the extremities of athletes. Int J Sports Med
49. Perez-Gonzales JF (1981) Factors determining the blood pressure responses to isometric exercise. Circ Res 48, Suppl I: 76–86
50. Roberts MF, Wenger CB (1980) Control of skin blood flow during exercise by thermal reflexes and baroreflexes. J Appl Physiol 48: 717–723
51. Shepherd JT, Blomquist CG, Lind AR, Mitchell JH, Saltin B (1981) Static (isometric exercise. Retrospection and introspection. Circ Res 48, Suppl I: 179–188
52. Skipka W, Böning D, Deck KA, Külpmann WR, Meurer KA (1979) Reduced aldosterone and sodium excretion in endurance-trained athletes before and during immersion. Eur J Appl Physiol 42: 255–261
53. Thames MD (1978) Contribution of cardiopulmonary baroreceptors to the control of the kidney. Fed Proc 37: 1209–1213
54. Tipton CM, Matthes RD, Bedford TG (1982) Influences of training on the blood pressure changes during lower body negative pressure in rats. Med Sci Sport Exerc 14: 81–90
55. Wharen J, Felig P, Ahlborg G, Jorfeldt L (1971) Glucose metabolism during leg exercise in man. J Clin Invest 50: 2715–2725
56. Weicker H, Weiss M, Hack F, Hägele H, Pluto R (1984) Plasma-Katecholaminnachweis und praktische Anwendung mit elektronischem Detektor nach HPLC. Dtsch Z Sportmed 35: 225–233
57. Weiss M, Weicker H (1985) Gibt es eine Schimmer-Hypertonie? Schweiz Ztschr Sportmed 33: 122–132
58. Wilkerson JE, Horvath SM, Gutin B, Molnar S, Diaz FJ (1982) Plasma electrolyte content and concentration during treadmill exercise in humans. J Appl Physiol 53: 1529–1539

Interaktion volumen- und stoffwechselregulierender Hormonsysteme mit der Kreislaufeinstellung:
I. Schwimmbelastungen

M. Weiß, R. Pollert, R. Stehle und H. Weicker

Universität Heidelberg, Innere Medizin VII, Pathophysiologie und Sportmedizin
(Leiter: Prof. Dr. H. Weicker)

Material und Methoden

Untersucht wurden Kadermitglieder einer deutschen Spitzenmannschaft in Wettkampfsimulationen über 100- und 1500-m-Freistil und typischen Ausdauertrainingsprogrammen (Tabelle 1). 12 Sportstudenten sollten freizeitliches Schwimmen repräsentieren. Sie wurden instruiert, im Brustschwimmen ihr individuelles Ausdauertempo zu üben, um damit im Test 10 Minuten „submaximal" zu schwimmen und

Tabelle 1. Kollektive und Belastungsformen

SCHWIMMER – LEISTUNGSGRUPPE

A Wettkampfsimulation
   n = 15 m; 19,9 J (16–25); 184,1 cm (171–136); 75 kg (59,6–87)
   100 m: 58,95 sec ± 2,95 (54,7–1:06,8)
   1500 m: 18 min 45,3 sec ± 62,7 (17:00,5-20:54,0)

B Training: aerobe Ausdauer
   n = 3 m; 16, 23, 25 J; 175, 179, 190 cm; 60, 72, 83 kg
        3 w; 15, 17, 17 J; 170, 167, 164 cm; 56, 58, 50 kg
   30 × 100 m: je 1:05,1–1:22,4 Pausendauer 8,9 sec (4,9–13,5)
               Totalzeit: 35–45 min Bel.-Zeit: x̄ 35:42
   3000 m: 37 min:46 sec (34:15–41:20)
           x̄/100 m: m 1:10,15; w 1:19,1

C Training: anaerobe Ausdauer
   n = 6 m; 19,2 J (16–21); 186,5 cm (178–190);   75,4 kg (65–81)
       1 w; 15 J   178 cm;   65,5 kg
   10 × 200 m: Total-Zeit 33:42 (30–40)   Pausendauer 38,4 sec (31,8–46,8)
               Bel.-Zeit 27:58   x̄/100 m: 1:09,5 Fr.
                                                     1:22,8 Br. m
                                                     1:33,2 Br. w

SCHWIMMER – FREIZEITGRUPPE

n = 12 m; 23,6 J (22–25); 180,8 cm (173–186); 72,8 kg (66,5–82)

	10 min submax.	maximal
Brustschwimmen komplett	486 ± 56 m	150 m in 2 min 35 ± 19 sec
Armzug	373 ± 77 m	100 m in 2 min 19 ± 25 sec
Beinschlag	381 ± 47 m	100 m in 2 min 04 ± 12 sec

nach 4–5 Minuten Pause 150 m im größtmöglichsten Tempo („maximal"). Nach jeweils einer Woche wurden diese Programme in den Teilbewegungen des Brustschwimmens wiederholt (Tabelle 1). Venöse Blutentnahmen erfolgten in Ruhe nach 10 Minuten Liegen, sofort nach jedem Test und in der Kontrollgruppe nach 20 Minuten Regeneration im Liegen. Bestimmt wurden Osmolalität und Elektrolyte im Serum und Urin sowie Hämatokrit, Gesamteiweiß, Renin-Aktivität in ng Angiotensin I/ml/h, Aldosteron, Laktat und Glukose mit üblichen Routinemethoden (RIA bzw. enzymatisch) und Katecholamine mittels HPLC [14].

Ergebnisse

Der Laktatanstieg in der Leistungsgruppe wurde erwartungsgemäß mit zunehmender Streckenlänge und abnehmender Intensität kleiner (100 m: $10,4 \pm 2,51$ mmol/l, 1500 m: $7,45 \pm 2,19$) und pendelte sich bei reiner Ausdauerarbeit bei 4 mmol ein [7,12]. Wieder steigende Werte zeigen, daß bei Intervallarbeit trotz langer Belastungsdauer im intensiveren Bereich trainiert werden konnte bei Laktatwerten zwischen 6 und 8 mmol. Invers zum Laktat stieg Glukose mit zunehmender Streckenlänge höher an (100 m: +0,4 mmol/l; 1500 m: +2,0; 3000 m: +2,1). Im Gegensatz zu erfahrenen Schwimmern trafen die Freizeitschwimmer den aerob-anaeroben Übergang bei „submaximalem Schwimmen" nicht, außer Beinschlagschwimmen. Ganzkörpereinsatz und Armzug führten zu Werten vergleichbar dem Intervalltraining der Leistungsgruppe. Bei Maximalbelastung konnte im kompletten Schwimmzug die höchste metabolische Auslastung (Laktat $13,6 \pm 2,0$ mmol) erreicht werden, mit Reduktion der Muskelmasse sank auch der maximale Laktatwert, war bei Armarbeit trotz gleicher Streckenlänge submaximal etwa gleich, maximal höher. Die Blutzuckerwerte fielen bei submaximaler Belastung leicht ab, stiegen nach Maximalbelastung wieder an auf oder knapp über die Ausgangswerte.

Bei den Leistungsschwimmern stiegen in den verschiedenen Trainingsformen Puls und Blutdruck (Abb. 1 li.) auf fast gleiche Werte unabhängig von der metabolischen Beanspruchung; Bemerkenswert war der diastolische Anstieg im Gegensatz zur Freizeitgruppe. Die Pulswerte lagen höher als bei submaximalem und zum Teil maximalem freizeitlichem Schwimmen, der systolische Blutdruck erheblich höher. In der Freizeitgruppe waren submaximale und maximale Pulswerte abhängig von der aktivierten Muskelmasse trotz unterschiedlicher Laktatwerte. Der Blutdruck war bei Beinbelastung am höchsten, wo sich niedrigere Laktatwerte fanden (Abb. 1 re.). Insgesamt war somit kein paralleles Verhalten von Stoffwechsel- und Kreislauf-Parametern zu beobachten.

Das Verhalten von Hämatokrit, Gesamteiweiß, sowie Elektrolyten im Serum und Urin ist in Tabelle 2 in einer schematischen Übersicht dargestellt. Insgesamt war zu erkennen, daß die Trainierten Volumen und Elektrolyte besser stabilisierten, offenbar durch renale Retention.

Noradrenalin und Adrenalin (Abb. 2) zeigten sich deutlich intensitätsabhängig: nach Leistungstraining abnehmend mit größerer Streckenlänge und wieder steigend bei Intervalltraining, etwa parallel zum Laktatverhalten; in der Freizeitgruppe in einer Steigerung von submaximal zu maximal. Im Vergleich Ganzkörpereinsatz zu Teilbewegungen in der Freizeitgruppe war submaximal und maximal für Noradrena-

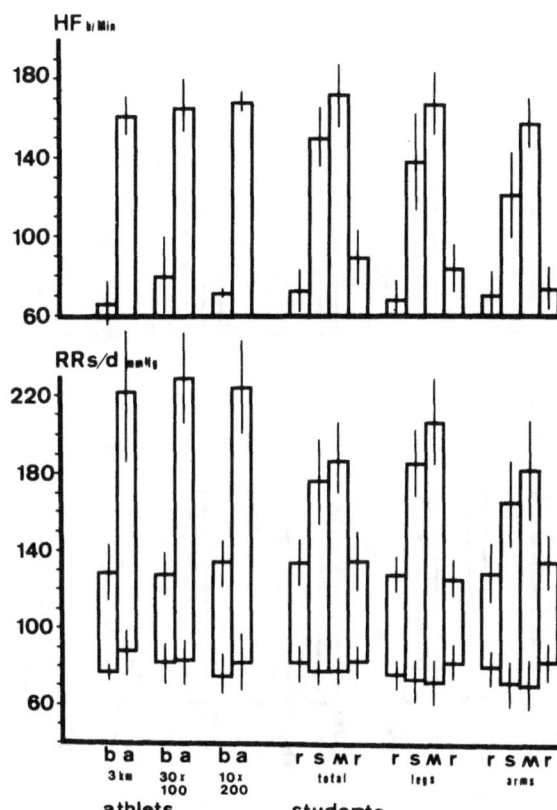

Abb. 1. Puls und Blutdruckverhalten von Hochleistungsschwimmern (athlets) vor (b) und nach (a) nach verschiedenen Trainingsprogrammen (links) und Freizeitschwimmern (students) bei Brustschwimmen im Ganzkörpereinsatz (total), mit Beinen (legs) und Armen (arms) in Ruhe (r), nach 10minütigem submaximalem Schwimmen (s), 150 bzw. 100 m maximalem Schwimmen (m) und nach einer 20minütigen Regenerationsphase (r)

Tabelle 2. Schematische Übersicht über Verhalten von Elektrolyten im Serum und Urin und Parametern des Plasma-Volumenverhaltens (Hämatokrit, Gesamteiweiß)

		Hkt/Prot	Osmol	Na$^+$	K$^+$	Cl$^-$	
Leistungs-Schwimmer	Serum:	O–(↑)	O–(↑)	(↑)	(↑)–↓	O	„STABILER"
	Urin:		↓	(↓)	(↓)	(↓)	
„Freizeit"-Schwimmer	Serum:	↑	O–↑	(↑)–↑	O–↓	O–(↓)	„LABILER"
	Urin:		O	O–(↑)	O	O–(↓)	

lin und Adrenalin eine Abhängigkeit von der eingesetzten Muskelmasse erkennbar. Im Vergleich untrainiert zu trainiert bei etwa gleichen Belastungsintensitäten vom Laktatwert her betrachtet liegen die höheren Noradrenalinwerte links auf der Seite der Leistungsschwimmer, die maximalen Adrenalinspiegel mehr rechts auf der Seite der Freizeitschwimmer.

Unter den Trainingsprogrammen der Leistungsschwimmer kam es zu Reninanstiegen zwischen 15 und 18,8 ng ATI/ml/h und zu Aldosteronanstiegen auf Werte

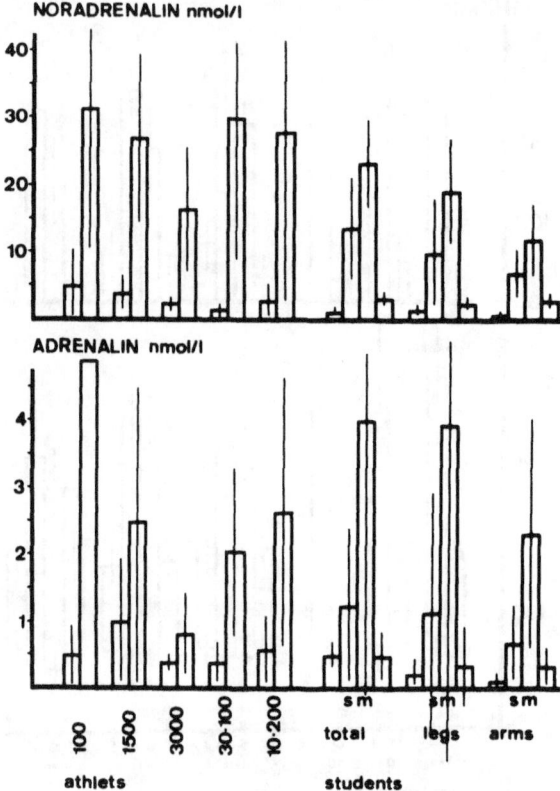

Abb. 2. Verhalten von Noradrenalin und Adrenalin bei Leistungsschwimmern (athlets) unter verschiedenen Trainingsprogrammen (links) und freizeitlichem submaximalem und maximalem Schwimmen (students) rechts. Erklärung s. Abb. 1

zwischen 240 und 340 pg/ml (Abb. 3 li.). Das freizeitliche Schwimmen führte dagegen zu geringeren oder keinen Anstiegen (Abb. 3 re.), obwohl nach 10minütigen Belastungen im Ausdauerschwellenbereich oder kürzeren intensiveren Belastungen Anstiege bekannt sind [4, 9]. Vor allem blieb der Anstieg nach Maximalbelastung bzw. in der Erholphase aus.

Diskussion

Es wurden hier bewußt für Leistungssportler intensive Trainingsformen ausgewählt, die typisch für bestimmte Trainingsphasen sind, und kürzeren Belastungen von freizeitmäßigen Schwimmern gegenübergestellt, denen ein Schwimmen von 2000 oder 3000 m kaum zumutbar war.

Es ist davon auszugehen, daß Spitzenschwimmer sich von der Freizeitgruppe in der aeroben Kapazität der spezifischen Vortriebsmuskulatur unterscheiden, und daß bei den Sportstudenten die untere Extremität die besser trainierte ist (Übersicht bei 16). Da die Relation Herzminutenvolumen zu O_2-Umsatz aber konstant ist [10], muß doch angenommen werden, daß die Trainierten bei vergleichbaren Laktatwerten kardial höher belastet waren. Trotzdem verwundern die bei Schwellenbelastun-

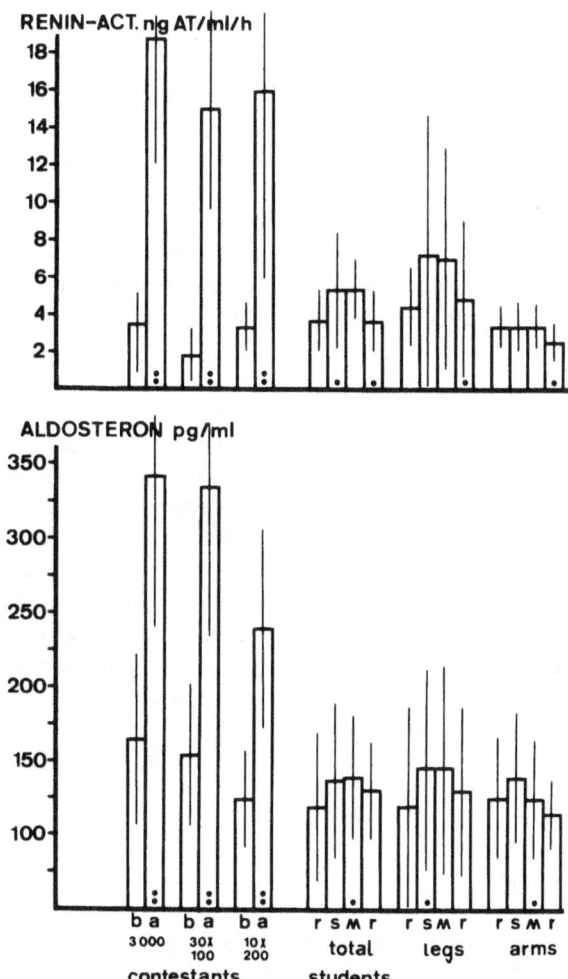

Abb. 3. Reninaktivität und Aldosteron von Leistungsschwimmen (contestants) und Freizeitschwimmen (students) bei verschiedenen Belastungen (Erklärungen s. Abb. 1)

gen viel höheren Puls- und Blutdruckwerte, da normalerweise durch Training eine Reduktion von Puls und Blutdruck sowie Katecholaminen bei submaximaler Belastung zu erwarten wäre [3]. Offenbar spielen sich aber die Ausdaueranpassungen mehr im muskulären Bereich ab.

Gleiche Strecken und Zeiten beim Schwimmen mit Armen und Beinen in der Kontrollgruppe weisen auf nahezu identische Belastungen hin, da beim Brustschwimmen Arme und Beine mit vergleichbarem Wirkungsgrad etwa gleichermaßen am Vortrieb beteiligt sind [8]. Der höhere Wert nach Armarbeit ist zurückzuführen auf die geringere aerobe Kapazität, folglich war hier die kardiale Belastung geringer und der Puls niedriger. Bei Landbelastungen wurde aber beobachtet, daß bei gleicher Belastung bei Armarbeit Puls und Blutdruck höher sind [1, 2, 11, 13], weil sich Vasokonstriktion inaktiver Beine stärker auswirkt als umgekehrt [3,13]. Hier scheint sich der Immersionseffekt auszuwirken in Form der Stabilisierung des

Schlagvolumens und Reduktion des peripheren Widerstandes (s. vorausgegangenes Referat). Bei den Leistungsschwimmern dagegen war dieser Effekt umgekehrt. Als Ursache könnten diskutiert werden die höheren Noradrenalinwerte, evtl. auch pressorische Aktivität aus Renin-Angiotensin.

Nach der 3000-m-Strecke wurden gleiche Puls- und Blutdruckwerte erreicht, wie bei der intensiveren 30 × 100-m-Intervallbelastung, aber mit niedrigeren Katecholaminspiegeln. Wenn wir davon ausgehen, daß es sich um Belastungen von 80–90% VO2 max. handelt, wird der Energieumsatz überwiegend glycogenolytisch bestritten (die hohen Glukosewerte deuten z. B. darauf hin), und es steht zu vermuten, daß die höhere sympathische Aktivierung eher aus metabolischen denn zirkulatorischen Gründen erfolgt.

Der steigende sympathische Stimulus wirkt sich aber auch auf Reninaktivierung aus, so daß der Hemmeffekt der immersionsbedingten Kreislaufzentralisation überwunden wird (s. vorausgegangenes Referat). Dadurch wird zwar die Elektrolyt-Homöostase stabilisiert [5], aber die aus zirkulatorischen Gründen sinnvolle Reduktion des erhöhten zentralen Volumens unterbunden [6], so daß eine hyperdynam-hypervolämische Situation persistiert. Da Aldosteron-Effekte 12 Stunden und mehr anhalten können [5], und oft schon innerhalb dieser Frist das nächste Training erfolgt, ist hier eine Trigger-Funktion zu sehen, die zu einer Diskrepanz zwischen Volumen und Gefäßwiderstand führt, wie sie typisch ist für die labile oder essentielle Hypertonie, die fixiert werden kann, wenn ein Baro-Rezeptoren-Resetting einsetzt, so daß dies ein Mechanismus ist, der beteiligt sein kann an der Entstehung der Schwimmerhypertonie [15].

Literatur

1. Astrand PO, Ekblom B, Messin R, Saltin B, Stenberg J (1965) Intra-aterial blood-pressure during exercise with different muscle groups. J Appl Physiol 20: 253–256
2. Bevegard S, Freyschuss U, Strandell T (1966) Circulatory adaptation to arm and leg exercise in supine and sitting position. J Appl Physiol 21: 37–46
3. Clausen JP, Trap-Jensen J, Lassen NA (1970) The effects of training on the heart rate during arm and leg exercise. Scand J Clin Lab Invest 26: 295–301
4. Convertino VA, Keil LC, Bernauer EM, Greenleaf JE (1981) Plasma volume, osmolality, vasopressin, and renin activity during graded exercise in man. J Appl Physiol 50: 123–128
5. Costill DL, Branam G, Fink W, Nelson R (1976) Exercise induced sodium conservation: changes in plasma, renin, and aldosterone. Med Sci Sports 8: 209–213
6. Epstein M (1978) Renal effects of head-out water immersion in man: implications for understanding of volume homeostasis. Physiol Rev 58: 529–581
7. Haralambie G, Senser L (1980) Metabolic changes in man during longdistance swimming. Eur J Appl Physiol 43: 115–125
8. Holmer I (1972) Oxygen uptake during swimming in man. J Appl Physiol 33: 502–509
9. Kosumen KJ, Pakkarinem AJ (1976) Plasma renin, angiotensin II, and plasma and renin aldosterone in running exercise. J Appl Physiol 41: 26–31
10. Lewis SF, Taylor WF, Graham RM, Petinger WA, Schutte JE, Blomquist CG (1983) Cardiovascular response to exercise as functions of absolute and relative work loads. J Appl Physiol 54: 1314–1323
11. Miles DS, Sawka MN, Glaser RM, Petrowsky JS (1983) Plasma volume shift during progressive arm and leg exercise. J Appl Physiol 54: 491–495

12. Olbrecht J, Madsen O, Mader A, Liesen H, Hollman W (1985) Relationship between swimming velocity and lactic acid concentration during continous and intermittent training exercises. Int J Sports Med 6: 74–77
13. Stenberg JB, Astrand PO, Ekblom B, Royce J, Saltin B (1967) Haemodynamic response to work with different muscle groups in sitting and supine. J Appl Physiol 22: 61–70
14. Weicker J, Weiß M, Hack F, Hägele H, Pluto R (1984) Plasma-Katecholaminnachweis und praktische Anwendung mit elektronischem Detektor nach HPLC. Dtsch Z Sportmed 35: 225–233
15. Weiß M, Weicker H (1985) Gibt es eine Schwimmer-Hypertonie? Schweiz Z Sportmed 33: 122–132
16. Weiß M, Reischle K (1986) Energieumsatz und Leistungsmessung bei Schwimmern. Die Bedeutung der aeroben Kapazität im Schwimmsport und deren Erfassung mit verschiedenen Methoden (eine Literaturübersicht). Leistungssport 16: 5–8

Interaktion volumen- und stoffwechselregulierender Hormonsysteme mit der Kreislaufeinstellung:
II. Ergometerbelastungen in horizontaler und vertikaler Körperposition

R. Pluto, S.A. Cruze, M. Weiß und H. Weicker

Institut für Pathophysiologie und Sportmedizin. Medizinische Poliklinik der Universität Heidelberg

Einleitung

Bei der Anwendung diagnostischer Belastungsverfahren ist es für die Interpretation der Ergebnisse bedeutsam, Unterschiede der regulativen Antwort zu beachten, wenn die Körperposition und die eingesetzte Muskelmasse variiert werden. Bei körperlicher Belastung haben das adrenerge System und der Renin-Angiotensin-Mechanismus eine zentrale Bedeutung für die Anpassungsreaktion des Herz-Kreislaufsystems [1, 2, 3, 4, 5].

Material und Methodik

12 leistungsfähige, nicht spezifisch trainierte männliche Sportstudenten wurden in randomisierter Reihenfolge jeweils stufenweise auf einem Fahrradergometer im Sitzen und im Liegen, auf einem Laufband- und einem Schwimmbankergometer belastet. Neben der Messung der ventilatorischen Größen (Spirometrie mittels Siregnost FT 85, Siemens), des Blutdrucks (sphygmomanometrisch) und des Pulses wurden zu folgenden Zeiten aus einer liegenden venösen Verweilkanüle am Unterarm Blutproben entnommen: I. nach einer halben Stunde Ruhe im Liegen, II. in der Vorstartphase, III. nach 10minütiger submaximaler Belastung, IV. nach subjektiver Ausbelastung und V. nach 20minütiger Erholung. Im venösen Blutplasma wurden bestimmt: Noradrenalin und Adrenalin mittels HPLC [8], Renin und Aldosteron mittels RIA (Pharmacia, Freiburg) sowie Laktat, Hämatokrit, Gesamteiweiß und Natrium mittels üblicher Bestimmungsverfahren. Zur Herausarbeitung statistischer Unterschiede wurde der Chi-Quadrat-Test [7] verwendet.

Ergebnisse

Die gemessenen Katecholamin-, Renin- und Aldosteronwerte sind in den Abb. 1 und 2 aufgezeigt. Abb. 3 enthält die Blutdruck- und Pulswerte der Probanden (Mittelwerte ± SEM). Mit steigender Belastung ergab sich bei allen Ergometrien eine Tendenz zur Hämokonzentration (Gesamteiweiß, Hämatokrit, Natrium); zwischen den einzelnen Ergometrien zeigten sich keine signifikanten Unterschiede. Sowohl bei Submaximal- als auch bei Maximalbelastung wurde in aufrechter Kör-

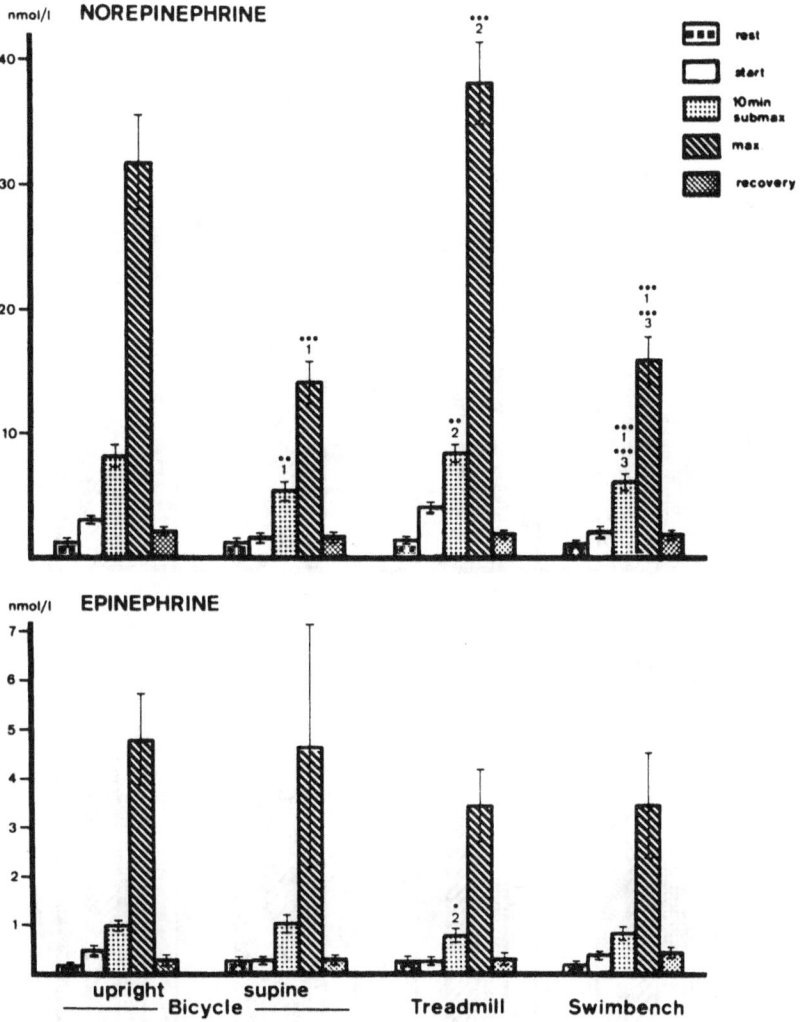

Abb. 1. Noradrenalin und Adrenalin bei Fahrradergometrie im Sitzen (Bicycle upright), im Liegen (Bicycle supine), Laufband- (Treadmill) und Schwimmbankergometrie (Swimbench). Angegeben ist jeweils der Mittelwert ± SEM.
1 = Signifikanter Unterschied zu Fahrradergometrie im Sitzen; 2 = Signifikanter Unterschied zu Fahrradergometrie im Liegen; 3 = Signifikanter Unterschied zu Laufbandergometrie; Signifikanzniveau: • = $p < 0,05$; •• = $p < 0,02$; ••• = $p < 0,01$

perposition eine größere Leistung verrichtet und eine höhere O_2-Aufnahme erreicht. Bei den Ergometrien im Liegen fanden sich bei submaximaler Belastung höhere Laktatwerte. Bei vorwiegender Beinarbeit wurde eine größere Leistung und eine höhere O_2-Aufnahme im Vergleich zur Armarbeit erreicht.

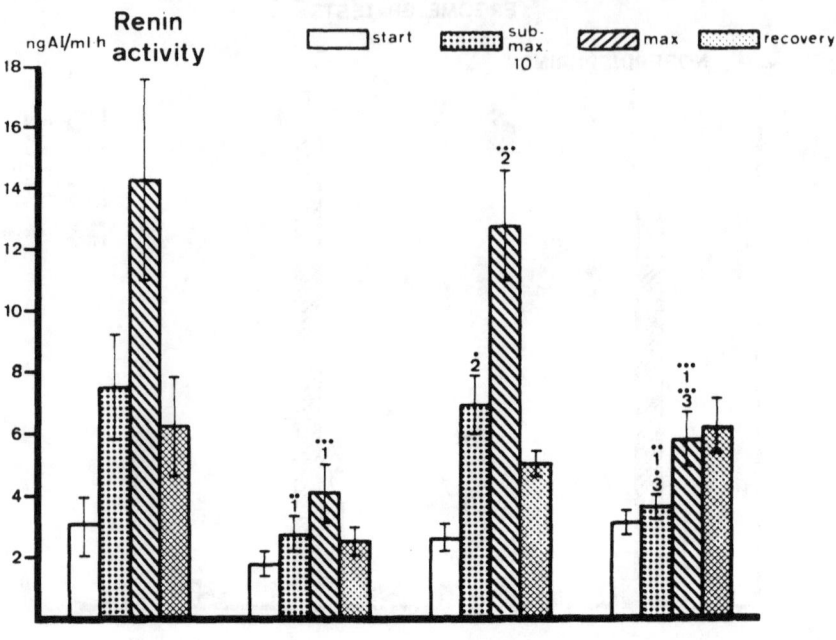
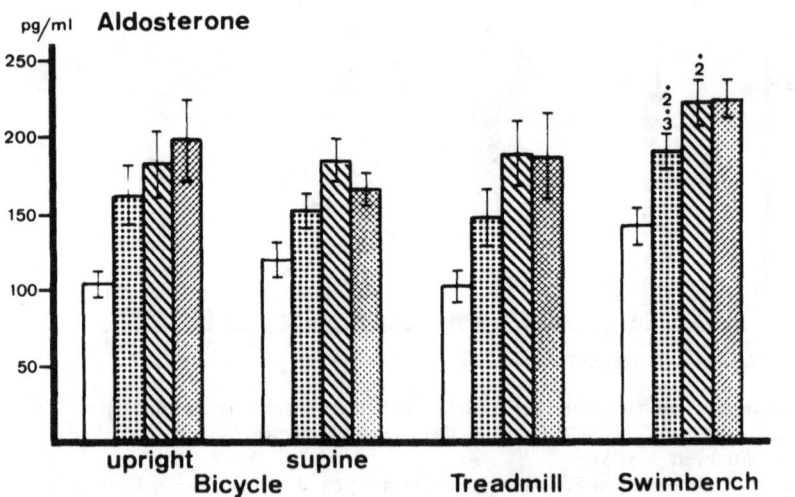

Abb. 2. Renin und Aldosteron bei vier verschiedenen Ergometrieformen. Legende s. Abb. 1

Diskussion

Unabhängig vom Stoffwechselverhalten und der Blutdruckregulierung sind der Noradrenalinspiegel und die Reninaktivität auch während Belastung stark von der Körperposition abhängig. Im Gegensatz zu niedrigen Blutdruckwerten und submaximalen Laktatspiegeln sind die sympathoadrenerge Stimulation und die Reninakti-

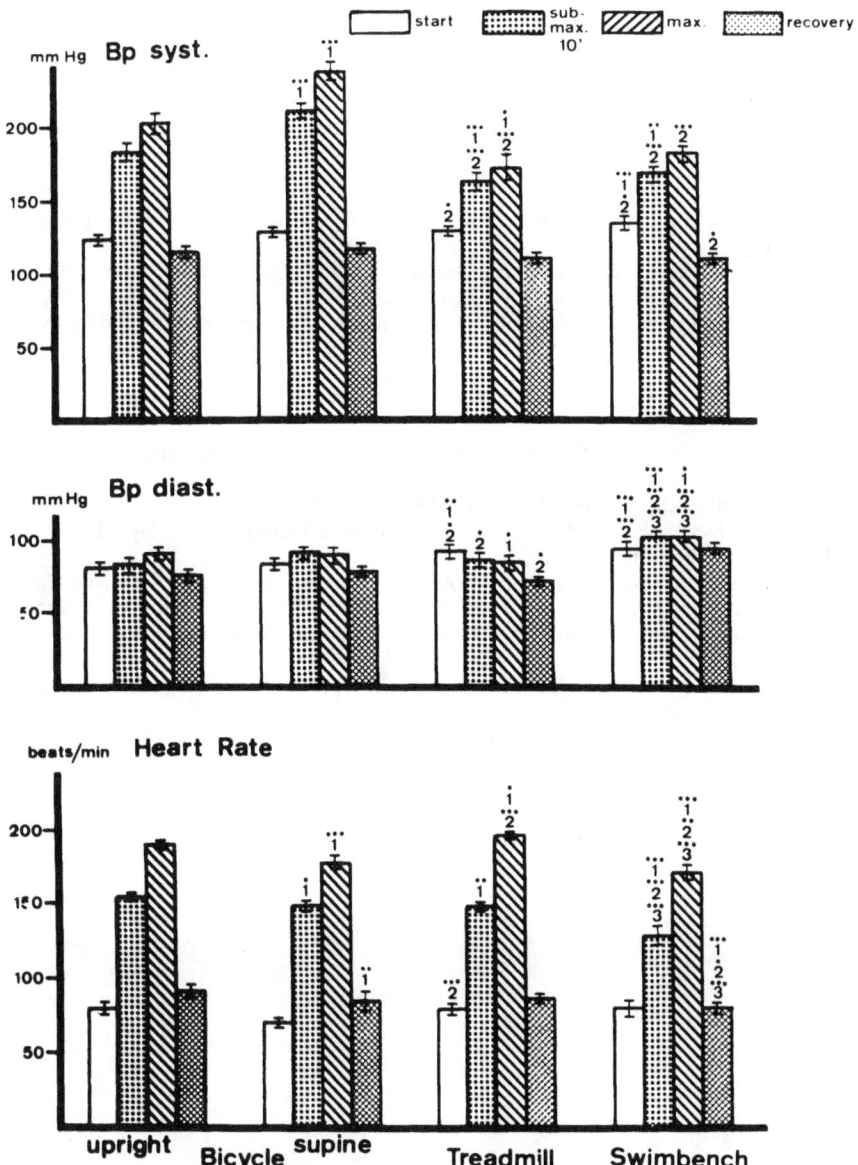

Abb. 3. Systolischer Blutdruck (Bp syst.), diastolischer Blutdruck (Bp diastl.) und Puls (Heart Rate) bei vier verschiedenen Ergometrieformen. Legende s. Abb. 1

vität bei Belastung in aufrechter Körperposition deutlich höher als im Liegen. Es besteht eine ausgeprägte interindividuelle Variabilität [6]. Entsprechend den sympathoadrenergen Meßparametern sind die maximalen Pulswerte im Liegen niedriger, der diastolische Blutdruck ist hingegen höher. Bei Arbeit mit kleinen Muskelmassen (Arme) liegen die diastolischen Blutdruckwerte höher im Vergleich zum Einsatz größerer Muskelmassen (Beine). Die Körperlage und die eingesetzte Muskelmasse üben vielfältige Einflüsse auf hormonelle, metabolische und kardiozirkulatorische Parameter unter Belastung aus.

Literatur

1. Anrell M, Vikgren P (1971) Plasma renin activity in supine muscular exercise. J Appl Physiol 31 (6): 839–841
2. Astrand PO, Ekblom B, Messeri R (1965) Intraarterial blood pressure during exercise with different muscle groups. J Appl Physiol 20 (2): 253–264
3. Bevegard S, Freyschuss U, Strandelt T (1966) Circulatory adaptation to arm and leg exercise in supine and sitting position. J Appl Physiol 21 (1): 37–46
4. Galbo H, Gollnick TD (1984) Hormonal changes during and after exercise. In: Jokl E, Hebellnick M (eds) Med Sport Sci 17, Physiological chemistry of training and detraining. Karger, Basel, pp 97–110
5. Lehmann M, Keul J, Sybitul K (1981) Einfluß einer stufenweisen Laufband- und Fahrradergometrie auf die Plasmakatecholamine, energiereichen Substrate, aerobe und anaerobe Kapazität. Klin Wochenschr 59: 553–559
6. Pluto R, Bürger P, Weicker H (1986) Die physiologische Variabilität der Plasmakatecholamine. Klin Wochenschr 64: 625–632
7. Sachs L (1984) Angewandte Statistik. 6. Auflage, Springer, Berlin Heidelberg New York
8. Weicker H, Feraudi M, Hägele H, Pluto R (1984) Electrochemical detection of catecholamines in urine and plasma after separation with HPLC. Clin Chim Acta 141: 17–25

Interaktion volumen- und stoffwechselregulierender Hormonsysteme mit der Kreislaufeinstellung:
III. Laufbelastungen

U. Mayer, R. Meyer, M. Weiß und H. Weicker

Universität Heidelberg, Innere Medizin VII, Pathophysiologie und Sportmedizin
(Leiter: Prof. Dr. H. Weicker)

Einleitung

Ziel der durchgeführten Feldstudien war die Beurteilung der Interaktion volumen- und stoffwechselregulierender Hormonsysteme mit der Kreislaufeinstellung bei verschiedenen Laufbelastungen. Besonders wichtig scheinen die Unterschiede bezüglich der adrenergen Regulation im Hinblick auf aerobe oder anaerobe Energiegewinnung.

Kollektiv/Belastungsschema/Statistik

Wir untersuchten 12 Sprinter (2 × 200 m/400 m), 9 Langstreckler (3 × 1000 m/3000 m) und 14 Langstreckler (10 000 m). Die Probanden befanden sich in einem der Belastungsform adaptierten Trainingszustand. Die Sprinter waren im Mittel jünger und schwerer und wiesen einen höheren prozentualen Fettanteil auf. Die mittleren Zeiten betrugen 57 sec (400 m), 24 sec (200 m), 9 min (100 m Intervalle) bzw. 9:51 min (3000 m) und 42 min für den Dauerlauf (vorgegebene Zeit). Bei allen Läufen wurden Ruhe-, Belastungs- und Erholungswerte nach 20 min abgenommen. Die Pause zwischen den 200-m-Läufen betrug 1 h; die Pause zwischen den 3 × 1000-m-Läufen währte 7,5 min. Zur statistischen Auswertung wurde der Wilcoxon- bzw. der U-Test herangezogen.

Ergebnisse

Kardiozirkulatorische Parameter

Die Herzfrequenzen stiegen nach Belastung auf Werte zwischen 172 und 188 Schläge/min signifikant an. Nach 20 min zeigten sich signif. Abfälle (auf 77–155 Schläge/min). Die Erholungswerte lagen signifikant über den Ruhefrequenzen. Die höchsten Blutdruckanstiege fanden sich bei den 3×1000 m (um 200 mm Hg). Die 20-min-Werte lagen tendenziell niedriger als die Ruhewerte.

Stoffwechsel (Abb. 1)

Im Sinne einer max. Belastungsintensität fanden wir höchste Laktatwerte bei den Sprints. Es zeigten sich Kumulationseffekte bei der Sprintdoppelbelastung und vor allem bei den Mittelstrecken-Intervallen. Die Werte beim 10 000-m-Lauf lagen unter der 4 mmol-Laktatschwelle. Nach 20 min stellten wir die signifikant höchsten Werte bei den Sprintdisziplinen fest. Eine Differenz in der Laktat-Metabolisierungsrate zwischen Sprintern und Langstreckenläufern läßt sich deshalb vermuten.

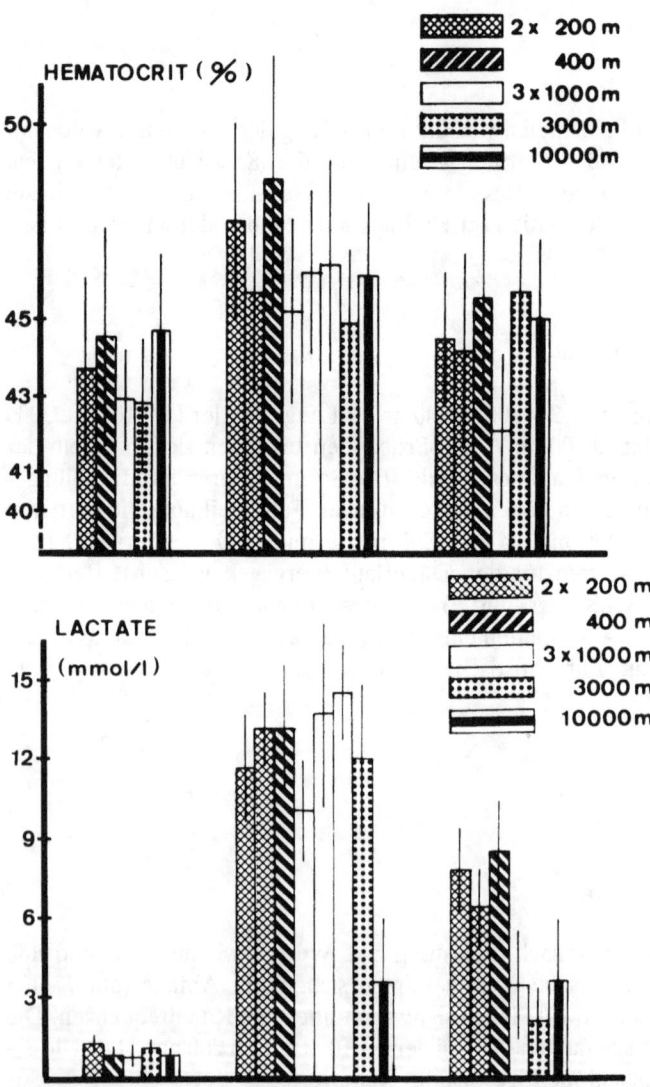

Abb. 1. Säulendiagramme mit Mittelwertsauftragungen und Standardabweichungen von Laktat und Hämatokrit

Katecholamine (Abb. 2)

Es ergaben sich einheitlich signifikante Erhöhungen der Katecholaminkonzentrationen. NA und A zeigten Kumulationseffekte bei den Mehrfachbelastungen. Die höchsten NA-Werte fanden wir bei den Mittelstrecken, die Maximalwerte für A bei den Sprintbelastungen. Beim 10 000-m-Lauf erhöhte sich NA mehr als A (7fach/ 3fach). Die Erholungsphase brachte signifikante Abfälle. Entsprechend fiel die NA/ A-ratio bei den Sprints nach Belastung ab, bei den längeren Läufen stieg sie an.

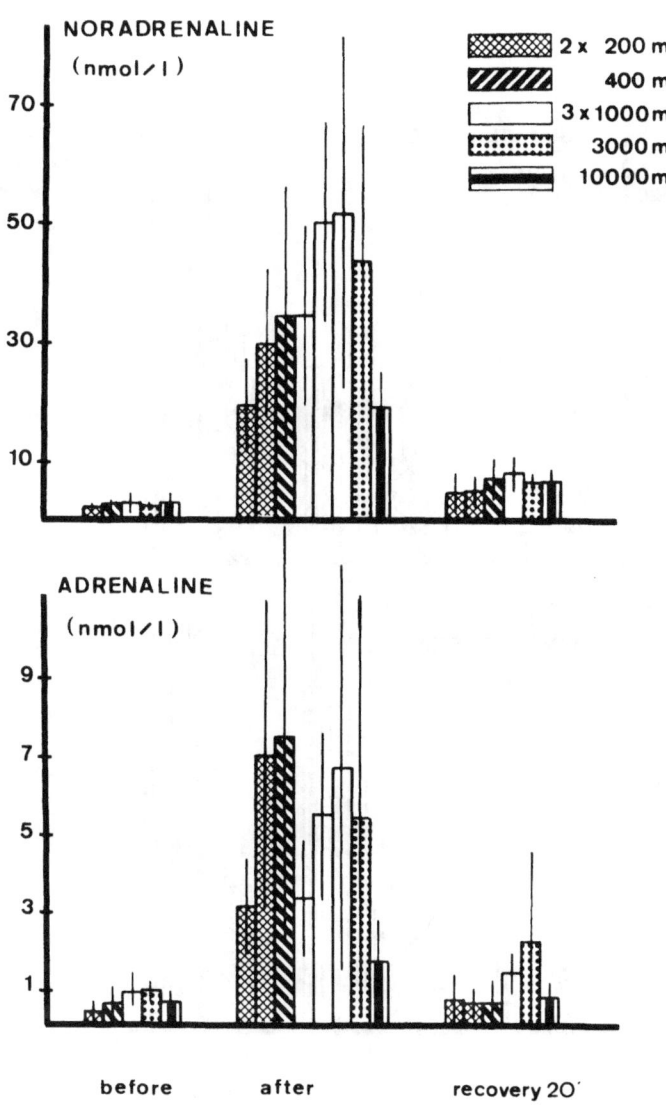

Abb. 2. Säulendiagramme mit Mittelwertsauftragungen und Standardabweichungen der Katecholamine Noradrenalin und Adrenalin

Reninaktivität und Aldosteron (Abb. 3)

Beide Parameter zeigten von der Belastungsdauer abhängige Konzentrationsanstiege (vor allem Aldosteron). Kumulationen sind auch hier erkennbar. Nach 20minütiger Erholung sahen wir bei allen Läufen bis zu 10 min plateauartige Konzentrationen oder zum Teil noch signif. Anstiege, während bei der Ausdauerbelastung die Reninaktivität signif., die Aldosteronkonzentration tendenziell abfiel. Die Katecholamine dagegen waren in dieser Zeit fast wieder auf das Ruheniveau abgefallen.

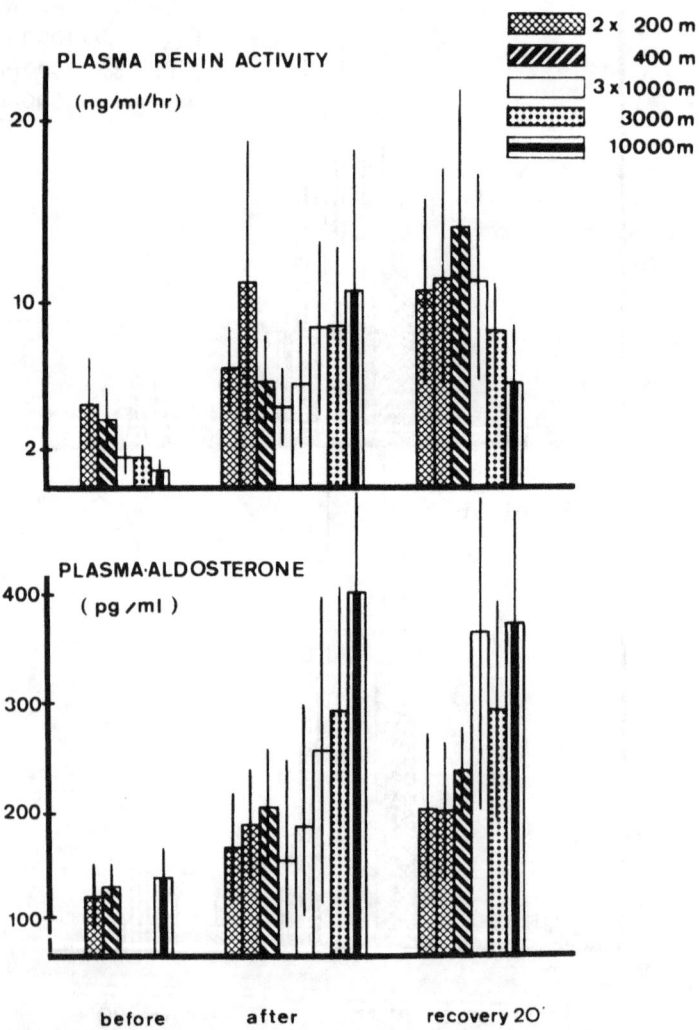

Abb. 3. Säulendiagramme mit MW-Auftragungen und Standardabweichungen der Reninaktivität und der Aldosteronkonzentrationen

Elektrolyt-Volumenhomöostase

Die höchsten Hämatokritkonzentrationen fanden wir bei den Sprints (Abb. 1). Bezüglich des Gesamteiweißes war der geringste Anstieg beim Dauerlauf auffällig. Nach 20 min fielen beide Parameter auf die Ausgangswerte ab. Die deutlichsten Elektrolytverschiebungen sahen wir gleichfalls bei den Sprints (Na^+ auf 148 mmol/l). Die Na^+-Änderungen waren deutlicher als die K^+-Verschiebungen.

Korrelationen

Bei allen Läufen korrelierten Renin und Aldosteron. Ebenso korrelierten mit Ausnahme der 200-m-Distanz NA und A gut mit Aldosteron und Renin (r bis 0,78), wobei die Koeffizienten für NA größer als die für A waren. ACTH zeigte durchgehend positiven Zusammenhang mit Aldosteron (höhere r bei längeren Läufen). Weder Reninaktivität noch Aldosteron zeigten relevante Korrelationen mit den Elektrolyten. NA und A korrelierten ebenso mit Laktat, Herzfrequenz und syst. Blutdruck (r zw. 0,6 und 0,85).

Conclusio

Die Katecholamine zeigen deutlich von der Intensität abhängige Konzentrationsverläufe und Kumulationseffekte bei den Mehrfachbelastungen. Über α-modulierte Vasokonstriktion und $β_2$-modulierte Beeinflussung der Na-K-ATPase gewinnen diese Einfluß auf die Volumenregulation bei Kurzzeitbelastungen sehr hoher Intensität. Ebenso sind die Katecholamine (NA mehr als A) an der Volumenregulation bei längeren Laufbelastungen über $β_1$-Modulation des RAA-Systems beteiligt. Rückkopplungseffekte der Elektrolytkonzentrationen auf das RAA-System scheinen von geringerer Bedeutung zu sein. Reninaktivität und Aldosteron zeigen Parallelität bei Belastungs- und Erholungswerten. Sie scheinen eher von der Belastungsdauer als von der Intensität abhängig. NA und Reninanstiege verhalten sich gegensätzlich bei Belastungs- und Erholungswerten. Ein Verzögerungsmoment bei der Modulation des RAA-Systems durch Katecholamine scheint gegeben zu sein. Weitere Untersuchungen hierüber sind sicher noch anzustellen.

Literatur

1. Appenzeller O Renin-Angiotensin-Aldosterone System. Text Book J of Sports Medicine. USA New Mexico University
2. Aurell M, Vikgren P (1971) Plasma renin activity in supine muscular exercise. J Appl Physiol 31(6): 839–841
3. Block LH, Lütold BE, Bolli P, Kiowski W, Bühler FR (1984) High salt intake blunts plasma catecholamine and renin responses to exercise: Less suppressive epinephrine in borderline essential hypertension. J of cardiovasc pharmac Vol 6 Suppl S 95–100
4. Buckman MT, Peak GT (1983) Hormonal regulation of fluid and electrolytes during exercise. In: Appenzeller O, Atkinson R (Hrsg) Sportsmedicine 2. Aufl., Urban u Schwarzenberg, Baltimore, 117–129

5. Collier JG, Keddie J, Robinson BF (1975) Plasma renin activity during and after dynamic and static exercise. Cardiovasc research 9: 323–326
6. Convertino VA, Brock PJ, Keil LC, Bernauer EM, Greenleaf JE (1980) Exercise training-induced hypervolemia: role of plasma albumin, renin, and vasopressin. J Appl Physiol: Respirat Environ Exercise Physiol 48(4): 665–669
7. Convertina VA, Keil LC, Bernauer EM, Greenleaf JE (1981) Plasma volume, osmolality, vasopressin, and renin activity during graded exercise in man. J Appl Physiol: Respirat Environ Exercise Physiol 50(1): 123–128
8. Corea L, Bentivoglio M, Verdecchia P, Providenza M, Milia U, Pollavini G (1983 Dec) Hemodynamic and humoral changes in long distance athletes. G Ital Cardiol 13(12): 374–379
9. Costill DL, Branam G, Fink W, Nelson R (1973) Exercise induced sodium conservation: changes in plasma renin and aldosterone. Med and Science in Sports, Vol 8, No 4, pp 209–213
10. Fagard R, Amery A, Reybrouck T, Lijnen P, Moerman E, Bogaert M, de Schaepdryver A (1977) Effects of angiotensin antagonism on hemodynamics, renin, and catecholamines during exercise. J Appl Physiol 43(3): 440–444
11. Fyhrquist F, Dessypris A, Immonen J (1983) Marathon run: effects on plasma renin activity, renin substrate, angiotensin converting enzyme, and cortisol. Horm Metab Res, 19(2): 96–99
12. Greenleaf JE, Sciaroffa E, Shvartz E, Keil LC, Brock PJ (1981) Exercise training hypotension: implications for plasma volume, renin, and vasopressin. J Appl Physiol: Respirat Environ Exercise Physiol 51(2): 298–305
13. Hermansen L, Orheim A, Sejersted OM (1984) Metabolic acidosis and changes in water and electrolyte balance in relation to fatigue during maximal exercise of short duration. Int J Sports Med 5: 110–115 Supplement
14. Joles Ja, den Hertog JM, Huisman GH, Kraan WJ, van Schaik FW, Schrikker AC (1982) Plasma renin activity and plasma catecholamines in intact and splenectomized running and swimming beagle dogs. Europ J of Appl Physiol 49(1): 111–119
15. Keul J, Kohler B, von Glutz G, Luethi U, Berg A, Howald H (1981) Biochemical changes in a 100 km run: carbohydrates, lipids, and hormones in serum. Eur J Applied Physiol 47(2): 118–189
16. Kindermann W, Schnabel A, Schmitt WM, Biro G, Casseus J, Weber F (1982) Catecholamines, growth hormone, cortisol, insulin, and sex hormones in anaerobic and aerobic exercise. Physiology and occupational Physiology. Springer Verlag
17. Konsunen KJ, Pakarinen AJ (1976) Plasma renin, angiotensin II, and plasma and urinary aldosterone in running exercise. J Appl Physiol 41(1): 26–29 July
18. Konsunen KJ, Kuoppasalmi K, Näveri H, Rehunen S, Närvänen S, Adlercreutz H (1977) Plasma renin activity, angiotensin II, and aldosterone during the hypernotic suggestion of running. Scand J clin Lab Invest 37: 99–103
19. Lehmann M, Schmid P, Keul J (1985) Plasma catecholamine and blood lactate cumulation during incremental exhaustive exercise. Int J Sports Med 6: 78–81
20. Letcher RL, Pickering TG, Chien S, Laragh JH (1981) Effects of exercise on plasma viscosity in athletes and sedentary normal subjects. Clin Cardiol 4(4): 172–179
21. McKechnie JK, Leary WP, Noakes TD (1982) Metabolic responses to a 90 km running race. S Afr Med J 61(13): 482–484
22. Miles DS, Sawka MN, Glaser RM, Petrofsky JS (1983) Plasma volume shifts during progressive arm and leg exercise. J Appl Physiol Respirat Environ Exercise Physiol 54(2): 491–495
23. Rotstein A, Bar-Or O, Dlin R (1982) Hemoglobin, Hematocrit, and calculated plasma volume changes induced by a short, supramaximal task. Int J Sports Med 3: 230–233
24. Schnitzer W, Kämmereit A, Klatt J, Piechowiak H, Rieckert H (1978) Osmotische Aktivität des Blutes und Blutvolumenänderungen in der ergometrischen Leistungsdiagnostik. Dt Zeitschrift f Sportmed Heft VI: 151–158
25. Sejersted OM, Medbo JJ, Orheim A, Hermansen L (1984) Relationship between acid-base status and electrolyte balance after maximal work of short duration. Medicine Sport Sci, Vol 17, pp 40–45, Karger, Basel
26. Thames MD (1978) Contribution of cardiopulmonary baroreceptors to the control of the kidney. Federation Proc. 37: 1209–1213
27. Wilkerson JE, Horvath SM, Gutin B, Molnar S, Diaz FJ (1982) Plasma electrolyte content and concentration during treadmill exercise in humans. J Appl Pysiol: respirat Environ Exercise Physiol 53(6): 1529–1539

Zur langfristigen Rückbildung der physiologischen Herzhypertrophie

H.-H. Dickhuth, Th. Horstmann, E. Jakob, W. Reindell und J. Keul

Abt. Leistungsmedizin, Medizinische Klinik Freiburg

Einleitung

Bisher liegen nur wenige Untersuchungen über die Rückbildungsfähigkeit der Herzhypertrophie und kardiozirkulatorischen Leistungsfähigkeit vor, die jedoch nicht quantifiziert werden konnten, da in der Regel die Herzgröße und Leistungsdaten aus der aktiven Zeit nicht vorlagen [3, 4, 5, 6].

Methodik und Untersuchungsgut

Für diese Studie wurden 45 ehemalige Hochleistungssportler aus Ausdauerdisziplinen, darunter überwiegend Olympiasieger, Welt-, Europa- und Deutsche Meister angeschrieben, von denen aus ihrer aktiven Zeit ein Belastungs-EKG im Liegen und eine radiologische Herzgrößenbestimmung vorlag.

Bei allen ehemaligen Athleten erfolgte eine klinische Untersuchung, eine Laborkontrolle, eine radiologische Herzgrößenbestimmung, eine ein- und zweidimensionale echokardiographische Untersuchung [1, 2] sowie ein Ruhe- und Belastungs-EKG im Liegen.

Ergebnisse

Von den 45 angeschriebenen Athleten war einer an einem Unfall verstorben, 6 kamen aus diversen Gründen nicht zur Untersuchung (nicht verstorben) und 4 wiesen eine kardiale Erkrankung auf (abs. Arrhythmie, Aortenstenose, KHK u. Infarkt, abs. Arrhythmie nach Myokarditis).

Die verbleibenden 34 ehemaligen Hochleistungssportler (e.H.) wurden in 21 noch aktive (mehr als 1 h/Woche Ausdauertraining) und 13 seit mindestens 5 Jahren inaktive e.H. (weniger als 1 h/Woche) unterteilt.

Die aktiven ehemaligen Athleten zeigen nach 23 Jahren bei der 2. Untersuchung eine Gewichtszunahme von 5,2%. Bei den ergometrischen Leistungsparametern (Watt/kg) weisen sie einen Leistungsrückgang von 14% auf, die Ruhepulse zeigen keine Differenz. Bei den Inaktiven nahm das Gewicht innerhalb der 23 Jahre um 17,4% zu. Der Leistungsrückgang betrug 20% und die Ruhefrequenz stieg leicht an (Tabelle 1).

Tabelle 1

		Alter (Jahre)	Gewicht (kg)	Watt/KG (W/kg)	HF (Ruhe) (min^{-1})	RR (mm Hg)	HV (ml)	HV/KG (ml/kg)
aktive frühere e. H.	1. Untersuchung	27,1 ±7,0	71,0 ± 8,1	4,6 ±1,0	54,8 ± 7,4	127/81 ±14/11	1123,8 ±156,7	15,9 ±1,6
n = 21	2. Untersuchung	50,1 ±8,2	74,7 ± 9,6	3,9 ±0,7	55,4 ±10,7	123/81 ±13/ 9	1055,6 ±172,7	14,2 ±1,5
		p<0,01	p<0,02	n.s.	n.s.	n.s.	p<0,005	
inaktive frühere e. H.	1. Untersuchung	25,7 ±3,4	68,8 ± 5,4	4,0 ±0,5	52,6 ± 7,9	121/72 ±13/10	1045,6 ±100,3	15,1 ±1,4
n = 13	2. Untersuchung	48,8 ±6,5	80,8 ± 7,9	3,1 ±0,5	59,2 ±10,6	122/82 ±17,11	998,9 ±129,5	12,3 ±1,4
		p<0,001	p<0,001	p<0,02	n.s.	n.s.	p<0,001	
Kontrollgruppe (untrainiert) n = 10		50,9 ±4,1	80,2 ±11,3	2,8 ±0,4	70,0 ± 6,0	120/75 ± 8/ 9	882 ±102	11,0 ±1,1

Die zweidimensionalen echokardiographischen Daten zeigen ein erhöhtes enddiastolisches Volumen und eine erhöhte linksventrikuläre, vor allem relative Muskelmasse entsprechend der radiologischen Herzgröße bei den heute noch aktiven Sportlern. Die Verkürzungsfraktion zeigt keine Unterschiede (Tabelle 2).

Die absolute Herzgröße weist bei den aktiven e.H. einen Rückgang von 6,1%, bei den Inaktiven von nur 4,5% auf. Die relative Herzgröße nahm um 10,7% bei den aktiven und um 18,5% bei den inaktiven ehemaligen Athleten ab. Beide Größen liegen noch deutlich über dem Durchschnitt untrainierter Gleichaltriger.

Tabelle 2. Echokardiographische Daten früherer ehemaliger Hochleistungssportler

	EDV (ml)	LVM (g)	LVM/kg (g/kg)	STd (mm)	PWTd (mm)
aktive frühere e. H. n = 21	164 ±19	173 ±34	2,3 ±0,5	10,0 ± 0,7	8,9 ±0,9
	p<0,05	n.s.	p<0,01	n.s.	n.s.
inaktive frühere e. H. n = 13	148 ±25	155 ±21	1,9 ±0,2	9,5 ±0,8	8,4 ±0,8
Kontrollgruppe n = 10	140 ±20	148 ±25	1,8 ±0,4	9,3 ±0,9	8,4 ±0,5

Diskussion

Die sorgfältigsten Untersuchungen wurden bisher von Holmgren und Strandell (1959), Roskamm und Reindell (1964/66) und von Grimby und Saltin (1966/68) durchgeführt. So wurden bei den ehemaligen Hochleistungssportlern zum Teil noch vergrößerte, zum Teil auch normal große Herzen gefunden, wobei die weiterbestehende Aktivität eine Rolle spielte. Die erhaltenen Herzvergrößerungen gingen in nahezu gleichem Ausmaß mit einer erhöhten Leistungsfähigkeit der ehemaligen Athleten einher.

In der vorliegenden Studie, in der die Vergleichsdaten aus der Wettkampfzeit der ehemaligen Athleten vorlagen, ist der Rückgang der absoluten Herzgröße sowohl bei den aktiven, als auch bei den inaktiven e.H. mit im Mittel 6,1% bzw. 4,5% überraschend gering ausgefallen. Der etwas stärkere Rückgang der relativen Herzgröße gegenüber den absoluten Abmessungen ist insbesondere bei den nicht mehr Aktiven durch eine deutliche Gewichtszunahme bedingt.

Die inaktiven e.H. weisen bei der relativen Herzgröße und der relativen linksventrikulären Muskelmasse nur noch leicht höhere Werte als gleichaltrige Nichtsportler auf.

Der geringe Rückgang der absoluten Herzabmessungen und damit der Muskelmasse ist nicht eindeutig interpretierbar.

Genetische Faktoren, Dauer der aktiven Zeit und möglicherweise eine erhöhte Ansprechbarkeit auf Trainingsreize sind zu diskutieren.

Nicht sicher ausgeschlossen werden kann auch eine Beeinflussung der Rückbildung durch eine Fibrosierung, wie sie bei pathologischen Hypertrophieformen bekannt ist. Allerdings ergeben die wenigen pathologisch-anatomischen Untersuchungen hierfür keinen Hinweis [4].

Wenn eine völlige Normalisierung der Herzgröße nicht gefunden wird, so zeigen die echokardiographischen Daten, daß bezüglich Struktur und Funktion kein Unterschied zur physiologischen Herzvergrößerung junger Athleten besteht.

Insbesondere zeigt sich kein Hinweis für einen Übergang in eine der hypertrophen Kardiomyopathieformen oder für eine linksventrikuläre Funktionsstörung.

Literatur

1. Dickhuth H-H, Abel R, Wink K, Bonzel T, Keul J, Just H (1984) Physiologische und pathologische Linksherzhypertrophie. Kritisches Herzgewicht eine Fiktion? Z Kardiol 73 Suppl I: 293
2. Dickhuth H-H, Nause A, Staiger J, Bonzel T, Keul J (1983) Two-dimensional echocardiographic measurements of left ventricular volume and stroke volume of endurance-trained athletes and untrained subjects. Int J Sports Med 4: 21–26
3. Holmgreen A, Strandell I (1959) The relationship between heart volume, total hemoglobin and physical working capacity in Former Athletes. Acta scandinavia 163: 149–160
4. Reindell H, Klepzig H, Steim H, Mushoff K, Roskamm H, Schildge E (1960) Herz-, Kreislaufkrankheiten und Sport. Barth-Verlag München
5. Roskamm H, Weidenbach J, Reindell H (1966) Nachuntersuchungen von 18 Sportlern, die vor wenigstens 10 Jahren einen unvollständigen bzw. einen physiologischen Rechtsschenkelblock im EKG gehabt hatten. Z Kreislaufforschg 55: 783–754
6. Saltin B, Grimby G (1968) Physiological analysis of middle-aged and old former athletes Circulation 38: 1104–1115

Belastungen im Kindesalter

B.-K. Jüngst, H. Stopfkuchen und D. Schranz

Univ.-Kinderklinik Mainz

In dem vorgegebenen Rahmen ist es natürlich nicht möglich, alle Fragen zur Belastung des Kindes zu diskutieren. Wir haben daher drei Komplexe herausgegriffen und betrachten sie aus einem weniger üblichen Blickwinkel.

Wird über Belastungsreaktionen beim Kind gesprochen muß man sich vor Augen halten, daß es „das Kind" nicht gibt. Vielmehr ist Kindheit ein Zeitraum in unserem Leben, in dem sich zahlreiche Fähigkeiten des menschlichen Wesens erst entwickeln und/oder reifen. Die Belastung eines Kindes muß daher unbedingt seinem Alter und seiner Entwicklungsstufe entsprechen. Grundsätzlich können die 5 motorischen Hauptbeanspruchungsformen auch als sinnvolle Übungsanteile einer bestimmten Entwicklungsphase angesehen werden (Tabelle 1). So sind ganz ohne Zweifel Koordination und Flexibilität eine Domäne des Kleinkindesalters, während die Kraftentwicklung durch Hypertrophie der Muskulatur erst eine Möglichkeit in der Pubertät darstellt. Es ist aber dennoch leicht, zum falschen Zeitpunkt dem Kind eine falsche Belastung zuzumuten, denn chronologisches Alter muß nicht dem biologischen Alter entsprechen. Gerade im Alter zwischen 10 und 15 Jahren finden wir eine erhebliche Streuung der Maturität. Hollmann et al. [2] zeigten in Untersuchungen von „akzelerierten" und „retardierten" Knaben, welchen bedeutenden Einfluß ein Unterschied im biologischen Alter u. a. auch auf das Herzvolumen der einzelnen Kinder hat.

Tabelle 1. Die 5 motorischen Hauptbeanspruchungsformen in Beziehung zur Kindheit

Kleinkind	Koordination + Flexibilität
	Koordination + Flexibilität
Schulkind	Schnelligkeit + Ausdauer
Pubertät	Koordination + Flexibilität
	Schnelligkeit + Ausdauer + Kraft

Für die tägliche Praxis ist es einfach, an Hand des Tanner-Score eine grobe Einschätzung des biologischen Reifestatus durchzuführen [7]. Mit Hilfe dieser Methode haben wir Schülerinnen und Schüler der 5. und 6. Klasse den verschiedenen Entwicklungsstufen zugeordnet (Abb 1 und 2). Erwartungsgemäß ergab sich eine Verschiebung von der 5. zur 6. Klasse und eine frühere Entwicklungsreife bei

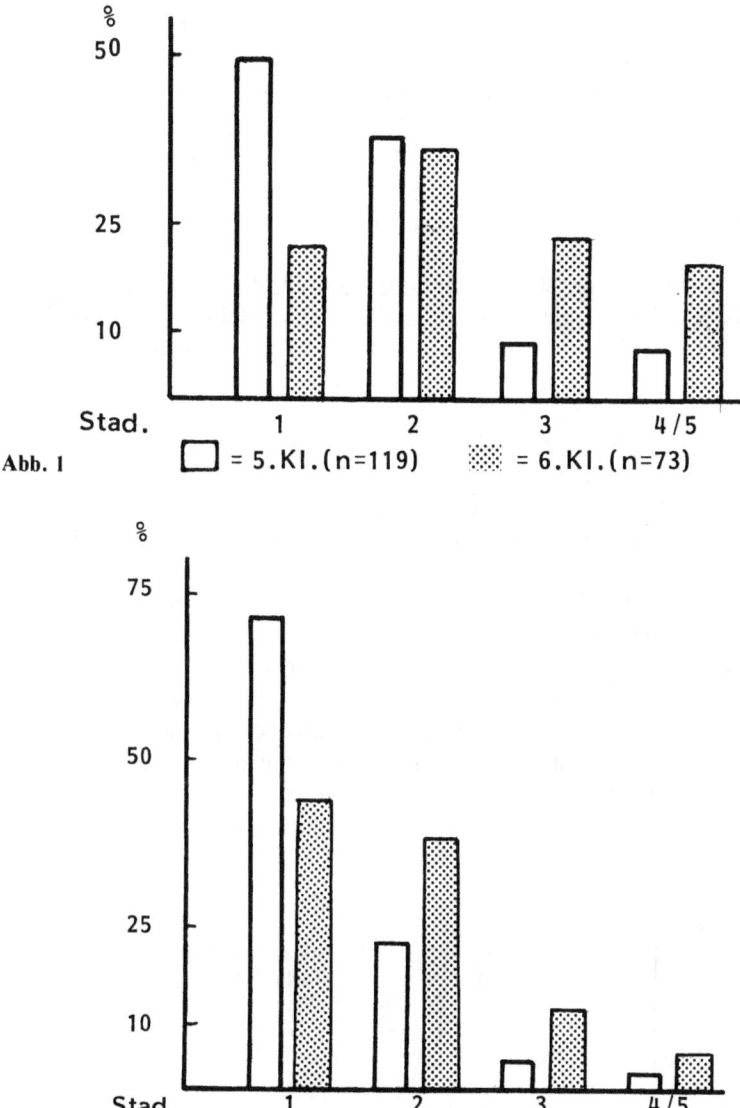

Abb. 1 u. 2. Pubertätsstatus von Knaben (m) und Mädchen (w) in der 5. und 6. Schulklasse (Tanner-Score)

den Mädchen. Von größerer Bedeutung war jedoch, daß innerhalb einer Klasse sowohl nichtpubertierte als auch pubertierte Kinder vorhanden waren [3].

Geht man von der vereinfachten Vorstellung aus: Pubertät = Muskelentwicklung = Kraftbelastung, wird danach ein Sportlehrer in seiner Klasse mit allen Entwicklungsphasen konfrontiert, und die Entscheidung über die Belastbarkeit der Klasse insgesamt ist sicher schwierig. Es wäre u. E. für den Sportpädagogen hilfreich, wenn er durch den Schularzt regelmäßig ein derartiges Klassenprofil erhält. Unter diesem

Gesichtspunkt müssen auch die Ergebnisse von Schülersportfesten gesehen werden. In der Regel werden die akzelerierten Teilnehmer die Sieger stellen.

Dies besagt aber auch wiederum, daß neben der Kraft auch alle anderen physiologischen Abläufe, u. a. der anaerobe und der aerobe Stoffwechsel eine sehr enge Bindung zur Entwicklung der Muskelmasse und damit zur Maturität des Kindes zeigen. Wobei kein Zweifel besteht, daß intrazelluläre Adaptationen an Belastungen bereits vor der Pubertät unter regelmäßigem Training stattfinden.

Entsprechend der Formel Sauerstoffverbrauch = $HZV \times avD_{O_2}$, wobei $HV = SV \times$ Herzfrequenz ist, kann der erhöhte Bedarf unter Belastung durch Anstieg einer oder beider Komponenten gedeckt werden. Beim jungen Kind, im Vergleich zum älteren und noch deutlicher zum Jugendlichen, erfolgt eine bessere Versorgung in der Regel primär durch eine verstärkte Sauerstoffausschöpfung. Im nächsten Schritt durch eine Anhebung der Herzfrequenz, jedoch kaum durch eine Vergrösserung des Schlagvolumens (SV). Auch wenn das SV des Kindes, bezogen auf das Körpergewicht gleich ist dem des Erwachsenen, ist seine Adaptationsfähigkeit nicht vergleichbar. Durch eine Darstellung wie in Abb. 3 wird jedoch wiederum eine falsche Interpretation eingebracht. Sie geht davon aus, daß bei einer bestimmten Leistung (hier 29,2W) die Herzfrequenz der jungen Kinder deutlich höher liegt und mit zunehmenden Alter abnimmt. Diese Beobachtung ist zwar grundsätzlich richtig, eine entwicklungskorrekte Aussage ist aber erst dann gegeben, wenn ein Massenbezug einbezogen wird, der dann eine weniger deutliche Differenz ergibt. Die bestehenden Unterschiede erklären sich im Wesentlichen aus der kleineren Muskelmasse die bei der Bewältigung der gleichen Aufgabe gegenüber Älteren eingesetzt werden kann, und zudem in einem unökonomischen Bewegungsablauf. So kommt es, daß eine Erniedrigung der Herzfrequenz unter Belastung als Folge eines regelmäßigen Trainings in erster Linie das Ergebnis einer Bewegungsökonomisierung ist. Dies

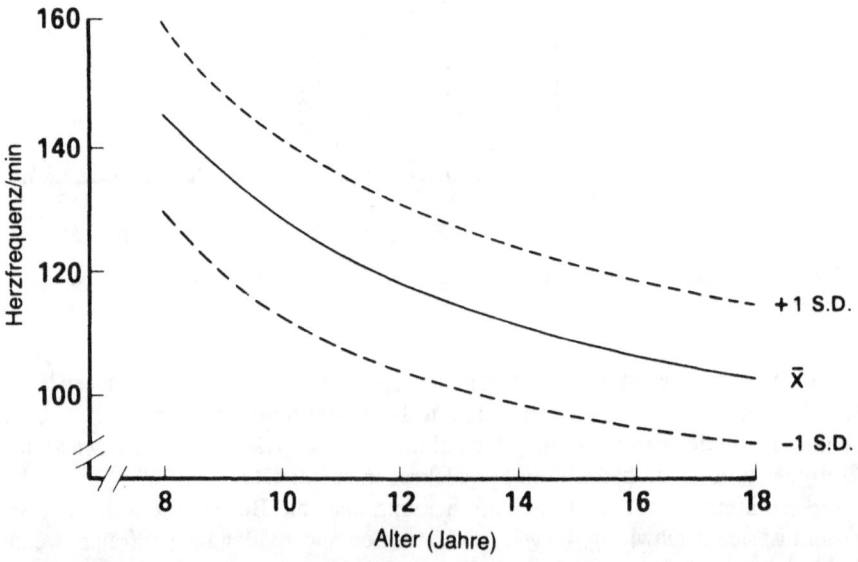

Abb. 3. Belastungsherzfrequenz in Abhängigkeit vom Lebensalter (n. Bouchard et al)

schließt andererseits nicht aus, daß unter entsprechendem Ausdauertraining auch bereits bei 8–9jährigen Schwimmern eine Vergrößerung der Herzvolumina und damit eine kardiale Ökonomisierung eintritt wie es Rost [6] zeigen konnte. Als logische Konsequenz eines niedrigeren Cardiac output ergibt sich ein niedriger Blutdruck bei Kindern, der jedoch unter Belastung einen parallelen Anstieg aufweist. Selbstverständlich gehen in die Ausbildung des Blutdruckes noch andere Komponenten ein wie beispielsweise der periphere Widerstand.

Diese, nur kurz angedeutete Anpassung des kindlichen kardiozirkulatorischen Systems scheint zwangsläufig abzulaufen. Für die Entwicklung von Muskeln und Sehnen, für die Reifung des ZNS und ähnliche Vorgänge ist ein adäquater Reiz durch körperliche Bewegung und Belastung erforderlich. Ohne Zweifel ist ein derartiger Reiz auch für die Entwicklung des kindlichen Herzens notwendig. Wir haben tetraspastische, ausgeprägt bewegungsarme Kinder echokardiographisch untersucht und mit bewegungsnormalen Kindern verglichen [4]. Es fand sich bei den bewegungsarmen Kindern ein kleinerer linksventrikulärer diastolischer Innendurchmesser, der dann auch den entsprechenden Einfluß auf die Erniedrigung der Verkürzungsfraktion SF hat (Abb. 4 und 5).

Bei diesen Veränderungen scheint überwiegend die linksventrikuläre Hinterwand (LPW) beteiligt zu sein, während das intraventrikuläre Septum durch den rechten Ventrikel ausreichend mitbelastet ist. Wir dürfen aus diesen Untersuchungen den Schluß ziehen, daß auch für die morphologische Entwicklung des Herzens ein Bewegungsreiz erforderlich ist. Diesem Reiz entspricht eine altersgemäße Belastung.

Es wird immer wieder betont, daß das kardio-pulmonale System des Kindes durch körperliche Belastung nicht geschädigt werden kann. In der Tat wurde von der Natur eine Bremse in der Energiebereitstellung im arbeitenden Muskel eingebaut. Das im Muskel erforderliche enzymatische Potential des Kindes ist geringer als das der Erwachsenen [5], so daß eine muskuläre Ermüdung vor der kardialen Erschöpfung auftritt. Aber auch bei diesem Punkt muß betont werden, daß bei 8–10jährigen bereits Adaptationen durch Training erzielt werden können. Die zunehmenden Erfahrungen mit kindlichen Marathon-Läufer werden uns sicher zeigen, daß sie ein betont spezifisches Enzymsystem vorzeitig entwickeln werden. Es ist zu erwarten, daß die von Åstrand 1952 gefundene Altersabhängigkeit von Laufgeschwindigkeit und Sauerstoffaufnahme durch diese Erfahrungen eine deutliche Trainingsbeeinflussung zeigen werden. Zusammenfassend lassen sich zu dem Thema drei Punkte hervorheben:

1. Die Belastbarkeit eines Kindes muß stärker das biologische als das chronologische Alter berücksichtigen. Die Wertigkeit von Schülermeisterschaften ist daher fragwürdig.
2. Auch die Entwicklung des kardiozirkulatorischen Systems benötigt den Reiz durch körperliche Belastung. Diesbezüglich muß den Kindern der nötige Freiraum geboten werden.
3. Die Entwicklung in den Ausdauersportarten zeigt, daß entgegen früheren Annahmen auch das Kind in der Lage ist das kardiopulmonale System bedarfsgerecht zu adaptieren.

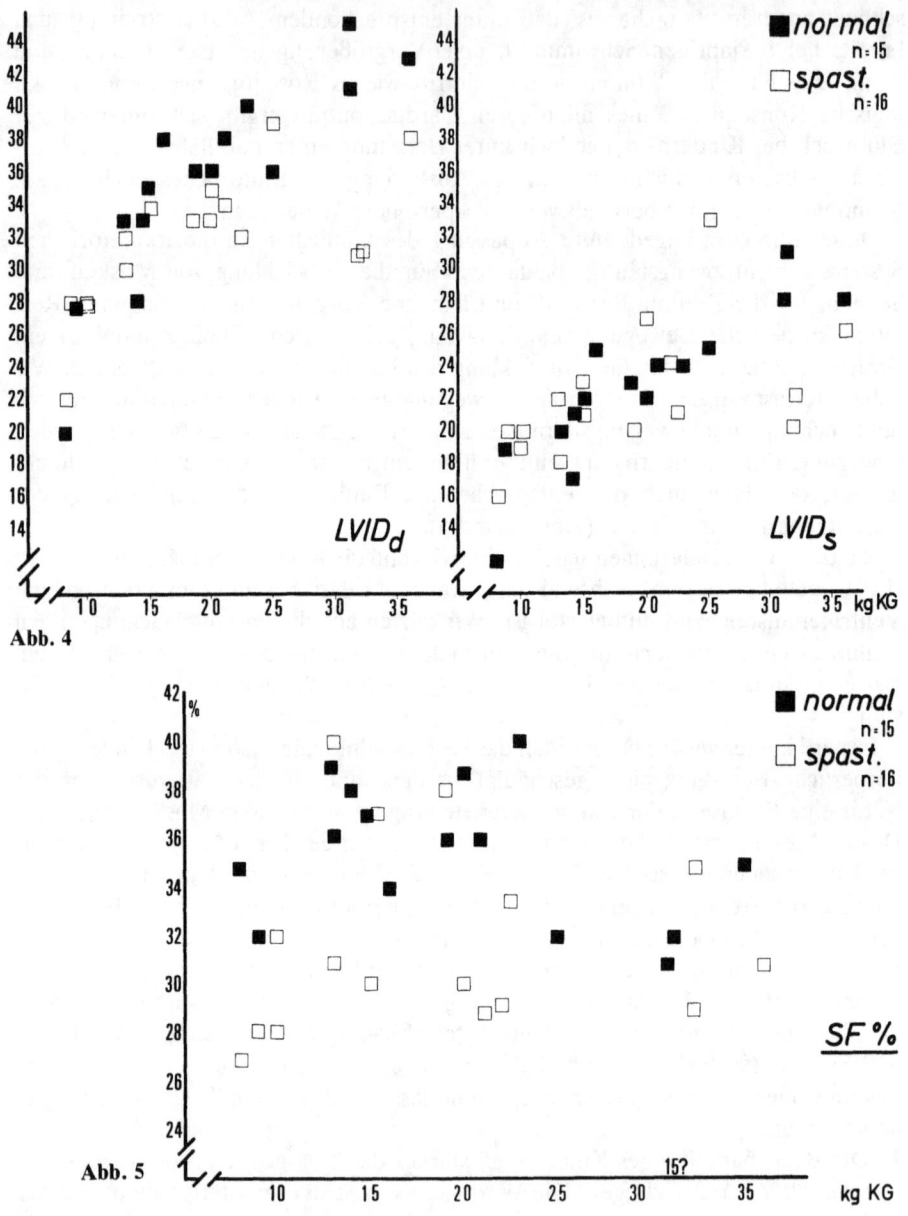

Abb. 4 u. 5. Einfluß der üblichen Bewegung auf die Entwicklung des linksventrikulären Innendurchmesser (LVID) und der Verkürzungsfraktion (SF)

Literatur

1. Bouchard C, Malina RM, Hollmann W, Leblanc C (1977) Submaximal working capacity, heart size and body size in boys 8-18 years. Europ J appl Physiol 36: 115
2. Hollmann W, Bouchard C (1970) Untersuchungen über die Beziehung zwischen chronologischem und biologischem Alter zu spiroergometrischen Meßgrößen, Herzvolumen, anthropometrischen Daten und Skelettmuskelkraft bei 8—18jährigen Jungen. Zschr Kreisl Forsch 59: 160
3. Jüngst BK, Haas G, Jüngst-Gieg U, Stopfkuchen H, Schranz D (1983) Der Pubertätsstatus der Schüler in Orientierungsstufen im Hinblick auf den Schulsport. Klin Päd 195: 268
4. Echokardiographische Vergleiche zwischen bewegungsarmen (tetraspastischen) und gleichaltrigen bewegungsnormalen (gesunden) Kindern. Stellenwert der Sportmedizin in Medizin und Sportwissenschaft, Herausgeb. Jeschke D, Springer, Berlin Heidelberg New York Tokio (1984)
5. Keul J (1982) Zur Belastbarkeit des kindlichen Organismus aus biochemischer Sicht in: Kinder im Leistungssport, herus Howald H und Hahn E, Birkhäuser, Basel Boston Stuttgart
6. Rost R, Gerhardus H, Hollmann W (1978) Untersuchungen zur Frage eines Trainingseffektes bei Kindern im Alter von 8-10 Jahren im kardiopulmonalen System Köln, DSHS
7. Tanner JM (1962) Wachstum und Reifung des Menschen. Thieme, Stuttgart

Periphere Durchblutung und aerobe Ausdauerleistungsfähigkeit*

D. Jeschke, A. Moeser und H.-Ch. Heitkamp

Zentrum Innere Medizin, Abteilung Sportmedizin der Universität Tübingen

Obwohl die periphere Durchblutung einen entscheidenden limitierenden Faktor für aerobe Dauerleistungen darstellt [3], wurden Zusammenhänge zwischen Durchblutungsparametern und Kenngrößen der aeroben Leistungsfähigkeit bisher nur vereinzelt untersucht [3, 4, 8, 11, 12]. Die Durchblutung kann relativ einfach in Ruhe und als reaktive Hyperämie nach Ischämie, aufwendiger als Hyperämie während und nach Arbeit gemessen werden. Wir stellten uns die Frage, ob zwischen diesen Meßgrößen und spiroergometrisch ermittelten submaximalen wie maximalen Leistungsparametern einerseits und der Quantität eines Ausdauertrainings andererseits Beziehungen aufzudecken waren.

Methode, Probanden

Für die Untersuchung stellten sich insgesamt 279 Männer im Alter von 25–45 Jahren, von denen 199 seit 4,8.362 4,6 Jahren ein regelmäßiges Lauftraining mit unterschiedlichem Umfang betrieben, zur Verfügung. Mit Hilfe einer Dehnungsmeßstreifen-Venenverschlußplethysmographie (Periquant 3.500, Fa. Gutmann Eurasburg) wurden am linken Unterschenkel im Liegen die Ruhedurchblutung (RD), der Peakflow nach dreiminütiger Ischämie (rHIP), die maximale Hyperämie während einer standardisierten, erschöpfenden, beidbeinigen Fußergometrie (ADmax) (Ergoquant, Fa. Gutmann, Eurasburg) und die reaktive Hyperämie (Peakflow) nach Arbeit (rH) gemessen. Die Untersuchungen fanden in einem isolierten Raum bei Zimmertemperaturen von 22.°C vormittags statt.

Anschließend wurden die Probanden einer erschöpfenden spiroergometrischen Diagnostik auf dem Laufband (Ergopneumotest, Fa. Jäger, Würzburg) bei 5%iger Steigung, einer Initialgeschwindigkeit von 1,67 bzw. 2,2 m/s und einer Erhöhung der Geschwindigkeit um jeweils 0,55 m/s nach 3 Minuten unterzogen. Laktatspiegel (Laktat-UV-Test, Fa. Boehringer, Mannheim) wurden aus dem Blut des hyperämischen Ohrläppchens bestimmt.

Als Maß der Ausdauerleistungsfähigkeit wurden die maximal erreichte Laufgeschwindigkeit (v max), die relative maximale Sauerstoffaufnahme ($\dot{V}O_2$ max/kg KG), die aerobe Schwelle (aS) aus dem niedrigsten Laktat/Sauerstoffäquivalentwert

---

* Mit Unterstützung des Bundesinstituts für Sportwissenschaft, Köln

[9] und die anaerobe Schwelle individuell (ianS) (13, modifiziert) bzw. bei einem Referenzwert von 4 mmol/l Laktat (anS) ausgewertet. Der Trainingsumfang wurde als Kilometerleistung/Jahr (km/Jahr) aus Trainingsprotokollen erhoben.

Die Variablen wurden unter dem Gesichtspunkt einer linearen Regressionsfunktion untersucht und der Korrelationskoeffizient r nach der Student-Verteilung auf Signifikanz überprüft.

Ergebnisse

Die durchschnittlich höchsten Durchblutungswerte wurden während der Arbeit bestimmt. Der Größenordnung nach folgten rHIP und rH (Abb. 1). Zwischen allen Durchblutungsparametern bestanden signifikante, positive Korrelationen, wobei sich enge Beziehungen (r = 0,66) nur zwischen ADmax und rH nachweisen ließen.

Zu spiroergometrischen Parametern sowie dem Trainingsumfang ergaben sich für ADmax lediglich positive Korrelationen mit v max und km/Jahr (Tabelle 1). Zu rH

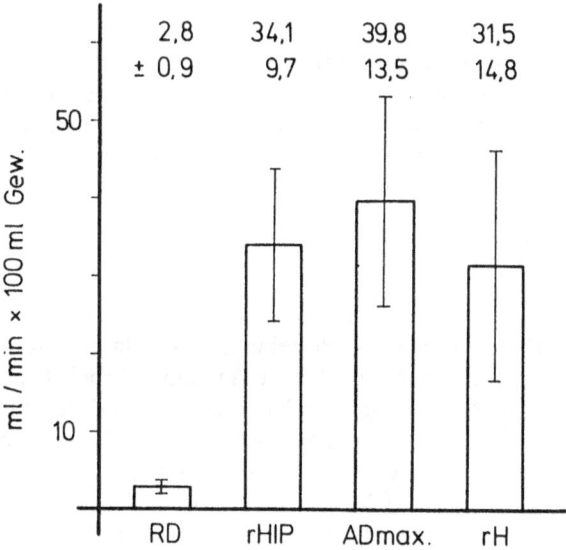

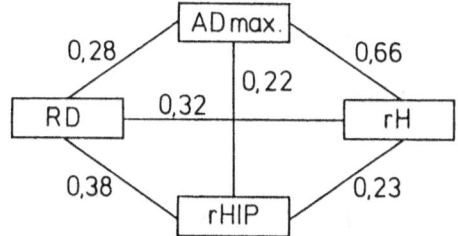

Abb. 1. Unterschenkeldurchblutung in Ruhe (RD), maximal während (ADmax) und nach (rH) Fußergometerarbeit, sowie nach dreiminütiger Ischämie (rHIP). Interkorrelationen der Durchblutungsparameter

Tabelle 1. Beziehungen zwischen Parametern der Ausdauerleistungsfähigkeit und der Durchblutung

	AD max.	rH	rHIP	RD
V max.	r = + 0,24*** n = 262	+ 0,09 262	+ 0,38*** 259	+ 0,05 260
$\dot{V}O_2$max./kg	r = 0,07 n = 253	− 0,07 253	+ 0,24*** 250	+ 0,13* 251
a S.	r = 0,10 n = 248	+ 0,01 248	+ 0,40*** 245	+ 0,04 246
an S. „indiv."	r = + 0,07 n = 254	+ 0,02 254	+ 0,41*** 251	+ 0,05 252
an S. „4 mmol/l"	r = + 0,09 n = 254	+ 0,02 254	+ 0,38*** 251	+ 0,01 252
km/Jahr	r = + 0,14* n = 279	+ 0,03 279	+ 0,48*** 260	+ 0,06 261

* = P < 0,05, *** = P < 0,001

bestanden keine Zusammenhänge. Die rHIP korrelierte hochsignifikant zu allen Ausdauervariablen, wobei die engsten Beziehungen zu aS und ianS (r = 0,40 bzw. 0,41) und zum Trainingsumfang (r = 0,48) vorlagen. Die RD wies eine gesicherte, schwach positive Korrelation zu rel. $\dot{V}O_2$ max auf.

Diskussion

Die Interkorrelation der Durchblutungsparameter ergab mit Ausnahme der bei Arbeit nur schwache Beziehungen, was durch unterschiedliche Regulationen erklärbar ist. Der funktionelle Zustand einer Arbeitshyperämie kann nicht auf den nach Ischämie übertragen werden. Formelhafte Berechnungen der Arbeitshyperämie aus der reaktiven Hyperämie nach Ischämie, wie es von Bernink [2] oder Bartoli [1] vorgeschlagen wurde, sind demnach unzulässig.

Da sowohl bei der Fußergometrie wie bei der Laufbandbelastung die Unterschenkelmuskulaturen dynamisch belastet werden, hatten wir enge Beziehungen zwischen Arbeitsdurchblutungsparametern und spiroergometrischen Meßgrößen erwartet. Sie konnten jedoch teilweise und schwach nur für ADmax nachgewiesen werden. Die rHIP hingegen ließ lockere Zusammenhänge mit allen Variablen, insbesondere solchen, die die muskuläre Ausdauerleistungsfähigkeit charakterisieren, erkennen.

Die Ursachen für diese Diskrepanz sind einerseits in meßtechnischen, andererseits aber in methodischen Problemen zu sehen. Der apparative Fehler des verwendeten Plethysmographen wird mit 3% angegeben [7]. Der Auswertfehler wird mit ca. 5–10% für die Bestimmung von RD, rH und rHIP geschätzt [5, 7]. Bei der Arbeitsdurchblutung ist mit einer Verdopplung des Fehlers durch inadäquaten Staudruck und durch die Schwierigkeit, die Einflußtangente bei rhythmischen Muskelkontraktionen exakt festzulegen, zu rechnen.

Methodisch ist in erster Linie die Position des Probanden zu berücksichtigen [6, 10]. Der beim Laufen wirkende hydrostatische Druck wurde bei der Meßanordnung im Liegen nicht berücksichtigt, so daß die wahre maximale Durchblutung wie bei der Laufarbeit mit Wahrscheinlichkeit nicht erfaßt wurde.

Zusammenfassend ist festzustellen, daß von den genannten, mit Hilfe der Dehnungsmeßstreifen-Venenverschlußplethysmographie erhobenen Durchblutungsparametern die einfach zu bestimmende rHIP geeignet ist, um Durchblutungsveränderungen im Rahmen eines Ausdauertrainings zu erfassen. Sie zeigte als einzige Meßgröße erwartete positive Zusammenhänge zu submaximalen und maximalen Charakteristika der aeroben Leistungsfähigkeit. Eine Übertragung dieser Meßwerte aber auf die funktionellen Bedingungen einer motorischen Belastung auch mit Hilfe von Korrekturfaktoren ist problematisch.

Literatur

1. Bartoli V, Dorigo B (1979) Comparison between reactive and exercise hyperemia in subjects and patients with peripheral arterial disease. Angiology 30: 40–47
2. Bernink P, Lubbers J, Barendsen GJ, Berg J van den (1982) Blood flow in the calf during and after exercise. Angiology 33: 146–160
3. Ceretelli P, Pendergast D, Marconi C, Piiper J (1986) Blood flow in exercising muscles. Int J Sports med 7 Suppl 1: 29–33
4. Elsner W, Carlson L (1962) Postexercise hyperemia in trained and untrained subjects. J appl Physiol 17: 436–440
5. Graf K (1964) Auswertung und Meßfehler okklusionsplethysmographischer Durchblutungsregistrierungen. Acta physiol scand 60: 120–135
6. Greenleaf J, Montgomery L, Brock P, Beaumont W von (1979) Limb blood flow: Rest and heavy exercise in sitting and supine positions in man. Aviat Space Environ Med 50: 702–707
7. Gutmann J (1979) Heutiger Stand und Genauigkeit der Venenverschlußplethysmographie mit Dehnungsmeßstreifenfühlern. Witzstrock, Baden-Baden
8. Hudlicka O (1977) Effect of training on macro- and microcirculatory changes in exercise. Exerc. Sport Sci Rev 5: 181–230
9. Keul J, Berg A, Lehmann M, Dickhuth H-H (1980) Metabolische Anpassung durch Training und ihr Aussagewert für die Leistungsdiagnostik, 19–32. In: Kindermann W, Hort W Sportmedizin für Breiten- und Leistungssport. Demeter, Gräfelfing
10. Neubauer B (1977) Tilted and non-tilted post ischaemic exercise peakflow in the legs of normal human subjects. Scand J clin Lab Invest 37: 59–62
11. Ozolin P (1986) Blood flow in the extremities of athletes. Int J Sports Med 7: 117–122
12. Rother F, Rene H, Hyman C (1963) Exercise blood flow changes in the human forearm during physical training. J appl Physiol 18: 789–793
13. Simon G, Berg A, Dickhuth H-H, Simon-Alt A, Keul J (1981) Bestimmung der anaeroben Schwelle in Abhängigkeit vom Alter und von der Leistungsfähigkeit. Deutsch Zschr Sportmed 32: 7–14

Zur Wirkung eines 18monatigen regelmäßigen Ausdauertrainings auf das Blutdruckverhalten bei Hochdruckkranken in Ruhe und bei Belastung

R. Ketelhut, U. Behr und I.-W. Franz

Institut für Leistungsmedizin und Kardiologische Abteilung des Klinikums Charlottenburg, Freie Universität Berlin; Klinik Wehrawald, 7865 TodtmoossSchwarzwald; Mühlenberg-Klinik, 2427 Malente-Gremsmühlen

Ergebnisse

Der Ruheblutdruck (1.) von 126.362 /92.362 mmHg vor Trainingsbeginn wurde durch das 6monatige Ausdauertraining (2×1 Std./Woche) mit 125.362 /91.362 mmHg nicht signifikant beeinflußt, wogegen nach 18monatigem Training eine signifikante Senkung (p < 0,05) auf 121 ± 8/86 ± 8 mmHg nachweisbar war.

Während der standardisierten Ergometrie bei 100 W ließ sich dagegen schon nach ½ Jahr eine signifikante (p < 0,01) Senkung sowohl des systolischen als auch des diastolischen RR von 184 ± 10/107 ± 6 mmHg auf 170 ± 10/100 ± 7 mmHg nachweisen bei einer weiteren signifikanten (p < 0,05) Senkung des diastolischen RR auf 172 ± 8/96 ± 7 mmHg nach weiterem 12monatigen Training. Auch die Hf wurde von 116 ± 11/min auf 106 ± 9/min signifikant (p < 0,01) gesenkt. Nach einem halben Jahr Training war die durch die 60minütige Ausdauerbelastung nachweisbare Blutdrucksenkung von 120 min danach in Ruhe nicht mehr signifikant vorhanden, wogegen nach 18 Monaten noch eine signifikante (p < 0,01) nachweisbar war und zwar sogar zu dem schon vor der Ausdauerbelastung signifikant erniedrigten Blutdruck.

Schlußfolgerung

Ein richtig dosiertes, mehrmonatiges Ausdauertraining führt bei Hochdruckkranken zu einer Senkung des
a) Ruheblutdruckes,
b) Blutdruckes während standardisierter Ergometrie und
c) Blutdruckes nach längeren Ausdauerbelastungen und dürfte für die Therapie der milden Hypertonie von Bedeutung sein.

Einleitung

Gerade in den letzten Jahren hat sich das dosierte Training als ein wichtiges therapeutisches Konzept sowohl zur Rehabilitation von Herzkranken als auch zur Prävention von Herz-Kreislauferkrankungen durchgesetzt. Aufgrund von epidemiologischen [1] und Interventionsstudien [6, 11] scheint es so zu sein, daß regelmäßiges Training auch einen positiven Effekt auf den Blutdruck von Hypertonikern ausübt.

Je nach Zusammensetzung des untersuchten Kollektivs findet man unterschiedliche Senkungen des Blutdrucks durch ein Ausdauertraining [1, 4, 5, 7, 8]. Dabei gilt für viele Untersuchungen der Einwand, daß keine exakten Angaben über die Qualität und Quantität des Trainings sowie über das Verhalten des Körpergewichts gemacht werden. Im Vergleich zu Normotonikern weisen Hypertoniker bei gleicher körperlicher Leistung aufgrund des erhöhten peripheren Widerstands [10, 12] ein erniedrigtes Herzminuten- und Schlagvolumen und höhere Herzfrequenzen auf. Die Frage, ob ein Ausdauertraining diese unökonomische Hämodynamik beeinflussen kann, ist bisher ungeklärt. Wie wir bereits zeigen konnten [9], wird der Blutdruck während einer akuten Ausdauerleistung im Steady-state gesenkt, was sich überwiegend durch einen Abfall des totalen peripheren Widerstandes aufgrund metabolischer Vasodilatation erklären läßt. Drei wesentliche Fragen sollten in dieser Studie geklärt werden:
1. Kann der Ruheblutdruck bei Hochdruckkranken durch ein regelmäßiges Ausdauertraining gesenkt werden?
2. Gilt dieses auch für das Blutdruckverhalten während standardisierter Ergometrie?
3. Wird durch ein regelmäßiges Ausdauertraining bei Hochdruckkranken bewirkt, daß der Blutdruck nach einer akuten Ausdauerbelastung (nach einer Trainingseinheit) noch über einen längeren Zeitraum gesenkt bleibt?

Methodik

Hierzu wurden 10 männliche untrainierte Patienten im Alter von 43,3 ± 3,1 Jahren untersucht, die an verschiedenen Tagen aufgrund des Ruheblutdrucks und des Blutdruckverhaltens während und nach standardisierter Ergometrie [3] als belastungspositive bzw. milde Hypertonie des Stadiums I (WHO) eingeteilt worden waren.
Die Patienten erschienen an einem arbeitsfreien Samstag und es wurde zunächst in der Phase I der Ruheblutdruck über den Verlauf von einer Stunde im Liegen und zwar alle 10 min ermittelt. Dann wurde das Blutdruckverhalten während einer standardisierten Ergometrie (50–100 W; Steigerungsstufen 10 W/min, 50 Umdrehungen/min, halbsitzende Position) sowie über 5 min danach ermittelt (Phase 2). Nach einer mindestens 15minütigen Ruhepause erfolgte dann in der Phase 3 die Ausdauerbelastung auf dem Fahrradergometer in sitzender Position über 60 min. Dabei wurde die Leistung in Watt so reguliert, daß eine konstante Herzfrequenz zwischen 130–140/min über die ganze Zeitdauer aufrechterhalten werden konnte. Danach wurde in der Phase 4 der Blutdruck alle 10 min in der liegenden Position über 2 Std. ermittelt. Diese Untersuchungen wurden dann 6 und 18 Monate nach einem regelmäßigen, zweimal wöchentlichen, angepaßten Ausdauertraining (1 Std.) wiederholt.

Ergebnisse

Bei der Untersuchung vor Trainingsbeginn kam es ja, wie bereits an anderer Stelle erwähnt [9], im Verlauf der 60minütigen Ausdauerbelastung zu einem signifikanten

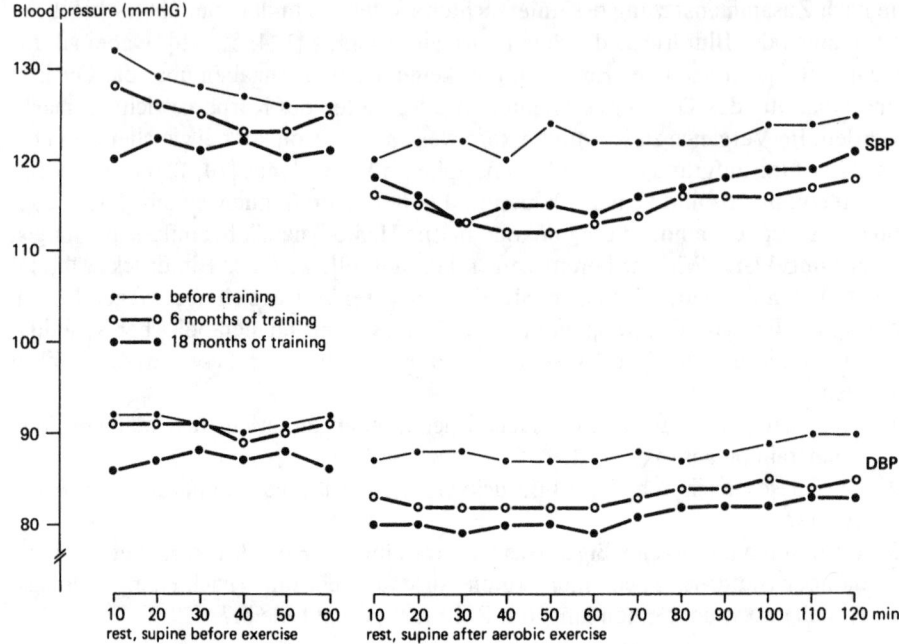

Abb. 1. Systolischer, diastolischer Blutdruck in Ruhe Liegen über 60 min vor sowie über 120 min nach der Ausdauerbelastung bei 10 Hochdruckkranken vor Trainingsbeginn sowie nach 6monatigem und 18monatigem Training

Abfall sowohl des systolischen als auch des diastolischen Blutdrucks. Noch 60 min danach war dann der Ruheblutdruck im Liegen im Vergleich zum Ausgangswert vor der Ergometrie signifikant gesenkt, wogegen sich 120 min nach der Ausdauerbelastung kein signifikanter Unterschied zum Ausgangswert vor der Ergometrie mehr nachweisen ließ. Nach 6monatigem zweimal wöchentlichen Ausdauertraining war der Ruheblutdruck (Phase 1) von $126 \pm 7/92 \pm 7$ mmHg vor Trainingsbeginn auf $125 \pm 7/91 \pm 7$ mmHg nicht signifikant verändert, wogegen nach der 60minütigen Ausdauerbelastung (Phase 4) der Blutdruck sowohl 60 min danach mit $113 \pm 7/82 \pm 10$ mmHg signifikant ($p < 0,01$) als auch noch 120 min danach mit $118 \pm 10/85 \pm 9$ mmHg signifikant ($p < 0,01$) gesenkt war (Abb. 1). Während der standardisierten Ergometrie bei 100 W ließ sich ebenfalls schon nach einem halben Jahr eine signifikante ($p < 0,01$) Senkung sowohl des systolischen als auch des diastolischen RR von $184 \pm 10/107 \pm 6$ mmHg auf $170 \pm 10/100 \pm 7$ mmHg nachweisen (Abb. 2) bei einer ebenfalls signifikanten ($p < 0,01$) Senkung der HF von 116 ± 11/min auf 106 ± 9/min. Nach 18monatigem Training war dann auch der Ruheblutdruck (Phase 1) von $126 \pm 7/92 \pm 7$ mmHg vor Trainingsbeginn auf $121 \pm 8/86 \pm 8$ mmHg signifikant ($p < 0,05$) gesenkt (Abb. 1). Auch nach der 60minütigen Ausdauerbelastung war sowohl nach 60 min mit $114 \pm 8/79\ 327$ mmHg als auch nach 120 min mit $121 \pm 10/83 \pm 8$ mmHg eine signifikante ($p < 0,05$) Senkung und zwar sogar zu dem schon vor der Ausdauerbelastung signifikant erniedrigten Ruhedruck nachweisbar (Abb. 1).

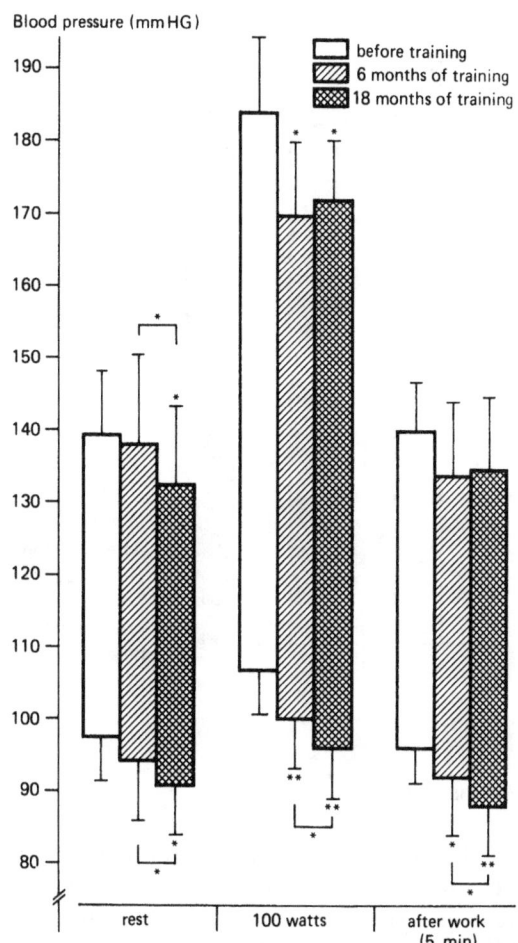

Abb. 2. Systolischer und diastolischer Blutdruck vor, während und nach einer standardisierten Ergometrie bei 10 Hochdruckkranken vor Beginn sowie 6 und 18 Monate nach einem regelmäßigen Ausdauertraining

Ebenfalls kam es während der Ergometrie bei 100 W zu einem weiteren signifikanten ($p < 0,05$) Abfall des diastolischen Drucks auf nunmehr $172 \pm 8/96 \pm 7$ mmHg (Abb. 2).

Das Doppelprodukt als Maß für den myokardialen O_2-Verbrauch zeigte während der Ergometrie bei 100 W nach einem halben Jahr eine ebenfalls signifikante ($p < 0,01$) Senkung von 21138 auf 18280, die sich nach 18monatigem Training mit 18303 nicht mehr signifikant veränderte (Abb. 3). Der bei der Erstuntersuchung während der 60minütigen Ausdauerbelastung im Steady-state nachweisbare Blutdruckabfall zeigte weder nach einem halben Jahr noch nach 18monatigem Training eine signifikante Veränderung. Das Gewicht verringerte sich im Mittel von $82,4 \pm 10$ kg vor Beginn des Lauftrainings auf $80,9 \pm 9,8$ kg nach der halbjährigen Trainingsphase. In der weiteren 12monatigen Trainingsphase blieb es dann aber mit $80,7 \pm 8,8$ kg nahezu konstant.

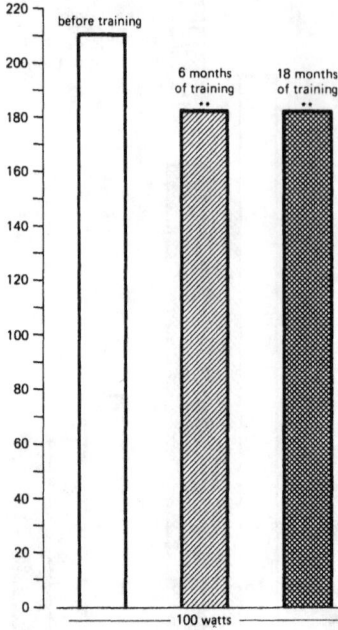

Abb. 3. Doppelprodukt aus systolischem Blutdruck und Herzfrequenz während einer standardisierten Ergometrie bei einer Belastungsstufe von 100 W bei 10 Hochdruckkranken vor Beginn sowie nach 6- und 18monatigem regelmäßigen Ausdauertraining

Diskussion

Die Ergebnisse zeigen, daß ein regelmäßiges Ausdauertraining bei Hochdruckkranken zu einer signifikanten Senkung des Ruheblutdrucks und des Blutdrucks während und nach standardisierter Ergometrie führt. Dieser Effekt läßt sich durch eine Verringerung des totalen peripheren Widerstandes (afterload) im Sinne einer Anpassung an die metabolische Vasodilatation erklären. Ursächlich dürfte hierbei eine Veränderung der Sensitivität und/oder Anzahl der alpha- und beta-Rezeptoren in den Arteriolen eine wesentliche Rolle spielen. Die trainingsbedingte Bradykardie läßt darauf schließen, daß auch eine reduzierte sympatho-adrenerge Aktivität eine Rolle spielt. Eine Gewichtsreduktion als Ursache der hier dargestellten Blutdrucksenkung ist unwahrscheinlich, da sich das Gewicht in den letzten 12 Monaten nicht veränderte, sich aber gerade in dieser Periode eine signifikante Blutdrucksenkung nachweisen ließ.

Schlußfolgerung

Ein richtig dosiertes, regelmäßiges Ausdauertraining führt bei Hochdruckkranken zu einer Senkung des Ruheblutdrucks, des Blutdrucks während standardisierter Ergometrie und des Blutdrucks nach längeren Ausdauerbelastungen und dürfte für die Therapie der milden Hypertonie von Bedeutung sein, wenn auch die Effekte im Vergleich zu einer medikamentösen Therapie gering ausfallen.

Literatur

1. Blair SN, Goodyear NN, Gibbons LW, Cooper KH (1974) Physical fitness and incidence of hypertension in health normotensive men and women. JAMA 211: 1668
2. Blomquist CG, Saltin B (1986) Cardiovascular adaptations of physical training. Ann Rev Physiol 45: 169
3. Franz IW (1982) Ergometrie bei Hochdruckkranken – Diagnostische und therapeutische Konsequenzen für die Praxis. Springer, Berlin Heidelberg New York
4. Franz IW (1978) Therapie der hypertonen Kreislaufregulationsstörungen bzw. Hypertonie durch dosiertes Training. Schweiz Z Sportmed 3: 117
5. Franz IW, Eismann D, Mellerowicz H (1983) Einfluß von Training und Gewichtsabnahme auf koronare Risikofaktoren. In: Heck H, Hollmann W, Liesen H, Rost R (Hrsg) Sport: Leistung und Gesundheit. Deutscher Ärzteverlag Köln S 373
6. Hanson JS, Nedde WH (1970) Preleminary observations on physical training for hypertensive males. Circ Res 26: 49
7. Johnson W, Grover J (1967) Hemodynamic and metabolic effects of physical training in four patients with essential hypertension. Canad Mes Ass J 96: 842
8. Jokl E, Ball M, Frankel L (1967) Ergometry, exercise and hypertension. In: Mellerowicz H, Hansen G (Hrsg) 2. Int Seminar für Ergometrie (Ergon)
9. Ketelhut R, Franz IW (1985) Zur Wirkung einer akuten und chronischen Ausdauerleistung auf das Blutdruckverhalten bei Hochdruckkranken. In: Franz IW, Mellerowicz H, Noack W (Hrsg) Training und Sport zur Prävention und Rehabilitation in der technisierten Umwelt. Springer, Berlin Heidelberg New York Tokio S 704
10. Lund-Johansen P (1981) Hämodynamik bei der essentiellen Hypertonie in Ruhe und während Ergometrie und deren Beeinflussung durch Diuretika, 6-Rezeptorenblocker und Vasodilatatoren. In: Franz IW (Hrsg) Belastungsblutdruck bei Hockdruckkranken. Springer, Berlin Heidelberg New York S 107
11. Rost R, Hollmann W, Liesen H (1976) Körperliches Training mit Hochdruckkranken, Ziele und Probleme. Herz Kreisl 2: 680
12. Sannerstedt R (1966) Hemodynamic response to exercise in patients with arterial hypertension. Acta Med Scand (Suppl) 180: 458

Untersuchungen zur Masse/Volumen-Relation bei Sportherzhypertrophie

J. Staiger, K. Gharieb, H.-H. Dickhuth und J. Keul

Medizinischen Universitätsklinik Freiburg, Abteilung und Lehrstuhl Leistungsmedizin
(Ärztlicher Direktor: Prof. Dr. J. Keul)

Ergebnisse

Ausdauersport führt zu einer signifikanten Zunahme der linksventrikulären Muskelmasse (MM) auf 219 ± 31 g im Vergleich zu Normalpersonen (150 ± 28 g) ($p < 0,001$). Auch das enddiastolische Volumen (V) war bei Sportlern (80,4 ml/m^2) im Vergleich zu Normalpersonen (64 ± 12 ml/m^2) erhöht ($p < 0,001$). Der Quotient MM/V war bei den Sportlern mit 2,7 g/ml im Vergleich zu Normalpersonen (2,33 g/ml) leicht erhöht. Die Zunahme der Masse/Volumen-Relation ging einher mit einer Zunahme des absoluten Schlagvolumens von 39 ml/m^2 auf 47 ml/m^2. Jedoch bestehen keine Unterschiede zwischen Sportlern und Normalpersonen bzgl. relativem Schlagvolumen/g Herzgewicht (N: 0,6 ml/g – S: 0,58 ml/g).

Schlußfolgerungen

Die Sportherzhypertrophie bei Ausdauersport geht mit einer leichten Zunahme der Masse/Volumen-Relation einher ohne Änderung der systolischen globalen Ventrikelfunktion (AF). Die Muskelmassenzunahme führt zu einer Steigerung des absoluten Schlagvolumens, welche relativ/g Muskelmasse gegenüber untrainierten Normalpersonen jedoch nicht erhöht ist. Dies bedeutet, daß nach dem LaPlaceschen Gesetz die Wandspannung und damit der myokardiale Sauerstoff-Verbrauch bei der Sportherzhypertrophie eher vermindert ist.

Einleitung

In der vorliegenden Untersuchung bei Ausdauersportlern wird geprüft, welche Änderungen der Beziehung von Masse zu Volumen bei der physiologischen Herzhypertrophie des Sportherzens gefunden werden. Änderungen der Masse/Volumen-Beziehung und auch der Funktionsgrößen sind bei Herzhypertrophie zu erwarten.

Material und Methodik

Die Untersuchungen erfolgten bei 49 gesunden untrainierten Probanden (N) sowie bei 14 Ausdauersportlern (S) (Ruderer, Langstreckenläufer). Diese Gruppen wurden mittels T-M-Echokardiographie sowie mittels zweidimensionaler Echokardiographie untersucht. Die linksventrikuläre Muskelmasse wurde nach der Formel von Devereux [1] im T-M-Bild (unter 2-D-Kontrolle) aus Innendurchmesser sowie Wanddicke des linken Herzens ermittelt. Die Werte der T-M-Technik wurden herangezogen, da sie eine höhere Meßgenauigkeit besitzen und die Korrelation zwischen der zweidimensional bestimmten und der eindimensional (unter 2-D-Sichtkontrolle) bestimmten Muskelmasse sich als sehr gut erwies [10] (R = 0,9282).

Zur Bestimmung des Quotienten Muskelmasse/Volumen wurde das enddiastolische Volumen als EDVI nach der Formel von Teichholz [11] ermittelt. Aus beiden Größen wurde der Quotient MM/V als Parameter der Masse/Volumenrelation berechnet.

Als Funktionsgrößen wurde das absolute Schlagvolumen pro Gramm Muskelgewebe (ml/g) berechnet. Die statistische Auswertung erfolgte als Student t-Test für paarige und unpaarige Daten.

Ergebnisse

Im Vergleich zu Normalpersonen (150 ± 28 g) kam es durch Ausdauersport zu einer signifikanten Zunahme der linksventrikulären Muskelmasse (219 ± 31 g) ($p < 0,001$) (Tabelle 1). Das Gesamtherzgewicht, das sich aus der linksventrikulären Muskelmasse berechnen läßt [7], ergibt für die Sportler ein Herzgewicht von 460 ± 66 g, was unterhalb des kritischen Herzgewichtes von 500 g [6] liegt. Bei untrainierten Normalpersonen liegt das Herzgewicht bei 319,4 g ± 58 g.

Sowohl echokardiographisch, als auch im Röntgenherzvolumen kam es zu einer Zunahme der Volumengrößen bei Sportlern, wobei zwischen Röntgenherzvolumen und echokardiographischem Innendurchmesser eine lineare Beziehung gefunden wurde ($p < 0,001$, $r = 0,835$).

Tabelle 1. Auswurffraktion (AF), linksventrikuläre Muskelmasse (MM), enddiastolischer Volumenindex (EDVI) sowie Schlagvolumen-Index (SVI) im Echokardiogramm. RÖHV = röntgenologisches Herzvolumen. HF = Herzfrequenz. N = Normalpersonen. S = Ausdauersportler

		N	S
AF (%)	x̄	61	60
	s	3	4
MM (g)	x̄	150,1	219
	s	27,5	31
EDVI (ml/m^2)	x̄	64,2	80,4
	s	12,4	7,0
SVI (ml)	x	39	47
	s	8	5
RÖHV (ml)	x	803,6	1021,0
	s	108,1	120,7
HF (min^{-1})	x	63,2	57,6
	s	9,1	11,5

Tabelle 2. Masse/Volumenrelation bei Normalpersonen (N) sowie Ausdauersportlern (S). Abkürzungen siehe Tabelle 1

	N	S
MM/EDVI ($g/ml^3/m^2$)	2,34	2,72
SV/MM (ml/g)	0,6	0,58
SV/HV (%)	11,2	12,0
AF echo (%)	61	60

Die Funktionsgrößen ergeben, daß Ausdauersport nicht zu einer Erhöhung der globalen Auswurffraktion führt, während das Schlagvolumen ansteigt (Tabelle 1).

Trotz dieses Anstiegs des Schlagvolumens bei Sportlern zeigt die Betrachtung der relativen Werte (Tabelle 2), daß das Schlagvolumen pro Gramm Muskelgewebe durch Ausdauersport nicht ansteigt (0,58 bzw. 0,6) (Tabelle 1, 2). Auch der Anteil des Schlagvolumens am Röntgenherzvolumen ist mit 12% gegenüber 11,2% bei Normalpersonen nicht wesentlich verändert. Der Quotient Masse/enddiastolisches Volumen zeigt bei Sportlern eine leichte Zunahme auf 2,72 gegenüber 2,34 bei Normalpersonen (Tabelle 2). Diese bei Sportlern gefundene Erhöhung der Masse/Volumen-Relation korreliert im prozentualen Anstieg gut mit der Zunahme des absoluten Schlagvolumens. Dagegen ist die globale Auswurffraktion bei Sportlern nicht gesteigert (Tabelle 2).

Diskussion

Die vorliegenden Ergebnisse zeigen, daß Ausdauersport zu einer Zunahme der linksventrikulären Muskelmasse, zu einer Zunahme des absoluten Schlagvolumens bei unveränderter globaler Ventrikelfunktion sowie unverändertem relativem Schlagvolumen pro Gramm Muskelgewebe führt. Morphologisch findet man eine etwas stärkere Wanddicken-Zunahme im Vergleich zur Zunahme des enddiastolischen Durchmessers. Die Wandspannung und damit der myokardiale Sauerstoffverbrauch wird nach dem LaPlace'schen Gesetz [5] entscheidend durch die Beziehung von Innendurchmesser (Radius) zu Wanddicke und damit von der Beziehung von Masse zu Volumen bestimmt [5, 8]. Das Ergebnis einer leichten Zunahme der Masse/Volumenrelation bei der Sportherzhypertrophie kann danach so interpretiert werden, daß über diese relative Zunahme eine eher verminderte Wandspannung und damit eine Abnahme des myokardialen Sauerstoffverbrauchs bei Sportherzhypertrophie angenommen werden kann. Somit erweist sich die Hypertrophie durch Ausdauersport im Sinne von Linzbach [6] insofern als „harmonisch", als die Zunahme der Muskelmasse mit einer gleichsinnigen Zunahme des absoluten Schlagvolumens einhergeht, während das gewichtsbezogene relative Schlagvolumen (SV/g Muskelgewebe) gleich bleibt. Entsprechend ist auch die globale Ventrikelfunktion bei Sportlern nicht erhöht im Vergleich zu Untrainierten (Tabelle 1). Ein gleichsinniges Ergebnis zeigt sich, wenn man den Anteil des Schlagvolumens am Röntgenherzvolumen betrachtet. Hier wird allgemein ein Normalwert von 11–14% angenommen, welcher auch bei der Sportherzhypertrophie nicht verändert wird (Tabelle 2). Somit führt die Zunahme der Herzgröße und der Muskelmasse durch Sport zu

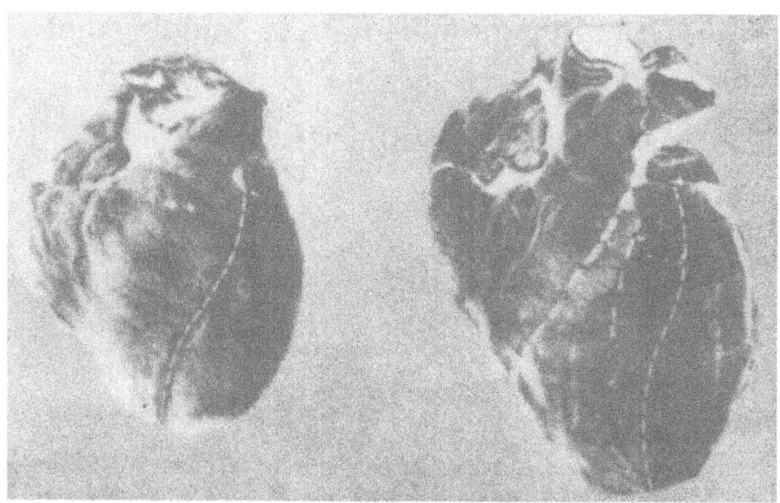

Abb. 1. Pathologisch-anatomischer Befund eines Sportherzens („Leistungsherz" eines 21jährigen Berufsboxers). Die Abbildung stammt aus einer Arbeit von Kirch [4]

einer gleich ausgeprägten Zunahme des absoluten Schlagvolumens bei Konstanz der globalen Ventrikelfunktion.

Die von der Messung der linksventrikulären Muskelmasse kalkulierten Herzgewichte bei Normalpersonen und Sportlern stehen in guter Übereinstimmung mit Autopsieergebnissen [4, 10]. Diese Übereinstimmung gilt sowohl für Herzgesunde als auch für die Gruppe der ausdauertrainierten Sportler. Es zeigt sich, daß das kritische Herzgewicht von 500 g bei der Sportherzhypertrophie Abb. 1 mit einem Mittelwert von 465,9 ± 66 g nicht signifikant überschritten wird.

Literatur

1. Devereux RB, Reichek N (1977) Echocardiographic determination at left ventricular mass in men. Circulation 55: 613
2. Feigenbaum H (1986, 4. Auflage) Echocardiography. Lea a Febiger, Philadelphia
3. Grant C, Green DG, Bunnel IL, (1965) Left ventricular enlargement and hypertrophy: A clinical and angiocardiographic study. Amer J Med 39: 895
4. Kirch E (1936): Herzkräftigung und echte Herzhypertrophie durch Sport. Z Kreislaufforschg 28: 893
5. Laplace PS: Théorie de l'action capillaire. In: Traité de mécanique celeste, Suppl X, Paria, Coarcien 1806
6. Linzbach J (1958) Herzhypertrophie und kritisches Herzgewicht. Klin Wschr 26: 459
7. Roessle RF, Roulet (1932Maß und Zahl in der Pathologie. Verlag von Julius Springer, Berlin Wien
8. Sandler H, Dodge HT (1963) Left ventricular tension and stress in man. Circ Res 13: 91
9. Strauer BE (1979) Das Hochdruckherz. Springer Verlag
10. Staiger J, Pauer A, Keul J (1987) Intravitale Bestimmung des Herzgewichtes bei Hypertrophie im Vergleich zu Autopsie-Ergebnissen. Archiv Patholog im Druck
11. Teichholz LE, Kreulen T, Herman MV, Golin R (1976) Problems in echocardiographic volume determinations: echocardiographic correlations in the presence or absence of asynergy. Amer J Cardiol 37: 7

Zur Kreislaufreaktion beim Body-Building und Fitneßtraining

F. Beuker, Th. Stemper, A. Baumeister und A. Frings

Abt. Sportmedizin des Instituts für Sportwissenschaft der Universität Düsseldorf
(Leiter: Prof. Dr. med. F. Beuker)

Einleitung

Während die Verbesserung der Krafteigenschaften durch regelmäßiges Krafttraining selbstverständlich und auch gut nachweisbar ist, sind Informationen über die Herzkreislaufreaktionen spärlich und stammen meist nicht aus der direkten Beobachtung des Trainierenden in seinen spezifischen Umständen.

Methode

In einem Fitneßstudio wurde an 13 Frauen im Alter von 30–50 Jahren und 13 Männern im Alter von 35–49 Lebensjahren das Verhalten der Pulsfrequenzen bei leichtem Body-Building bzw. Fitneßtraining an gleichen Geräten und identischen Übungsprogrammen telemetriert. Die Probanden hatten bereits durchschnittlich zwischen fünf Monaten und einem Jahr trainiert; 60% der Probanden trainierten 2× pro Woche, die restlichen 3× pro Woche und mehr. Die Übungszeit betrug etwa 90 min. Das Trainingsprogramm umfaßte 9–11 allgemeine Übungen (Hollmann und Hettinger), d. h. Übungen, die mehr als Trainingsintensität lag im Bereich von 50–70% der Maximalleistung ausgehend von einem Anfangstest an den jeweiligen Geräten. Die Methodik des Maximalkrafttests wurde an die von H. und M. Letzelter (1986) vorgeschlagenen Tests angelehnt.

Die Registrierung der Herzfrequenz erfolgte telemetrisch mit dem von POLAR-ELECTRO konzipierten Gerät, das die Plusfrequenzen in 5-sec-Intervallen speichert. Die Frequenzen werden im Vergleich zur aeroben und anaeroben Schwelle für Ausdauerbelastungen ausgedruckt, die im Gerät gespeichert sind (220 - Alter = Max., 85% Max. = anaerobe-, 70% Max. = aerobe Schwelle).

Ergebnisse und Diskussion

Bei den weiblichen Probanden lassen sich zwei verschiedene Reaktionsgruppen unterscheiden. Bei der ersten Gruppe liegt die Herzfrequenz über 100 % der Übungszeit unterhalb der jeweiligen effektiven Mindesttrainingspulsschwelle (Abb. 1). Die Belastungsintensität beträgt im Durchschnitt unter 50% ($\times$ = 49,17%). Demgegenüber weisen die Probanden der zweiten Gruppe eine wesentlich höhere

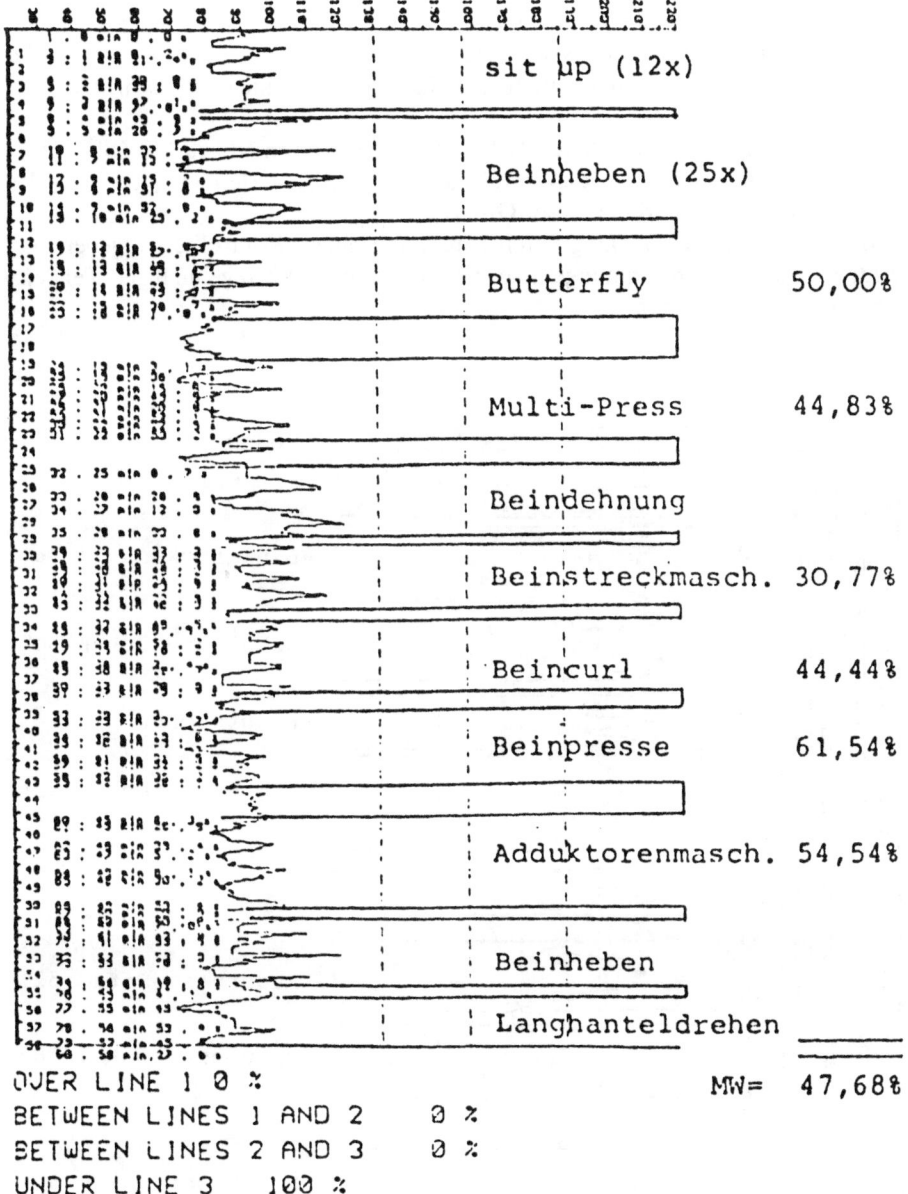

Abb. 1. Pulsfrequenzkurve bei Body-Building (weibl., 36 Jahre, 90)

Herzfrequenz auf, die mit über 31% in den als aerobe ausgewiesenen Bereich reicht. Sämtliche Probanden dieser Gruppe zeigen eine Belastungsintensität von ca. 50% (52–73%; $\times = 59,85\%$) der Maximalleistung.

In ähnlicher Weise ist auch bei den Männern die Pulsfrequenz von der Belastungsintensität abhängig. Bei einer Belastungsintensität von 55% im Durchschnitt aller

Übungen (50–64%) wird eine maximale Pulsfrequenz von 174 Schlägen pro Minute erreicht. Insgesamt führt dieses Training nur mit etwa 39% über die hypothetische Schwelle, während 61% der Übungszeit diese Schwelle nicht überschritten wird (Abb. 2).

Ein Training mit einer äußeren Belastungsintensität von 60,2% (55–68%) führt zu 83% der Übungszeit in den aerob gekennzeichneten Bereich; nur 15% der Übungszeit liegen unterhalb dieser Grenze.

Beim Vergleich der Anfangsuntersuchung mit einem Kontrolltest ergeben sich weitgehende Übereinstimmungen, so daß m. E. von einer regelmäßigen Tendenz gesprochen werden kann.

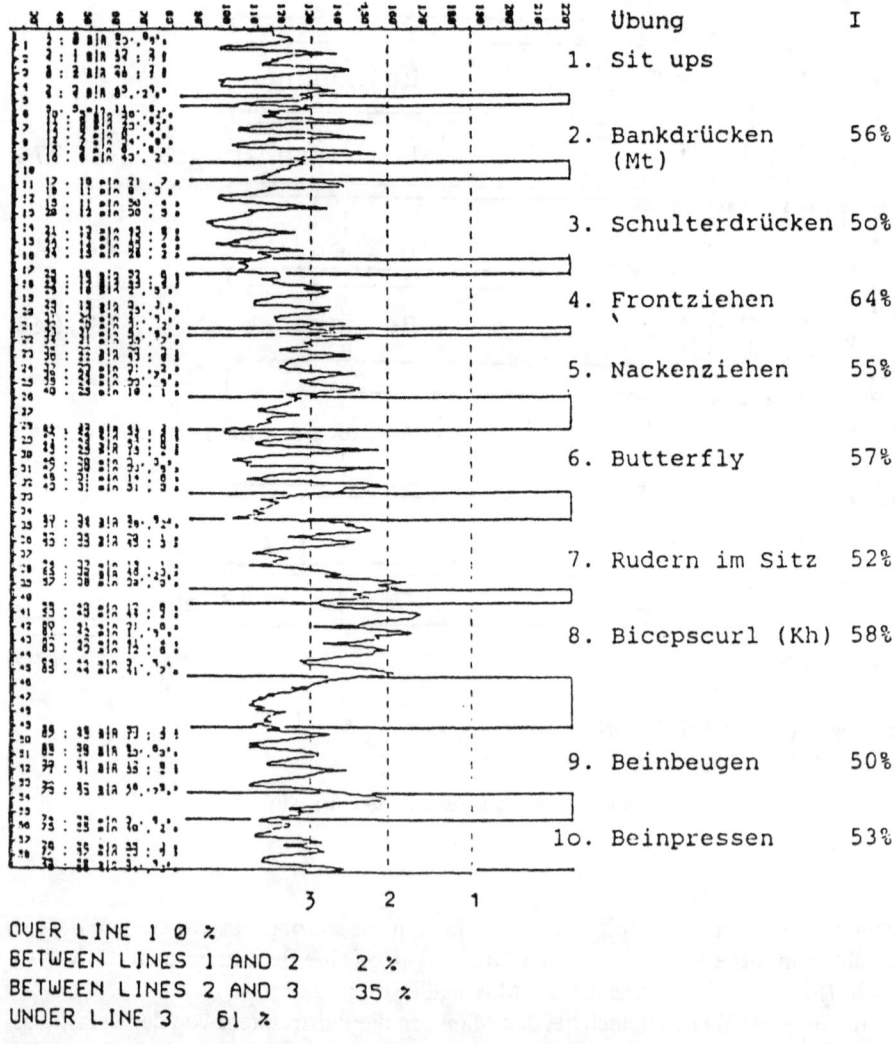

Abb. 2. Pulsfrequenzkurve bei Body-Building (männl., 35 Jahre, 90)

Gegenüber Fitneßsportlern zeigen Pulskurven von ehemaligen Hardcore-Athleten keine wesentlichen Unterschiede; so trainiert ein 35jähriger ehemaliger Athlet mit 61% der Übungszeit ebenfalls in einem Bereich, der bei Ausdauersportarten als effektiv gilt (Abb. 3).

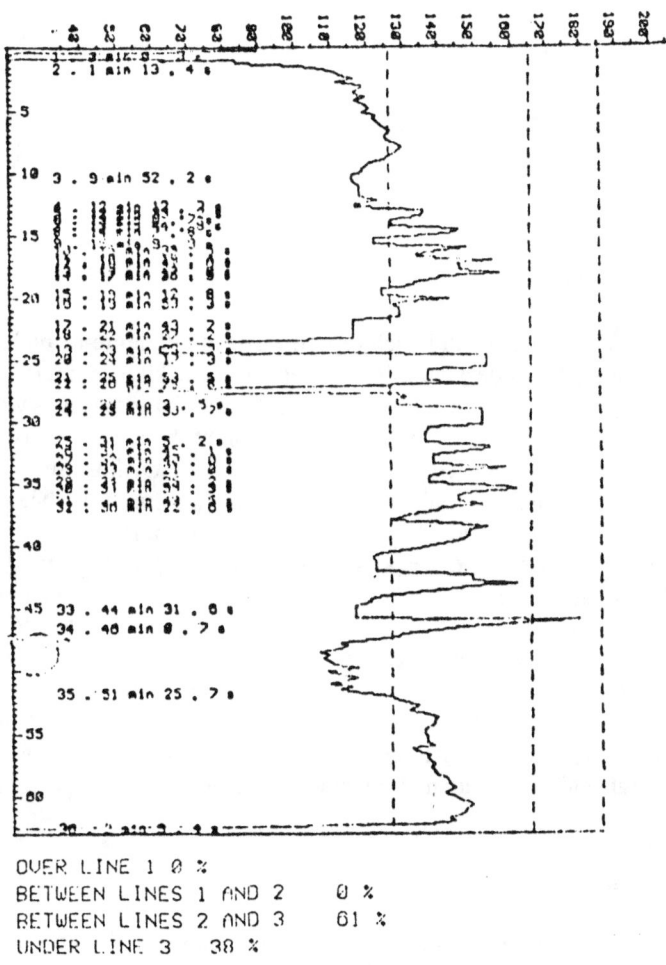

Abb. 3. Pulsfrequenzkurve bei ehemaligem Hard-core – Body-Builder (männl., 37 Jahre, 60) während der Trainingsbelastung

Literatur

1. Hollmann W, Hettinger Th. (1980) Sportmedizin – Arbeits- und Trainingsgrundlagen. Schattauer Verlag Stuttgart
2. Israel S, Kuppardt H, Gottschalk K, Neumann G, Böhme P (1974) Die submaximale Herzfrequenz als leistungsdiagnostische Kenngröße. Sport XIV, 10: 207–304
3. Letzelter M und H (1986) Krafttraining, Rowohlt Verlag, Rheinbek bei Hamburg

Ausdauertraining als Behandlung der orthostatischen Dysregulation?

B. Semenitz, H. Hörtnagl, H. Baumgartner und E. Raas

Institut für Sport- und Kreislaufmedizin, Institut für biochemische Pharmakologie Universität Innsbruck

Einleitung

Für eine Vielzahl von Beschwerden wird vom Patienten eine Hypotonie verantwortlich gemacht. Die Hypotonie ist jedoch nicht klar definiert. Erst wenn der Perfusionsdruck soweit absinkt, daß die Durchblutung lebenswichtiger Organe nicht mehr aufrechterhalten werden kann, kommt es zu einer Einschränkung der Organfunktionen [1]. Im Gegensatz dazu treten bei Orthostase ausgeprägte kurzfristige Blutdruckabfälle vor allem dann auf, wenn aufgrund der beeinträchtigten Funktion der Regelkreise eine adäquate Blutdruckanpassung nicht mehr gewährleistet ist [2]. Demnach bringt in der Praxis meist nicht die Hypotonie, sondern die orthostatische Dysregulation Probleme mit sich, auch wenn die geklagten Beschwerden nicht immer auf eine meßbare Störung zurückzuführen sind. Dabei werden einerseits häufig Beschwerden angegeben, wie sie auch bei einem Trainingsmangel zu beobachten sind, andererseits fällt auf, daß ein Großteil dieses Patienteguts körperlich inaktiv ist. Wir haben deshalb retrospektiv die Leistungsfähigkeit und die Orthostase-Regulation von Patienten mit sogenannten orthostatischen Beschwerden im Vergleich zu gesunden Probanden untersucht.

Methodik

Bei allen Patienten wurden neben einer entsprechenden klinischen Untersuchung ein Schellong-Test [3] und eine symptomlimitierte stufenweise Ergometrie [4] durchgeführt. Von den Patienten mit orthostatischer Dysregulation im Orthostasetest wurden nur jene weiter ausgewertet, bei denen der Frequenzanstieg mehr als 30/min bzw. die Änderung des systolischen Blutdrucks mehr als 20 mmHg betrug. Alle Patienten gaben eine Schwindelneigung an. Die häufigsten weiteren Beschwerden waren Dyskardien (45%), subjektiv empfundene Rhythmusstörungen (28%), Leistungsschwäche (26%) und Synkopen (21%). Die Trainingsanamnese zeigt eine auffallende Inaktivität des Patientenguts. Hinweise für neurologische Erkrankungen, Stoffwechselstörungen oder Infekte lagen in keinem Fall vor. Dem Kollektiv von 150 Patienten im Alter von 34 ± 13 Jahren stellten wir eine Gruppe von 33 Probanden gleichen Alters ohne Beschwerden und einer wöchentlichen Ausdauertrainingszeit von durchschnittlich 6 Stunden gegenüber.

Tabelle 1

Klassifikation nach dem Thulesius-Schema		Normale Reaktion	Hypertone Reaktion	Sympathotone Reaktion
Anzahl	Probanden ohne Beschwerden	19	8	6
	Patienten mit Beschwerden	33	18	26
Herzfrequenz in Ruhe	Probanden ohne Beschwerden	68 ± 13	66 ± 20	67 ± 12
		N.S.	N.S.	N.S.
	Patienten mit Beschwerden	63 ± 10	‚67 ± 11	70 ± 13
Blutdruck systolisch in Ruhe (mm HG)	Probanden ohne Beschwerden	129 ± 11	119 ± 15	118 ± 12
		N.S.	N.S.	N.S.
	Patienten mit Beschwerden	124 ± 15	125 ± 17	123 ± 17
Blutdruck diastolisch in Ruhe (mmHg)	Probanden ohne Beschwerden	78 ± 7	76 ± 11	73 ± 12
		N.S.	N.S.	N.S.
	Patienten mit Beschwerden	82 ± 9	84 ± 12	80 ± 10
Differenz Herzfrequenz im Stehen	Probanden ohne Beschwerden	16 ± 6	22 ± 8	31 ± 14
		N.S.	*	N.S.
	Patienten mit Beschwerden	16 ± 8	33 ± 11	36 ± 9
Differenz Blutdruck systolisch im Stehen (mmHg)	Probanden ohne Beschwerden	−1 ± 8	15 ± 5	−14 ± 7
		N.S.	N.S.	N.S.
	Patienten mit Beschwerden	0,3 ± 7	12 ± 18	−15 ± 12
Leistungsfähigkeit (Ergometrie) (% der Norm)	Probanden ohne Beschwerden	122 ± 19	123 ± 20	110 ± 12
		**	***	*
	Patienten mit Beschwerden	105 ± 17	99 ± 11	92 ± 19

Ergebnisse

Die Ergebnisse sind in Tabelle 1 aufgelistet. Die Gruppen unterschieden sich bezüglich der Herzfrequenz, der systolischen und diastolischen Blutdruckwerte in Ruhe, sowie der maximalen Herzfrequenz- und Blutdruckdifferenz, mit Ausnahme der hyperton Reagierenden nicht voneinander. Die Leistungsfähigkeit war bei allen Patientengruppen mit Beschwerden signifikant geringer als die der jeweiligen beschwerdenfreien Probanden, Patienten mit sympathotoner Hypotonie waren gegenüber Patienten mit denselben Beschwerden, aber einer normalen Orthostaseregulation weniger leistungsfähig.

Diskussion

Beschwerden des orthostatischen Symptomenkomplexes finden sich auch bei Patienten ohne meßbare Störungen [1]. Andererseits gibt es offenbar Gesunde mit einer ausgeprägten orthostatischen Dysregulation ohne daß Beschwerden, weder in Anamnese noch während des Orthostasetests auftreten.

Alle Patienten mit Beschwerden waren unabhängig vom Ergebnis des Orthostasetests in der Ergometrie weniger leistungsfähig als die jeweiligen Probanden ohne Beschwerden, so daß zumindest ein Teil der Beschwerden auf einen Trainingsmangel zurückgeführt werden kann, umso mehr, als gerade diese oder ähnliche Beschwerden auch bei einem Trainingsmangel auftreten können.

Eine Verbesserung des Trainingsmangels bzw. eine Steigerung der Leistungsfähigkeit ist, nach den Erkenntnissen der medizinischen Trainingslehre [5, 6] nur durch Ausdauertraining zu erwarten. Hierfür ist eine exakte Verordnung des Ausdauertrainings erforderlich, d. h., der Patient muß bezüglich der Art, der Intensität und der Dosierung der körperlichen Belastung genau unterwiesen und in entsprechenden Abständen kontrolliert werden [6, 7].

Mit dem Training ist durch die laufende Beanspruchung der Regelkreise eine Verbesserung der Kreislaufanpassung zu erzielen. Dies erscheint uns wesentlich sinnvoller, als diese Regelkreise durch Medikamente zu entlasten.

Tatsächlich konnten wir bei einer Gruppe von 13 hyperton regulierenden Patienten mit Beschwerden durch ein 3monatiges Ausdauertraining sowohl eine Verbesserung der Beschwerden als auch der orthostatischen Dysregulation feststellen [6, 7].

In wieweit damit auch Erfolge bei sympathoton hypoton reagierenden Patienten zu erreichen sind, soll eine prospektive Studie klären.

Literatur

1. Rau G (1978) Blutdruckregulationsstörungen – Diagnostik und Therapie. Sandorama 4: 7–8
2. Rieckert H (1979) Hypotonie. Physiologie, Pathophysiologie und Therapie der orthostatischen Dysregulation. Springer Verlag, Berlin
3. Thulesius O, Ferner U (1971) Diagnose der orthostatischen Hypotonie. Zeitschrift für Kreislaufforschung 61: 742–754.
4. Arbeitsgemeinschaft für Ergometrie der Österr. Kardiolog. Ges. (1978) Empfehlungen für eine standardisierte Ergometrie. Österr. Ärzteztg 33: 333–344.
5. Haber P (1986) Medizinische Trainingslehre. Österreichisches Journal für Sportmedizin 16/2: 12–17.
6. Hörtnagl H, Baumgartner H, Semenitz B, Pfister R (1986) Gezieltes Training als therapeutisches Mittel in der Behandlung der Hyper- und Hypotonie. Wiener klinische Wochenschrift 98: 652–658
7. Hörtnagl H, Baumgartner H, Semenitz B (im Druck) Sport als therapeutisches Mittel am Beispiel der Grenzwerthypertonie. In: Berner P, Zapotoczky K (hrsg). Neue Wege im Gesundheitswesen II. Veritas Linz

V. Stoffwechsel

Vergleichende Untersuchungen zu Veränderungen der Lipoproteine und Apolipoproteine bei Frauen und Männern unterschiedlichen Trainingszustandes*

B. Friedmann und W. Kindermann

Abt. Sport- und Leistungsmedizin der Universität des Saarlandes, Saarbrücken
(Leiter: Prof. Dr. med. W. Kindermann)

Einleitung

Während für das männliche Geschlecht genügend Hinweise dafür bestehen, daß regelmäßiges Ausdauertraining insbesondere infolge einer Zunahme des HDL-Cholesterins günstige Veränderungen des Lipoproteinmusters in Hinblick auf Atherogenität bewirkt, existieren unterschiedliche Befunde für das weibliche Geschlecht. Es wird sowohl über ähnliche Veränderungen wie beim männlichen Geschlecht [1, 5, 14, 17] als auch über insignifikante Veränderungen berichtet [2, 6, 13]. Zusätzlich konnte in einigen Studien – ebenfalls überwiegend bei Männern – eine von der Ausdauerleistungsfähigkeit abhängige Konzentrationszunahme von Apo A_1 beobachtet werden [7,9,10]. In der vorliegenden Studie wurde untersucht, inwieweit geschlechtsspezifische Unterschiede hinsichtlich der Auswirkungen eines regelmäßigen Ausdauertrainings auf Lipo- und Apolipoproteine bestehen.

Untersuchungsgut und Methodik

Jeweils 24 gesunde, sportlich aktive Frauen und Männern wurden aufgrund ihrer Trainingsanamnese je zur Hälfte einer nicht ausdauertrainierten (N) und einer ausdauertrainierten Gruppe (A) zugeteilt (Normalpersonen, Alter [Jahre] und VO_2 max. [$ml \cdot min^{-1} \cdot kg^{-1}$]: N ♀ 21.6/51.4, N ♂ 25.2/55.1, A ♀ 29.3/59.4, A ♂ 29.3/65.1). Als ausdauertrainiert wurden Athleten/-innen bezeichnet, die mindestens 4mal wöchentlich ein Ausdauertraining absolvierten und dabei mindestens 50 km Dauerlauf zurücklegten.

Alle Probanden/-innen führten eine stufenweise ansteigende Laufbandbelastung zur Bestimmung der individuellen anaeroben Schwelle (IAS) als Maß für die Ausdauerleistungsfähigkeit durch [15]. Im morgendlichen Nüchternserum wurden Triglyceride, Gesamt-, HDL- und LDL-Cholesterin, HDL, LDL, Apo A_1, Apo A_2 und Apo B bestimmt sowie die Quotienten HDL-/Gesamt-Cholesterin (%), LDL/HDL, Apo A_1/Apo A_2 und Apo B/Apo A_1 berechnet. Triglyceride und Cholesterin wurden enzymatisch, die Lipoproteine mit Hilfe der quantitativen Elektrophorese [16] und die Apolipoproteine durch radiale Immundiffusion bestimmt. Die Lipo- und Apolipoproteine wurden mit der Sauerstoffaufnahme an der IAS ($\dot{V}O_2IAS$) in

---

* Mit Unterstützung des Bundesinstitutes für Sportwissenschaft Köln

Beziehung gesetzt, wobei dieser untersuchte Parameter der $\dot{V}O_2$ max. vorgezogen wurde, um eine Beeinflussung der Befunde durch unterschiedliche Ausbelastung zu vermeiden.

Für alle Daten wurden Mittelwerte ± Standardabweichungen berechnet. Die Prüfung auf signifikante Unterschiede zwischen Frauen und Männern gleichen Trainingszustandes sowie zwischen unterschiedlich ausdauertrainierten Probanden/-innen gleichen Geschlechts erfolgte mit dem Student-t-Test für unverbundene Stichproben. Die Untersuchung auf Wechselbeziehungen wurde mittels linearer Regressionsanalyse durchgeführt. Unterschiede mit $p < 0,05$ wurden als signifikant bezeichnet.

Ergebnisse

Für Triglyceride und Gesamt-Cholesterin bestanden keinerlei signifikante Unterschiede zwischen den einzelnen Gruppen. Beim Vergleich N/A konnten signifikante Unterschiede nur zwischen den beiden Männergruppen festgestellt werden: Für HDL-Cholesterin, Apo A_1 und Apo A_2 fanden sich bei A jeweils signifikant höhere

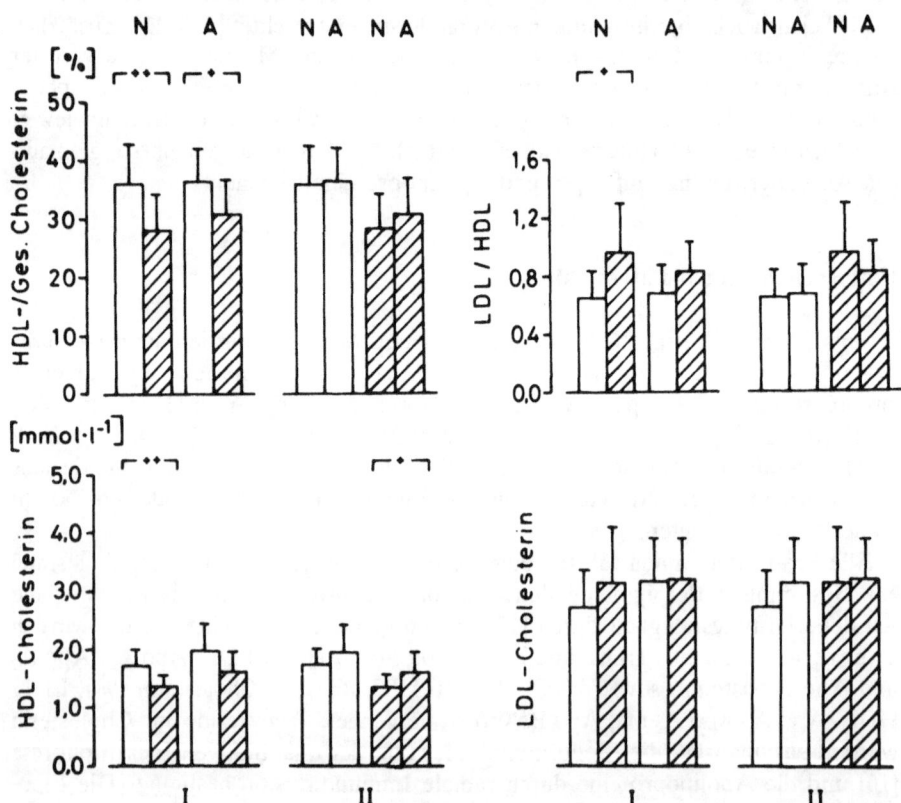

Abb. 1. Verhalten von HDL- und LDL-Cholesterin sowie von HDL-Gesamtcholesterin und LDL/HDL bei Frauen und Männern gleicher (I) und unterschiedlicher Trainiertheit (II). N = nicht ausdauertrainiert; A = ausdauertrainiert. Statistik: $+ = p < 0,05$; $++ = p < 0,01$

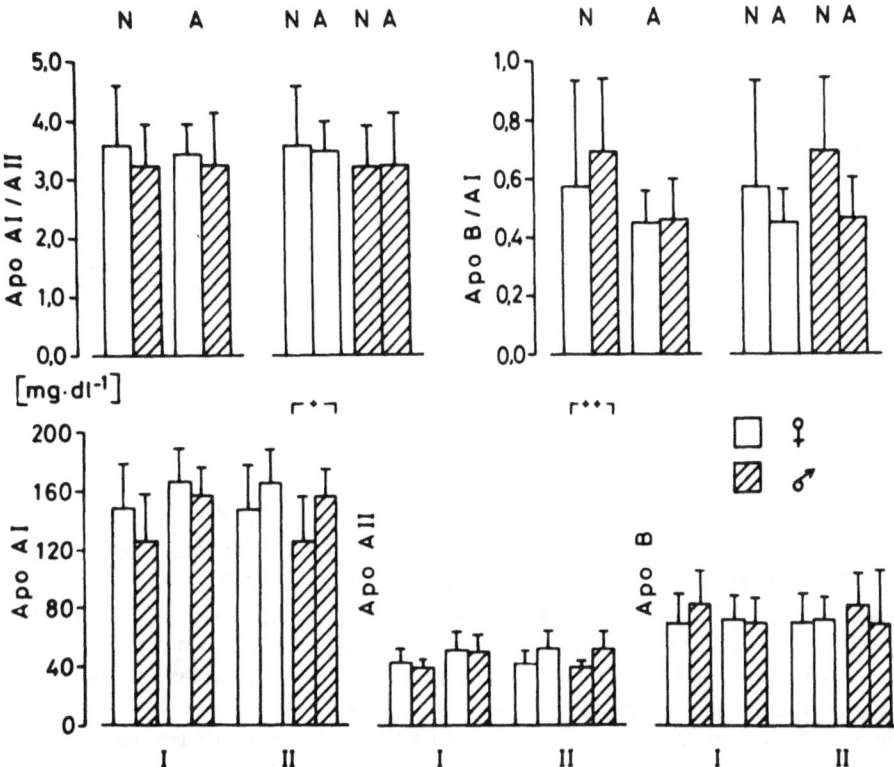

Abb. 2. Verhalten der Apolipoproteine sowie von Apo A_I/A_{II} und Apo B/A_I bei Frauen und Männern gleicher (I) und unterschiedlicher Trainiertheit (II). N = nicht ausdauertrainiert; A = ausdauertrainiert Statistik: + = $p < 0,05$; + + = $p < 0,01$

Konzentrationen als bei N. Bei den Frauen waren diese Unterschiede geringer und lediglich tendenziell nachweisbar (Abb. 1, 2). Beim geschlechtsspezifischen Vergleich zwischen Frauen und Männern gleichen Trainingszustandes lagen bei untrainierten Frauen HDL-Cholesterin höher und LDL/HDL niedriger als bei untrainierten Männern. Beim Vergleich zwischen trainierten Frauen und Männern fanden sich nur noch tendenzielle Unterschiede (Abb. 1).

Bei der Regressionsanalyse ergaben sich signifikant positive Korrelationen mit $\dot{V}O_2$ IAS für HDL-Cholesterin und Apo A_2 bei beiden Geschlechtern sowie für Apo A_1 nur bei Männern. Ferner korrelierte allein bei den Männern Apo B/Apo A_1 signifikant negativ mit $\dot{V}O_2$IAS. LDL/HDL verhielt sich sogar kontrovers; während der Quotient bei Frauen positiv mit $\dot{V}O_2$ IAS korrelierte, fand sich bei Männern die erwartete negative Korrelation, wobei das Signifikanzniveau nur knapp verfehlt wurde (Tabelle 1).

Diskussion

Bei den Männern konnte die mehrfach in der Literatur [7, 9, 10] beachriebene Zunahme von HDL-Cholesterin und Apo A_1 in Abhängigkeit von der Ausdauerlei-

Tabelle 1. Korrelationskoeffizienten zwischen Lipo- und Apolipoproteinen und $\dot{V}O_2IAS$

$\dot{V}O_2IAS$	♀		♂	
Lipoproteine bzw. Apoliproproteine	r	p	r	p
HDL-Cholesterin	0,438	<0,05	0,536	<0,01
LDL-Cholesterin	0,553	<0,01	-0,068	ns
HDL-Gesamtcholesterin	-0,088	ns	0,345	ns
LDL/HDL	0,169	ns	-0,401	ns
Apo A_1	0,328	ns	0,630	<0,01
Apo A_2	0,502	<0,05	0,689	<0,001
Apo B	-0,063	ns	-0,367	ns
Apo A_1/Apo A_2	0,289	ns	-0,061	ns
Apo B/Apo A_1	-0,201	ns	-0,590	<0,05

stungsfähigkeit bestätigt werden. Zusätzlich konnten auch signifikant höhere Apo A_2-Konzentrationen nachgewiesen werden. Da der Quotient Apo A_1/Apo A_2, der indirekt Aussagen über das Verhältnis HDL_2/HDL_3 zuläßt [3, 11], keine Veränderung zeigte, kann gefolgert werden, daß die HDL-Cholesterin-Vermehrung nicht nur die gefäßprotektive HDL_2-Subfraktion betrifft [8, 9, 12], sondern daß auch der HDL_3-Anteil zunimmt. Bei den Frauen hingegen korrelierte von den Apolipoproteinen allein Apo A_2 signifikant positiv mit $\dot{V}O_2IAS$, so daß daraus sogar auf eine verhältnismäßig größere Zunahme von HDL_3 gegenüber HDL_2 geschlossen werden kann. Die überraschend positive Korrelation zwischen LDL-Cholesterin von $\dot{V}O_2IAS$ bei den untersuchten Frauen beeinflußte wesentlich den Quotienten LDL/HDL, der sich in Abhängigkeit von $\dot{V}O_2IAS$ bei den Männern deutlich günstiger verhielt. Zusammen mit dem ebenfalls günstigeren Verhalten von Apo B/Apo A_1 verändern sich die Lipo- und Apolipoproteine mit zunehmender Trainiertheit bei Männern deutlicher als bei Frauen. Regelmäßiges Ausdauertraining scheint die primär vorhandenen geschlechtsspezifischen Unterschiede [4] im Fettstoffwechsel zu verringern.

Literatur

1. Berg A, Keul J (1983) Frauen im Leistungssport. Belastbarkeit und Anpassungsfähigkeit des weiblichen Organismus. In: Heck H, Hollmann W, Liesen H, Rost R (Hrsg) Sport: Leistung und Gesundheit. Kongreßband Dtsch Sportärztekongreß (1982) Köln 435–456
2. Brownell KD, Bachorik PS, Ayerle RS (1982) Changes in plasma lipid and lipoprotein levels in men and women after a program of moderate exercise. Circulation 65: 477–484
3. Cheung MC, Albers JJ (1977) The measurement of apolipoprotein A I and A II levels in men and women by immunoassay. J Clin Invest 60: 43–50
4. Deconder-Decoopman E, Fievet-Desreumaux C, Campos E, Moulin S, Dewailly P, Sezille G, Jaillard J (1980) Plasma levels of VLDL- and LDL-cholesterol, triglycerides and apoproteins B and A_1 in a healthy population. Atherosclerosis 37: 559–568
5. Farrell PA, Barboriak J (1980) The time course of alterations in plasma lipid and lipoprotein concentrations during eight weeks of endurance training. Atherosclerosis 37: 231–238

6. Frea MAB, Doerr BM, Laubach LL, Mann BL, Glueck CJ (1982) Exercise does not change high-density lipoprotein cholesterol in women after ten weeks of training. Metabolism 31: 1142–1146
7. Kiens B, Jörgensen I, Lewis S, Jensen G, Lithell H, Vessby B, Hoe S, Schnohr P (1980) Increased plasma-HDL-cholesterol and apo A_1 in sedentary middle-aged men after physical conditioning. Eur J Clin Invest 10: 203–209
8. Krauss RM, Lindgren FT, Wood PD, Haskell WL, Albers JJ, Cheung MC (1977) Differential increases in plasma high density lipoprotein subfractions and apolipoproteins (Apo-Lp) in runners. Circulation 56: III–4
9. Kullmer T, Kindermann W (1985) Apolipoproteine und Lipoproteine bei unterschiedlicher körperlicher Aktivität und Leistungsfähigkeit. Klin Wschr 63: 1102–1109
10. Lehtonen A, Viikari J, Ehnholm C (1979) The effect of exercise on high density (HDL) lipoprotein apoproteins. Acta Physiol Scand 106: 487–488
11. Mertz DP, Göhmann E, Ostertag J (1981) Differentialeinsatz von Apolipoproteinen und Lipoproteinen als Diskriminatoren für ein atherogenes Risiko. Med Welt 32: 1611–1615
12. Miller NE, Rao S, Lewis B, Bjørsvik G, Myhre K, Mjøs OD (1979) High-density lipoprotein and physical activity. Lancet I: 111
13. Moll ME, Williams RS, Lester RM, Quarfordt SH, Wallace AG (1979) Cholesterol metabolism in non-obese women. Atherosclerosis 34: 159-166
14. Moore CE, Hartung GH, Mitchell RE, Kappus CM, Hinderlitter J (1983) The relationship of exercise and diet on high-density lipoprotein cholesterol levels in women. Metabolism 32: 189–195
15. Stegmann H, Kindermann W, Schnabel A (1981) Lactate kinetics and individual anaerobic threshold. Int J Sports Med 2: 160–165
16. Wieland H, Seidel D (1978) Fortschritte in der Analytik des Lipoproteinmusters. Inn Med 5: 290–300
17. Wood PD, Haskell WL, Stern MP, Lewis S, Perry C (1977) Plasma lipoprotein distributions in male and female runners. Ann N Y Acad Sci 301: 748–763

Fettmetabolismus bei Frauen und Männern gleichen Trainingszustandes bei Ausdauerbelastungen*

B. Friedmann und W. Kindermann

Abt. Sport- und Leistungsmedizin der Universität des Saarlandes, Saarbrücken
(Leiter: Prof. Dr. med. W. Kindermann)

Einleitung

Seitdem in den letzten 10–15 Jahren zunehmend Ausdauersportarten in das internationale Wettkampfprogramm der Frauen aufgenommen wurden und Langstreckenwettbewerbe immer mehr weibliche Anhänger fanden, ist in diesen Disziplinen eine nahezu explosionsartige Leistungsentwicklung eingetreten. Die Frage, ob eine bessere Nutzung des Fettmetabolismus als Energiequelle eine Erklärung für die für viele überraschend guten Ausdauerleistungen der Frauen sein könnte, wird in der Literatur in den wenigen vorliegenden Untersuchungen kontrovers diskutiert. In dieser Studie wurden sowohl nicht ausdauertrainierte als auch ausdauertrainierte Frauen und Männer im Hinblick auf mögliche Unterschiede im Fettstoffwechsel während einer erschöpfenden Ausdauerbelastung unter standardisierten Laborbedingungen untersucht.

Untersuchungsgut und Methodik

Jeweils 24 gesunde, sportlich aktive Frauen und Männer wurden aufgrund ihrer Tainingsanamnese je zur Hälfte einer nicht ausdauertrainierten (N) und einer ausdauertrainierten Gruppe (A) zugeteilt (Alter [Jahre] und $\dot{V}O_2$max. [$ml \cdot min^{-1} \cdot kg$]: N ♀ 21.6/51.4, N ♂ 25.2/55.1, A ♀ 29.3/59.4, A ♂ 29.3/65.1). Alle Probanden/-innen führten vormittags zwischen 8.00 und 12.00 Uhr im Nüchternzustand eine erschöpfende Ausdauerbelastung auf dem Laufband (5% Steigung) im Bereich der individuellen anaeroben Schwelle (IAS, 15) durch. Laktat und Glukose wurden im arterialisierten Kapillarblut des hyperämisierten Ohrläppchens in Ruhe, nach jeweils 4,5 min sowie in der 3. und 6. min der Erholungsphase enzymatisch bestimmt. Venöse Blutentnahmen erfolgten in Ruhe, nach jeweils 25 min und in der 6. min der Erholungsphase zur Bestimmung der freien Fettsäuren (FFS) mittels autophotometrischer Titration [12] und enzymatischer Messung von Glycerin (G).

Für alle Daten wurden Mittelwerte ± Standardabweichungen berechnet. Die Prüfung auf signifikante Unterschiede zwischen Frauen und Männern gleichen

---

* Mit Unterstützung des Bundesinstitutes für Sportwissenschaft Köln

Trainingszustandes bzw. zwischen unterschiedlich ausdauertrainierten Probanden/innen gleichen Geschlechts erfolgte mit dem Student-t-Test für unverbundene Stichproben.

Ergebnisse

Leistungs- und Belastungsparameter an der IAS sind in Tabelle 1 dargestellt. Für G und FFS waren zu keinem Abnahmezeitpunkt geschlechtsspezifische Unterschiede nachweisbar. Hingegen lag G bei beiden Geschlechtern unter Belastung und in der Erholungsphase bei A um das 1,5–2fache höher als bei N (Abb. 1). Der FFS/G-Quotient lag bei N bei den Frauen bis zu 60% höher alb bei den Männern, während bei A der Quotient bei den Männern bis zu 40% höher war. Die Unterschiede zwischen Frauen und Männern waren nur zum Teil signifikant. Beim Vergleich N/A fanden sich zu allen Zeitpunkten während Belastung und in der Erholungsphase höhere FFS/G-Quotienten bei N (Abb. 1).

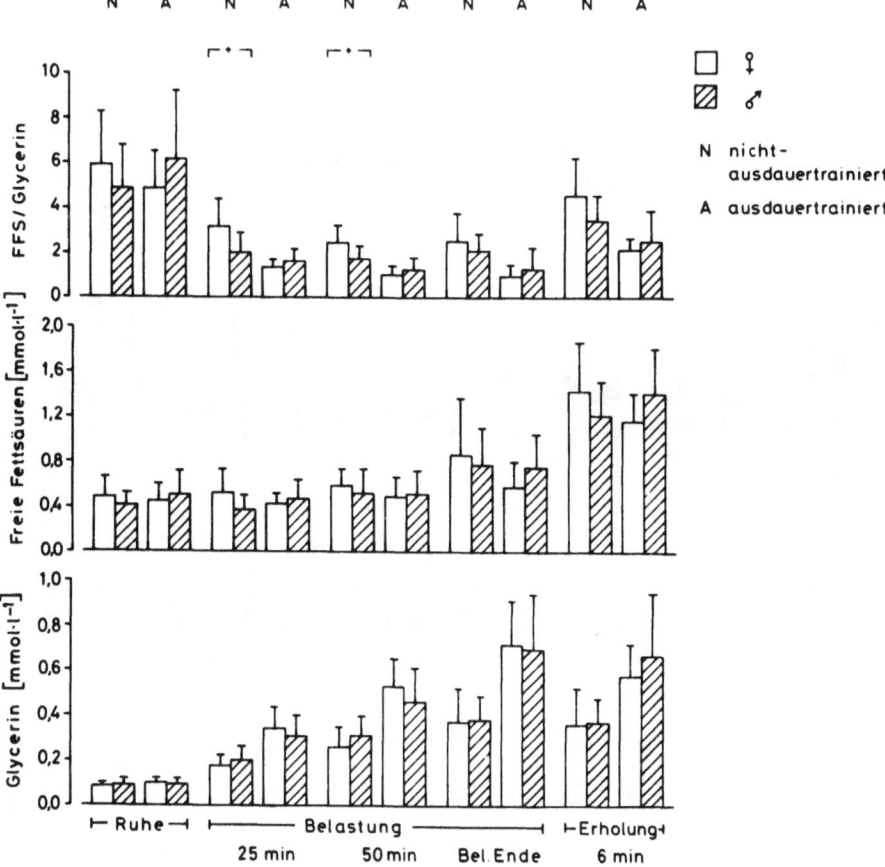

Abb. 1. Verhalten von Glycerin, FFS und des Quotienten FFS/Glycerin ($\bar{x} \pm$ SD) bei Frauen und Männern gleicher Trainiertheit. Statistik: $+ = p < 0,05$; $++ = p < 0,01$; $+++ = p < 0,001$

Tabelle 1. Leistungs- und Belastungsparameter an der individuellen anaeroben Schwelle (IAS) der untersuchten Frauen und Männern ($\bar{x} \pm SD$)

		IAS						Laufzeit [min]	Lauf-strecke [km]
		v [km·h^{-1}]	v/max [%]	$\dot{V}_2$ [ml·min^{-1}·kg^{-1}]	$\dot{V}O_2$/$\dot{V}O_2$max [%]	Laktat [mmol l^{-1}]	HF [min^{-1}]		
weibl.	N	8,7 ±0,7	69,4 ±2,7	38,3 ±2,2	74,6 ±3,6	3,72 ±0,97	176,3 ±7,2	74,6 ±19,3	9,9 ±2,9
männl.		9,4 ±0,8	67,8 ±4,1	41,0 ±3,3	74,5 ±5,0	3,82 ±0,90	167,8 ±7,9	72,5 ±17,7	10,3 ±2,7
weibl.	A	11,2 ±1,2	76,2 ±4,7	47,7 ±4,6	81,3 ±3,1	2,40 ±0,59	169,4 ±8,2	78,8 ±11,8	13,6 ±3,4
männl.		12,4 ±1,0	74,9 ±3,8	52,2 ±4,4	80,2 ±4,0	2,82 ±1,00	165,8 ±10,4	90,0 ±25,5	16,8 ±4,9

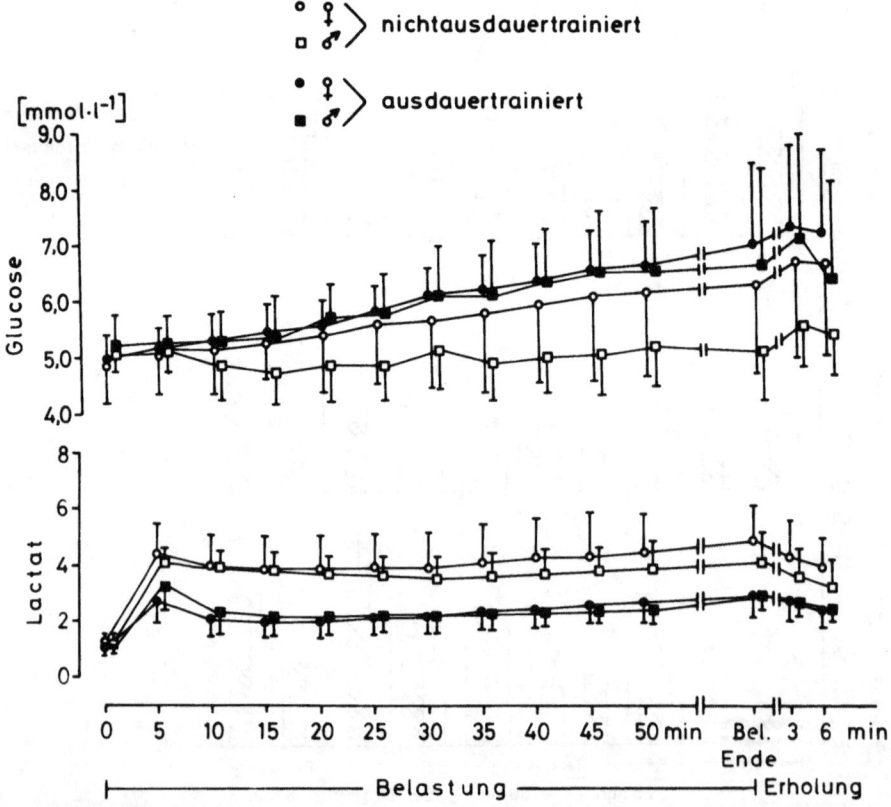

Abb. 2. Verhalten von Laktat und Glukose ($\bar{x} \pm SD$) bei Frauen und Männern gleicher und unterschiedlicher Trainiertheit

Hinsichtlich des Laktatverhaltens ergaben sich keine geschlechtsspezifischen Unterschiede. Sowohl bei Frauen als auch Männern lagen die Laktatspiegel unter Belastung und in der Erholungsphase bei A signifikant niedriger (Abb. 2). Bei fehlenden Unterschieden für A zeigten die Frauen bei N unter Belastung einen kontinuierlichen Glukoseanstieg um 25% im Vergleich zum Ruhewert, während bei den Männern der Glukosespiegel nahezu unverändert blieb. Beim Vergleich N/A lagen die Glukosespiegel sowohl bei den Frauen als auch Männern für A tendenziell bis signifikant höher (Frauen bis zu 11%, Männer bis zu 32%, Abb. 2).

Diskussion

In der vorliegenden Studie konnten keine geschlechtsspezifischen Unterschiede im Fettstoffwechsel während einer erschöpfenden Ausdauerbelastung nachgewiesen werden. Das Verhalten von G, FFS sowie des Quotienten FFS/G erbrachte weder einen Hinweis auf eine bei den Frauen bessere Nutzung der FFS als Energiequelle [1, 7] noch auf eine höhere Lipolyserate [2, 6]. Der Anteil der Fettverbrennung an der Gesamtenergiebereitstellung ist offensichtlich bei Frauen und Männern gleichen Trainingszustandes bei gleicher relativer Belastungsintensität ähnlich [4, 6]. Erwartungsgemäß [10, 13] weisen Ausdauertrainierte gegenüber Nichtausdauertrainierten als Ausdruck einer besseren Nutzung des Fettmetabolismus sowohl eine vermehrte Lipolyse (größerer Anstieg der G-Konzentration) als auch eine stärkere Utilisation der FFS (niedriger FFS/G-Quotient) auf. Als einziger geschlechtsspezifischer Unterschied bestand ein unterschiedliches Verhalten der Blutglukose mit höheren Konzentrationen bei nicht ausdauertrainierten Frauen im Vergleich zu nicht ausdauertrainierten Männern. Obwohl FFS und G – wie bereits beschrieben – keinen geschlechtsspezifischen Unterschied zeigten, ist dieser Glukoseanstieg beim weiblichen Geschlecht am ehesten als Folge eines verminderten Kohlenhydratumsatzes bei erhöhter Fettutilisation zu interpretieren. Zu diskutieren wäre eine nicht erfaßte inkomplette Hydrolyse der Triglyceride (der FFS/G-Quotient liegt in Ruhe zwischen 5 und 6 und damit deutlich höher als der bei vollständiger Hydrolyse theoretisch zu erwartende Wert von 3). Unterstützt wird diese Annahme durch den Befund, daß untrainierte Frauen eine 3,5fach höhere Lipoproteinlipaseaktivität im Fettgewebe im Vergleich zu untrainierten Männern aufweisen, während bei Ausdauertrainierten kein geschlechtsspezifischer Unterschied besteht [14]. Demgegenüber sollen Männer eine höhere Empfindlichkeit für eine trainingsinduzierte Änderung der Fettgewebsmorphologie und Lipolyse zeigen [5]. Schließlich wäre auch zu diskutieren, inwieweit eine höhere Lipolyse der Muskeltriglyceride bei untrainierten Frauen die vorliegende Konstellation der Substrate des Kohlenhydrat- und Fettstoffwechsels erklären kann [9].

Literatur

1. Berg A, Keul J (1983) Frauen im Leistungssport. Belastbarkeit und Anpassungsfähigkeit des weiblichen Organismus. In: Heck H, Hollmann W, Liesen H, Rost R (Hrsg) Sport: Leistung und Gesundheit. Kongreßband Dtsch Sportärztekongreß 1982 Köln 435–456

2. Blatchford FK, Knowlton RG, Schneicker AD (1985) Plasma FFA responses to prolonged walking in untrained men and women. Eur J Appl Physiol 53: 343–347
3. Bransford DR, Howley ET (1979) Effects of training on plasma FFA during exercise in women. Eur J Appl Physiol 41: 151–158
4. Costill DL, Fink WJ, Getchell LH, Ivy JL, Witzmann A (1979) Lipid metabolism in skeletal muscle of endurance trained males and females. J Appl Physiol 47: 787–791
5. Desprès JP, Bouchard C, Savard R, Tremblay A, Marcotte M, Thèrault G (1984) The effect of a 20-week endurance training program on adipose tissue morphology and lipolysis in men and women. Metabolism 33: 235–239
6. Froberg K, Pedersen PK (1984) Sex differences in endurance capacity and metabolic response to prolonged, heavy exercise. Eur J Appl Physiol 52: 446–450
7. Haralambie G, Senser L, Sierra-Chàvez R (1981) Physiological and metabolic effects of a 25 km race in female athletes. Eur J Appl Physiol 47: 129–131
8. Hickson RC, Rennie MJ, Conlee RK, Winder WW, Holloszy JO (1977) Effects of increased plasma fatty acids on glycogen utilization and endurance. J Appl Physiol 43: 829–833
9. Hurley BF, Nemeth PM, Matin III WH, Hagberg JM, Dalsky GP, Holloszy JO (1986) Muscle triglyceride utilization during exercise: effect of training. J Appl Physiol 60: 562–567
10. Johnson RH, Krebs HA, Walton JL, Wiiliamson DH (1969) Metabolic fuels during and after severe exercise in athletes and non-athletes. Lancet 2: 452–455
11. Jones NL, Heigenhäuser GJF, Kursis A, Matsos CG, Sutton JR, Toews CJ (1980) Fat metabolism in heavy exercise. Clin Sci 59: 469–478
12. Keul J, Linnet N, Eschenbruch E (1968) The photometric autotitration of free fatty acids. Z klin Chem klin Biochem 6: 394–398
13. Keul J, Doll E, Haralambie G (1970) Freie Fettsäuren, Glycerin und Triglyceride im arteriellen und femoralvenösen Blut vor und nach einem vierwöchigen körperlichen Training. Pflügers Arch 316: 194–204
14. Nikkilä EA, Taskinen MR, Rehunen S, Häkönen M (1978) Lipoprotein lipaseactivity in adipose tissue and skeletal muscle of runners: relation to serum lipoproteins. Metabolism 27: 1661–1671
15. Stegmann H, Kindermann W, Schnabel A (1981) Laktate kinetics and individual anaerobic threshold. Int J Sports Med 2: 160–165
16. Wallace JP, Hamill CL, Druckmiller M, Hodgson JL, Mendez J, Buskirk ER (1980) Concentrations of metabolic substrates during prolonged exercise in men and women. Med Sci Sports 12: 101

Verhalten des Purinnukleotidzyklus bei erschöpflicher Belastung. Feldstudie an 3000 m- und 3 × 1000 m-Läufern

K. Schwarke, W. Hageloch, R. Meyer und H. Weicker

Abt. für Pathophysiologie und Sportmedizin, Universität Heidelberg

Einleitung

Die für den Energiestoffwechsel wichtigste Reaktion [3] des Purinnukleotidzyklus (Abb. 1), die Desaminierung von AMP zu IMP unter Ammoniakabgabe, in der anfallendes AMP aus der Myokinasereaktion entfernt wird, ist seit den 20er Jahren [10] bekannt. Schmidt [10] isolierte 1928 erstmals die Adenylat-Desaminase. Fünfzig Jahre später, 1972, postulierte Lowenstein [5] den vollständigen Zyklus, wie abgebildet, und bestätigte ihn experimentell in vitro.

In einem Review faßten Banister et al. 1985 [1] die Bedeutung des Purinnukleotidzyklus zusammen, wobei wesentliche Ergebnisse der Arbeiten von Meyer und Terjung [6-8] berücksichtigt wurden. Diese Arbeitsgruppe wies 1979 bis 1980 tierexperimentell in Laufbandstudien an Ratten nach, daß bei anaerober Belastung der PNC fast ausschließlich in FT-Fasern abläuft, hierbei unter physiologischer Belastung aber vorwiegend glykolytische FT-Fasern zur IMP- und Ammoniakproduktion beitragen.

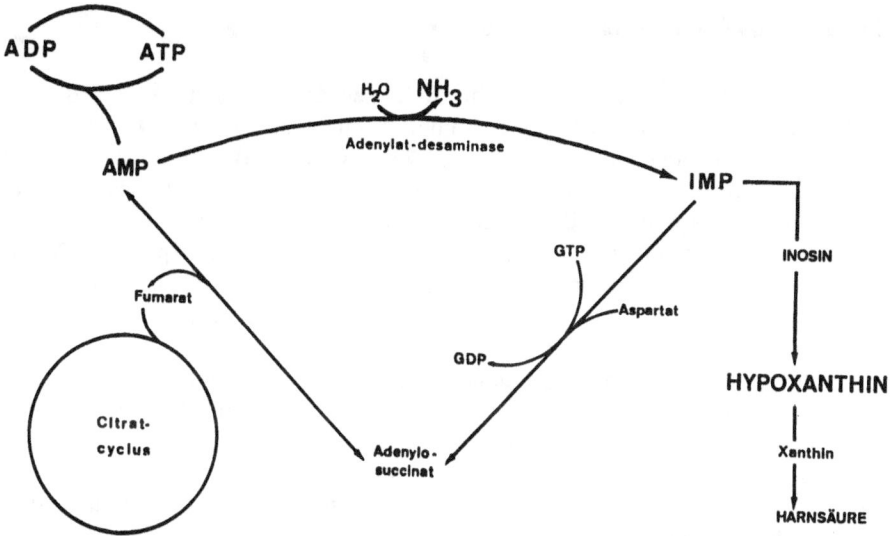

Abb. 1. Purinnukleotidzyklus (nach Lowenstein 1972)

Wir untersuchten nun, wie sich Ammoniak und Hypoxanthin [6] bei diesem Kollektiv unter erschöpflicher Belastung verhalten. Aus diesen Ergebnissen sollten Rückschlüsse auf Muskelfaserrekrutierung [2] möglich sein, die Aussagen über Eignung und Training erlauben.

Methodik

An einem Kollektiv von 9 trainierten Langläufern mit einer durchschnittlichen VO_2 max von 65 ml/kg aus der regionalen Spitze wurden an 2 Tagen Läufe über 3×1000 m und 1×3000 m durchgeführt. Die Intervalläufe waren als Wiederholungsläufe im Bereich von 10–14 mmol Laktat ausgelegt. Zwischen den Läufen wurden Erholungspausen von ca. 7 min eingehalten. Unter den gleichen äußeren und tageszeitlichen Bedingungen wurde der 3000-m-Lauf durchgeführt. Blutproben wurden vor dem Aufwärmen, nach jeder Belastung und im Anschluß an 20 min aktiver Erholung, die aus Gehen und lockerem Traben bestand, vorgenommen.

Als Parameter der Ausbelastung verwendeten wir die freien Katecholamine Noradrenalin und Adrenalin sowie Laktat zur Messung der Aktivität des PNC Ammoniak und Hypoxanthin im Plasma bzw. Vollblut.

Ammoniak und Laktat wurden mit Routinemethoden bestimmt, Ammonia UV 170 von Sigma und Testomar Laktat Behring. Die freien Katecholamine analysierten wir mittels HPLC-Methode nach Weicker 1984 [11], und Hypoxanthin wurde fluorimetrisch nach Gardiner 1979 [4] gemessen. Die Variationskoeffizienten aller Methoden lagen zwischen 1–7%, die Wiederfindungsraten $>92\%$.

Ergebnisse und Diskussion (Abb. 2a u. 2b)

Für alle Parameter außer Hypoxanthin fällt eine ähnliche Kinetik auf. Bei den Intervalläufen ergab sich bei allen Parametern ein signifikanter Unterschied zwischen Ruhe und dem ersten, sowie dem 2. Belastungswert. Bei der Auswertung der 3 Einzelläufe fiel auf, daß jeweils 4 Läufer vom 2. zum 3. Lauf ihre Geschwindigkeit nicht verbessern konnten und mit der Leistung abfielen, wobei ausgeprägt niedrigere adrenerge Stimulation, geringere Ammoniak- und Laktatspiegel in dieser Gruppe nachgewiesen wurden. Die kleinste Differenz zeigten die Laktatspiegel. Die Hypoxanthinkinetik weist einen zeitversetzten Verlauf ohne Unterschiede zwischen dem letzten Belastungs- und Erholungswert auf.

Im 3000-m-Lauf sieht man ein einheitlicheres Bild, die Signifikanzen sind aber schwächer ausgeprägt. Differenzen zwischen Einfach- und Intervallbelastung sind nur bei Ammoniak und Laktat signifikant.

Im Gegensatz zu den Arbeiten von Meyer und Terjung, die als Quelle der Ammoniak- und IMP-Produktion die glykolytischen FT-Fasern aufzeigten, besteht unser Kollektiv aus Läufern, die trainingsbedingt nur einen minimalen FG-Faseranteil aufweisen.

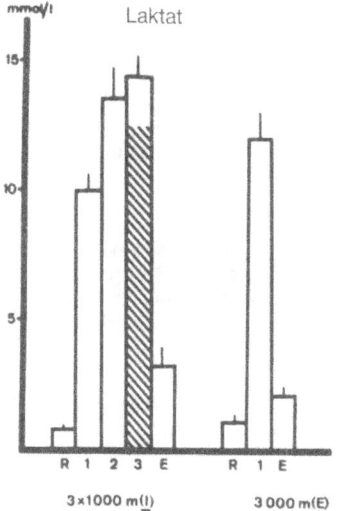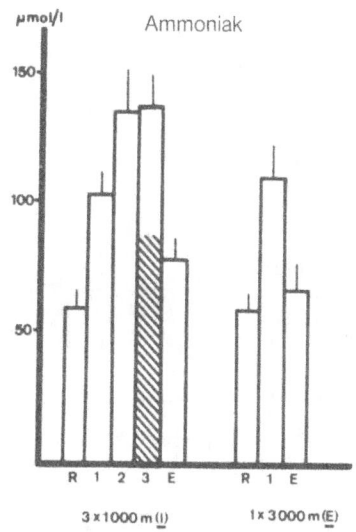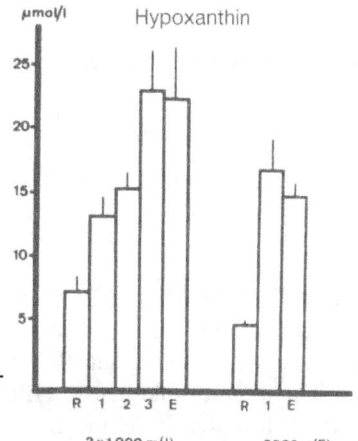

Abb. 2a. Verhalten von Laktat, Ammoniak und Hypoxanthin während 3×1000-m- bzw. 1×3000-m-Läufen

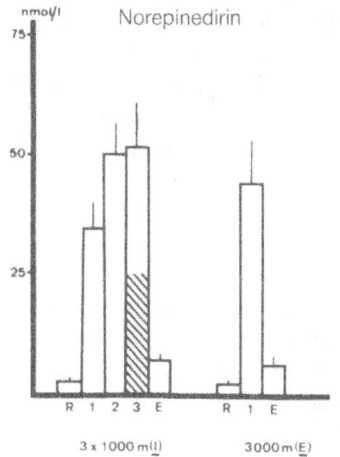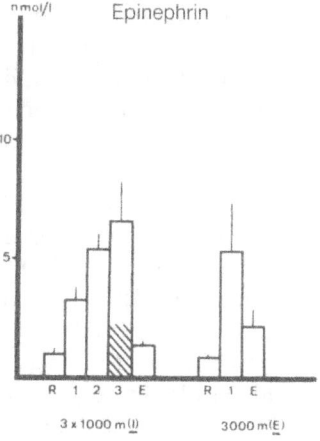

Abb. 2b. Verhalten von Adrenalin und Noradrenalin während 3×1000-m- bzw. 1×3000-m-Läufen

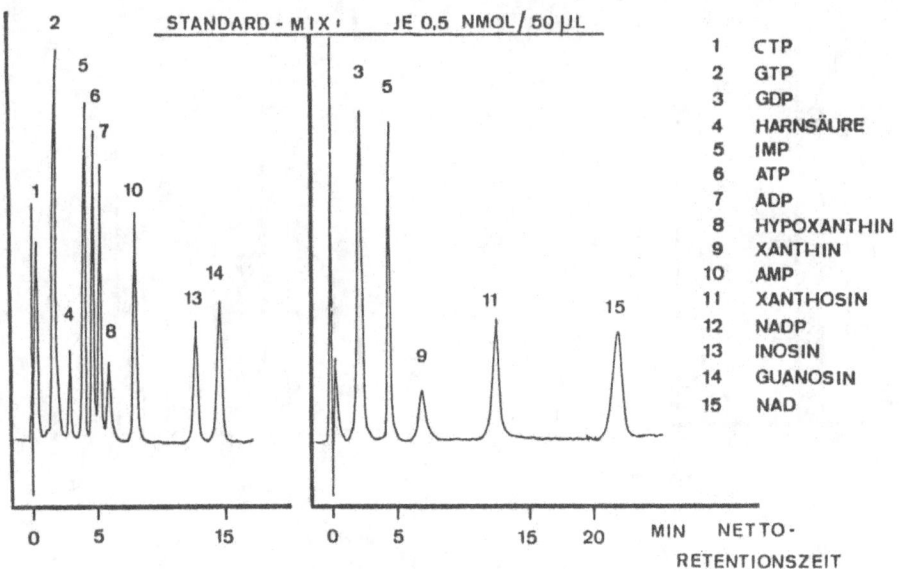

Abb. 3. Auftrennung verschiedener Nukleotide durch HPLC (Standard-Mix)

Um die Aktivität des PNC im molekularen Bereich am Muskel zu überprüfen, gleichzeitig den Sportlern die Muskelbiopsien zu ersparen, führten wir im Tierversuch eine Bestimmung der PNC-Metaboliten an Muskelfasern durch. Wir entwickelten hierfür eine isokratische HPLC-Methode, mit der alle für den Purinnukleotidzyklus relevanten Purine vom ATP bis zur Harnsäure suffizient und reproduzierbar getrennt werden können (Abb. 3). Die VK liegen abhängig von den Substanzen zwischen 3–9%, die Wiederfindungsrate bei >95%. Laktat und Ammoniak im Muskel wurden nach o. g. Methoden bestimmt. Mit Hilfe dieser Methode konnten wir im Rattenmuskel unter erschöpflicher Laufbandbelastung eine deutliche Aktivität des Purinnukleotidzyklus in FT-Fasern nachweisen, wesentliche Unterschiede zwischen oxidativen und glykolytischen FT-Fasern waren jedoch nicht festzustellen. Auf der Abbildung 4 ist oben ein FG-Muskel, unten ein SO-Muskel dargestellt, die schraffierten Säulen entsprechen den belasteten Werten. Signifikante Unterschiede bei ATP und IMP sowie Ammoniak und Laktat finden sich nur im FG-Fasertyp. Unsere Ergebnisse stimmen nicht mit der These überein, daß nur FG-Muskeln als Hauptquelle des IMP und Ammoniak dienen, beim FOG-Anteil des Psoas z. B. waren die IMP und Ammoniakakkumulation höher als beim FG-Anteil. Deshalb spielt entsprechend unseren Daten unterschiedliche Muskelfaserbeanspruchung die entscheidende Rolle für die Aktivität des PNC. Die Reaminierung des IMP zu AMP und des Inosin zu Adenosin spielt eine eher untergeordnete Rolle und läuft nur in der Nachbelastungsphase ab.

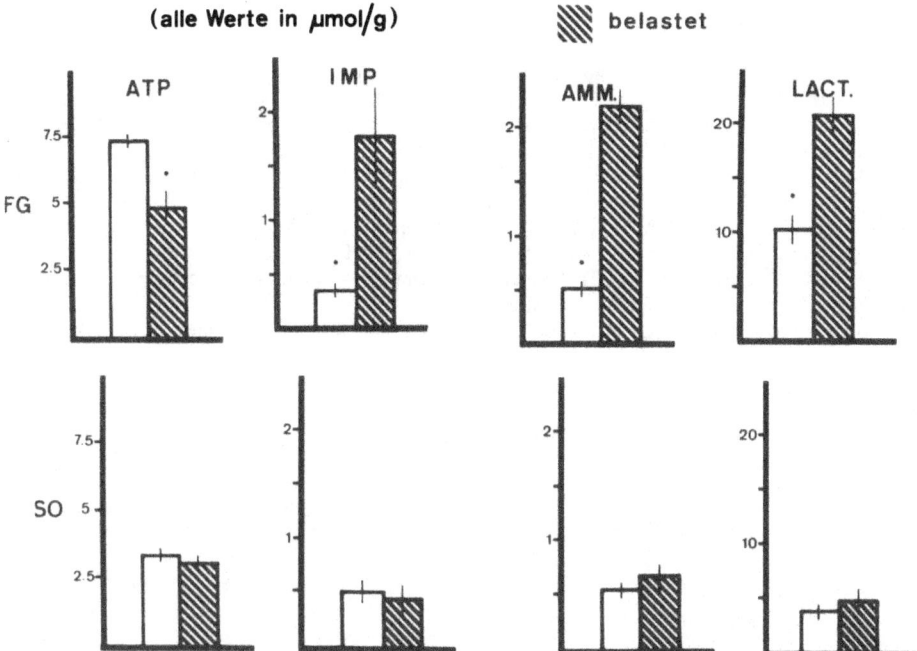

Abb. 4. Konzentration von ATP, IMP, Ammoniak und Laktat in der belasteten und unbelasteten Muskulatur. Gegenüberstellung von FG- und SO-Fasern

Conclusio

Die Kinetik von Ammoniak und Hypoxanthin (zeitversetzt) zeigt im Vergleich zu Laktat und Katecholaminen einen parallelen Verlauf. Unterschiede in der Intensität der muskulären Anstrengung können mit dem Ammoniakspiegel ähnlich sensibel erkannt werden wie mit den freien Katecholaminen. Trotz des geringen Anteils glykolytischer FT-Fasern läßt sich eine deutliche Purinnukleotidzyklus-Aktivität nachweisen. Je mehr FT-Fasern rekrutiert werden können, um so höher ist der Ammoniakspiegel. Dadurch besteht die Möglichkeit, aufgrund von Blutuntersuchungen in Verbindung mit einem funktionellen Test Aussagen zu erhalten, die der Wertigkeit einer wesentlich invasiveren Muskelbiopsie gleichkommen können. Die Hypoxanthinkinetik gibt Aufschluß über den IMP-Abbau und damit der Resynthese von Purinen, die unter Belastung abgebaut wurden. Weiterhin kann durch den Hypoxanthinanstieg im Blut die These entkräftet werden, daß der Ammoniakanstieg nach Belastung vorwiegend aus Aminosäurenutilisation herrührt.

Literatur

1. Banister EW, Rajendra W, Mutch BJC (1985) Ammonia as an indicator of exercise stress. Implications of recent findings to sports medicine. J Sports Med 2: 34–46
2. Dudley GA, Staron RS, Murray TF, Hagerman FC, Luginbuhl A (1983) Muscle fiber composition and blood ammonia levels after intense exercise in humans. J Appl Physiol 54: 582–586

3. Embden G, Wassermeyer H (1928) Über die Bedeutung der Adenylsäure für die Muskelfunktion, 3-5. Z Physiol Chem 179: 161–237
4. Gardiner DG (1979) A rapid and sensitive fluorimetric assay for adenosine, inosine and hypoxanthine. Aal Biochem 95: 377–382
5. Lowenstein JM (1972) Ammonia production in muscle and other tissues: the purine nucleotide cycle. Physiol Rev 52: 382–414
6. Mallmann B, Lun A, Pohle R (1985) Biochemische Parameter im Serum vor und nach körperlicher Belastung: Hypoxanthin-Konzentration im Blut. Med u Sport 25: 27–29
7. Meyer RA, Dudley GA, Terjung RL (1980) Ammonia and IMP in different skeletal muscle fibers after exercise in rats. J Appl Physiol 49: 1037–1041
8. Meyer RA, Terjung RL (1979) Differences in ammonia and adenylate metabolism in contracting fast and slow muscle. Am J Physiol 237: C111-C118
9. Meyer RA, Terjung RL (1980) AMP deamination and IMP reamination in working skeletal muscle. Am J Physiol 239: C32–C38
10. Schmidt G (1928) Über fermentative Desaminierung im Muskel. Z Physiol Chem 179:243–282
11. Weicker H, Feraudi M, Hägele H, Pluto R (1984) Electrochemical detection of catecholamines in urine and plasma after separation with HPLC. Clin Chim Acta 14: 17–25

VI. Aerober und anaerober Energiestoffwechsel

Die Leistungslaktatkurve – Kriterium der aeroben Kapazität oder Indiz für das Muskelglykogen?

M.W. Busse, N. Maassen und D. Böning

Abt. Sport- und Arbeitsphysiologie, Medizinische Hochschule Hannover

I. Glykogenverarmung

Einleitung

Die anaerobe Schwelle bezeichnet nach Wassermann [1] die Belastung, oberhalb derer die Laktatproduktion den Laktatabbau übersteigt. Als Ursache für diese Laktatmehrproduktion werden überwiegend entweder relativer Sauerstoffmangel im arbeitenden Gewebe oder mangelnde Verfügbarkeit oxidativer Enzyme gesehen. Eine Verschiebung dieser sogenannten Schwelle zu hörerer Leistung wird deshalb meist als Hinweis auf eine verbesserte Ausdauerleistungsfähigkeit verstanden, sei diese nun auf eine Verbesserung der Sauerstoffversorgung oder eine Vermehrung der mitochondrialen Kapazität zurückzuführen. Unbeachtet bleibt bei dieser Betrachtungsweise die maßgebliche Bedeutung des Muskelglykogenvorrats als entscheidende unabhängige Variable der Laktatbildung. Wir untersuchen in diesem Zusammenhang die Abhängigkeit der üblichen Schwellenkonzepte von mehr- oder minder starker Glykogenbelastung der Muskulatur.

Methodik

Acht Gelegenheitssportler wurden an zwei aufeinanderfolgenden Vormittagen (I und II) in einem Stufentest belastet (beginnend bei 100 Watt Steigerung der Leistung um 16,7 Watt jede Minute bis zur Erschöpfung, im Anschluß daran 7 Minuten Pause). Vor Test I (normal) lag eine zweitägige Trainingspause. Am Nachmittag dieses Tages fand eine Glykogenverarmung durch eine intensive Dauerbelastung bei ca. 70% der maximalen Leistungsfähigkeit bis zur Erschöpfung sowie daran anschließende supramaximale Intervallbelastungen statt (ca. 120% der Maximalleistung für zwei bis drei Minuten mit fünf Minuten Pause). Darüberhinaus wurde bis zum Beginn von Test II (glykogenarm) eine kohlenhydratarme, fett- und eiweißreiche Diät eingehalten.

Meßgrößen

Ventilationsparameter im geschlossenen System (Magnatest 710) jede Minute; Laktat, Säuren-Basenstatus und Plasmakalium aus dem hyperämisierten Unterarm während der Belastung jede Minute, in der Pause am Ende der 1., 3., 5. und 7. Minute. Statistik: Berechnet wurden Mittelwerte und Standardabweichungen. Unterschiede der Mittelwertdifferenzen im t-Test von $p<5\%$ gelten als schwach signifikant (*), $p<1\%$ als signifikant (**) und $p<0,05\%$ als hochsignifikant (***).

Ergebnisse

Abbildung 1 zeigt exemplarisch die Laktatkurven eines Sportlers im normalen- und glykogenverarmten Zustand. Bei nur geringgradig niedrigerem Ruhewert findet sich im glykogenarmen Zustand der Laktatanstieg bei deutlich höherer Leistung (233 Watt gegenüber 167 Watt in Test I) sowie ein merklich steiler Anstieg im submaximalen Bereich bei niedrigerem Maximalwert. In Tabelle 1 sind die gängigen „Laktatschwellen" für das Gesamtkollektiv an Tag I und II aufgeführt, außerdem als „Ventilationsschwellen" die Punkte des deutlichen Anstiegs von Atemäquivalent (AAE) und Atemfrequenz (AF).

Das Maximallaktat an Tag II war gegenüber Tag I von 10,72 ($\pm$ 2,1) auf 5,8 mmol/l ($\pm$ 1,8) um 46% gefallen. Während die konzentrationsabhängigen 2- und 4 mmol-„Schwellen" bei Glykogenverarmung also eine hochsignifikant verbesserte Ausdauerleistung andeuten, weisen die individuellen „Schwellen" (Stegmann- und Ventilationsschwellen) auf eine scheinbar verschlechterte Ausdauerfähigkeit hin. Bei Betrachtung der Schwellenleistung in Prozent der Maximalleistung (Tabelle 1b)

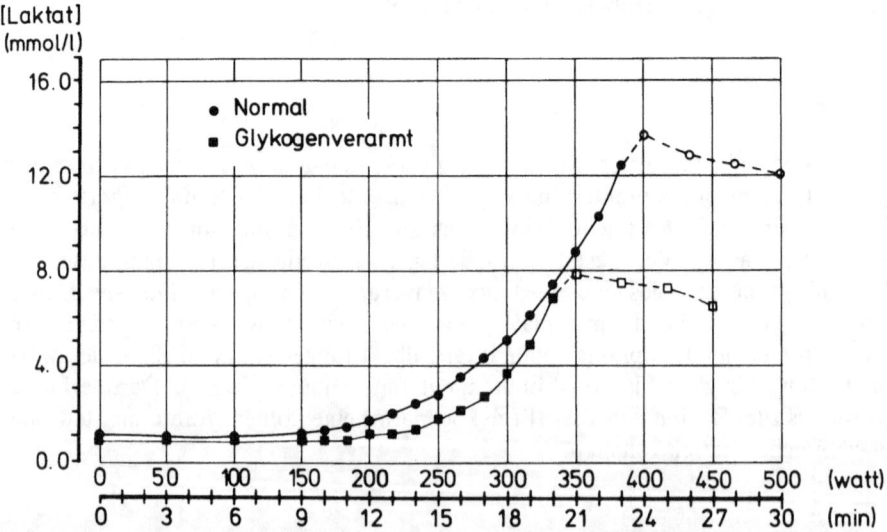

Abb. 1. Leistungslaktatkurven eines Sportlers nach zweitägiger Trainingspause und nach Glykogenverarmung

Tabelle 1. a) Leistung bei den unterschiedlichen Schwellen und Maximalleistungen an Tag I und II (Mittelwerte und Standardabweichungen)
b) Leistung bei den Schwellen in Prozent der jeweiligen Maximalleistung (Mittelwerte und Standardabweichungen)

	Obla		2 mmol		4 mmol		Stegmann		AAE		AF		$W_{max.}$	
	I	II	I	II	I	II	I	II	I	II	I	II	I	II
a $\bar{x}$	260,5	260,6	205,6	252,9	277,5	295,1	249,2	235,2	262,0	233,0	250,0	236,0	352,3	308,3
SD ±	35,0	43,7	44,7	37,9	37,1	37,0	40,0	37,9	31,5	27,4	26,9	20,2	32,5	34,5
∠	0,1		47,3		17,6		−14,0		−29,0		−14,0		−44,0	
t-Test	n.s.		***		***		n.s.		***		n.s.		***	
b $\bar{x}$	73,8	84,4	58,0	82,0	77,5	93,0	70,8	76,7	75,1	77,4	71,9	78,7		
SD ±	6,1	7,3	9,2	7,2	5,5	4,8	6,6	4,8	8,3	7,7	8,7	9,5		
∠	10,6		24,0		15,5		5,9		2,3		6,8			
t-Test	*		***		***		*		n.s.		*			

ergeben an Tag II mit Ausnahme des Atemäquivalents alle „Schwellen" eine gegenüber der Maximalleistung schwach- bis hochsignifikant scheinbar verbesserte Ausdauerfähigkeit.

Diskussion

Der Beginn des Laktatanstiegs relativ zur Maximalleistung verschiebt sich vom untrainierten zum ausdauertrainierten Zustand nach Literaturbefunden um ca. 20% [2]. Die abgeflachte Laktatkurve mit niedrigem Maximallaktat wird für ein weiteres Kriterium der „Trainiertenkurve" gehalten [2]. Genau die gleichen Veränderungen finden sich in der gleichen Größenordnung (Tabelle 1b) aber auch schon durch eine einfache Glykogenverarmung, wie sie im Rahmen einer Wettkampfsaison besonders bei Radrennfahrern häufig latent vorhanden sein dürfte. Eine Behebung dieses Zustands ist dann durch eine zweitägige Trainingspause sicher nicht möglich. Folge ist die Beurteilung der Glykogenverarmung als „aerobe Verbesserung" mit der Konsequenz einer Fixierung oder Verschlechterung des Übertrainings durch entsprechend falsche Trainingshinweise.

Die Ergebnisse zeigen ferner den schon früher beschriebenen [3] fehlenden inneren Zusammenhang zwischen überproportionaler Mehrventilation und Laktatverhalten: Während in Test II der Blutlaktatanstieg erst bei ca. 250 Watt beginnt, findet sich eine deutliche Mehrventilation schon ab ca. 230 Watt, erneuter Hinweis auf die Ungültigkeit der von Wassermann [4] postulierten Beziehungen.

Eine Differenzierung zwischen echter Verbesserung der allgemeinen körperlichen Leistungsfähigkeit und Glykogenverarmung könnte u. U. das Plasmakalium unter Belastung erlauben: Für vergleichbaren Glykogenzustand ergeben sich bei gleicher absoluter Leistung intraindividuell auch gleiche Kaliumkonzentrationen [5]. Während im glykogenarmen Zustand der Kaliumanstieg absolut deutlich steiler ist (Abb. 2a), ergibt sich relativ zur Maximalleistung kein erkennbarer Unterschied (Abb. 2b), Hinweis darauf, daß für gleiche subjektive Belastung auch die ungefähr gleiche Konzentrationszunahme des Plasmakaliums im submaximalen Bereich erwartet werden kann.

Schlußfolgerung

1. Die Beurteilung einer aeroben Verbesserung ist mit den derzeit üblichen Schwellenkonzepten nicht möglich.
2. Laktatanstieg und überproportionale Mehrventilation sind nicht Ursache und Wirkung.
3. Das Plasmakalium im Stufentest ist als Differenzierungsmöglichkeit zwischen Glykogenverarmung und echter Verbesserung der allgemeinen körperlichen Leistungsfähigkeit denkbar.

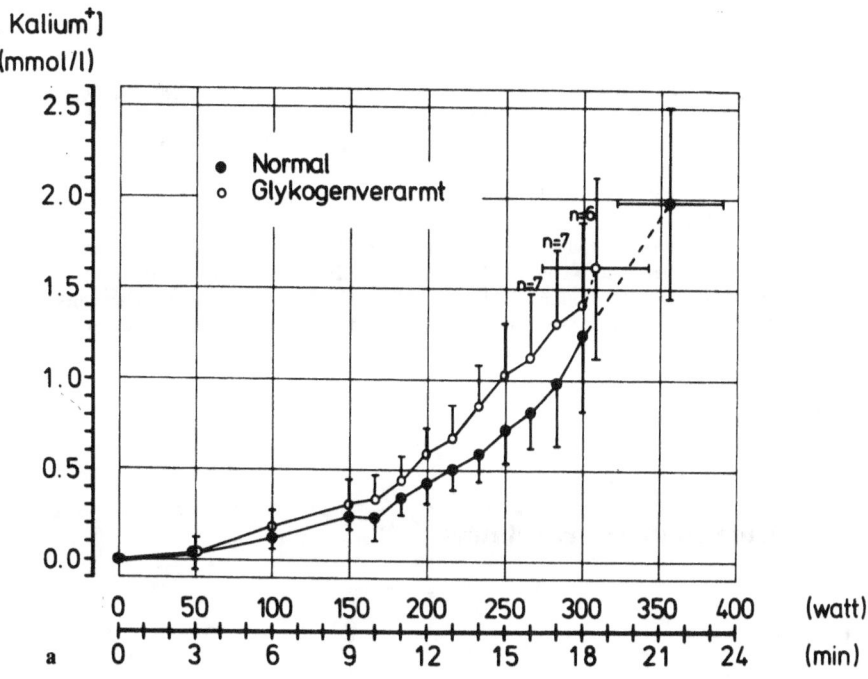
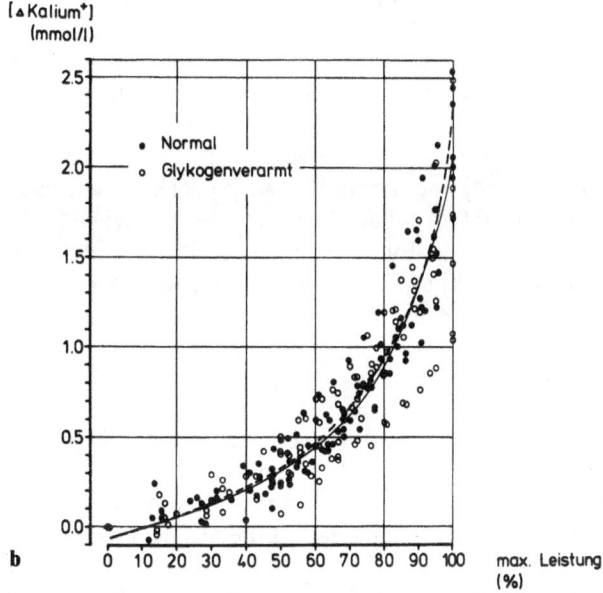

Abb. 2a u. b. Plasmakaliumanstieg im Normalzustand und nach Glykogenverarmung. **a)** Absolutwerte (Mittelwerte und Standardabweichungen); **b)** Relativwerte (Einzelwerte)

Literatur

1. Wassermann K, Burton GG, Van Kessel AL (1964) The physiological significance of the „anaerobic threshold". Physiologist 7:29
2. Hollmann/Hettinger (1980) Arbeits- und Trainingsgrundlagen. Schattauer Verlag, zweite Auflage: 426
3. Busse MW, Maassen N: Ventilation and plasma potassium concentration during exercise. Pflügers Arch: im Druck
4. Wassermann K, Whipp BJ, Davis JA (1981) Respiratory physiology of exercise: metabolism, gas exchange and ventilatory control. Resp. physiol. III, Volume 23. Baltimore.: 149
5. Busse, MW, Maassen N, Böning D Plasma-Kalium als Kriterium der Ausbelastungssituation? in: Training und Sport zur Prävention und Rehabilitation in der technisierten Umwelt. Springer 1985: 310

II. Kohlenhydratreiche Ernährung

Einleitung

Nach Astrand und Rodahl [1] können ausdauertrainierte Personen höhere relative Leistungen gemessen an ihrer Maximalleistung als Dauerleistung erbringen. Als Maß für diese Ausdauerkapazität (AK) dient seit einigen Jahren die Beziehung zwischen der Laktatkonzentration im arteriellen Blut und der Leistung [3, 6]. Voraussetzung für die Beurteilung der AK aus dieser Beziehung ist, daß bei Untrainierten auf jeder relativen Belastungsstufe die [Lak] höher ist als bei Trainierten und daß bei Trainierten die [Lak] auf den letzten Belastungsstufen steiler ansteigt. Dieses Verhalten wird auch immer wieder gefunden [2, 5]. Arbeiten von Ivy et al. [4] und Yoshida et al. [8] zeigen aber, daß auch die Verfügbarkeit von Substrat Einfluß auf das Verhalten der arteriellen [Lak] hat. Ziel der Untersuchung war es daher, die Einflüsse unterschiedlicher Ernährungszustände auf die Beziehung zwischen [Lak] und relativer Leistung zu zeigen.

1. Serie

8 Radrennfahrer (RS) wurden nach einer 2tägigen Trainingspause, in der sie sich kohlenhydratreich ernähren mußten, mit ihrem Rennrad auf dem Laufband (Methode: Causin und Braumann in diesem Band) in einem Stufentest untersucht. Blut zur Laktatbestimmung wurde aus hyperämisierten Ohrläppchen entnommen. Die Beziehung [Lak] zur relativen Leistung dieser Sportler wurde mit der von Untrainierten und Gelegenheitssportler (GS) verglichen. Nur die Kurven von Untrainierten mit geringem Körpergewicht zeigten im niedrigen und submaximalen Leistungsbereich höhere [Lak]. Die Zeitdauer bis zur Erschöpfung in den Stufentesten ist bei diesen Personen deutlich kürzer als bei den Trainierten. Wird die Stufenhöhe für die GS reduziert, so daß die Dauer der Teste aller VP vergleichbar

ist, gibt es keine deutlichen Unterschiede mehr zwischen den Kurven der GS und der RS (Abb. 1). Auch die relativen Leistungen bei 2 und 4 mmol und die [Lak] bei Abbruch sind nicht signifikant voneinander verschieden (Tabelle 1a).

2. Serie

8 RS (Landeskader Niedersachsen), wurden vor und nach einem 13tägigen Trainingslager untersucht (Methode und Vorbereitung wie oben). Die Fahrtstrecke in dieser Zeit betrug ca. 1850 km. Das Training sollte vor allen Dingen der Verbesserung der Grundlagenausdauer dienen. Aus Tabelle 1b geht hervor, daß sich die Beziehung zwischen [Lak] und relativer Leistung nicht signifikant änderte.

3. Serie

Um zufällige Einflüsse, die beim Vergleich zweier Gruppen eine Rolle spielen können, auszuschließen haben wir bei 5 RS den Einfluß von Kohlenhydratverarmung (KHV) und Kohlenhydratanreicherung (KHA) auf das Verhalten der [Lac] untersucht. Die RS wurden am 1. Tag ohne spezielle Vorbereitung auf einem

Tabelle 1a–d. Leistungsdaten der Versuchsgruppen aus den verschiedenen Serien. Die Leistungen bei 2 und 4 mmol/l und an der Stegmann-Schwelle sind als % der Maximalleistungen in den jeweiligen Tests angegeben. In den Abschnitten C und B sind auch die absoluten Leistungen an diesen Punkten aufgeführt. Die letzte Spalte zeigt die [Lak] bei Belastungsende

		Max. Leistung Watt/kg	2 mmol	4 mmol	Steg	[Lak] mmol/l
A	GS n = 9	$4,0 \pm 0,6$	$57,7 \pm 6,0$	$75,2 \pm 3,6$	$71,5 \pm 6,0$ n = 5	$11,2 \pm 0,9$
		***				△
	RS n = 8	$5,5 \pm 0,5$	$62,7 \pm 3,8$	$77,8 \pm 2,2$	$80,9 \pm 3,7$ n = 6	$12,2 \pm 1,0$
B	RS vor Tr.-Lager n = 8	$5,3 \pm 0,4$	$65,1 \pm 4,5$	$80,0 \pm 3,9$	$80,7 \pm 4,4$ n = 7	$11,3 \pm 2,1$
	RS nach Tr.-Lager	$5,4 \pm 0,3$	$67,4 \pm 4,1$	$81,8 \pm 2,8$	$80,5 \pm 4,0$	$11,2 \pm 2,2$
C	Normal n = 5	$5,3 \pm 0,5$ △	$77,1 \pm 4,1$ 305 ± 25 **	$86,7 \pm 7,7$ 343 ± 39 △	$80,1 \pm 4,4$ 318 ± 41	$7,8 \pm 2,1$ *
	Trickdiät	$5,6 \pm 0,3$	$60,7 \pm 5,7$ 254 ± 16	$77,7 \pm 3,9$ 325 ± 18	$77,7 \pm 3,8$ 335 ± 43 n = 4	$12,2 \pm 1,3$
D	Verarmt n = 2	$4,9 \pm 0,6$	$84,8 \pm 2,8$ 318 ± 19	$95,4 \pm 0,3$ 358 ± 33	$82,5 \pm 4,6$ 309 ± 12	$4,9 \pm 0,1$
	Trickdiät	$5,5 \pm 0,6$	$61,6 \pm 5,7$ 261 ± 2	$75,4 \pm 5,4$ 320 ± 4	$76,4 \pm 2,0$ 325 ± 35	$11,8 \pm 2,0$

*** $p < 0,001$; ** $p < 0,005$; * $p < 0,01$; ° $p < 0,02$; △ $p < 0,05$

Fahrradergometer (Meditron) in einem Stufentest (Eingangsstufe 100 Watt, Steigerung minütlich um 16 bzw 17 Watt) untersucht. Nach diesem Test begann eine Trickdiät. Die RS mußten 3 Tage eine kohlenhydratarme, fett- und eiweißreiche Nahrung zu sich nehmen und während dieser Tage möglichst intensiv trainieren. Anschließend folgten 3 Tage Trainingspause während der die Ernährung kohlenhydratreich war. Am 7. Tag wurde wieder ein Stufentest durchgeführt. Bei 2 RS wurde die Trainingsphase zum Teil im Labor durchgeführt. Diese VP führten am Nachmittag des 1. Tages einen Dauertest bei ca. 65% der maximalen Leistung durch, am 3. Tag der KHV morgens einen Stufentest, nachmittags am 3. und 7. Tag Dauerteste mit der gleichen Belastung wie am 1. Tag durch. Auch während der Dauerteste wurde [Lak] bestimmt.

Durch die Trickdiät wurden die maximale Leistung in einem Stufentest und die [Lak] bei Abbruch erhöht (Abb. 2, Tabelle 1c und 1d). Außerdem waren die [Lak] auf jeder Belastungsstufe (absolut und relativ erhöht). Das führt zu deutlichen Reduktionen der Leistung bei 2 und 4 mmol (absolut und relativ), also zu einer scheinbar verringerten Ausdauerfähigkeit bei gleichzeitig gesteigerter maximaler Leistungsfähigkeit. Im Gegensatz dazu zeigte sich bei den Dauertesten eine deutlich verlängerte Arbeitszeit (plus 15 und 30 min). Zusätzlich wurden die [Lak], die sich bei diesen Dauertesten einstellen durch die Trickdiät erhöht. Die RS konnten längere Zeit trotz höherer [Lak] arbeiten. Im Gegensatz zu den Leistungen bei 2 und 4 mmol stiegen die absoluten Leistungen bei der Schwelle nach Stegmann [8] sogar an. Da die Maximalleistungen etwas stärker anstiegen, kommt es zu einem geringen Absinken der relativen Werte. Sie fallen bei KHA ungefähr mit den Leistungen bei 4 mmol zusammen.

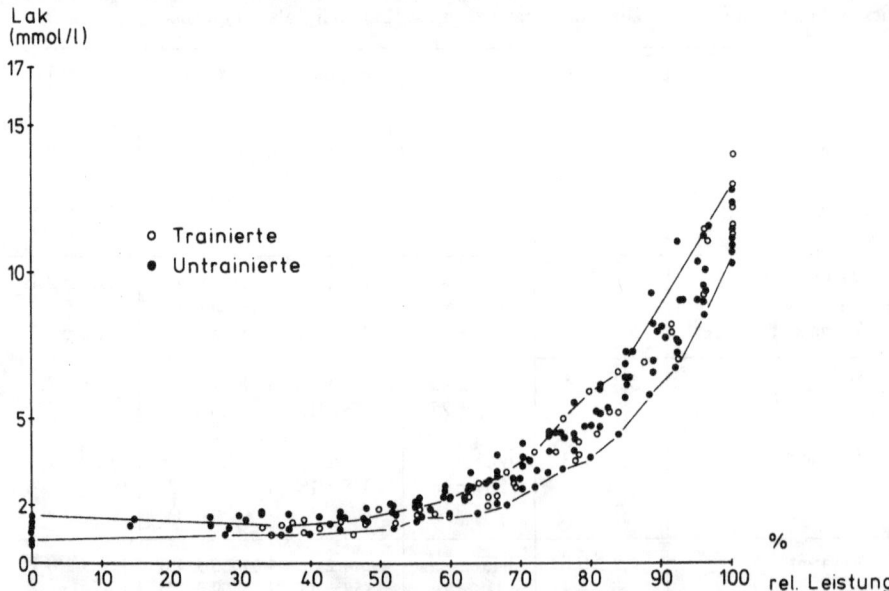

Abb. 1. Beziehung zwischen relativer Leistung und der Laktatkonzentration im arterialisierten Blut von Gelegenheitssportlern (n = 9) und Radrennfahrern (n = 8). Die linke durchgezogene Kurve stammt von einem RS mit der Maximalleistung von 5,4 Watt/Kg, die rechte von einem GS mit 3,4 Watt/Kg

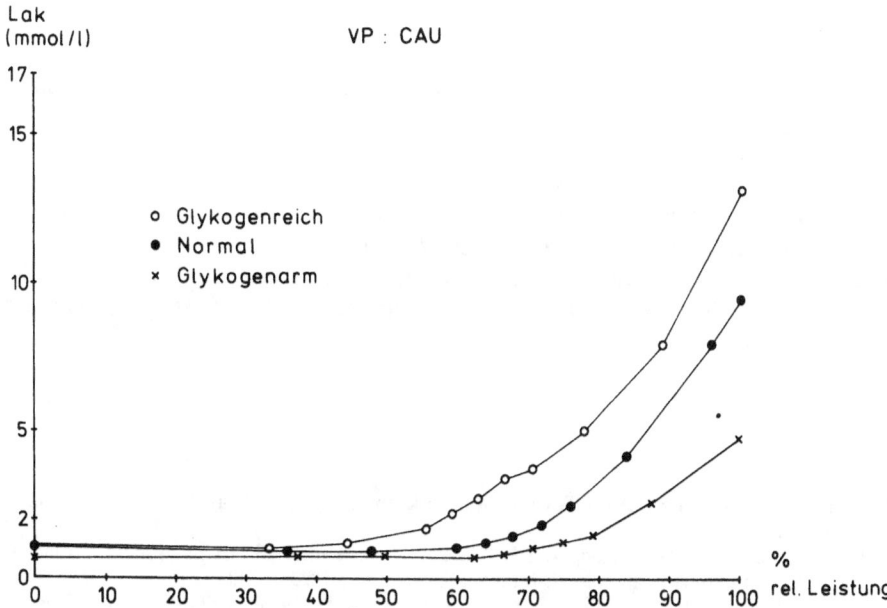

Abb. 2. Beziehung zwischen [Lak] und relativer Leistung bei einer Versuchsperson nach den verschiedenen Diäten. Die Maximalleistungen in den einzelnen Stufentesten waren: 400, 417, 450 Watt

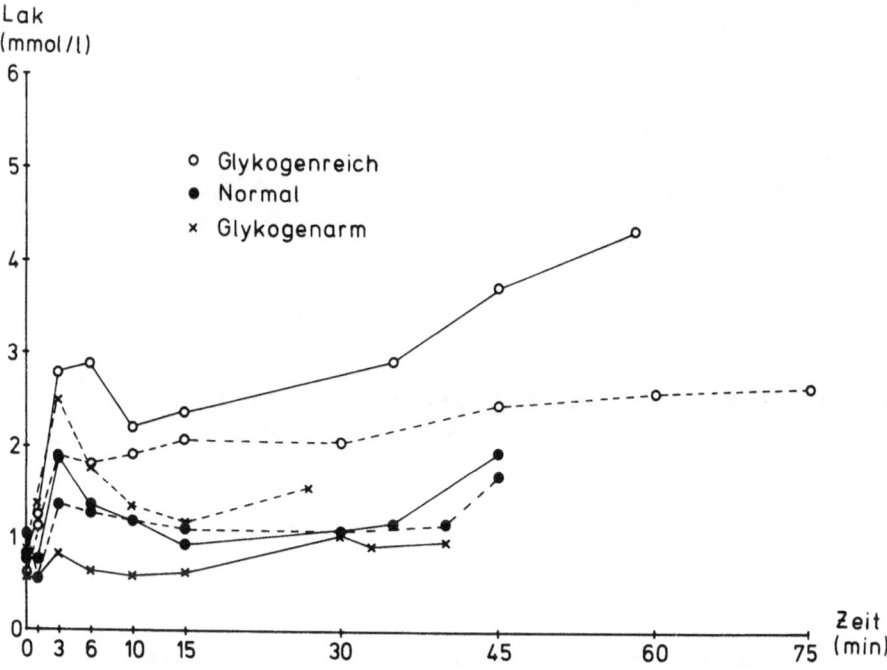

Abb. 3. Verhalten der Laktatkonzentration bei einer Dauerbelastung (ca. 65% der Maximalleistung im Stufentest unter Normalbedingungen) nach den verschiedenen Diäten

Schlußfolgerungen

1. Die Beziehung zwischen [Lak] im arteriellen Blut und relativer Leistung ist stark „glykogenabhängig".
2. Sie unterscheidet sich unter vergleichbaren Ernährungsbedingungen nicht zwischen Untrainierten und Hochtrainierten.
3. Aus dieser Beziehung lassen sich keine Aussagen über die Ausdauerkapazität gemessen an der maximalen Leistungsfähigkeit machen.
4. Die [Lak] bei einer Dauerbelastung läßt sich nicht ableiten (s. auch 3), da die [Lak], die sich bei einer Dauerbelastung einstellt stark vom „Glykogenstatus" abhängig ist.

Literatur

1. Astrand P, Rohdahl K (1977) Textbook of work physiologie. McGraw-Hill Book Company, Düsseldorf
2. Gollnick PD, Bayly WM, Hodgeson DR (1986) Exercise intensity, training, diet, and lactate concentration in muscle and blood. Med Sci Sports Exerc 18: 334–340
3. Heck H, Mader A, Hess G, Mücke S, Müller R, Hollmann W (1985) Justification of the 4 mmol/l lactate threshold. Int J Sports Med 6: 317–130
4. Ivy JL, Costill DL, Van Handel PJ, Essig DA, Lower RW (1981): Alteration in the lactate threshold with changes in substrate availability. Int J Sports Med 2: 139–142
5. Jacobs I, (1986): Blood lactate. Implications for training and sports performance. Sports Med 3: 10–25
6. Kindermann W (1985): Laufbandergometrie zur Leistungsdiagnostik im Spitzensport in Training und Sport zur Prävention und Rehabilitation in der technisierten Umwelt. Hrsg: Franz I-W, Mellerowicz H, Noack W, Springer-Verlag Berlin Heidelberg New York
7. Stegmann H, Kindermann W, Schnabel A (1981): Lactate kinetics and individual anaerobic threshold. Int J Sports Med 2: 160–165
8. Yoshida T (1984): Effect of dietary modifications on lactate threshold and onset of blood lactate accumulation during incremental exercise. Eur J Appl Physiol 53: 200–205

III. Die Laktatkinetik unter Laktazidose: ein ergänzendes Konzept zur individuellen Wettkampfvorbereitung

Einleitung

Niedriges Muskelglykogen ist ein entscheidender leistungslimitierender Faktor. Es fehlt bislang gleichwohl eine einfache qualitative, trainingsbegleitende Methode der Glykogenkontrolle.

Methodik und Ergebnisse

1. Um zunächst den Einfluß der aeroben Leistungsfähigkeit auf das Laktatverhalten zu charakterisieren, wurde die Beziehung zwischen Laktat und relativer Leistung bei 8 Gelegenheitssportlern (Kollektiv A) und 9 Radrennfahrern (Kollektiv B) verglichen. Der Stufentest nach einer 2tägigen Regenerationspause, kombiniert mit einer kohlenhydratreichen Ernährung (Herstellung des „Normalzustands"), ergab zwischen beiden Gruppen fast identische %-Leistungs-Laktatkurven (Abb. 1a). Nach Glykogenverarmung zeigte Kollektiv A dagegen eine

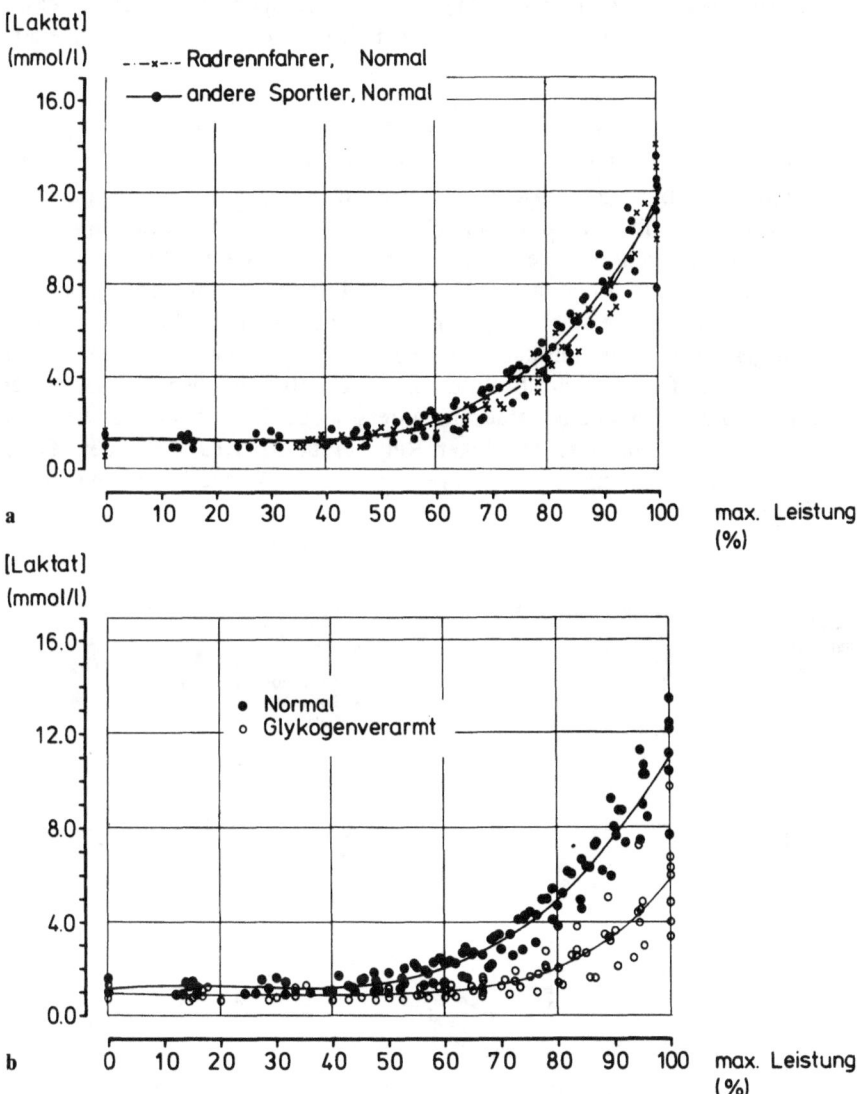

Abb. 1a u. b. a) %-Leistung-Laktatkurven von 8 nicht ausdauertrainierten Gelegenheitssportler und 9 hochausdauertrainierten Radrennfahrern (Einzelwerte); **b)** %-Leistung-Laktatkurve der Gelegenheitssportlern unter normalen Glykogenverhältnissen und nach Glykogenverarmung

stark abgeflachte, im oberen Leistungsbereich von der Normalkurve deutlich abgesetzten „Verarmungskurve" (Abb. 1b). In der gewählten Darstellungsweise relative Leistung gegen Laktat ist die Laktatkurve also praktisch unabhängig vom Trainingszustand, dagegen hochgradig abhängig von der Glykogenreserve.

2. Zur Glykogenkontrolle könnte demnach eine unter kontrollierter Vorbereitung erhobene Referenzkurve mit entsprechenden Kurven während der Wettkampfsituation verglichen – und das Ausmaß der Glykogenverarmung (oder -anreicherung) qualitativ angegeben werden (Abb. 1b). Um eine solche Aussage auch ohne eine aufwendig erstellende Referenzkurve möglich zu machen, benutzten wir folgendes Testschema [1]: 8 Gelegenheitssportler (Kollektiv A) und 17 Radrennfahrer (Kollektiv B) unterzogen sich nach kontrollierter Regeneration zwei aufeinanderfolgenden, durch 7 Minuten Pause getrennten Stufentest (Tag I, Test A und B, s. h. Abb. 2). Kollektiv A führte den gleichen Test am folgenden Tag noch einmal im glykogenarmen Zustand durch (Tag II). Die absolute Leistung bei Einstellung des Laktatgleichgewichts in Test B („Senke") war dabei praktisch unabhängig vom Glykogenzustand (Tabelle 1a). Bei normalem Muskelglykogen stellte sich die „Senke" ferner für beide Kollektive auch bei der praktisch gleichen relativen Leistung von ca. 68% der Maximalleistung ein (Tabelle 1a, b), während in Test II, bedingt durch die geringere Maximalleistung, das Laktatgewicht erst bei 74% erreicht wurde (Tabelle 1a, Unterschiede im paarigen t-Test hochsignifikant). Ein Beispiel für die Anwendung des Verfahrens gibt Abb. 2: Bei gleicher absoluter Leistung (250 Watt) liegt die Senke bei der ersten Untersuchung eines Radrennfahrers bei ca. 75%, bei der zweiten Untersuchung nach gezielter, 2wöchiger Regeneration bei ca. 68% der jeweiligen Maximalleistung, Hinweis auf eine weitgehende Wiederherstellung normaler Glykogenverhältnisse.

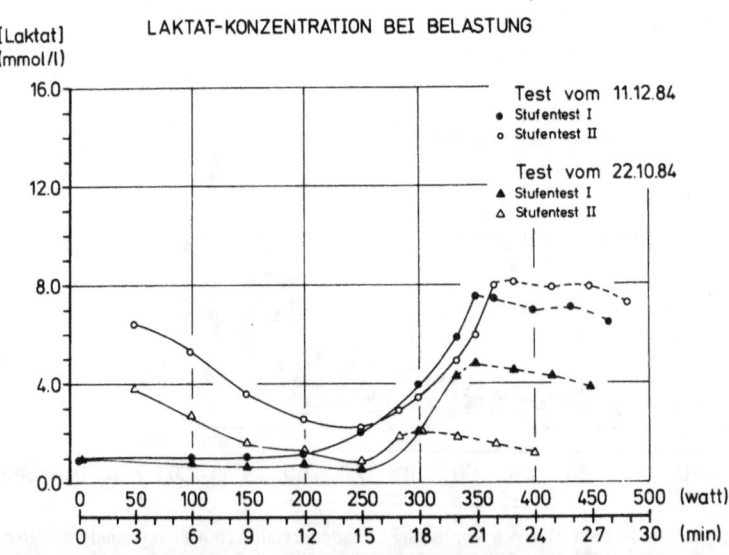

Abb. 2. Leistungslaktatkurven eines Radrennfahrers (Profi) während der Wettkampfsaison und nach 2wöchiger Regeneration im doppelten Stufentest

Tabelle 1.a u. b. a) Einstellung des Laktatgleichgewichts („Senke") bei 8 Gelegenheitssportlern unter normalen- und glykogenverarmten Bedingungen sowie die Senkenleistung in Prozent der Maximalleistung (Mittelwerte und Standardabweichungen); **b)** Senke bei 17 Radrennfahrern mit Relation zur Maximalleistung unter normalen Glykogenbedingungen (Mittelwerte und Standardabweichungen)

		Senke absolut		$\%W_{max.}$	
		I	II	I	II
a	$\bar{x}$	235,3	227,6	67,3	74,0
	SD ±	18,9	18,8	3,0	4,1
	∠		−7,7		6,7
	t-Test		*		***
b	$\bar{x}$	269,9	−	68,7	−
	SD ±	18,8	−	2,5	−

Diskussion

Bei guter Reproduzierbarkeit des angegebenen Verfahrens liegt ein Nachteil darin, daß in Test A eine weitestgehende Ausbelastung unerläßlich ist. Mangelnde Ausbelastung führt zu falsch hohen Prozentangaben mit der möglichen Fehldiagnose einer Glykogenverarmung bzw. eines Übertrainings. Ein Vorteil ist die unserer Kenntnis nach bislang nicht mögliche Prognose des theoretischen individuellen Maximallaktats: Während im vorliegenden Beispiel für 68% der Maximalleistung ein Maximallaktat von kaum mehr als 8 mmol/l erwartet werden konnte (und auch vorlag), prognostizierten wir für andere (gleichfalls hochausdauertrainierte Radrennfahrer) teilweise erheblich höhere Maximallaktate bis zu ca. 16 mmol/l; tatsächlich wurden diese Konzentrationen nach entsprechender Regeneration dann auch erreicht. Begrenzend für die Genauigkeit solcher Prognosen ist natürlich der im hohen Leistungsbereich sehr steile Anstieg der Laktatkurven.

Schlußfolgerung

1. Die %-Leistung-Laktatkurve ist im Stufentest unabhängig vom Trainingszustand, dagegen deutlich bestimmt durch die Glykogenreserven.
2. Die beschriebenen Charakteristika der Laktatkinetik in einem doppelten, durch 7 Minuten Pause unterbrochenen Stufentest erlauben eine qualitative Bestimmung des Glykogenzustands sowie eine ungefähre Prognose der theoretischen Maximalleistung und des theoretischen Maximallaktats.

Literatur

1. Davis HA, Gass GC (1979) Blood lactate concentrations during incremental work before and after maximum exercise. Brit J Sports Med 13: 165

Der Einfluß von sportartspezifischer und sportartunspezifischer Erholung auf das Laktatverhalten nach anaerober Schwimmbelastung

M. Krukau, K. Völker und H. Liesen

Aus dem Institut für Kreislaufforschung und Sportmedizin der Deutschen Sporthochschule Köln
(Dir.: o. Prof. Dr. med. W. Hollmann)

Einleitung

In vielen Sportarten ist das Training bereits in einem solchen Maße gesteigert worden, daß der Abbau der Ermüdungsrückstände und die Erholung zur trainingsbegrenzten Größe wurden [6]. Daher sind für eine effektive Trainingsgestaltung die Kenntnisse über die trainingsbedingte Ermüdung und über die Erholungsdauer unumgänglich geworden. Um nun den Kenntnisstand hinsichtlich der Problematik Regeneration erweitern zu können, wurde der Einfluß von sportartspezifischer und sportartunspezifischer Erholung auf das Laktat(LA)-Verhalten nach einer stark anaeroben Schwimmbelastung untersucht.

Methodik

Untersuchungsgang: Nach einem 200-m-Kraulschwimmen als Maximalbelastung erfolgte:
1. eine sportartspezifische Erholung (einmal in der Gesamtbewegung, einmal in der Arm- und einmal in der Beinbewegung des Kraulschwimmens) sowie
2. eine sportartunspezifische Erholung in Form von Fahrradergometerfahren.

Erholungsdauer: Die aktive Erholungsdauer betrug jeweils 30 Minuten. Belastungsintensität: Bei den sportartspezifischen Erholungsformen wurde von den Probanden (Pb.) eine subjektiv niedrige Intensität gewählt. 10minütige Vorversuche ergaben die Möglichkeit, festzustellen, in welchem energetischen Bereich die vom Pb. subjektiv gewählte Belastungsintensität lag. Die Belastungsintensität bei der sportartunspezifischen Erholung wurde für jede Versuchsperson über einen Fahrradergometerstufentest ermittelt. Sie betrug individuell 50% der 4 mmol/l LA-Schwelle.
Blutabnahmezeiten für die LA-Bestimmung: Im Vorversuch vor und in der 2., 4., 6. und 10. Minute. Im Erholungsblock in der 1., 3., 5., 7., 11., 15., 19., 13. und 27. Nachbelastungsminute.
Schwimmstrecke: Im Vorversuch dreimal 100 und einmal 200 m. Im Erholungsblock fünf- bis sechsmal 200 m. Ausgenommen war davon der Versuchsteil mit der Erholungsform Kraul-Beinbewegung. Hier wurde aufgrund der geringeren Schwimmgeschwindigkeit die Schwimmstrecke jeweils halbiert.

Untersuchungsergebnisse

- Durchschnittlicher LA-Nachbelastungswert $8,33 \pm 0,4$ mmol/l LA,
- durchschnittliche Schwimmgeschwindigkeit im Vorversuch und Erholungsblock: bei der Gesamtbewegung jeweils 1,0 m/sec; bei der Beinbewegung 0,6 bzw. 0,5 m/sec,
- mit den LA-Nachbelastungswerten wurden über die Bateman-Funktion die LA-Eliminationskonstanten der verschiedenen Erholungsformen berechnet (3): bei Gesamtbewegung $0,121 \pm 0,063$ min^{-1}, bei Beinbewegung $0,084 \pm 0,05$ min^{-1}, bei Fahrradergometerfahren $0,054 \pm 0,02$ min^{-1},
- die Abnahme der Eliminationskonstanten war bei den Erholungsformen: Gesamtbewegung zu Beinbewegung schwach signifikant ($p < 0,05$), Gesamtbewegung zu Fahrradergometerfahren hoch signifikant ($p < 0,001$), Beinbewegung zu Fahrradergometerfahren signifikant ($p < 0,01$),
- die LA-Eliminationskonstanten wurden für die LA-Halbwertszeitbestimmung herangezogen (Abb. 1).

Diskussion

Setzt man die ermittelten LA-Eliminationskonstanten zueinander in Beziehung, so zeigt sich, daß die sportartspezifische Erholung in der Gesamtbewegung, gefolgt von der sportartspezifischen Teilbewegung einen größeren Beitrag zur Beseitigung der metabolischen Azidose leisten, als eine sportartunspezifische Erholung. Die ent-

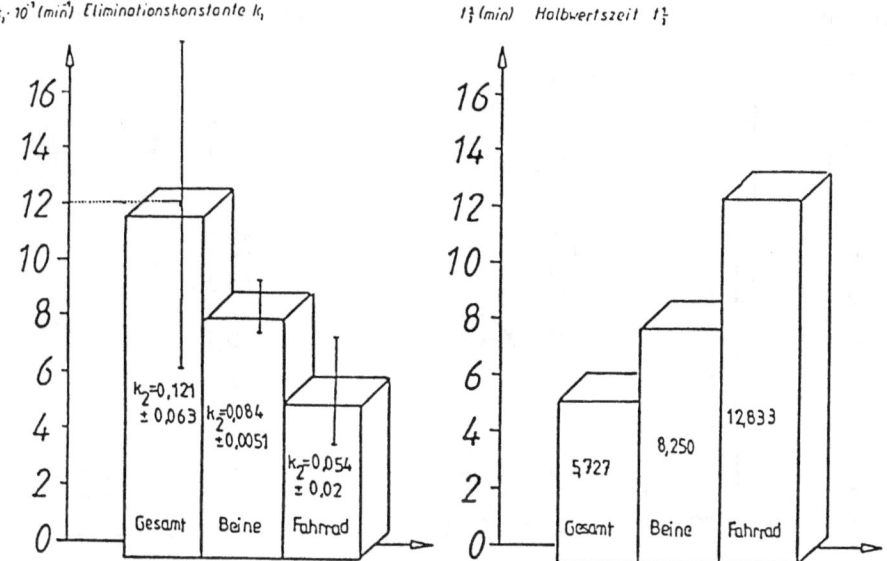

Abb. 1. Vergleich zwischen den errechneten Eliminationskonstanten (k_2) und Halbwertszeiten der Erholungsform Gesamtbewegung, Beinbewegung und Fahrradergometerfahren für alle Probanden (n = 30)

sprechenden Halbwertszeiten verdeutlichen dies. Während bei der Gesamtbewegung 5,72 min und bei der Beinbewegung 8,25 min vergingen, bis die Hälfte des maximalen Nachbelastungslaktat abgebaut war, verstrich beim Fahrradergometerfahren eine Zeitspanne von 12,83 min (Abb. 1). Beckmann [1] ermittelte bei einem vergleichbaren Probandengut für die Kraul-Gesamtbewegung, bei einer Belastungsintensität von 2 mmol/l LA, eine LA-Eliminationskonstante ($0,097 \pm 0,016 \text{ min}^{-1}$), die nur geringfügig von unserer Eliminationskonstante ($0,121 \text{ min}^{-1}$) abweicht. Dies ermöglichte uns, die von Beckmann für die passive Erholung festgestellte Eliminationskonstante ($0,036 \text{ min}^{-1}$) zu übernehmen und mit den hier vorliegenden Eliminationskonstanten zu vergleichen. Dabei ergab sich, daß die sportartunspezifische Regeneration bezüglich des LA-Abbaus nicht so effektiv ist, wie die sportartspezifische, sei es in der Gesamt- oder in der Teilbewegung. Sie nimmt aber einen höheren Stellenwert ein als die passive Regeneration (Abb. 2). Mehrere Untersuchungen bestätigen, daß die aktive sportartspezifische Erholung einen 2–3fach schnelleren LA-Abbau bewirkt als die passive Regeneration [1, 5]. Hinsichtlich der Eliminationskonstanten werden z. T. recht unterschiedliche Werte angegeben [4, 5]. Die aus dem Vergleich zwischen sportartspezifischer und sportartunspezifischer bzw. sportartunspezifischer und passiver Erholung resultierenden Ergebnisse konnten nur anhand einer Arbeit überprüft und bestätigt werden [7]. Es fanden sich sonst keine weiteren Untersuchungen, die mittels LA-Messungen einen solchen Vergleich durchgeführt hatten. Für die aktive Erholung wird eine Belastungsintensität von 2 mmol/l LA angegeben [1, 8]. Wir stellten fest, daß die Versuchspersonen subjektiv eine Belastungsintensität wählten, die bei durchschnittlich 2,1 und 2,3 mmol/l LA lag. Wie bei Bonen [2] konnten also auch unsere Pb. sich in punkto aktive Erholung subjektiv auf die richtige Belastungsintensität einstellen. Das Farradergometerfahren mit einer normativ gesetzten Belastungsintensität von 50% der 4 mmol/l LA-Schwelle führte bei 25 der 30 Pb. bis zur 23. Erholungsminute zu einer LA-

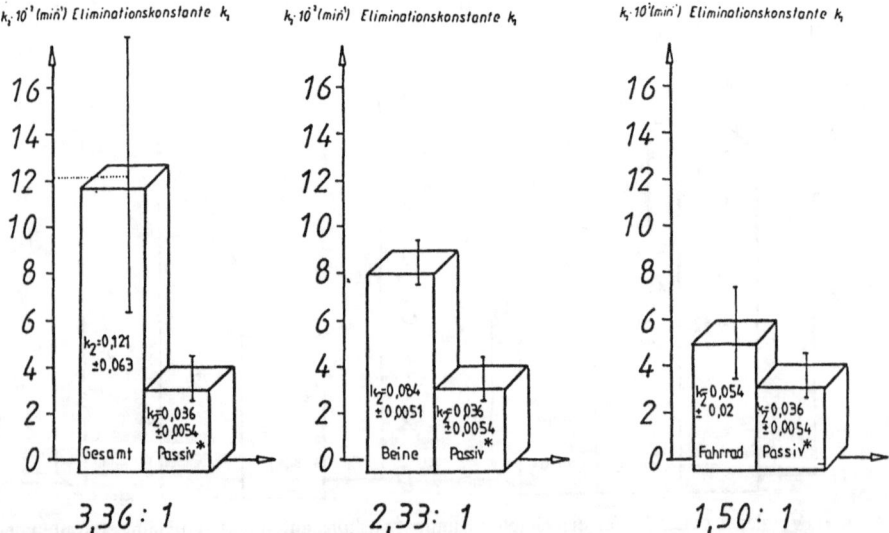

Abb. 2. Vergleich von Eliminationskonstanten unterschiedlicher Regenerationsmaßnahmen (* = übernommener Wert von Beckmann, 1983)

Tabelle 1. Verschiedene physiologische und biochemische Parameter lassen Aussagen über die Ermüdung bzw. Regeneration des Organismus zu. Je mehr Parameter erhoben werden, desto sicherer kann eine Aussage getroffen werden. Einzelne Größen sind nur bedingt verwertbar (aus Keul, 1978)

I Physiologische Größen	II Biochemische Größen
1. Herzfrequenz	1. Glukose
2. Blutdruck	2. Laktat-Pyruvat
3. Ventilation	3. FFS, Glyzerol, Ketonkörper
4. O_2-Aufnahme	4. pH
5. Respiratorischer Quotient	5. Standardbikarbonat
6. O_2-Sättigung	6. Elektrolyte
7. Temperatur	7. Enzyme
8. Erythrozyten-Leukozyten	8. Protein
9. Muskelerregbarkeit	9. Harnstoff
10. Zerebrale Neurodynamik	10. Aminosäuren

Konzentration von nahezu 2 mmol/l. Bei einer passiven Erholung wären dafür 40–50 Minuten nötig gewesen [1]. Mit diesem Ergebnis kann die Größenordnung der Belastungsintensität umrissen werden, mit der eine aktive Erholung mittels Farradergometer durchzuführen ist. Verhindern schlechte Trainings- oder Wettkampfbedingungen eine aktive sportartspezifische Erholung nach dem Training bzw. Wettkampf, so sollte auf eine aktive sportartunspezifische Erholung zurückgegriffen werden, die durch Hinzuziehung von passiven Erholungsmitteln (Massagen, Wannenbäder, Körperruhe) ergänzt werden kann.

Ob die aktive Regeneration neben der metabolischen Azidose gleichzeitig auch noch andere leistungslimitierende Faktoren schneller beseitigt, muß durch weitere Untersuchungen geklärt werden. Dabei sollten zur gleichen Zeit mehrere Parameter erhoben werden, die Aussagen über den Erholungsgrad geben können (Tabelle 1 [6]).

Literatur

1. Beckmann G (1983) Untersuchung über den Einfluß passiver und sportartspezifischer aktiver Erholung auf die Laktateliminationsgeschwindigkeit im Schwimmen. Dipl.-Arbeit Deutsche Sporthochschule Köln
2. Bonen A, Belcastro AN (1976) Comparsion of self-selected recovery methods on lactic acid removal rates. Medicine and Science in Sports 8, 3: 176–178
3. Dost FH (1968) Grundlagen der Pharmakokinetik. Georg Thieme Verlag, Stuttgart
4. Freund H, Gendry P (1978) Lactate kinetics after short strenous exercise in man. Eur J Appl Physiol 39: 123–135
5. Freund H, Zouloumian P (1981) Lactate after exercise in man: I. Evolution kinetics in arterial blood. II. Physiological observations and Model Predictions. Eur J Appl Physiol 46, 2: 121–133 und 161–176
6. Keul J (1973) Training und Regeneration im Hochleistungssport. Leistungssport 3, 1: 24–33
7. McGrail J, Bonen A, Belcastro AN (1978) Dependence of lactate removal on muscle metabolism in man. Eur J Appl Physiol 39: 89–97
8. Rapps A (1983) Der Einfluß aktiver Erholung unterschiedlicher Intensität auf die Laktateliminationsgeschwindigkeit nach anaeroben Tests bei Radamateuren. Dipl.-Arbeit Deutsche Sporthochschule Köln

Anaerob-alaktazide Meßdatenerfassung und deren Bezug zur aeroben Leistungsprognose

Th. Bochdansky°, H. Lechner*, N. Bachl* und R. Baron*

Institut für Physikalische Medizin der Universität Wien° (Vorstand: Prof. Dr. H. Jantsch)
Institut für Sportwissenschaften der Universität Wien* (Vorstand: Prof. Dr. L. Prokop)

„Man könnte sagen, daß eine Thematik wie – Kräftigung schwacher Gliedmaßen – außerhalb der Heilkunst steht. Das ist jedoch weit entfernt von der richtigen Einstellung. Die Untersuchung dieses Themas gehört zur gleichen Wissenschaft: der Medizin."

Dieses Zitat stammt keineswegs aus den letzten Jahren, sondern datiert vielmehr aus der Zeit nach der 80. Olympiade und stammt von Hippocrates [6]. Spätestens seit Nycander und Zander um 1870 die „Medikomechanik" einführten, ist zwischen den einzelnen Ebenen der Muskelfunktion zu unterscheiden:
1. physikalisch – mechanisch
2. chemisch – metabolisch, energetisch
3. kybernetisch – neurophysiologisch

Von der Muskelkraft hängt es ab, wieviel Arbeit verrichtet werden kann, bzw. welche Leistung vollbracht werden kann. Bei der Beurteilung der Muskelkraft soll das Herz-Kreislaufsystem keinen limitierenden Faktor darstellen, andererseits ist darauf zu achten, ob eine insuffiziente Skelettmuskulatur der limitierende Faktor einer Herz-Kreislaufuntersuchung ist.

Wir entwickelten aus diesem Grunde ein Gerätesystem, das eine differenzierte Beurteilung der Skelettmuskulatur einerseits und des Herz-Kreislaufsystems andererseits zuläßt.

Es besteht im wesentlichen aus einer
1. Dynamometrie – „Dynamatic"
2. Ergometrie – „Ergomatic"

Die Muskelkraft wird im wesentlichen von der Bewegungsgeschwindigkeit und der Winkelstellung der Gelenke determiniert. Die Beziehung der Kraft zur Geschwindigkeit wird auch als „Hillsche Kurve" bezeichnet. Bei in vivo Messungen ist neben der Motivationslage auch die metabolische Ausgangslage bedeutend. Es darf auch nicht übersehen werden, daß auf Grund des kinetischen Zusammenspieles von Agonisten – Antagonisten – Synergisten und Fixationsmuskulatur nur eine resultierende Kraft bei einer Bewegung registriert werden kann. Funktionelle Unterscheidungen zwischen überwindend-beschleunigender Kontraktion und nachgebend-bremsender Distraktion-Distension wurden bereits von Hill und Kowarschik getroffen [4, 5]. Bigland und Lippold zeigten im Jahre 1954 das unterschiedliche Ansprechen der elektromyographischen Aktivität bei verschiedenen Geschwindigkeiten und gleicher Spannung bei der Kontraktion und der Distraktion [1].

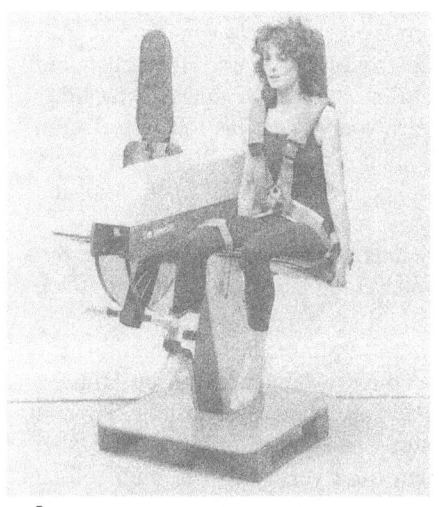
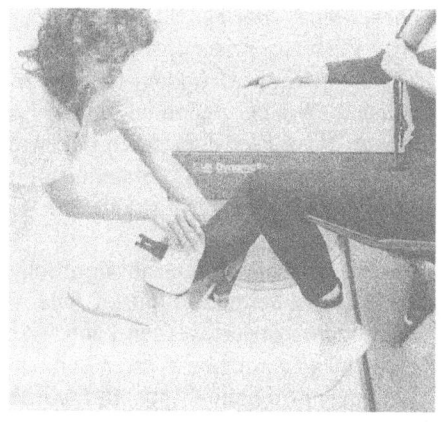

Abb. 1

Unter Berücksichtigung dieser Parameter beurteilen wir am Beispiel der Kniebewegung (Abb. 1a, b) die Skelettmuskulatur [2].

Wir erhalten durch standardisierte Wiederholungsmessungen eine Beziehung von Drehmoment zur Winkelgeschwindigkeit und Meßwinkel. Die Abbildung zeigt ein Beispiel für die Knieextension – Kontraktion des rechten Beines bei einem gesunden 26jährigen mäßig trainierten Mann (Abb. 2). Die Pause zwischen den einzelnen

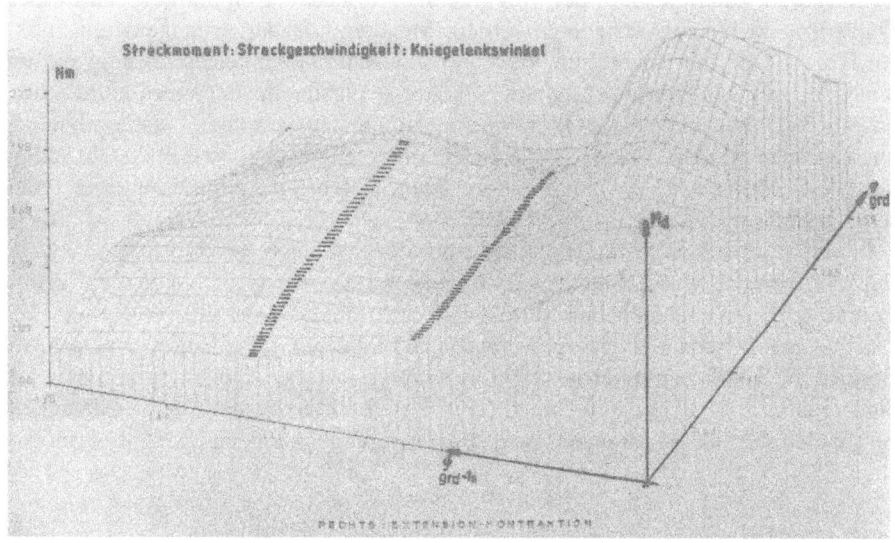

Abb. 2. Streckmoment: Streckgeschwindigkeit : Kniegelenkswinkel

Kontraktionen beträgt 30 sec. Wiederholte Laktatkontrollen ergaben dabei bei keiner Versuchsperson und bei keinem Patienten Werte oberhalb von 2 mmol. Aus organisatorischen Gründen reduzieren wir die routinemäßigen Messungen auf 2 Ebenen. Wir beurteilen zuerst die Streckkraft bei einer Bewegungsgeschwindigkeit von 10 grad/sec über einen Kniewinkelbereich von 90 grad bis 160 grad. Daran anschließend erfolgt die Erstellung der „Hillschen Kurve" im Winkel mit dem höchsten Drehmomentwert mit den Geschwindigkeiten 10, 30, 45, 60, 120 und 180 grad/sec.

Störungen der Kraftentfaltung infolge von Schmerzen oder Muskelatrophie zeigen deutliche Seitendifferenzen, wie am Beispiel einer Kurve im postoperativen Verlauf demonstriert werden kann. (Abb. 3a, b)

Aus den gewonnenen Werten kann das abstrakte Maximum aus „Drehmoment × Winkelgeschwindigkeit" gebildet werden. Wird dieses Maximum auf die Hillsche Kurve zurückprojiziert, so wird ersichtlich, daß bei einer Geschwindigkeit und einem Drehmoment dieses Kriterium des Leistungsmaximums erfüllt wird. Dabei kann nicht übersehen werden, daß ein eventuell dazu verschobenes, metabolisch determiniertes „Ökonomie maximum" existent ist. Dies gilt für den anaerob-alaktaziden Bereich. Wird die Forderung der konstanten Winkelgeschwindigkeit jedoch bei herabgesetztem Drehmoment auf die Ergometrie übertragen, dann ist zu bemerken, daß die Tretkurbelkinematik dies nicht zuläßt.

Wird mittels eines elektrischen Goniometers die Winkeländerung im Kniegelenk über die Zeit aufgezeichnet, so ergibt dies bei einem Fahrradergometer bei konstanter Umdrehungsbewegung eine annähernd sinusförmige Funktion. Die Winkelgeschwindigkeit ändert sich entsprechend der Winkelfunktion tg phi Punkt und widerspricht damit der eingangs erhobenen Forderung, wonach nur eine Geschwindigkeit die Leistungsmaximierung ermöglicht.

Im Gegensatz dazu zeigt die „Isokinematik-Ergometrie" eine annähernd konstante Bewegungsführung mit definierbaren Parametern. Mittels mechatronischer Bauelemente kann die Zeit, der Weg und die Pausendauer im unteren und oberen Umkehrpunkt beliebig festgelegt werden. Mit dem konstanten tangens phi Punkt wird die Forderung nach frei wählbarer konstanter Winkelgeschwindigkeit im Kniegelenk erfüllt. Vom Postulat des „Ökonomie maximum" der Einzelkontraktion ausgehend, muß auch ein „Ökonomie maximum" im aeroben Leistungsbereich angenommen werden. Daher ist die Bestimmung mindestens zweier Geschwindigkeits/Kraft-Parameter bei einer ergometrischen Untersuchung mit definierter zyklischer Komplexbewegung erforderlich.

In einer Pilotstudie bestätigen sich die aus der Dynamoterie ableitbaren Prognosen, daß nämlich unterschiedliche Bewegungsformen bei gleichbleibendem Energieumsatz zu unterschiedlichen Stoffwechselreaktionen führen [3].

Zusammenfassend kann gesagt werden, daß Meßdaten, die im aerob-alaktazidem Bereich mittels Dynamometrie ermittelt wurden, wichtige Eingangsparameter für die Ergometrie darstellen und eine differenzierte Beurteilung der Leistungsfähigkeit zur Skelettmuskulatur einerseits und Herz-Kreislaufsystem andererseits ermöglichen.

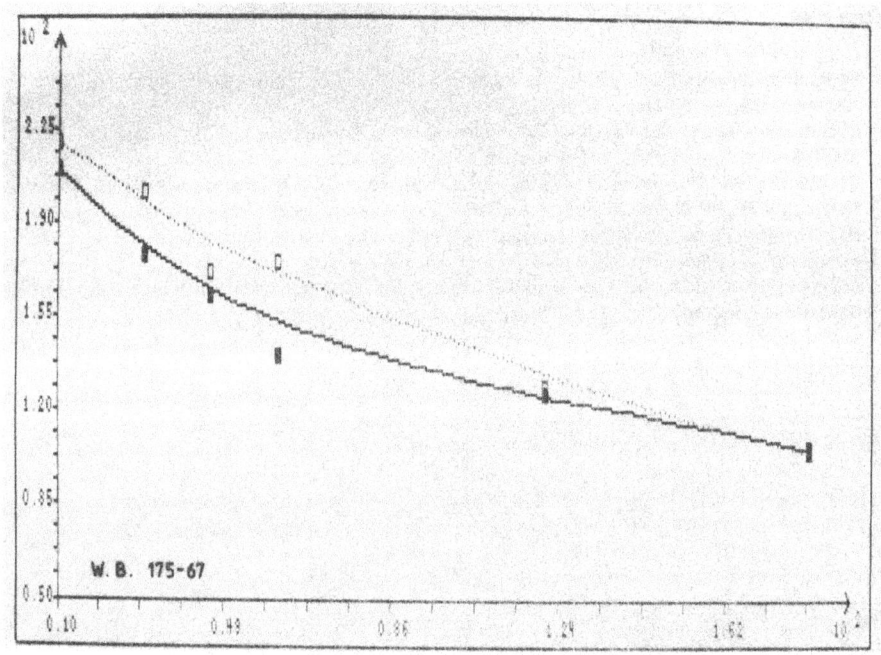

Abb. 3a. Kraft-Winkelgeschwindigkeits-Diagramm bei 125 Grad

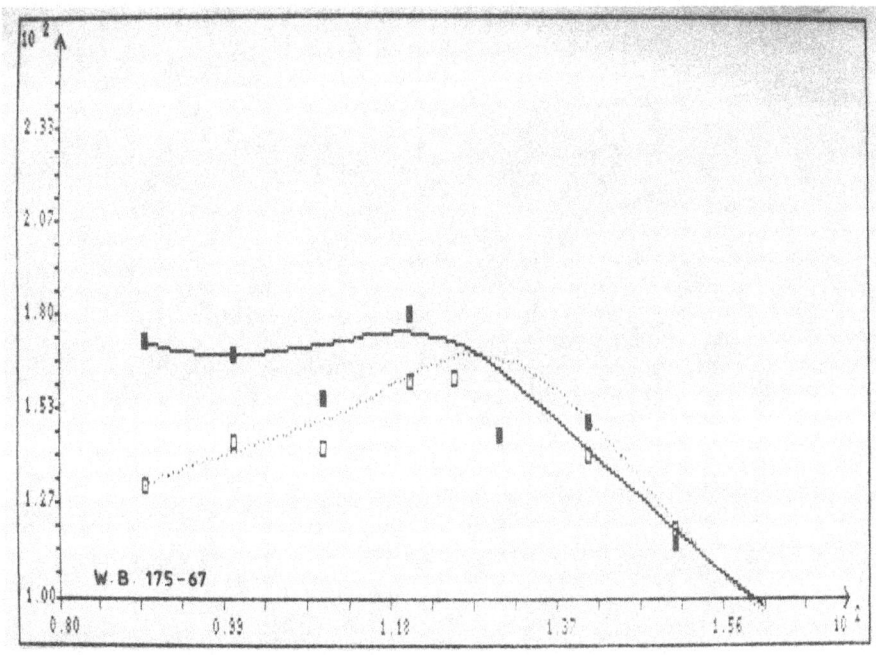

Abb. 3b. Kraft-Winkel-Diagramm bei 10 Grad/sek

Literatur

1. Bigland B, Lippold OCJ (1954) The relation between force, velocity and integrated electrical activity in human muscles. J Physiol 123: 214–224
2. Bochdansky Th, Lechner H (1986) Das hydraulische Dynamometer. Z Phys Med Baln Med Klim 15: 83–85
3. Bochdansky Th, Lechner H, Baron R, Bachl N, Prokop L (1987) Die isokinematische Dynamometrie und deren Bezug zur isokinematischen Ergometrie. Österr J f Sportmed 1, in Druck
4. Hill AV (1951) The mechanics of voluntary muscle. The Lancet, 6691: 947–951
5. Kowarschik J (1948) Physikalische Therapie. Springer-Verlag Wien
6. Licht S (1984) History. In: Therapeutic exercise, 4th ed. Basmajian JV ed Williams and Wilkins, Baltimore, London

Modellorientierte Berechnung der laktaziden Energiekomponente bei Kurzzeitbelastungen ausgehend vom Laktat-Konzentrationsverlauf im Blut

H. Pessenhofer, G. Schwaberger, N. Sauseng und T. Kenner

Physiologisches Institut der Karl-Franzens-Universität Graz
(Vorstand: Univ.-Prof. Dr. Thomas Kenner)

Einleitung

Der zur Erbringung einer bestimmten Leistung über die Zeit, d. h. einer bestimmten Arbeit notwendige biologische Energieaufwand wird durch eine dynamische Partitionierung aus den dem Organismus zur Verfügung stehenden Energiequellen gedeckt. Als Resourcen dienen die Spaltung von ATP bzw. Kreatinphosphat (anaerob-alaktazide Komponente), die anaerobe Glykolyse (anaerob-laktazide Komponente) und die aerobe Energiegewinnung. Die Aufteilung entsprechend den Anforderungen wird dabei von Art, Dauer und Intensität der jeweiligen Arbeit bestimmt.

Im Rahmen dieser Untersuchung wurde eine Quantifizierung der aus der anaeroben Glykolyse (anaerob-laktazide Komponente) freigesetzten Energiemenge über die Messung der Blut-Laktatkonzentration nach Kurzzeit-Belastungen (60-Sekunden-Test) angestrebt, wobei ein physiologisch-mathematisches Modell der Laktatkinetik der Berechnung zugrundegelegt wurde. Die über das Computer-Modell errechnete laktazid gewonnene Energiemenge wurde, gemeinsam mit der geschätzten alaktazid produzierten Energie, zur mechanisch abgegebenen und über eine spezielle Meßeinrichtung am Ergometer erfaßten Energie in Relation gesetzt. Auf diese Weise war eine Bilanzierung des anaeroben Energieaufwands möglich. Damit ist eine wesentliche Grundlage zur Optimierung von Labortests zur Bestimmung der globalen anaeroben Kapazität gegeben.

Methodik

Ein Kollektiv von 26 gut trainierten Radrennfahrern wurde auf einem Monark-Ergometer (drehzahlabhängig) belastet. Der Belastungsmodus bestand aus einem fix eingestellten Bremsmoment, die Steuerung der momentanen Leistung konnte von der Versuchsperson über die Wahl der aktuellen Drehzahl vorgenommen werden. Die Belastungsdauer war mit 60 Sekunden fixiert und die Versuchspersonen wurden aufgefordert, sich maximal auszugeben. Die aufgebrachte Drehzahl wurde durch eine Meßeinrichtung (Eigenentwicklung) kontinuierlich erfaßt.

Aus der Drehzahlkurve über die Versuchsdauer wurde unter Einbeziehung des Wirkungsgrades und des vorgegebenen Bremsmoments die Energiefluß-Kurve berechnet. Aus dieser wird der Energie-Aufwand über Integration bestimmt.

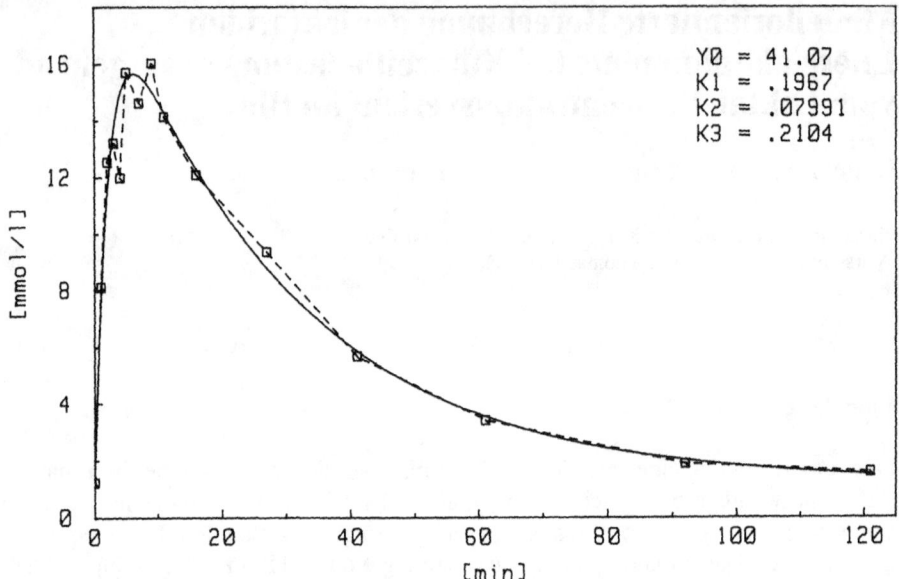

Abb. 1. Beispiel der Anpassung des simulierten Modell-Laktatverlaufs (durchgezogene Kurve) an die experimentell erhobene Laktat-Zeit-Funktion (Quadrate und strichlierte Kurve)

Die Laktatkonzentration wurde aus dem Kapillarblut in Ruhe, unmittelbar nach Belastungsende und 13mal während der Erholung bestimmt, der letzte Meßwert wurde 2 Stunden nach Belastungsende gewonnen.

Zur Modellierung der Laktatkinetik wurde ein 2-Kompartment-Modell verwendet, das bereits mehrfach beschrieben wurde [4, 5]. Dieses Modell wird über ein System-Identifikationsverfahren an die Laktat-Zeit-Kurven der experimentellen Untersuchung angepaßt (Abb. 1) und die Modellparameter, unter ihnen die fiktive maximale Laktatkonzentration im Muskelkompartment am Belastungsende, werden geschätzt.

Unter den in Tabelle 1 zusammengefaßten Voraussetzungen kann die Bilanzierung der energieliefernden Prozesse während der Kurzzeit-Belastung nach folgendem Ablaufschema vorgenommen werden:

– Berechnung der Energiemenge aus maximaler Laktatkonzentration, Verteilungsvolumen und Energieäquivalent (laktazide Komponente)

Tabelle 1. Berechnungsgrundlagen zur Schätzung der Energiebilanz über das Modell

Gesamt-Körperwasser = 0,6 * Körpergewicht
Verteilungsvolumen (LA) = 0,85 * Gesamt-Körperwasser
Muskelmasse = 0,4 * Körpergewicht
Nutzbares CRPH = 200 mmol/kg Muskel
Energie-Äquivalent Laktat = 75 kJ/mol
Energie-Äquivalent CRPH = 46 kJ/mol

- Schätzung der Energiemenge aus dem Abbau von Kreatinphosphat bei Annahme einer fixen Kreatinphosphat-Konzentration pro kg Muskelmasse (alaktazide Komponente)

Die Energiemengen aus diesen beiden Prozessen können nun dem Energieaufwand über die Zeit gegenübergestellt werden.

Ergebnisse und Diskussion

Abbildung 2 zeigt an einem Einzelbeispiel den experimentell ermittelten Energieaufwand bezogen auf das Körpergewicht (Integral der Energiefluß-Kurve) und die über die Modell-Rechnung bestimmten Limits der energieliefernden Teilprozesse. Dieser Darstellung kann deutlich entnommen werden, daß die anaeroben Komponenten (alaktazid und laktazid) der Energielieferung einen geringeren Anteil zur Verfügung stellen, als für die Arbeit während der 60 Sekunden benötigt wird. Der Rest der notwendigen Energie stammt aus der aeroben Energiegewinnung. Durch Übertragung der Zeitlimits der Teilprozesse in die Energiefluß-Kurve (Abb. 3) kann die zeitliche Partitionierung über den Testverlauf veranschaulicht werden.

Im Gruppenmittel ergaben sich relative Energie-Anteile von ca. 15% anaerob-alaktazider Energiegewinnung (Spaltung von ATP und Kreatinphosphat) und ca. 60% anaerob-laktazider Energieproduktion, wobei bemerkenswert ist, daß etwa 25% des Energieaufwandes bei einem 60-Sekunden-Test bereits über aerobe Pro-

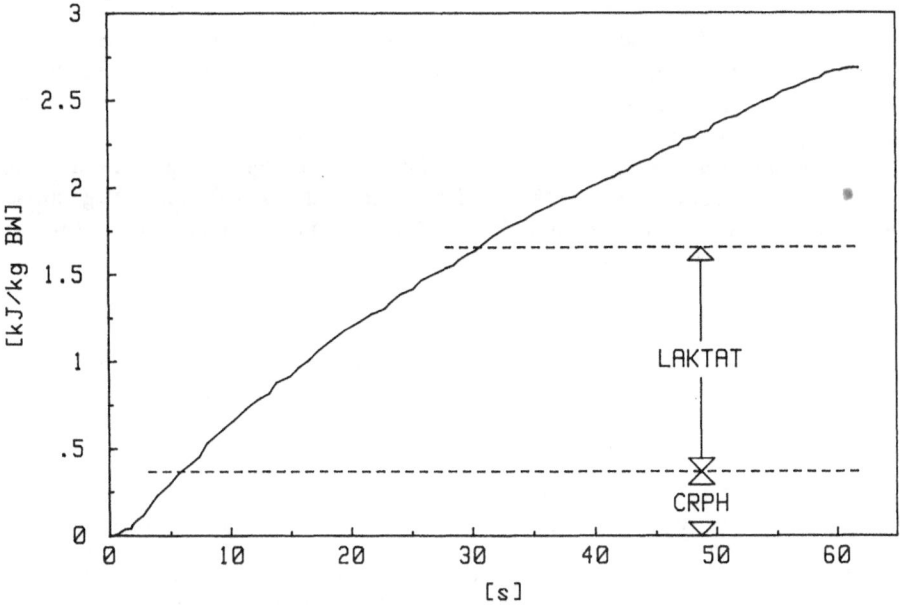

Abb. 2. Darstellung des Energieaufwands während des 60-Sekunden-Tests und Eintragung der Limits der anaeroben Komponenten (strichliert).
CRPH.. Kapazität des alaktaziden Mechanismus zur Energiegewinnung (Spaltung von energiereichen Phosphaten), LAKT.. Kapazität des laktaziden Mechanismus

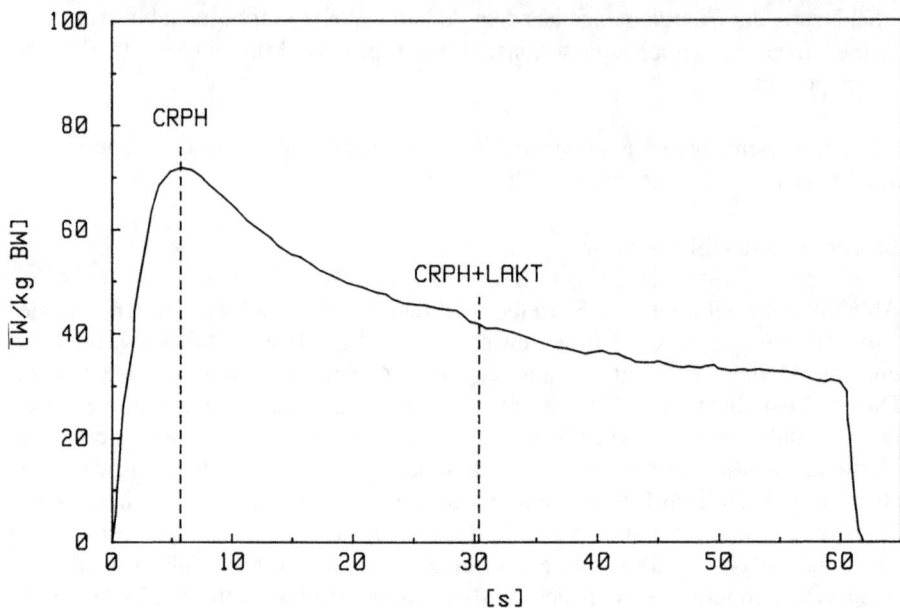

Abb. 3. Darstellung des Energieflusses während des 60-Sekunden-Tests und Markierung der zeitlichen Limits der anaeroben Komponenten.
CRPH.. alaktazide Komponente,
CRPH + LAKT.. alaktazide + laktazide Komponente

zesse gedeckt werden. Die Bestimmung der theoretischen Zeitpunkte, zu denen die jeweilige energieliefernde Komponente erschöpft ist, erbrachte ca. 7 Sekunden für die Erschöpfung der alaktaziden Komponente und ca. 40 Sekunden im Mittel für die Ausschöpfung der alaktaziden plus der laktaziden Komponente.

Aufgrund dieser Erkenntnisse zeigt sich der 60-Sekunden-Test zur Bestimmung der globalen anaeroben Kapazität im Durchschnitt als zu lang, diese Ergebnisse werden durch die experimentellen Untersuchungen von Schwaberger et al. [6] und Szögy et al. [7] voll bestätigt.

Literatur

1. Di Prampero PE (1981) Energetics of Muscular Exercise. Rev Physiol Biochem Pharmacol 89: 144–208
2. Mader A, Heck H, Liesen H, Hollmann W (1983) Simulative Berechnungen der dynamischen Änderungen von Phosphorylierungspotential, Laktatbildung und Laktatverteilung beim Sprint. Dtsch Z Sportmed 34: 14–22
3. Mader A (1984) Eine Theorie zur Berechnung der Dynamik und des steady-state von Phosphorylierungszustand und Stoffwechselaktivität der Muskelzelle als Folge des Energiebedarfs. Habilitationsschrift, Köln
4. Pessenhofer H, Schwaberger G, Sauseng N, Kenner T (1983) Laktatkinetik und aerob-anaerober Übergang bei ausdauertrainierten Sportlern. In: Heck H et al. (Hrsg) Sport: Leistung und Gesundheit, 152–162, Dtsch Ärzte-Verlag, Köln

5. Pessenhofer H, Schwaberger G, Sauseng N, Kenner T (1984) Identifikation eines einfachen Modells der Laktatproduktion und Laktatkinetik bei körperlicher Arbeit. In: Möller DPF (Hrsg) Systemanalyse biologischer Prozesse (Medizinische Informatik und Statistik Bd. 52), Springer-Verlag, Berlin Heidelberg New York Tokyo
6. Schwaberger G, Pessenhofer H, Kohla B, Sauseng N, Wolf W, Schmid P, Kenner T (1985) Zwei-Phasen-Test zur Ermittlung der anaeroben Kapazität bei Straßenradrennfahrern. In: Die trainingsphysiologische und klinische Bedeutung der anaeroben Kapazität, Internat Kongreß, St. Johann in Tirol, 19.–21. Sept. 1985, Tagungsbericht (im Druck)
7. Szögy A, Cherebetiu G (1974) Minutentest auf dem Fahrradergometer zur Bestimmung der anaeroben Kapazität. Eur J Appl Physiol 33: 171–176

Maximales Laktat-steady-state und Laktatschwelle bei Kindern

H. Heck, G. Reinhards, A. Mader und W. Hollmann

Institut für Kreislaufforschung und Sportmedizin der Deutschen Sporthochschule Köln
(Leiter: o. Prof. Dr. med. Dr. hc. W. Hollmann)

Einleitung

Bei der Beurteilung der Ausdauerleistungsfähigkeit hat das Blutlaktat in den letzten Jahren zunehmend an Bedeutung erlangt. Es wurden verschiedene Schwellenkonzepte entwickelt, die den Übergangsbereich zwischen rein aerober und partiell laktazider Energiebereitstellung bestimmen sollen [6, 8, 11, 12]. Der Bereich entspricht bei länger dauernder Arbeit einer Belastung, bei der sich ein maximales Laktat-steady-state einstellt [3, 4, 8].

Über das Laktatverhalten bei Kindern während Dauerbelastung ist bisher wenig bekannt. Vor allem wurde bislang nicht die Beziehung zwischen maximalem Laktat-steady-state und aerob-anaerober Schwelle untersucht. Aufgrund der geringeren anaeroben Kapazität der Kinder gegenüber Erwachsenen wird gelegentlich gefolgert, daß Laktatschwellenwerte bei Kindern niedriger liegen als bei Erwachsenen. So kommt Gerhardus zu der Aussage, daß bei Fahrradergometerarbeit die „aerob-anaerobe Schwelle" nicht bei 4 mmol/l sondern bei 3 mmol/l Laktat anzusetzen sei, ohne dies jedoch untersucht zu haben [2].

Wir sind deshalb folgender Fragestellung nachgegangen:
Bei welchem Laktatwert liegt die aerob-anaerobe Schwelle, wenn man sie mit der Belastung des maximalen Laktat-steady-state (maxLass) gleichsetzt?

Methodik

Untersuchungsgut

Es wurden 18 Kinder (8 Mädchen, 10 Jungen) im Alter zwischen 9 und 15 Jahren ($\bar{x}$ = 11,3 s = ± 1,6) untersucht. Die mittlere Körpergröße lag bei 149.6 cm (s = ± 9,9) und das Gewicht bei 39,4 kg (s = ± 8,9).

Untersuchungsergebnis

Alle Untersuchungen wurden auf einem drehzahlunabhängigen, elektrisch gebremsten Fahrradergometer (Fa. Elema-Schönander) durchgeführt.

Die Untersuchungsreihe umfaßte für jeden Probanden:
1. 2 Untersuchungen mit stufenförmig ansteigendem Belastungsverfahren. Die Belastungssteigerung betrug 25 Watt/2 min bzw. 0,5 Watt/kg KG/2 min. Es wurde jeweils ein Versuch zu Beginn und ein Versuch am Ende der Untersuchungsreihe in randomisierter Folge durchgeführt.
2. Maximal 5 Dauerbelastungstests verschiedener Intensität zur Bestimmung des maximalen Laktat-steady-state. Jede Dauerbelastungsuntersuchung setzte sich aus einer 3minütigen Aufwärmphase (ca. 60% der Dauerbelastungsintensität) und einer 30minütigen Phase mit konstanter Belastung zusammen. Die Intensität der ersten Untersuchung lag bei einer Belastung, die einem Laktatwert von ca. 3 mmol/l bei stufenförmigem Belastungstest entsprach. In Abhängigkeit vom Laktatverhalten wurde bei den folgenden Untersuchungen die Belastung um jeweils 5 bis 10 Watt erhöht oder verringert.

Folgende Parameter wurden bestimmt:
Herzfrequenz (elektrokardiographisch), Laktat (enzymatische Bestimmung aus dem Ohrkapillarblut nach der von Mader beschriebenen Halbmikromethode [9], mit dem Spirographen Ergo-Pneumotest (Fa. Jäger): $\dot{V}E$, $\dot{V}O_2$, $\dot{V}CO_2$, AF, RQ und Atemäquivalent.

Im Rahmen dieser Arbeit werden nur die Ergebnisse der Laktatuntersuchung vorgestellt.

Die Laktatwerte wurden bei stufenförmiger Belastung in Ruhe und in den letzten 15 s jeder Belastungsstufe genommen. Bei den Dauerbelastungen erfolgte die Abnahme in Ruhe, am Ende der Vorbelastungsphase und in jeder 5. min der Dauerbelastungsphase.

Bestimmung des maximalen Laktat-steady-state:
Es wurde die höchste Belastungsintensität gesucht, bei der noch ein steady-state des Laktats beobachtet werden konnte, oder aber das Laktat in den letzten 20 min der Dauerbelastung weniger als 1,0 mmol/l anstieg. Letzteres Bestimmungsverfahren kam nur zur Anwendung, wenn das maxLass nicht eindeutig abgrenzbar war.

Bestimmung des Laktats an der aerob-anaeroben Schwelle:
Im Test mit stufenförmig ansteigender Belastung wurde mittels linearer Interpolation der Laktatwert bei der Belastung des maximalen Laktat-steady-state berechnet.

Statistik

Bei den angewandten statistischen Tests galten folgende Signifikanzschranken: $p > 0,05$ nicht signifikant, $p < 0,05$ signifikant, $p < 0,01$ hochsignifikant

Ergebnisse und Diskussion

1. Dauerbelastungen

4 Beispiele für das Laktatverhalten während Dauerbelastungen sind in Abb. 1 dargestellt. Die mittlere maxLass-Laktatkonzentration betrug 4,06 mmol/l ($\pm$ 0,93) bei einer Spannweite von 2,3 bis 6,0 mmol/l (Tabelle 1).

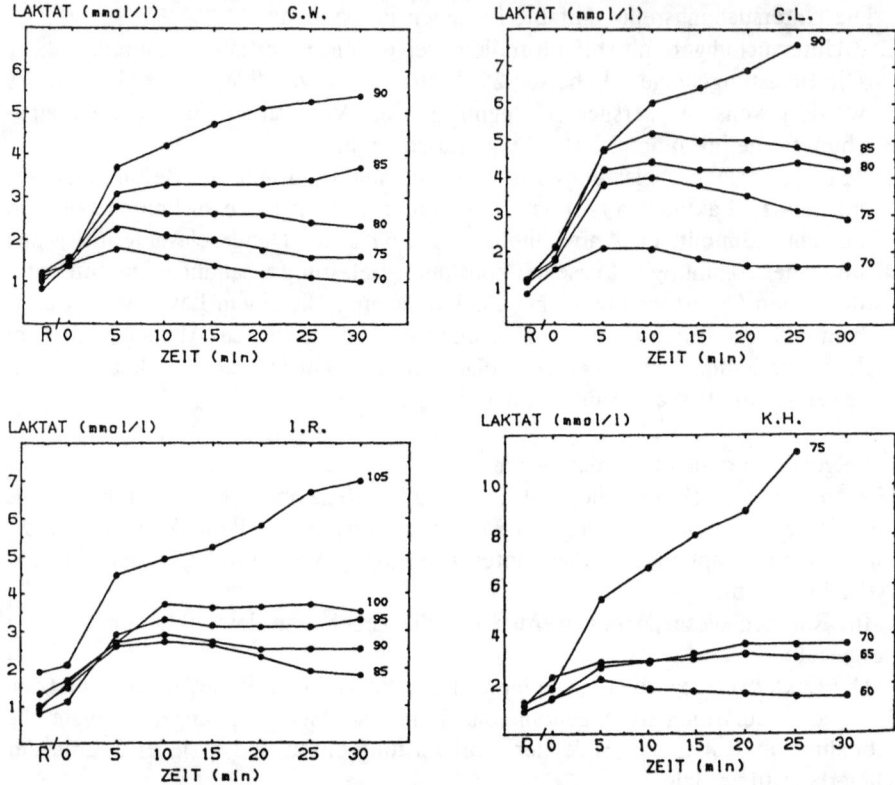

Abb. 1. Laktatverhalten während Dauerbelastung bei 4 Probanden. Die Zahlen an den Laktatkurven geben die Belastung (Watt) an

Vergleichbare Untersuchungen an Kindern sind nicht bekannt. Der entsprechende Laktatwert für Erwachsene bei fahrradergometrischen Untersuchungen mit gleichem Testprotokoll liegt bei 4,3 mmol/l ($\pm$ 1,11) (unveröffentlichte Befunde).

Bei Laufbanduntersuchungen an Erwachsenen findet sich das maxLass bei 4,02 mmol/l [3, 4].

Andere, die Bestimmung des maxLass betreffende Dauerbelastungsuntersuchungen, deuten ebenfalls auf ein maxLass-Laktat von ca. 4,0 mmol/l hin [1, 10, 13].

Damit bestehen zwischen Kindern und Erwachsenen keine wesentlichen Differenzen im Laktatwert des maximalen Laktat-steady-state. Eine Abhängigkeit des maxLass-Laktats von der maxLass-Belastung und damit von der Ausdauerleistungsfähigkeit besteht nicht ($r = 0{,}0614$) (Abb. 2). Dies entspricht den Befunden bei Erwachsenen auf dem Laufband [3] und bei Fahrradergometrie (unpublizierte Befunde).

Tabelle 1. Einzel- und Mittelwerte mit Standardabweichung des maximalen Laktat-steady-state (Belastung und Laktat) und des Laktatwertes im Stufentest bei maxLass-Belastung

Proband	max. Laktat-steady-state		Laktat bei max. Lass-Belastung im Stufentest (mmol/l)
	Belastung (Watt)	Laktat (mmol/l)	
1	95	2,3	2,5
2	60	4,5	3,2
3	70	4,0	3,0
4	95	3,1	2,7
5	70	3.6	2,9
6	90	6,0	4,0
7	90	3,5	3,6
8	85	5,0	3,6
9	80	4,3	2,5
10	85	3,3	2,0
11	85	4,6	3,2
12	65	3,9	3,1
13	70	4,6	3,3
14	57	3,4	2,2
15	105	2,9	2,9
16	135	5,5	2,9
17	125	4,6	4,1
18	125	4,0	2,9
$\bar{x}$	88,16	4,06	3,03
s ±	22,59	0,93	0,56

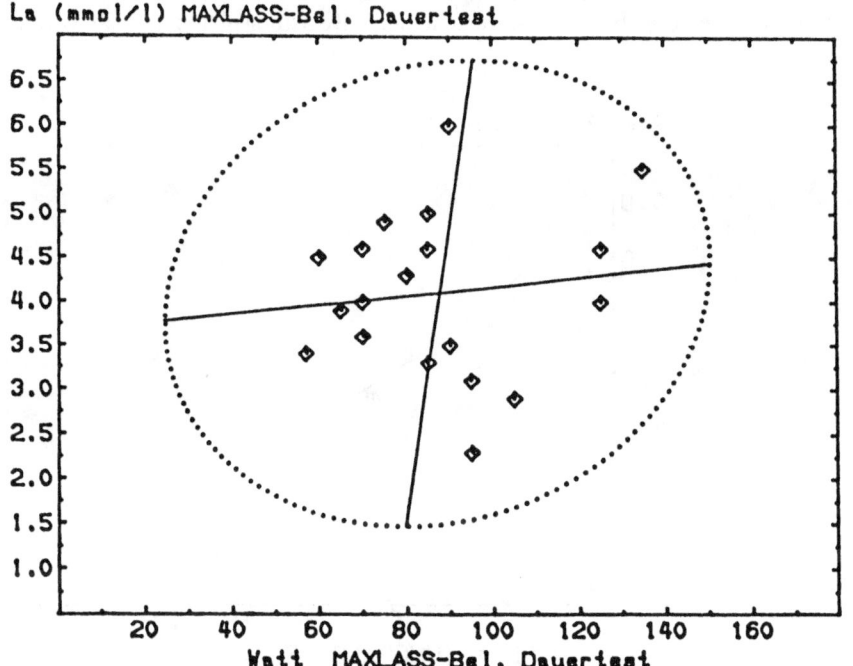

Abb. 2. Korrelation und lineare Regression zwischen Laktat- und Belastungswert des maximalen Laktat-steady-state (n = 18, r = 0,0614 (−))

2. Stufenförmig ansteigende Belastung (25 Watt/2 min)

Die Werte der aerob-anaeroben Schwelle (Laktatwerte bei maxLass-Belastung) liegen im Mittel bei 3,0 mmol/l (s = ± 0,57) mit einer Spannweite von 2,04 bis 4,2 mmol/l (Tabelle 1).

Ein Laktatwert von 3,0 mmol/l für die aerob-anaerobe Schwelle scheint die Vermutung von Gerhardus zu bestätigen, daß der Laktatwert der Schwelle bei Kindern niedriger einzuschätzen ist als bei Erwachsenen.

Im folgenden soll jedoch aufgezeigt werden, daß die Ursache des niedrigeren Schwellenlaktatwerts nicht altersbedingt ist, sondern im wesentlichen vom Belastungsanstieg abhängt.

Die 4,0-moll/l-Schwelle wurde von Mader für Laufbandbelastung mit einer Belastungsabstufung von 0,4 m/s bei 5 min Stufendauer definiert [8]. Eine Reduzierung der Stufendauer auf 3 min verschiebt den Schwellenlaktatwert von 4,0 auf 3,5 mmol/l [3,4]. Kindermann et al. finden bei Verkürzung der Stufendauer von 5,5 auf 3 min eine Erhöhung der Schwellenbelastung um 5%. Bei Fahrradergometrie führt eine Änderung der Stufendauer von 3 auf 2 min bei 50-Watt-Abstufung zu einer Erhöhung der Schwellenbelastung von 194 auf 209 Watt (ca. 8%)

Ebenfalls auf dem Fahrradergometer untersuchten Jeschke et al. den Einfluß unterschiedlicher Testprotokolle auf die 4,0-mmol/l-Schwelle. Sie fanden einen deutlichen Einfluß des Belastungsanstiegs auf die Schwellenbelastung. Der mittlere Schwellenwert stieg bei einer Belastungsstufe von 50 Watt von 189 auf 249 Watt an, wenn die Stufendauer von 3 auf 1 min verringert wurde [5].

Eigene Untersuchungen an Erwachsenen auf dem Fahrradergometer (unpublizierte Befunde) zeigt Abb. 3. Für 4 verschiedene Belastungsschemata (50 Watt/2

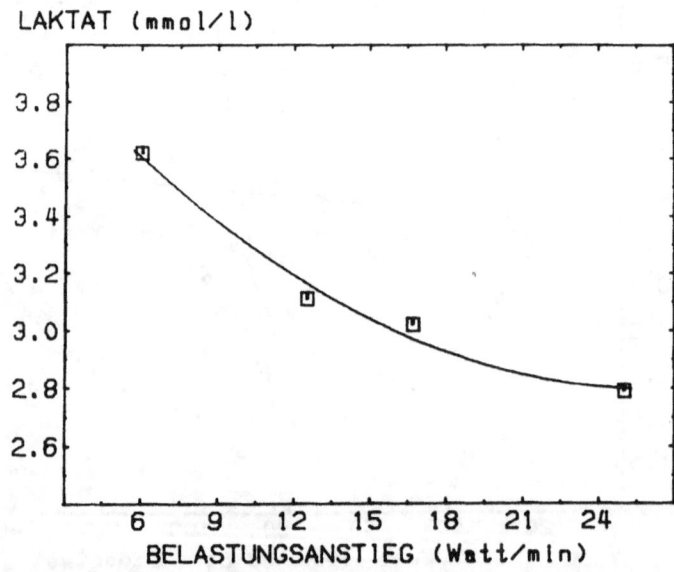

Abb. 3. Mittleres Schwellenlaktat in Abhängigkeit vom Belastungsanstieg für Fahrradergometrie bei Erwachsenen (n = 22). Quadratische Regressionsfunktion: $y = 4.17 - 0.106 * x + 0.002 * x^2$

min, 50 Watt/3 min, 25 Watt/2 min und 30 Watt/5 min) wurden die Schwellenlaktatwerte (La bei maxLass-Belastung im Stufentest) ermittelt. Bei vergleichbarem Belastungsschema (25 Watt/2 min) differiert der Erwachsenen-Schwellenlaktatwert mit 3,1 mmol/l nicht wesentlich vom Kinderwert von 3,03 mmol/l.

Ursache der Differenz zwischen maxLass-Laktat und Schwellenlaktat bzw. Ursache der Abhängigkeit der Schwellenwerte vom Belastungsanstieg ist das Zeitverhalten des Laktats bei sprungförmigem Belastungsanstieg. Eine Exponentialfunktion vom Typ La = a (1-exp(− t/T)) beschreibt in erster Näherung das Laktat-Zeit-Verhalten bei sprungförmiger Belastung. Die Zeitkonstante T bestimmt die Anstiegsgeschwindigkeit des Laktats und ist abhängig von der Höhe des Belastungssprungs (unpublizierte Befunde). Für a = 4,0 mmol/l liegt T bei ca. 3 min. Dies bedeutet, daß 95% des Endlaktatwertes erst nach 9 min erreicht werden. Es bedeutet weiterhin, je größer die Belastungsanstiegsgeschwindigkeit, desto größer ist die Differenz des Laktats zwischen Stufenendwert und Dauerbelastungswert bei gleicher Belastung.

Literatur

1. Davis HA, Gass GC (1981) The anaerobic threshold as determined before and during lactic acidosis. Eur J Physiol 47: 141–149
2. Gerhardus H (1980) Über den Einfluß eines Leistungsausdauertrainings im Kindesalter auf kardiopulmonale Parameter. Diss Deutsche Sporthochschule Köln
3. Heck H, Mader A, Hess G, Mücke S, Müller R, Hollmann W (1985) Justification of the 4moll/l lactate threshold. Int J Sports Med 6: 117–130
4. Heck H, Hess G, Mader A (1985) Vergleichende Untersuchung zu verschiedenen Laktat-Schwellenkonzepten. Dtsch Z Sportmed 36(1): 19–25, 36(2): 40:52
5. Jeschke D, Heitkamp HC, Locher R, Schneider D, Simon M, Zintl W (1983) Aerobe Kapazität und anaerobe Schwelle bei unterschiedlichen Belastungsmethoden auf dem Fahrradergometer. In: Mellerowicz H, Franz I- (Hrsg) Standardisierung, Kalibrierung und Methodik in der Ergometrie. Erlangen Perimed
6. Keul J, Simon G, Berg A, Dickhuth H-M, Goertler I, Kübel R (1979) Bestimmung der individuell anaeroben Schwelle zur Leistungsbewertung und Trainingsgestaltung. Dtsch Z Sportmed 30(7): 212–218
7. Kindermann W, Schramm M, Keul J (1980) Aerobic performance diagnostics with different experimental settings. Int J Sports Med 1: 110–114
8. Mader A, Liesen H, Heck H, Philippi H, Schürch P, Hollmann W (1976) Zur Beurteilung der sportspezifischen Ausdauerleistungsfähigkeit. Sportarzt Sportmed 27(4): 80–88, 27(5): 109–112
9. Mader A, Heck H, Föhrenbach R, Hollmann W (1979) Das statische und dynamische Verhalten des Laktats und des Säure-Basen-Status im Bereich niedriger bis maximaler Acidosen bei 400- bis 800-m-Läufern bei beiden Geschlechtern nach Belastungsabbruch. Dtsch Z Sportmed 30(7): 203–211, 30(8): 249–261
10. Scheen A, Juchmes J, Cession-Fossion A (1981) Critical analysis of the „Anaerobic Threshold" during exercise at constant workload. Eur J Appl Physiol 46: 367–377
11. Simon G, Berg A, Dickhuth HH, Simon-Alt A, Keul J (1981) Bestimmung der anaeroben Schwelle in Abhängigkeit vom Alter und der Leistungsfähigkeit. Dtsch Z Sportmed 32(1): 7–14
12. Stegmann H, Kindermann W (1981) Modell zur Bestimmung der individuellen anaeroben Schwelle. In: Kindermann W, Hort W (Hrsg) Sportmedizin für Breiten- und Leistungssport, Gräfelfing Demeter
13. Wassermann K, Beaver WL, Whipp BJ (1986) Mechanisms and patterns of blood lactate increase during exercise in man. Med Sci Sports Exerc 18(3): 344–352

Beziehung zwischen Marathonzeit und Laufgeschwindigkeit der anaeroben Schwelle*

R. Rieder, B. Weiler und W. Kindermann

Abteilung Sport- und Leistungsmedizin der Universität des Saarlandes, Saarbrücken
(Leiter: Prof. Dr. med. W. Kindermann)

Einleitung

Zur Beurteilung der aeroben Kapazität unter Laborbedingungen hat sich die Laktatbestimmung bei stufenweise ansteigender Laufbandbelastung als aussagekräftige Methode der Leistungsdiagnostik bewährt [2]. Von entscheidender Bedeutung ist hierbei das Konzept der anaeroben Schwelle. Es wird angenommen, daß auf submaximalen Belastungsstufen gemessene metabolische Parameter eine bessere Beurteilung der Ausdauerleistungsfähigkeit ermöglichen als die Messung der maximalen Sauerstoffaufnahme [4, 7]. In der vorliegenden Studie wurde geprüft, inwieweit aus der auf dem Laufband ermittelten Leistungsfähigkeit der anaeroben Schwelle Rückschlüsse auf die zu erwartende Zeit im Marathonlauf gezogen werden können.

Untersuchungsgut und Methodik

23 männliche Teilnehmer einer regionalen Meisterschaft im Marathonlauf (Alter 42,7 ± 10,6 Jahre; Größe 172,4 ± 8,0 cm; Körpergewicht 65,7 ± 5,1 kg) mit einer durchschnittlichen Wettkampfzeit von 3:09:18 ± 0:17:35 h führten 20 Tage vor und 5 Tage nach dem Marathonlauf eine stufenweise ansteigende Laufbandergometrie durch. Die Belastung (1,5% Steigung) wurde mit 2,5 m·sec^{-1} begonnen und nach jeweils 3 Minuten um 0,5 m·sec^{-1} bis zur subjektiven Erschöpfung gesteigert. Unmittelbar vor Beginn, jeweils nach 3 Minuten am Ende jeder Belastungsstufe sowie mehrfach in der Nachbelastungsphase erfolgten enzymatische Laktatbestimmungen aus dem Ohrläppchenkapillarblut. Als Testparameter dienten die maximale Laufbandgeschwindigkeit, die Geschwindigkeit der 4 mmol·l^{-1}-Laktatschwelle und der individuellen anaeroben Schwelle [7, 8]. Es wurden Mittelwert ($\bar{x}$) und Standardabweichung (SD) gebildet und die Testparameter mittels linearer Regressionsanalyse mit der durchschnittlichen Laufgeschwindigkeit beim Marathonlauf, die aus der Wettkampfzeit errechnet wurde, verglichen.

---

* Mit Unterstützung des Bundesinstitutes für Sportwissenschaft Köln

Tabelle 1. Testparameter der beiden stufenweise ansteigenden Laufbandergometrien ($\bar{x} \pm SD$) und ihre Korrelation zur Marathonzeit. Erste Belastung = 20 Tage vor, zweite Belastung = 5 Tage nach dem Marathon

	1. Belastung			2. Belastung		
	km·h^{-1}	r	p	km·h^{-1}	r	p
V_{IAS}	14,0 ± 1,6	−0,7927	<0,001	14,2 ± 1,5	−0,8023	<0,001
V_{AS}	14,4 ± 2,8	−0,5888	<0,01	15,2 ± 1,9	−0,7361	<0,001
V_{max}	18,2 ± 1,8	−0,7990	<0,001	18,3 ± 1,8	−0,7287	<0,001

Ergebnisse

Folgende Abkürzungen werden verwendet:
V_M = Laufgeschwindigkeit beim Marathonlauf; V_{IAS} = Laufbandgeschwindigkeit der individuellen anaeroben Schwelle; V_{AS} = Laufbandgeschwindigkeit der 4 mmol·l^{-1}-Laktatschwelle; V_{max} = maximale Laufbandgeschwindigkeit.

Die 3 Testparameter ($\bar{x} \pm SD$) und ihre Korrelationen zu V_M (13,5 ± 1,3 km·h^{-1}) sind in Tabelle 1 aufgeführt. V_{IAS} liegt bei der zweiten Laufbandbelastung (5 Tage nach Marathonlauf) minimal höher als bei der ersten (20 Tage vor Marathonlauf) und korreliert bei beiden hochsignifikant mit V_M. Der prozentuale Anteil von V_M and $V_{IA}S$ beträgt 95%. V_{max} verhält sich bei beiden Belastungen gleich und korreliert ebenfalls hochsignifikant mit V_M, jedoch weniger eng als V_{IAS}. V_{AS} liegt bei der zweiten Belastung deutlich höher als bei der ersten und korreliert zum zweiten Zeitpunkt enger mit V_M. Abb. 1 zeigt die Geraden der Regressionsanalysen zu den Ergebnissen der zweiten Laufbandbelastung.

Das Verhalten des Blutlaktatspiegels bei beiden stufenweise ansteigenden Laufbandbelastungen gibt Abb. 2 wieder. Bei der zweiten Ergometrie liegen die Laktatwerte während Belastung und in der Nachbelastungsphase tendenziell niedriger als bei der ersten. Der maximale Laktatspiegel beträgt bei der ersten Belastung 10,21 ± 2,2 mmol·l^{-1} und bei der zweiten 9,61 ± 2,69 mmol·l^{-1}; der Laktatspiegel der individuellen anaeroben Schwelle beträgt 3,18 ± 0,98 bzw. 2,87 ± 0,83 mmol·l^{-1}.

Diskussion

Die Ergebnisse dieser Studie bestätigen Literaturbefunde, daß Marathonzeiten eng mit der Leistungsfähigkeit der anaeroben Schwelle korrelieren und die Laufgeschwindigkeit im Bereich der individuellen anaeroben Schwelle (IAS) liegt [1, 3, 5, 6, 9]. Die Wettkampfzeit ist somit annähernd aus der Geschwindigkeit der IAS voraussagbar. Marathonläufer regionaler Klasse laufen mit etwa 95% der

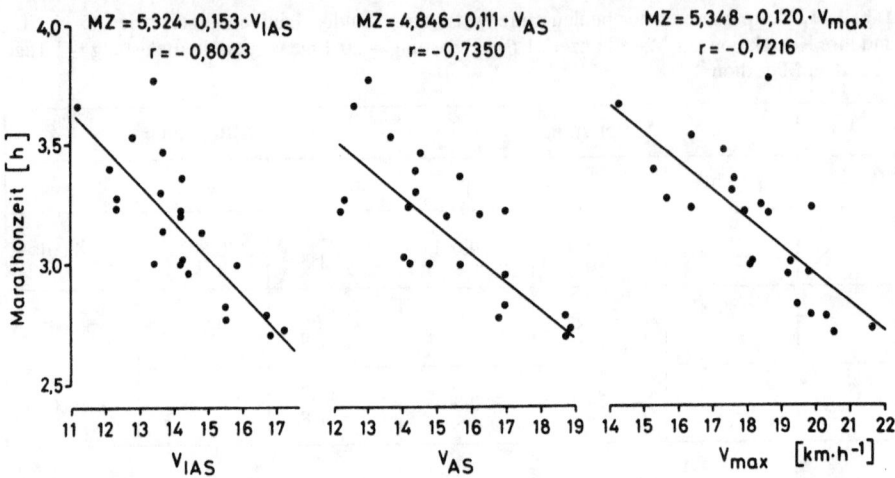

Abb. 1. Beziehung zwischen Marathonzeit und Laufbandgeschwindigkeit der individuellen anaeroben Schwelle (V_{IAS}), der 4 mmol · l^{-1}-Laktatschwelle (V_{AS}) und der maximalen Laufbandgeschwindigkeit (V_{max}) bei der Belastung 5 Tage nach dem Marathonlauf

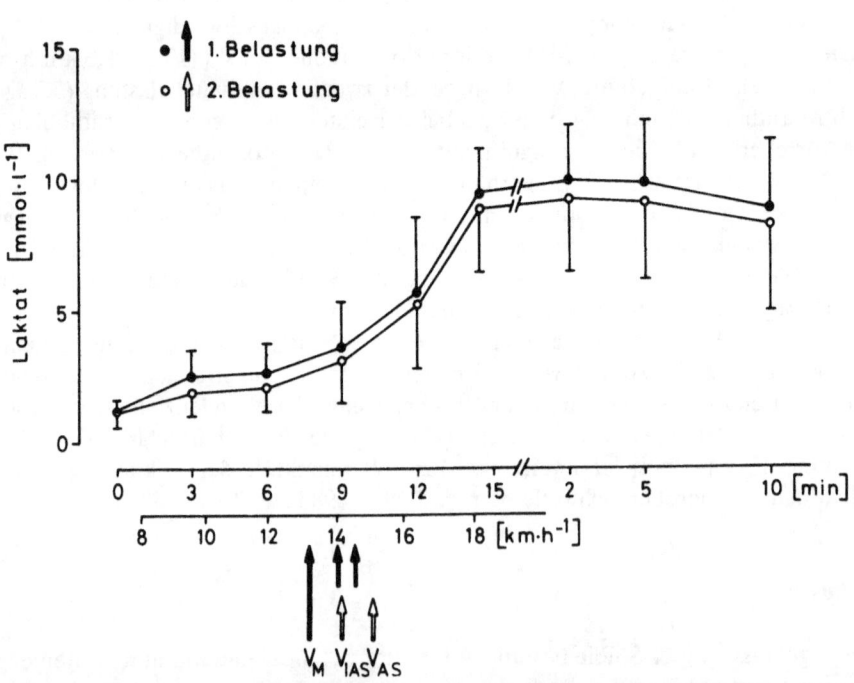

Abb. 2. Verhalten der Laktatkurve und der Laufbandgeschwindigkeit der individuellen anaeroben Schwelle (V_{IAS}) bzw. der 4 mmol · l^{-1}-Laktatschwelle (V_{AS}) bei stufenweise ansteigender Laufbandergometrie 20 Tage vor und 5 Tage nach dem Marathonlauf. V_M = durchschnittliche Geschwindigkeit während des Marathonlaufs

Geschwindigkeit der IAS. Aus den Befunden von Sjödin et al. (1985) kann bei Berücksichtigung unserer Ergebnisse geschlossen werden, daß Spitzenläufer ihren Marathonlauf mit der Geschwindigkeit der IAS und knapp darüber absolvieren [6].

Die trotz gleicher maximaler Leistungsfähigkeit und annähernd gleicher Ausdauerleistungsfähigkeit höheren Laktatwerte bei der ersten Belastung deuten auf koordinative Schwierigkeiten auf dem Laufband hin, die bei der zweiten Belastung aus Gründen der Gewöhnung nicht mehr nachweisbar waren. Das anfänglich unökonomische Laufen auf dem Laufband bleibt ohne wesentlichen Einfluß auf die Geschwindigkeit der IAS (bei beiden Belastungen annähernd gleich), da das Verhalten der IAS von der individuellen Laktatkinetik bestimmt wird. Demgegenüber liegt die Laufbandgeschwindigkeit der 4 mmol$\cdot$l^{-1}-Laktatschwelle bei der zweiten Belastung deutlich höher, weil auf eine fixe Laktatkonzentration interpoliert wird, die bei verbesserter Anpassung an das Laufband erst bei höherer Geschwindigkeit erreicht wird.

Literatur

1. Farrell PA, Wilmore JH, Coyle EF, Billing JE, Costill DL (1979) Plasma lactate accumulation and distance running performance. Med Sci Sports 11:338–344
2. Kindermann W (1984) Grundlagen der aeroben und anaeroben Leistungsdiagnostik. Schweiz Zschr Sportmed 32:69–74
3. Lehmann M, Berg A, Kapp R, Wessinghage T, Keul J (1983) Correlations between laboratory testing and distance running performance in marathoners of similar performance ability. Int J Sports Med 4:226–230
4. Mader A, Liesen H, Heck H, Philippi H, Rost R, Schürch P, Hollmann W (1976) Zur Beurteilung der sportartspezifischen Ausdauerleistungsfähigkeit im Labor. Sportarzt Sportmed 27:80, 112
5. Sjödin B, Jacobs J (1981) Onset of blood lactate accumulation and marathon running performance. Int J Sports Med 2:23–26
6. Sjödin B, Svedenhag J (1985) Applied physiology of marathon running. Sports Med 2:83–99
7. Stegmann H, Kindermann W, Schnabel A (1981) Lactate kinetics and individual anaerobic threshold. Int J Sports Med 2:160–165
8. Stegmann H, Kindermann W (1982) Comparison of prolonged exercise tests at the individual anaerobic threshold and the fixed anaerobic threshold of 4 mmol$\cdot$l^{-1} lactate. Int J Sports Med 3:105–110
9. Rhodes EC, McKenzie DC (1984) Predicting marathon time from anaerobic threshold measurements. Physician and Sports medicine 12:95–98

VII. Elektrolyte

Die körperliche Leistungsfähigkeit unter Langzeit-Magnesium-Gabe

J. M. Steinacker, M. Grünert-Fuchs, K. Steininger und R. E. Wodick

Abt. für Angew. Physiologie, Sportmedizin, der Universität Ulm

Einleitung

Für die körperliche Leistungsfähigkeit sind neben den chemischen Energieträgern auch Substanzen beteiligt, die für die enzymatischen Umsetzungen dieser Substrate benötigt werden, wie Vitamine, Elektrolyte und Spurenelemente. Es ist bekannt, daß nutritiv bedingter Mangel an Elektrolyten, besonders an Magnesium, leistungslimitierend wirken kann [1, 2]. Durch die Ernährungsgewohnheiten und auch durch falsche Bodenbearbeitung besteht ein pandemischer Magnesiummangel [2], so daß es interessant erscheint, inwieweit eine hochdosierte Zufuhr dieses nach Kalium am zweithöchsten intrazellulär konzentrierten Elektrolyten die körperliche Leistungsfähigkeit beeinflußt.

Methoden

Im Rahmen einer vierwöchigen Doppelblindstudie wurden 21 männliche und 8 weibliche Sportler zwischen 19 und 52 Jahren ($\bar{x}$ 29 Jahre) untersucht. Das durchschnittliche Gewicht der Sportler betrug 70,7 kg, die durchschnittliche Körpergröße 175 cm. Während der Untersuchungsdauer absolvierten die Sportler ein Trainingsprogramm von 7 bis 8 Stunden je Woche in verschiedenen Sportarten. Das Spektrum der in die Studie einbezogenen Probanden reichte vom Freizeitsportler bis zum intensiv trainierenden deutschen Meister.

In einer weder für den Probanden noch für den Untersucher zu unterscheidenden Zuteilungsweise nahmen 15 Probanden ein Plazebo ein, 14 Probanden erhielten täglich in der ersten Woche 7,2 g Magnesium – DL – Hydrogenaspartat entsprechend 20 mmol Mg^{++}. In der zweiten Woche erfolgte eine Reduzierung der Dosis auf 10 mmol Mg^{++}/die. Die Verabreichung von Plazebo und Verum erfolgte in Form von Kautabletten, denen zur Geschmacksverbesserung 0,17 g Sorbit zugesetzt war*. Der so erzielte gute Geschmack erschien uns wichtig, da er erfahrungsgemäß eine verläßliche Probanden-Compliance gewährleistet.

---

* Das Verum entspricht somit 4 bzw. 2 Kautabletten Mg 5-Longoral: Wir danken der Firma Artesan-Lüchow für die Bereitstellung und prüfungsgerechte Konfektionierung von Verum und Plazebo.

Die Probanden wurden vor und nach der vierwöchigen Prüfungsdauer einer gründlichen sportmedizinischen Untersuchung unterzogen. Diese Untersuchungen fanden zwischen 9.00 und 11.00 Uhr vormittags statt. Neben einer eingehenden körperlichen wurde eine laufband- und fahrradergospirometrische Untersuchung durchgeführt. Die Zuteilung zur Laufband- oder Fahrradergometrie erfolgte unter Berücksichtigung der vorwiegend betriebenen Sportart.

Sowohl bei der Vor- als auch bei der Schlußuntersuchung wurde den Probanden jeweils Blut für die Bestimmung der Serum-Magnesium-Konzentration entnommen, wobei an den Untersuchungstagen die Medikation unterblieb. Die Bestimmung des Magnesiums erfolgte sowohl photometrisch als auch mittels Atomabsorptionsspektralphotometrie.

Die statistische Evaluierung des Gruppenvergleiches wurde je nach Fragestellung mit dem Wilcoxon-Test für gepaarte und ungepaarte Werte auf einer Irrtumswahrscheinlichkeit $p > 0,01$ durchgeführt.

Ergebnisse

In der Abbildung 1 wird dargestellt, daß die Magnesium-Konzentration in der Verum-Gruppe überwiegend ansteigt, während in der Plazebo-Gruppe eher ein Absinken zu verzeichnen ist. Die maximale Sauerstoffaufnahme nimmt bei allen Probanden der Verum-Gruppe zu von im Mittel 3,50 l/min (min: 2,34, max: 5,03) auf 4,15 l/min (min: 2,9 max: 5,52). Diese Veränderung ist statistisch signifikant, während in der Plazebo-Gruppe kein Unterschied für die Sauerstoffaufnahme festzustellen ist (Abb. 2). Die PWC-170 steigt in der Verum-Gruppe signifikant an, während in der Plazebo-Gruppe kein statistisch signifikanter Unterschied festzustellen ist (Abb. 3). Der aerob-anaerobe Übergang ändert sich in beiden Gruppen nur unwesentlich.

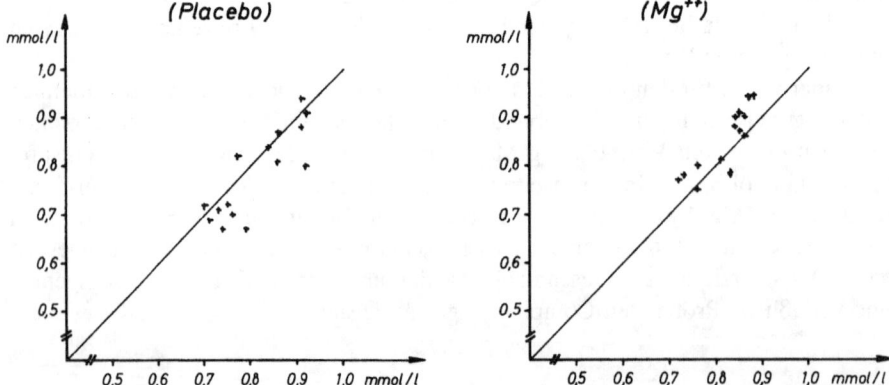

Abb. 1. Magnesium-Konzentrationen im Plasma der Plazebo-Gruppe (links) und der Verum-Gruppe (rechts) vor und nach der Prüfung, wobei die Werte zu Prüfbeginn in der Abszisse, die bei Prüfungsende in der Ordinate eingetragen sind

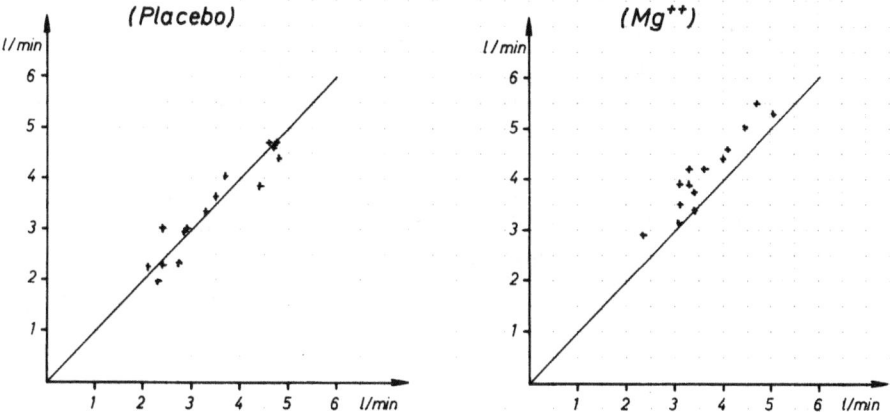

Abb. 2. Maximale Sauerstoffaufnahme $\dot{V}_{O_2}$ vor und nach Prüfung. Legende wie Abb. 1

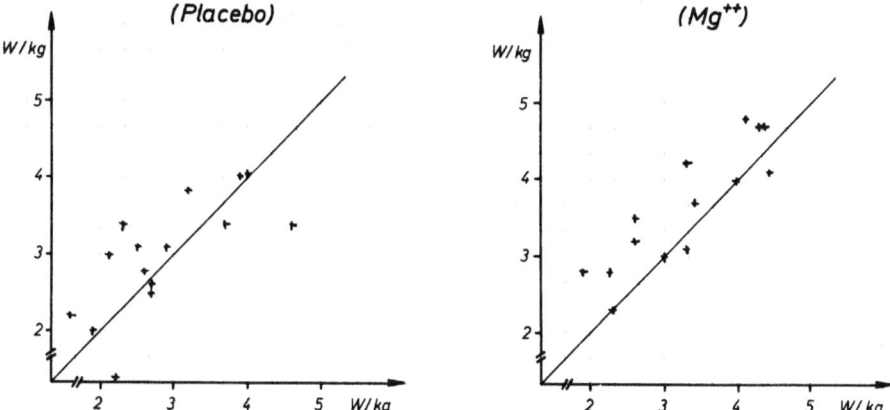

Abb. 3. PWC-170 aus Plazebo- und Verumgruppe vor und nach dem Versuch. Legende wie Abb. 1

Diskussion

Nach der vierwöchigen Magnesium-Substitutionsbehandlung ergibt sich für die Verum-Gruppe eine Erhöhung der aeroben Leistungsfähigkeit, die durch die Erhöhung der maximalen Sauerstoffaufnahme angezeigt wird. Die PWC-170 als weitgehend motivationsunabhängiger Parameter der allgemeinen körperlichen Leistungsfähigkeit unterstützt zusätzlich diesen Befund auf submaximaler Belastung. Es zeigt sich auch, daß nicht bei derselben Leistung eine höhere Sauerstoffaufnahme notwendig gewesen ist, was eine Entkoppelung der zellulären Leistungsfähigkeit bedeutet hätte. Es besteht eine enge Abhängigkeit der Sauerstoffaufnahme nicht nur von circulatorischen Fähigkeiten sondern auch von der muskulär-zellulären Stoffwechselleistungsfähigkeit. Magnesium ist hier an vielen enzymatischen Reaktionen wesentlich beteiligt und ist deswegen von herausragender Bedeutung für die muskuläre Stoffwechselleistungsfähigkeit, besonders im aeroben Bereich. Wir erklären die Befunde damit, daß ein latenter Magnesiummangel unserer Probanden durch die Substitution mit dem außerordentlich gut zellgängigen Magnesium in Aspartatform ausgeglichen werden konnte. Ein normaler Magnesiumspiegel schließt noch nicht einen solchen Mangel des Gesamtkörperbestandes aus, da nur 1% des Körpermagnesiums im Serum gefunden werden. Deswegen erscheint eine solch hochdosierte Substitution mit Magnesiumaspartat zur Sicherstellung eines optimalen physiologischen Leistungsvermögens unverzichtbar.

Literatur

1. Keul J, Dieckhuth HH, Berg A, Simon G (1979) Elektrolytbedarf und Wasserhaushalt bei sportlichen Belastungen. Leistungssport 6: 497–502
2. Weidinger H (1982) Elektrolyt-Substitution bei der Tokolyse. In: Weidinger H (Hrsg) Magnesium und Tokolyse. Kongreßband, FdM 147–160
3. Wodick R, Grünert-Fuchs M (1985) Der Einfluß von Langzeit-Magnesium-Gaben auf verschiedene körperliche Leistungsparameter. Im Magnesium-Bulletin 7: 51–53

Das Verhalten von Kalium und Natrium in Abhängigkeit des Trainingszustandes und der ergometrischen Belastungsart

I. D. Iwanoff, N. Bachl und I. Prokop

In der Literatur gibt es bereits zahlreiche Publikationen, die sich mit dem Verhalten der Elektrolyte Kalium und Natrium unter den Bedingungen von unterschiedlichen körperlichen Belastungen befassen. Die dabei erzielten Ergebnisse sind unterschiedlich, manchmal sogar widersprüchlich. Einige Autoren finden bei sportartspezifischen Belastungen keine, oder nur geringfügige Veränderungen von Kalium und Natrium, andere registrieren beträchtliche, vorwiegend Kaliumverschiebungen nach Belastung unter Labor- und Feldbedingungen. Der dabei festgestellte Kaliumverlust wird hauptsächlich durch die Schweißsekretion erklärt. Es darf in diesem Zusammenhang nicht vergessen werden, daß die Blutentnahme bei Felduntersuchungen aus rein technischen Gründen nicht immer unmittelbar nach Beendigung der Belastung erfolgt, sondern erst nach 1, 2 oder 3 Minuten.

Ziel der vorliegenden Arbeit war es, das Verhalten der Elektrolyte Kalium und Natrium unter Laborbedingungen bei unterschiedlichen Belastungsformen zu verfolgen. Wir wollten folgende Fragen beantworten:
1. Das Verhalten von Kalium und Natrium in Ruhe und nach maximalen Belastungsformen unter Laborbedingungen.
2. Beziehungen zwischen der untersuchten Elektrolyte einerseits und der registrierten Laktatkonzentration.
3. Beziehungen zwischen Kalium und Natrium und der ergometrischen Arbeitsfähigkeit der untersuchten Sportarten.

Material und Methoden

Es wurden 18 Radsportler-Straße und 7 Radbahnfahrer, sowie 12 männliche und 7 weibliche jugendliche Tennisspieler mittels ergometrischer Standardtests am Fahrradergometer und Laufband untersucht. Die Fahrradergometrie erfolgte mit Zeitinkrement von 3 Min. und 50 W Steigerungsstufen bis zur Ausbelastung, am Laufband das gleiche Zeitinkrement und Steigerung von 2 km/h. Die Radsportler-Straße wurden außerdem einer Reihe drehzahlabhängigen und unabhängigen anaeroben Tests unterzogen.

Der erste anaerobe Test wurde nach 8 sec abgebrochen, es sollte die maximale Umdrehungszahl erreicht werden. Der zweite Test wurde ebenfalls mit maximaler Umdrehungszahl jedoch bis zur Ausbelastung durchgeführt, der dritte Test erfolgte drehzahlunabhängig mit 9 W/kg KG bis zur Ausbelastung. Verwendet wurden ein

1000 W Ergometer mit Pneumotestanlage und EDV-Einheit der Fa. Jäger-Würzburg.

Die Bestimmung von Natrium und Kalium erfolgte mit Hilfe des Elektrolytanalyzer ISE 2020 mit ionenselektiven Elektroden im Vollblut (50 µl), die Bestimmung des Laktat- mit dem Laktatanalyzer 604 der Fa. Roche (20 µl), aus dem hyperämisierten Ohrläppchen, vor der Belastung, unmittelbar danach, in der 3ten und 5ten Erholungsminute (für K^+ bis zur 30ten Min.). Die statistische Aufbereitung der Ergebnisse erfolgte mit Hilfe des t-Tests und Korrelation- und Regressionanalyse.

Ergebnisse und Diskussion

Die anthropometrischen Daten und das Alter der Probanden sind in Tabelle 1 dargestellt. Das Kaliumverhalten während des maximalen ergometrischen Test der einzelnen Sportarten sind in Abb. 1 und 2 dargestellt. Tabelle 2 zeigt die entsprechenden Natriumwerte. Die Kaliumwerte während der anaeroben Testverfahren sind aus Tabelle 3 zu entnehmen.

Natrium

Die Unterschiede zwischen den Ruhewerten und den Maximalwerten der untersuchten Kollektive waren nicht statistisch signifikant. Während der Belastung registrierte man bei den ersten Stufen eine gewisse Verringerung der Natriumkonzentration, der Anstieg erfolgte an den letzten Stufen – Maximalwerte. Sofort nach Belastungsende sank die Konzentration und erreichte bis zur 10ten Erholungsminute den Ausgangswert noch nicht.

Unsere Ergebnisse stimmen nicht völlig mit denen von anderen Autoren überein [27, 37]. Wir konnten lediglich bei den männlichen Tennisspielern und bei den Rad-Straße-Sportlern einen signifikanten Anstieg von Ruhe- zu Maximalwert feststellen ($p < 0,01$).

Verglichen mit den Kaliumwerten, werden von den meisten Autoren kaum Veränderungen des Natriums beschrieben. Beim Erregungsprozeß muß angenommen werden, daß soviel Natriumionen aus der Zelle austreten, wie Kaliumionen hineinwandern, die Permeabilität der Zellmembran für Natrium ist jedoch 10 bis 25 mal kleiner. Tibes (1981) nimmt an, daß die geringen Natriumverschiebungen während Muskelarbeit durch die Erregung der Zellmembran, verminderten osmoti-

Tabelle 1. Anthropometrische Daten der untersuchten Probanden

	n	Alter	Körperhöhe	Körpergewicht
Rad Straße	18	22,3 ± 2,8	180,7 ± 5,3	72,9 ± 5,7
Rad Bahn	7	17,8 ± 3,0	175,2 ± 5,1	71,2 ± 4,8
Tennis männlich	12	14,6 ± 1,6	174,7 ± 4,0	60,8 ± 3,2
Tennis weiblich	7	14 ± 1,7	165,3 ± 4,1	53,2 ± 3,4

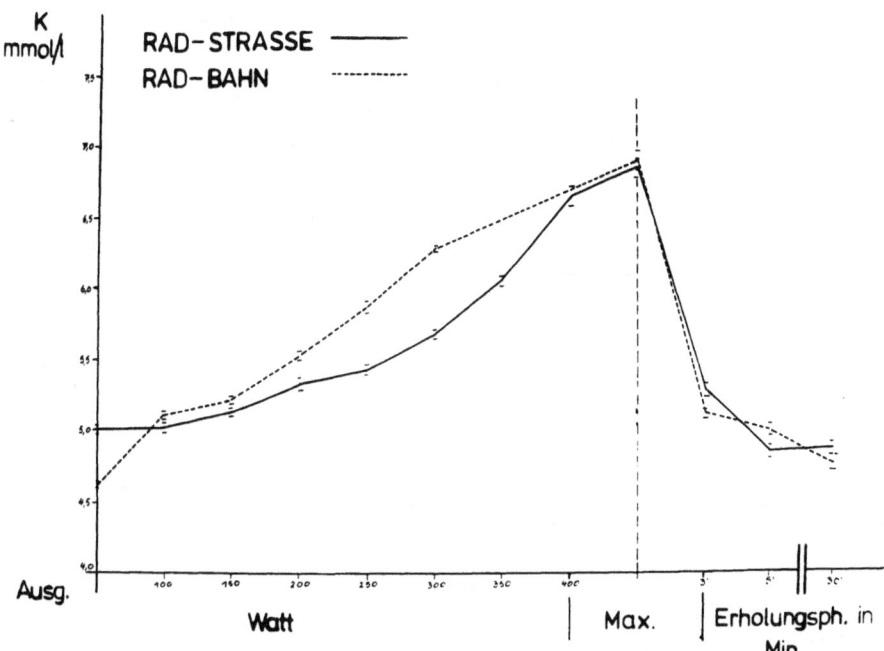

Abb. 1. Verhalten der Kaliumkonzentrationen von Rad-Straßen- und Rad-Bahnfahrern bei ansteigender Belastung auf dem Fahrradergometer

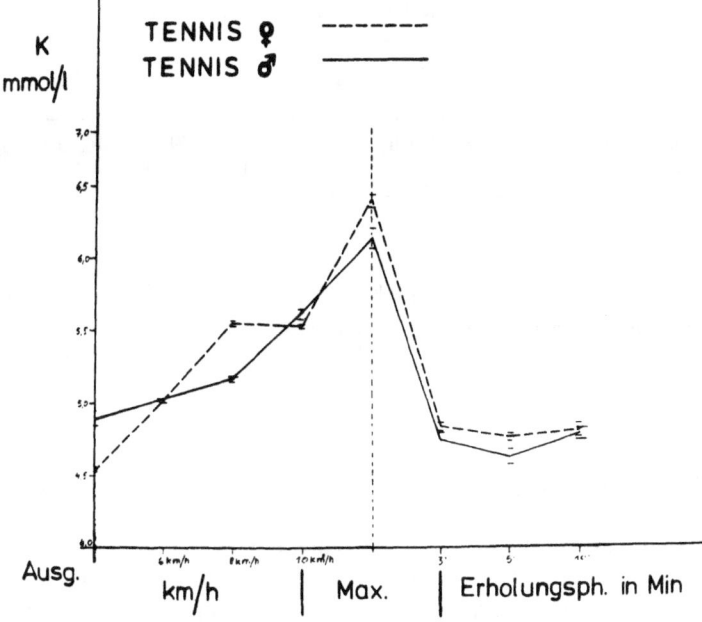

Abb. 2. Verhalten der Kaliumkonzentrationen männlicher und weiblicher Tennisspieler bei ansteigender Belastung auf dem Laufbandergometer

Tabelle 2. Verhalten der Natriumkonzentrationen (mmol/l) bei ansteigender Belastung und in der Erholung für Radrennfahrer und Tennisspieler (Laufbandbelastung)

		Belastung						
	Ruhe	100 W	150 W	200 W	250 W	300 W	350 W	400 W
Rad-Straße								
n = 18	144,9	144,2	144,1	144,4	144,5	145,5	145,7	147,4
x̄	1,4	1,5	1,7	2,1	1,8	1,7	2,4	2,1
Rad-Bahn								
n = 7	145,6	144,9	144,5	144,4	145,2	145,2	–	–
x̄	2,2	0,8	0,8	0,4	1,1	1,6	–	–

		Erholung		
	max.	3'	5'	10'
Rad-Straße				
n = 18	148,0	143,5	142,5	143,7
x̄	2,2	2,3	2,1	2,2
Rad-Bahn				
n = 7	146,2	143,6	142,4	143,6
x̄	2,1	1,5	2,2	2,5

			Belastung				Erholung		
		Ruhe	6 km	8 km	10 km	max.	3'	5'	10'
Tennis, weibl.	x̄	142,5	142,15	143,5	144,8	144,9	142,6	143,05	144,2
n = 7	±	2,1	2,9	1,9	0,8	2,1	2,7	1,6	1,9
Tennis, männl.	x̄	141,6		142,5	143,2	145,5	143,2	142,8	143,5
n = 12	±	1,1		1,8	1,8	2,8	2,4	1,6	0,6

schen Druck, Wasserverschiebungen, azidotische Vorgänge und hormonellen Einflüssen (Aldosteron, Insulin) bedingt werden.

Kalium

Der Anstieg des Kaliums von Ruhe- zum maximalen Belastungswert war bei allen Sportarten signifikant ($p < 0,01$) und erfolgte kontinuierlich. Die höchsten Werte wurden unmittelbar nach Beendigung der Belastung mit 6,9 bzw. 6,84 mmol/l bei den Bahn- und Straßenradsportlern registriert. Sofort nach Beendigung der Belastung fielen die Werte in allen Gruppen signifikant ab, die meisten Vertreter mit Ausnahme von Tennis weiblich, erreichten noch nach 30 Min. den Ausgangswert nicht.

Tabelle 3. Verhalten der Kaliumkonzentrationen (mmol/l) bei drei verschiedenen anaeroben Tests: *Test I:* drehzahlabhängig, 8 Sekunden mit schnellstmöglichem Antritt bis zur maximalen Umdrehungszahl – W/kg 14,3; *Test II:* drehzahlabhängig, maximale Umdrehungszahl bis zur Erschöpfung, W/kg 14,1, Dauer 21,5 ± 5,7 Sekunden; *Test III:* drehzahlunabhängig, 9 W/kg Körpergewicht, maximale Dauer 64 ± 10,5 Sekunden

	vor Test	Testende	Erholung 3'	5'	10'
I	5,14 ± 0,5	++ 5,65 ± 0,4	4,55 ± 0,4	4,63 ± 0,3	4,94 ± 0,5
	+++		+++ +		
II	5,17 ± 0,5	6,45 ± 0,6	4,81 ± 0,5	4,78 ± 0,4	4,60 ± 0,7
	+++		+++		
III	5,21 ± 0,4	6,85 ± 0,5	4,89 ± 0,5	4,56 ± 0,5	4,88 ± 0,3
	+++	+	+++		

Einen Vergleich der Ruhekaliumwerte bestätigte die Annahme, daß die leistungsstärkeren Sportler auch über höhere Ausgangswerte verfügen. Die Unterschiede zwischen Radstraße und Radbahn waren statistisch signifikant ($p < 0,05$). Der Unterschied zwischen den Maximalwerten zwischen Radsportlern und Tennisspieler waren ebenfalls signifikant.

Der direkte Vergleich der beiden Gruppen von Radsportlern zeigt einige Besonderheiten. Die Vermutung, daß Kalium sofort nach einigen Muskelkontraktionen ansteigt (Tibes, 1981) bestätigte sich hier ebenfalls. Bei allen Gruppen mit Ausnahme von Radstraße war der Anstieg von Ruhewert zu 100 W Wert statistisch gesichert. Die Bildung von 2 Gruppen der Straßenradsportler mit Ausgangskaliumwerten von unterhalb und oberhalb von 5 mmol/l zeigte, daß die Sportler mit höheren Ruhekaliumwerten kaum einen Anstieg auf der ersten Belastungsstufe zu verzeichnen hatten, ja sogar in mehreren Fällen ein Abfall erfolgte. Es scheint, daß gut ausdauertrainierte Sportler nicht nur über einen höheren Ausgangskaliumwert verfügen, sondern auch mit einer geringeren Bewegung dieses Elektrolyts reagieren (Rott, 1985). Der Vergleich der ergometrischen Leistungsfähigkeit dieser beiden Gruppen in Watt und die gemessenen maximalen O_2 Werte zeigten keinen signifikanten Unterschied.

Die Veränderungen des Kaliums an den ersten Belastungsstufen sind bedingt in erster Linie durch die Erregung der Zellmembran. Die Hämokonzentration und extrazelluläre Azidose sind noch nicht in Aktion getreten (La-Werte bei 100 W von 0,99 und 1,16 mmol/l).

Im Gegenteil zu den Beobachtungen bei 100 und zum Teil 150-Watt-Stufen änderte sich das Verhalten des Kaliums auf den nächsten Belastungsstufen bis 400 W. Hier reagieren die besser ausdauertrainierten Straßenradsportler mit einen niedrigeren Kaliumanstieg als die jugendlichen Bahnradsportler ($p < 0,01$). Die maximalen Werte beider Gruppen waren annähernd gleich, die Unterschiede sowohl absolut als auch das Deltakalium waren nicht signifikant.

In der Literatur finden sich eindeutige Unterschiede im Kaliumverhalten während ergometrischer Belastung zwischen trainierten und untrainierten Versuchspersonen. An Hand der Maximalwerte konnten wir diese Erscheinung nicht beobachten, trotz vorliegender signifikanter Unterschiede in der ergometrischen Leistungsfähigkeit der Radsportler von 370 W bei Radbahn und 431 W bei Radstraße.

Die Zunahme der extrazellulären Kaliumkonzentration am Ende der Belastung ist wahrscheinlich durch mehrere Faktoren bedingt. Die eingetretene metabolische Azidose / maximale Laktatwerte nach Belastung zwischen 8,5 bis 11 mmol/l, sowie der Glykogenabbau und veränderte Hämokonzentration sind maßgeblich beteiligt. Die Hämokonzentration spielt bei dieser Belastungsform bestimmt eine geringere Rolle, da die Veränderung der Hämatokritwerte von etwa 5 bis 6% den enormen Kaliumanstieg nicht rechtfertigt.

Der eintretende Austausch zwischen Wasserstoffionen und Kaliumionen bei ungenügender Sauerstoffversorgung des Gewebes, sowie die Kaliumbeteiligung an der Glukoseverwertung und Glykogenspeicherung sind ihrerseits für den Kaliumanstieg verantwortlich.

Beim standardisierten Test bestand hohe positive Korrelation in allen untersuchten Gruppen zwischen Kalium und Laktatwerten /r = 0,78/, die auch von anderen Autoren beschrieben wurde [27, 29, 33, 37].

Verhalten von Kalium bei anaeroben Tests

Bei 8 sec dauernden Maximaltest wurden von den Radfahrer-Straße durchschnittlich 964 W erreicht /14,3 W/kg KG/. Der Laktatwert betrug 2,39 ± 1,1 mmol/l.

Der zweite Test dauerte 25,5 ± 5,7 sec, bewältigt wurden 952 W /14,1 W/kg KG, mit einem maximalen Laktatwert in der 6ten Erholungsminute von 11,1 mmol/l.

Beim dritten Test – maximal mit 9 W/kg, mit einer Dauer von 67 sec ± 10,5 registrierten wir maximale Laktatkonzentrationen von 13,6 ± 2 mmol/l in der 6ten Erholungsminute.

Die Unterschiede zwischen den Ausgangs- und Belastungswerten von Kalium sind bei allen 3 Tests hochsignifikant ($p < 0,01$). Nach der Belastung erfolgt ein signifikanter Abfall, der mit zunehmender Dauer über längere Zeit zu beobachten ist. Der Testendwert nach 8 sec unterscheidet sich signifikant von den Werten im 2 und 3 Test. Die Ursache für die starke Veränderung der Kaliumkonzentration im Vollblut wurde zum Teil bereits diskutiert. Streter und Friedmann (1958) vermuten, daß die Geschwindigkeit des Anstieges der venösen Kaliumkonzentration ein Maß zuerst des muskulären Wirkungsgrades ist, und die absolute Höhe der extrazellulären Konzentration mehr ein Maß der Ermüdung darstellt. Wie bereits bekannt, bewirkt eine reine Depolarisation der Muskelzelle ohne nachfolgende Kontraktion keinen andauernden Anstieg der Kaliumkonzentration. Der Anstieg ist bereits nach 8 sec Arbeitsdauer vorhanden, eine Erhöhung der Dauer und Umfang der geleisteten Arbeit bewirkt einen weiteren Anstieg der Kaliumkonzentration.

Die von uns gemessenen Elektrolytkonzentrationen im Vollblut, erscheinen verglichen mit Messungen im Plasma der Serum mit Flammenemissionsphotometrie zu hoch. Marsoner (1984) schließt eine Beeinträchtigung durch unbekannten Anteil nicht wässrigen Materials bei der nichtselektiven Messung nicht aus. Dadurch sollen die Referenzwerte für ISE-Meßtechnik um etwa 7% zu hoch liegen. Paschen (1985) hingegen findet gute Übereinstimmung der Ergebnisse im Vollblut bei beiden Methoden.

Schlußfolgerung

1. Bei den standardisierten Ergometer- und Laufbandbelastungen im Labor, sowie bei anaeroben Tests kommt es zu einer deutlichen Steigerung der Kaliumkonzentration im Vollblut. Das Natriumverhalten ist nicht so deutlich ausgeprägt.
2. Gut ausdauertrainierte Sportler verfügen über eine höhere Kaliumausgangskonzentration.
3. Der Kaliumanstieg erfolgt wenige Sekunden nach Beginn der Muskelkontraktionen und ist von der Dauer und Umfang der geleisteten Arbeit abhängig.
4. Die maximalen Kaliumkonzentrationen unterscheiden sich bei Radstraße- und Radbahnsportler mäßig signifikant untereinander.
5. Gut trainierte Ausdauersportler – Radstraße, zeigen während der Belastung einen geringeren Kaliumanstieg, als jugendliche Radbahnsportler.

Literatur

1. Berg A (1977) Skilanglauf und Elektrolytveränderungen. Schweiz Ztschr für Sportmedizin 25: 185–189
2. Berg A, Keul J, Lehmann M, Schmid P (1981) Leistungsdiagnostische und biochemische Größen während Labor-Wettkampfbelastungen von Sportlerinnen. Beiheft Z Leistungssport 27: 38–52
3. Böhmer D (1972) Die Beurteilung von Leistungsfähigkeit und Trainingszustand im Blutserum. Sportarzt und Sportmedizin 23, 1: 6–9
4. Böhmer D, Ambrus P, Szögy A (1985) Einflußgrößen des Sports auf die Elektrolytkonzentration im Schweiß. Training und Sport zur Prävention und Rehabilitation in der technisierten Umwelt, (Hrsg) Franz I-W, Mellerowicz H, Noack W, Springer Verlag, Berlin Heidelberg
5. Buhl H, Neumann G, Gerber G, Gottschalk K (1978) Der extreme Dauerlauf – Feldstudie eines 2-Stunden- bzw. 100-km-Laufs. 1. Mitteilung: leistungsphysiologische, biochemische und hämatologische Aspekte. Med u Sport XVIII, 12: 354–358
6. Busse MW, Maassen N, Böning D (1985) Plasma-Kaliumkonzentration als Kriterium der Ausbelastungssituation? Training und Sport zur Prävention und Rehabilitation in der technisierten Umwelt, (Hrsg) Franz I-W, Mellerowicz H, Noack W, Springer Vlg Berlin Heidelberg
7. Franz I-W (1977) Über die Wirkung des Kalium-Magnesium-Aspartats auf die Ausdauerleistung unter besonderer Berücksichtigung des Kaliums und des Magnesiums. Sportarzt u Sportmedizin, Heft 3: 73–75
8. Freye E, Mergenthaler K (1982) Das Verhalten von Blutzucker, Elektrolyte und Osmolalität bei Tanzsportlern. Dtsche Ztschr f Sportmed, Heft 2: 61–63
9. Gebert G (1978) Probleme des Wasser-, Temperatur- und Elektrolythaushaltes beim Sportler. Dtsch Ztschr für Sportmed, Heft VI: 159–165
10. Giebel G, Schöppe W (1985) Elektrolyte und Spurenelemente beim Langstreckenlauf. Dtsch Ztschr f Sportmed, Heft 5: 160–174
11. Hollmann W, Hettinger Th (1980) Sportmedizin – Arbeits- und Trainingsgrundlagen. Schattauer Verlag, II. Auflage
12. Grob D, Liljestrand Ae, Johns RJ (1957) Potassium movement in normal subjects. Effect on muscle function. Am J Med 23: 340–355

13. Hasselbach W, Muscel O, Güner H, Kranar K, Jung R (1971) Physiologie des Menschen. Band 4, Urban & Schwarzenberg-Verlag, München Berlin Wien
14. Katz A, Sahlin K, Juhlin-Dannfelt A (1985) Effect of Beta-adrenoceptor blockade on H+ and K+ in exercising humans. The American Physiological Society, 336–341
15. Keidel WD (1985) Kurzgefaßtes Lehrbuch der Physiologie, Thieme Verlag Stuttgart, New York, 6. Auflage
16. Kindermann W, Schnabel A, Schmitt WM, Flöthner K, Biro G, Lehmann M (1981) Verhalten von Herzfrequenz und Metabolismus beim Tennis und Squash. Dtsch Ztschr f Sportmed, Heft 9: 229–238
17. Krull F, Föllmer HG, Liebau H, Ehrlich JHH (1984) Renale Adaptationsmechanismen bei körperlicher Belastung. Dtsch Ztschr f Sportmed, Heft 1: 24
18. Kullmer T, Schmitt W, Kindermann W (1985) Verhalten des Serums-Kaliums bei körperlicher Belastung unter chronischer Beta-Blockade. Training und Sport zur Prävention und Rehabilitation in der technisierten Umwelt. (Hrsg) Franz I-W, Mellerowicz, Noack W, Springer-Vlg, Berlin Heidelberg
19. Künstlinger U, Ludwig H-G, Zimmermann E, Stegemann J (1985) Der Elektrolythaushalt und seine hormonelle Beeinflussung bei Volleyball-Bundesligaspielen. Training und Sport zur Prävention und Rehabilitation in der technisierten Umwelt. (Hrsg) Franz I-W, Mellerowicz H, Noack W, Springer Vlg, Berlin Heidelberg
20. Kuppardt H, Israel S, Neumann G, Buhl H, Lorenz R, Schmidt W (1975) Komplexe Untersuchung über die Wirkung einer erschöpfenden Extensivbelastung bei Männern mittleren Alters. III. Mitteilung: Zum Verhalten einer Reihe ausgewählter physiologischer und biochemischer Kenngrößen. Med u Sport 15, 2: 43–50
21. Lancberg LA (1969) Ob izmenenijach elektrolitov krovi pri fiziceskich nagruzkach (Veränderungen der Elektrolyte des Blutes bei körperlicher Belastung). Theor u prakt fiz kult Moskva 32, 6: 34–36
22. Lawrence EA, Costill DL, Fink WJ, Bassett D, Hargreaves M, Nishibata I, King DS (1985) Effects of dietary sodium on body and muscle potassium content during heat acclimation. Eur J Appl Physiol 54: 391–397
23. Marsoner HJ (1984) Qualitätskontrolle der Blutgas- und Ise-Analyse. Berichte der OEGKC, Jg 7: 131–136
24. Medbo JI, Sejersted OM (1985) Acid-base and electrolyte balance after exhausting exercise in endurance-trained and sprint-trained subjects. Acta Physiol Scand 125: 97–109
25. Paschen K, Andreae W, Strobel B (1985) Elektrolytanalysator ISE 2020 – Ergebnisse einer multizentrischen Evaluierung. J Clin Chem Clin Biochem Vol 23: 187–196
26. Pries W, Machlett G (1980) Beeinflussung klinisch-chemischer Parameter durch erschöpfende Belastung auf dem Fahrradergometer bei gesunden Wehrpflichtigen im Alter von 18–25 Jahren. Medizin und Sport 20, 9: 272–276
27. Rott G (1985) Das Verhalten der Elektrolyte K und Na im Vollblut während der ergometrischen Belastungsuntersuchung eines Radrennfahrer-Kollektivs. Diplomarbeit am IFS-Wien
28. Scheele K, Blumenberg G (1978) Elektrolytveränderungen in der Sauna. Deutsche Zeitschrift für Sportmedizin, Heft VI
29. Schippel K (1962) Der K-, Na-, Ca- und Glykogenstoffwechsel unter den Bedingungen von Training und Belastung bei besonderer Berücksichtigung des Intervalltrainings. Inaug Diss Leipzig
30. Schönle Ch (1983) Elektrolytverlust beim Regatta-Windsurfen. Dtsch Ztschr f Sportmed, Heft 3: 93–96
31. Schönle CH, Rieckert H (1982) Serumelektrolyt- und Enzymveränderungen bei Regattasurfen unter besonderer Berücksichtigung der Körpertemperatur. Leistung und Gesundheit, Kongreßbd Dtsch Sportärztekongreß, Köln
32. Schürich PM, Lohberg H, Liesen H, Hollmann W Gesamtkalium und statische Kraft. Ztschr f Sportmed
33. Sejersted DM, Medbo J, Hermansen L (1982) Metabolic acidosis and changes in water and electrolyte because after max. exercise. Ciba Foundation, Symposium 87
34. Sorokina ZA, Cholodova ID (1972) Stan ioniv kaliju natriju i. calzi ju v subklitinnich strukturach skeletnjch majsiv (Die Anzahl der K-, Na- und Ca-Ionen in subzellulären Strukturen des Skelettmuskels.) Fiziol Z Kiev 18, 2: 196–206

35. Sreter FA, Friedmann SM (1958) The effect of muscular exercise on plasma sodium and potassium in the rat. Can J Biochem Physiol 36: 333–338
36. Stegemann J (1983) Leistungsphysiologie. Physiologische Grundlagen der Arbeit und des Sports. G Thieme Verlag, Stuttgart New York
37. Tibes U (1982) Kreislauf und Atmung bei Arbeit und Sport. Schriften der Deutschen Sporthochschule Köln, Band 6, Verlag Hans Richarz, St. Augustin
38. Vasiliu A, Georgesku E, Tugui A (1970) Cercetari asupra valorii unor indici biohumorali in aprecieres capacitatii de efort. (Untersuchungen über einige biochemische Parameter zur Beurteilung des Grades der Belastung.) Educ fiz Sport Bucuresti 23, 3: 7–15
39. Weber K, Bastians A, Boltersdorf P, Eisenlauer G, Finken N, Hollmann W (1982) Das Verhalten verschiedener Elektrolyte im Serum von Tennisspielern unter Wettkampfbedingungen. Dtsch Ztschr f Sportmed, Heft 7
40. Weber K, Eisenlauer G, Knöppler J, Hollmann W (1982) Das Verhalten verschiedener Elektrolyte im Serum von Tennisspielern unter Wettkampfbedingungen. Sport: Leistung und Gesundheit/Kongreßbd Dtsch Sportärzte-Kongreß, Köln
41. Werner U (1960) Der Einfluß von Training und Belastung auf den Na-, K-, Glykogen- und Eisenstoffwechsel in Leber und Muskulatur von Ratten. Inaug Diss Leipzig

Elektrolytverluste durch Schweiß

D. Böhmer

Sportmedizinisches Institut Frankfurt am Main

Der Elektrolytverlust durch Schwitzen ist häufig Gegenstand von Diskussionen, selten aber von Untersuchungen. Dies liegt an der Schwierigkeit, Schweiß unverfälscht zu gewinnen und der Unkenntnis über die Schweißzusammensetzung der einzelnen Hautregionen.

Schweißgewinnung

Zum Sammeln des Schweißes benutzen wir Plastikbeutel, wie sie für Patienten hergestellt werden, die nach einer Kolostomie einen Anus praeter zu versorgen haben. Diese Beutel haben den Vorteil, auf der Haut festzukleben ohne Reizungen zu verursachen. Die Hautstelle wird vorher mit Alkohol gesäubert und mit elektrolytfreiem Wasser gespült. Der Beutel kann von der Haut gelöst und sofort verschlossen werden, so daß ein Verdampfen des Schweißes in nennenswertem Umfang nicht stattfinden kann. Als Sammelstelle wählten wir den Rücken. Hier wird der Sportler durch den Beutel während seiner körperlichen Tätigkeiten am wenigsten behindert. Die Messung der Elektrolyte wurde mit dem Atomabsorptionsspectrophotometer durchgeführt.

Normwerte

Als Normwerte gelten die Elektrolytkonzentrationen im Schweiß, der 15 Minuten nach Beginn einer körperlichen Belastung unter normalen Umweltbedingungen (22–25°C, 40–60% Luftfeuchtigkeit) gewonnen wurde (Tabelle 1). Bei Sportlerinnen fanden wir im Durchschnitt um 10% niedrigere Werte im Schweiß als bei Sportlern. Besonders der Magnesiumgehalt lag bei den Frauen häufig an der unteren Normgrenze sowohl im Schweiß als auch im Serum. In einigen Fällen wurden für Natrium sehr hohe Konzentrationen im Schweiß gemessen. Die Werte lagen über 100 mmol/l (normal bis 80 mmol/l). Diese Sportler berichteten von einem wesentlich über der Norm liegenden Salzverbrauch. Die Serumwerte von Natrium lagen im Normbereich.

Tabelle 1. Normwerte der Elektrolytkonzentrationen im Schweiß von Sportlern

Elektrolyte	mmol/l
Natrium	35 –75
Kalium	4 – 8
Magnesium	0,1– 0,5
Kalzium	0,2– 1,3
Chlorid	25 –65

Sportliche Einflüsse

Der Trainingszustand und die Sportart können die Elektrolytkonzentrationen im Schweiß wesentlich beeinflussen. In ihrer Sportart gleich gut trainierte Segler, Ruderer und Radrennfahrer zeigten deutlich unterschiedliche Ausgangswerte. Die ausdauertrainierten Radrennfahrer wiesen die niedrigsten Werte auf, die Segler die höchsten Konzentrationen.

Auch innerhalb einer Sportart erwies sich der Trainingszustand als Einflußgröße für Elektrolytkonzentrationen im Schweiß. Dies konnten wir bei Handballspielern verschiedener Spielklassen zeigen. Bei jugendlichen Radrennfahrern lagen die Elektrolytwerte im Schweiß nach einer Vorbereitungsperiode auf die Weltmeisterschaft niedriger als vorher.

Elektrolytkonzentrationen während der Belastung

Bei ansteigender Belastung auf dem Fahrradergometer steigt die Natrium- und Chloridkonzentration an. Der Gehalt an Kalium, Magnesium und Kalzium verringert sich deutlich. Im Serum verändert sich der Natriumspiegel kaum, während Kalium auf durchschnittlich 6,5 mmol/l am Ende der Ausbelastung ansteigt. Auch die Magnesium- und Kalziumkonzentrationen im Serum erhöhen sich stärker als der Hämatokrit, erreichen jedoch nicht die Werte für Kalium (Abb. 1).

Bei etwa gleichbleibenden Belastungen auf dem Spielfeld sind die Änderungen der Elektrolytkonzentrationen im Schweiß wesentlich geringer. Der Natrium- und Chloridgehalt steigt nur geringfügig an. Die übrigen Kationen nehmen während eines 75minütigen Handballspiels leicht ab (Abb. 2). Ähnliche Ergebnisse fanden wir bei Tennisspielern.

Gesamtverluste

Die Angaben über Gesamtverluste von Elektrolyten durch sportliche Aktivitäten sind durch die bisherigen Ergebnisse etwas sicherer geworden, aber keineswegs

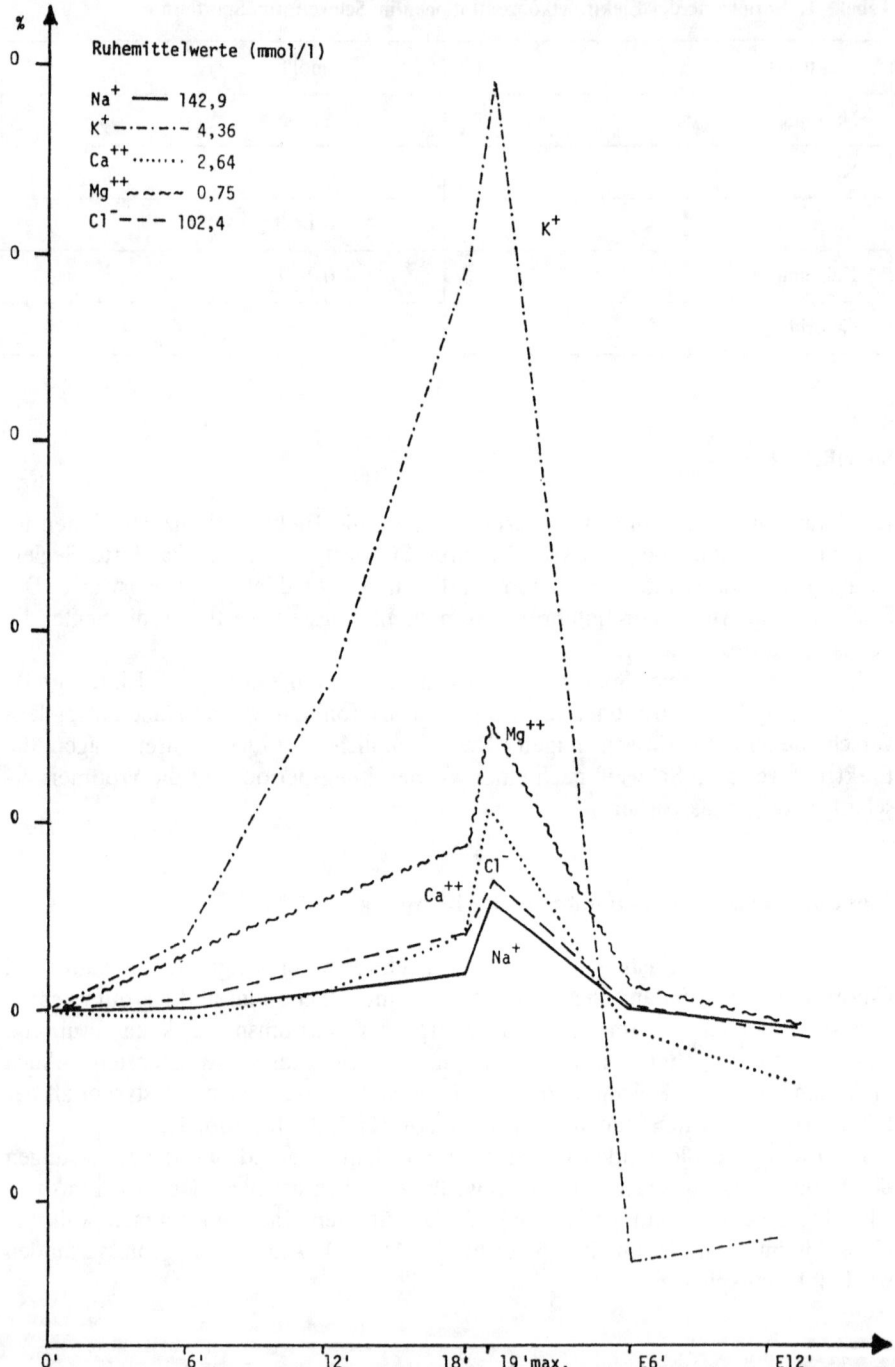

Abb. 1. Prozentuale Abweichung der Serumelektrolyte vom Ausgangswert unter Belastung auf dem Fahrradergometer

ausreichend genau. Hierzu fehlen Erkenntnisse über die Schweißzusammensetzung der einzelnen Hautpartien, der ekkrinen Drüsen und den Anteil regionaler Drüsen an der Gesamtschweißproduktion. Bei den jetzt möglichen Kalkulationen gehen wir davon aus, daß 80% des Gewichtsverlustes bei sportlichen Leistungen durch Schweißproduktion verursacht werden. Hierbei sind Verluste über die Atemwege

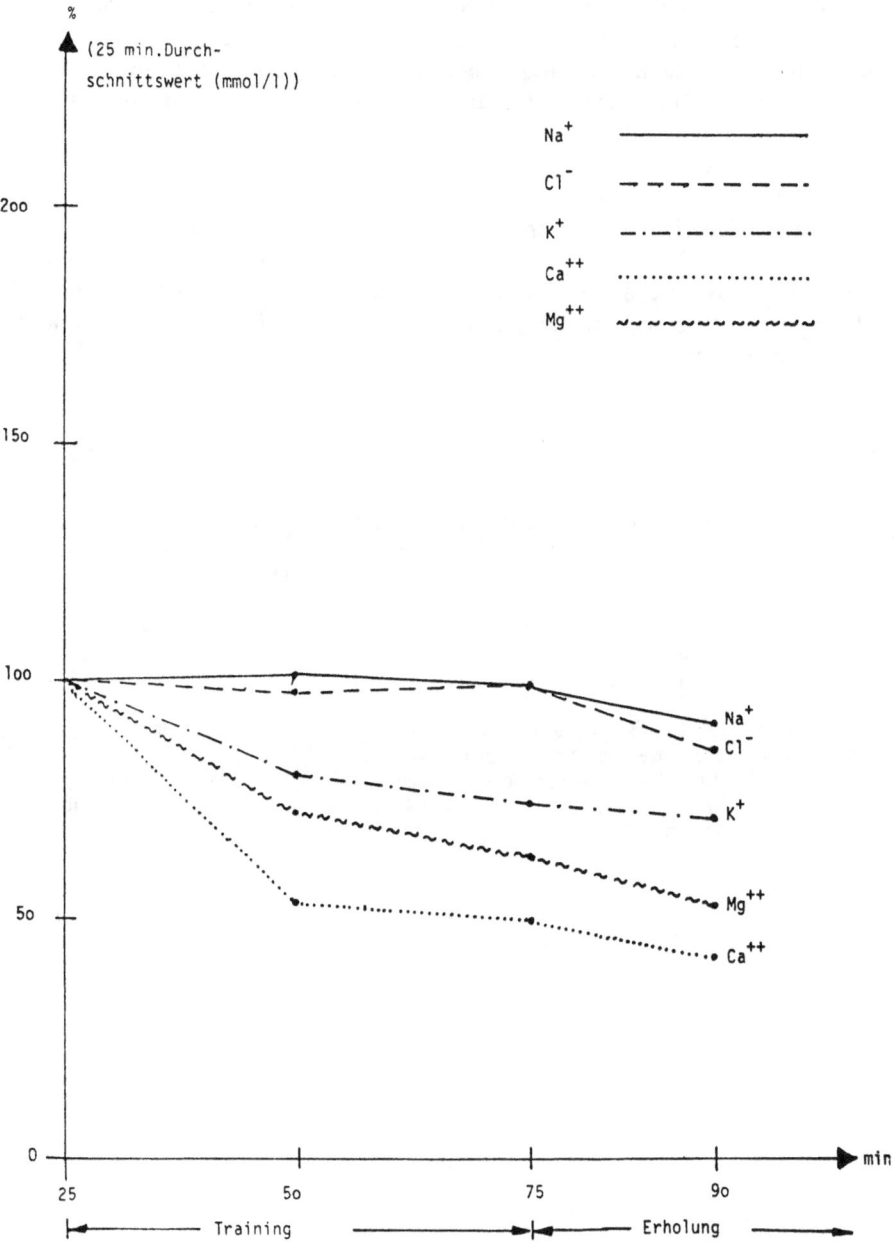

Abb. 2. Elektrolytkonzentration (mmol/l) im Schweiß während eines 75 min Handballtrainings

oder Nieren nicht berücksichtigt. Bei dieser pauschalen Betrachtung können nur Größenordnungen über die Elektrolytverluste angegeben werden.

Die von uns unter mittleren Wetterbedingungen untersuchten Sportler nahmen während des Handball- oder Tennistrainings durchschnittlich 950 g an Gewicht ab. Auf Grund der jede 15 Minuten gemessenen Schweißkonzentration ergab sich nur für das Natrium und Chlor ein nennenswerter Verlust (bis zu 40% des Tagesbedarfes). Die übrigen Elektrolytabgaben lagen bei 3–5% des täglichen Bedarfes. Allerdings handelt es sich hierbei um intrazelluläre Ionen, deren Ersatz längere Zeit in Anspruch nehmen kann. Die ausgeschiedenen Mengen sind jedoch gering, so daß hierdurch keine Störung der Zellfunktion zu erwarten ist. Dies gilt jedoch nur für gewohnte Belastungen, an die unsere untersuchten Sportler angepaßt waren. Bei ungewöhnlichen starken und ausdauernen sportlichen Leistungen unter ungewohnten klimatischen Bedingungen in warmen Ländern müssen rechtzeitig Elektrolyte zugeführt werden. Der beste Schutz vor hohen Elektrolytverlusten ist ein guter Trainingszustand. Bestimmungen der Elektrolyte im Schweiß von der deutschen Damennationalmannschaft im Hockey nach einem Spiel in Australien bei 30°C Lufttemperatur zeigten normale Werte, wenngleich die Magnesiumausscheidung auch hier an der unteren Grenze lag.

Literatur

1. Böhmer D, Ambrus P, Szögy A (1985) Einflußgrößen des Sportes auf die Elektrolytkonzentrationen im Schweiß. In: Franz W, Mellerowicz H, Noack W: Training und Sport zur Prävention und Rehabilitation in der technisierten Umwelt. Springer, Berlin Heidelberg
2. Böhmer D (1981) Der Einfluß des Hochleistungssportes auf den Wasser-Salz-Haushalt. In: Rieckert H (Hrsg) Sport an der Grenze menschlicher Leistungsfähigkeit. Springer, Berlin Heidelberg New York
3. Costill DL (1977) Sweating: Its composition and effects on body fluids. Ann NY Acad Sci 301: 160–173
4. Davies CTM (1981) Effects of acclimatization to heat on the regulation of sweating during moderate and severe exercise. Am J Appl Physiol 50: 741–746
5. Haralambie G (1982) Einführung in die Sportbiochemie. Bartels und Wernitz, Freiburg
6. Verde T, Shephard RJ, Corey P, Moore R (1982) Sweat composition in exercise and in heat. Am J Appl Physiol 53: 1540–1545

Plasma-Elektrolytveränderungen während des Gewichtmachens und des Wettkampfes von erfolgreichen Leichtgewichtsruderern

M. Grünert-Fuchs, J. M. Steinacker, W. Birkner und A. Grünert

Abt. für Angewandte Physiologie und Abt. für Experimentelle Anästhesie der Universität Ulm

Einleitung

In gewichtslimitierenden Sportarten wird vor einem Wettkampf meist durch Sauna, Diuretika oder dehydrierende Arbeit das Gewicht etwas reduziert. Als Wettkampfgewicht der Leichtgewichtsruderer sind 70 kg Körpergewicht festgelegt, wobei dieses Limit durch andere Ruderer der Mannschaft ausgeglichen werden kann. Veränderungen der Elektrolytkonzentrationen beim Gewichtmachen dieser Sportler unter realistischen Wettkampfverhältnissen sollen in dieser Studie beschrieben werden.

Methode

Bei einem international sehr erfolgreichen Leichtgewichtsvierer wurden zwei Untersuchungen durchgeführt. Versuch FT war ein Feldtest (bei 14,6°C und 70% rel. Feuchte) mit einer simulierten Wettkampfvorbereitung und einem Wettkampftraining, Versuch DM wurde bei einer Deutschen Meisterschaft (bei 23,9°C und 57% rel. Feuchte) mit Wettkampfvorbereitung, Vorrennen und weiterer Wettkampfvorbereitung am nächsten Tag durchgeführt. Nach den Belastungen erfolgten Blutentnahmen zur Elektrolytmessung. Nach der Gewichtskontrolle und Blutabnahme konnte nach Belieben aus Meßbechern ein handelsübliches Elektrolytgetränk* oder Kohlenhydratgetränk* getrunken werden. Aus der Trinkmenge und der Urinausscheidung wurde für den Versuch FT eine Bilanz über die Versuchsdauer von 6 Stunden errechnet.

Ergebnisse und Diskussion

Die Leichtgewichtsruderer bevorzugen eine Gewichtsreduktion durch mittelschwere Arbeit bei etwa 2,5 l/min $\dot{V}O_2$ für etwa 1½ Stunden, wie sie in beiden Versuchen durchgeführt wurde (Abb. 1 und 3). Die Regulation des Schwitzens

---

* Fa. Pfrimmer, Erlangen, Mineraldrink und Nutrisport

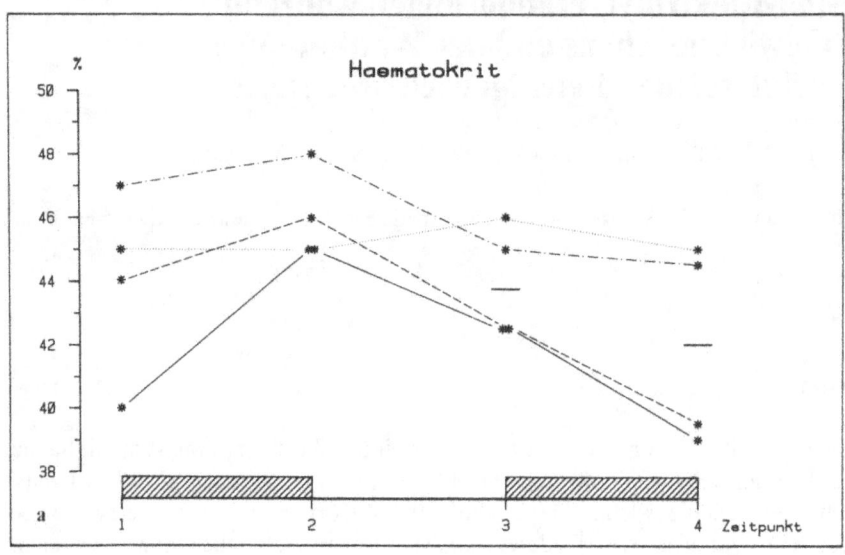

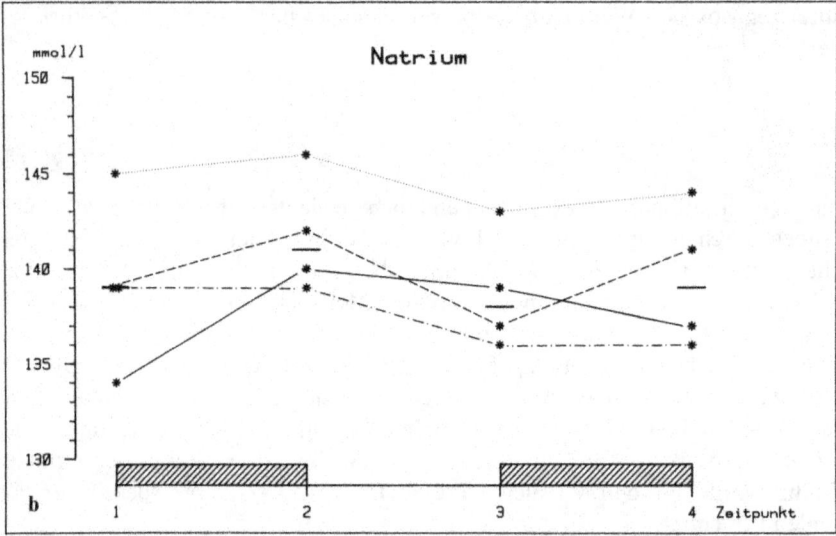

Abb. 1a–c. Hk, Na$^+$ und K$^+$ während eines Feldtestes mit zwei Belastungen (schraffiert) zum Gewichtmachen im Rudern, angegeben ist der Median und die Meßwerte, die mit Linien verbunden sind

erfolgt durch Variation der Kleidung. Der wesentliche Unterschied beider Versuche waren die klimatischen Bedingungen, beim FT kühle, bei der DM warme Witterung. Bei Gewichtstraining dieser Intensität (in Abb. 1 zwischen 1 und 2, in Abb. 3 zwischen 1 und 2, 5, und 6) erreichen die Ruderer recht gut die vorgeplanten Gewichtsabnahmen von 3,02 kg, entsprechend 4,0% des Körpergewichtes (FT) und 1,75 kg entsprechend 2,4% KG (DM).

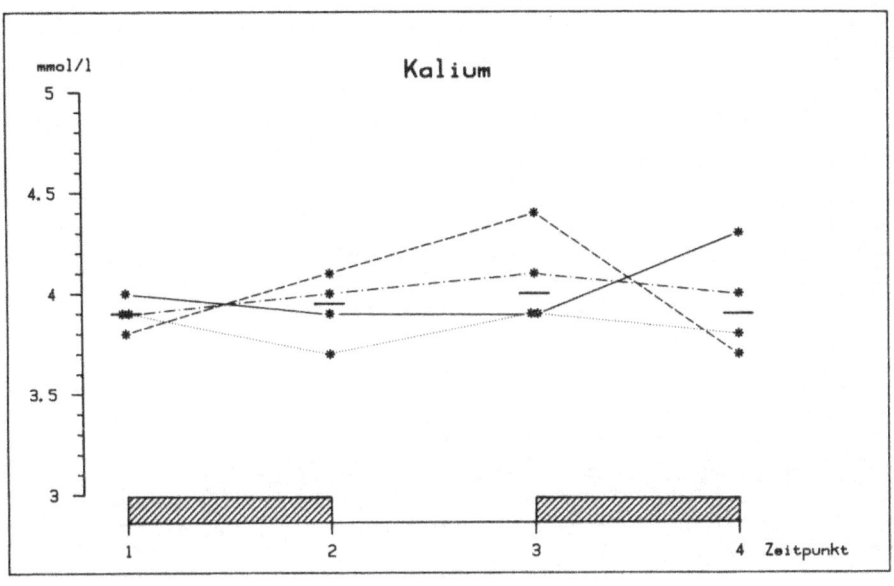

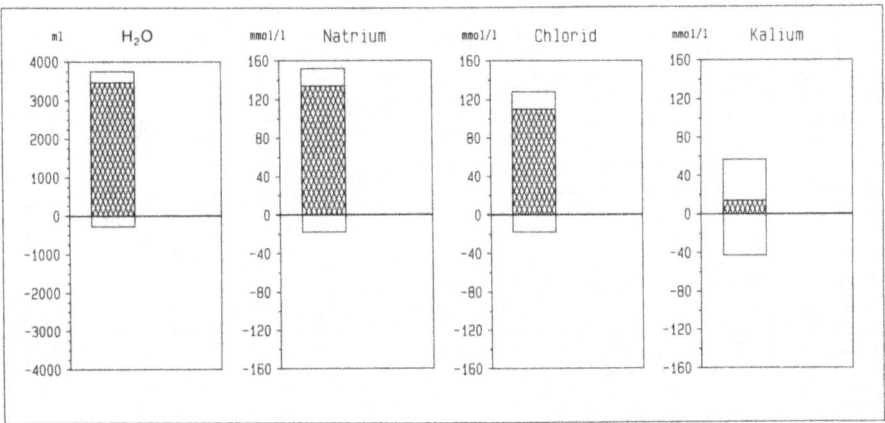

Abb. 2. Bilanzen von H_2O, Na^+, Cl^- und K^+ während des Feldtestes im Rudern

Dabei steigt überwiegend der Hämatokrit an (Abb. 1a und 3a), wie es bei dehydrierender Arbeit bekannt ist [1, 2, 3]. Relativ dazu vermindert sich das berechnete Plasmavolumen um maximal 8,4% (FT) und 10,3% (DM) (Mittelwerte).

Es kommt zu Verschiebungen von K^+ aus der Skelettmuskulatur bei Belastung, K^+ steigt bis unmittelbar nach Belastungsende an [2, 2]. Während diesen Versuchen kann dies nicht gezeigt werden, da die Zeitspanne bis zur Blutabnahme zu lang ist. Insgesamt kommt es trotz Substitution bei der DM zu einem geringen Abfall der K^+-Konzentration im Serum, was für hohe Verluste mit dem Schweiß spricht. Die Bilanz des FT zeigt, daß die Zufuhr gerade die Ausscheidung mit dem Urin abdeckt,

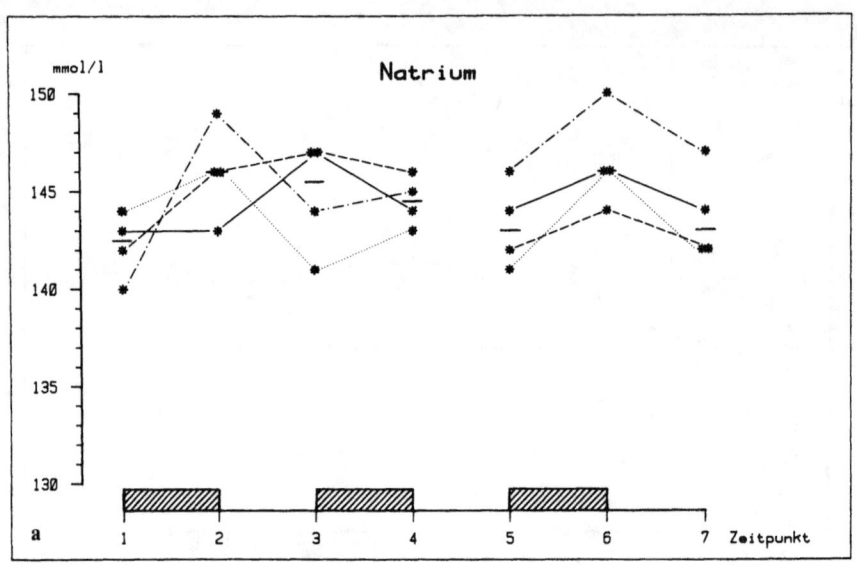

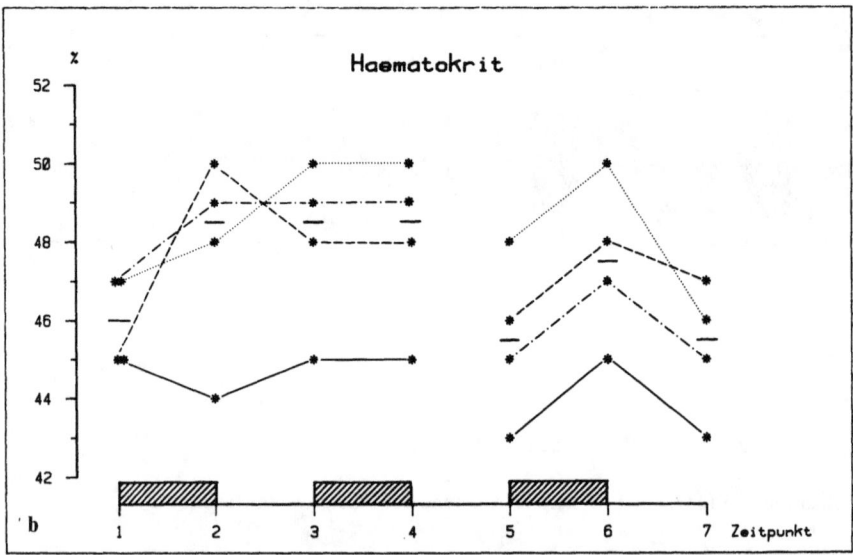

Abb. 3a–c. Hk, Na$^+$ und K$^+$ während des Gewichtmachens und eines Wettkampfes und bei einem erneuten Gewichtstraining (schraffiert) im Rudern, angegeben ist der Median und die Meßwerte, die mit Linien verbunden sind

nicht die mit dem Schweiß. Die Zufuhr an Na$^+$, Cl$^-$ und H$_2$O übersteigt dagegen deutlich die Urinverluste.

Die Serumwerte von Na$^+$ und Cl$^-$ steigen durch das Trinken im FT deutlich an, die Osmolalität fällt im Mittel um 3 mosmol/l ab, ebenso der HK; das Plasmavolumen steigt bis zum Testende im Mittel um 8,6% an. Dies ist als Nebeneffekt einer

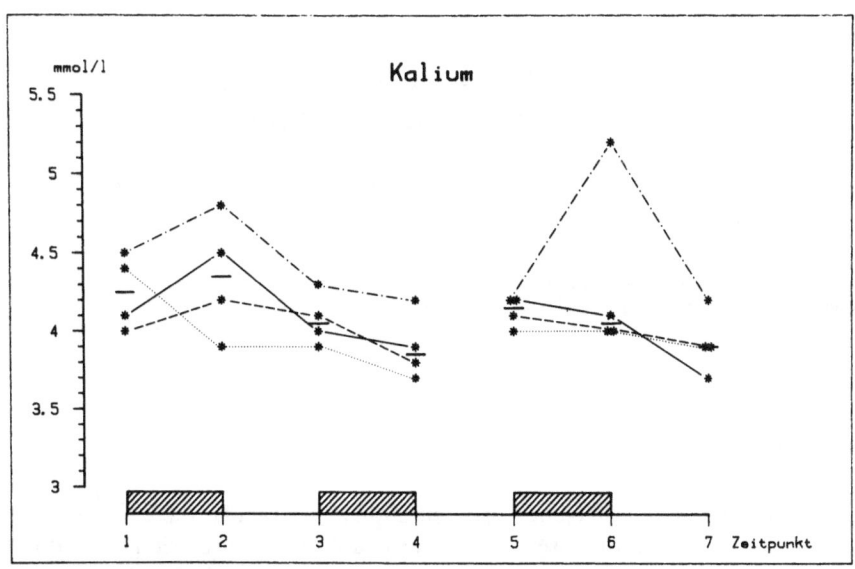

Abb. 3c

für die Verluste zu hohen Zufuhr isotoner Trinklösung zu werten [1, 3]. Bei kühler Witterung empfiehlt sich ein Verdünnen der Elektrolytlösung, da eine Hämodilution durch Verminderung des Hb-Gehaltes negative Auswirkungen auf die Leistung haben kann. Die K^+-Konzentration in der Trinklösung ist hoch, bei weiterer Erhöhung könnten Unverträglichkeiten auftreten [3].

In der DM unter thermischer Belastung ist die Substitution ausreichend und gewährleistet eine gute Flüssigkeitshämostase. Für Ca^{++} und Mg^{++} ergeben sich nur unwesentliche Veränderungen.

Die von den Sportlern gewählte Dehydratationsmethode erscheint efficient und wenig belastend. Die Regulationsmechanismen der untersuchten Athleten sind gut an die Beanspruchung angepaßt. Durch das verwendete Elektrolytgetränk sind Veränderungen der Hämostase durch die Gewichtsreduktion sehr gut korrigierbar.

Literatur

1. Candas V, Libert JP, Brandenberger G, Sagot JG, Amoros C, Kahn JM (1986) Hydration during exercise. Eur J Appl Physiol 55: 113–122
2. Costill DL, Coté R, Fink W (1976) Muscle water and electrolytes following varied levels of dehydration in man. J Appl Physiol 40: 6–11
3. Gebert G (1978) Probleme des Wasser-, Temperatur- und Elektrolythaushaltes beim Sportler. Dtsch Z Sportmed 29: 159–165

Regulation des Atrialen Natriuretischen Peptids (ANP) bei Untrainierten und bei Hochtrainierten unter standardisierter Ergometer-Belastung

D. H. Petzl, E. Hartter, A. Podolsky, W. Woloszczuk, E. Schuster,
Ch. Punzengruber, O. C. Burghuber und P. Haber

II. Medizinische Universitätsklinik, Wien
und Ludwig Boltzmann Institut für klinische Endokrinologie, Wien

Einleitung

Die Kardiozyten von Säugetiervorhöfen enthalten Granula, die elektronenoptisch sehr ähnlich denen hormonsezernierender endokriner Drüsen sind [8] und mit der Salz- und Wasseraufnahme des Organismus variieren [10]. Ein Homogenat aus Vorhofgewebe führt zu Diurese und Natriurese [2].

Daß der Blutspiegel des Atrialen Natriuretischen Peptids (ANP) vom Blutvolumen [9] bzw. vom Vorhofdruck abhängt [13] konnte innerhalb der letzten 2 Jahren demonstriert werden. Das Verhalten von ANP während submaximaler Ergometerbelastung wurde 1985 von F.B. Müller beschrieben [11] und mit dem belastungsassoziierten Katecholaminanstieg korreliert. Eine direkte Interaktion der Katecholamine ist jedoch nach tierexperimentellen Studien unwahrscheinlich [6].

Wir konnten nachweisen, daß während ergometrischer Belastung sowohl Normalpersonen als auch cardiale Patienten maximale ANP-Spiegel bei maximaler Belastung bzw. in der 5. Erholungsminute erreichen [12]. Bei Hochleistungssportlern ist seit vielen Jahren bekannt, daß als Effekt des Ausdauertrainings eine in der späten Erholungsphase stattfindende Vermehrung des Blutvolumens auftritt [5]. Unsere Fragestellung war, ob durch Trainingsanpassung die ANP-Regulation während und nach ergometrischer Belastung bei Sportlern anders verläuft als bei Normalpersonen.

Probanden und Methoden

Der symtomlimitierte, rektangulär-trianguläre Belastungstest wurde bei 6 Normalpersonen (2 min Inkremente mit 25 Watt) und 6 ausdauertrainierten Hochleistungssportlern (3 min Inkremente mit 50 Watt) in sitzender Position an einem Fahrradergometer durchgeführt. Insgesamt wurden 8 venöse Blutabnahmen (jeweils 10 ml EDTA-Plasma) durchgeführt; u. zw.: 1. vor Belastung (Blstg.), 2. bei mittlerer Blstg. (Normalpersonen: bei 75 Watt, Sportler: bei einer Herzfrequenz zwischen 150–170/min), 3. bei maximaler Blstg. und 4.–8. in der jeweils 5., 10., 20., 30. und 45. Minute der Erholungsphase.

Die Blutproben wurden wie beschrieben aufbereitet [12]; die Konzentration des alpha-ANP wurde mittels RIA nach [4] durchgeführt.

Statistik

Die Daten werden als Mittelwert ± Standardabweichung (± SD) bzw. ± Standardfehler des Mittelwertes (± SEM) angegeben. Zum Vergleich der Mittelwerte wurde eine Varianzanalyse (ANOVA) durchgeführt; die a posteriori Auswertung erfolgte nach Waller-Duncan's K-Ratio T Test (die Mittelwerte wurden in ansteigender Reihenfolge aufgelistet; die gemeinsam unterstrichenen unterscheiden sich nicht signifikant voneinander).

Ergebnisse

Die Ergebnisse sind in Abb. 1 und in Tabelle 1 dargestellt. Bei den Normalpersonen wurde der höchste ANP-Spiegel bei maximaler Belastung bzw. in der 5. Erholungsminute gemessen. Der Ausgangswert wurde etwa in der 30. Erholungsminute wieder erreicht, was eine funktionelle biologische Halbwertszeit des Hormons von 10 bis 20 Minuten vermuten läßt.

Bei den Sportlern lag der ANP-Spiegel vor Belastung etwa doppelt so hoch wie bei den Normalpersonen. Möglicherweise ist das bei Ausdauertrainierten erhöhte Blutvolumen [5] für den höheren basalen Hormonspiegel verantwortlich. Während der Belastung zeigte der ANP-Spiegel keine Änderung. Erst ab der 10. Erholungsminute war ein deutlicher ANP-Anstieg zu verzeichnen. Die ANP-Regulation beider Gruppen unterschied sich signifikant (p = 0,0003).

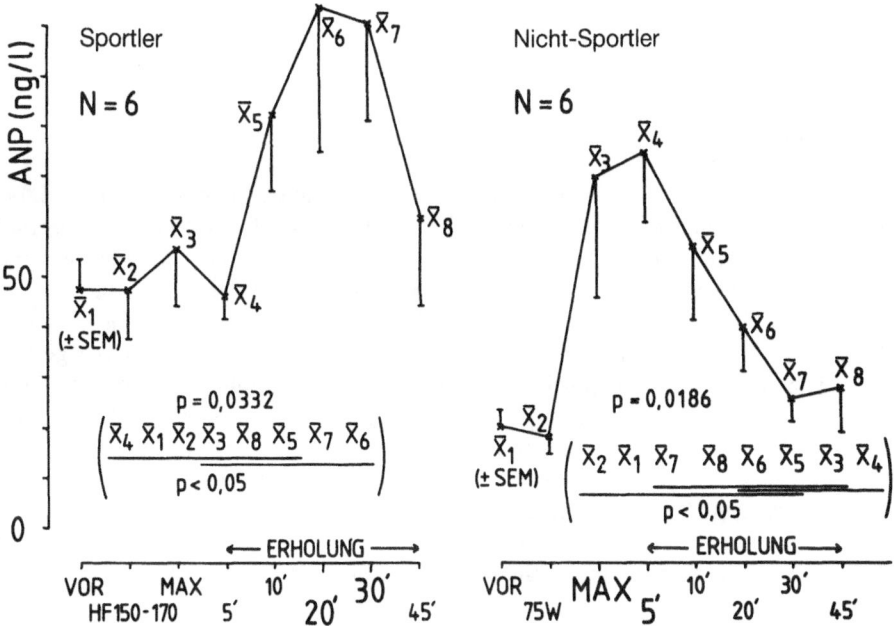

Abb. 1. ANP-Verlauf während und nach der Ergometrie. Die Sportler erreichten die Maximalwerte in der 20. und 30. Erholungsminute; die Nicht-Sportler bei maximaler Belastung (MAX) und in der 5. Erholungsminute

Tabelle 1. Anthropometrichen Daten beider Probandengruppen. M = männlich, W = weiblich, Watt$_{max}$ = maximale Wattleistung, LF% = Leistungsfähigkeit in Prozent (maximale Wattleistung in Prozent der errechneten Solleistung), VO$_2$max = maximale Sauerstoffaufnahme in ml pro min, MEAN ± SD = Mittelwert ± SD

Alter/Geschlecht	kg	cm	Watt$_{max}$ (Watt$_{max}$/kg)		LF (%)	VO$_2$max (VO$_2$/kg)	
Nicht-Sportler							
36 M	66	179	213	(3,2)	111	—	
27 M	68	181	228	(3,4)	109	—	
25 M	66	173	225	(3,4)	114	—	
20 W	54	160	209	(3,9)	183	—	
27 W	54	166	189	(3,5)	155	—	
23 M	69	186	225	(3,3)	98	—	
26 ± 5,4	63 ± 6,9	174 ± 9,8	215 ± 15	(3,45 ± 0,24)	128 ± 33		MEAN ± SD
Sportler (Flachwasserkanuten)							
28 M	82	187	316	(3,9)	135	4737	(57,7)
22 W	65	160	200	(3,1)	147	2868	(44,1)
26 M	72	180	288	(4,0)	129	4238	(58,8)
25 M	83	174	366	(4,4)	161	5159	(62,1)
23 W	63	166	220	(3,5)	158	3162	(50,1)
20 M	74	178	266	(3,6)	113	3911	(52,8)
24 ± 2,9	73 ± 8,3	175 ± 9,8	276 ± 61	(3,75 ± 0,45)	141 ± 18	4013 ± 887	(54,3 ± 6,6) MEAN ± SD

Diskussion

Die Plasma-Spiegel des ANP steigen bei Volumenbelastung [9] und sind bei Patienten mit kongestiver Herzinsuffizienz erhöht [3, 14]. Die Konzentrationserhöhung des Hormons stellt in beiden Fällen eine physiologische Antwort auf das erhöhte Blutvolumen bzw. auf die erhöhten Vorhofdrucke dar.

Die Ursache des ANP-Anstiegs bei Belastung ist unklar, dürfte aber bei den Normalpersonen am ehesten der belastungsinduzierten Vorhofsdrucksteigerung zuzuordnen sein [15]. Bei Sportlern führt körperliche Belastung zu einem Abfall des Plasmavolumens [5] mit in der späten Erholungsphase nachfolgender Plasmavolumenexpansion [1]. Diese belastungsinduzierte Abnahme des Blutvolumens und des zentral-venösen Druckes [7] könnte Ursache für den fehlenden ANP-Anstieg der Sportler während der Ergometrie sein. Die Zunahme des Plasmavolumens in der späten Erholungsphase dürfte andererseits für den deutlichen ANP-Anstieg ab der 10. Erholungsminute verantwortlich sein. Da auch Sportler bei maximaler Belastung maximale Katecholaminspiegel zeigen, schließen wir, daß der ANP-Anstieg bei physischer Belastung nicht katecholamin-mediiert ist.

Literatur

1. Astrand PO, Saltin B (1964) Plasma and red cell volume after prolonged severe exercise. J Appl Physiol 19: 829
2. Deßold AJ, Borenstein HB, Veress AT, Sonnenberg H (1981) A rapid and potent natriuretic response to intravenous injection of atrial myocardial extract in rats. Life Sci 28: 89
3. Hartter E, Weissel M, Stummvoll HK, Woloszczuk W, Punzengruber Ch, Ludvik B (1985) Atrial Natriuretic Peptide Concentrations in Blood from Right Atrium in Patients with Severe Right Heart Failure. Lancet 13: 93–94
4. Hartter E, Woloszczuk W, Stummvoll HK (1986) Radioimmunoassay of Atrial Natriuretic Peptides in Human Plasma. Clin Chem 32: 441–445
5. Hollmann W, Hettinger Th (1980) Sportmedizin – Arbeits- und Trainingsgrundlagen (F.K. Schattauer Vrlg, Stuttgart New York) 2. Aufl
6. Katsube N, Schwartz D, Needleman P (1985) Release of atriopeptin in the rat by vasoconstrictors or water immersion correlates with changes in right atrial pressure. Biochem Biophys Res Commun 133: 937–944
7. Kirsch K, Schultze G, Röcker L, Bierbaum U, Eckert P (1973) The effects of exercise and dehydration on plasma volume and central venous pressure. Z Kreisl Forsch 1: 49
8. Kisch B (1956) Electron microscopy of the atria of the heart. I. Guinea pig. Exp Med Surg 14: 99–112
9. Lang RE, Thölken H, Ganten D, Luft FC, Ruskoaho H, Unger Th (1985) Atrial natriuretic factor – a circulation hormone stimulated by volume loading. Nature 314: 264–266
10. Marie JP, Guillemont H, Hatt PY (1976) Le degré de granulation des cardiocytes auriculaires. Étude planimétrique au cours de différents apports d'eau et de sodium chez le rat. Path et Biol 24: 549
11. Müller FB, Raine AEG, Resink ThJ, Erne P, Czendlik C, Kiowski W, Bolli P, Bühler FR (1985) Atrial Natriuretic Peptide Release in Man: Wall Stretch and Sympathetic Nerve Control. ABSTRACT aus Hochdruck 5: 24, 26
12. Petzl DH, Hartter E, Osterode W, Böhm H, Woloszczuk W (1986) Atrial Natriuretic Peptide Release due to Physical Exercise in Healthy Persons and in Cardiac Patients. Klin Wochenschr, in press
13. Raine AEG, Erne P, Bürgisser E, Müller FB, Bolli P, Burkart F, Bühler F (1986) Atrial Natriuretic Peptide and Atrial Pressure in Patients with Congestive Heart Failure. N Engl J Med 315: 533–7
14. Riegger AJG, Kromer EP, Kochsiek K (1985) Der natriuretische Vorhoffaktor bei schwerer kongestiver Herzinsuffizienz. DMW 110: 1607–10
15. Roskamm H, Reindell H (1982) Arbeitsweise des gesunden Herzens (in: Herzkrankheiten; Roskamm H, Reindell H, Hrsg Springer Vrlg, Berlin Heidelberg New York), 2. Aufl 433–450

Elektrolyt- und Katecholaminausscheidungen während eines Basketball-Bundesligaspiels*

U. Rohe, U. Künstlinger, H. G. Ludwig, E. Zimmermann und J. Stegemann

Psychologisches Institut der Deutschen Sporthochschule, Köln

Einleitung

Bei körperlicher Belastung kommt es durch vermehrte Schweißproduktion sowie extra-intrazelluläre Elektrolyt- und Wasserbewegungen zu beträchtlichen Störungen des Elektrolythaushaltes. Unsere Untersuchung soll klären, ob eine veränderte Nierentätigkeit bei Belastung diese Effekte noch verstärkt oder aber teilweise kompensiert. Zusätzlich soll die Katecholaminsekretion, die physischen und psychischen Streß charakterisiert und außerdem einen bedeutenden Einfluß auf die Elektrolytausscheidung hat, beurteilt werden. Da Elektrolytveränderungen von Dauer und Intensität einer Belastung abhängig sind, führten wir unsere Untersuchung im Basketball durch, das als Intervallsport eine lange Belastungsdauer bei teilweise hoher Intensität ermöglicht.

Methodik

Die Untersuchung wurde an 12 Spielern während eines Meisterschaftsspiels der 1. Basketballbundesliga durchgeführt. Spielzeit, Gewichtsverlust und Trinkmenge der einzelnen Spieler wurden festgehalten sowie im Ruhe- und Belastungsharn die Konzentrationen von Natrium ($[Na^+]$), Kalium ($[K^+]$), H^+ (pH), Adrenalin ($[A]$) und Noradrenalin ($[NOA]$) bestimmt. Das Harnzeitvolumen (HZV) sowie die Ausscheidungsmengen der Elektrolyte und Katecholamine wurden berechnet.

Die Elektrolytkonzentrationen wurden mit Hilfe des Na^+/K^+-ISE-Analysators Corning 902 (Fa. IMA-Gilford Analysentechnik GmbH) ermittelt, die Analyse der Katecholaminkonzentrationen erfolgte nach der GC/MS-Methode [7].

Ergebnisse

Um eine Abhängigkeit der untersuchten Parameter von der Belastungsdauer zu erkennen, wurden die Spieler in 7 Stammspieler (SS) mit einer Einsatzzeit von $28,12 \pm 3,56$ min und 5 Auswechselspieler (AS), die $12,02 \pm 5,01$ min auf dem Feld

---

* Unterstützt vom Bundesinstitut für Sportwissenschaften Köln

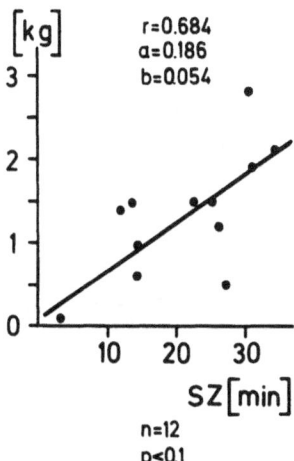 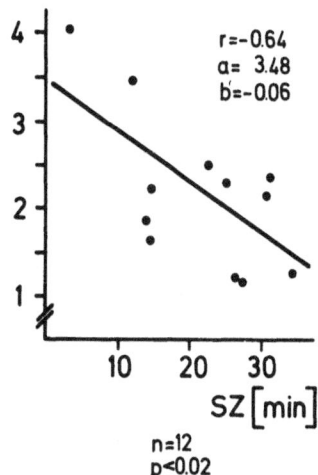

Abb. 1. Gewichtsverlust im Wettkampf in Abhängigkeit von der Spielzeit

Abb. 2. Na$^+$/K$^+$-Quotient im Belastungsharn in Abhängigkeit von der Spielzeit

standen, unterteilt. Durch die Belastung kam es zu einer deutlichen Gewichtsabnahme von $1,34 \pm 0,74$ kg. Bei den SS lag der Gewichtsverlust mit $1,64 \pm 0,73$ kg über den Werten der AS. Wie diese Ergebnisse vermuten lassen, bestand eine positive Korrelation zwischen dem Gewichtsverlust und der Spielzeit (Abb. 1).

Bei 9 Spielern wurde die während des Spiels aufgenommene Trinkmenge (traubenzuckergesüßter Tee mit Zitrone) festgehalten. Die Aufnahme schwankte zwischen 0,6 und 2,4 l mit einem Durchschnittswert von $1,16 \pm 0,59$ l. Auch hier deutete sich eine positive Korrelation zur Belastungsdauer an.

Das HZV sank nach Belastung signifikant ab. Diese Abnahme wurde in erster Linie durch die SS verursacht, während 4 AS vermutlich aufgrund sehr geringer Ruhewerte sogar eine Zunahme des HVZ zeigten. Die Korrelation zwischen HZV nach Belastung und der Spielzeit zeigte erwartungsgemäß eine negative Tendenz.

Sowohl die [Na$^+$] als auch die [K$^+$] war im Belastungsharn erniedrigt. Dabei waren die Veränderungen bei den SS stärker ausgeprägt, was sich bei der [Na$^+$] in einer negativen Korrelation zur Belastungszeit bestätigte.

Diese Veränderungen führten zusammen mit der verminderten Diurese zu einer deutlichen Abnahme der Natrium- wie auch der Kaliumausscheidung während des Wettkampfes. Während die Kaliumausscheidung dabei von der Spielzeit unbeeinflußt blieb aber eine deutliche Abhängigkeit vom Ruhewert zeigte, war die Natriumausscheidung signifikant negativ zur Spielzeit korreliert.

Der Na$^+$/K$^+$-Quotient nahm durch die Belastung zwar nur geringfügig ab, zeigte aber eine signifikante negative Korrelation zur Belastungsdauer (Abb. 2).

Die H$^+$-Ausscheidung nach Belastung war erwartungsgemäß erhöht und korrelierte positiv zur Spielzeit.

Noradrenalin- und Adrenalinausscheidung waren während des Spiels signifikant erhöht. Während diese Werte keine Abhängigkeit von der Spielzeit zeigten, war die Katecholaminkonzentration positiv zur Belastungsdauer korreliert. Der NOA/A-

Tabelle 1. Elektrolyt- und Katecholaminausscheidung vor und nach einem Basketballbundesligaspiel

	Gesamtgruppe			SS			AS	
	vor	nach		vor	nach		vor	nach
HZV (ml min^{-1})	1,2 + 1,1	0,5 + 0,2	*	1,2 + 0,7	0,4 + 0,2	*	1,1 + 1,6	0,6 + 0,3
Na$^+$ (mmol min^{-1})	199,0 + 125	147,0 + 34,0	*	217,0 + 163	139,0 + 38,0	*	173,0 + 42,0	159,0 + 27,0
Na$^+$-Aus. (mol l^{-1})	174,0 + 112	70,0 + 33,0	**	198,0 + 80,0	58,0 + 29,0	**	140,0 + 150	86,0 + 33,0
K$^+$ (mmol l^{-1})	89,0 + 43,0	72,0 + 16,0	*	101,0 + 42,0	77,0 + 13,0	*	71,0 + 42,0	65,0 + 20,0
K$^+$-Aus. (mol min^{-1})	86,0 + 64,0	34,0 + 17,0	**	99,0 + 32,0	32,0 + 14,0	**	67,0 + 95,0	37,0 + 22,0
Na$^+$/K$^+$	2,6 + 1,5	2,2 + 0,9		2,2 + 1,1	1,9 + 0,6		3,1 + 1,9	2,7 + 1,1
pH	6,6 + 0,7	5,7 + 0,5	**	6,4 + 0,6	5,5 + 0,2	**	7,0 + 0,8	6,1 + 0,5
H$^+$-Aus. (mol 10^{-7} min^{-1})	6,8 + 12,0	11,1 + 9,0		10,4 + 15,0	15,1 + 9,1		1,6 + 1,9	5,4 + 5,4
NOA (ng min^{-1})	18,1 + 14,4	52,2 + 15,9	**	24,4 + 15,1	56,7 + 15,5	**	7,3 + 1,9	44,7 + 16,7
A (ng min^{-1})	8,6 + 8,2	20,5 + 9,0	**	12,2 + 8,8	27,7 + 9,9		2,9 + 1,0	16,7 + 7,3
NOA/A	2,6 + 0,9	2,8 + 1,1		2,7 + 1,2	2,8 + 1,4		2,6 + 0,6	2,9 + 0,5

* = p < 0,05
** = p < 0,01

Quotient, der als Kriterium zur Beurteilung der psychischen Verfassung der Spieler gilt, veränderte sich durch die Belastung nur unwesentlich.

Diskussion

Die Katecholaminausscheidung lag in Ruhe wie auch während Belastung im Rahmen anderer Untersuchungen [1, 4]. Dabei entsprachen die Belastungswerte im wesentlichen Untersuchungen bei einer Intensität von 60–65% V'O$_2$max [4], während bei Belastungsintensitäten über 80% V'O$_2$max deutlich höhere Werte erreicht wurden [4, 6].

Erstaunlich scheint in diesem Zusammenhang, daß bei einem Volleyballbundesligaspiel weitaus höhere Werte erreicht wurden [5]. Es scheint, daß bei azyklischen Belastungsformen die [Lac]$_{Pl}$, die beim Volleyball mit durchschnittlich 2 mmol/l deutlich niedriger liegt als beim Basketball (4–6 mmol/l), eine geringere Rolle für die Noradrenalinausscheidung spielt als es für kontinuierliche Belastungen beschrieben wird. Der Anstieg der Adrenalinausscheidung während des Spiels scheint in erster Linie für eine psychische Belastung durch den Wettkampf sprechen. Allerdings erstaunt, daß während eines Basketballtrainings derselben Mannschaft noch höhere Ruhe- und Belastungswerte beobachtet wurden. Auch der NOA/A-Quotient, der zwar nach dem Wettkampf deutlich niedriger als nach dem Training war, bot nur teilweise die Möglichkeit, psychischen und physischen Streß voneinander abzugrenzen.

Die berechneten Gewichtsabnahmen sprechen unter Berücksichtigung der Trinkmenge für eine produzierte Schweißmenge von 2–3 l. Dieser starke Wasserverlust und die Aufnahme großer Mengen hypotoner Flüssigkeit könnten die leichte Abnahme der [Na$^+$]$_{Pl}$ von $0{,}6 \pm 1{,}3\%$ sowie die drastisch gesenkte [K$^+$]$_{Pl}$ von $19{,}1 \pm 9{,}8\%$ erklären. Jedoch auch die renale Ausscheidung scheint eine Rolle bei diesen Veränderungen zu spielen. Die Abnahme des HZV entspricht ziemlich exakt den Veränderungen, die Costill et al. [2] bei 60 min Fahrradergometerarbeit mit 60% V'O$_2$max ermittelten. Eine stärkere Abnahme fand sich mit $58{,}8 \pm 6{,}1\%$ bei einem Basketballtraining, was sowohl Ausdruck einer höheren Intensität als auch des dort fehlenden Flüssigkeitsausgleiches sein könnte. Die neg. Korrelation zwischen HZV und Spielzeit spricht für eine starke Abhängigkeit der Belastungsdiurese von Dauer und Intensität der Belastung. Da der Flüssigkeitsverlust mit der Spielzeit zunimmt, stellt die Antidiurese einen entscheidenden Kompensationsmechanismus dar. Ursächlich ist sowohl eine durch direkte Sympathikusstimulation oder zirkulierende Katecholamine ausgelöste verringerte Nierendurchblutung verbunden mit einer Abnahme der GFR wie eine hormonell (ADH, Aldosteron, Noradrenalin) induzierte Zunahme der tubulären Wasserrückresorption.

Der gleichzeitige Abfall der [K$^+$]$_U$ und in besonderem Maße der [Na$^+$]$_U$, die trotz des mit der Belastungsdauer abnehmenden HZV mit zunehmender Spielzeit geringer wurde, sprechen für eine erhöhte Elektrolytresorption im Tubulussystem, die nicht von einem gleichgerichteten Wasserstrom begleitet wird. Die entscheidende Rolle für die Natriumresorption spielt das Aldosteron, das in dem beobachteten Spiel um $114 \pm 63\%$ erhöht war. Auch die erhöhte Noradrenalinsekretion könnte einen direkten Einfluß auf die tubuläre Natriumresorption haben [3]. Daß es trotz der erhöhten Aldosteronsekretion nicht zu einer erhöhten renalen Kaliumsekretion und damit einer deutlichen Abnahme des Na^+/K^+-Quotienten kam, könnte an einer verminderten Durchflußrate der tubulären Flüssigkeit, der deutlichen Abnahme der $[K^+]_{Pl}$ oder aber der vermehrten H^+-Sekretion beruhen.

Die Untersuchung legt nahe, daß Flüssigkeits- und Natriumverluste sowie Störungen des SB-Haushaltes schon während Belastung zu einem großen Teil durch die Niere kompensiert werden, während der Kaliumhaushalt durch die Nierentätigkeit unterschiedlich beeinflußt werden kann.

Literatur

1. Blimkie CJR, Cunningham DA, Leung FY (1978) Urinary catecholamine excretion during competition in 11 to 23 year old hockeyplayers. Medicine and Science in Sports 10(3): 188
2. Costill DL, Branam G, Fink W, Nelson R (1976) Exercise induced sodium conservation: Changes in plasma renin and aldosterone Medicine and Science in Sports, 8(4): 209–213
3. Güllner HG (1983) Regulation of sodium and water excretion by catecholamines Life Sci 32: 921–925
4. Howley ET (1976) The effect of different intensities of exercise on the excretion of epinephrine and norepinephrine. Med Sci Sports 8(4): 219–222
5. Künstlinger U, Ludwig HG, Zimmermann E, Stegemann J (1985) Der Elektrolythaushalt und seine hormonelle Beeinflussung bei Volleyball-Bundesligaspielen. In: Franz IW, Mellerowicz H, Noack W (Hrsg) Training und Sport zur Prävention in der technisierten Umwelt. Springer-Verlag, 303–309, Berlin
6. Lehmann M, Keul J (1980) Katecholaminausscheidung und Katecholaminblutspiegel bei verschiedenen Belastungen. In: Sport: Aufgaben und Bedeutung für den Menschen unserer Zeit. Kongreßbericht 2, Dtsch Sportärztekongreß, Bad Nauheim, 99–103
7. Zimmermann E, Donike M, Schänzer W (1983) Streßfaktoren vor und nach Wettkampf- bzw. Trainingsbelastung. In: Heck H, Hollmann W, Liesen H, Rost R: Sport: Leistung und Gesundheit. Dtsch Ärzteverlag Köln, 277–282

Elektrolytkonzentrationen und SB-Status im arterialisierten Kapillarblut während Intervallbelastung bei normaler und erhöhter Plasmaaldosteronkonzentration

U. Künstlinger, U. Fischer, M. Keil und J. Stegemann

Physiologisches Institut der Deutschen Sporthochschule Köln

Einleitung

Aldosteron, das wirksamste Mineralokortikoid, beeinflußt den Elektrolyt- und SB-Haushalt sowohl über renale als auch über extrarenale Wirkungen. Während dabei über die Effekte an der Niere – nämlich die Förderung der Natriumreabsorption sowie eine erhöhte Sekretion von K^+- und H^+-Ionen lediglich bezüglich des genauen Wirkungsmechanismus noch Zweifel bestehen, existieren über den Einfluß auf den Elektrolyttransport an anderen Geweben recht unterschiedliche Befunde. So werden im Muskel unter Aldosteroneinfluß erhöhte wie auch erniedrigte Kalium- bzw. Natriumkonzentrationen beschrieben [1, 4].

Wir untersuchten den Einfluß Aldosterons auf Na^+-, K^+- und H^+-Konzentrationen im arterialisierten Kapillarblut bei kurzen intensiven Belastungen. Diese Arbeitsform führt zu beträchtlichen extra-intrazellulären Elektrolyt- und H^+-Verschiebungen, während Elektrolytverluste über den Schweiß sowie eine veränderte renale Ausscheidung vermutlich nur eine untergeordnete Rolle spielen. Es ist daher anzunehmen, daß Konzentrationsveränderungen im Plasma bei erhöhtem Aldosteronspiegel vor allem auf extrarenale Einflüsse zurückzuführen sind.

Methodik

11 männliche Versuchspersonen führten je einen Kontroll- (KV) und einen Aldosteronversuch (AV) durch. Dabei wurden im AV 2,5 und 4,5 Stunden vor Belastungsbeginn 0,5 mg Aldocorten in wässriger Lösung subcutan injiziert, während im KV 1 ml isotone NaCl-Lösung in gleicher Weise appliziert wurde. Die Reihenfolge der beiden Versuchsarten war bei den einzelnen Probanden unterschiedlich. Die Belastung wurde auf dem Fahrradergometer durchgeführt und bestand aus 5 einminütigen Arbeitsphasen bei 380 Watt, die durch jeweils 4minütige Pausen voneinander getrennt waren. In den Erholungsphasen wurden fortlaufend Kapillarblutproben aus dem hyperämisierten Ohrläppchen entnommen, die der Bestimmung von pH und Blutgaswerten sowie der Konzentrationen von Natrium ([Na^+]), Kalium ([K^+]), Laktat ([Lac^-]) und Hämoglobin ([Hb]) dienten. Vor und nach der gesamten Belastung wurden Urinproben zur Beurteilung der Natrium-, Kalium- und H^+-Ausscheidung analysiert.

Ergebnisse

Blutwerte

In beiden Versuchsarten ist unmittelbar nach jeder Belastungsphase eine erhöhte [Na^+] zu registrieren, die während der Ruhepause wieder abfällt ohne jedoch den Ausgangswert ganz wieder zu erreichen. Der maximale Anstieg im Verhältnis zum Ruhewert liegt im KV bei 5,1 ± 2,3% und im AV bei 3,5 ± 2,1%. Zu allen Abnahmezeiten ist die [Na^+] im KV höher als im AV; dieser Unterschied ist bei den beiden Abnahmen nach der 2. Belastung signifikant (Abb. 1).

Das Verhalten der [K^+] entspricht im wesentlichen der [Na^+]. Auch hier werden direkt nach Belastung die stärksten Veränderungen mit einem maximalen Anstieg von 46,3 ± 13,9% im KV und 43,5 ± 13,0% im AV erreicht. Bereits in der 3. Erholungsminute fallen die Werte fast wieder auf den Ruhewert ab. Während der Ruhewert im AV schwach signifikant unter den Werten des KV liegt, ist eine weitere deutliche Erniedrigung der [K^+] im AV nur nach der 1. Belastung noch zu erkennen.

Die [Lac^-] steigt über die gesamte Versuchsdauer exponentiell an und erreicht ihren höchsten von 12,01 ± 3,01 mmol/l im KV bzw. 11,54 ± 3,08 mmol/l im AV nach der letzten Belastungsphase. Die [Lac^-] im AV liegt während der gesamten Belastung unter den KV-Werten. Nicht damit im Einklang scheint das Verhalten des pH-Wertes zu stehen, der während des gesamten Versuches im AV unter den Werten des KV liegt und so eine stärkere Belastungsazidose unter Aldosteron kennzeichnet. Noch deutlicher wird diese aldosteronbedingte Veränderung bei der Betrachtung der Korrelationen zwischen pH-Wert und [Lac^-]. In beiden Versuchsarten besteht eine negative Korrelation zwischen den Werten. Der Verlauf der Regressionsgraden im AV zeigt verglichen mit dem KV einen niedrigeren pH-Wert in gleicher [Lac^-] (Abb. 2, 3). Da die meisten der beschriebenen Parameter unter Aldosteroneinfluß einen tendentiellen Abfall zeigen, könnte man vermuten, daß diese Veränderungen gemeinsam auf eine aldosteronbedingte Hypervolämie des Plasmas zurückzuführen wären. Wir beurteilten die Plasmavolumenänderungen anhand der [Hb]. Unter Aldosteroneinfluß scheint es zu einer leichten Zunahme der [Hb] zu kommen, was für eine Hypovolämie des Blutes sprechen würde und somit die übrigen Konzentrationsveränderungen nicht erklären kann.

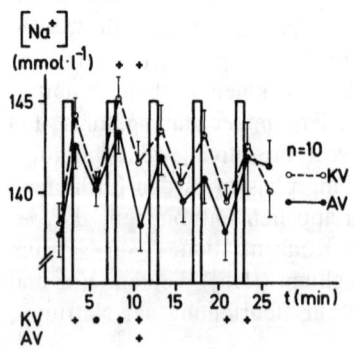

Abb. 1. Verhalten der Natriumkonzentration im Kapillarblut in KV und AV. Die Säulen kennzeichnen die einminütigen Belastungsphasen
+ = p 0,05; * = p 0,01

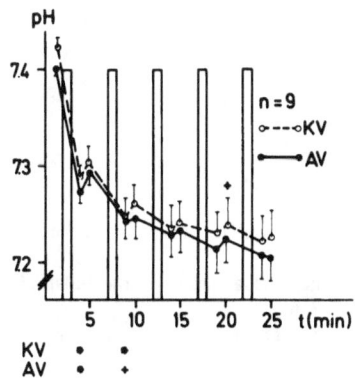

Abb. 2. Laktatkonzentration im art. Kapillarblut in KV und AV + = p 0,05; * = p 0,01

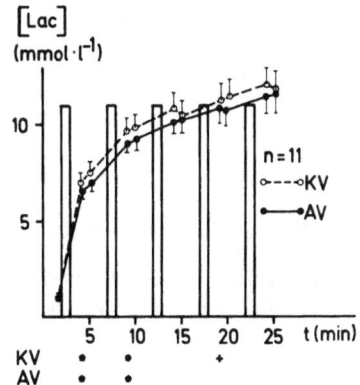

Abb. 3. pH-Wert im art. Kapillarblut in KV und AV + = p 0,05; * = p 0,01

Urinwerte

Die Analyse des Urins gab sowohl vor als auch nach der Belastung die bekannten renalen Aldosteronwirkungen wieder: eine Erhöhung der K^+- und H^+-Ausscheidung bei verringerter Na^+-Ausscheidung.

Diskussion

Die Veränderungen der renalen Ausscheidungswerte können zwar die erniedrigte $[K^+]$ aber auf keinen Fall die erniedrigte $[Na^+]$ und die erhöhte $[H^+]$ erklären. Die Untersuchung legt vielmehr nahe, daß es unter Aldosteroneinfluß zu einer erhöhten Permeabilität der Muskelfasermembran für Na^+-Ionen kommt, ähnlich wie es von vielen Autoren für die apikale Membran der Sammelrohre beschrieben wird [6, 7]. Vor allem während der Erregung kommt es dadurch zu einem vermehrten Na^+-Einstrom in die Zelle und damit zu einer abnehmenden $[Na^+]$ im Extrazellulärraum. Dieser Effekt könnte andere von uns beobachtete Phänomene nachsichziehen.
1. Ein erhöhter Na^+-Ausstrom aus dem Gefäßsystem wird aufgrund eines veränderten osmotischen Druckgradienten einen parallel gerichteten Wasserausstrom bedingen. Die Folge wäre eine Hypovolämie des Plasmas.
2. Der erhöhte Na^+-Einstrom in die Zelle könnte zu einer erhöhten Aktivität der Na^+/K^+-Pumpe führen. Ein daraus zu vermutender K^+-Einstrom in die Zelle würde vor allem die Erholungsphase betreffen und war in den vorliegenden Versuchen nicht zu beobachten.
3. Im Rahmen des Na^+/H^+-Austausches, der die wesentliche Rolle bei der Regulation des intrazellulären pH-Wertes spielt [2], wird die beim passiven Na^+-Einstrom freiwerdende Energie genutzt für einen verstärkten Protonentransport aus der Zelle. Ähnliche Effekte beschrieb Moore [5] für die Wirkung des Insulins auf intrazelluläre Stoffwechselprozesse und den Elektrolytaustausch an der Zellmembran. Al-Awqati [3] beobachtete einen entsprechenden Einfluß Aldosterons auf den H^+-Transport an der Niere.

Die Untersuchungen legen nahe, daß mehrere Wirkungen Aldosterons auf Stoffwechselvorgänge in der Niere auf andere Gewebe wie z. B. den Skelettmuskel übertragbar sind.

Literatur

1. Adler S (1970) An extrarenal action of aldosterone on mammalian skeletal muscle. Am J Physiol 218: 616–621
2. Aickin CC, Thomas RC (1977) An investigation of the ionic mechanism of intracellular pH regulation in mouse soleus muscle fibres. J Physiol 273: 295–316
3. Al-Awqati Q (1977) Effect of aldosterone on the coupling between H^+-transport and glucose oxidation. J Clin Invest 60: 1240–1247
4. Losert W, Senft C, Senft G (1964) Extrarenale Wirkungen des Aldosterons und der Spironolactone. Naunyn-Schmiedeberg's Arch Exp Path u Pharmak 248: 450–463
5. Moore RD (1983) Effects of insulin upon ion transport. Biochem Biophys Acta 737: 1–49
6. Mujais SK, Chekal MA, Lee SMK, Katz AI (1984) Relationship between adrenal steroids and renal Na^+-K^+-ATPase. Pflügers Arch 402: 48–51
7. Rodriguez HJ, Sinha SK, Starling J, Klahr S (1981) Regulation of renal Na^+-K^+-ATPase in the rat by adrenal steroids. Am J Physiol 241: F186–F195

VIII. Aus den Sportarten

Vergleich des Mehrstufentestes auf dem Ruderergometer mit einem Feldtest im Ruderboot

W. Lormes, J. M. Steinacker, R. Michalsky, M. Grünert-Fuchs und R. E. Wodick

Abt. für angew. Physiologie, Sportmedizin, der Universität Ulm

Einleitung

Ruderspezifische Labortests werden erfolgreich zur Leistungsdiagnostik [3] und zur Trainingssteuerung eingesetzt. Da die hierbei untersuchte physiologische Leistungsfähigkeit nur eine der Komponenten der ruderischen Wettkampfleistung darstellt, sollten in einem Feldtest die erweiterten ruderischen Fähigkeiten untersucht und mit den RE-Ergebnissen verglichen werden.

Methoden

9 national und international erfolgreiche Rennruderer unterzogen sich innerhalb von 5 Tagen zwei unterschiedlichen Tests: Einem Mehrstufentest nach Steinacker [3, 4] auf dem Gjessing Ruderergometer RE: Beginnend bei 200 Watt wurde die Belastung um jeweils 50 Watt pro Stufe bis zur Ausbelastung gesteigert (Stufendauer 3 min). Gemessen wurden Schlagfrequenz SF, Leistung $\dot{V}O_2$, Herzfrequenz HF und die Laktatkonzentration LA. Es wurden individuelle LA/HF- und $\dot{V}O_2$/HF-Kurven erstellt, sowie die AAS bestimmt. Bei einem Feldtest auf der Regattastrecke in München mußte eine 1000-m-Strecke im Einer oder Zweier mehrmals durchrudert werden. Beginnend mit SF 24 (22 im Einer) wurde die SF jeweils um 2/min pro Strecke erhöht. Die SF-Messung und -Anzeige erfolgte unmittelbar im Boot. Gestartet wurde fliegend, die Zeiten für jede Strecke wurden gemessen und die aktuelle Windgeschwindigkeit ermittelt. Die HF-Messung erfolgte telemetrisch. Die Blutabnahme zur LA-Messung fand an einem Steg im Zielbereich statt. Die Bestimmung der LA-Konzentration erfolgte wie bei RE elektrochemisch im Plasma.

Ergebnisse und Diskussion

In Abb. 1 sind die erreichten Herzfrequenzen gegenüber den sowohl auf dem RE als auch im FT geruderten Schlagfrequenzen aufgezeigt. Bei gleicher SF ist die HF auf dem RE deutlich höher als im Boot. Signifikant sind die Unterschiede bei den SF 26, 28, 32 und 34. Dies deutet darauf hin, daß bei gleicher SF auf dem RE mehr Arbeit verrichtet wird als im Boot.

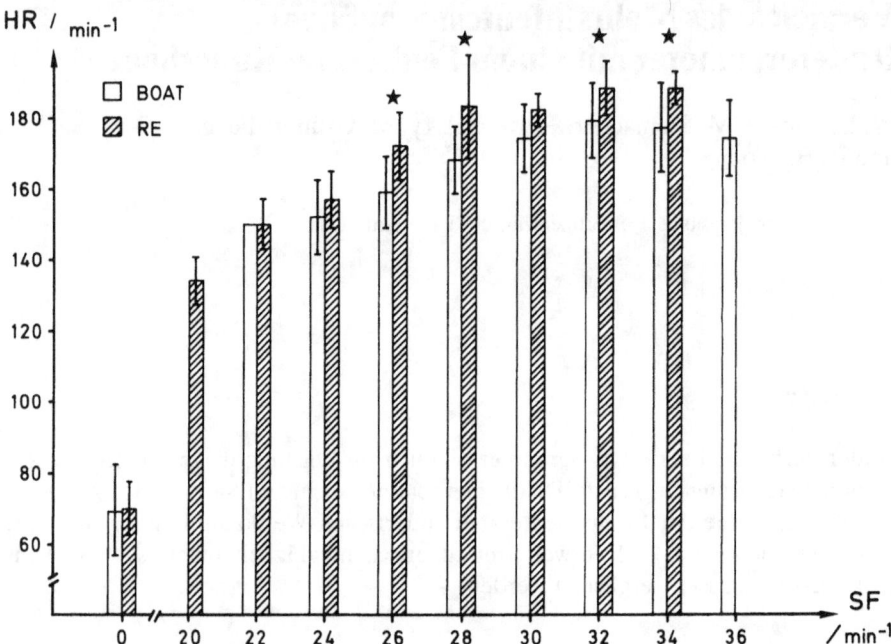

Abb. 1. Herzfrequenz HR im Boot (Boat) und auf dem Ruderergometer (RE) in Abhängigkeit von der Schlagfrequenz SF. Eingezeichnet sind die Mittelwerte sowie die Standardabweichungen

Aus den im Labor ermittelten individuellen LA/HF-Kurven wurde die HF errechnet, bei welcher die einzelnen Ruderer die aerob-anaerobe Schwelle AAS überschritten. Die AAS im Boot wurde etwas niedriger als auf dem RE ermittelt: der Mittelwert der AAS (Boot) ist um 1,3% geringer, $y = 1{,}14x - 25{,}21$ ($r = 0{,}85$). Im FT wurde innerhalb aller Zweier die AAS in der gleichen Stufe überschritten; und zwar in den Doppelzweiern bei SF 30, in den Riemenzweiern bei SF 32 bzw. 34. Auf dem RE wurde die AAS bei deutlich niedrigeren, zum Teil innerhalb der Zweiermannschaften unterschiedlichen, SF überschritten.

Daß sich die Belastungen auf dem RE und im FT metabolisch ähneln, ist an Hand der LA/HF-Kurve des Schlagmannes des Doppelzweiers in Abb. 2 dargestellt. Diese Mannschaft führte den FT zweimal durch: Einmal bei Windstille, einmal bei Schiebewind mit 4 m/s. Diese unterschiedlichen äußeren Bedingungen haben offenbar keinen Einfluß auf die metabolische Leistungsfähigkeit, gemessen an der LA/HF-Kurve dieses Ruderers, obwohl die Belastung bei Schiebewind deutlich geringer ist.

Mittels der durch $\dot{V}O_2$/HF-Kurven nomographisch erstellten $\dot{V}O_2$/Bootsgeschwindigkeit V_{Boot} Beziehung ist es möglich, die individuellen Anteile der Mannschaftsmitglieder an der Mannschaftsleistung aufzuzeigen. In Abb. 3 ist die errechnete relative $\dot{V}O_2$-Aufnahme gegenüber der gemessenen V_{Boot} desjenigen Doppelzweiers aufgetragen, welcher den FT zweimal absolvierte. Bei idealen Ruderbedingungen differierten die relativen $\dot{V}O_2$-Werte bei SF 24 und 26. Beide Ruderer erbrachten bei den weiteren 1000-m-Strecken gleiche Anteile an der Mannschaftsleistung.

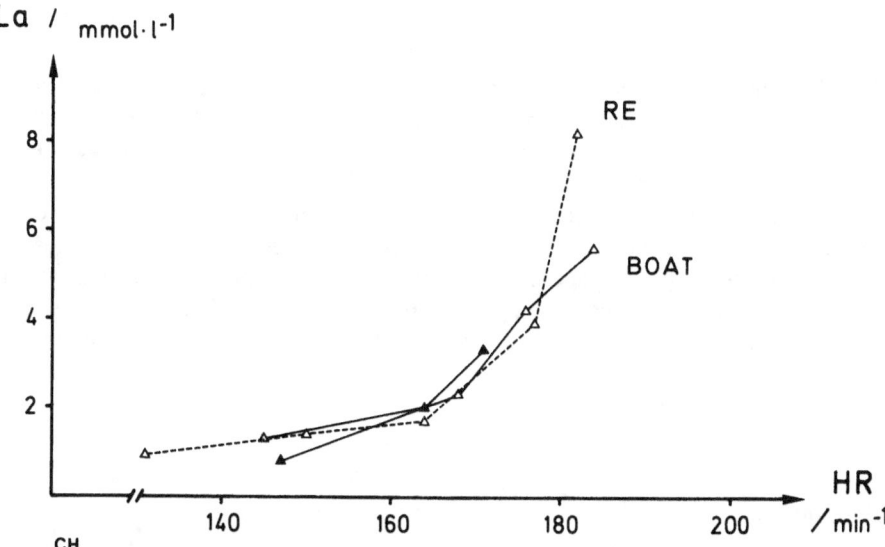

Abb. 2. Laktatkonzentration LA in Abhängigkeit von der Herzfrequenz HR. Werte des Schlagmannes eines Doppelzweiers bei Belastungen auf dem Ruderergometer (RE) und im Boot (Boat)

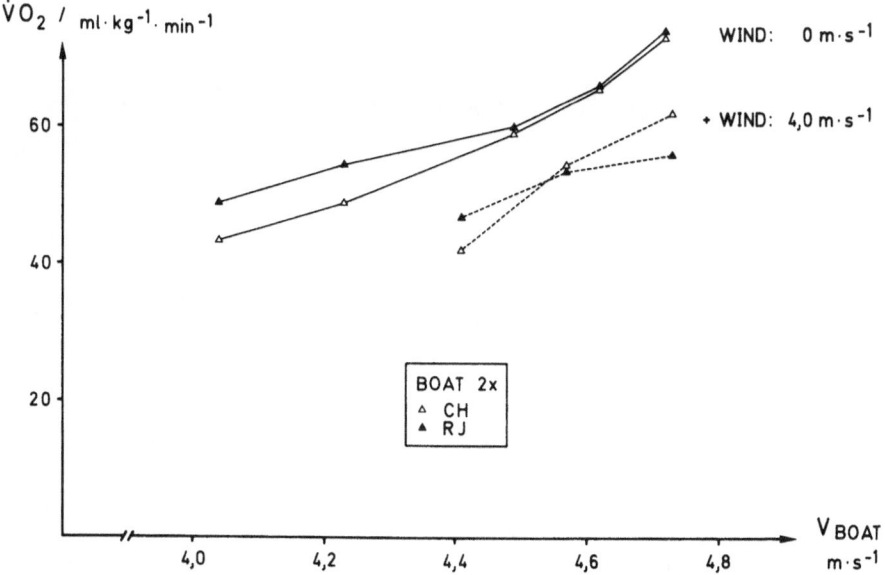

Abb. 3. Relative Sauerstoffaufnahme $\dot{V}O_2$ im ml·kg^{-1}·min^{-1} in Abhängigkeit von der Bootsgeschwindigkeit V_{Boat}. Werte eines Doppelzweiers bei Versuchen bei unterschiedlichem Schiebewind

Anders liegen die Verhältnisse bei Wind und damit verbundener Wellenbildung. Bei niedriger SF erbrachte der Bugmann größeren Anteil, während bei höherer SF (hier 30) der Schlagmann eine höhere relative $\dot{V}O_2$-Aufnahme zeigte. Die relative $\dot{V}O_2$-Differenz bezüglich der durchschnittlichen $\dot{V}O_2$-Aufnahme pro 1000 m-Strecke befindet sich bei dieser Mannschaft maximal bei 6%. Andere Boote wiesen im FT hier Differenzen von bis zu 25% auf.

In Arbeitsgruppen um Secher [1, 2] wurden mathematische Gleichungen veröffentlicht, in welchen die $\dot{V}O_2$ mit der Bootsgeschwindigkeit in Beziehung gesetzt wird. Verglichen mit der angegebenen Funktion für Doppelzweier liegen unsere $\dot{V}O_2$-Werte im unteren Geschwindigkeitsbereich unter, bei höherer V_{Boot} über den angegebenen Werten. Die von uns gewählte Methode der indirekten Bestimmung der Sauerstoffaufnahme ist einfacher und birgt weniger Fehlermöglichkeiten als die direkte Messung im Boot.

Literatur

1. Jackson RC, Secher NH (1976) The aerobic demands of rowing in two olympic rowers. Med Sci Sports 8: 168–170
2. Secher NH (1983) The physiologie of rowing. J Sports Sci 1: 23–53
3. Steinacker JM (1983) Die Ruderspiroergometrie als eine Methode der sportartspezifischen Leistungsdiagnostik. Dtsch Z Sportmed 34: 333–342
4. Steinacker JM, Marx TR, Marx U, Lormes W (1986) Oxygen consumption and metabolic strain in rowing ergometer exercise. Eur J Appl Physiol 55: 240–247

Querschnittuntersuchungen an Leistungsruderern mit einem zweistufigen Test auf dem GJESSING-Ruderergometer

U. Hartmann, A. Mader und W. Hollmann

Institut für Kreislaufforschung und Sportmedizin, Deutsche Sporthochschule Köln

Einleitung

Ziel dieser Untersuchung ist es, die für die physiologische Komponente eines simulierten Ruderwettkampfs notwendigen und leistungslimitierenden Parameter aufzuzeigen und darzustellen. Weiterhin sollen die Komponenten der Energiebereitstellung bei simulierten Wettkampfbelastungen anteilig aufgezeigt werden.

Methodik

Im Rahmen einer Querschnittuntersuchung wurden im Institut für Kreislaufforschung der Deutschen Sporthochschule Köln anläßlich eineinhalbtägiger Routineuntersuchungen bei qualitativ 4 verschiedenen Ruderergruppen u. a. die Parameter Leistung, Sauerstoffaufnahme und Laktatkonzentration nach Belastung erhoben. Die anthropometrischen Daten der 4 Gruppen waren bei Elite I (EI, n = 10) 23,9 Jahre (J), 194,8 cm Größe (Gr) und 92,7 kg Gewicht (Gew), bei Elite II (EII, n = 35) 21,8 J, 192,1 cm Gr, 90,2 kg Gew, bei den Schweren Senioren (SS, n = 14) 20,3 J, 189,7 cm Gr, 87,6 kg Gew und bei den Leichtgewicht-Senioren (LGW-S, n = 15) 22,2 J, 181,8 cm Gr und 73,8 kg Gew.

Die Untersuchungen wurden auf einem Gjessing-Ruderergometer (G-RE) durchgeführt. Eine Prinzipskizze des G-RE ist Schneider (1980) zu entnehmen.

Die Belastungstests waren zweistufig und bestanden aus einer achtminütigen, im Bereich der Dauerleistungsgrenze liegenden, submaximalen Belastung mit einem Bremsgewicht von 2,5 kp, einer fünfminütigen Pause und einer rennähnlichen sechsminütigen maximalen Belastung mit einem Bremsgewicht von 3,0 kp. Dieses auch international übliche Testverfahren entspricht zeitlich einem Ruderwettkampf. Abweichend von diesem Belastungsschema wurden bei einigen Probanden zwei je zwei- bzw. vierminütige Kurztests durchgeführt. Dabei wurden Belastungen beabsichtigt, die
– für zwei bzw. vier Minuten zwischen den Leistungen des achtminütigen Submaximal- bzw. sechsminütigen Maximaltest lagen;
– für zwei bzw. vier Minuten noch über der maximalen Leistung des sechsminütigen Maximaltests lagen.
Alle Kurztests wurden mit einem Bremsgewicht von 3,0 kp absolviert.

Die Laktatbestimmung erfolgte enzymatisch, modifiziert von Mader et al. (1976) als Halbmikro-Methode.

Zur Erhebung der spiroergometrischen Parameter wurde ein selbstkonstruiertes offenes Meßsystem verwandt, welches durch spezielle Konstruktion den Atemwegwiderstand bei hohen Atemminutenvolumina erheblich reduzierte. Die genaue Methodik kann Hartmann (1986) und Mader et al. (1986) entnommen werden.

Ergebnisse

Die wesentlichen Befunde lagen je nach Gruppenzugehörigkeit für die submaximale Leistung (Watt) zwischen 275,4 ± 15,1 Watt bei EI und 224,3 ± 14,5 Watt bei LGW-S. Die maximale Leistung betrug bei EI 402,0 ± 13,0 Watt, bei EII 383,2 ± 20,5 Watt (-4,3%), bei SS 348,4 ± 14,7 Watt (-13,3%) und bei LGW-S 319,0 ± 11,2 Watt (-20,6%).

Die maximale Sauerstoffaufnahme ($\dot{V}O_2$ (ml/min)) während der letzten 2,5 min der Submaximaltests lag für die Gruppe EI mit 4587,5 ± 356,6 ml/min am höchsten und mit 3613,7 ± 371,7 ml/min bei den LGW-S am niedrigsten.

Beim Maximaltest beträgt die größte O_2-Aufnahme bei dem EI Kollektiv 5762,7 ± 423,4 ml/min, bei der Gruppe EII 5543,9 ± 374,7 ml/min (-3,8%), bei dem Kollektiv SS 4814,4 ± 312,0 ml/min (-16,5%) und bei den LGW-S 4467,3 ± 288,1 ml/min (-22,5%).

Der maximale Laktatwert beim Submaximaltest bei der EI Gruppe betrug 3,10 ± 0,63 mmol/l. Bei der Gruppe EII betrug die maximale Laktatkonzentration 3,32 ± 0,78 mmol/l (+7,1%), bei der Gruppe SS 4,19 ± 1,27 mmol/l (+35,2%) und bei der Gruppe LGW-S 4,21 ± 1,14 mmol/l (+35,8%).

Beim Maximaltest betrug die Konzentration des Nachbelastungslaktats bei der Gruppe EI 15,74 ± 1,72 mmol/l, die der Gruppe EII 16,09 ± 2,23 mmol/l (+2,2%), die der Gruppe SS 16,71 ± 2,24 mmol/l (+6,2%) und die der Gruppe LGW-S 15,0 ± 2,5 mmol/l (-4,7%).

Für die Ermittlung der Anteile der einzelnen Stoffwechselresourcen in der Start-, Strecken- und Endspurtphase, entsprechend 2, 4 und 6 min, wurden neben dem sechsminütigen Maximaltest zusätzlich zwei- bzw. vierminütige Tests durchgeführt (Abb. 1). Es ist ersichtlich, daß die Diagramme der einzelnen Parameter trotz unterschiedlicher Dauer der Tests bei annähernd gleicher Leistung nahezu identisch verlaufen. Prinzipiell verhalten sich die zwei-, vier- und sechsminütigen Parameterverläufe gleich.

In Abb. 2 ist die Änderung der Nachbelastungslaktatkonzentration in Abhängigkeit von Leistung und Testdauer dargestellt; eingezeichnet sind die Ergebnisse der zwei- und vierminütigen Kurztests submaximaler und maximaler Belastung und die der acht und sechs Minuten dauernden Ergometertests.

Aus der Abb. 2 ist ersichtlich, daß die nach dem vierminütigen maximalen Kurztest ermittelte maximale Laktatkonzentration bei annähernd gleicher bzw. geringfügig höherer Leistung 87,6% des während des 6 min Tests erreichten Laktatwertes betrug. Nach Ende des 2 min maximalen Kurztestes war der Anteil des gebildeten Laktats zwar geringer, betrug aber bereits 58,7% der nach der 6 min Belastung registrierten Laktatkonzentration.

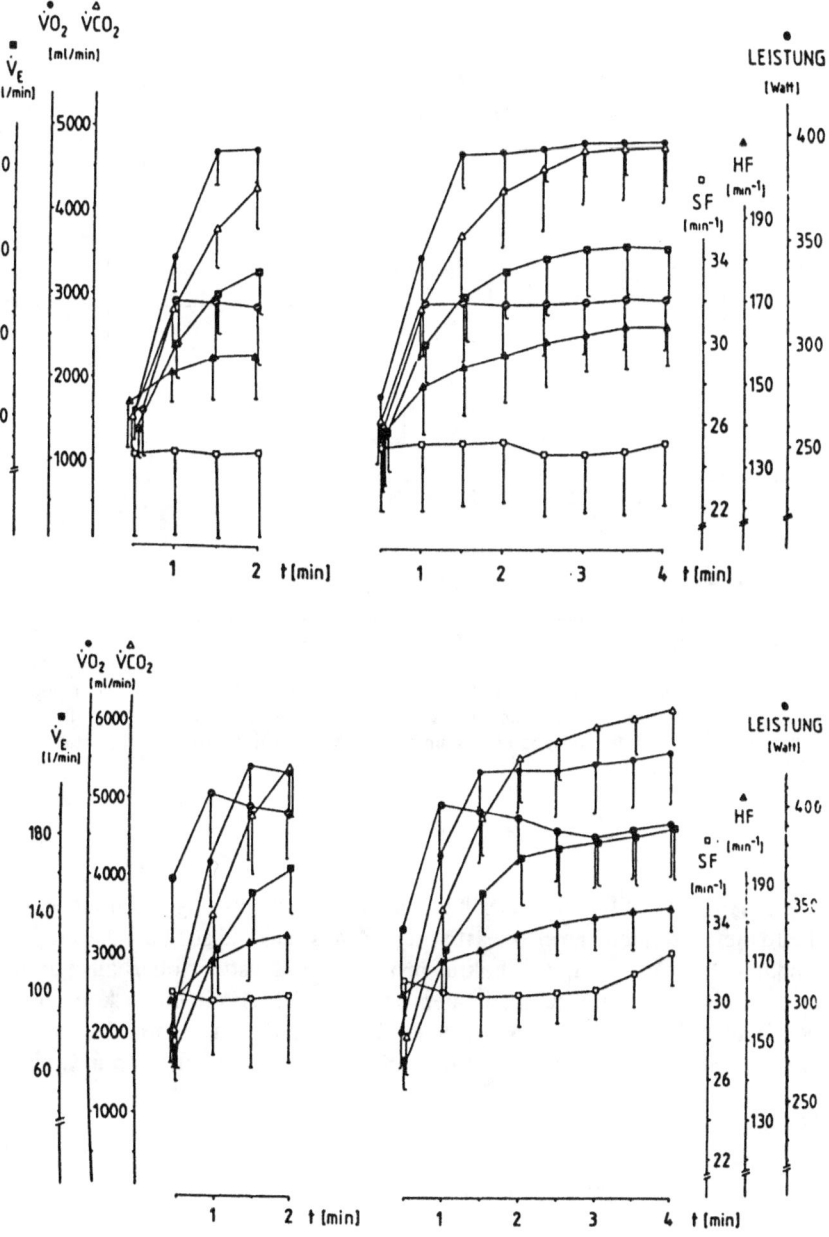

Abb. 1. Zeitverlaufsdiagramme der Parameter Leistung (Watt), Sauerstoffaufnahme ($\dot{V}O_2$ (ml/min)), Kohlendioxidabgabe ($\dot{V}CO_2$ (ml/min)), Atemminutenvolumen ($\dot{V}_E$ (l/min)), Herzfrequenz (HF (min^{-1})) und Ruderschlagfrequenz (SF (min_{-1})) für die zwei- und vierminütigen Kurztests submaximaler und maximaler Belastung eines der Elitegruppen entsprechenden Probandenkollektivs

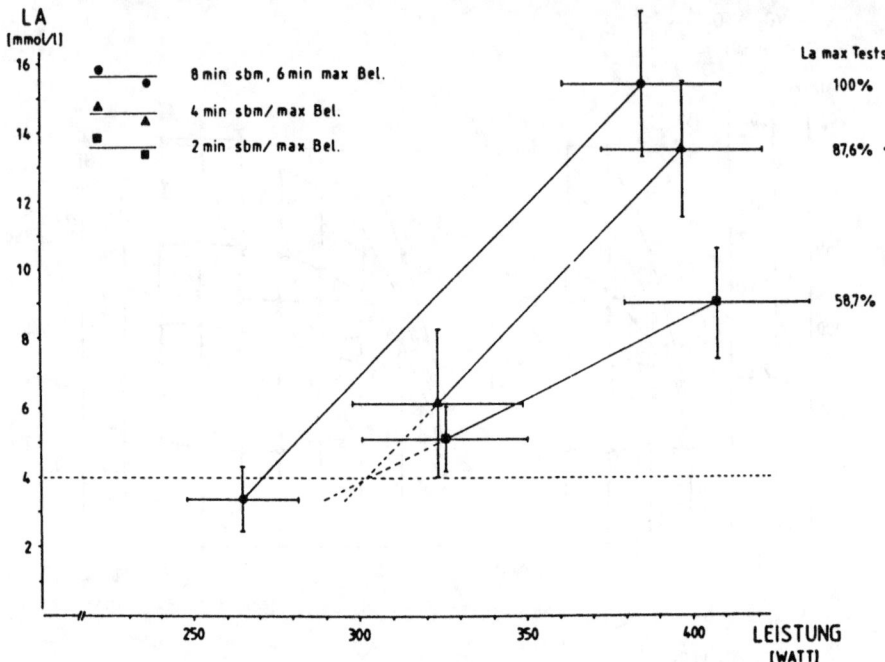

Abb. 2. Laktatabhängige (LA (mmol/l)) Differenz der Leistung (Watt) anhand der Mittelwerte für die 2, 4 und 8 minütige submaximale und 2, 4 und 6minütige maximale Belastung; die Prozentangaben beziehen sich auf die im Rahmen des 6minütigen Maximaltests ermittelten Laktatwerte; weitere Erläuterungen siehe Text

Der Anstieg des Laktats in Abhängigkeit von der Leistung ist für die vierminütige Testdauer fast gleichgroß wie für den Zweistreckentest. Für diesen kann eine Zunahme von ca. 1 mmol/l Laktat pro 10 Watt Leistung oberhalb von 4 mmol/l angegeben werden. Im submaximalen Bereich differiert die Laktatkonzentration bei den beiden Kurztests bei fast gleicher Leistung um ca. 1 mmol/l Laktat, wobei erwartungsgemäß der 4 min Test die höhere Laktatkonzentration aufweist.

Energiestoffwechselberechnungen

Mit Hilfe der Kurztests kann aus den Zeitverläufen der O_2-Aufnahme und den nach den Belastungen erhobenen Laktatwerten die entsprechenden Arbeitsbeträge berechnet werden.

Die Aufteilung des Energiebedarfs als Anteile an den drei vorhandenen Energieresourcen stellen sich in Anlehnung an Mader et al. (1978, 1981) und Mader (1984) graphisch wie folgt dar:

Es wurde davon ausgegangen, daß der Anstieg der Sauerstoffaufnahme durch eine einfache Exponentialfunktion (Gilbert et al., 1966; Stegemann, 1963) beschrie-

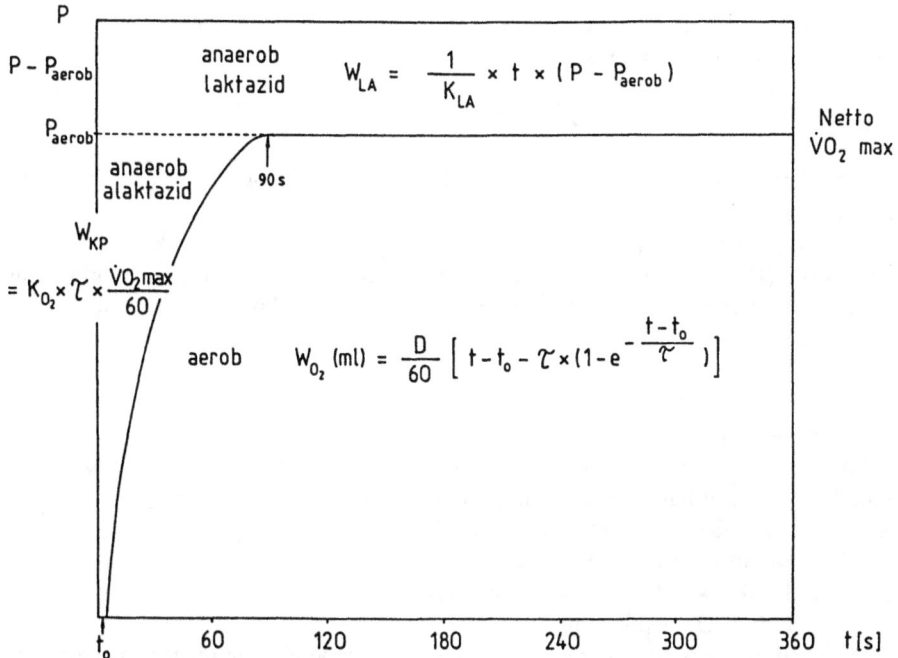

Abb. 3. Schematische Darstellung der Anteile der drei Stoffwechselresourcen an der Energiebereitstellung während des sechsminütigen Maximaltests auf dem Ruderergometer; weitere Erläuterungen siehe Text

ben werden kann, deren Zeitkonstante (τ) bei 26 bis 28 s zuzüglich einer Totzeit von 4 s (t_o) bis zum Beginn des Anstiegs der $\dot{V}O_2$ liegt. Dabei wurde angenommen, daß die Restdifferenz (bzw. das Sauerstoffdefizit) den nicht direkt meßbaren alaktaziden Anteil ergibt.

Das Integral dieser e-Funktion in der Zeit von $t_o - t$ ergibt die Fläche unterhalb der Kurve für die $\dot{V}O_2$ bzw. beschreibt näherungsweise die aufgenommene O_2-Menge (Abb. 3). Für den Arbeitsbetrag der aus der in der Belastungszeit t aufgenommenen Netto-O_2-Menge (W_{O2}) gilt:

$$W_{O2} \text{ (ml)} = \frac{D}{60} (t - t_o - \tau) \cdot (1 - e^{-\frac{t-t_o}{\tau}})$$

(D = Netto-steady-state-$\dot{V}O_2$ max für $\to t = 3\,\tau$
τ = Zeitkonstante der Dynamik der $\dot{V}O_2$ am Belastungsbeginn, ca. 26–28 s)

Mit den in Abb. 3 zugrundeliegenden Gleichungen kann jeweils einer der drei Energiebeträge bestimmt werden, wenn die Gesamtarbeit (W_G) und zwei weitere Beträge bekannt sind.

Der aus dem nutzbaren Kreatinphosphat zu erhaltende Arbeitsbetrag (W_{KP}) läßt sich beschreiben mit

$$W_{KP}(J) = K_{O2} \cdot \tau \cdot \frac{\dot{V}_{O2}\,max}{60}$$

Der Arbeitsbetrag aus einer unter definierten Bedingungen gemessenen Laktatkonzentration (W_{LA}) kann mit

$$W_{LA}(J) = \frac{1}{K_{LA}} \cdot t \cdot (P - P_{aerob})$$

beschrieben werden, wobei P die mechanische Leistung und P_{aerob} die aerob gedeckte Leistung charakterisiert.

Die mechanischen Äquivalente für Kreatinphosphat (K_{KP}), Laktat (K_{LA}) und Sauerstoff (K_{O2}) wurden Mader (1984) in Übereinstimmung mit Cerretelli et al. (1968), Di Prampero et al. (1981) und Margaria et al. (1963) entnommen.
Es gelten:
$K_{KP} = 1,9 - 2,1$ mkp/mmol KP
$K_{LA} = 1,4 - 1,8$ mkp/mmol/l LA (2,6 ml O_2)
$K_{O2} = 0,534$ mkp/ml O_2

Mit Hilfe dieser Koeffizienten können die O_2-Aufnahmen, das Kreatinphosphat und das Laktat in äquivalente Beträge umgerechnet werden, wobei gilt:
K_{KP}/K_{O2} 2,1/0,534 = 3,94 ml O_2/mmol/l KP
Kreatinphosphat/O_2-Äquivalent
K_{LA}/K_{O2} 1,4/0,534 = 2,6 ml O_2/mmol/l LA
Laktat/O_2-Äquivalent

Da bei den Gjessing-Ergometertests die Verschiebeleistung nicht gemessen wird (Müller, 1984), muß zur Korrektur eine Summe von 65 bis 70 Watt zur gemessenen Leistung hinzuaddiert werden. So gilt näherungsweise:

$\dot{V}O_2 Gj$ (ml/min) = $\dot{V}O_2 Ruhe + 12 \cdot (Watt_{Gj} + 70)$
oder umgerechnet

$$Leistung\ (Watt_{Gj}) = \frac{\dot{V}O_2 Gj - \dot{V}O_2 Ruhe}{12} - 70.$$

Anhand der ermittelten Testergebnisse der zwei- und vierminütigen Kurztests sowie des sechsminütigen Maximaltests kann nun gezeigt werden, daß bei einer zweiminütigen maximalen Belastung, unabhängig von der Gruppenzugehörigkeit, ca. 61–64% der Energie aerob, 14–18% anaerob laktazid und 21–22% anaerob alaktazid bereitgestellt werden. Bei der vierminütigen Belastung lagen die entsprechenden Anteile bei 75–77%, 12–14% und bei 11–12%. Bei der sechsminütigen Belastung verteilen sich die entsprechenden Energieresourcen zu 82–84%, zu 8–10% und zu 8% (Abb. 4).

Zusammenfassend läßt sich sagen, daß mit zunehmender Gesamtleistung bzw. Belastungsdauer die aeroben Anteile zunehmen. Die Menge des gebildeten Laktats nimmt mit zunehmender Belastungszeit ab. Die über das Kreatinphosphat abgedeckten Energieresourcen verhalten sich unabhängig von Dauer und Intensität nahezu gleich.

Ähnliche Ergebnisse ermittelten Hagerman (1975) und Mader et al. (1977); die Berechnungen von Hagerman et al. (1978) und Roth et al. (1983) begünstigen geringfügig die anaerobe Energiebilanz.

Da die aerob alaktazide Energiebereitstellung über 90% der Gesamtenergie beim Rudern rekrutiert, kann auf die Bedeutung dieser Komponente im Trainingsprozeß nicht oft genug hingewiesen werden.

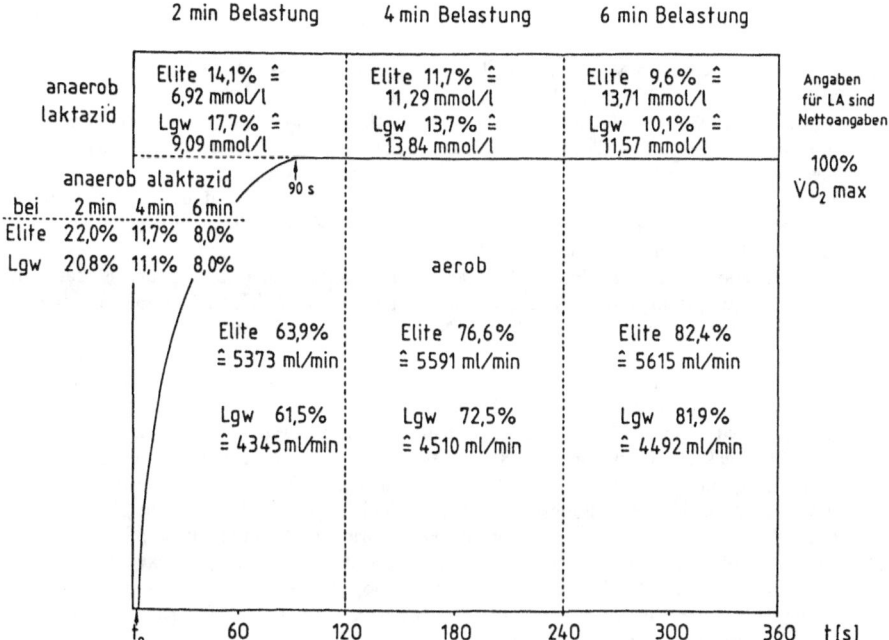

Abb. 4. Schematische Darstellung der prozentualen Anteile der drei Stoffwechselresourcen an der Energiebereitstellung während des zwei-, vier- und sechsminütigen Maximaltestverlaufs; weitere Erläuterungen siehe Text

Hagerman et al. (1978) konstatieren, daß der entscheidende Faktor einer ruderspezifischen Ausdauer bei einer konstant hohen Leistung die O_2-Aufnahme ist, die im Bereich von 96–98% der $\dot{V}O_2$ max während der 2.–6. min liegen muß. Diese Forderung wird durch die vorliegende Untersuchung bestätigt.

Auch Mader et al. (1977) fordern als Voraussetzung für Spitzenleistungen $\dot{V}O_2$-Werte von 6000 ml/min bei einem Körpergewicht von 90 kg.

Roth et al. (1983) nennen eine $\dot{V}O_2$ von 5500 ml/min als Minimum, bzw. von 6000–6500 ml/min als Leistungsvoraussetzung im Sinne eines Auswahlkriteriums. Diesen Forderungen ist zuzustimmen.

Literatur

1. Cerretelli P, Di Prampero PE, Piper J (1968) Direct determination of energy equivalent of lactic azid formation in vivo. Proc IUPS 25 Int Congress 7: 79
2. Di Prampero, PE (1981) Energetics of muscular exercise. Rev Physiol Biochem Pharmacol 89: 143
3. Gilbert R, Baule GH, Auchincloss JH jr. (1966) Theoretical aspects of oxygen transfer during early exercise. J appl Physiol 21, (3): 803

4. Hagerman, FC (1975) Teamwork in the hardest pull in sports. The Physician and Sportsmedicine 3, (5): 38
5. Hagerman FC, Connors MC, Gault JA, Hagerman GR, Polinski WJ (1978) Energy expenditure during simulated rowing. J Appl Physiol 45, (1): 87
6. Hartmann U (1986) Querschnittuntersuchungen an Leistungsruderern im Flachland und Längsschnittuntersuchungen an Eliteruderern in der Höhe mittels eines zweistufigen Tests auf einem Gjessing-Ruderergometer. Diss Deutsche Sporthochschule Köln
7. Mader A (1984) Eine Theorie zur Berechnung der Dynamik und des steady state von Phosphorylierungszustand und Stoffwechselaktivität der Muskelzelle als Folge des Energiebedarfs. Habil Deutsche Sporthochschule Köln
8. Mader A, Hartmann U, Hollmann W (1986) Einfluß eines Höhentrainings auf die kardiopulmonale Leistungsfähigkeit in Meereshöhe. In: Hollmann W (Eds.) Zentrale Themen der Sportmedizin. Springer, Berlin Heidelberg New York Tokio, 3. Aufl
9. Mader A, Heck H, Hollmann W (1978) Evaluation of lactic acid anaerobic energy contribution by determination of postexercise lactic acid concentration of ear capillary blood in middledistance runners and swimmers. In: Landry F, Orben WAR (Eds.) The international congress of physical activity sciences 1976. Quebec, Canada. Exercise physiology 4, Miami, Florida
10. Mader A, Heck H, Hollmann W (1981) Leistung und Leistungsbegrenzung des menschlichen Organismus, interpretiert am Modell thermodynamisch offener Systeme. Ein Beitrag zur Diskussion biologischer Leistungsgrenzen im Hochleistungssport. In: Rieckert H (Eds.) Sport an den Grenzen menschlicher Leistungsfähigkeit. Springer, Berlin Heidelberg New York
11. Mader A, Hollmann W (1977) Zur Bedeutung der Stoffwechselleistungsfähigkeit des Eliteruderers im Training und Wettkampf. Leistungssport Suppl (9): 9
12. Margaria R, Cerretelli P, Di Prampero PE, Massari C, Torelli G (1963) Kinetics and mechanism of oxygen-dept contraction in man. J Appl Physiol 18 (2): 371
13. Müller, H-W (1984) Zur Bedeutung sportartspezifischer Stoffwechseluntersuchungen beim Rudern. Diss Med Fakt Köln
14. Roth W, Hasart E, Wolf W, Pansold B (1983) Untersuchungen zur Dynamik der Energiebereitstellung während maximaler Mittelzeitausdauerbelastung. Med u Sport 23, (4): 107
15. Schneider E (1980) Leistungsanalyse bei Rudermannschaften. Limpert, Bad Homburg
16. Stegemann J (1963) Zum Mechanismus der Pulsfrequenzeinstellung durch den Stoffwechsel I, II, III, IV. Pflügers Arch ges Physiol 276: 481,

Hormonelle Veränderungen bei der Orthostase-Reaktion

H. Weicker, K.-H. Huber und R. Daikeler

Abt. für Pathophysiologie und Sportmedizin der Universitäts-Poliklinik, Hospitalstraße 3, 6900 Heidelberg

Während die hämodynamischen Funktionsänderungen bei dem Orthostasesyndrom kreislaufphysiologisch gut untersucht und weitgehend aufgeklärt sind, bestehen bei der hormonellen Regulation noch einige offene Fragen, die in Kipptischuntersuchungen, mit und ohne pharmakologische oder mechanische Beeinflussung der Orthostasereaktion, von uns näher untersucht wurden. In Ergometerbelastungen verschiedener Intensität wurde der Einfluß der Körperposition auf die hormonelle Regulation bei Orthostase überprüft. Noradrenalin stieg im Kipptischversuch bereits in der Frühphase signifikant an. Unter DHE-Applikation und beim Tragen von Kompressionsstrümpfen war der Noradrenalinanstieg geringer. In der Spätphase trat eine signifikante Renin-Angiotensinzunahme ein, bei der eine noradrenerge Stimulation zu diskutieren ist. Ein Aldosteronanstieg war nicht nachweisbar. Die ADH-Zunahme trat ebenfalls in der Spätphase ein, und erreichte in der Nachphase ihren Höhepunkt. Bei Probanden mit ausgeprägter Orthostasesymptomatik war sie am stärksten und zeigte dabei ADH-Konzentrationen, die nicht nur einen volumenregulierenden sondern auch einen vasopressorischen Effekt haben können.

Die konjugierten Katecholamine und der Quotient konjugierte/freien Katecholaminen nahmen unter Orthostase ab, woraus geschlossen werden kann, daß bei Änderungen der Körperposition neben der Katecholaminsekretion auch ein Freisetzen besonders von Noradrenalin aus den Konjugaten stattfindet.

Die Orthostase ist so alt wie der aufrechte Gang des Homo sapiens. Die orthostatische Dysregulation und ihre vielfältige Symptomatik wie Vigilanzstörung, Beeinflussung der Befindlichkeit bis hin zum Kreislaufkollaps, sind häufiger, als man allgemein annimmt. Sie können bei sportlicher Betätigung auch ohne manifeste Kreislaufsymptome besonders die technischen Fähigkeiten unangenehm beeinflussen. 1973 stellte Böhm in einer großen Untersuchungsreihe fest, daß etwa 2,5 Mio Arbeitstage aufgrund dieser Beschwerden jährlich ausfallen, und in den nachfolgenden Jahren stieg diese Zahl sogar noch weiter an und lag höher als bei Hypertonikern. 1,1 Mio Krankenhaustage und 8000 Kuren sowie 568 Rentenbewilligungen pro Jahr basieren auf orthostatischen Beschwerden.

Auch wenn man annimmt, daß u. U. 10–15% Fehldiagnosen dabei vorliegen, ist die Zahl doch erstaunlich hoch. Trotz zunehmender körperlicher Aktivität im Freizeit- und Breitensport haben sich die Zahlen in den letzten Jahren nicht deutlich reduziert. Welche Sportarten oder Trainingsformen sinnvoll zur Besserung der orthostatischen Symptomatik beitragen können, wird in dem Referat von Herrn

Rieckert ausführlich behandelt. Ich möchte kurz die hämodynamischen Grundlagen der Orthostase, die kreislaufphysiologisch gut untersucht sind, darstellen. Die Ergebnisse von Herrn de Marées und Herrn Rieckert, die bereits vor Jahren publiziert wurden, sind auch heute noch verbindlich. Schwerpunkt meines Referates soll die hormonelle Gegenregulation sein, über die weniger bekannt ist und noch kontrovers diskutiert wird.

Diese Fragestellung gewinnt an Bedeutung, wenn man die schweren Orthostasereaktionen bei Parkinson-Kranken und Hypertonikern unter Ganglienblockerbehandlung oder das Kreislaufversagen bei plötzlicher Lageänderung von fortgeschrittenen Fällen der idiopathischen Positionshypertonie (Shy-Drager) sowie bei den autonomen Neuropathien des Diabetes, der Tabes dorsalis und einer Reihe anderer neurologischer Erkrankungen betrachtet, bei denen die hormonelle Gegenregulation nicht nur funktionell sondern aufgrund von Organschädigungen ausbleibt.

Zunächst möchte ich einleitend die hämodynamischen Veränderungen bei dem Lagewechsel von der horizontalen in die vertikale Körperposition kurz charakterisieren. Hierbei wird der hydrostatische Druck in den Widerstandsgefäßen unmittelbar wirksam und führt zu einem Anstieg des arteriellen Druckes um etwa 90 mm Hg in den unteren Extremitäten. Hierdurch steigt der Kapillardruck ebenfalls auf etwa 30 mm Hg an und führt zur verstärkten Filtration. Vorwiegend in den caudalen Venen der Muskulatur tritt dann eine Lumenerweiterung ein, wodurch die Venenklappenfunktion partiell aufgehoben wird, so daß der vorher segmental unterteilte hydrostatische Druck in dem Niederdrucksystem die venöse Lumenerweiterung verstärkt. Dies begünstigt den Blutrückfluß aus Thorakal- und Abdominalvenen in die kaudalen kapazitiven Gefäße. Das venöse Pooling ist in der Frühphase durch Zunahme des arteriovenösen Druckgefälles bedingt und wird in der Spätphase durch den Rückfluß aus dem thorakalen und abdominalen Venenbereich verstärkt. Es entzieht der Gesamtzirkulation etwa 600–700 ml Blut. Neben einer geringen Senkung des zentral-venösen Druckes wird hierdurch besonders die rechte Vorhoffüllung verringert. Das zunächst durch die Frequenzzunahme aufrecht erhaltene Minutenvolumen sinkt dann ab, wenn das Schlagvolumen stärker eingeschränkt wird und bedingt den Abfall des systolischen Druckes. Der arterielle Mitteldruck hingegen ist oft nur wenig gesenkt, da der diastolische Druck in der Orthostase gering ansteigt. Da die hormonellen Mechanismen während der Orthostase weniger gut charakterisiert sind, haben wir diese Fragestellung in Labor- und Feldstudien eingehend untersucht.

Kipptischuntersuchungen

Die Versuche wurden bei 12 gesunden, 22- bis 28jährigen Studenten auf dem Kipptisch durchgeführt. Um die Funktionen der Muskelpumpe bei Orthostase näher differenzieren zu können, wurden die Untersuchungen in hängender und stehender Position vorgenommen. Außerdem wurde in einer nachfolgenden zweiten Versuchsreihe der Effekt der Orthostaseprophylaxe pharmakologisch mit DHE, oral 3 × tgl. 2,5 mg und i.v. 5 µg/kg KG, sowie mechanisch mit hüftlangen Kompresionsstrümpfen überprüft. Bei allen Versuchen war zunächst ein signifikanter Noradrenalinanstieg zu beobachten (Abb. 1).

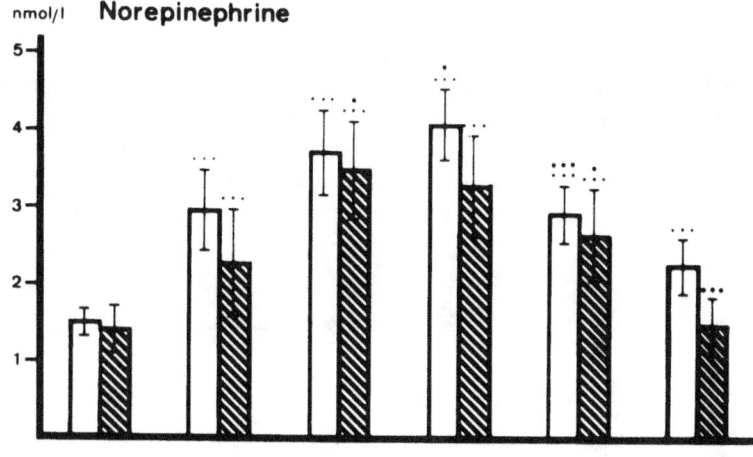

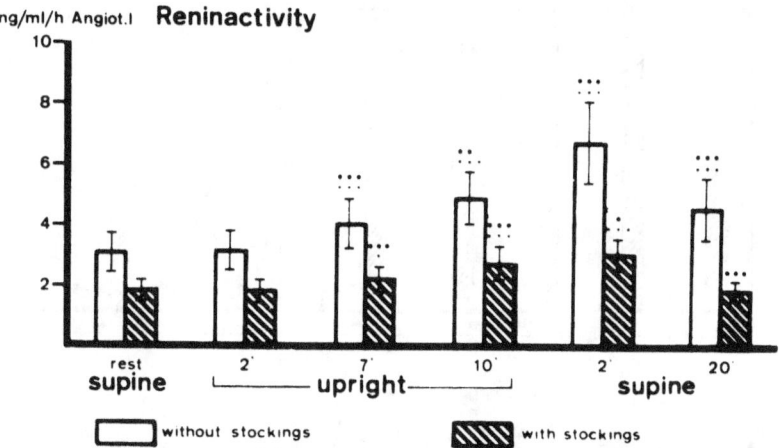

Abb. 1. Noradrenalin- und Reninaktivität im Serum während Kipptischuntersuchung mit und ohne hüftlange Kompressionsstrümpfe in hängender Position mit nachfolgender Horizontallage über 20 min

Unter DHE i.v. und oral war der Noradrenalinanstieg geringer, und die Werte kehrten nach der Kipptischuntersuchung in die horizontale Position schneller zu den Ausgangswerten zurück (Abb. 2). Es bestand eine indirekte Korrelation zwischen Noradrenalinanstieg, Herzfrequenz und Abnahme des Dikrotiequotienten. Beim Tragen von Kompressionsstrümpfen war Noradrenalin ebenfalls etwas niedriger. Ein signifikanter Adrenalinanstieg trat jedoch bei keiner Versuchsanordnung ein. Die konjugierten Katecholamine und der Quotient konjugierte/freien Katecholaminen waren unter Orthostasebedingungen deutlich vermindert, so daß angenommen werden kann, daß neben den freien Katecholaminen, sezerniert aus sympathischen Nervenendigungen, aus den Konjugaten unter der Orthostasebelastung vor allem

Noradrenalin freigesetzt wird. Die β-Rezeptoranzahl und -affinität änderte sich bei keiner Versuchsanordnung signifikant, hingegen nahm die Anzahl der α-Rezeptoren bei dem hängenden Kipptischversuch zu, und war ohne Kompressionsstrümpfe stärker. Der Renin-Angiotensinanstieg verlief proportional der Noradrenalinkonzentrationen, trat jedoch erst mit Beginn der Spätphase auf und zeigte bei Tragen von Kompressionsstrümpfen eine geringere Zunahme. Die Renin-Angiotensinzunahme könnte durch eine noradrenerge Stimulation weitgehend erklärt werden (Abb. 1).

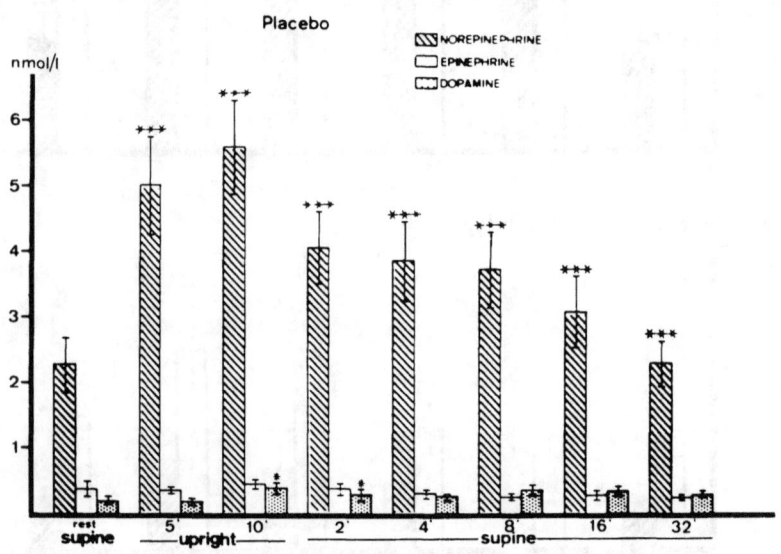

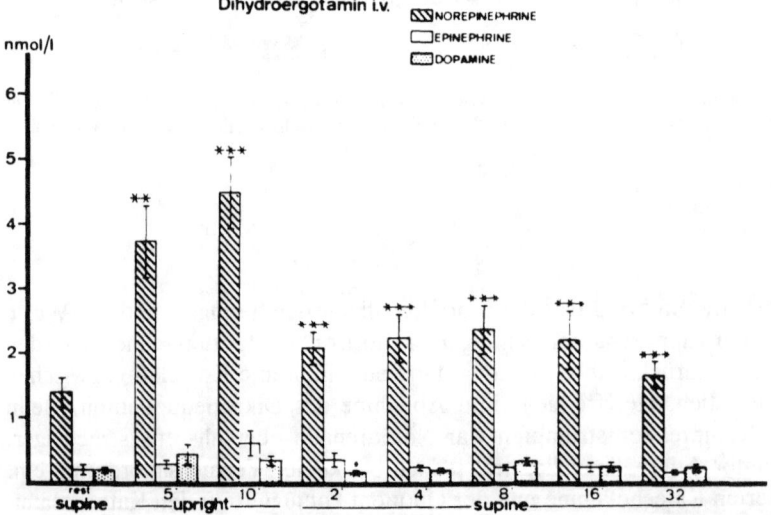

Abb. 2. Noradrenalin-, Adrenalin- und Dopamin-Konzentration im Serum während Kipptischuntersuchung stehend, mit und ohne Dihydergot (DHE) i.v., mit nachfolgender horizontaler Lage über 32 min

Der ADH-Anstieg war ebenfalls erst in der Spätphase nachweisbar und erreichte sein Maximum nach Wiedereinnahme der horizontalen Position. Er war begleitet von einer ACTH-Steigerung. Auffallend war dabei, daß trotz signifikanter ACTH-Zunahme keine entsprechende Cortisol-Vermehrung während der Stehphase und 20 min danach eintrat (Abb. 3). Eine Prolactinvermehrung konnten wir nicht feststellen. Bei allen Probanden, die mit einer klinisch faßbaren Orthostasesymptomatik reagierten, war die ADH-Konzentration so stark, daß neben dem volumenregulierenden Effekt durch Einschränkung der Freiwasser-Clearance auch ein vasopressorischer direkter Effekt, besonders an den kapazitiven Gefäßen, diskutiert werden muß. Hingegen war bei diesen Probanden weder ein verstärkter Noradrenalin- noch ein Renin-Angiotensinanstieg nachweisbar.

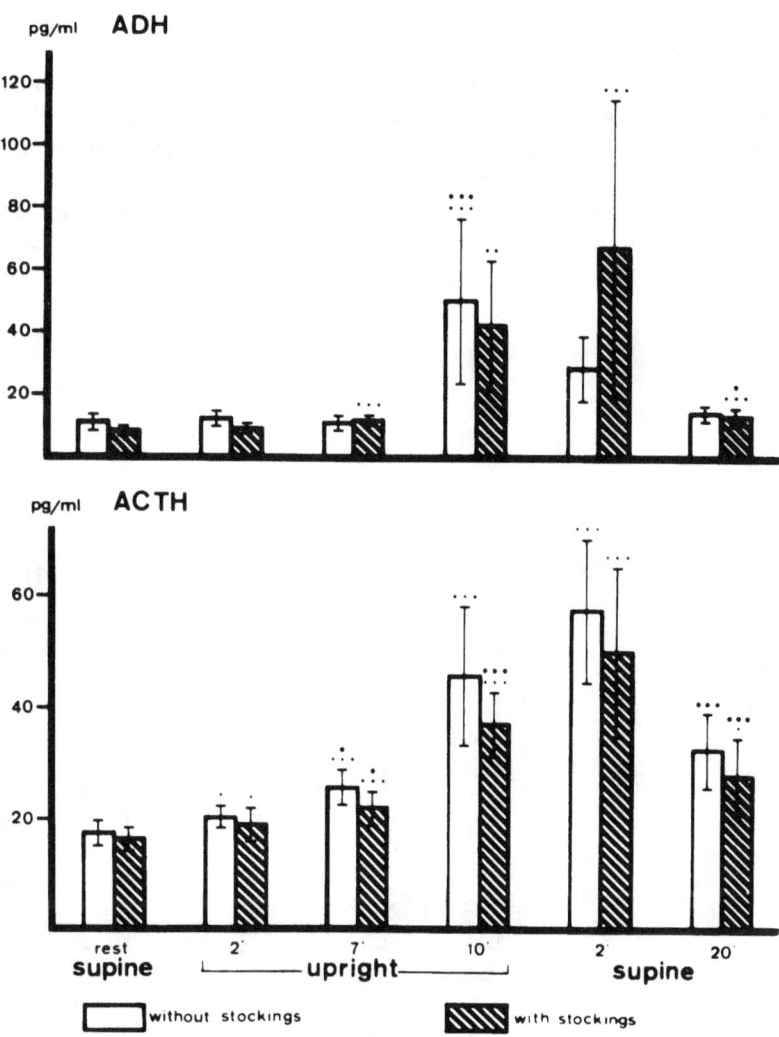

Abb. 3. ADH- und ACTH-Konzentration im Serum während Kipptischuntersuchung mit und ohne hüftlange Kompressionsstrümpfe (s. Abb. 1)

Ergometerversuch

Die Ergometerteste wurden bei unterschiedlicher Körperposition auf dem Fahrrad sitzend und liegend sowie auf dem Laufband und der Schwimmbank, bei submaximaler 10minütiger Belastung und einer direkt anschließenden Maximalbelastung vorgenommen. Die Probandengruppe bestand aus 12 gesunden, leistungsfähigen Sportstudenten, die in Abständen von 8 Tagen die unterschiedlichen Ergometerteste absolvierten. Einzelheiten dieser Versuche werden in dem nachfolgenden Referat von Herrn Pluto beschrieben. Für die Fragestellung hormoneller Veränderungen bei unterschiedlicher Körperposition unter Belastung soll hier nur hervorgehoben werden, daß in der horizontalen Lage der Noradrenalinanstieg geringer war als in der vertikalen und individuell deutliche Differenzen erkennen ließ. Bei Adrenalin war dieser Unterschied nicht eindeutig zu demonstrieren. Der Reninspiegel stieg in der Vertikalen ebenfalls proportional zu dem Noradrenalin an, so daß diese Erhöhung durch den noradrenergen Impuls zu erklären ist. Sowohl in den Ergometertesten als auch in den Feldstudien trat unter Belastung eine Reduktion der konjugierten Katecholamine und des Quotienten konjugierte/freien Katecholaminen ein, die bei vertikaler Position infolge des zusätzlichen Orthostaseeffektes deutlicher war als in der horizontalen Lage. Dies könnte auf eine Dekonjugation durch Sulfatase bei vermehrter Passage durch das muskuläre Gefäßsystem erklärt werden (Abb. 4).

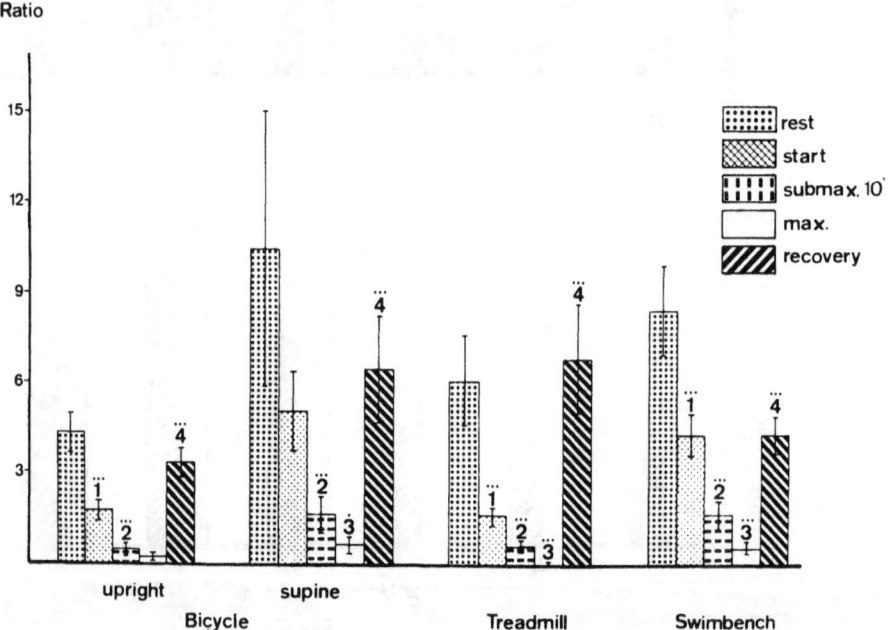

Abb. 4. Quotient Ratio sulfatiertes/freiem Noradrenalin während Ergometerbelastungen auf dem Fahrrad sitzend und liegend sowie Laufband und Schwimmbank in Ruhe, in der Aufwärmphase, bei 10 min submaximaler und maximaler Belastung sowie nach 20 min Erholung

Feldstudien

Bei dem Vergleich von Sportarten, die in horizontaler oder vertikaler Lage ausgeführt werden, fanden wir bei Schwimmen und Flossenschwimmen mit und ohne Tauchanzug, also unter Bedingungen, in denen der hydrostatische Druck nicht wirksam werden kann, und Wasserdruck sowie Tauchanzug mechanisch eine Zentralisation des Kreislaufs begünstigen, ebenfalls signifikante Anstiege von Noradrenalin, Renin, ACTH und Aldosteron. Im Gegensatz zur Orthostase nahm auch die Adrenalinkonzentration unter den verschiedenen Schwimmbelastungen ebenfalls signifikant zu. Die Werte lagen sogar etwas höher als bei Laufdisziplinen mit vergleichbarer Belastungsintensität.

Welche Schlußfolgerungen ergeben sich aus diesen Untersuchungsergebnissen bei der Beurteilung der hormonellen Gegenregulation während der Orthostase? Der früh einsetzende Noradrenalinanstieg könnte durch den initialen Blutdruckabfall direkt nach Aufrichten durch einen Baro-Rezeptorreflex ausgelöst werden. Hierdurch werden die Widerstandsgefäße aber auch die Kapazitätsgefäße tonisiert. Der arteriell-venöse Blutdruckgradient wird durch präkapilläre Sphincterkontraktion reduziert und die α-Rezeptoren in den kaudalen muskulären Venen stimuliert, wodurch der Tonus ansteigt. Hierdurch werden zwei wesentliche Faktoren, die zu dem Venenpooling führen, reduziert. DHE, das nach pharmakologischen Untersuchungen praktisch nur in dem Niederdrucksystem wirksam wird, aber auch das Tragen von Kompressionsstrümpfen bedingt eine Verringerung des Noradrenalinanstiegs, wodurch bei guter Tonisierung des Niederdrucksystems die arterielle Durchblutung weniger beeinflußt wird. Der noradrenege Impuls stimuliert das Renin-Angiotensinsystem, das zu einer zusätzlichen Tonussteigerung vor allem der Widerstandsgefäße aber auch der kapazitiven Gefäße beitragen kann. Für den ADH-Anstieg dürften wahrscheinlich weniger die Barorezeptoren als die Volumenrezeptoren des rechten Vorhofs bei vermindertem venösen Rückfluß verantwortlich gemacht werden. Durch Einschränkung der Freiwasser-Clearance bewirkt ADH eine Volumenauffüllung, die in unseren Fällen jedoch von keiner Aldosteronmehrsekretion gefolgt war. Da wir auch keine Veränderung der Osmolalität fanden, ist anzunehmen, daß hier die ADH-Sekretion primär über Volumenrezeptoren und weniger über Osmorezeptoren reguliert wird. Bei den Probanden, bei denen eine klinisch eindeutige Orthostasesymptomatik objektiv und subjektiv vorlag, war die ADH-Sekretion besonders hoch und erreichte Konzentrationen, die auch vasopressorisch effektiv sein können. Dieser starke ADH-Anstieg war in allen Fällen begleitet von einer ACTH-Konzentrationszunahme.

Sowohl der frühe Noradrenalinanstieg als auch die sehr starke ADH- und ACTH-Zunahme, besonders bei Fällen mit orthostatischer Dysregulation, lassen in Erwägung ziehen, ob eine zerebrale Minderdurchblutung bei dem plötzlichen Positionswechsel die Noradrenalin-, ADH- und ACTH-Sekretionssteigerung begünstigt. Diese Frage erscheint berechtigt, da cerebral der arterielle Druck auf 50–60 mm Hg absinkt, und in den Venen sogar ein Unterdruck von −5 bis −10 mm Hg nachgewiesen wurde (Abb. 5). Da in der vertikalen Körperposition am Beispiel der Ergometerteste bei gleichen Belastungen der Noradrenalin- und Reninanstieg höher war als in der horizontalen Lage, könnte diese Differenz positionsabhängig sein. Die beim Schwimmen und Flossenschwimmen aufgetretene Noradrenalin-, Renin- und ADH-

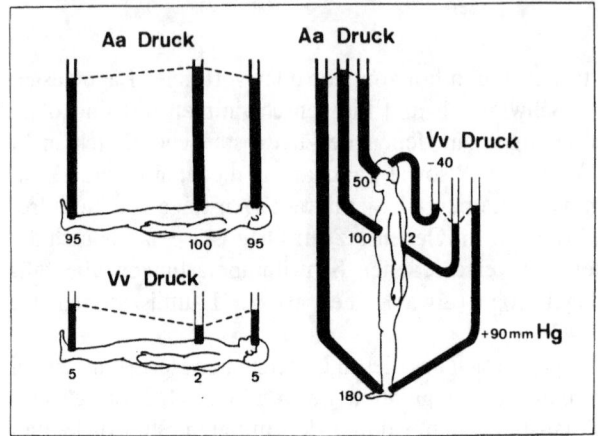

Abb. 5. Arterieller Mitteldruck und venöser Druck in horizontaler und vertikaler Position in Arterien und Venen, unter- und oberhalb des Indifferenzpunktes sowie cerebral (nach Burton)

sowie Aldosteronvermehrung, die bei gleicher Belastung sogar höher waren als bei Läufern, zeigt, daß diese Hormone jedoch nicht nur orthostasebedingt ansteigen können. Ob die Orthostasereaktion durch Ausdauertraining besser zu beeinflussen ist als durch Krafttraining, können wir bei dem gegenwärtigen Stand der Untersuchung noch nicht entscheiden.

In unseren Kipptischuntersuchungen fanden wir eine Zunahme der α-Rezeptoren, die für die kaudale Venentonisierung hilfreich sein könnte, aber auch eine noradrenerge Steigerung der Thrombozytenaggregation, die durch DHE und Kompressionsstrümpfe reduziert wurde. Ein Befund, der in der Erklärung der medikamentösen und mechanischen Thromboseprophylaxe eine Rolle spielen könnte. Die gute Erfahrung mit Kipptischtraining zur Erlangung einer Orthostaseresistenz, die von einigen Autoren beschrieben wurde, könnte u. U. auch auf einer α-Rezeptorenanpassung beruhen.

Literatur

1. Dengler HJ, Hengstmann JH (1973) Pathophysiologie und Klinik der idiopathischen Positionshypotonie. In: Das Orthostasesyndrom, Dengler HJ (Hrsg), FK Schattauer Verlag, Stuttgart New York, S. 77–90
2. Diamond MA, Murray RH, Schmid PG (1970) Idiopathic postural hypotension: physiologic observations and report of a new mode of therapy. J Clin Invest 49: 1341
3. Echt M, Düweling J, Gauer OH, Lange L (1974) The effective compliance of the total vascular bed of man and its intrathoracic compartment derived from changes of central venous pressure induced by blood volume changes. Circulat Res 34: 61
4. Epstein M, Saruta T (1971) Effect of water immersion on renin-aldosterone and renal sodium handling in normal man. J Appl Physiol 31: 368
5. Evans DJ, Lewis PD, Mahotra O, Pallis C (1972) Idiopathic orthostatic hypotension. Report of an autopsied case with histochemical and ultrastructural studies of the neuronal inclusions. J neurol Sci 17: 209

6. Folkow B (1960) Effects of catecholamines on consecutiv vascular sections. Boston
7. Gauer OH (1968) Osmocontrol versus volume control. Fed Proc 27:1132
8. Gauer OH, Henry JP, Sieker HO (1956) Changes in central venous pressure after moderate hemorrhage and transfusion in man. Circulat Res 4:79
9. Gauer OH, Henry JP, Behn C (1970) The regulation of extracellular fluid volume. Ann Rev Physiol 32:547
10. Gauer O, Lange L (1973) Die Regulation des Niederdrucksystems. In: Das Orthostasesyndrom, Dengler HJ (Hrsg), FK Schattauer Verlag, Stuttgart New York, S. 5–23
11. McGoodall C, Harlan WR, Alton H (1967) Noradrenaline release and metabolism in orthostatic (postural) hypotension. Circulation XXXVI:489
12. Hedeland H, Dymling J-F, Hökfelt B (1969) Catecholamines, renin and aldosterone in postural hypotension. Acta endoc 62:399
13. Hökfelt B, Manhem P, Hansson BG (1984) Effect of antihypertensive drugs. Acting via α- and β-adrenoceptors and plasmacatecholamines and renin activity in hypertensive patients. In: α- and β-adrenoceptors and the cardiovascular system. Kobinger W and Ahlquist RP, Excerpta Medica, pp 134–160
14. de Marées H (1970) Veränderungen des Rumpfblutvolumens bei orthostatischer Kreislaufsofortregulation. Blutverschiebung, Venentonus und Temporalispuls bei orthostatischer Sofortregulation. Ärztl Forsch 24:249–256
15. Marguet P (1973) Das Orthostase-Syndrom. Schattauer Verlag Stuttgart, S. 91
16. de Marées H (1973) Hämodynamik der orthostatischen Sofortregulation. In: Das Orthostasesyndrom, Dengler HJ (Hrsg), FK Schattauer Verlag, Stuttgart New York, S. 25–26
17. Moore WW (1971) Antidiuretic hormone levels in normal subjects. Fed Proc 30:1387
18. Pramudji A (1985) Ergebnis einer kontrollierten Doppelblindstudie mit Gepefrin im Kipptischversuch. In: Orthostatische Dysregulationen, Bender F u. Hapke H-J (Hrsg), wbn-Verlag, Weiler bei Bingen, S. 77–84
19. Rieckert H (1970) Die Hämodynamik des venösen Rückflusses aus der unteren Extremität. Arch Kreisl-Forsch 62:293–318
20. Rieckert H (1972) Das Orthostasesyndrom. Sandoz, Bern
21. Rieckert H (1973) Die Rolle des kaudalen Venensystems bei der orthostatischen Belastung. In: Das Orthostasesyndrom, Dengler HJ (Hrsg) FK Schattauer Verlag, Stuttgart New York S. 39–47
22. Schirger A, Hines EA, Molnar GD, Thomas GE (1962) Idiopathic orthostatic hypotension. J Amer med Ass 181:822
23. Shu'Ayb WA, Moran WH jun, Zimmermann B (1965) Studies of the mechanism of antidiuretic hormone secretion and the post-commissurotomy dilutional syndrome. Ann Surg 162:690
24. Shy GM, Drager GA (1960) A neurological syndrome associated with orthostatic hypotension. Arch Neurol Psychiatr (Chic) 2:511
25. Werner U (1973) Störung des Katecholaminstoffwechsels bei asympathikotoner Hypotonie. Verh dtsch Ges inn Med, 810

Sportartspezifische Leistungsdiagnostik im Kanurennsport unter besonderer Berücksichtigung des Blutlaktatgehaltes

R. Utermann und H. Rieckert

Institut für Sport und Sportwissenschaften der Christian-Albrechts-Universität Kiel, Abteilung Sportmedizin (Direktor: Prof. Dr. H. Rieckert)

Einleitung

Im Kajakrennsport versucht der Athlet, unter dynamischem Einsatz der Oberkörper-, Schulter- und Armmuskulatur eine maximale Bootsgeschwindigkeit zu erzielen. Die untere Körperhälfte leistet dagegen im wesentlichen statische Arbeit. In einer sportmedizinischen Untersuchung von Kanuten muß dieser spezifischen Belastung Rechnung getragen werden [2, 9].

Das Ziel der Studie war es, einen neuentwickelten 2-Stufen-Belastungstest am Armkurbelergometer mit der stufenweise ansteigenden Ausbelastung zu vergleichen sowie die Aussagekraft beider Verfahren und eines 2-Strecken-Tests im Boot in bezug auf erzielte Wettkampfleistungen zu prüfen.

Material und Methoden

Untersucht wurden insgesamt 25 Kajakrennsportler, 18 männliche (Alter $16{,}7 \pm 3{,}2$ Jahre, Gewicht $70{,}5 \pm 11{,}4$ kg) und 7 weibliche (Alter $17{,}1 \pm 4{,}1$ Jahre, Gewicht $60{,}9 \mp 4{,}7$ kg). Das Leistungsspektrum mit dem Schwerpunkt im Bereich der oberen regionalen Klasse reicht bis zur nationalen Spitze.

Bei 6 verschiedenen Regatten wurde den Athleten zur Erfassung des Maximallaktatwertes jeweils 3 Minuten nach Beendigung des Rennens Blut aus dem hyperämisierten Ohrläppchen entnommen [1, 3]. Es gelangten nur die Ergebnisse im Kajak-Einer (K I) über 500 m zur Auswertung. Weiterhin erfolgte die Erstellung von individuellen Testgeraden mit Hilfe des 2-Strecken-Tests im Boot über 500 m [4, 5, 6, 7]. Im ersten Lauf war bei möglichst konstanter Geschwindigkeit mit subjektiv geringer, im zweiten mit fast maximaler Belastung zu fahren. Die Blutentnahmen erfolgten bei dem ersten Lauf in der 1. und 3., bei dem zweiten in der 2. und 4. Nachbelastungsminute. Anhand dieser Testgeraden ließen sich die Bootsgeschwindigkeiten für 4 und 9 mmol/l berechnen. Der 4 mmol-Wert charakterisiert die Leistung im Bereich der anaeroben Schwelle; der 9 mmol-Wert fällt bei dem untersuchten Probandengut in den submaximalen Belastungsbereich.

Die Untersuchungen im sportmedizinischen Labor fanden im Anschluß an die Wettkampfsaison statt. Sie erfolgten an einem zur Armkurbel umfunktionierten, drehzahlunabhängigen Fahrradergometer, an dem im Stehen eine alternierende Armarbeit zu verrichten war. Bei der stufenweise ansteigenden Ausbelastung wurde mit 1,0 W/kg begonnen und dann in 3minütigen Abständen um 0,5 W/kg bis zur subjektiven Erschöpfung gesteigert. Neben der Blutlaktatbestimmung am Ende jeder Belastungsstufe sowie 3 Minuten nach Belastungsabbruch erfolgte die Bestimmung von VO_2max, VO_2/kg, AMV und RQ.

Zur Erstellung von individuellen Testgeraden auch unter Laborbedingungen wurden die Kanuten eine Woche später zusätzlich einem 2-Stufen-Belastungstest unterzogen. Sie hatten dabei eine 3minütige Arbeit von 1,5 W/kg und nach einer halbstündigen Pause von 2,5 W/kg zu verrichten. Die Blutentnahmen erfolgten wie bei dem 2-Strecken-Test im Boot. Anhand der ermittelten Testgeraden wurde die Armkurbelleistung für den 4 mmol-Wert berechnet.

Resultate und Diskussion

Die mit dem 2-Strecken-Test im Boot berechneten Leistungen korrelieren eng mit den auf der 500-m-Distanz erzielten Wettkampfgeschwindigkeiten. Der 9 mmol-Wert ist dabei dem 4 mmol-Wert eindeutig überlegen ($r = 0,71$, $p \leq 0,001$ gegenüber $r = 0,47$, $p \leq 0,05$). Dieses Ergebnis bestätigt die Beobachtung von Schürch und Finke, daß die für einen höheren Laktatwert berechnete Leistung eine bessere Prognose über Wettkampferfolge erlaubt, „weil nicht jeder Athlet eine höhere anaerobe Belastung in eine entsprechend schnellere Bootsgeschwindigkeit umsetzen kann" [7].

Die ermittelten höchsten Wettkampflaktatwerte liegen mit durchschnittlich 11,49 mmol/l erheblich höher als die Maximallaktatwerte nach Armkurbelausbelastung mit durchschnittlich 8,01 mmol/l.

Der 2-Stufen-Belastungstest besitzt eine ähnlich hohe Aussagekraft über die Wettkampfleistung wie die stufenweise ansteigende Ausbelastung ($r = 0,80$, $p \leq 0,001$ gegenüber $r = 0,87$, $p \leq 0,001$). Von den bei ergometrischer Ausbelastung gemessenen Parametern hat dabei die erbrachte Armkurbelleistung zur erzielten Wettkampfgeschwindigkeit die engste statistische Beziehung. Die mit dem 2-Stufen-Belastungstest berechneten Leistungen korrelieren eng mit den gemessenen Maximalleistungen bei der stufenweise ansteigenden Ausbelastung ($r = 0,87$, $p \leq 0,001$). Die engen Korrelationen mit sehr hohem Signifikanzniveau stehen im Gegensatz zu den Erfahrungen von Schürch und Hilgers, die zwischen armkurbelergometrischer Untersuchung und Regattaergebnis keine statistisch signifikante Beziehung fanden [6]. Beide armkurbelergometrischen Testverfahren scheinen aufgrund der vorliegenden Ergebnisse eine höhere Aussagekraft im Hinblick auf erzielte Wettkampfleistungen zu besitzen als der 2-Strecken-Test im Boot. Dieses muß jedoch relativiert werden, da die Teststrecken im Boot zu unterschiedlichen Zeiten und auf verschiedenen Gewässern durchgeführt wurden.

Armkurbelergometrische Untersuchungen können Feldstudien wie den 2-Strecken-Test im Boot aus Gründen einer möglichst sportartspezifischen Leistungsdiagnostik nicht ersetzen. Wie Vergleiche von Kanuten mit Gewichthebern und Bodybuildern zeigten, beruht die an der Armkurbel erbrachte Leistung nicht allein auf dem Umfang der reinen Muskelmasse [8]. Die für den Kajaksport erforderlichen technischen Fertigkeiten und Bewegungsabläufe sind durch diese Untersuchungsmethode jedoch nicht in vollem Maße erfaßt. Unter standardisierten Bedingungen bieten armkurbelergometrische Untersuchungen jedoch die Möglichkeit von Längsschnittuntersuchungen.

Der 2-Stufen-Belastungstest scheint eine sinnvolle Alternative zur stufenweise ansteigenden Ausbelastung darzustellen. Ein beträchtlicher Vorteil ist in dem geringeren zeitlichen Aufwand zu sehen. Er ist zudem unabhängig von der Motivation, weil mit ihm keine Maximalwerte, sondern Leistungen im Bereich der anaeroben Schwelle bestimmt werden. Dennoch läßt er mit hoher Genauigkeit Rückschlüsse auf mögliche Maximalleistungen an der Armkurbel zu.

Literatur

1. Hollmann W, Liesen H (1973) Über die Bewertbarkeit des Laktats in der Leistungsdiagnostik. Sportarzt u Sportmed 24: 175–182
2. Israel S, Brenke H (1967) Das Verhalten spiroergometrischer Meßgrößen bei Läufern und Radsportlern sowie Kanuten bei Hand- und Fußkurbelarbeit. Med u Sport 7: 104–108
3. Keul J, Kindermann W, Simon G (1978) Die aerobe und anaerobe Kapazität als Grundlage für die Leistungsdiagnostik. Leistungssport 8: 22–32
4. Mader A, Heck H, Hollmann W Evaluation of lactic acid anaerobic energy contribution by determination of postexercise lactic acid concentration of ear capillary blood in middle-distance runners and swimmers. In: Landry F, Orban WAR (eds) The international congress symposia specialists, Inc, Miami, Florida USA
5. Mader A, Madsen O, Hollmann W (1980) Zur Bedeutung der laktaziden Energiebereitstellung für Trainings- und Wettkampfleistungen im Sportschwimmen. Leistungssport 10: 263–279
6. Schürch PM, Hilgers G (1982) Leistungsdiagnostische Untersuchungsmöglichkeiten beim Kanurennsport. Leistungssport 12: 469–471
7. Schürch PM, Finke P (1983) Möglichkeiten einer leistungsdiagnostischen Beurteilung von Kanuten. In: Heck H, Hollmann W, Liesen H, Rost R „Sport: Leistung und Gesundheit", Kongreßbd Dtsch Sportärztekongreß 1982 Köln, S. 135 ff., Köln-Lövenich, Deutscher Ärzte-Verlag
8. Tesch PA, Lindeberg S (1984) Blood lactate accumulation during arm exercise in world class kayak paddlers and strength trained athletes. Eur J Appl Physiol 52: 44–445
9. Vrijens J, Hoekstra P, Bouckaert J, Van Uytvanck P (1975) Effects of training on maximal working capacity and haemodynamic response during arm and leg exercise in a group of paddlers. Europ J Appl Physiol 34: 113–119

Untersuchungen zum Belastungsprofil beim Skateboardfahren in der Half-Pipe

H. Bennefeld und K.E. Zipf

Institut für Sportmedizin der Universität Münster
(Direktor: Prof. Dr. K.E. Zipf)

Einleitung

Seit der Mitte der 70er Jahre entwickelte sich eine aus den USA stammende Spezialisierung des Skateboard- und Rollerskatefahrens, das Fahren in der Half-Pipe, in mehreren europäischen Ländern zu einem organisierten Sport. Die bisherigen Publikationen zu dieser Thematik beschäftigten sich ausschließlich mit der Unfallproblematik und deren Verhütung.

Material und Methode

Anhand eines Fragenkatalogs wurden Aussagen über die individuelle Trainingsgestaltung und damit den Trainingsprozeß gesammelt. Die sportmedizinischen Untersuchungen erfolgten in zwei Schritten:
1. Eine Fahrradergometrie nach dem BAL-Verfahren, Belastungsbeginn 100 Watt, Vita-max-Abbruchkriterien. Bestimmung von Herzfrequenz und Laktat zur Errechnung der sportmedizinisch relevanten Eckdaten.
2. Eine Felduntersuchung mit 40–60 sec dauernden Fahrten in der Half-Pipe, dazwischen Pause von jeweils 3 min, insgesamt 6 Fahrten. Dabei erfolgte die Bestimmung von Herzfrequenz und Laktat.
   Insgesamt wurden 5 männliche Probanden der höchsten Leistungsklasse (2 Landesmeister NRW, ein deutscher Vizemeister, 5 deutsche Meister, 1 Europameister) untersucht.

Ergebnisse

Die den Fahrern gestellten Fragen sowie die von ihnen gegebenen Antworten bzgl. der Trainingsgestaltung sind in der Tabelle 1 zusammengefaßt. Das Training wird von den Fahrern individuell bestimmt, es gibt weder feste Trainingszeiten noch einen Trainer, der eine Dosierung und Periodisierung des Trainings vornimmt. Auch eine Änderung der Trainingsintensität vor den Wettkämpfen erfolgt nicht, es handelt sich in den meisten Fällen um ein ausschließlich disziplinorientiertes Training.

Die Ergebnisse der Fahrradergometrie sind in Tabelle 2 dargestellt, die Graphik (Abb. 1) gibt die maximal erreichten Werte auf den jeweiligen Belastungsstufen wieder. Die Leistungen im Bereich der anaeroben Schwelle bei 4 mmol/l Blutlaktat sowie die PWC 170 in Watt/kg Körpergewicht zeigen, daß die Sportler besser ausdauertrainiert sind als der Durchschnitt gleichaltriger untrainierter Probanden.

Abbildung 2 zeigt die Laktatwerte und maximalen Herzfrequenzen am Ende der jeweiligen Belastung. Das Verhalten der Laktatkonzentrationen zeigt eine Kumulation und eine deutliche Glykoseaktivierung bereits bei einer einzigen Belastung.

Tabelle 1. Daten der Fahrradergometrie

PROBAND	W/KG MAX	HF MAX	W/KG AAS (4 MMOL/L)	HF AAS	PWC 170 W/KG	VK (L/MIN)	TIFF.-TEST (% VK)
1	3,89	168	2,74	145	4,15	5,00	78,8
2	4,58	180	4,22	169	4,25	6,10	76,5
3	3,9	184	3,83	182	3,4	3,90	99,2
4	4,11	200	2,76	170	2,75	5,76	79,8
5	4,22	200	3,78	190	3,06	2,74	89,0
$\bar{x}$	4,12	186,4	3,47	171,2	3,52	4,7	84,66
S±	0,31	13,7	0,68	17,05	0,66	1,38	9,41

Tabelle 2. Trainingsanamnese der Half-Pipefahrer

Proband	1	2	3	4	5	$\bar{x}$	S±
Wie lange betreibst du die Sportart? (Jahre)	5,5	10	10	2	8	7,1	3,4
Wie lange fährst du schon in der Half-Pipe? (Jahre)	3	5	3	1,5	6	3,7	1,78
Wieviele Stunden treibst du pro Woche Sport?	20	12	25	30	0,5	17,5	11,6
Wieviele Stunden trainierst du in der Half-Pipe? (pro Woche)	14	9	10	18	1	10,4	6,35
Wie lang dauert eine Fahrt in der Half-Pipe? (sec)	60	60	60	32	180	78,4	58,1
Wie lang dauert die Pause nach einer Fahrt? (min)	2	0,5	0,5	2,5	5,5	2,2	2,05
Wieviele Fahrten absolvierst du pro Stunde?	10	12,5	12,5	15	10	12,0	2,1
Wieviele Wettkämpfe bestreitest du pro Jahr?	12	12	12	6	12	10,8	2,7

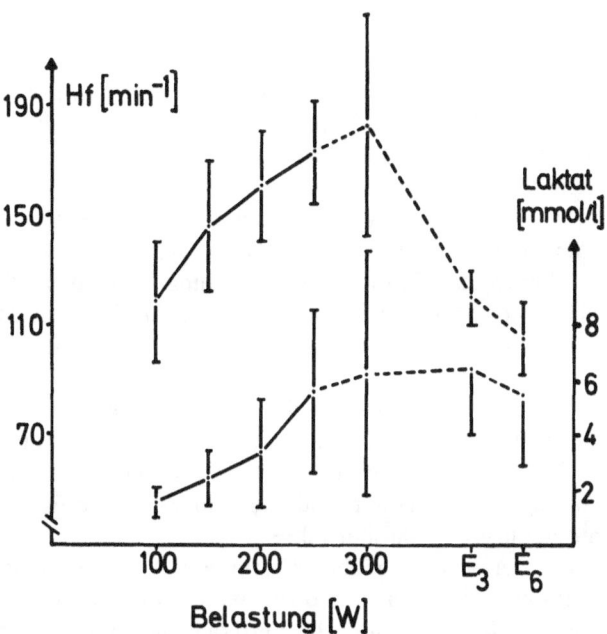

Abb. 1. Fahrradergometrie: Maximale Herzfrequenzen und Laktatwerte der einzelnen Belastungsstufen

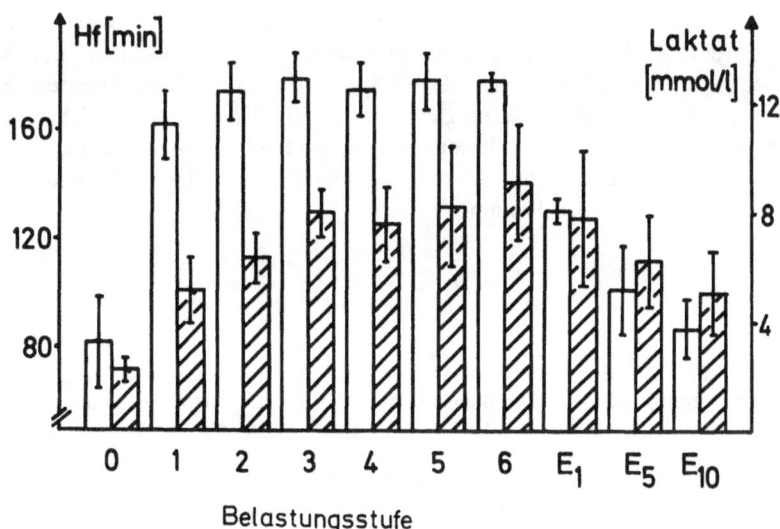

Abb. 2. Maximale Laktatwerte und Herzfrequenzen am Ende der jeweiligen Belastung in der Half-Pipe

Diskussion

Da sich hier die vorgestellte Sportart zunächst in der Freizeit etablierte und erst in der letzten Zeit in den Bereich des Leistungssportes vordrang, wird der sportwissenschaftlichen Forderung nach einem organisierten und zielgerichteten Training noch keine Rechnung getragen.

Die Fahrradergometrie zeigt, daß von einer erhöhten Ausdauertrainiertheit der Skateboard- und Rollerskate-Fahrer gesprochen werden kann. Da ein fast ausschließlich disziplinorientiertes Training ausgeübt wird, scheint das Fahren in der Half-Pipe somit eine Verbesserung der Ausdauerleistungsfähigkeit hervorzurufen.

Bei nur kurzer Belastungsdauer von 40–60 sec des Feldtestes sind hohe Herzfrequenzen zwischen 160 und 190/min symptomatisch. Die maximalen Laktatkonzentrationen liegen im Bereich einer mittleren Ausbelastung. Bis zur 3. Belastungsstufe steigt die Laktatkonzentration stark an, während die Herzfrequenzkurve bereits nach der ersten Belastung abflacht. In der 4. Stufe ist kein weiterer Anstieg vorhanden, was darauf hindeuten kann, daß die Fahrer in dieser Belastungsphase mit geringerer Intensität fuhren.

Bei der hier ausgeübten Form der Arbeit handelt es sich um eine statische Belastung mit dynamischen Elementen. Beispielsweise müssen die beim Übergang von der Horizontalen in die Vertikale auftretenden Schwerkräfte durch eine Kontraktion der Bein- und Rumpfmuskulatur kompensiert werden. Die hohe Intensität der Belastung führt zu einer Summation der Laktatwerte während der gesamten Untersuchung. Beim Vergleich der Herzfrequenz an der anaeroben Schwelle sowie am Ende der Belastung in der Half-Pipe zeigt sich, daß die maximale Herzfrequenz knapp über der Frequenz im Bereich der Schwelle liegt. Die Laktatwerte zeigen, daß die Energiebereitstellung zu einem großen Teil anaerob-laktazid erfolgt, was am ehesten einem intensiven Intervalltraining entspricht. Als Trainingsempfehlung für die Skateboard- und Rollerskate-Fahrer in der Half-Pipe ist demzufolge eine derartige Trainingsform auszuüben, da sportartspezifisch eine gute Laktattoleranz gefordert wird. Auf eine solide Grundkondition, die Ausdauer- und Kraftanteile beinhalten soll, kann auch in dieser Sportart nicht verzichtet werden. Eine ausreichende Erfüllung dieser Bedingungen zeigen die Ergebnisse der Fahrradergometrie. Eine Leistungssteigerung dieser noch jungen Sportler kann unter Berücksichtigung der vorstehenden Untersuchungen erfolgen, wenn gleichzeitig die notwendige Systematisierung des Trainings erfolgt.

Literatur

1. Davidson B, Klein F (1976) Skateboard. Sport und Spaß mit dem Rollerbrett. Hamburg
2. Pförringer W, Rosenmeyer B, Bär K-W (1981) Sporttraumatologie, Erlangen
3. Schulze B, Großmann G (1983) Der Rollhockeysport aus der Sicht der Sportmedizin, in: Medizin und Sport 23: 6, S. 190–193
4. Staucher H (1977) Skateboard-Fahren, München
5. Torbet L (1977) Skateboard, München

Unfallmechanismus und Verletzungsmuster bei Motorradrennfahrern

M. Potulski, Ch. Scholl, H. Seiler und V. Bühren

Chirurgische Universitätsklinik Homburg/Saar, Abteilung Unfallchirurgie
(Direktor: Prof. Dr. med. O. Trentz)

95 von ca. 4000 Lizenzfahrern verunfallten bei den in Deutschland gefahrenen Motorradrennen der Jahre 1982 bis 1985. Gegenüber einem Kollektiv von Straßenfahrern findet sich ein vergleichweise weniger schweres Verletzungsmuster mit einem vor allem geringeren Anteil von Schädel- und Abdominalverletzungen. Als Hauptgrund ist der im wesentlichen fehlende Querverkehr auf der Rennstrecke zu sehen. Die typischen Unfallmechanismen, die über 75% aller Unfälle ausmachen, ergeben sich als Folge der modernen Reifentechnologie und des daraus resultierenden Fahrstils der Rennfahrer. Diese typischen Unfallabläufe führen zu entsprechenden Verletzungsmustern im Handwurzel-, Schulter- und Unterschenkelfuß-Bereich. Als Konsequenz der Analyse ergeben sich Vorschläge zur Erhöhung der passiven Sicherheit durch geeignete Kleidung und verbesserte Ausstattung der Rennstrecken.

In der Bundesrepublik Deutschland werden von der obersten Motorradsportkommission jährlich ca. 4000 Rennlizenzen ausgestellt. Ein Vergleich der verletzten Lizenzinhaber mit Zahlen des statistischen Bundesamtes für Motorradfahrer im normalen Straßenverkehr ergibt ein etwa 3,5fach erhöhtes Risiko für die Straßenfahrer, behandlungspflichtige bis tödliche Verletzungen zu erleiden.

95 Rennfahrer erlitten in den Jahren 1982 bis 1985 185 Einzelverletzungen, wobei gleichzeitig die Verletzungsschwere zu einem Lizenzentzug führte. Eine Gegenüberstellung mit 43 stationär behandlungspflichtigen Straßenfahrern in unserer Klinik im Jahre 1984 ergab für letztere eine deutlich höhere Anzahl von Einzelverletzungen. Im Vordergrund standen dabei schwere Abdominal- und Schädelverletzungen mit 2- bis 6-fachem Risiko gegenüber den Rennfahrern. Hauptursache dieser Verletzungen ist das Zusammentreffen des Straßenfahrers mit sog. Querverkehr. Dieser Mechanismus ist auf der Rennstrecke durch überquerende Zuschauer, gestürzte Fahrer, Rettungspersonal und Fahrzeuge mit nur ca. 5% aller Unfälle anzunehmen.

Die mit 50% häufigste Unfallursache im heutigen Motorradrennsport mit Verletzungsschwerpunkten im Schultergürtel-, Handgelenks- und Unterschenkelfuß-Bereich ist eine Folge der modernen Kurventechnik, wobei vorzugsweise mit Radialdrift gefahren wird. Bei zu abruptem Beschleunigen der driftenden Maschine kann es zu einem Haftungsverlust des angetriebenen Hinterrades kommen. In der Folge dreht das unbelastete Rad mit hoher Drehzahl hoch und bekommt nach Korrekturversuchen des Fahrers plötzlich mit großer Kraft wieder Bodenhaftung. Durch diese Wucht kann der Fahrer bis zu 3 m in die Luft katapultiert werden und landet häufig mit den abstützenden Extremitäten auf der Fahrbahn, wobei er zusätzlich noch von der hinter ihm zu Fall kommenden Rennmaschine getroffen werden kann.

Zweithäufigste Unfallursache – bei etwa 25% aller Unfälle – ist die überhöhte Kurvengeschwindigkeit. Die Folge ist ein Wegrutschen der Maschine, wobei durch entsprechende Schutzkleidung und ausreichenden Sturzraum häufig nur Bagatellverletzungen resultieren.

Unfallträchtig mit ca. 15% der Unfälle ist die Rennanfangsphase. Bei Start mit stehendem Motor müssen Fahrer der ersten Startreihe mit defekten Maschinen von den hinten gestarteten Konkurrenten mit speziell in der Beschleunigungsphase kaum steuerbaren Maschinen in einem hohen Tempo umfahren werden.

Unfallverursachende technische Fehler, wie blockierende Motoren, Getriebe und Defekte an der Bremsanlage sind eher selten und liegen bei ca. 3%.

Erfreulich effektive Maßnahmen zur Reduzierung der Verletzungsschwere wurden durch die Einführung von Integralhelmen und einer durch Protektoren und Rückenschutz optimierten Schutzkleidung erreicht. Nicht so günstig – mit Ausnahme der in Deutschland existierenden 2 permanenten Rennstrecken – ist es um die Streckensicherheit auf Flugplätzen und abgesperrten Straßenkursen bestellt, wo die meisten Rennen stattfinden. Hier muß die passive Sicherheit weiter erhöht werden, wobei gleichzeitig auf die Notwendigkeit einer Sekundärprävention mit einem effektiven Rettungssystem hingewiesen wird.

Literatur

1. Costa CM (1983) Esperienze di traumatologia nello sport motociclistico Instituti Orthopedici Rizzoli, Bologna
2. Feldkamp G, Prall W-D, Bühler G, Junghanns K (1977) Unfälle mit motorisierten Zweirädern – Epidemiologie, Klinik, Schutzmöglichkeiten – Eine retrospektive und prospektive Studie. Unfallheilkunde 80: 1–19

Neuromuskuläre Aktivität und statische Unterschenkelstreckkraft bei Athleten verschiedener Sportarten

U. Haasis, D. Jeschke und H.-Ch. Heitkamp

Aus dem Zentrum Innere Medizin, Abteilung Sportmedizin der Universität Tübingen

Neben Muskelquerschnitt und Faserverteilung ist die neuromuskuläre Aktivierung der entscheidende Faktor für die Kraftentwicklung von Athleten [5, 6]. Obwohl der Innervationsprozeß der motorischen Einheiten bei steigender Kraft in Form von Rekrutierung, Erregungsfrequenz und Synchronisation dank tierexperimenteller und auch vereinzelter Untersuchungen am Menschen bekannt ist [1, 3, 4, 7, 8], wurde dieser neurophysiologische Prozeß unseres Wissens bei unterschiedlich trainierten Sportlern bisher noch nicht untersucht. Wir stellten uns deshalb die Frage, ob überhaupt mit der Methode der Oberflächenelektromyographie Differenzen aufdeckbar sind.

Methode, Probanden

Sechs Sprinter (23,3 ± ,5 Jahre), sieben Mittelstreckenläufer (23,4 ± 2,4 J), sechs Langstreckenläufer (30,5 ± 7,7 J) und sechs Ruderer (19,8 ± 3,7 J), die national und international als erfolgreiche Leistungssportler galten, wurden mit sechs Bodybuildern (21,8 ± 0,9 J) und sechs nicht regelmäßig Sport treibenden Studenten (23,2 ± 2,3 J) verglichen. Bei 15, 30, 50 und 75% der im Kraftmeßstuhl nach Hettinger (ELAG-Isometer MV II; Kraftmeßfühler der Fa. Interface; Wägeindikator UMG 2000 der Fa. Ziegler) bestimmten statischen maximalen Unterschenkelstreckkraft wurde das integrierte Elektromyogramm (iEMG; 2-Kanal-EMG-Gerät der Fa. Toennies) an definierten Meßpunkten über dem M. rectus femoris und dem M. vastus medialis abgeleitet. Die maximale Kraft sollte zu Beginn und zur Kontrolle am Ende der Untersuchung über 20 Sekunden aufgebracht werden. Nach der initialen Kraftmessung erfolgte eine 5minütige Pause. Anschließend wurden die submaximalen Kräfte für jeweils 5 Sekunden gehalten, wobei zwischen den Belastungen eine Pause von 30 Sekunden lag.

Ergebnisse

Die Bodybuilder wiesen absolut und in Relation zum Körpergewicht die höchste statische Kraft auf, wobei sie sich in der absoluten Kraft statistisch nicht von den Sprintern, wohl aber von den anderen Kollektiven unterschieden (Abb. 1). Mit steigender Kraft nahm das iEMG angedeutet exponentiell sowohl für den M. rectus

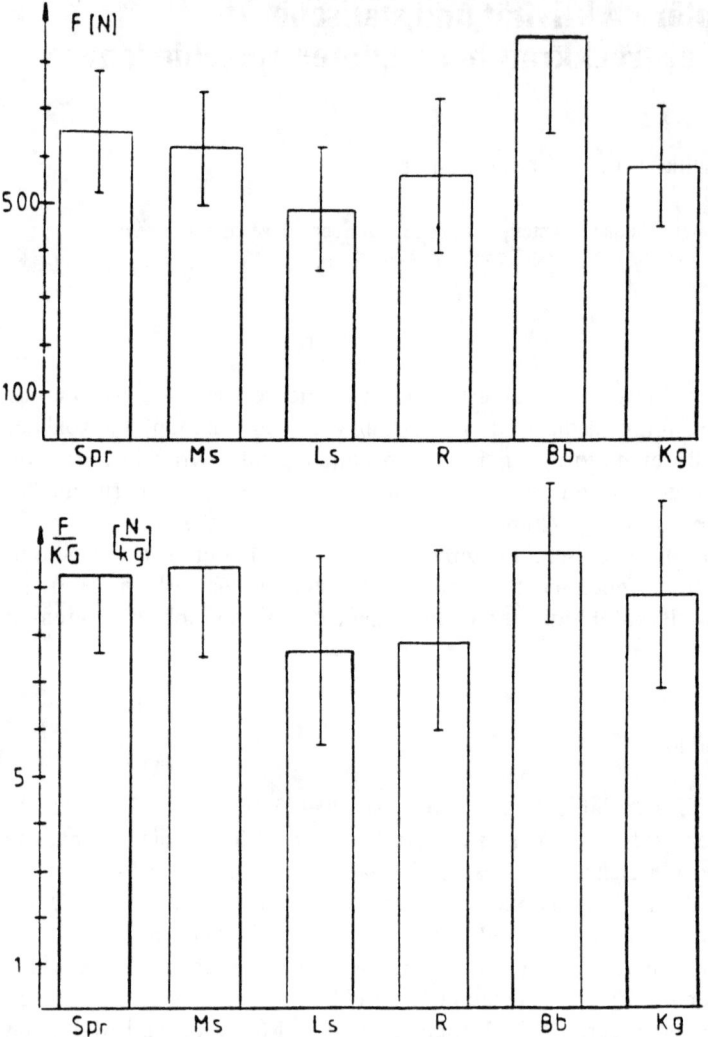

Abb. 1. Maximale statische Unterschenkelstreckkraft (oben) und in Relation zum Körpergewicht (unten) bei Sprintern (Spr), Mittelstreckenläufen (Ms), Langstreckenläufern (Ls), Ruderern (R), Bodybuildern (Bb) und Nichtsportlern (Kg)

femoris wie auch für den M. vastus medialis zu (Abb. 2). Langstreckenläufer wiesen signifikant ($p < 0,05$) niedrigere Werte als Ruderer, Sprinter und Kontrollpersonen auf. Bei dem auf die Kraft bezogenen relativen iEMG zeigten die Bodybuilder die niedrigsten Werte, die sich für den M. rectus auf allen Belastungsstufen ($p < ,01$), für den M. vastus medialis bei 75 und 100% der Maximalkraft ($p < 0,05$) signifikant von denen der Kontrollpersonen unterschieden.

Vergleicht man das relative iEMG-Verhalten der einzelnen Kollektive bei ansteigender Kraftbelastung, so sind trotz nahe beieinander liegenden Werte doch unterschiedliche Verläufe insbesondere zwischen Sprintern und Langstreckenläufern ersichtlich. Sprinter zeigen eine deutlich frühere und stärkere Steigerung der

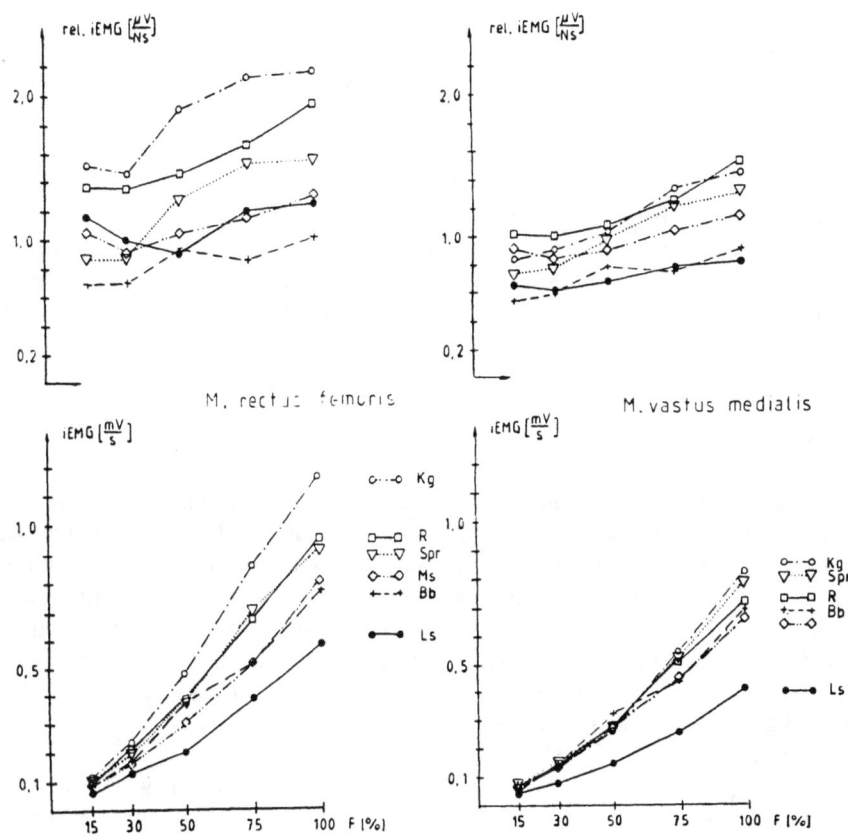

Abb. 2. iEMG (unten) und relatives iEMG (oben) des M. rectus femoris (links) und des M. vastus medialis (rechts) bei steigender Kraftbelastung

Tabelle 1. „Aktivitätsschwelle" in % von F_{max} und Quotient aus rel. $iEMG_{max}$/rel. $iEMG_{min}$ (s. Text)

	M. rectus femoris		M. vastus medialis	
	$F\ [\%\ F_{max.}]$	rel $\frac{iEMG\ max}{iEMG\ min}$	$F\ [\%\ F_{max.}]$	rel $\frac{iEMG\ max}{iEMG\ min}$
Langstreckenläufer	70,8 ± 24,6	1,49 ± 0,22	75,8 ± 40,5	2,02 ± 0,41
Mittelstreckenläufer	42,1 ± 17,3	1,55 ± 0,46	53,6 ± 34,0	1,58 ± 0,49
Sprinter	27,5 ± 6,1	2,01 ± 0,44	35,0 ± 17,3	2,13 ± 1,08
Ruderer	50,0 ± 32,1	1,64 ± 0,42	46,7 ± 27,0	2,29 ± 0,96
Bodybuilder	40,0 ± 32,1	2,08 ± 1,01	45,0 ± 28,1	1,99 ± 0,68
Kontrollgruppe	39,2 ± 30,4	1,76 ± 0,42	50,8 ± 33,4	2,53 ± 1,36
Mittelwerte ges.	44,9 ± 27,0	1,68 ± 0,61	51,2 ± 33,5	2,02 ± 0,89

elektrischen Aktivität gegenüber Langstreckenläufern. Wir bestimmten deshalb bei jedem Probanden die Kraft, ab der im relativen iEMG eine deutliche Steigerung feststellbar war (Aktivitätsschwelle) und ermittelten außerdem den Quotienten aus maximalem und minimalem relativem iEMG als Maß für die Steigerung (Tabelle 1).

Sowohl beim M. rectus femoris wie auch beim M. vastus medialis war bei Langstreckenläufern erst im Durchschnitt bei 70% der Maximalkraft eine verstärkte Aktivierung zu beobachten. Sie unterschieden sich damit signifikant von den Sprintern, die bei ca. 30% der maximalen Kraft einen deutlichen Aktivitätssprung erkennen ließen. Auch wies der bei den Sprintern gegenüber Langstreckenläufern signifikant höhere Quotient für den M. rectus auf einen stärkeren Anstieg bei Kraftzunahme hin.

Diskussion

Die nachgewiesenen, vor allen Dingen qualitativen Unterschiede in der neuromuskulären Aktivierung bei zunehmender Kraftbelastung sind einerseits durch spezifische Trainingsadaptationen erklärbar. So weist die bei allen Trainierten zumindest tendenziell geringere neuromuskuläre Aktivität in Relation zur Kraft auf eine bekannte Verbesserung der Koordination auch ohne spezifisches Krafttraining hin [2, 5, 10]. Sie ist bei spezifisch Krafttrainierten, wie das Beispiel der Bodybuilder zeigt, am ausgeprägtesten. Auch die unterschiedlichen Kurvenverläufe des relativen iEMG im submaximalen Kraftbereich können auf spezifisches Training zurückgeführt werden.

Andererseits bietet eine differierende Muskelfaserverteilung, wie sie auf Grund muskelbioptischer Analysen an Athleten [6, 9] anzunehmen ist, eine Erklärung. So ist denkbar, daß die bei Sprintern schon bei sehr niedrigen submaximalen Kräften zu beobachtende elektrische Aktivitätssteigerung auf der Dominanz von FT-Fasern beruht. Bei Langstreckenläufern mit überwiegend ST-Fasern ist demgegenüber erst bei hoher Kraft eine Rekrutierung von geringer vorhandenen schnellen Muskelfasern wahrscheinlich.

Unserer Ansicht nach bietet die von uns angewandte Methode die Möglichkeit einer intraindividuellen Leistungskontrolle im Kraftbereich. Auch ergibt sich damit vielleicht die Chance, ohne Muskelbiopsien eine prognostische Aussage über die Eignung für bestimmte Sportarten zu machen.

Literatur

1. Bouisset S, Goubel F (1973) Integrated Elektromyographycal Activity and Muscle Work. J appl physiol 35: 695–702
2. Friedebold G, Nüssfen W, Stoboy H (1957) Die Veränderungen der elektrischen Aktivität der Skelettmuskulatur unter den Bedingungen eines isometrischen Trainings. Z ges exp Med 129: 401–411
3. Hannerz J (1974) Discharge Properties of Motor Units in Relation to Recruitment Order in Voluntary Contraction. Acta physiol scand 91: 374–384
4. Henatsch H-D, Langer HH (1985) Basic Neurophysiology of Motor Skills in Sport. Int J Sports Med 6: 2–14

5. Hettinger Th (1983) Isometrisches Muskeltraining 5. Aufl., Thieme, Stuttgart New York
6. Karlsson J, Hulten B, Piehl K, Sjödin B (1975) Das menschliche Leistungsvermögen in Abhängigkeit von Faktoren und Eigenschaften der Muskelfasern. Medizin und Sport XV: 357–365
7. Komi PV, Buskirk ER (1972) Effect of Excentric and Concentric Muscle Conditioning on Tension and Electrical Activity of Human Muscle Ergonomics 4: 417–434
8. Lippold OCJ (1952) The Relation Between Integrated Action Potentials in a Human Muscle and its Isometric Tension. J physiol 117: 492–499
9. Saltin B, Henriksson J, Nygaard E, Andersen P, Jansson E (1977) Fibre Types and Metabolic Potentials of Skeletal Muscles in Sedentary Man and Endurance Runnes Ann NY Acad Sci 301: 3–29
10. Stoboy H, Nüssgen W, Friedebold G (1959) Das Verhalten der motorischen Einheiten unter den Bedingungen eines isometrischen Trainings. Int Z angew Physiol 17: 391–399

Sportmedizinische Möglichkeiten der Steuerung des Trainings und Wettkampfes im Handballsport

V. H. Heimsoth und W. D. Reiche

Ostseeklinik Damp

Methodik

Untersucht wurden 2 Bundesliga-Mannschaften und eine aufgestiegene Mannschaft der 3. Division im Wettkampf und ferner eine dieser Bundesliga-Mannschaften, die eine mit der höchsten Intensität durchgeführte Trainingseinheit absolvierte. Methodisch wurden eingesetzt: Laktatbestimmungen, Videoaufzeichnungen und spiroergometrische Untersuchungen im Labor.

Ergebnisse

Abb. 1 zeigt die Laktatwerte während des Wettkampfes. In einem Training mit hoher Belastungsintensität lagen die gemessenen Laktatwerte unter 5 mmol/l. Die

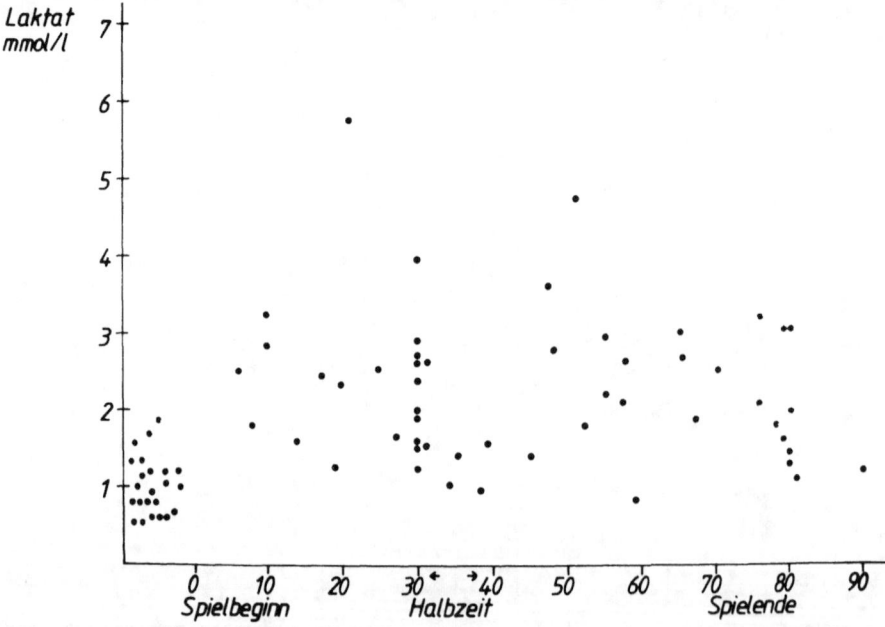

Abb. 1. Laktatbestimmungen bei verschiedenen Spielern während eines Bundesliga-Spieles und eines Freundschaftsspieles zwischen einer Bundesliga-Mannschaft und einer Mannschaft der 3. Division.

Labortests zeigten dagegen maximale Werte – wie bekannt – über 10 mmol/l. Die Analysen verdeutlichen, daß anaerobelaktazide Belastungen im Gegensatz zum Labortest weder im Wettkampf noch in einem mit hoher Intensität durchgeführten, ärztlicherseits unbeeinflußten Routinetraining vorkommen.

Tabelle 1 gibt Aufschluß über die maximale Gesamtspielzeit, die effektive Belastungszeit durch Sprint, Sprungwurf, Gegenstoß und die zugehörigen maximalen Laktatwerte. Auf der Tabelle 2 sind die absoluten Sprintzeiten und die längsten Sprintzeiten der Einzelspieler mit den zugehörigen maximalen Laktatwerten aufgeführt. Im Durchschnitt wurden 7,4 Sprungwürfe pro Spiel bei den wurfstärksten Spielern gezählt. Bei den zwei jugoslawischen Nationalspielern Vujuvic und Svetco-

Tabelle 1. Videoanalyse des Wettkampfes

SPIELER: a) Position im Angriff b) Position in der Abwehr	Absolute Spielzeit (min.)		Effektive Arbeitszeit (min.)		Maximale Laktatwerte (mmol/l)	
	1. Halbzeit	2. Halbzeit	1. Halbzeit	2. Halbzeit	1. Halbzeit	2. Halbzeit
SCHN. a) Rückraum Mitte b) Hinten Links	9:13,5	13:04,2	7:04,8	9:09,4	5,71	3,62
S. a) Rechtsaußen b) Hinten Rechts	12:26,3	10:49,5	8:35,7	7:23,4	1,58	4,67
SCHM. a) Linksaußen b) Außen Links	14:29,2	12:46,9	9:52,4	8:13,8	2,43	3,04
T. a) Kreisspieler b) Vorne Mitte	11:35,3	24:22,8	8:21,9	15:46,3	3,28	2,66
G. a) Rückraum Links b) nur 2x als Hinten Links	12:32,7	10:34,5	3:46,2	3:17,7	2,47	2,58
SCHÄ. a) Rückraum Links b) Außen Links + Hinten Links	16:32,9	14:47,2	11:04,2	9:26,4	3,93	2,81
G. a) Rückraum Rechts b) Hinten Rechts und Außen Rechts	13:53,4	15:04,9	9:24,3	10:58,9	2,31	1,38
M. a) Rechts Außen + Rückraum Mitte b) Außen Rechts	19:57,2	21:14,5	13:25,6	17:38,4	1,77	2,12

Tabelle 2. Videoanalyse des Wettkampfes

SPIELER: a) Position im Angriff b) Position in der Abwehr	Absolute Sprintzeit (min.)		Längste Sprintzeit (sec.)		Maximale Laktatwerte (mmol/l)	
	1. Halbzeit	2. Halbzeit	1. Halbzeit	2. Halbzeit	1. Halbzeit	2. Halbzeit
SCHN. a) Rückraum Mitte b) Hinten Links	1:02,9	2:11,6	13,2	8,5	5,71	3,62
S. a) Rechtsaußen b) Hinten Rechts	0:48,2	1:36,2	11,3	8,9	1,58	4,67
SCHM. a) Linksaußen b) Außen Links	3:27,2	2:51,4	12,4	9,5	2,43	3,04
T. a) Kreisspieler b) Vorne Mitte	3:11,6	5:03,4	11,4	10,3	3,28	2,66
G. a) Rückraum Links b) nur 2x als Hinten Links	0:58,2	0:52,4	5,3	4,9	2,47	2,58
SCHÄ. a) Rückraum Links b) Außen Links + Hinten Links	3:27,4	2:48,5	14,3	9,5	3,93	2,81
G. a) Rückraum Rechts b) Hinten Rechts und Außen Rechts	2:48,4	3:17,5	9,4	12,2	2,31	1,38
M. a) Rechts Außen + Rückraum Mitte b) Außen Rechts	3:51,4	4:11,3	11,2	8,9	1,77	2,12

vic wurden nach der Auswertung aller ihrer Spiele während der Weltmeisterschaft 9 bzw. 13 Sprungwürfe pro Spiel ermittelt.

Die Tabellen machen deutlich, daß im Vergleich zur Gesamtspielzeit des Einzelspielers die Zeiten intensiver Belastungen, also einer Belastung im laktaziden Bereich recht gering ist. Vermeintliche sportartspezifische Tätigkeiten, wie etwa der Sprungwurf kommen im Mittel etwa pro Spieler im Spiel 8 × vor. Mit 9 bzw. 13 Sprungwürfen pro Spiel liegen beispielsweise die beiden jugoslawischen Nationalspieler zahlenmäßig im oberen Bereich.

Diskussion

Die Analyse der tatsächlichen Leistungsanforderung an den einzelnen Handballspieler im Wettkampf erbrachte, daß die Energiebereitstellung anaerob-alaktazid und aerob ist. Sportartspezifische Tätigkeiten wie Sprungwurf, Sprint, Gegenstoß, d. h. hochintensive Belastungsanforderungen an die anaerobe alkatazide Kapazität sind zahlenmäßig begrenzt und zeitlich so kurz, daß schon während des Spieles, d h. auf dem Felde eine Regeneration möglich ist. Verstärkt wird diese Regeneration dann noch durch die hinzukommenden Auswechselpausen. Auch ein typisches, unsererseits unbeeinflußtes, hochintensives Training, 4 Tage vor dem Wettkampf, bot im Durchschnitt keine Belastungen im laktaziden Bereich.

Welche Schwierigkeiten sich bei dem Versuch ergeben, durch sportmedizinische Untersuchungen Aussagen über die Gesamtleistungsfähigkeit von Handballspielern zu bekommen, macht die Arbeit von Steininger und Mitarbeitern deutlich [1]. Die Autoren haben 2 Testverfahren entwickelt, die vielleicht 2-3 Handballer einer Mannschaft wohl sportartspezifisch, aber in keiner Weise wettkampf- bzw. eben handballspezifisch sind. Die Gesamtleistungsfähigkeit eines Handballspielers ist weder mit in ununterbrochener Folge durchgeführten Sprungwürfen, noch mit ständigen Sprints und Torwürfen, die überdies noch bis zur Erschöpfung durchgeführt werden, zu beurteilen. Die Energiebereitstellung ist beim Handballer im Wettkampf, wie dargestellt, alaktazid-anaerob und aerob; praktisch jedoch niemals anaerob-laktazid.

Welche Möglichkeiten der Steuerung des Trainings und Wettkampfes ergeben sich nun für den Sportmediziner? Aus den Untersuchungen während des Wettkampfes, zusammen mit den Einzelauswertungen der verschiedenen Leistungen der Spieler, der Würfe, der Häufigkeit der Sprints usw. ergeben sich Ansatzpunkte für die Trainingsplangestaltung des Einzelspielers. Die im Labor erhobenen Befunde über die cardio-pulmonale Leistungsfähigkeit können dann mit einbezogen werden und einen exakten Kontrollvergleich zu einem späteren Zeitpunkt ermöglichen.

Allgemein kann der Sportmediziner Empfehlungen für die individuelle Gestaltung des Schnelligkeits- und Ausdauer-Trainings geben, in dem er Trainingsintensität, Trainingsumfang und Regenerationsverhalten nach der Trainingsbelastung den Anforderungen des Wettkampfes unter Zugrundelegung der Analyse des Wettkampfes und der jeweiligen Wettkampfleistung anpaßt. Bei der Beratung des Trainers im Wettkampf hat der Sportmediziner die Möglichkeit, Hilfen für die Vorgehensweise beim Auswechseln zu geben. Er kann speziell mit seinen Untersuchungen darauf hinwirken, daß hohe Laktatwerte im Spiel vermieden werden und daß ökonomisch mit den Energievorräten umgegangen wird.

So kann er den Trainer beim Positionseinsatz der Spieler beraten, z. B. könnte er ihn veranlassen, die im Angriff am stärksten belasteten Rückraumspieler in der Abwehr auf weniger belasteten Positionen einzusetzen, etwa als Außendeckungsspieler, wenn die sportmedizinische Analyse eine erhebliche Belastung dieser Spieler ergeben sollte.

Schließlich kann der Sportmediziner den Spieler selbst in der subjektiven Einstufung seiner Belastung schulen und ihm ermöglichen, das richtige ökonomische Verhältnis für intensive Belastungen und Regeneration bzw. Pausen im Wettkampf zu finden. Mit der Beziehung zwischen der subjektiv empfundenen Belastung und physiologischen Parametern, etwa Laktatgehalt im Blut etc. befaßten sich bereits u. a. Borg und Noble, Ekblom und Goldbarg, Young, Cymermann und Pandolf, von Wanner [2–5].

Allgemein lassen die Untersuchungen den Schluß zu, daß es für den Handballspieler darauf ankommt, einen hohen Trainingszustand im aeroben Belastungsbereich um und unter 2 mmol/l Laktat zu haben, d. h. also einen guten Trainingszustand der Fettverbrennung und eine hohe Leistungsbereitschaft im anaerob-alaktaziden Bereich. Letztere müßte mit einem verstärkten intensiven Training der Kurzbelastung erreicht werden.

Literatur

1. Steininger K, Gerl H jun., Wodick RE (1985) Sportartspezifische Belastungstests bei Handballspielern, Deutsche Zeitschrift für Sportmedizin 9, 266
2. Borg GAV and Noble BJ (1974) Perceived Exertion. In Exercice and Sciences Revies, Vol 2 (Edit. Jack H. Wilmore), Academic Press New York, pp. 131–153
3. Ekblom B, Goldbarg AN (1971) The Influence of Physical Training and Other Factors on the Subjectif Rating of Perceived Exertion. Acta physiol scand 83, 399–406
4. Young AJ, Cymerman A, Pandolf KB (1983) Differentiated ratings of perceived are influenced by high altitude exposure. Med Sci Sports Exercise 14, 223–228
5. von Wanner H-U (1985) Subjektive Einstufung der Belastung bei Ausdauerleistungen. Deutsche Zeitschrift für Sportmedizin 4, 104.

Physiologische und biochemische Reaktionen bei sportartspezifischer Belastung von Tanzpaaren der hessischen Hauptklassen D–S

H. J. Burger und P. E. Nowacki

Aus dem Sportmedizinischen Institut der Justus-Liebig-Universität Gießen
(Ärztlicher Direktor: Prof. Dr. med. P.E. Nowacki)

Einleitung

Das Interesse am Tanzsport ist im Laufe der letzten Jahre sehr stark angestiegen, was die steigende Mitgliederzahlen in den Tanzclubs des Deutschen Tanzsportverbandes unterstreichen [3]. In der Sportmedizin wurden allerdings bisher noch nicht genügend Untersuchungen durchgeführt, um den Aktiven des Tanzsports und ihren Trainern gesicherte Empfehlungen für die leistungsmedizinische Optimierung des Trainings zu geben [2, 7]. Ziel der vorliegenden Arbeit ist es, auf der Grundlage des sportmedizinischen Leistungsprofils von Tanzsportlern, deren sportartspezifische kardiale und metabolische Belastungsreaktionen während eines Tanzturniers zu bestimmen.

Methodik

26 Paare (= 52 Tanzsportler) der Hauptklassen D–S des Hessischen Tanzsportverbandes wurden auf ihre körperliche, kardio-zirkulatorische, kardio-respiratorische und metabolische Leistungsfähigkeit fahrradspiroergometrisch im Sitzen nach dem Gießener 1 Watt/kg-KG-Belastungsverfahren untersucht (Meßplätze der Fa. E. Jaeger, Würzburg). Damit wurde ein Querschnitt über alle Amateur-Leistungsklassen des Tanzsports vom Anfänger bis zum Spitzentänzer der Nationalmannschaft erfaßt. Die Startklassen wurden in 3 Gruppen eingeteilt: 1. S-Klasse; 2. A/B-Klasse; 3. C/D-Klasse. Die Grundlage zur Ermittlung der sportartspezifischen Belastungsreaktionen mittels telemetrischer Herzfrequenzmessungen (Telemetriesystem Fa. Hellige) und Laktatbestimmung (Enzymatischer UV-Test, Eppendorf-Photometer) bildete ein nach den Regeln des Deutschen Tanzsportverbandes *simuliertes Tanzturnier* in den Standardtänzen. Die Einteilung in eine Vor-, Zwischen- und Endrunde entspricht einem Tanzturnier der Hauptklasse S-Standard. Auch die Pausen zwischen den einzelnen Tänzen wurden standardisiert [1]. Zum individuellen Aufwärmen, Eintanzen und Gewöhnen an die neue Situation (Gymnastikhalle, Blutentnahmen, Telemetrie) hatten die Paare 25 Minuten Zeit, in der Tanzmusik spielte. Die Blutentnahmen aus dem hyperämisierten Ohrläppchen erfolgten in Ruhe sowie nach den Vor-, Zwischen- und Endrunden in der 3. Erholungsminute.

Ergebnisse

Die anthropometrischen Werte und durchschnittlichen maximalen biologischen Leistungsparameter der Tänzer und Tänzerinnen der 3 Hauptklassen sind in Tabelle 1 dargestellt. Die *körperliche Leistungsfähigkeit*, gemessen als Gesamtarbeit in Wattminuten, war bei der S- und A/B-Klasse praktisch gleich und fiel gering bei der C/D-Klasse ab. Die Tänzerinnen der A- bis D-Klassen erreichten 56–58% der körperlichen Leistungsfähigkeit ihrer Partner; die Sportlerinnen der S-Klasse dagegen schon 64%. Die Körperkraft aller Tanzsportler reichte bei dem vorgegebenen ergometrischen Belastungsverfahren aus, das kardio-zirkulatorische System voll zu beanspruchen. Die Erholungsfähigkeit war bei den Tänzern der A- bis D-Klassen befriedigend und bei der S-Klasse gut. Die Tänzerinnen hatten in der 5minütigen Erholungsphase niedrigere Hf-Werte als die Tänzer.

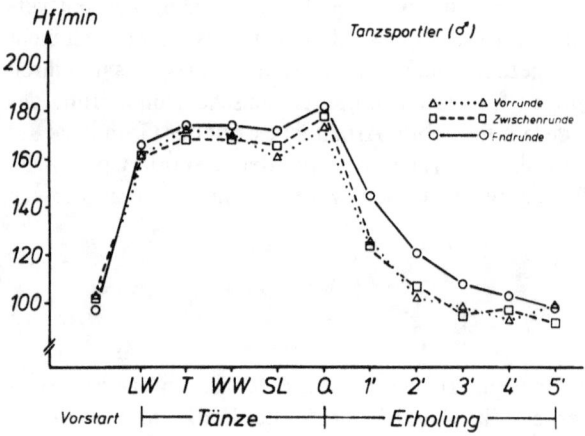

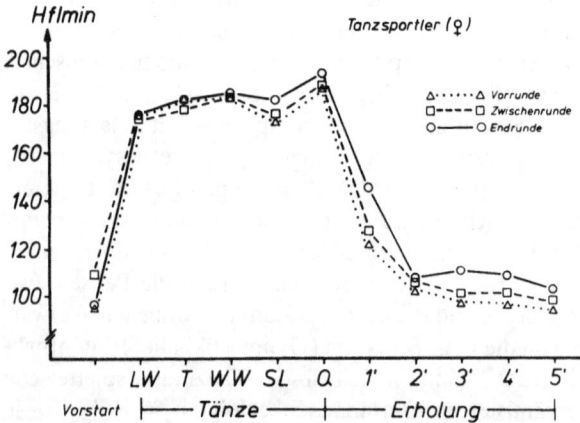

Abb. 1. Verhalten der maximalen Herzfrequenz in der Vor-, Zwischen- und Endrunde von männlichen und weiblichen Tanzsportlern. LW = Langsamer Walzer. T = Tango. WW = Wiener Walzer. SL = Slow Foxtrott. Q = Quickstep

Die maximalen kardio-pulmonalen Leistungsparameter sind bei den Anfängern dem oberen untrainierten und bei den höheren Klassen dem befriedigend trainierten Bereich zuzuordnen. Dies unterstreicht die relative maximale O_2-Aufnahme von 45–46 ml O_2/kg bei den Tänzern.

Während der *sportartspezifischen Belastung* konnten die höchsten Herzfrequenzen mit durchschnittlichen Maximalwerten von 182/min bei den Tänzern und 193/min bei den Tänzerinnen im Quickstep, einem sehr lebendigen Tanz mit kleinen schnellen Schrittkombinationen, ermittelt werden. Der Tango, dessen Rhythmus durch das schnelle Tempo des Körpers ausgedrückt wird, der Wiener Walzer mit seinen schwingenden und pendelartigen Bewegungen und Drehungen liegen im mittleren Belastungsbereich mit 174/min bei den Tänzern und 184/min bei den Tänzerinnen. Die niedrigsten Kreislaufbeanspruchungen weisen der langsame Walzer und der Slow Foxtrott mit ihren fließenden und gleitenden Bewegungen auf, mit Maximalwerten von 166/min bei den Tänzern und 176/min bei den Tänzerinnen (Abb. 1).

Die männlichen und weiblichen Tanzsportler erreichten bei der erschöpfenden Ausbelastung auf dem Fahrradergometer mit 11,8 bzw. 10,1 mmol/l Laktat-Werte,

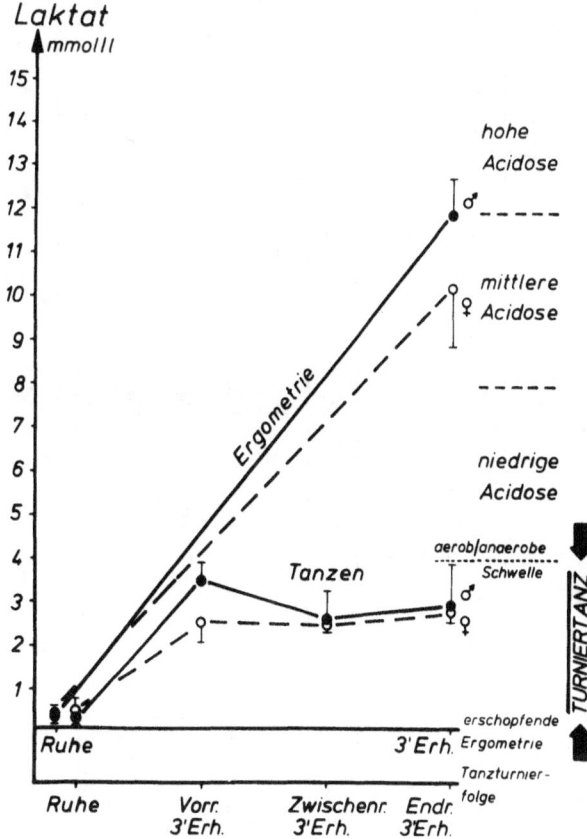

Abb. 2. Durchschnittliche Laktatwerte von männlichen und weiblichen Tanzsportlern vor und nach erschöpfender Fahrradspiroergometrie im Sitzen (1 Watt/kg KG-Methode nach Nowacki) und bei sportartspezifischer Belastung durch eine Tanzturnierfolge

Tabelle 1. Maximale biologische Leistungsgrößen von 26 Tanzpaaren (52 Tanzsportler) der hessischen Hauptklassen D-S

TANZSPORTLER

Start-klasse	Ge-schlecht	n	Alter (J)	Körper-gewicht (kg)	Körper-größe (cm)	Gesamt-arbeit (Watt-minuten)	max. Hf (min^{-1})	5.' Hf-E. (min^{-1})	max. AMV ($1 \cdot min^{-1}$ BTPS)	max. $\dot{V}O_2$ ($ml \cdot min^{-1}$ STPD)	rel. max. $\dot{V}O_2$ ($ml \cdot kg^{-1} \cdot min^{-1}$ STPD)	max. O_2-Puls ($ml \cdot min^{-1} /$ Hf STPD)
S-Klasse	männlich	8	25,8 ± 2,2	67,6 ± 11,7	177,0 ± 9,5	1043 ± 228	180 ± 8	112 ± 8	88,8 ± 13,3	3010 ± 445	45,0 ± 4,7	16,9 ± 3,1
S-Klasse	weiblich	8	24,7 ± 1,9	56,3 ± 7,2	165,6 ± 5,2	672 ± 168	182 ± 15	108 ± 15	65,8 ± 11,5	2052 ± 252	36,2 ± 6,4	11,4 ± 1,2
A/B-Klasse	männlich	8	25,3 ± 5,2	70,1 ± 5,5	177,0 ± 4,1	1004 ± 229	181 ± 11	120 ± 12	94,9 ± 11,3	3207 ± 408	46,3 ± 7,1	17,4 ± 2,3
A/B-Klasse	weiblich	8	25,1 ± 3,6	59,9 ± 7,3	166,1 ± 3,2	564 ± 130	184 ± 6	118 ± 21	67,2 ± 18,8	2028 ± 289	34,2 ± 6,0	11,1 ± 1,5
C/D-Klasse	männlich	10	23,4 ± 4,7	72,4 ± 8,1	177,4 ± 4,2	921 ± 243	184 ± 9	118 ± 14	90,4 ± 17,9	2931 ± 541	41,5 ± 8,8	15,9 ± 3,1
C/D-Klasse	weiblich	10	20,7 ± 2,3	57,6 ± 6,4	165,2 ± 5,3	536 ± 109	182 ± 11	112 ± 11	64,9 ± 12,9	1967 ± 197	34,4 ± 3,9	10,8 ± 1,0

die dem mittleren Azidosebereich zuzuordnen sind (Abb. 2). Die Durchschnittswerte der Blutlaktatkonzentrationen bei sportartspezifischer Belastung liegen in der Vor-, Zwischen- und Endrunde unter 4 mmol/l und sehr dicht beieinander (Tänzerinnen: 2,4; 2,4 und 2,7 mmol/l. Tänzer: 2,4; 2,5 und 2,8 mmol/l).

Diskussion

Das körperliche und kardio-respiratorische Leistungsvermögen der Amateur-Tanzsportler sollte durch ein zusätzliches aerobes Konditionstraining weiter verbessert werden [4, 5].

Auffällig ist, daß die Tänzerinnen in allen 3 Tanzrunden in jedem Tanz höhere maximale Herzfrequenzwerte erreichen als die Tänzer. Dies könnte mit der unterschiedlichen Rollenverteilung bei einem Standardpaar zusammenhängen. Der Herr übernimmt die Führung und vermittelt seiner Partnerin hauptsächlich über den Körperschwerpunkt wohin und welche Figuren er tanzen möchte. Die Dame muß demzufolge ständig höchstmöglich konzentriert sein, um die Bewegungsimpulse richtig aufzunehmen. Ihr wird ein hohes Maß an Sensitivität, Flexibilität und Spontaneität abverlangt. Betrachtet man das Verhalten der Herzfrequenz mit der Erholungsphase so bestehen dagegen kaum Unterschiede zwischen Tanzsportlern und Tanzsportlerinnen. Die kardio-zirkulatorische Erholungsfähigkeit nach der Endrunde stellt sich im Vergleich zur Vor- und Zwischenrunde nicht so günstig dar. Dies ist mit der erhöhten Reizdichte durch das kurze Aufeinanderfolgen der Tänze in der Endrunde zu erklären.

Vergleicht man die Erholungs-Hf-Werte in der 5. Minute nach dem Tanzen mit denen nach der erschöpfenden Fahrradergometrie (112 bzw. 108/min in der S-Klasse), so liegen sie nach der Vor-, Zwischen- und Endrunde mit 105 bis 95/min um ca. 10 Herzschläge tiefer. Eine Erholungsfrequenz von 110 bis 115/min nach maximaler Ausbelastung auf dem Fahrradergometer entspricht somit 100–105/min nach einer Turniertanzrunde. Die maximalen Laktatwerte lassen den Schluß zu, daß auch die *anaerobe Kapazität* der Tanzsportler verbessert werden müßte [6]. Nun stellt sich aber die Frage, ob die Tanzsportler überhaupt eine größere anaerobe Kapazität benötigen. Die sportartspezifischen Untersuchungen belegen, daß dies nicht der Fall ist. Nur 1 Tänzer überschreitet die aerob/anaerobe Schwelle bei 4 mmol/l leicht mit 4,3 mmol/l. Alle übrigen Tänzerinnen und Tänzer liegen dagegen bei der sportartspezifischen Tanzbelastung maximal nur im Bereich des aerob/anaeroben Übergangs, d. h. zwischen 2–4 mmol/l Laktat. Mit der größeren Reizdichte in der Zwischen- und Endrunde geht kein oder nur ein sehr geringer Anstieg der Blutlaktatkonzentrationen einher.

Abschließend können wir festhalten, daß beim Tanzen die aerobe Kapazität neben den notwendigen technisch-künstlerischen Komponenten noch durch ein zusätzliches Ausdauertraining verbessert werden sollte.

Literatur

1. Burger HJ (1985) Allgemeines sportmedizinisches Leistungsprofil und sportartspezifische Belastungsreaktionen von Tanzpaaren der hessischen Hauptklassen D–S. Wissenschaftliche Staatsexamensarbeit (Sportmedizin), JLU Gießen
2. Clasing D, Vogler G, Durusoy FP, Klaus EJ (1968) EKG-Speicheruntersuchungen beim Turniertanztraining. Arbeitsmed, Sozialmed, Arbeitshygiene 4, 110–112
3. Girke D (1982) Tanzsport in der Schule. Schriftenreihe zur Praxis der Leibeserziehung und des Sports. Verlag Hofmann Schorndorf
4. Medau HJ, Nowacki PE (1976) Medizinische Gesichtspunkte zu Gymnastik und Tanz in: DSB, Abteilung Breitensport (Hrsg.) Ausdauersport als Freizeitsport. Schriftenreihe „Berichte und Analysen" 30, 86–95
5. Nowacki PE (1981) Neue Aspekte der körpergewichtsbezogenen Fahrrad- und Laufbandspiroergometrie für den Leistungs-, Breiten- und Rehabilitationssport. In: Kindermann, W u. Hort W (Hrsg.): Sportmedizin für Breiten- und Leistungssport. Demeter Verlag, Gräfelfing, 255–267
6. Pansold B, Roth W, Zinner J, Hasart E, Gabriel B (1976) Die Laktat-Leistungs-Kurve – ein Grundprinzip sportmedizinischer Leistungsdiagnostik. Med u Sport 22, 107–112
7. Traut Ph, Heck H, Hollmann W (1976) Über die Kreislaufbeanspruchung bei Turnier-Tanzpaaren im Training und Turnier. Sportarzt u Sportmed 27, 31–38

Röntgenologische Reihenuntersuchung von Speerwerfern der Spitzenklasse

E. Neusel[1], D. Arza[1], G. Rompe[1] und K. Steinbrück[2]

[1] Stiftung Orthopädische Universitätsklinik Heidelberg (Direktor: Prof. Dr. H. Cotta)
[2] Sportkrankenhaus Stuttgart-Bad Cannstadt (Direktor: Prof. Dr. K. Steinbrück)

Skoliotische Fehlhaltung

In früheren Untersuchungen, u. a. von Rompe (1972) und Steinbrück (1978) wurde davon ausgegangen, daß die häufige Wiederholung der Rumpfeinstellung bei Speerwerfern über eine fixierte Gewohnheitshaltung zur Skoliose führe. Nach neueren Untersuchungen müssen wir jedoch feststellen, daß bis heute noch nicht der Nachweis gelungen ist, daß eine Skoliose durch den Sport verursacht werden kann.

Vielmehr müssen wir von einer skoliotischen Fehlhaltung ausgehen, welche ausgleichbar ist. Die durchschnittliche Skoliosehäufigkeit in der Bevölkerung beträgt in der Literatur zwischen 0,2 und 4% (Götze 1978). Menge (1981) wies bei der Reihenuntersuchung von jugendlichen Luftwaffenbewerbern (n = 595) nach, daß nur 3% seines Kollektivs eine Skoliose von mehr als 15 Grad hatte.

In unserer Untersuchung wiesen 75% der Speerwerfer eine skoliotische Fehlhaltung auf Röntgenaufnahmen im Stand mit einem Cobb-Winkel von weniger als 15 Grad auf. 5 Speerwerfer zeigten eine s-förmige Seitausbiegung, 10 eine c-förmige Seitausbiegung der Wirbelsäule. Ob und wie die beschriebenen Seitausbiegungen durch Speerwerfen beeinflußt werden, muß offen bleiben (Abb. 1).

Spondylolyse

Anders verhält es sich mit der Spondylolyse. Die Spondylolysehäufigkeit beträgt in den Altersgruppen der erwachsenen weißen Bevölkerung zwischen 5 und 7% (Junghans, 1985). Eine besondere Häufung von Spondylolysen finden wir jedoch bei bestimmten Sportarten. So wies Jäger (1969) über 25% Spondylolysen bei Turnern nach; Groher (1969) fand über 29% Spondylolysen bei Turmspringern, Rompe (1969) über 40% Spondylolysen bei Leistungs-Speerwerfern. Ichikawa (1972) konnte sogar über 24% Spondylolysen bei Gewichthebern und 42% Spondylolysen bei Judokas nachweisen.

Demgegenüber finden wir in unserer Untersuchung bei 20 Speerwerfern der absoluten Spitzenklasse nur 20% Spondylolysen, welche sich ausschließlich in den Segmenten L4 und L5 befinden (Abb. 2).

Außerdem findet sich in unserem Patientenkollektiv bei weiteren 20% der Verdacht auf Ermüdungsvorgänge im Bereich der Interartikularportionen der Lendenwirbelsäule. Eine Spondylolisthesis konnten wir in keinem Fall nachweisen.

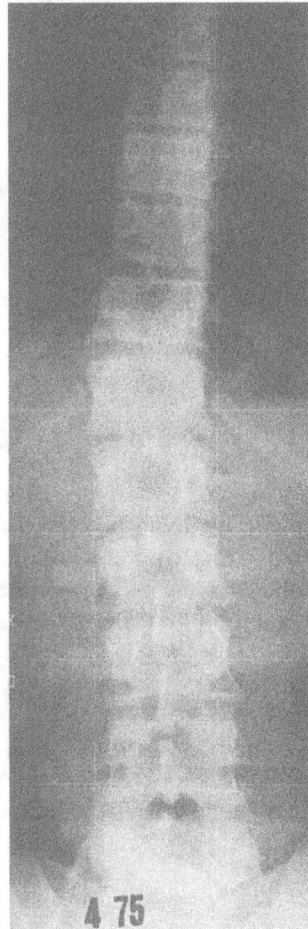

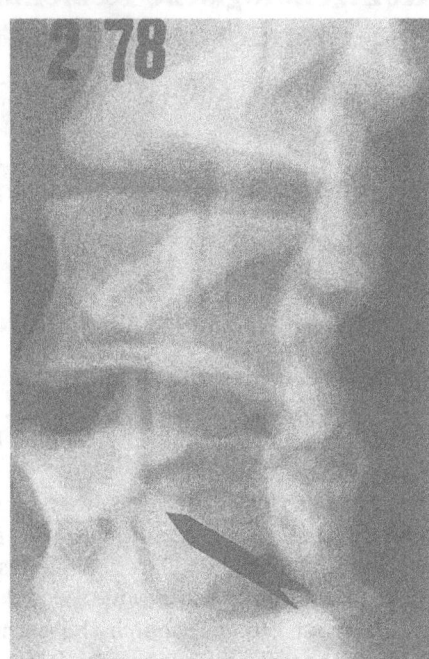

Abb. 1. Großbogige c-förmige Skoliose bei Seitausbiegung der Brustwirbelsäule konkav zur Wurfarmseite

Abb. 2. Unterbrechung der Interartikularportion L 5 im Sinne einer Spondylolyse

Die Abnahme der Spondylolysehäufigkeit im Vergleich zu früheren Untersuchungen erklären wir damit, daß ein Teil der Athleten dieses Kollektivs – vielleicht als Reaktion auf frühere Veröffentlichungen – eine Vorauslese durch gezielte sportartspezifische Tauglichkeitsuntersuchungen erfahren hat und im Training den ballistischen Eigenschaften des Speeres mehr Beachtung geschenkt wird. Diesbezüglich wird man nach den ersten Erfahrungen mit dem neuen Speer, der mehr Explosivkraft erfordert, einen Rückschlag befürchten müssen.

Degenerative Veränderungen der Wirbelsäule

Bei 30% der von uns untersuchten Speerwerfern fanden wir ausgeprägte Osteochondrosen, wobei ausschließlich die Segmente zwischen L 3 und S 1 betroffen waren. Eine Arthrose der kleinen Wirbelgelenke konnten wir sogar zu 60% erkennen.

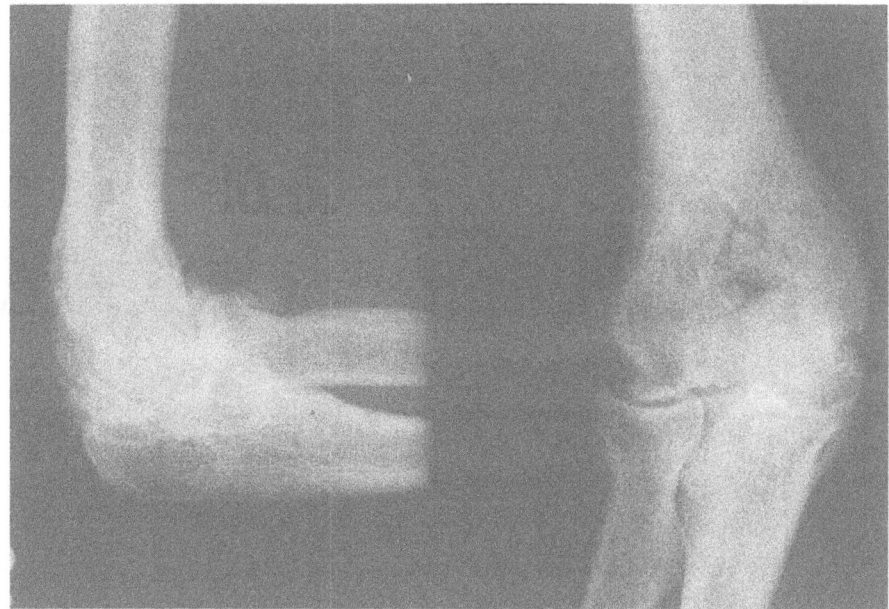

Abb. 3. Typische arthrotische Veränderungen des Ellenbogengelenkes beim Speerwerfen

Arthrose des Ellenbogengelenkes

Beim Speerwerfen kommt es in der Endphase des Wurfablaufes zu einer unphysiologischen Bewegung des Ellenbogengelenkes, indem das Ellenbogengelenk bei 90 Grad Beugung einem extremen Valgusstreß ausgesetzt ist. Dementsprechend finden wir bei unseren Untersuchungen ausgeprägte arthrotische Veränderungen des Ellenbogengelenkes. Sie beginnen ausschließlich im Humero-Ulnargelenk. Röntgenologisch finden wir reaktive, unregelmäßige Knochenneubildungen am ulnaren Olecranonrand, beginnende Gelenkspaltverschmälerungen sowie Knochenspornbildungen am ulnaren Kollateralband. Im Spätstadium greifen die Veränderungen auch auf das Humero-Radialgelenk über; freie Gelenkkörper sind nicht selten (Abb. 3).

Entsprechend war der klinische Untersuchungsbefund: keiner der 20 Speerwerfer war in der Lage, das Ellenbogengelenk des Wurfarmes vollständig zu strecken.

Literatur

1. Dolenko FL, Abdullaew IN (1973) Die Verletzungen des Ellenbogengelenkes beim Speerwerfen. Medizin und Sport 13, 241
2. Götze HG (1978) Humangenetische Aspekte der Skoliose. Z Orthop 116 572
3. Groher W (1969) Kreuzschmerzen und Wirbelsäulenveränderungen bei Kunst- und Turmspringern. Sportarzt 20 444

4. Ichikawa N, Koshimune M, Yoshii T (1973) Spinal injuries in athlets – especially referring to the athlets who practises a lifting-up style. Referiert in Grupe, O u Mitarb: Sport in unserer Welt. Berlin
5. Junghans H (1985) Die Wirbelsäule unter den Einflüssen des täglichen Lebens, der Freizeit, des Sports. Hippokrates Stuttgart
6. Menge M (1981) Sportartspezifische Belastungsauswirkungen an der Wirbelsäule aus: Sport an der Grenze menschlicher Leistungsfähigkeit. Hrsg v Rieckert, Springer-Verlag, 201
7. Rompe G, Rauh R, Rieder H (1971) Beziehungen zwischen Sportpädagogik und Sporttraumatologie, dargestellt am Beispiel typischer Befunde bei Speerwerfern. Sportarzt 22, 239
8. Rompe G, Dreyer J (1972) Wirbelsäulenschäden bei Speerwerfern. Z Orthop 110, 745
9. Rompe G, Steinbrück K (1980) Wirbelsäulenschaden durch Sport. Aus: Die Belastungstoleranz des Bewegungsapparates, hrsg v Cotta H, Krahl H, Steinbrück K Thieme Stuttgart, 215
10. Schneider PG (1972) Sportverletzungen und Sportschäden an Schulter- und Ellenbogengelenk. Z Orthop 110, 519
11. Steinbrück K, Krahl H (1978) Sportschäden und Sportverletzungen an der Wirbelsäule. Deutsches Ärzteblatt, 1139
12. Steinbrück K (1985) Leichtathletik: Kopositorische Disziplinen. Aus Sport, Trauma und Belastung. Hrsg v Pförringer W, Rosemeyer B, Bähr HW, Perimed, 40

Gesunderhaltung und Leistungsoptimierung im Tennissport

K. Weber

Institut für Sportspiele, Deutsche Sporthochschule Köln, Carl-Diem-Weg 6, D-5000 Köln 41
(Leiter: Prof. Dr. med. K. Weber)

Tennis ist eine der wenigen Sportarten, das wegen seiner Spiel- und Belastungsstruktur und auf Grund seiner außergewöhnlichen Beliebtheit als typische life time Sportart vom frühen Kindesalter bis in das hohe Rentenalter betrieben wird. Von unschätzbarem Vorteil ist ferner, daß zur prompten Durchführung dieser Sportart nur ein Spielpartner benötigt wird, der darüberhinaus nach Beliebtheit ausgetauscht werden kann.

Bei Ärzten, Tennislehrern und vor allem Spielern besteht ein besonderes Interesse an der Fragestellung, ob das Tennisspiel zur Gesunderhaltung beitragen kann. Ferner erhebt sich die Frage, durch welche Modifikationen der üblichen Spiel- und Trainingsbedingungen die biologische Reizsetzung so erhöht bzw. reguliert werden kann, daß einerseits eine Leistungssteigerung sowie gesundheitlich wünschenswerte Effekte auftreten und andererseits die Freude am Tennisspiel nicht nachläßt.

Grundlage für die Beantwortung des genannten Fragenkomplexes ist eine Analyse des Tennisspiels sowie dessen Einfluß auf den Menschen verschiedener Alters- und Könnensstufen. Erst anschließend können die erhaltenen Befunde hinsichtlich Gesunderhaltung und Leistungsoptimierung interpretiert werden. Die knappe Zeit erlaubt nur die Zentrierung auf einige wichtige Hauptpunkte im Rahmen einer vorrangig internistischen Betrachtungsweise.

Prävention von Bewegungsmangelkrankheiten

Tennisspieler verschiedener Leistungskategorien und Altersklassen erreichen bei Tenniswettkämpfen eine durchschnittliche Herzfrequenz von ca. 140 bis 150 min^{-1} (Tabelle 1) und einen mittleren Blutlaktatspiegel am Ende des Wettkampfes zwischen 2 und 3 mmol/l (Tabelle 1). Die effektive (Netto-)Spielzeit beträgt in der Regel ein Drittel bis ein Fünftel der Gesamtspielzeit (Tabelle 1). Die unregelmäßigen teilweise ausgeprägten Schwankungen der Herzfrequenz zweier Spielpartner dokumentieren die stetig wechselnde Reizhöhe, Reizdauer und Reizdichte der physischen und psychischen Beanspruchung beim Tennisspiel. Ähnlich wie bei intensiver Intervallarbeit werden kurzfristig hohe bis höchste Herzfrequenzwerte erreicht.

Die synoptische Betrachtung der Durchschnittswerte von Herzfrequenz, Blutlaktatspiegel und Nettospielzeit sowie unsere Kenntnis über die aerobe Kapazität von Tennisspielern verschiedener Leistungsklassen [3] erlaubt eine Abschätzung der

Tabelle 1. Durchschnitt und Standardabweichung der Herzfrequenz, des arteriellen Laktatspiegels und der effektiven (Netto-)Spielzeit beim Tenniswettkampf in verschiedenen Leistungskategoerien und differenten Altersgruppen

Leistungskategorie	Altersgruppe	n	t_{Ges} [min]	t_{eff} [%]	HF [min^{-1}]	LA [mmol/l]
Leistungsspieler (Verbandsrangliste)	Kindes-/Jugendalter	18	90:00	25,4	171,5 6,2	1,41 0,63
	Aktivenalter	18	90:00	16,4 (Halle)	147,6 10,4	2,11 0,77
	Seniorenalter	12	90:00	32,1	153,7 15,2	2,82 0,92
Freizeitspieler (>2 Jahre Tennis)	Aktivenalter	33	30:00	21,8	147,2 11,4	2,43 1,28
	Seniorenalter	18	90:00	29,1	140,7 16,0	2,67 0,96
Anfänger (<1 Jahr Tennis)	Aktivenalter	16	30:00	19,7	135,3 19,0	1,92 0,56

Belastungsintensität bei einem Tenniswettkampf und dem entsprechenden Tennistraining: unsere Befunde bei Freizeittennisspielern und bei Turniertennisspielern sprechen einheitlich im Mittel für eine Belastungsintensität von ca. 50 bis 60% der maximalen Kreislaufleistungsfähigkeit innerhalb der Gesamtspielzeit eines Tenniswettkampfes bzw. -trainings. Leistungsstarke und zugleich trainingsfleißige Tennisspieler werden insbesondere im höheren Lebensalter stärker beansprucht, so daß dieser Personenkreis den wünschenswerten Intensitätsbereich für ein optimal wirksames Gesundheitstraining erreicht, der bei ca. 65 bis 70% der maximalen Kreislaufleistungsfähigkeit [1] liegt. Hierbei erhalten Sicherheit und Präzision der Schläge den Vorrang gegenüber einer mangelhaften Spielkontrolle bei Schlägen mit überhöhter Ballgeschwindigkeit.

Diese aus präventivmedizinischer Sicht wünschenswerte Reizsetzung auf das Herz-Kreislaufsystem kann durch entsprechend strukturierte Ballwurfmaschinenprogramme (Abb. 1) für jeden Spielertyp optimal dosiert und beliebig gestaltet werden [3]. Folglich kann wunschgemäß jeder Intensitätsbereich wie z. B. auch die aerob-anaerobe Schwelle angesteuert werden [3].

Ein solches Training an der Ballwurfmaschine wird jedoch wegen seiner Monotonie auf die Dauer langweilig, so daß es von den Tennisspielern bereits nach kurzer Zeit aufgegeben wird. Außerdem fehlt der prickelnde Wettkampfcharakter. Es müssen daher solche Trainingsformen gefunden werden, die eine höhere Affinität zu typischen Wettkampfsituationen aufweisen und zugleich eine standardisierte und regulierbare Belastung des Muskelstoffwechsels sowie des Herz-Kreislaufsystems erlauben.

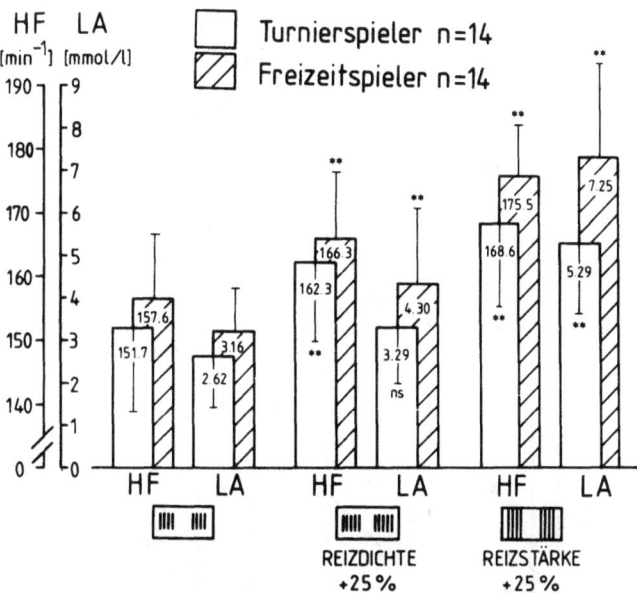

Abb. 1. Durchschnittliche Herzfrequenz und mittlerer Laktatspiegel bei Tennisspielern unterschiedlicher Leistungsstärke bei systematisch veränderten Ballwurfmaschinenprogrammen

Typische Beispiele hierfür sind Trainingsformen mit vorgegebener Lauf- bzw. Schlagrichtung. Exemplarisch hierfür sind das „Briefkuvert" das „Dreieckspiel" und das Schmetterballtraining aus dem Rückwärtslaufen. Beim „Briefkuvert" oder „Hosenträger" ist der Laufweg des Spielers A (long line Spieler) durchschnittlich ca. 20% länger als der des Spielers B (Crosspieler), so daß vergleichbare Unterschiede in der hämodynamischen und metabolischen Beanspruchung wie bei den systematisch abgestuften Ballmaschinenprogrammen erreicht werden. Ähnlich unterschiedliche Reaktionen in der Hämodynamik und im Muskelstoffwechsel erhalten wir beim „Dreieckspiel" (Abb. 2) zwischen Zuspieler und Läufer sowie beim Schmetterballtraining aus dem Rückwärtslaufen zwischen den einzelnen Serien (Abb. 3). Trainingsformen dieser Art unterscheiden sich gegenüber dem typischen Tenniswettkampf dadurch, daß die effektive Nettospielzeit um mehr als das Zwei- bis Dreifache ansteigt und sich somit einer kontinuierlichen dynamischen Beanspruchung annähert. Zugleich können extreme körperliche Belastungsspitzen ausgeschaltet werden. Darüberhinaus sind psychische Streßbelastungen und emotionale Fehlentwicklungen wegen des fehlenden Wettkampfcharakters auf ein Minimum reduziert.

Unter dem Gesichtspunkt einer internistisch-kardiologisch orientierten Präventivmedizin ist folglich das intensive Tennistraining mit einem spielstarken Partner oder einem Tennislehrer dem typischen Tenniswettkampf vorzuziehen. Damit das Training nicht langweilig und bereits nach kurzer Zeit aufgegeben wird, sollten die individuell dosierten Aufgabenstellungen variiert und jederzeit interessant gestaltet werden. Nachdem 20 bis 30 Minuten lang intensiv in der beschriebenen Weise

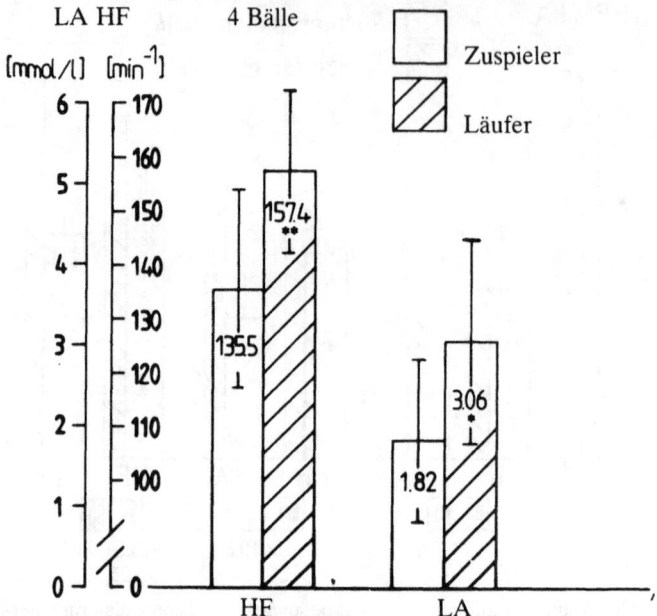

Abb. 2. Durchschnitt und Standardabweichung von Herzfrequenz und Blutlaktatspiegel beim „Dreieckspiel", differenziert nach Zuspieler und Läufer bei 24 Tennisspielern (Verbandsklasse, Ober- und Regionalliga) im Jungsenioren- und Seniorenalter

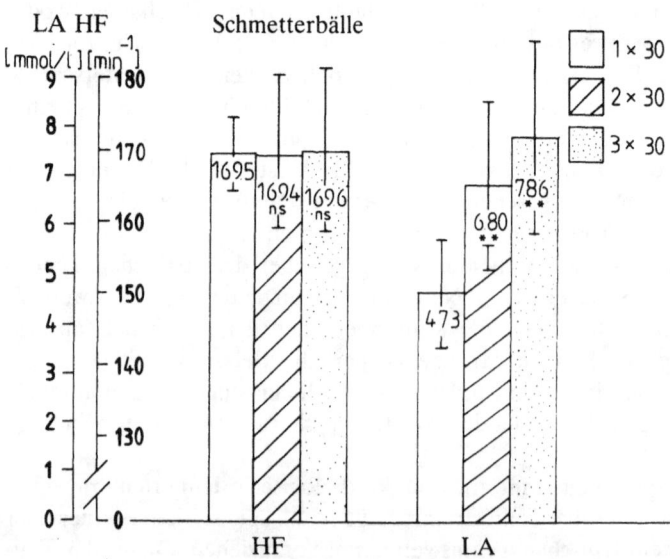

Abb. 3. Durchschnittliche Herzfrequenz und mittlerer Laktatspiegel bei 10 Tennisspielern (Verbandsklasse und Oberliga) im Jungseniorenalter bei der Trainingsform „Schmetterball aus dem Rückwärtslaufen" in drei Serien mit je 30 Bällen

trainiert worden ist, darf beispielsweise anschließend der prickelnde Wettkampfcharakter gleichsam als „Motivationsspritze" nicht fehlen.

Die gewünschte langfristige Adaptation des Muskelstoffwechsels, des vegetativen Nervensystems und des Herz-Kreislaufsystems erfolgt nur, wenn nicht nur einmalig intensiv, sondern auch häufig und regelmäßig trainiert wird. Wünschenswert ist wöchentlich ein Minimum von dreimaligem Tennisspiel von jeweils 60 bis 90 Minuten Dauer. Besonders empfehlenswert ist ein zusätzliches Lauftraining im extensiven Bereich, welches wöchentlich wenigstens einmal ca. 30 bis 40 Minuten lang durchgeführt wird. Bereits nach einigen Wochen erlaubt ein solches Training höhere körperliche Leistungen und der Spieler absolviert die vorherigen Anforderungen gleichsam im Schongang. Mit einem Trainingsaufwand der genannten Art, der einem Energieverbrauch von über 2000 Kcal bzw. 8000 KJ wöchentlich entspricht, kann bekanntlich das relative Risiko für Herzanfälle [2] statistisch signifikant um ca. ein Drittel gesenkt werden.

Substitution von Kohlenhydraten

Der signifikante Anstieg der Glukose im venösen Blut im Verlauf eines Tenniswettkampfes steht in Übereinstimmung mit den bisher bekannten Befunden zum Verhalten des Glukosespiegels in Abhängigkeit von Belastungsdauer, Belastungshöhe und sympathikoner Stimulierung.

Mit einem Abfall des Blutzuckerspiegels ist jedoch zu rechnen, wenn die Kohlenhydratspeicher vor Aufnahme eines Tenniswettkampfes entleert sind bzw. mehrere Tenniswettkämpfe an einem Tag absolviert werden müssen. Dies gilt in besonderem Maße für untrainierte Spieler. Ein Indiz hierfür bietet der signifikante Abfall (ca. 10%) des Glukosespiegels speziell bei Freizeitturnierspielern, die im Vergleich zu Spielern der Deutschen Rangliste (Abb. 4) relativ untrainiert sind. Eine Fortsetzung

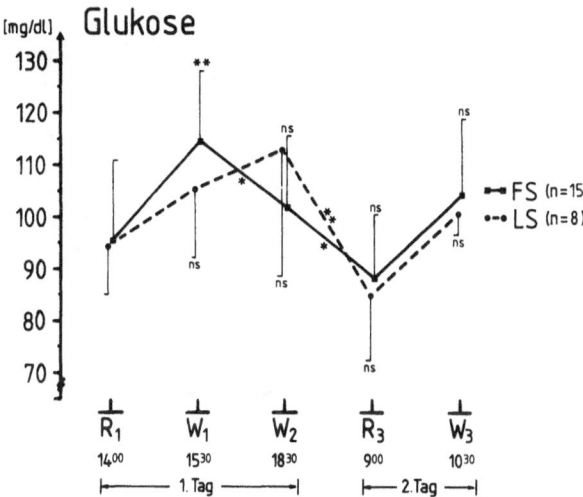

Abb. 4. Das Verhalten der Glukose im venösen Blut bei Leistungsspielern (Deutsche Rangliste) und Freizeitspielern (Bezirks- und Verbandsklasse) im Verlauf eines simulierten Tennisturniers (W 1 bis W 3) an zwei Tagen

der vorgegebenen Belastung, die typischerweise bereits bei Klubmeisterschaften oder Bezirks- bzw. Verbandsmeisterschaften gefordert wird, kann auf Grund beginnender Erschöpfung der hepatischen Glykogenolyse zu einer Reduktion der muskulären und geistigen Leistungsfähigkeit führen.

Die stark erniedrigten Glukosespiegel bei Freizeit- und Leistungsspielern nach der nächtlichen Regenerationsphase (Abb. 4) weisen darauf hin, daß für die Glukoneogenese ein erhöhter Kohlenhydratbedarf besteht. Unter dem Gesichtspunkt der Leistungsoptimierung müssen daher nach intensivem Tennistraining oder im Verlauf von typischen Tennisturnieren nach intensiven Einzelwettkämpfen die Glykogendepots durch entsprechende diätetische Maßnahmen rasch und zuverlässig aufgefüllt werden. Bei mehreren Wettkämpfen an einem Tag ist auf eine stetige Wiederauffüllung durch kohlenhydratreiche Zwischenmahlzeiten zu achten.

Substitution von Flüssigkeit und Elektrolyten

Vornehmlich auf Grund der Schweißsekretion führt ein Tenniswettkampf zu teilweise erheblichen Elektrolytverlusten. Im Serum stellen wir einen hochsignifikanten Abfall von Magnesium und Kalium (Abb. 5) bei gleichzeitigem Anstieg des Natriums und des Kalziums (Abb. 5) ohne wesentliche Veränderung des Plasmavolumens fest. Nach diesen Befunden sowie auf Grund allgemein anerkannter Kenntnisse zum Mineralienbedarf bei langdauernder intensiver Muskelarbeit ist folglich insbesondere die Zufuhr von Magnesium und Kalium in Verbindung mit einer ausreichenden Flüssigkeitsmenge notwendig.

Während des Wettkampfes hat sich die Gabe von sogenannten schweißisotonen Lösungen vor allem wegen ihrer mühelosen Zubereitung und guten Bekömmlichkeit bewährt. Prinzipiell sind jene Fertigprodukte besonders zu empfehlen, die vorrangig Magnesium und Kalium substituieren und darüberhinaus einen geringen

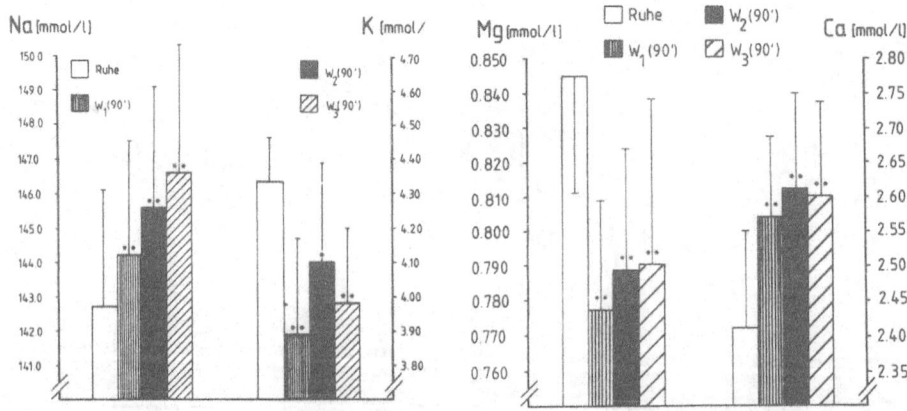

Abb. 5. Verhalten der Serumelektrolyte Natrium und Kalium (oben) sowie Magnesium und Kalzium (unten) bei Turniertennisspielern (n = 20) im Verlauf von drei Tenniswettkämpfen (W 1 bis W 3) an zwei Tagen

Anteil (ca. 5 bis 6%) schnell resorbierbarer Kohlenhydrate enthalten. Diese Vorgabe wird leider nur bei einem Teil der angebotenen Präparate erfüllt, so daß mit einer Mixtur (z. B. 1:1 oder 2:1) aus magnesiumreichem Mineralwasser mit kaliumreichem Fruchtsaft leistungsphysiologisch günstigere Wirkungen zu erwarten sind.

Tennisspielern mit teilweise unspezifischen Symptomen eines Elektrolytmangels (z. B. Muskelschwäche, tetaniforme Zustände während des Wettkampfes oder nächtliche Muskelkrämpfe) sowie Tennisspielern mit Herzrhythmusstörungen und unter Digitalismedikation empfehlen wir eine Kontrolle der Serumelektrolyte im Labor. Vorteilhafter ist eine Analyse der Elektrolyte im Serum und ggf. im Schweiß unter typischen sportartspezifischen Wettkampfbedingungen. In Einzelfällen wird eine spezifische Elektrolytsubstitution (z. B. mit Kalinor oder Magnesiocard) angezeigt sein.

Die früher übliche Einnahme von Salztabletten während und nach Tenniswettkämpfen insbesondere zur Prophylaxe von Muskelkrämpfen ist kontraindiziert. Zum einen besteht im Verlauf von Tenniswettkämpfen die Tendenz zu einer hypertonen Hypernatriämie die primär einer Flüssigkeitszufuhr bedarf und zum anderen ist nach der Györgyi-Formel bei einem Anstieg der Natriumkonzentration mit erhöhter Krampfbereitschaft zu rechnen. Ferner ist der Kochsalzverlust über den Schweiß, der nach Tenniswettkämpfen bei Männern ca. 2,0 Gramm und bei Frauen ca. 1,0 Gramm beträgt, im Sinne einer Prophylaxe der Hochdruckkrankheit nicht unerwünscht, da bekanntlich in Mitteleuropa täglich durchschnittlich 3 bis 5 Gramm Kochsalz über der empfehlenswerten Norm aufgenommen wird.

Literatur

1. Hollmann W, Rost R, Dufaux B, Liesen H (unter Mitarbeit von Heck H, Lagerström D, Mader A, Schürch P) (1983) Prävention und Rehabilitation von Herz-Kreislaufkrankheiten durch körperliches Training. Hippokrates, Stuttgart
2. Paffenbarger RS Jr, Wing AL, Hyde RT (1978) Physical activity aslan index of heart attack risc in college alumni. Am J Epidemiol 108: 161
3. Weber K (1985) Reaktionen und Adaptationen im Tennissport. – Eine sportmedizinische Analyse. Habil-Schrift, DSH Köln

Zur Bedeutung der dynamischen Sehschärfe in den Rückschlagspielen

G. Tidow, P. Brückner und H. de Marées

Ruhr-Universität Bochum

Wesentliche Resultate

- Weltklasse-Tennisspieler weisen mit durchschnittlich 270°/s eine signifikant größere dynamische Sehschärfe als Linienrichter mit durchschnittlich 203°/s.
- Jugendliche Badmintonspieler erreichten mit im Mittel 243.362 39°/s eine signifikant höhere dynamische Sehschärfe als gleichaltrige Nichtsportler mit 202 ± 20°/s.
- Die sakkadische Maximalfrequenz zeigte keine signifikanten Unterschiede zwischen den Teilkollektiven und korrelierte nicht mit der dynamischen Sehschärfe.
- Für männliche erwachsene Badmintonspieler ergab sich eine signifikante Korrelation zwischen der dynamischen Sehschärfe und der Spielstärke im Badminton.

Die gefundenen interindividuellen und gruppenspezifischen Unterschiede lassen sich selektionsbezogen und/oder trainingsbezogen interpretieren.

Falls sich die Trainierbarkeit der dynamischen Sehschärfe trotz unterschiedlicher Literaturbefunde sportartspezifisch bestätigen läßt, erscheint es zweckmäßig, zumindest bei der Schulung von Schieds- und Linienrichtern entsprechende Übungsprogramme zur Verbesserung des Bewegungssehens einzusetzen.

Einleitung

Analysiert man die Beanspruchungscharakteristik von Rückschlagspielen, so dominiert reaktives Handeln auf der Basis visueller Informationen. Das Observieren von Hochgeschwindigkeits-Ballwechseln und minimal kurzen Ball-Bodenkontakten (aus der Schiedsrichterperspektive) wie auch das visuelle Erfassen bzw. Verarbeiten der Ball-Flugwege und des Gegnerverhaltens (aus der Spielerperspektive) setzen gleichermaßen möglichst hoch entwickelte Fähigkeiten im Bewegungssehen voraus.

Stuft man das Bewegungssehen ähnlich wie das Formensehen oder Farbensehen als relativ eigenständige Dimension ein, so erscheint es sinnvoll, unter Einsatz entsprechender dynamischer Tests nachzuprüfen, ob es analog zu den motorischen Beanspruchungsformen Schnelligkeit und Koordination auch in bezug auf die Blickmotorik sportartspezifische wie auch individuelle Leistungsunterschiede gibt und welche sportpraktischen Konsequenzen sich daraus ableiten lassen.

---

* Mit Unterstützung des Bundesinstituts für Sportwissenschaft

Material und Methodik

Mit einer auf die visuelle Beanspruchung bei den Rückschlagspielen speziell abgestimmten Testapparatur wurde bei insgesamt 84 Vpn die sogenannte dynamische Sehschärfe ermittelt. Dabei werden tennisballgroße Landoltringe mit schrittweise gesteigerter Geschwindigkeit auf eine bogenförmige Leinwand projiziert. Unter standardisierten Beleuchtungsverhältnissen und Verwendung eines kritischen Details von 10 Bogenminuten gilt schließlich diejenige Winkelgeschwindigkeit, bei der zumindest 80% der Optotypen noch korrekt identifiziert werden können, als „Schwellenwert". Zur Ermittlung der zyklischen Maximalfrequenz – und damit der Grundschnelligkeit – der äußeren Augenmuskeln wurde zusätzlich ein Sakkadentest eingesetzt. Bei diesem wird der minimale Zeitbedarf für 30 horizontale Blicksprünge zwischen zwei 90° voneinander entfernten Punkten gemessen. Aus der Sportart Tennis stellten sich sechs australische bzw. US-amerikanische Nationalspieler sowie sechs Linienrichter als Pbn zur Verfügung (n = 12). Als zweites Rückschlagspiel wurde Badminton ausgewählt. Das untersuchte Kollektiv umfaßte hier 48 Spieler und Spielerinnen sowie 24 Schüler(innen), die keine visuell belastende Sportart aktiv betreiben.

Ergebnisse

Tennis

Als wesentliches Resultat zeigte sich in bezug auf die dynamische Sehschärfe ein hochsignifikanter Unterschied zwischen dem Spielerkollektiv und dem Linienrichterkollektiv. Auch die geringe Anzahl der insgesamt Getesteten veranlaßt zu der Vermutung, daß hier Stichproben aus zwei unterschiedlichen Populationen entnommen wurden. Diese Feststellung läßt sich rein optisch durch die nachfolgende Abb. 1 belegen. Der Spieler mit dem schnellsten Auge weist eine um ca. 50% höhere dynamische Sehschärfe auf als der beste im Test erfaßte Linienrichter. Konkret stehen hier 340°/s eines auf Platz 12 der Weltrangliste plazierten Turnierspielers 230°/s Winkelgeschwindigkeit gegenüber. Im Mittel erreichten die sechs Aktiven 270°/s, die Linienrichter 203°/s. Im Gegensatz dazu konnten im Sakkadentest keine überzufälligen Unterschiede zwischen den beiden Teilkollektiven ermittelt werden.

Badminton

- Jugendliche Badmintonspieler(innen) erreichten im dynamischen Sehschärfetest maximale Winkelgeschwindigkeiten von durchschnittlich 243 ± 39,5°/s bei Links-Rechts-Projektion der Optotypen. Gleichaltrige Schüler(innen), die keine visuell belastende Sportart betreiben, erzielten mit 202 ± 20°/s signifikant niedrigere Geschwindigkeiten.
- Erwachsene Badmintonspieler kamen beim dynamischen Sehschärfetest auf durchschnittlich 208 ± 38°/s (li-re) und wiesen damit eine signifikant geringere Leistungsfähigkeit auf als die jüngeren Aktiven (s. Abb. 2).

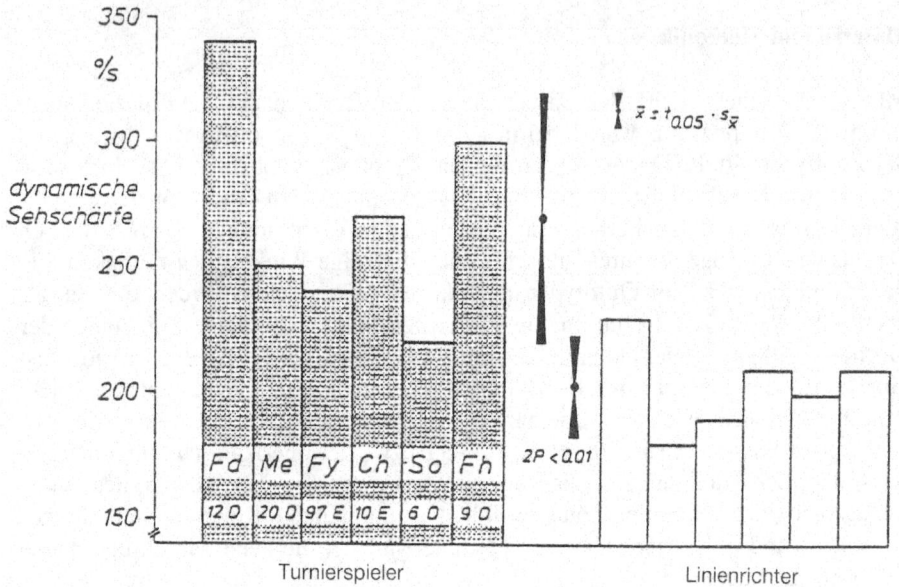

Abb. 1. Dynamische Sehschärfe im Vergleich. Die linken, karierten Säulen stellen das Leistungsvermögen von 6 Berufstennisspielern dar. Am Fuß sind jeweils die zum Zeitpunkt des internationalen Turniers gültige Plazierung in der Weltrangliste und die ausgeübte Funktion im Einzel oder Doppel eingetragen. die weißen Säulen repräsentieren die Testergebnisse von 6 Linienrichtern, die bei derselben Veranstaltung an der T-Linie oder der Grundlinie eingesetzt worden waren

- Eine Rangkorrelation zwischen der dynamischen Sehschärfe und der Spielstärke war für die männlichen Erwachsenen signifikant: Bei Li-Re-Projektionen ergab sich ein R von .60 (2p .02), bei Re-Li-Richtung ein R von .81 (2p .001).
- Der mit dem Sakkadentest gemessene min. Zeitbedarf betrug für die jugendlichen Spieler im Mittel 13,93 s, für die Erwachsenen 14,47 s und für das Kontrollkollektiv 14 s. Die erreichten Werte korrelieren nur mäßig oder aber nicht signifikant mit der dynamischen Sehschärfe.

Diskussion

Eine Synopsis der Ergebnisse zeigt zunächst, daß es analog zur korrigierbaren statischen Sehschärfe auch in bezug auf die dynamische Sehschärfe ein relativ große Streubreite gibt. So erreichten die Pbn mit dem niedrigsten Schwellenwert 160°/s, während die besten Resultate über 100% höher lagen (340°/s). Das bestätigt indirekt die von Ludwig und Miller (1953) vorgenommene Einteilung der Vpn in „geschwindigkeits-resistent" und „geschwindigkeits-empfindlich".

Daß dieser Befund eher auf ein sehr unterschiedlich ausgeprägtes visuell-koordinatives Leistungsvermögen zurückzuführen ist als auf variierende Kontraktilität der äußeren Augenmuskeln, ergibt sich aus dem nur losen Zusammenhang zum Sakkadentest. Allerdings wurde auch hier unter dem Aspekt der Schnelligkeit eine beträchtliche Spannweite von ca. 60% ermittelt.

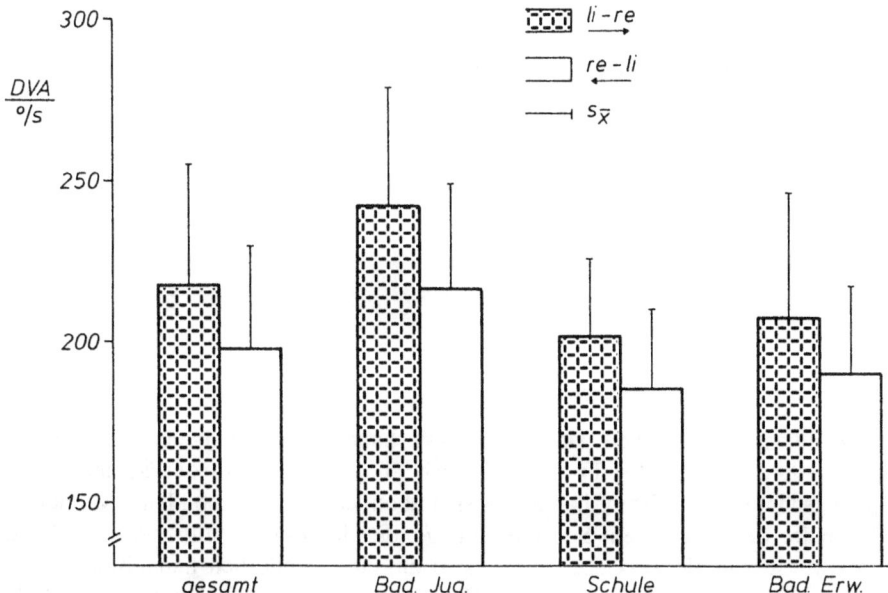

Abb. 2. Dynamische Sehschärfe bei Badmintonspielern. Die karierten Säulen symbolisieren das Testergebnis bei links-rechts Projektion der Optotypen, die weißen die rechts-links Richtung. Generell erreichen alle Teilkollektive bei der erstgenannten Darbietung signifikant bessere Ergebnisse. Die größte dynamische Sehschärfe erzielten die jugendlichen Badmintonspieler mit im Mittel 243°/s gegenüber gleichaltrigen, aber in keiner visuell belastenden Sportart aktiven Mitschülern mit 202°/s. Die beginnende Reduktion der dynamischen Sehschärfe im altersgang zeigt sich bei erwachsenen Aktiven, für die durchschnittlich 208°/s gemessen wurden. Im Vergleich zu den Weltklassespielern war die Trainingshäufigkeit aller Badmintonspieler jedoch erheblich geringer

Ob die aufgezeigte Leistungs-Heterogenität ursächlich auf genetischer Dertermination oder aber belastungsinduzierter Adaptation beruht, läßt sich ohne entsprechende Längsschnittvergleiche nicht beantworten. Unabhängig davon impliziert der für das Badmintonspieler-Kollektiv nachgewiesene positive Zusammenhang zwischen der dynamischen Sehschärfe und der Spielstärke, daß in der Sportmedizin bisher weitgehend unbeachtet gebliebene sinnesphysiologische Parameter es verdienten, stärker in die Forschungsarbeit integriert zu werden.

Greift man die These auf, derzufolge man durch gezielte Beanspruchung vom Ausdauerleistungsvermögen her 20 Jahre lang 40 Jahre jung bleiben könne, so gilt das möglicherweise auch für die Blickmotorik. Sollte dieses aus eigenen Befunden über die Trainierbarkeit des visuellen Systems abgeleitete Schlußfolgerung zutreffen, dürfte das vor allem für Schieds- und Linienrichter von relativ großer Tragweite sein. Das bei ihnen aufgezeigte Leistungsdefizit legt die Vermutung nahe, daß bei strittigen Ball-Bodenkontakten die Spieler aufgrund ihrer hohen dynamischen Sehschärfe visuell eher und genauer am Auftreffort sind. Um hier die Fehlerquote zu minimieren und Alterungsprozesse aufzuhalten, erscheint es angebracht, dem 5–6stündigen täglichen Tennistraining der Professionals, das ja hochintensive visuell-dynamische Beanspruchungen mit einschließt, ein systematisches Sehtraining mit dem Ziel einer ‚blickmotorischen Fitneß' entgegenzusetzen.

Literatur beim Verfasser erhältlich.

Der Arzt am Ring.
Zur sportärztlichen Betreuung im Amateurboxen

W. Pfeifer

Kaiserslautern

Wenngleich im Deutschen Amateur-Box-Verband 45 000 Mitglieder zusammengefaßt sind, darunter 3000 Frauen, die sich allerdings nur an der gymnastischen Körperschulung beteiligen, handelt es sich dennoch nur um eine kleine Minderheit innerhalb der deutschen Sportbewegung, die insgesamt Millionen Mitglieder umfaßt. Gerade die Tatsache, daß es sich um eine Minderheit handelt, sollte den Arzt zur Hilfeleistung motivieren. Im Gegensatz zu anderen Sportarten hat sich das Amateur-Boxen vielfach mit den Gegnern dieser Sportart zu beschäftigen.

Deren Begründung: Das Verletzungsrisiko, die Gefahren des Faustkampfes.

Die Meinungen gehen hier weit auseinander: Während der Vatikan dem Amateur-Box-Sport durchaus positive Aspekte abgewonnen hat, und sich das Bundesarbeitsgericht in seiner Entscheidung die Meinung zu eigen gemacht hat, daß es sich beim Boxen zwar um eine Kampfsportart handelt, aber nicht um eine besonders gefährliche, stehen dem wiederum extrem andere Auffassungen gegenüber.

Das Boxen ist ein Kampfsport, der, wie jeder andere Kampfsport auch Gefahren und Risiken in sich birgt. Jährlich finden in Deutschland ca. 14 000 Boxkämpfe der Amateure statt. Angesichts ständig verbesserter Schutzmaßnahmen und Dank der engen Zusammenarbeit zwischen Ärzten und Amateur-Boxverband ist es seit über 10 Jahren zu keinem ernsten Zwischenfall mehr gekommen.

Die Statistiken der Versicherungen reihen die Verletzungsquote im Amateur-Boxen auch prozentual in die Gruppe der Sportarten mit den niedrigsten Verletzungszahlen ein. Das Amateurboxen wird, was die ständige ärztliche Betreuung betrifft, von keiner anderen Sportart übertroffen:

Alle Athleten, vom 10- bis 37jährigen, müssen sich jährlich einer genauen ärztlichen Untersuchung unterziehen.

Jeder Kämpfer wird unmittelbar vor dem Kampf nochmals untersucht.

Ohne Anwesenheit des Ringarztes kann wettkampfmäßiges Boxen überhaupt nicht durchgeführt werden.

Darüberhinaus kann der Ringarzt im Amateur-Boxen jederzeit, wenn er es zum Schutz eines Kämpfers für erforderlich hält, einen Kampf abbrechen.

Wenn ein Boxer durch K. o. verliert, dann treten erneut strenge Schutzbestimmungen in Kraft, wie sie keine andere Sportart bei gleichen Umständen kennt.

Sensationell aufgemachte Meldungen und Meinungen über Dauer-Schädigungen beim Amateur-Boxen wurden durch eine Langzeit-Studie innerhalb des Deutschen-Amateur-Box-Verbandes ad absurdum geführt, d. h., daß das Amateur-Boxen unter den heutigen strengen ärztlichen Kontrollen kein höheres Risiko in sich birgt, als andere Kampfsportarten auch.

Es gibt keine Sportart, bei der die ärztliche Mitarbeit eine derart zentrale Position einnimmt, wie gerade im Amateurboxen des DABV.

Darauf ist der Deutsche-Amateur-Box-Verband mit Recht stolz.

Der Faustkampf ist ein fester Bestandteil der klassischen olympischen Spiele seit Jahrhunderten und er wird es auch in Zukunft bleiben.

Man sollte nicht soweit gehen, zu behaupten, daß das Amateur-Boxen und das Professional-Boxen zwei verschiedene Sportarten seien.

Aber die Unterschiede zwischen Amateuren, die eine olympische Sportart betreiben, und den Profis, die ein Sport-Geschäft durchführen, sind in der Praxis derart gravierend, daß man es allen Nichtwissenden – und dazu gehören auch die meisten Ärzte – immer wieder erklären sollte.

Die Ärztekommission des Deutschen Amateur-Box-Verbandes befaßt sich permanent mit Fragen der Schutzbestimmungen, sei es zum Thema „Handschuhe", „Mund- und Kopfschutz", „Ringbelag", „Altersgrenze der Wettkämpfer", Lizenzierung der Kampfrichter und Ringärzte.

Die Ärztekommission des DABV, bestehend aus erfahrenen Ringärzten, wird auch in Zukunft die Hände nicht in den Schoß legen, sondern immer wieder Möglichkeiten zur Verbesserung von Schutzbestimmungen überprüfen.

Dazu gehört z. B. die Überlegung, ob Kopftreffer in der Zukunft nicht mehr gepunktet, und damit aus der Wertung herausgenommen werden, wenn, wie beim modernen Fechten mit der Waffe, elektronische Sensoren im Kopfschutz diese Treffer registrieren könnten.

Wir fassen zusammen:

Keine Sportart ist heute derart mit dem Arzt verbündet und hat dies in ihren Wettkampfbestimmungen fixiert, wie das Amateurboxen.

Wir Sportärzte sollten dies honorieren und nicht mit hochgezogenen Augenbrauen abseits stehen.

Der Arzt am Ring, die sportärztliche Betreuung im Amateur-Boxen, auch das ist eine Herausforderung an den Sportarzt unserer Zeit.

Ermüdungsprobleme während langer Flüge in der Sport- und Wettbewerbsfliegerei

J. Marpmann

Bielefeld

Wie zahlreicher inländischer und ausländischer Literatur zu entnehmen ist, werden viele Unfälle in der Luftfahrt auf Grund menschlichen Fehlverhaltens durch Fehlentscheidungen infolge von Ermüdung und Leistungsabfall hervorgerufen.

Als aktiver Sportflieger wird man gerade auch mit diesen vorgenannten Faktoren im Leistungsflug, im Wettbewerb, bei Ralleys konfrontiert.

Es erscheint wichtig, einmal dazu Stellung zu nehmen, was unter „Ermüdung und Leistungsabfall" zu verstehen ist, wodurch sie hervorgerufen werden, wie sich Ermüdung subjektiv und objektiv bemerkbar macht, wozu der Pilot im Augenblick in der Lage ist, dagegen etwas auszurichten, insbesondere aber auch, wie er sich auf lange Sicht diesbezüglich präparieren kann.

Die ursächlichen Momente für das Auftreten der Ermüdung finden sich im Wesentlichen im sogenannten Dystress nach Selye, der sich auf geistig-seelischem, körperlichem und psychovegetativem Gebiet zeigen kann.

Der körperliche Streß kann durch Turbulenzen, Beschleunigung, Temperaturunterschiede, Lärm, Vibration, verminderte Luftfeuchtigkeit, körperliches Mißbehagen, durch Sitzstellung bzw. Körperlage, Durst und Hunger, Sauerstoffmangel hervorgerufen werden. Als wegbereitende Streßfaktoren müssen Nikotin- und Alkoholmißbrauch, Medikamente, Schlafstörungen und Schlafmangel genannt werden, die sogenannte Übernächtigung, der psychosoziale Streß und sonstige störende Umgebungsbedingungen, wie noch nicht völlig körperlich ausgeheilte Krankheitsprozesse. Auf psychovegetativem Gebiet ist der Streß ebenso von großer Bedeutung, insbesondere durch die Ausschüttung der sogenannten Streßhormone, er kann sich im Anstieg von Blutdruck und Herzfrequenz, gesteigertem Energiekonsum mit Abbau von Reserven, Veränderungen des Fettstoffwechsels im Organismus und der hiermit verbundenen Traubenzuckerverfügbarkeit der einzelnen Zelle zeigen. Besonders erwähnenswert ist aber der Flüssigkeitsverlust während mehrstündigen Fliegens durch psychovegetativ ausgelöstes Schwitzen und durch leichte bis mittelstarke körperliche Tätigkeit neben der Flüssigkeitsausscheidung auf Grund der Exspiration.

Außerdem wird eine Wasserhaushaltsregulation u. a. durch die halbliegende Position des Segelflugpiloten verursacht über den sogenannten Henry-Gauer-Reflex und hormonale Vorgänge über das zentrale Nervensystem.

Hierdurch erklärt sich die Forderung erfahrener Flugmediziner, bei länger dauernden Flügen vermehrt Flüssigkeit zu sich zu nehmen. Nicht unerwähnt sollen auch Überbelastung auf geistig-seelischem Gebiet bleiben als ein wesentlicher Bestandteil beim Auftreten der Ermüdung.

Der sogenannte Bio-Rhythmus ist ebenfalls mitbestimmend für das Auftreten der Ermüdung.

Die Ermüdungserscheinungen können sich subjektiv und objektiv zeigen. Auf körperlichem Gebiet infolge der über mehrere Stunden gehenden fehlenden Bewegungsmöglichkeiten in Form von Wirbelsäulen- und Gliedmaßenschmerzen, psychovegetativ in Form von Herzklopfen, Magendruck, Übelkeit, Brennen in der Brustregion, sogar von leichtem Schwankschwindelgefühl und Erbrechen. Am Gravierendsten sind die Auffälligkeiten auf psychischem Gebiet, angefangen von leichter Störung der Konzentrationsfähigkeit über Störungen der Vigilanz, Verlangsamung der Reaktionszeiten und Denkabläufe, Einschränkung der Kritik- und Urteilsfähigkeit, der Merkfähigkeit bis hin zum Nichtmehrbefolgen von Anweisungen oder Fehlausführungen von Anweisungen, sogar bis zum sogenannten „Sekundenschlaf".

Als Maßnahmen zur möglichst weitgehenden Einschränkung der Ermüdungserscheinungen wird die Flüssigkeits- und Nahrungsaufnahme sein, zuerst während eines mehrstündigen Fluges bis zu 3 Litern einer sogenannten isotonischen mineralhaltigen Lösung, wie z. B. „Iso-Star" oder „Mineral drink" von Primmer. Genauso wichtig wie Zuführung von Flüssigkeit ist auch wieder das Abführen von Wasser, das sich bekanntermaßen bei den engen Raumverhältnissen im Flugzeug schwierig gestalten kann.

Vom Piloten selbst können während der akuten Phase des Ermüdungsprozesses zunächst einmal rhythmisches Zusammenziehen der Gliedmaßenmuskulatur empfohlen werden, ausgewogene Atemübungen, die jedoch nicht zur Hyperventilation führen dürfen, fernerhin beim Auftreten der sogenannten Air-sickness möglichst geringe Kopfbewegungen, möglichst ruhiges Fliegen, soweit das bei den thermischen Verhältnissen möglich ist, und bei Schmerzen im Bereich der Wirbelsäule Versuch der Lageänderung.

Auf lange Sicht hin sollten als vorbeugende Maßnahmen tägliches körperliches Ausdauer-Gymnastik-Programm in Form der sogenannten „Goldenen 10 Minuten", modifiziert nach Hollmann erwähnt werden, das autogene Training nach J.H. Schultz, das mentale Training und neuerdings auch das sogenannte Gehirn-Jogging.

Differentialdiagnostik der Kraft der Streckmuskulatur der unteren Extremitäten von Kaderhochspringerinnen

W. Ritzdorf, W. Grzybek und R. Schrey

Institut f. Leichtathletik u. Turnen, Deutsche Sporthochschule, Köln

Die Kraft ist eine wesentliche Einflußgröße für die Sprungleistung der Hochspringerinnen. Diese Aussage begründet sich nicht nur in trainingspraktischen Erkenntnissen, sondern wird auch durch die Ergebnisse biomechanischer Messungen unterstützt.

So entstehen zu Beginn des Absprungs vertikale Bodenreaktionskräfte von etwa dem 10fachen des Körpergewichtes, die amortisiert und überwunden werden müssen. Dabei wird die horizontale Anlaufgeschwindigkeit von ca. 7 m/sec auf etwa 4,5 m/sec reduziert und der Körper auf 4,0 m/sec vertikale Abfluggeschwindigkeit beschleunigt. Dieser gesamte Vorgang ist nach 15–17/100 sec beendet.

Dies belegt die hohe Bedeutung der Kraft für die Disziplin Hochsprung und begründet die Notwendigkeit einer differenzierten Kraftdiagnostik bei Kaderhochspringerinnen mit dem sportpraktischen Anliegen der Diagnose individueller Defizite auf der Basis inter- und intraindividueller Merkmalsvariation.

Verfahren der sportartübergreifenden Routinediagnostik, wie sie insbesondere von der Freiburger Arbeitsgruppe um Bührle mit gutem Erfolg eingesetzt werden, gehen von folgendem methodischen Ansatz aus: Die Messungen werden an einem Beinschubgerät, das mit einem piezoresistiven Kraftaufnehmer versehen ist, durchgeführt. Die dynamischen und isometrischen Kontraktionen erfolgen aus einem Kniegelenkwinkel von 90 Grad bei Aufsatz des ganzen Fußes. Für unsere spezifische und sehr homogene Stichprobe mußten diese Bedingungen erweitert werden.

Im einzelnen wurden folgende Differenzierungen vorgenommen:
– isometrische und dynamische Kontraktion
– 90 Grad und 120 Grad Kniewinkel
– Fußaufsatz „Hacke" und „Spitze".

Dem lagen folgende Überlegungen zugrunde: Im Absprung werden kleinste Kniewinkel von ca. 140 Grad gemessen, so daß die Ausgangsbedingung 90 Grad als zu unspezifisch angesehen werden muß. Wird der Fuß bei dem etwa 2 cm breiten Kraftaufnehmer mit der Hacke unterhalb der Drehachse des oberen Sprunggelenks aufgesetzt, so bewirkt eine Innervation der Wadenmuskulatur nur ein „Kippen" des Fußes um die Auflage.

Aufgrund der großen Bedeutung der Kraft der Wadenmuskulatur zum Ende der Absprungstreckung wurde zusätzlich der Fußaufsatz auf dem Ballen aufgenommen. Die folgende Darstellung der Ergebnisse beschränkt sich im wesentlichen auf die Maximalkraft bei isometrischer Kontraktion.

Die F-t-Verläufe der Kaderhochspringerinnen zeigen im interindividuellen Vergleich erhebliche Unterschiede mit Abweichungen von bis zu 100%. Bzgl. der absoluten Ausprägung erreichen die Athletinnen hierbei Werte männlicher Sportstudenten.

Bei der Abb. 1 handelt es sich um einen intraindividuellen Vergleich. Sie zeigt ein idealtypisches Beispiel. Die 120-Grad-Werte [1, 2] liegen über den 90-Grad-Werten [3, 4], die Werte bei Fußaufsatz Spitze [1, 3] über den jeweiligen Hackenwerten [2, 4]. Dagegen sind die Differenzierungen bei der Athletin in der Abb. 2 unbefrie-

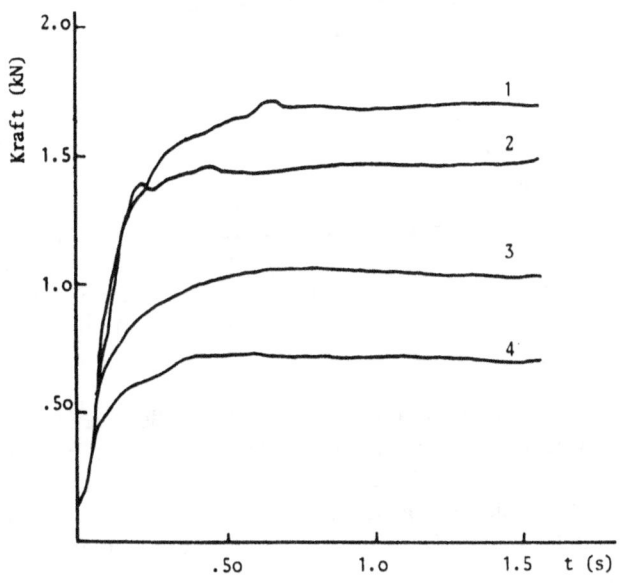

Abb. 1. Intraindividueller Vergleich (M.S.)

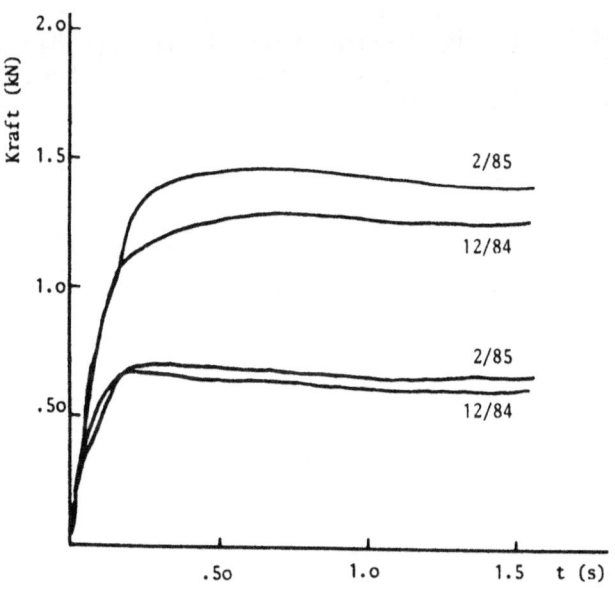

Abb. 2. Intraindividueller Vergleich (K.P.)

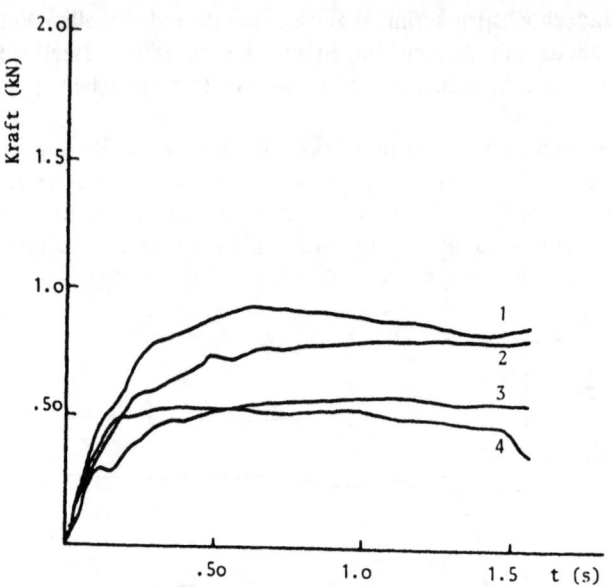

Abb. 3. Intraindividueller Vergleich zu unterschiedlichen Meßzeitpunkten (M.G.)

digend. Die somit aufzeigbaren individuellen Defizite ermöglichen die Festlegung jeweils spezifischer Trainingsmaßnahmen, deren Erfolge nach 8 Wochen überprüft wurden. Abb. 3 zeigt exemplarisch die Auswirkungen eines speziellen Trainingsprogramms zur Kräftigung der Wadenmuskulatur. Entsprechend lassen sich Veränderungen durch solche Maßnahmen, die gezielt auf die Verbesserung des Anstiegs des F-t-Verlaufs abzielten, zeigen.

Somit läßt sich als Fazit formulieren: Das gewählte Verfahren der differenzierten Kraftdiagnostik hat sich für unsere Stichprobe (Kaderhochspringerinnen des DLV) bewährt. Der Erfolg der daraus abgeleiteten Ansteuerungsmaßnahmen konnte empirisch belegt werden.

Anaerobe Schwelle und aerobes Training im Schwimmsport

G. Simon, R. Haaker und M. Thiesmann

Sportmedizinische Abteilung der Sportschule der Bundeswehr, 4410 Warendorf
(Leiter: Oberfeldarzt PD Dr. med. G. Simon)

Einleitung

Eine fundierte und effektive Steuerung des Trainings ist an die Kenntnis der metabolischen Verhältnisse des Sportlers unter Belastung gebunden. Als wichtige Kenngröße für das aerobe Training hat sich dabei in den letzten Jahren die anaerobe Schwelle erwiesen [1, 2, 3, 4]. Zu ihrer Ermittlung wird bei den Schwimmern der Deutschen Nationalmannschaften im Rahmen leistungsdiagnostischer Untersuchungen zweimal jährlich ein aerober Schwimmtest durchgeführt [7]. Ziel der vorliegenden Arbeit war die Klärung der Frage, inwieweit eine Festlegung der anaeroben Schwelle aufgrund dieser leistungsdiagnostischen Untersuchung möglich und zur Steuerung des aeroben Trainings nutzbar ist.

Untersuchungsgut und Methoden

An der Untersuchung nahmen 10 Leistungsschwimmer der Sportschule der Bundeswehr in Warendorf teil, die entweder Angehörige der Nationalmannschaften (A-, B-, C-Kader) oder der Landesauswahl (D-Kader) waren. Nach Schwimmlagen unterteilt, handelte es sich um je 4 Kraul- und Rücken- sowie 2 Brustschwimmer.

Im Rahmen dieser Untersuchung wurde zunächst der seit einigen Jahren zur Leistungsdiagnostik benutzte aerobe Schwimmtest durchgeführt [7]. Dieser besteht aus 300-m-Strecken mit stufenweise ansteigenden Geschwindigkeiten. Die Anfangszeiten sind nach Schwimmlagen gestaffelt, die Geschwindigkeitssteigerung wird durch Verkürzung der Schwimmzeit um jeweils 15 s für die folgende 300-m-Strecke erreicht. Die Pausendauer zur Herzfrequenz-Registrierung und Kapillarblutentnahme beträgt jeweils 30 s. Die Geschwindigkeitssteuerung des Schwimmers erfolgt durch eine Lichtschrittmacheranlage.

Zur praktischen Ermittlung der anaeroben Schwelle bzw. des Bereichs, in dem es bei Ausdauertraining zu einer nicht mehr kompensierbaren Laktatazidose kommt, wurden innerhalb der folgenden 2 Wochen nach dem aeroben Schwimmtest mit einem Abstand von jeweils mindestens 48 Stunden 3 Schwimmserien über 5mal 400 m absolviert. Fußend auf den Ergebnissen des aeroben Schwimmtests wurden diese Belastungen auf der Geschwindigkeitsstufe des ersten Laktatanstiegs und auf den beiden folgenden Stufen geschwommen (Abb. 1). Die Reihenfolge der Schwimmserien war dabei randomisiert. Vor Belastung, in den 30 s während

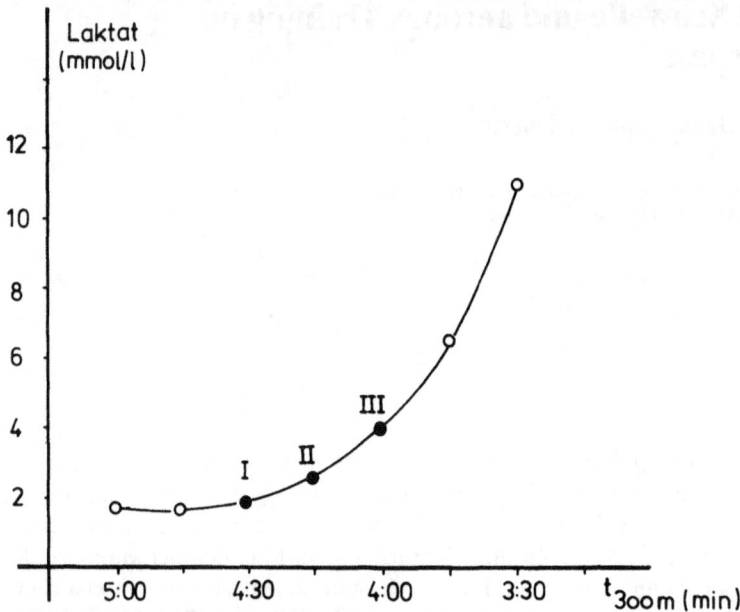

Abb. 1. Laktat-Leistungskurve eines Rückenschwimmers bei der aeroben Schwimmbelastung. Die Geschwindigkeitsstufen, bei denen die aeroben Schwimmserien von 5mal 400 m absolviert wurden, ergeben sich aus dem Laktatverhalten (●)

Pausen, unmittelbar und 3 min nach Belastung wurde Kapillarblut aus dem Ohrläppchen entnommen. Auch bei diesen Belastungen wurde die Schwimmgeschwindigkeit mittels der Lichtschrittmacheranlage vorgegeben.

Ergebnisse

Die mittlere Laktatkonzentration, bei der die erste Trainingsserie absolviert wurde, lag nach dem aeroben Schwimmtest mit nur geringer Streubreite bei 1,4 mmol/l, einem Laktatspiegel von 2,0 mmol/l im aeroben Test entsprach die Geschwindigkeit bei der zweiten Schwimmserie, der dritten Belastung war im 300-m-Stufentest ein mittlerer Laktatspiegel von 3,5 mmol/l zugeordnet.

Während der ersten Trainingsserie über 5mal 400 m bewegten sich die mittleren Laktatspiegel mit nur geringen Schwankungen um 1,8 mmol/l. Auch bei der zweiten Trainingsbelastung stellte sich mit Mittelwertverhalten ein konstantes Laktatniveau ein, das durchschnittlich bei 2,9 mmol/l lag. In keinem Fall war bei den beiden ersten Schwimmserien ein Anstieg der Laktatwerte als Ausdruck einer Laktatakkumulation im Verlauf der 5 Belastungsabschnitte zu beobachten (Abb. 2).

Demgegenüber stellte sich bei der dritten Belastung bereits nach der ersten 400-m-Strecke ein deutlich erhöhter Laktatwert mit zunehmender Tendenz während der weiteren Schwimmintervalle ein. Sechs der zehn Sportler mußten diese Trainingsse-

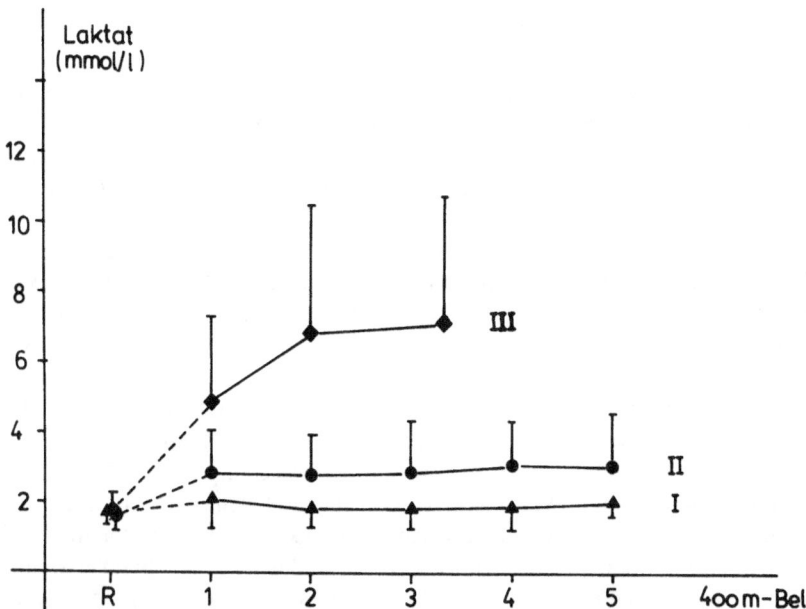

Abb. 2. Laktatspiegel von 10 Leistungsschwimmern während aerober Trainingsbelastungen über 5mal 400 m mit steigenden Geschwindigkeiten oberhalb der aeroben Schwelle des aeroben Schwimmtests

rie vorzeitig mit einem mittleren Laktatspiegel von 9,4 mmol/l abbrechen. Im Mittel konnten bei dieser Belastungsintensität noch 3,5 Schwimmabschnitte geschwommen werden, dabei stieg der mittlere Laktatwert der gesamten Gruppe auf 7,1 mmol/l an.

Diskussion

Vergleicht man die Ergebnisse des ansteigenden aeroben Schwimmtests und der aeroben Schwimmserien mit konstanter Geschwindigkeit, so fällt zunächst auf, daß die Laktatkonzentration bei der ersten 400-m-Serie um 0,4, bei der zweiten um 0,9 mmol/l höher als bei der gleichen Geschwindigkeit im 300-m-Stufentest liegen: Dabei zeigt die Einzelfallanalyse, daß insbesondere die weniger gut aerob trainierten Schwimmer bei den Trainingsserien höhere Laktatspiegel aufweisen als nach dem aeroben Schwimmtest zu erwarten wäre. Demgegenüber bestanden im Fall der gut Ausdauertrainierten im 300-m-Stufentest und während der ersten beiden Trainingsbelastungen bei gleichen Geschwindigkeiten gleiche Laktatwerte. Das maximale Laktatniveau, bei dem noch konstante Laktatspiegel im Verlauf der 400-m-Belastungen eingestellt werden konnten, lag im Einzelfall um 5 mmol/l bei den weniger gut trainierten, um 3 mmol/l bei den aerob gut trainierten Schwimmern. Dies entspricht Untersuchungen an Ausdauersportlern anderer Disziplinen, daß mit zunehmendem aeroben Trainingszustand der kritische Laktatspiegel absinkt, oberhalb dessen eine Laktatanhäufung bei gleichbleibender Belastung eintritt [3, 5, 6, 8].

Bei der dritten Trainingsserie lag die Belastungsintensität für die Mehrzahl der Schwimmer offenbar oberhalb der anaeroben Schwelle, so daß die zunehmende Laktatazidose einen vorzeitigen Belastungsabbruch erzwang. Bemerkenswert und von praktischer Bedeutung ist, daß in den Fällen, in denen die dritte Schwimmserie vollständig absolviert werden konnte, die Laktatspiegel im aeroben Stufentest bis zu 1,5 mmol/l oberhalb der aeroben Schwelle bzw. des ersten Laktatanstiegs lagen.

Je stärker dieser Laktatbereich von 1,5 mmol/l oberhalb der aeroben Schwelle im Stufentest überschritten worden war, um so früher und ausgeprägter setzte die Laktatakkumulation bei der dritten Trainingsserie ein. In allen Fällen waren Ausdauerbelastungen bis zu einer Intensität möglich, die im aeroben Stufentest einem Laktatwert von 1,5 mmol/l oberhalb der aeroben Schwelle entsprach. In keinem Falle konnte dagegen ein konstantes Laktatniveau bei der Dauerbelastung gehalten werden, wenn ihr im aeroben Schwimmtest ein Laktatspiegel von mehr als 1,7 mmol/l oberhalb der aeroben Schwelle zuzuordnen war. Dabei lagen die Schwellenlaktatwerte nach dem aeroben Schwimmtest zwischen 2,5 und 3,3 mmol/l. Diese relativ niedrigen Laktatwerte an der anaeroben Schwelle dürften ihre Ursache zum einen in dem insgesamt guten aeroben Trainingszustand der untersuchten Gruppe, zum anderen in der spezifischen muskulären Belastung beim Schwimmen mit einer nur relativ geringen eingesetzten Muskelmasse im Vergleich zum Laufen oder Radfahren haben.

Diese Ergebnisse, die inzwischen durch zahlreiche Daten nicht systematischer Untersuchungen gestützt wurden, lassen den Schluß zu, daß beim aeroben Schwimmtest der aerob-anaerobe Übergangsbereich eine Laktatspanne von 1,5 mmol/l oberhalb der aeroben Schwelle umfaßt. Nach dem aeroben Schwimmtest ist die anaerobe Schwelle und damit die obere Grenze für aerobes Schwimmtraining bei langen Serien bei 1,5 mmol Laktat/l oberhalb der aeroben Schwelle festzulegen.

Literatur

1. Kindermann W, Simon G, Keul J (1978) Dauertraining – Ermittlung der optimalen Trainingsherzfrequenz und Leistungsfähigkeit. Leistungssport 8: 34
2. Keul J, Kindermann W, Simon G (1978) Die aerobe und anaerobe Kapazität als Grundlage für die Leistungsfähigkeit. Leistungssport 8: 22
3. Keul J., Simon G, Berg A, Dickhuth H-H, Goerttler I, Kübel R (1979) Bestimmung der individuellen anaeroben Schwelle zur Leistungsbewertung und Trainingsgestaltung. Dtsch Z Sportmed 30: 212
4. Mader A, Liesen H, Heck H, Philippi H, Rost R, Hollmann W (1976) Zur Beurteilung der sportartspezifischen Ausdauerleistungsfähigkeit im Labor. Sportarzt und Sportmed 28: 80
5. Marti B, Abelin T, Howald H (1985) Maximale aerobe Kapazität und anaerobe Schwelle bei 16-km-Volksläufern. Schweiz Z Sportmed 33: 41
6. Simon G, Haaker R, Jung K, Bockhorst J (1985) Verhalten von Laktat, Atem- und Blutgasen an der aeroben und anaeroben Schwelle. In: Franz I-W, Mellerowicz H, Noack W (Hrsg) Training und Sport zur Prävention und Rehabilitation in der technisierten Umwelt; Springer, Berlin Heidelberg
7. Simon G, Thiesmann M, Clasing D, Frohberger U (1983) Ergometrie im Wasser – eine neue Methode zur Leistungsdianostik in Heck H, Hollmann W, Liesen H, Rost R (Hrsg.): Sport: Leistung und Gesundheit; Deutscher Ärzte-Verlag Köln
8. Stegmann H, Kindermann W (1982) Comparison of prolonged exercise tests at the individual anaerobic threshold and the fixed anaerobic threshold of 4 mmol/l lactate. Int J Sport Med 3: 105

Über den Einfluß einer akuten metabolischen Azidose auf sportartspezifische Technikübungen im Fußball

St. Mücke, H. Liesen und W. Hollmann

Institut für Kreislaufforschung und Sportmedizin, Deutsche Sporthochschule Köln
(Leiter: Prof. Dr. W. Hollmann)

Einleitung

Mit Hilfe von Spielanalysen und Laktatmessungen konnten wir im Fußball, Feld- und Hallenhockey darlegen, daß die Realisierung technisch-taktischer Fertigkeiten mit zunehmender Laktatazidose gestört wird. Ziel dieser Studie war es, zu untersuchen, ob die negative Auswirkung einer einmaligen kurzdauernden laktatziden Belastung auf isolierte fußballspezifische Techniken meßbar ist, individuelle Unterschiede und eine Abhängigkeit von der Spielklasse bestehen. Es werden erste Untersuchungsergebnisse mitgeteilt.

Methodik

Als Probanden stellten sich insgesamt 43 Fußballspieler zur Verfügung, die nach Spielklassen eingeteilt wurden. I. und II. Bundesliga (BL), Amateuroberliga (OL) sowie Verbands- und Landesliga (VL/LL) je 10, aus der Bezirks- und Kreisliga (BZL/KL) insgesamt 13 Spieler. Die Angaben für das mittlere Alter sind in Tabelle 1 enthalten.

Die Untersuchungen wurden in einer Halle der Deutschen Sporthochschule durchgeführt. Die Probanden mußten 3 Techniken durchführen: ein 2minütiges „Ballhochhalten", wobei der Ball abwechselnd mit dem linken und rechten Spann mindestens brusthoch gespielt werden mußte; ein 2minütiges „Wandspiel", wobei der Ball, 2 m von einer Wand entfernt, mit dem zweiten Kontakt (Ballannahme mit dem Spann) abwechselnd mit dem linken und rechten Spann in ein 2,56 m² großes Feld 0,80 m über dem Boden gespielt werden mußte; die dritte technische Übung beinhaltete einen Torschuß aus 16 m Entfernung auf ein Handballtor aus dem

Tabelle 1. Mittleres Alter in Jahren sowie Standardabweichung (SD) der Probanden aus 4 Spielklassen

		Bundesliga I. u. II	Amateur-oberliga	Verbands- u. Landesliga	Bezirks- u. Kreisliga
Alter	$\bar{x}$	24,0	25,0	25,6	25,0
	± SD	3,5	3,8	2,1	2,5
	n	10	10	10	13

langsamen Ballführen heraus. Hierbei sollte der Ball abwechselnd je 7mal mit dem linken und rechten Spann geschossen in der Luft die Torlinie überschreiten. Die Einhaltung der richtigen Ausführung wurde mit Hilfe einer Video-Kamera von erhöhter Position kontrolliert und Abweichungen registriert. Die Reihenfolge des Absolvierens der Techniken war randomisiert, es konnten organisatorisch maximal 6 Spieler an einem Untersuchungsgang teilnehmen. Das Aufwärmen bestand aus einem individuell gestalteten 10minütigen Teil ohne Ball sowie einem jeweils 3minütigen Üben der einzelnen Techniken. Danach erfolgte zum erstenmal eine Blutabnahme (20 µl) aus dem mit Finalgon hyperämisierten Ohrläppchen zur Bestimmung der Laktatkonzentration. Die Probanden führten nun die Technikübungen unter Testbedingungen durch (erster Durchgang). Anschließend wurden Linienläufe $3 \times 10 \times 14$ m mit einminütiger Pause und maximaler Intensität absolviert, wonach sich nach der Blutabnahme sofort der zweite Durchgang anschloß. Insgesamt wurden 9 Blutabnahmen pro Person vorgenommen, nach dem Aufwärmen, nach jeder Technikübung sowie zweimal nach den Linienläufen in der ersten und zweiten Nachbelastungsminute.

Ergebnisse und Diskussion

Beim Vergleich der Laktatkonzentrationen nach dem Aufwärmen, den 3 Techniken vor und nach Belatung sowie den Liniensprints zwischen den 4 Spielklassen ergeben sich folgende Unterschiede (Abb. 1): Die Werte nach dem Aufwärmen unterscheiden sich nicht signifikant. Bei den 3 Technikübungen vor Belastung ergeben sich mit sinkender Spielklasse höhere Laktatkonzentrationen, die sich insbesondere von der Bundesliga u. Oberliga zur untersten Spielklasse hochsignifikant bzw. signifikant unterscheiden. Als Ursachen dieser partiell stärkeren Inanspruchnahme des laktaziden Stoffwechsels sind eine unökonomischere Bewegungsausführung, eine niedri-

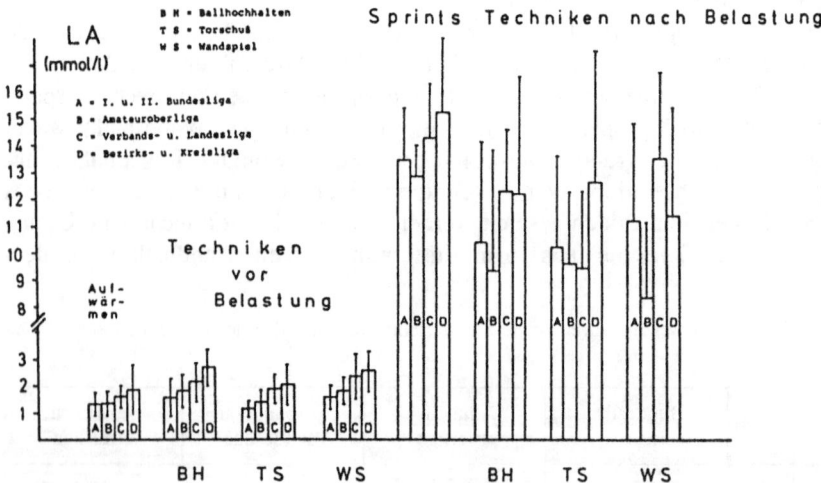

Abb. 1. Mittlere Laktatkonzentration und Standardabweichung der vier Spielklassen nach den einzelnen Untersuchungsphasen Aufwärmen, den Techniken jeweils vor und nach Belastung sowie den Sprints

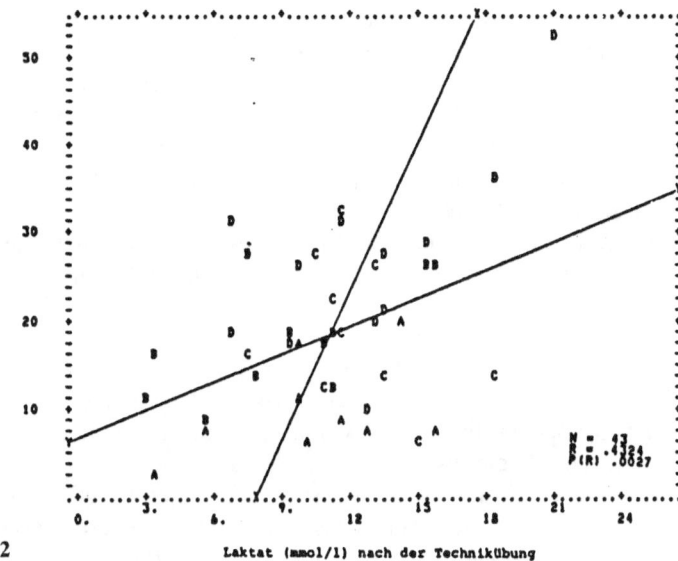

Abb. 2

A = Bundesliga I + II
B = Oberliga
C = Verbands- u. Landesliga
D = Bezirks- u. Kreisliga

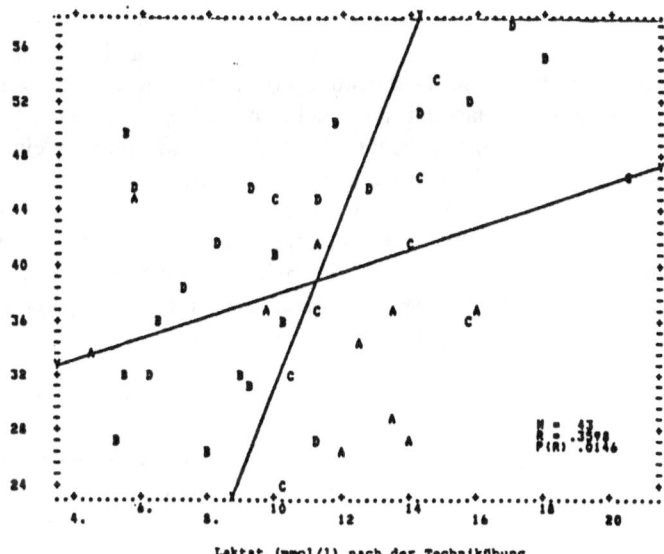

Abb. 3

Abb. 2 u. 3. Korrelation zwischen der prozentualen Fehlerhäufigkeit und der Laktatkonzentration nach den Techniken „Ballhochhalten" und „Wandspiel"

gere alaktazide Kapazität und eine schlechtere sportartspezifische aerobe Leistungsfähigkeit zu diskutieren. Die Laktatkonzentrationen nach den Sprints unterscheiden sich bis auf den Vergleich Oberliga mit Bezirks- u. Kreisliga, hier ergibt sich eine hochsignifikante Differenz, nicht signifikant. Dies ist dadurch erklärbar, daß die Oberligaspieler, die aufgrund verschiedener Untersuchungen bereits als „testerfahren" bezeichnet werden können, weniger motiviert die laktazide Belastung durchführten. Die Laktatwerte gemessen nach den 3 Technikübungen nach Belastung ergeben lediglich beim Wandspiel zwischen Oberliga und Verbands- u. Landesliga einen hochsignifikanten Unterschied.

Zwischen der Technikausführung gemessen an der prozentualen Fehlerhäufigkeit und der Laktatkonzentration nach der jeweiligen Übung bestehen beim Ballhochhalten eine hochsignifikante und beim Wandspiel eine signifikante positive Korrelation, also mit steigendem Laktatwert nimmt die Fehlerhäufigkeit zu (Abb. 2 und 3).

Dieser Trend kann in den einzelnen Spielklassen nur in der untersten statistisch abgesichert werden. Gründe hierfür können liegen in
– der Gruppengröße von 10 Versuchspersonen. Ausreißer können den Gesamttrend stark beeinflussen;
– den individuell unterschiedlich stark gefestigten technischen Fertigkeiten;
– der einmaligen intensiven Belastung, die nicht generell zentralnervöse und periphere Ermüdungserscheinungen nach sich zieht, die ein Aufbrechen der erlernten Fähigkeiten bewirken.

Die Ergebnisse aus der Untersuchung der Technik „Torschuß" müssen gesondert betrachtet werden. Wir registrierten in allen Spielklassen nach der Belastung nicht signifikant höhere Trefferquoten als vorher. Die Laktatazidose dürfte nicht unmittelbare Ursache dieser Tendenz einer Ergebnisverbesserung sein. Zum einen bedingt durch den besonderen Stellenwert des Torschusses (spielentscheidender Angriffsabschluß) und den hohen Aufforderungscharakter, zum anderen durch die Testsituation (genaue Beobachtung, Videoaufnahmen) reagierten die Versuchspersonen während der Ausführung vor der Belastung übernervös. Sie konnten dadurch nicht ihre bestmögliche Leistung erbringen. Diese leistungsmindernde Nervosität war nach der Belastung nicht mehr zu beobachten. Des weiteren ist der Torschuß die mit am häufigsten geübte Technik, so daß sich eine einmalige intensive Belastung wahrscheinlich geringer negativ auswirkt.

Betrachtet man die prozentuale Fehlerhäufigkeit vor und nach der intensiven Belastung innerhalb der einzelnen Spielklassen und unterscheidet dabei noch die mit dem starken bzw. schwachen Bein verursachten Fehler, so ergeben sich für die Technik Ballhochhalten nach Belastung über alle Spielklassen technische Verschlechterungen, die besonders beim schwachen Bein hochsignifikant ausfallen (Abb. 4 u. 5). Beim Wandspiel kommt es bis auf die Oberliga – Ursache könnte die wesentlich niedrigere Laktatazidose sein – zu signifikant bzw. hochsignifikant mehr Fehlern, die aber ausschließlich vom schwachen Bein verursacht werden. Ein Grund für diesen Sachverhalt kann in der unterschiedlichen Festigung technischer Fertigkeiten liegen. Die Beeinträchtigung einer optimalen zentral nervösen Bewegungssteuerung durch die metabolische Azidose wirkt sich auf die Technikausführung des sog. schwachen Beins stärker aus.

Literatur bei den Verfassern.

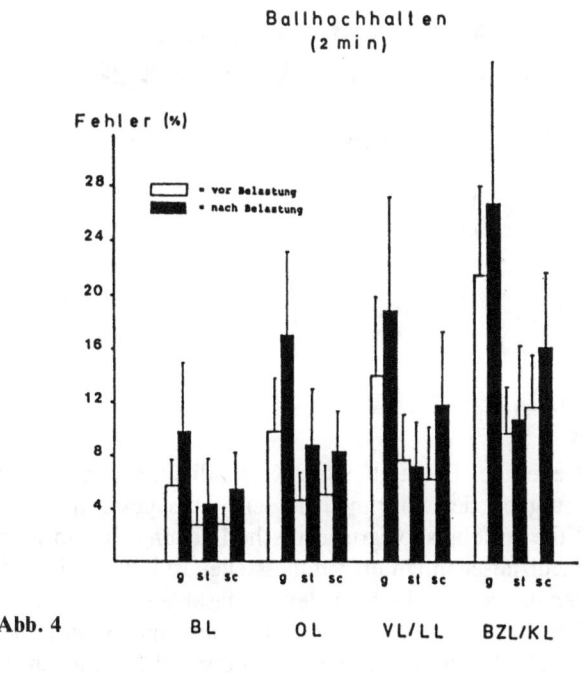

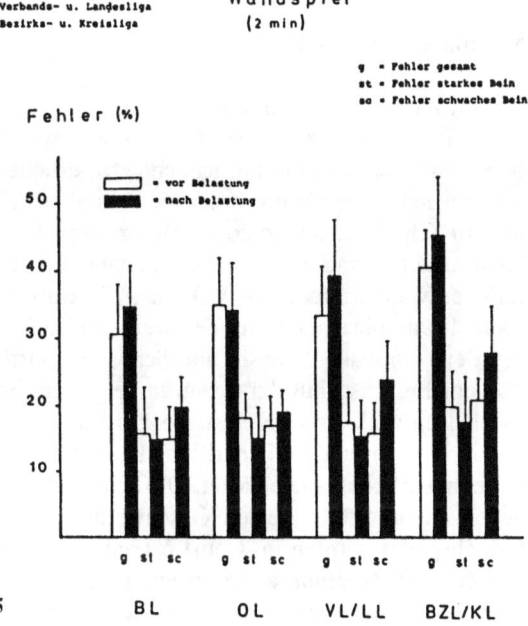

Abb. 4 u. 5. Prozentuale Fehlerhäufigkeit innerhalb der vier Spielklassen bei den Techniken „Ballhochhalten" und „Wandspiel" vor und nach Belastung unterteilt in die mit dem „starken" sowie „schwachen" Bein verursachten Fehler

Neue Methoden zur sportartspezifischen Leistungsdiagnostik – Handball, Schwimmen, Squash

K. Steininger, J. Sigwarth und R. E. Wodick

Universität Ulm, Sportmedizinische Untersuchungsstelle, Oberer Eselsberg M 25–334, D-7900 Ulm/Donau

Einleitung

Neben der Beurteilung des Gesundheitszustandes von Sportlern ist als wesentliche Aufgabe der Sportmedizin eine aussagekräftige Leistungsdiagnostik anzusehen. Eine gezielte sportartspezifische Leistungsdiagnostik im Belastungslabor der sportmedizinischen Untersuchungsstellen ist jedoch bisher nur für einige wenige Sportarten mit rein zyklischem Bewegungsablauf (Radfahren, Laufen, Rudern) durchführbar. Bei Sportarten wie z. B. Handball und Squash, bei denen der Bewegungsablauf azyklisch und kompliziert ist, oder bei Sportarten wie Schwimmen das in einem anderen Milieu ausgeübt wird, würde sich eine sportartspezifische Leistungsdiagnostik im Labor äußerst schwierig gestalten oder wäre gar nicht durchführbar.

Material und Methode

Auf Grund dieser Erkenntnisse wurde von uns versucht, in 3 voneinander unabhängigen Testreihen nachzuweisen, daß sich sportartspezifische Feldtests wesentlich besser dazu eignen, die tatsächliche körperliche Leistungsfähigkeit von Handball-, Squashspielern und Schwimmern festzustellen. 12 Handballspieler, 13 Squashspieler und 10 Schwimmer unterzogen sich zunächst einer Laborroutinediagnostik (Laufband- und Fahrradergometrie). Die dabei erhobenen physiologischen Leistungsparameter wie Herzfrequenz, VO_2 max., Laktatverhalten wurden in Ranglisten umgewandelt und diese dann mit den wettkampforientierten, den tatsächlichen Leistungen der Handball-, Squash- und Schwimmsportler entsprechenden Ranglisten verglichen. Im Anschluß daran wurde bei jedem Sportler in seiner Sportart in einem speziell entwickelten Feldtest die Leistungsstärke bestimmt. Der Handballspieler wurde in Form von Steilangriffen (Laufen mit Balltippen und Wurf) nach Lichterkette in der Sporthalle belastet. Die Schwimmer absolvierten ihre Schwimmstrecken neben einem Schiff, dessen Geschwindigkeit von außen einstellbar war. Für die Squashspieler wurden im Court 6 Lampen installiert und durch das abwechselnde Aufleuchten bestimmte Laufwege vorgegeben. Die Aufleuchtfrequenz wurden ebenfalls mittels Steuergerät von außen vorgegeben. Die jeweilige Belastungsdauer, der Belastungsanstieg und die Pausen bei diesen Feldtests entsprachen der üblichen Ergometrieform im Labor. Auch bei diesen Feldtests wurden die physiologischen Parameter in Ranglistenplätze umgewandelt und mit der erstellten Rangliste aus den Wettkämpfen verglichen. Diese Beziehungen wurden mittels linearer Korrelation geprüft.

Ergebnisse und Diskussion

Beim Vergleich der Ranglisten ergaben sich folgende Ergebnisse: Die weitaus engste Beziehung ergab sich beim Vergleich der Ranglisten nach den Leistungsparametern aus den 3 Feldtests mit den tatsächlichen Wettkampfleistungen (Handball: $r = 0,93$, Squash: $r = 0,90$, Schwimmen: $r = 0,89$). Demgegenüber ergab der Vergleich der Ranglisten nach den Laborparametern mit den tatsächlichen Leistungen eine wesentlich geringere bzw. keine Übereinstimmung (Handball: $r = 0,50$, Squash: $r = 0,52$, Schwimmen: $r - 0,17$). Die Ergebnisse dieser Arbeiten weisen deutlich darauf hin, daß eine gezielte Leistungsdiagnostik in der Sportmedizin nur durch Belastungsuntersuchungen mit sportartspezifischen Übungen und Bewegungsabläufen sinnvoll ist und daraus natürlich auch eine verbesserte Trainingsberatung und -steuerung resultieren kann.

Literatur

1. Blanksby BA, Elliot DC, Bloomfield J (1973) Telemetered heart rate response of middle aged sedentery male, middle aged active males and a grade male squash players. Med J Austr 2, 10: 477–481
2. Fiegenbaum FA et al (1982) Untersuchung zur sportartspezifischen Leistungsdiagnostik bei Ruderern und Radfahrern. In: Dtsch Sportärzter Kongreß Köln, Hrsg. DSÄB
3. Felten R (1982) Aufgaben sportmedizinischer Betreuung im Hochleistungssport. In: Das Betreuungssystem im mod Hochleistungssport. Hrsg. DSB
4. Haas W Zintl F (1980) Skilanglaufergometer – Möglichkeiten und Grenzen. In: Berichtsband Dtsch Sportärztekongreß Saarbrücken
5. Hollmann W, Liesen H, Mader A, Heck H, Dufaux B, Rost R, Lagerström D (1982) Über die Entwicklung von der klinischen Funktionsdiagnostik zur sportmed Leistungsdiagnose und Trainingssteuerung. In: Das Betreuungssystem im mod Hochleistungssport. Hrsg. DSB
6. Holmer I (1974) Physiology of swimming man. Acta scand Suppl 407
7. Israel S (1982) Möglichkeiten und Grenzen sportmedizinischer Leistungsprüfungen zur Erfassung von Adaptationen. Med und Sport 22: 97
8. Keul J, Dickhuth HH, Berg A, Lehmann M, Huber G (1981) Allgemeine und sportartspezifische Leistungsdiagnostik im Hochleistungsbereich. Leistungssport 11: 382
9. Mader A, Liesen H, Heck H, Philippi R, Rost R, Hollmann W (1976) Zur Beurteilung der sportartspezifischen Ausdauerleistungsfähigkeit im Labor. Sportarzt und Sportmedizin 27: 80
10. Oelschläger H (1969) Vergleich zwischen spiroergometrischen Befunden und tatsächlichem Leistungsvermögen in Training und Wettkampf. Inaugural-Dissertation, Leipzig
11. Olbrecht J, Madsen O, Mader A, Liesen H (1985) Vergleichende Untersuchungen des Laktat-Geschwindigkeitsverhaltens im Zweistreckentest über 400 m Kraulschwimmen zum 30- und 60minütigen maximalen und submaximalen Schwimmen. Dtsch Z Sportmedizin 1: 3–8
12. Schürch PM, Finke P (1982) Möglichkeiten einer leistungsdiagnostischen Beurteilung von Kanuten. In: Dtsch Sportärzter Kongreß Köln, Hrsg. DSÄB
13. Simon G, Huber G, Kindermann W, Dickhuth HH, Richter H, Keul J (1979) Herzfrequenz- und Stoffwechselverhalten bei spiroergometrischer und wettkampfspezifischer Belastung. Dtsch Z Sportmedizin 30: 11
14. Simon G, Thiesmann M, Frohberger U, Clasing D (1983) Ergometrie im Wasser – eine neue Form der Leistungsdiagnostik bei Schwimmern. Dtsch Z. Sportmedizin 34: 5
15. Steininger K, Gerl H, Wodick RE (1985) Sportartspezifische Belastungstests bei Handballspielern. Vergleich der Laborroutinediagnostik in Feldtests. Dtsch Z Sportmedizin, 9: 266–276

Kanuergometrie als sportartspezifisches Belastungsverfahren mit Leistungsvergleichen der kardio-zirkulatorischen und biochemischen Reaktionen nach verschiedenen Aufwärmprogrammen

G. Moos, P. E. Nowacki und S. Schülke

Aus dem Sportmedizinischen Institut der Justus-Liebig-Universität Gießen
(Ärztlicher Direktor: Prof. Dr. med. P.E. Nowacki)

Methodik

Die Untersuchungen wurden von April bis Juli 1984 im Institut für Sportmedizin der JLU bei 14 Kaderathleten der nationalen und internationalen Spitzenklasse ($22,6 \pm 5,3$ J.; $175,3 \pm 5,5$ cm; $69,6 \pm 12,5$ kg) durchgeführt.

Das Belastungsverfahren bestand aus der ergometrischen Handkurbelarbeit in Verbindung mit einer sportartspezifischen *Knie-Sitz-Vorrichtung*, die auf die individuellen Hebelverhältnisse eingestellt wurde. Der Kurbelarm ist in Neigungswinkeln von 40, 45 und 50° variierbar, die Kunststoffhandgriffe der Kurbel weisen ein paddelschaftähnliches Profil auf und ermöglichen eine Griffbreite zwischen 28 und 48 cm. Die Sitzmaschine ist über eine Führungsleiste mit dem Ergometer verbunden und besteht aus Sitzunterlage, höhenverstellbarem Canadiersitz und Oberschenkelgurten zur Fixierung der unteren Körperhälfte. Richtskalen ermöglichen die Reproduzierbarkeit der Sitzposition (Abb. 1).

Die Eingangsuntersuchung und drei Folgeuntersuchungen ($F_{1, 2, 3}$) wurden in einem Zeitraum von zwei Wochen absolviert, um trainingsbedingte Leistungsverbesserungen zu eliminieren. Ebenfalls wurde die Reihenfolge der Folgeuntersuchungen ständig gewechselt, um evtl. bestehende Unterschiede zwischen der Erst-, Zweit- und Drittuntersuchung bei der vergleichenden Beurteilung der ermittelten Werte für F_1, F_2 und F_3 aufzuheben.

Beim Eingangstest erfolgte eine Ausbelastung nach dem Gießener Verfahren durch stufenweise steigende Kanuergometrie, beginnend bei ½ Watt/kg KG und entsprechender Steigerung alle 2 Minuten bis zur Erschöpfung. Beurteilt wurden folgende Parameter: Gesamtarbeit in -Wattminuten, Herzfrequenz (elektrokardiographisch), RR-Verhalten sowie die Laktatwerte nach der Aufwärmarbeit, also vor bzw. 3 und 15 Minuten nach der kanuergometrischen ‚Wettkampfbelastung' (Enzymatischer UV-Test, Eppendorf-Photometer). In den drei Folgeuntersuchungen wurden nach drei Aufwärmprogrammen Leistungsvergleiche am Kanuergometer durchgeführt, die mit ½ Watt/kg KG unter der Maximalleistung lagen und für 6 Minuten einzuhalten waren. Dies entspricht etwa der Wettkampfbelastung eines Kanuten.

F_1 kennzeichnet den Verzicht auf Aufwärmarbeit, F_2 erfolgte nach einem zehnminütigen Aufwärmen am Kanuergometer mit einer dreiminütigen Erholungsphase vor der ‚Wettkampfbelastung', F_3 entsprach einer allgemeinen Aufwärmarbeit (ca.

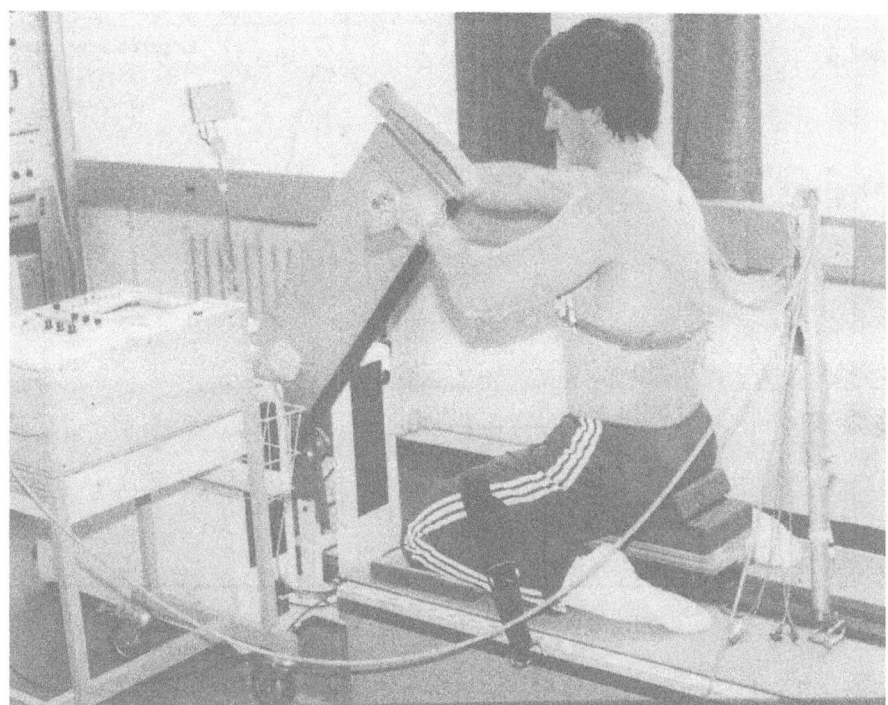

Abb. 1. Kanuergometrischer Meßplatz mit variabler Knie-Sitz-Gelegenheit (Sitzmaschine) und verstellbaren Kurbelarmen mit paddelschaftähnlichem Profil. (Nach Moos u. Nowacki, Gießen 1984)

30 Minuten Laufen und spezielle Gymnastik) und einer dreiminütigen Erholungsphase, in welcher der Proband an die Geräte angeschlossen wurde.

Ergebnisse und Diskussion

Sportartspezifische Belastungsverfahren mit verbesserter Leistungsdiagnostik, die Aussagen über den Leistungszustand, die Trainingseffizienz und die Wettkampfleistung ermöglichen, sind in den letzten Jahren weiter entwickelt worden [1, 4, 5, 6, 8, 11, 12]. In dieser Arbeit wird versucht, die Kanuergometrie als sportartspezifischen Leistungstest unter Einbeziehung von verschiedenen Aufwärmprogrammen zu inaugurieren [9].

Grundlage ist die Erkenntnis, daß die Belastung der sportartspezifisch adaptierten Muskulatur unter Einbeziehung der Körperposition genauere Aussagen über den körperlichen, kardio-respiratorischen und metabolischen Trainingszustand erlaubt [10]. Das durchschnittliche körperliche Leistungsvermögen der 14 Kanuten, bestimmt bei der Eingangsuntersuchung als die kanuergometrisch gemessene

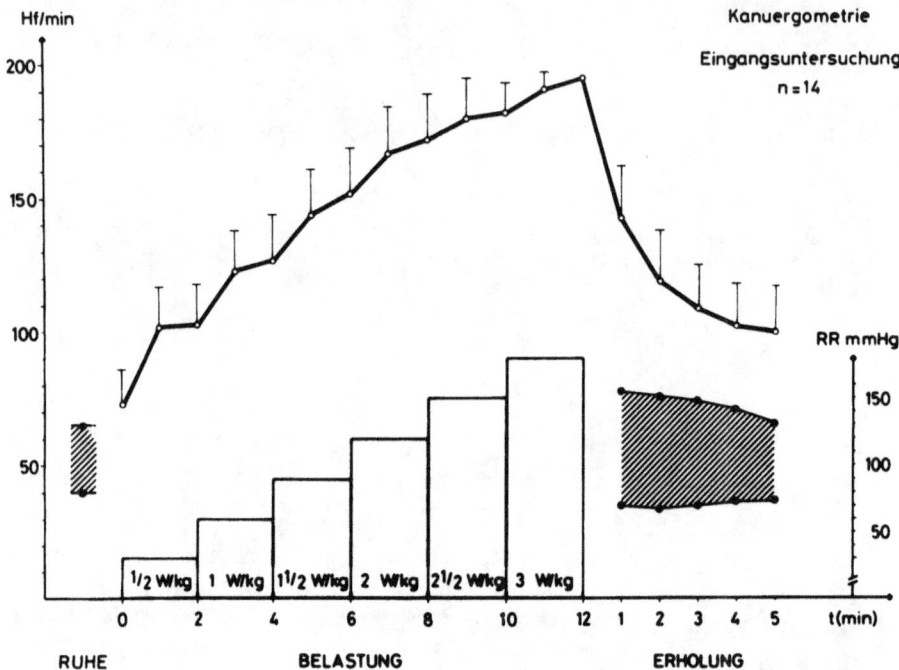

Abb. 2. Durchschnittliches Puls- und Blutdruckverhalten von 14 Kanuten bei erschöpfender Kanuergometrie nach der Gießener ½ Watt/kg-KG-Methode

Gesamtarbeit in Wattminuten, betrug bei einer mittleren Belastungszeit von 536 ± 90 sec 868 ± 304 Wattminuten.

Eine optimale kardio-zirkulatorische Ausbelastung ist durch die Handkurbelarbeit in *Knie-Sitz-Position* als sog. *Kanuergometrie* möglich (Abb. 2).

Der leistungsstärkste Athlet (Vizeweltmeister G.M.) konnte bis zu 2 Minuten 3 Watt/kg KG mit dieser Methode belastet werden und kam dabei auf eine maximale Hf von 195 in der elften und zwölften Belastungsminute.

Die 6minütige ‚Wettkampfbelastung' auf dem Kanuergometer erfolgte bei einer Wattstufe, die um ½ Watt/kg KG unter dem individuellen Maximum lag. Im Durchschnitt betrug sie 1,8 W/kg KG.

Die durchschnittlichen Herzfrequenzkurven verhielten sich während der Wettkampf- und Erholungsphase fast identisch, obwohl 3 unterschiedliche Aufwärmprogramme Einfluß auf den Hf-Vorstartwert nahmen (Abb. 3).

Die durchschnittliche Pulsfrequenz bei der Kanuergometer-Aufwärmarbeit lag bei ca. 100 Hf · min^{-1}, beim allgemeinen Aufwärmprogramm (Laufen u. Gymnastik) bei 137 ± 16 Hf · min^{-1}. Die Unterschiede in den Hf-Ausgangswerten nach F_1, F_2 und F_3 sind signifikant. Die Hf-Kurve der Wettkampfbelastung nach dem allgemeinen Aufwärmprogramm (F_3) liegt am höchsten, die Hf-Kurve nach sportartspezifischer Aufwärmarbeit (F_2) am niedrigsten. Dazwischen die Hf-Kurve ohne Aufwärmen (F_1). Die gefundenen Unterschiede sind jedoch für alle Belastungsmi-

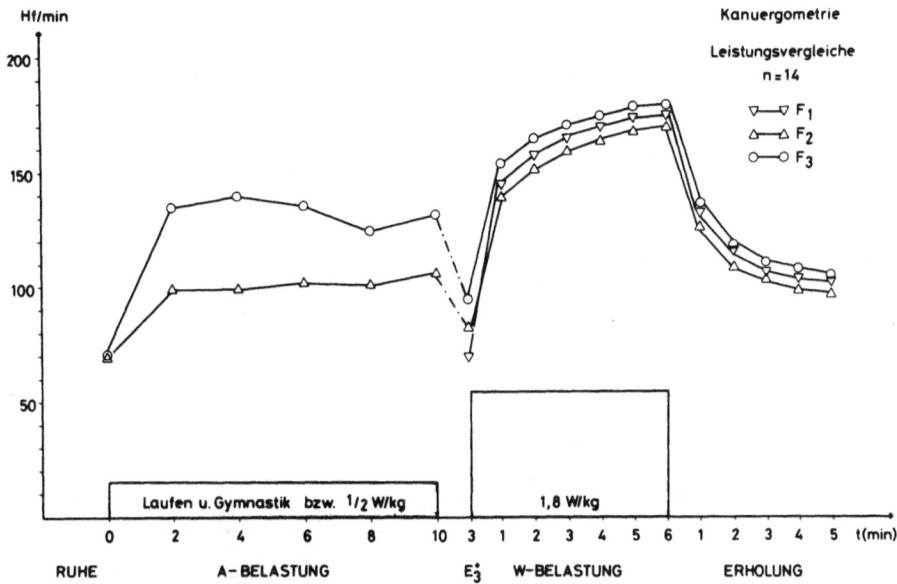

Abb. 3. Verhalten der Leistungs- und Erholungsherzschlagfrequenz von 14 Kanu-Slalom-Sportlern während 6minütiger Wettkampfbelastung am Kanuergometer nach unterschiedlichen Aufwärmprogrammen:
F_1: ohne Aufwärmarbeit;
F_2: sportartspezifisches Aufwärmen am Kanuergometer;
F_3: nach allgemeiner Aufwärmarbeit (Laufen und Gymnastik)

nuten nicht signifikant. Die maximalen mittleren Frequenzwerte am Ende der Wettkampfphasen von 172 ± 12 bei F_2, 176 ± 13 bei F_1 und 180 ± 14 Hf $\cdot$ min^{-1} bei F_3 machen deutlich, daß mittels der Kanuergometrie eine kardio-zirkulatorische Ausbelastung der Kanuten erzielt werden konnte.

Nach der erschöpfenden Kanuergometrie (Eingangsuntersuchung) erreichten die Athleten einen maximalen *Laktatwert* von $11{,}7 \pm 2{,}8$ mmol/l. 7 Kanuten lagen im hohen (12–16 mmol/l), 6 im mittleren (8–12 mmol/l) und ein jüngerer Athlet mit 7,7 mmol/l im niedrigen Azidosebereich [2, 3, 7, 9].

Die Wettkampfphasen der Folgeuntersuchungen wurden mit Laktatazidosen von $10{,}5 \pm 3{,}2$ mmol/l in F_1, $9{,}9 \pm 3{,}1$ mmol/l in F_2 und $9{,}9 \pm 2{,}7$ mmol/l in F_3 abgeschlossen (Tabelle 1). Die Unterschiede zur Eingangsuntersuchung sind nicht signifikant. Im Kanuslalom stellt die allgemeine aerobe Kurzzeitausdauer und der Einschluß des aerob/anaeroben Schwellenbereiches den leistungslimitierenden Faktor dar. Auf Grund der erreichten Laktatwerte kann im Rahmen der Methodik von einer individuellen Ausbelastung unter wettkampfnahen Bedingungen gesprochen werden. Dafür sprachen auch Laktatbestimmungen, die im Rahmen von Ranglistenrennen durchgeführt wurden und eine etwa gleiche Laktatakkumulation ergaben. Die Aufwärmprogramme führten am Ende der Leistungsvergleiche zu keinen signifikanten Laktatazidoseunterschieden, obwohl sich tendenziell ein nichtlinearer Zusam-

Tabelle 1. Mittelwerte und Standardabweichungen der Laktatkonzentrationen der Eingangs- und Folgeuntersuchungen von 14 Kanuten nach erschöpfender Kanuergometrie und kanuergometrischer Wettkampfbelastung nach unterschiedlichen Aufwärmprogrammen. (F_{1-3})

		Eingangsuntersuchung			
		Ruhe	E^+	Erholung	
		—	3'	3'	15'
E	$\bar{x}$	0,38	—	11,68	8,54
	s±	0,24	—	2,30	2,52

		Folgeuntersuchungen			
		Ruhe	E^+	Erholung	
		—	3'	3'	15'
F_1	$\bar{x}$	0,53	—	10,53	6,62
	s±	0,35	—	3,22	3,66
F_2	$\bar{x}$	0,42	1,34	9,91	6,31
	s±	0,33	1,69	3,07	2,80
F_3	x	0,40	2,25	9,90	6,31
	s±	0,23	0,88	2,69	3,17

menhang zwischen der Aufwärmarbeit und der Höhe der eingegangenen Azidosen feststellen läßt.

Unsere Befunde lassen den Schluß zu, daß die Kanuergometrie und das gewählte Belastungsverfahren bei dynamischer Beanspruchung der Arm- und Schultergürtelmuskulatur und statischer Belastung der unteren Extremitäten sportartspezifische Leistungsvergleiche unter Laborbedingungen zulassen.

Literatur

1. Cermak J, Kuta J, Parizikova J (1975) Some predispositions for top performance in speed canoeing and their changes during the whole year training programm. J Sports Med phys Fitness 15: 243
2. Cooper GE (1982) Aerobic capacity and oxygen dept related to canoe racing performance. Brit J Sports Med 16: 111
3. Donath H, Clausnitzer C, Schüler K-P (1969) Zur Bewertung des Blutlaktatverhaltens in der sportmedizinischen Funktionsdiagnostik. Med u Sport 9: 354–357
4. Erbers S (1982) Über die Aussagekraft von Untersuchungsergebnissen der Armkurbelergometrie bei der Selektion von Spitzenkanuten. Diplomarb DSHS Köln
5. Föhrenbach R, Mader A, Hollmann W (1981) Umfang und Intensität im Dauerlauftraining von Mittelstreckenläuferinnen des DLV und Maßnahmen zur individuellen Trainings- und Wettkampfoptimierung. Leistungssport 11: 458–472

6. Hollmann W, Liesen H (1973) Die Beurteilung der Lauf-Ausdauerleistungsfähigkeit im Labor. Leistungssport 3: 369–373
7. Keck D (1984) Metabolische Belastung im Wettkampf bei Kanuslalomsportlern. Diplomarb DSHS Köln
8. Keul J, Dickhuth H-H, Berg M, Lehmann M, Huber G (1981) Allgemeine und sportartspezifische Leistungsdiagnostik im Hochleistungsbereich. Leistungssport 11: 382–398
9. Moos G (1985) Kanuergometrie als Weiterentwicklung eines sportartspezifischen Belastungsverfahrens – Leistungsvergleiche nach verschiedenen Aufwärmprogrammen. Wissenschaftliche Staatsexamensarbeit (Sportmedizin), JLU Gießen
10. Nowacki PE (1975) Möglichkeiten der medizinischen Leistungsdiagnostik. In: DSB, Bundesausschuß Leistungssport (Hrsg) Beiheft zu Leistungssport 3: 77–119
11. Schürch P, Hilgers G (1982) Leistungsdiagnostische Untersuchungsmöglichkeiten im Kanurennsport. Leistungssport 12: 469–471
12. Vrijens J, Hoekstra P, Bonckaert J, van Uytvanck P (1975) Effekts of training on maximal working capacity and haemodynamic response during arm and leg-exercise in a group of paddlers. Europ J appl Physiol 34: 113–119

Erweiterte Möglichkeiten der Leistungsdiagnostik im Radrennsport*

G.-W. Causin und K.-M. Braumann

Sportmedizinisches Untersuchungszentrum an der Medizinischen Hochschule Hannover

Für leistungsdiagnostische Untersuchungen im Radsport sollen die in den verschiedenen Disziplinen unterschiedlichen Belastungsintensitäten möglichst realistisch unter Laborbedingungen nachgestellt werden. Die in dieser Arbeit vorgestellte Methodik erlaubt
1. eine genaue Bestimmung von Luft- und Rollwiderstand, deren Geschwindigkeitsabhängigkeit, sowie die Messung von Beschleunigungsleistungen, und
2. eine radsportspezifische Belastung im Labor durch Testung des Athleten mit seinem eigenen Rennrad auf einem Laufbandergometer.

Meßmethoden

1. Ausrollversuche

Die Leistung ist das Produkt aus der gefahrenen Geschwindigkeit und der dazu aufzubringenden Kraft. Beim Fahren auf ebener Straße sind diese kräfte Roll- und überwiegend Luftwiderstand. Diese lassen sich mit Newton's Bewegungsgleichung: $f_R m_G + \varsigma/2 c_w A_p v^2 = m_G a$ berechnen, wenn die Fahrer auf ebener, windstiller Strecke ausrollen, und Geschwindigkeit und Beschleunigung gemessen wird. (f_R-Koeffizient des Rollwiderstandes, m_G-Gesamtgewicht, ς-Lufdichte, c_w-Luftwiderstandsbeiwert, A_p-Projektionsfläche, v-Geschwindigkeit, a-Beschleunigung). In gleicher Weise läßt sich die zur Beschleunigung notwendige Leistung errechnen und eine exakte Dokumentation einer Rennsituation (z. B. 1000-m-Zeitfahren) erstellen, womit eine Beurteilung von z. B. der Antrittsschnelligkeit erleichtert wird. Abb. 1 zeigt Geschwindigkeitsverlauf und Leistung für einen Antritt aus dem Stand.

Eine bei Kyle und Edelman 1975 beschriebene Methode wurde durch die Konstruktion eines microprozessorgesteuerten Meßgerätes modifiziert, das, durch Impulse einer Lichtschranke gesteuert, die Zeiten pro Radumdrehung mißt und speichert. Die damit erhaltene Beziehung zwischen Weg und Zeit dient zur Berechnung von Geschwindigkeit und Beschleunigung.

---

* Mit Unterstützung des Bundesausschuß Leistungssport

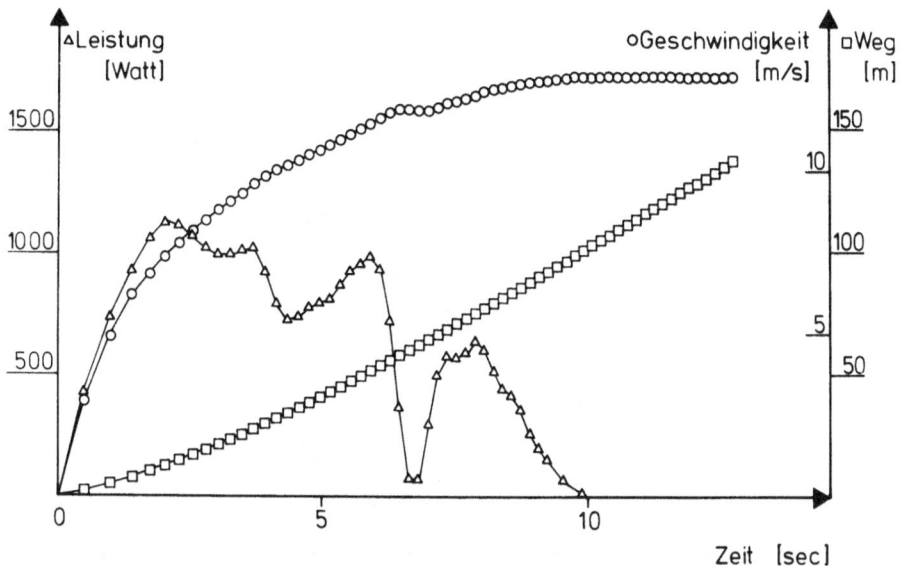

Abb. 1. Geschwindigkeitsverlauf, Beschleunigungsleistung und zurückgelegter Weg für einen Antritt aus dem Stand. Gesamtgewicht von Fahrer und Rad: 96 kg, Größe: 1,90 m

2. Ergometrie im Labor

Um die gemessenen Belastungen realistisch im Labor nachzustellen, fahren die Probanden mit ihren eigenen Rädern auf einem motorgetriebenen Laufbandergometer (Woodway ELG 2). Die dabei zu überwindenden Kräfte (Roll- und Steigungswiderstand) werden direkt mit einer Kraftmeßdose bestimmt. Die Leistung, die der Proband erbringen muß, berechnet sich aus dem Produkt der Kraft mit der Laufbandgeschwindigkeit. Leistungserhöhungen werden durch eine nach hinten wirkende Kraft (Anhängen verschiedener Gewichte) erzielt. Mit diesem Aufbau kann jeder Leistung mit einem absoluten Fehler von ± 3 Watt eingestellt werden. Zur Bestimmung kurzfristiger Maximalleistungen wird der Rahmen durch ein Seil mit einer hinter dem Laufband fest angebrachten Kraftmeßdose verbunden. Da das Meßsignal direkt die erbrachte Leistung anzeigt, wird eine individuelle Wahl der aktuellen Belastung durch den Probanden selbst ermöglicht.

Ergebnisse

In den Ausrollversuchen ergab sich für hochwertige Schlauchreifen mit einem Reifendruck von 9 Bar ein Rollwiderstand von 50 ± 10 mN/kg. Der Koeffizient $c_w A_p$ läßt sich mit einem Fehler < 3% bestimmen. Der niedrigste Wert ergab 0,235 m² für einen 1,70 m großen Fahrer in tiefer Rennposition, der höchste 0,432 m² für einen 1,90 m großen Probanden in aufrechter Haltung. Die Genauigkeit der Methode

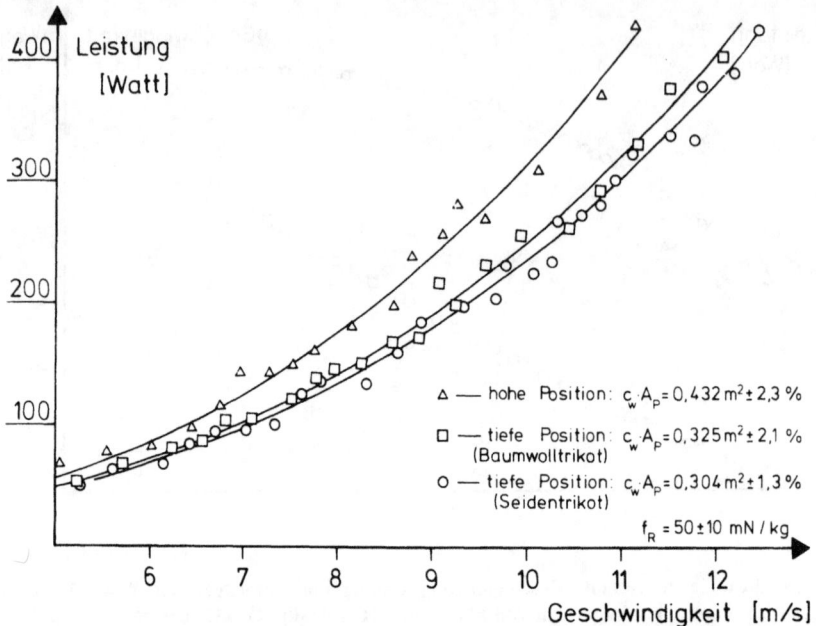

Abb. 2. Ergebnisse der Widerstandsbestimmung und berechnete Leistung für einen Rennfahrer unter verschiedenen Versuchsbedingungen. (Es ist nur jeder zehnte Meßpunkt dargestellt.) Gesamtgewicht von Fahrer und Rad: 96 kg. Größe: 1,90 m

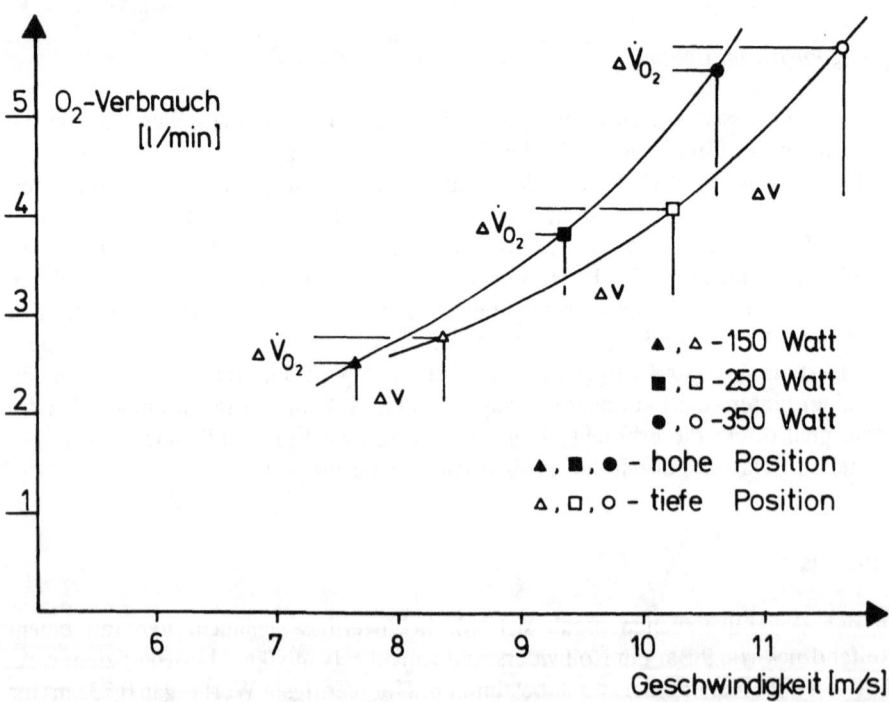

Abb. 3. O_2-Verbrauch in Abhängigkeit von der Geschwindigkeit eines Rennfahrers in zwei Positionen. Gewicht: 86 kg, Größe: 1,90 m

erlaubt es, die Erhöhung des Luftwiderstandes von 7,5% durch Verwendung eines nicht hauteng anliegenden Baumwolltrikots gegenüber einem Seidentrikot festzustellen. Bei einem mittleren Wert von 0,3 m² für $c_w A_p$ ergibt sich für eine Renngeschwindigkeit von 11 m/s eine Leistung von 300 Watt, die am Hinterrad abgegeben wird. Der Anteil des Luftwiderstandes daran beträgt 78%. Für die gleiche Geschwindigkeit erhöht sich die Leistung bei aufrechter Sitzhaltung auf 375 Watt, was auf die Erhöhung des Luftwiderstandes um 42% zurückzuführen ist (Abb. 2).

Mit dem vorgestellten Verfahren wurde der Einfluß unterschiedlicher Sitzpositionen auf den O_2-Verbrauch für verschiedene Geschwindigkeiten untersucht. Dazu wurde der Sauerstoffverbrauch für 150, 250 und 350 Watt in jeweils hoher und tiefer Sitzposition gegen die mit diesen Leistungen erreichbaren Geschwindigkeiten aufgetragen, die aus den Ausrollversuchen ermittelt wurden (Abb. 3). Eine aufrechte Oberkörperhaltung hat einen um 250 ml/min niedrigeren O_2-Verbrauch bei gleicher Leistung zur Folge. Dadurch ist diese Position bei einer Geschwindigkeit unter 8 m/s günstiger. Bei höherer Geschwindigkeit wird der ungünstigere Wirkungsgrad der tiefen Rennhaltung jedoch durch den deutlich niedrigeren Luftwiderstand kompensiert.

Schlußfolgerungen

1. Luftwiderstand und Beschleunigungsvermögen lassen sich für jeden Athleten schnell, einfach und kostengünstig ermitteln.
2. Belastungen auf eigenen Rädern lassen sich jederzeit reproduzierbar mit hoher Genauigkeit einstellen, und machen so Untersuchungen unter quasi-Feldtestbedingungen möglich.

Literatur

1. Kyle CR, Edelman WE (1975) Man powered vehicle design criteria. Proceedings Third International Conference on Vehicle System Dynamics. (Amsterdam: Swets and Zeitlinger). Pp. 20–30.

Belastungen beim Eiskunstlauf

W.-D. Montag

Weilheim i. OB

Die Belastungen beim Eiskunstlauf sind in letzter Zeit in der medizinischen Literatur vermehrt diskutiert worden, weil dieser Sport zunehmende Popularität genießt. Eiskunstlauf ist eine Kombination von Sport und Artistik. Um kompetitiv zu Erfolgen zu gelangen, muß er schon in sehr frühen Jahren begonnen werden. Von vielen Menschen unserer Gesellschaft wird er aber bis ins hohe Alter als Freizeitsport betrieben.

Die Anzahl der Freizeiteisläufer hat in den letzten 30 Jahren erheblich zugenommen, weil auch die Zahl der Eishallen, die es ermöglichen, das ganze Jahr hindurch Eissport zu betreiben, zugenommen hat. Die Verletzungshäufigkeit der Freizeiteisläufer ist in den letzten 30 Jahren der rapiden Zunahme des Freizeitsports relativ gleich geblieben. Gleichbleibende Hallentemperatur über das ganze Jahr hinweg lassen die früheren Gefahren des Eislaufs auf unseren Flüssen und Seen, wie Unterkühlung, Bad im eiskalten Wasser beim Einbrechen und eventuelle Gefahr des Ertrinkens, vergessen. Im Gegensatz zu den skandinavischen Ländern und der UdSSR wird bei uns kaum mehr auf Flüssen und Seen, ja sogar auf zugefrorenen Tümpeln, eisgelaufen. Die häufigsten Verletzungen sind Hautabschürfungen, Handgelenks- und Sprunggelenksverletzungen bis Frakturen.

Auf der anderen Seite hat sich die Verletzungshäufigkeit der kompetitiven Eisläufer deutlich verändert. Kompetitiver Eislauf ist eine musisch-künstlerisch-artistische Individualsportart. Lediglich im Paarlauf und Eistanzen wird sie zu Zweit ausgeübt. Zur Bewertung der Leistung stehen drei Kriterien zur Verfügung:

1. Die Pflicht

Bei der Pflicht sind im Einzellauf vorgeschriebene Figuren kantenrein und ohne Abweichungen auf das Eis zu bringen. Beim Eistanz besteht die Pflicht aus drei vorgegebenen Tänzen mit unterschiedlichem Rhythmus, die mehrmals auf das Eis zu bringen sind. Hier sind die Schritte und Kanteneinsätze sowie die Haltung vorgeschrieben. Im Paarlauf gibt es keine Pflicht.

2. Das Kurzprogramm

Das zweite Kriterium wird im Einzel- und im Paarlauf als Kurzprogramm und im Eistanz als Spurenbildtanz bezeichnet. Im Kurzprogramm der Damen und Herren sind 7 vorgeschriebene Eislaufelemente und -kombinationen zu zeigen, die aus Sprüngen, Pirouetten und Schritten bestehen. Das Kurzprogramm der Paare setzt sich aus ebenfalls 7 vorgegebenen Hebungen, Sprüngen, Paarlaufpirouetten und Todesspirale zusammen. Die Dauer der Kurzprogramme bzw. des Spurenbildtanzes soll 2 Minuten bzw. 2¼ Minuten nicht überschreiten.

3. Die Kür

Das dritte Kriterium ist die Kür. Hier sind dem Eiskunstläufer, dem Paar oder dem Tanzpaar nur ganz leichte Fesseln in der Quantität und Qualität ihrer Darbietungen auferlegt. Die Dauer dieser Kür variiert zwischen 3 und 4½ Minuten, je nachdem, ob es sich um einen Damen-, Herren-, Paarlauf- oder Eistanzwettbewerb handelt, ob es sich um eine Juniorenmeisterschaft oder um einen Wettbewerb der Meisterklasse handelt.
Diese drei Kriterien bedingen verschiedene Belastungen:

1. Pflicht

Um die vorgeschriebenen Figuren kantenrein und ohne Abweichungen auf das Eis bringen zu können, bedarf es neben der exakten Beherrschung des kantenreinen Eislaufs auch einer sehr starken psychisch-motorischen Konzentration. Schon eine kleine Unkonzentriertheit kann alle Erfolgshoffnungen zerstören. Das gilt sowohl für den Einzellauf, als auch für den Eistanz. Die Hauptbelastung des Eisläufers in dieser Kategorie besteht also in dem psychischen Druck, dem er beim Wettbewerb oder bei der Meisterschaft ausgesetzt ist. Selbstverständlich hilft dabei das Bewußtsein der technischen Fertigkeit, die Wettkampfangst abzubauen. Deswegen muß das Training auch die psychologische Vorbereitung des Eisläufers auf den Wettkampf mit beinhalten. Außer dieser psychischen Belastung ist in der Pflicht beim Einzel-Eiskunstlauf die Belastung von leistungsphysiologischer und orthopädischer Seite her zu vernachlässigen. Beim Eistanz besteht schon ein Unterschied, denn die Figuren sind mehrmals auf das Eis zu bringen, so daß bei vorzeitiger Ermüdung Fehler bei Schritten und Kanteneinsätzen auftreten können.
Ich zeige Ihnen hier Pflichtfiguren, wie sie früher von den Eiskunstläufern verlangt wurden. Diese Figuren gehören jetzt jedoch der Vergangenheit an. Es sind nur noch wenige Figuren übrig geblieben, die entweder vorwärts oder rückwärts, auf der Innen- oder auf der Außenkante, mit dem linken oder rechten Fuß zu laufen sind. Auch darüber zeige ich Ihnen einige Dias.

2. Die Kür

Die Hauptbelastung beim Eislaufen stellt die Kür dar. Ob es sich nun um das Kurzprogramm, den Spurenbildtanz oder die freie Kür handelt, das unterscheidet sich nur in der Dauer des Wettkampfs. Für das Training macht das keinen Unterschied.

Herr Reifschneider, der selbst mehrmaliger deutscher Meister im Eiskunstlaufen war, wird Ihnen im Rahmen seines Referates das Leistungsprofil des Eiskunstläufers darstellen. Ich möchte dem nicht vorgreifen. Allgemein sei aber gesagt, daß in der Vergangenheit dem Konditionstraining in Relation zum technischen Training zu wenig Beachtung geschenkt wurde. Durch die Eliminierung dieses Fehlers konnten die Belastungen sowohl im internen-leistungsphysiologischen Bereich, als auch auf dem orthopädisch-traumatologischen Gebiet reduziert werden.

Lassen Sie mich nun auf den kompetitiven Eislauf und die damit verursachten Belastungen auf orthopädisch-traumatologischem Gebiet zurückkommen. Die kompetitiven Eisläufer wissen schon sehr früh, daß Dreifachsprünge zum Erfolg führen. Wir konnten beobachten, daß junge Eisläufer, die höchstens 2–3 Jahre Eislauf trainiert hatten, Stunden auf dem Eis verbrachten, um Dreifachsprünge zu trainieren. Was befürchtet wurde, trat ein: Die Kombination von Mehrfachsprüngen und die physiologische Fehlanpassung erhöhte die Verletzungshäufigkeit. Selbst bei jüngsten Teilnehmern an Meisterschaften sahen wir Streßfrakturen und andere Überlastungsschäden zusätzlich zu den üblichen Verletzungen und Hautabschürfungen.

Ich zeige Ihnen eine Statistik von Garrick (Tabelle 1) aus den Vereinigten Staaten, der die Anzahl der Akutverletzungen und Überlastungen in den verschiedenen Regionen des Körpers erfaßt hat. Wie Sie sehen, sind die Überlastungsschäden an der unteren Extremität deutlich höher als die akuten Verletzungen; während die akuten Verletzungen der oberen Körperhälfte die Überlastungen übersteigen.

Auch die Statistik von Smith und Micheli, ebenfalls aus den Vereinigten Staaten, zeigt, daß die Überlastung an der unteren Körperhälfte höher ist als an der oberen Körperhälfte. Die beiden Autoren haben noch einmal unterteilt in ernste Verletzungen und Überlastungsschäden, die mindestens 3 Tage Sportverbot nach sich zogen und weniger ernste Verletzungen, welche zwar ein geändertes Training für mindestens 1 Woche, aber Sportverbot nicht länger als 3 Tage nach sich zogen.

Ein weiteres großes Belastungsmoment für den Eisläufer stellt der Eislaufschuh dar. Dieses Problem ist bestimmt durch mehrere Fakten:

Tabelle 1. Garrick (n = 70)

	Akut	Überlastung
Fuß	7	16
Knöchel	13	12
Achillessehne	1	9
Bein	6	7
Knie	13	17
Schenkel/Hüfte	4	2
Lendenbereich	6	6
Ob. Extremitäten	15	0
Nacken	1	0
Kopf	6	0
Gesamt	72	69

1. Es wirken starke Hebelkräfte auf den Schuh über die Schiene, die ca. 5 cm hoch ist. Wie wir aus der Biomechanik wissen, ist die Hebelkraft abhängig von der Höhe zwischen Fuß und Eis.
2. Der Schuh soll das Sprunggelenk gegen Supination und Pronation abstützen, aber Dorsalextension und Plantarflexion nicht stärker beeinflussen.
3. Wir haben, wie ich bereits vorher dargelegt habe, unterschiedliche Belastungsarten für:
   a) Den Einzel- und Paarlauf,
   b) den Eistanz und
   c) den Pflichtlauf.
   Für jede der Belastungsarten muß der Schuh anders konstruiert sein.

Für den sogenannten Publikumslauf leiht man sich für 1 bis 2 Stunden im Stadion ein paar passende Schuhe. Im kompetitiven Bereich haben wir Kinder von 5 Jahren an, die wegen der Erfordernisse an den Schuh schon bald keinen Konfektionsschuh mehr benützen können. Für die Spitzenklasse ist ein Maßstiefel unerläßlich, wie bereits gesagt, für Pflicht und Kür verschieden.

Was verschiedene Eiskunstläufer mit ihren Schuhen erleiden müssen, zeige ich Ihnen anhand einiger Bilder: Der Schuh war nur 3 Wochen getragen. Er gab nach dieser Zeit eine so starke Falte im Oberleder, daß die Einkunstläuferin ein Druckulcus bekam und einige Wochen nicht mehr eislaufen konnte. Fast die Hälfte aller Eiskunstläufer der Meisterklasse sind entweder einmal oder mehrmals an den Innen- und Außenknöcheln operiert worden, weil sie Druckstellen, entzündliche Bursitiden oder erhebliche Gewebsschädigungen an den Knöcheln hatten. Ein Fall war besonders gravierend: Der Eislaufstiefel drückte am Außenknöchel und führte zu einer Bursitis, die zu einer so starken Gewebsreaktion und Gewebsschädigung führte, daß die Peronaelsehnen am Außenknöchel luxierten. Bei der Operation fand sich eine völlige Skelettierung des Außenknöchels, das Retinaculum der Peronaelsehnen war vom Knochen total abgetrennt und über diesen skelettierten Knochen luxierten die Peronaelsehnen in einer trüben Brühe nach vorne. Wieviel Überwindung es dieser passionierten Eiskunstläuferin kostete, trotz der Schmerzen weiterzulaufen, kann nur ermessen, wer dauernd mit derartigen Verletzungen umgeht. Die bis heute nicht gelöste Schuhproblematik im Eiskunstlauf stellt meines Erachtens einen leistungsmindernden Faktor in dieser Sportart dar.

Gestatten Sie mir, Ihnen noch ein Bild zu zeigen, das eine andere Art der Belastung dokumentiert (Tabelle 2). Es handelt sich um den oberen Rand des harten Eislaufschuhs. Nachdem beim Eislaufen entweder die Innen- oder Außenkante des Schlittschuhs belastet wird, tritt an den Schuhrändern beim Lauf an der Innenkante des Schlittschuhs am Wadenbein und beim Laufen auf der Außenkante des Schlittschuhs am Schienbein vermehrter Druck auf. Der Druck ist natürlich entsprechend unterschiedlich, je nachdem, ob es sich um ein O- oder X-Bein handelt. Daß so ein vermehrter Schuhranddruck bei einem leichten Crus varum bis zur Streßfraktur gehen kann, soll dieses Bild zeigen. Auf der Röntgenaufnahme ist nichts zu erkennen. Klinisch handelt es sich um eine umschriebene heftige Druckschmerzhaftigkeit am oberen Schuhrand. Das Szintigramm zeigt einen deutlich knöchernen Umbau am Wadenbein, der zur Streßfraktur geführt hat.

Tabelle 2. Smith and Micheli (n = 19)

	Akut	Überlastung
Fuß	2 (0)	1 (3)
Knöchel	0 (1)	1 (6)
Bein	0 (0)	0 (6)
Knie	2 (0)	0 (4)
Schenkel/Hüfte	1 (3)	0 (2)
Lendenbereich	0 (0)	0 (6)
Brust	1 (0)	0 (0)
Ob. Extremitäten	0 (2)	0 (1)
Kopf	0 (4)	0 (0)
Gesamt	6 (10)	2 (28)

Ernste Verletzungen, mindestens 3 Tage Sportverbot
( ) weniger ernste Verletzungen, geändertes Training für mindestens 1 Woche, aber Sportverbot nicht länger als 3 Tage.

Weil Eiskunstlauf in erster Linie von Kindern betrieben wird, sollte auch den kindlichen wachsenden Knochen vermehrte Aufmerksamkeit zugewandt werden. Abgesehen von den Belastungen, die die gesunde Wirbelsäule schon im Wachstumsalter beim Eislaufen zu verkraften hat, möchte ich an den Morbus Scheuermann erinnern, der meist in dem Alter auftritt, in dem unsere Jugendlichen schon am Übergang in die Meisterklasse stehen. Überlastungen und unangepaßtes Training beim Vorliegen eines Morbus Scheuermann kann zu langen und manchmal auch irreversiblen Schädigungen führen. Rechtzeitige Diagnose und Anpassung des Sports sind hier dringend erforderlich.

Die Diskussion, inwieweit durch den Sport Spondylolysen in der Art von Streßfrakturen der Wirbelbögen auftreten können, ist noch lange nicht abgeschlossen. Beim Eiskunstlauf steht jedenfalls fest, daß die Anzahl der Sportler mit Spondylolysen wesentlich höher ist, als beim Durchschnitt der Bevölkerung. Deswegen ist es dringend geboten, nicht nur im Kunstturnen und Turmspringen, sondern auch im Eiskunstlauf dieses Problem durch wissenschaftliche Forschung abzuklären.

Die Hüftgelenke werden im Laufe des sportlichen Trainings vermehrter Belastung unterzogen. Von einem normal gebildeten, gesundem Hüftgelenk wird diese Belastung ohne weiteres toleriert. Es kommen aber immer wieder Eisläufer in die Ambulanz, die über längeranhaltende Beschwerden an den Hüften klagen, was zunächst als Überlastung angesehen wurde. Nach Untersuchung und Röntgen stellt sich dann entweder eine jugendliche Hüftkappenlösung, eine Hüftdysplasie oder ein Perthes heraus. Gerade weil diese Kinder und Jugendlichen einer stärkeren sportlichen Belastung ausgesetzt sind und mit Überlastungsbeschwerden gerechnet wurde, ist eine rechtzeitige Diagnose der Krankheit verhindert worden.

Auch das jugendliche Kniegelenk wird im Eislaufen vermehrt belastet. Die Sprünge sind im Knie abzufangen. Das Femuropatellare Gelenk wird damit vermehrt belastet. Chondropathia patellae und Patellaspitzensyndrom werden daher häufig bei Eiskunstläufern beobachtet. Ein zusätzlicher Streß des Femuropatellaren

Gelenks stellt das unsinnige Trockentraining in Form von Sprungübungen mit Gewichtsbelastung aus der tiefen Hocke dar. Besonders dann natürlich, wenn es sich um sehr junge Eisläufer handelt.

Nach unseren Beobachtungen ist der Morbus Schlatter im Eiskunstlauf nicht häufiger zu beobachten, als im Durchschnitt der Bevölkerung.

Die Epiphysenfugen stellen beim jungen Eiskunstläufer einen weiteren Schwachpunkt dar. Während beim Sturz auf das Eis aus der schnellen Bewegung seltener Verletzungen auftreten, weil der Läufer auf dem glatten Eis gut abgleiten kann, werden bei Stürzen aus dem Stand oder bei geringer Geschwindigkeit erhebliche Hebelkräfte frei, die zu schweren Verletzungen führen können. Herr Rohde, langjähriger Betreuer unseres Bundesleistungszentrums in Oberstdorf, wird Ihnen anschließend über sportspezifische Verletzungen und deren Ursachen bei Eisläufern berichten. Ohne dem vorgreifen zu wollen, zeige ich Ihnen hier ein Bild einer Paarläuferin, die bei geringer Geschwindigkeit aus einer Hebefigur aufs Eis fiel und sich diese Verletzung zuzog.

Eine dritte Gruppe von Belastungen neben Sportgerät, bzw. verursacht durch die physiologisch-anatomischen Gegebenheiten des Sportlers, ist die Art des Trainings. Wie bereits früher angesprochen, glauben viele unserer Sportler und auch Trainer, die Technik der Mehrfachsprünge schnell erlernen zu können. Dabei kommt es in sehr vielen Fällen zu einer Überforderung des Sportlers. Die Folge davon sind fehlerhaft trainierte Technik und Überlastungsschäden am Skelett und an der Muskulatur – vornehmlich an den Sehnen und sehnigen Ansätzen. Dabei kommen für den Sportmediziner mehrere Probleme zutage:
1. Der Schutz des Sportlers vor unphysiologischen und auch unsinnigem Training.
2. Die Verordnung trainingsbegleitender Sportphysiotherapie, um die Muskulatur des Sportlers auf die geforderte Leistung vorzubereiten und darüber hinaus die durch die Belastung entstandenen Überlastungsbeschwerden und auch Überlastungsschäden so rasch wie möglich wieder zum Abklingen zu bringen.

Nachdem die einzelnen Mitglieder unserer Meisterschaftsteams aus verschiedenen Trainingsstützpunkten und Leistungszentren kommen und dort unterschiedlich betreut werden, entstehen vor und bei internationalen Meisterschaften oft schier unüberwindliche Schwierigkeiten für den Mannschaftsarzt. Restschäden früherer Verletzungen sowie Überlastungsschäden sind vorher nicht suffizient auskuriert worden und mindern die Leistung des Sportlers. Die mit der Meisterschaft verbundene zusätzliche Belastung wird dann vom Sportler nicht mehr toleriert und es kommt zu Fehlleistungen und Leistungsabfall, was als zusätzliche Frustration den Sportler negativ motiviert.

Zum Schluß meiner Ausführungen erlauben Sie mir kurz zusammenzufassen: Eiskunstlauf ist eine Sportart, die in sehr frühem Lebensalter bereits eine intensive sportliche Belastung mit sich bringt. Daraus ergeben sich vielschichtige Probleme:
a) Belastung des Kindes und Jugendlichen im Wachstumsalter beim Erlernen schwieriger Sprünge sowie durch Serien von Stürzen auf das Eis beim Training.
b) Ungenügendes und unzureichendes Schuhwerk stellen eine zusätzliche, nicht unerhebliche Belastung des Sprunggelenks und der Unterschenkel dar.
c) Falsche oder ungenügende Vorbereitung auf die sportliche Belastung führt zu Überlastungsschäden und zu erhöhter Verletzungsneigung.

d) Unvollständige oder zu späte sportmedizinische Voruntersuchung zur Feststellung der Eignung für diesen Sport führen dazu, daß viel Trainingsfleiß und Motivation in den Sport investiert werden, ohne daß es möglich ist, das gesteckte Ziel zu erreichen und ein Erfolgserlebnis nie zustande kommt. Frustration und Verbitterung stehen dann am Ende der sportlichen Laufbahn.

Der Eiskunstlauf könnte durch gefächerte wissenschaftliche Untersuchungen wichtige Erkenntnisse gewinnen, deren Ergebnis den Eislauf in Theorie und Praxis revolutionieren würde. Der Verband und die Trainer stehen zur Kooperation seit Jahren bereit. Es besteht aber immer noch ein deutliches Defizit an sportmedizinischer wissenschaftlicher Basisarbeit. Aus diesem Grunde freue ich mich als Präsident des nationalen Verbandes besonders über die Arbeiten von Herrn Reifschneider, der sicher aus dem Erlebnis seiner Aktivenzeit vieles einbringen kann und die Arbeiten von Herrn Rohde, der durch die Kontinuität seiner Beobachtungen in einem Bundesleistungszentrum aussagekräftige Untersuchungsergebnisse vorweisen kann.

Sportartspezifische Verletzungen und deren Ursachen bei Eiskunstläufern

H. Rohde, B. Gondolph-Zink und M. Heyenbrock

Fachklinik für Orthopädie und Rheumatologie Oberstdorf (Ärztlicher Direktor: Dr. med. H. Rohde) und Orthopädische Klinik und Querschnittgelähmtenzentrum RKU, Forschungs- und Lehrbereich der Universität Ulm (Ärztlicher Direktor: Prof. Dr. med. W. Puhl)

Wie in einigen anderen Sportarten ist es auch im Eiskunstlauf in den letzten Jahren zu einer geradezu explosionsartigen Leistungssteigerung gekommen, die hinsichtlich des Verletzungsrisikos und der Gefahr des Sportschadens nicht unbedenklich ist.

Bis sie beherrscht werden, müssen schwierige Sprungelemente oft mehrere zehntausend Male geübt werden. Hinzu kommen die ungefährlichen, aber technisch diffizilen und deshalb zeitaufwendigen Pflichtfiguren. Schließlich sollen bei einer kompositorischen Sportart wie dem Eiskunstlauf die Einzelelemente zu einer choreographisch-musikalischen Einheit verschmolzen werden. Diese Anforderungen setzen einen Trainingsaufwand bei Spitzenläufern von bis zu 6 Stunden täglich voraus.

Das Verletzungsrisiko fällt bei den verschiedenen Disziplinen des Eiskunstlaufes unterschiedlich aus. Am wenigsten betroffen sind die Eistänzer, die laut Reglement nur Sprünge mit halber Drehung und Hebungen bis zur Schulter des Herrn ausführen dürfen. Dagegen sind Einzel- und Paarläufern bei Sprüngen und Hebungen keine Grenzen gesetzt. Dreifachsprünge gehören zum Standardprogramm männlicher wie weiblicher Spitzenläufer, Sprünge mit vierfacher Drehung werden von der Weltspitze zunehmend auch im Wettbewerb gezeigt. Entsprechend artistisch verläuft die Entwicklung im Paarlauf.

Im Bundesleistungszentrum für Eiskunstlauf in Oberstdorf wurden in den letzten 6 Jahren 50 Hochleistungssportler orthopädisch und traumatologisch betreut. Durch lückenlose Dokumentation ergibt sich trotz der relativ geringen Zahl ein zuverlässiges Bild über trainings- und wettkampfbedingte Verletzungen und ihre Ursachen. Insgesamt kam es zu 91 Traumata, davon 32 schwerer. Berücksichtigt sind hierbei nur Verletzungen, die zur Einschränkung des Trainings oder zu vorübergehender Trainingspause führten. Die zahllosen täglichen Bagatellverletzungen blieben außer acht.

Weitaus häufigste Verletzungsursache waren Sturz-, bzw. mißglückte Landung nach dem Sprung. Kollisionsverletzungen mit dem Partner beim Paarlauf, anderen Läufern oder der Bande, sowie Schnitt- und Stichverletzungen mit dem Schlittschuh, kamen nur vereinzelt vor.

Die Analyse der einzelnen Verletzungen zeigt zunächst erhebliche Unterschiede zwischen Hochleistungssportlern und Freizeiteisläufern. Letztere verletzen sich durch oft unkoordiniertes Stürzen vorwiegend an Kopf und Rumpf, während Leistungseiskunstläufer durch die zahllosen Stürze während ihrer Laufbahn eine gewisse Sturztechnik entwickeln. Hierzu gehört das Abfangen der Sturzwucht mit

Hand und Arm, was allerdings in diesem Bereich zu gehäuften, wenngleich uneinheitlichen Verletzungen führt.

Zu nennen sind Luxationen und Bandrupturen der Fingergelenke, Frakturen an Phalangen, Handwurzel und distalem Radius, sowie häufige, oft schwere Handgelenksdistorsionen. Fortgeleitete Verletzungen wie Schulter- und Ellenbogengelenksluxationen ereignen sich vor allem beim Absturz der Partnerin aus größerer Höhe beim Paarlauf. Hierbei wurden auch die seltenen Kopfverletzungen beobachtet.

Stürze auf Lendenbereich, Gesäß und Trochanter major sind an der Tagesordnung und führen selten zu schweren Traumen. Häufig wiederholt sich jedoch der Sturzmechanismus, wodurch die gleiche Region mehrfach betroffen ist. Schließlich ist die Prellung so ausgedehnt und schwer, daß eine Trainingsumstellung oder sogar Pause erforderlich wird.

Das Verkanten der Schlittschuhe bei der Landung nach dem Sprung kann vor allem zu schweren Supinationstraumen mit Rupturen des fibularen Bandapparates führen. Pronationsverletzungen des Sprunggelenkes mit Innenknöchelfraktur, Überstrecktraumen mit dorsaler Kantenabsprengung der distalen Tibia und Luxationsfrakturen des Sprunggelenkes blieben bisher glücklicherweise Einzelfälle.

Muskel- und Sehnenverletzungen finden sich vor allem an den Adduktoren (Spreizsprünge) und am Quadriceps femuris. Wie stark der Muskelzug am Ansatz vor allem bei muskelkräftigen Läufern werden kann, zeigt das Beispiel eines Sitzbeinepiphysenausrisses. In weniger dramatischen Fällen sind die in diesem Bereich häufigen Insertionstendopathien die Folge.

Die Graphiken I und II zeigen zusammenfassend, daß es die „typische" Eislaufverletzung nicht gibt. Dagegen finden sich entsprechend den Verletzungsmechanismen vor allem im Hand- und Sprunggelenksbereich besonders gefährdete Regionen. Hier traten auch schwerere Verletzungen gehäuft auf.

Bei der Verletzungsprophylaxe haben sich dick gepolsterte Handschuhe zum Schutz der Hände und Handgelenke bewährt. An Aufhängevorrichtungen können neue Sprungelemente erprobt werden. Die beste Verletzungsprophylaxe ist jedoch eine suffiziente Technik, gepaart mit ausgebildeter Muskulatur und guter Grundkondition, ergänzt durch tänzerische Koordinationsübungen. Ausreichende Aufwärmearbeit vermindert Sturzrisiko und die Gefahr von Sehnen- und Muskelverletzungen.

Entscheidender Anteil an der Vermeidung von Verletzungen kommt dem Trainingsaufbau zu. Der Trainer sollte schwierige Elemente dann üben lassen, wenn der Läufer eingelaufen, jedoch noch nicht ermüdet ist. Möglicherweise hätte sich eine Unterschenkeltorsionsfraktur eines 12jährigen Mädchens vermeiden lassen, wenn das Training rechtzeitig umgestellt worden wäre. So kam es beim Versuch, einen nicht beherrschten Sprung doch noch korrekt auszuführen, zu einer Häufung unkoordinierter Stürze und schließlich zur Fraktur. Dem Trainer kommt in solchen Fällen auch die Aufgabe zu, den jugendlichen Ehrgeiz gelegentlich zu dämpfen.

Häufige Sportschäden bei Eiskunstläufern

B. Gondolph-Zink, W. Noack und H. Rohde

Orthopädische Klinik und Querschnittgelähmtenzentrum RKU, Forschungs- und Lehrbereich der Universität Ulm (Ärztlicher Direktor: Prof. Dr. med. W. Puhl) und der Fachklinik für Orthopädie und Rheumatologie (Ärztlicher Direktor: Dr. med. H. Rohde)

Häufige Sportschäden bei Eiskunstläufern

Die körperlichen Anforderungen an den Eisläufer sind in den letzten Jahren erheblich gestiegen, wie sich aus den zunehmend technisch-artistischen Schwierigkeiten der Eislauffiguren unschwer erkennen läßt. Parallel hierzu ist naturgemäß das Risiko von Sportverletzungen und sportbedingten Gesundheitsschäden erhöht. Während die Belastung des Stütz- und Bewegungsapparates beim Einzelläufer vorwiegend durch Sprungelemente und Dehnungsbeanspruchung geprägt ist und somit vornehmlich die unteren Extremitäten betrifft, kommen beim Eistanz und potenziert beim Paarlauf Hebefiguren für den männlichen Part erschwerend hinzu. Dies führt neben Spitzenbelastung der unteren Extremitäten auch zu erheblicher Krafteinwirkung auf die Wirbelsäule und die oberen Gliedmaßen. Es sind aufgrund dieser Dauerkraftbeanspruchung beim männlichen Part vermehrt sportbedingte Spätschäden zu erwarten, so ereignen sich beim weiblichen Pendant häufiger Sportverletzungen infolge Sturz.

Die in dieser Arbeit vorgelegten Ergebnisse stützen sich auf die Auswertung einer retrospektiven Studie – zum Teil als Fragebogenaktion, zum Teil durch persönliche Befragung und Untersuchung an insgesamt 78 Eisläufern, 51 weibliche und 27 männliche. Im einzelnen handelte es sich um 45 Kunstläufer, 26 Eistänzer und 7 Paarläufer. Der jüngste untersuchte Sportler war 13, der älteste 75 Jahre alt, das Durchschnittsalter lag bei 29 Jahren. Während wir bei auftretenden Sportverletzungen einen Häufigkeitsgipfel im zweiten Dezennium beobachteten, verschiebt sich dieser Altersgipfel bei der absoluten Häufigkeit von Sportschäden und noch deutlicher bei der prozentualen Häufigkeit in höhere Altersstufen. Total mußten wir bei den 78 Sportlern 162 Schäden zunächst als sportbedingt ansehen. Wie hoch sich hierbei der Anteil schicksalhafter Leiden, bzw. rein altersbedingter degenerativer Veränderungen beläuft, kann bedauerlicherweise nicht verläßlich bestimmt werden. Aufgrund epidemiologischer Daten zeigt sich jedoch eine deutliche Häufung von bestimmten Gesundheitsschäden bei Eisläufern, so daß diese als sportspezifisch eingestuft werden müssen.

Folgende Relation zwischen Häufigkeit von Sportschäden und Alter konnte ermittelt werden: Finden wir in der Altersgruppe bis 20 Jahren im Durchschnitt 1,1 Sportschäden pro Eisläufer, so steigt diese Häufigkeit sprunghaft im dritten Dezennium auf 2 Sportschäden an und erfährt bis zum 50. Lebensjahr eine kontinuierliche Steigerung (Abb. 1).

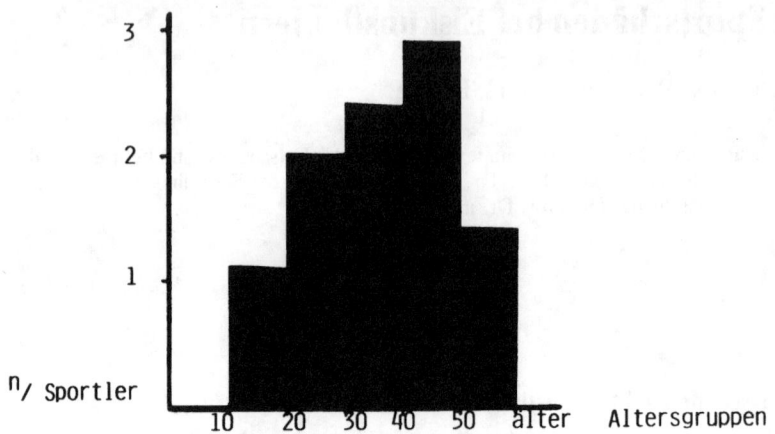

Abb. 1. Häufigkeit von Sportschäden

Nun zur Frage, welcher Art die von den Eisläufern geklagten Beschwerden waren: Mit 119 von 162 Beschwerdelokalisationen dominierten die unteren Extremitäten, gefolgt von 32 dauerhaften Wirbelsäulenleiden. Die oberen Extremitäten können mit 11 sportbedingten Veränderungen nahezu vernachläßigt werden (Abb. 2). Im Bereich der unteren Extremitäten waren Knie- und Sprunggelenksregion mit Fuß nahezu gleich häufig von Sportschäden betroffen, wohingegen Hüftleiden nur ausnahmsweise beklagt wurden und der Prävalenz eines „gesunden Kollektivs" entsprechen. Als häufigste Beschwerden im Bereich der unteren Extremitäten wurden Tendopathien angegeben, bei 33% der Probanden chronische Adduktorenbeschwerden und bei ca. 24% Achillessehnenbeschwerden angegeben wurden. Während im Normalkollektiv bis zum Alter von 30 Jahren klinische und radiologische Zeichen einer beginnenden Gonarthrose nur in 5–10% der Bevölkerung gefunden werden (Heine, Lawrence, Wagenhäuser) lagen bei Eisläufern entspre-

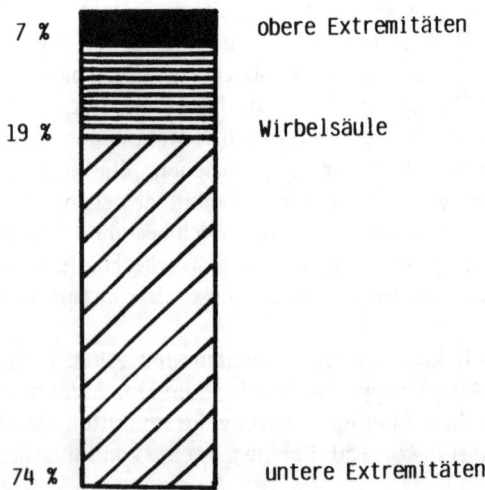

Abb. 2. Lokalisation von Sportschäden

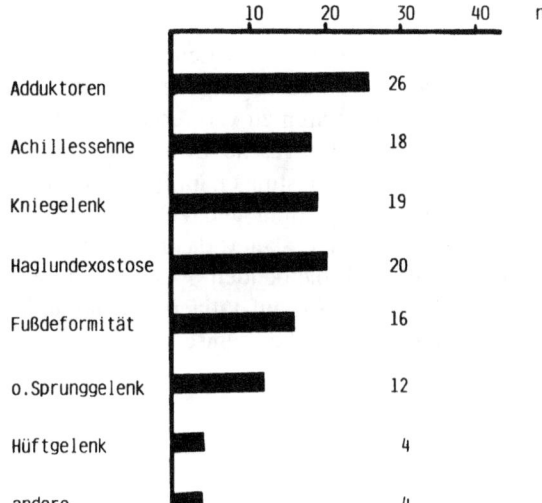

Abb. 3. Verteilung von Sportschäden der unteren Extremitäten

chende Veränderungen in 25% vor. Aspektiv am auffälligsten imponieren weichteilbedingte Fußdeformitäten, sowie Haglund-Exostosen, die erfahrungsgemäß durch Schuhdruck verursacht sind. Von 16% der befragten Sportler wurde subjektiv eine Sprunggelenksinstabilität beklagt. Hüftgelenkbeschwerden lagen zwar bei 5% der Probanden vor, wobei aufgrund der geringen absoluten Zahl von 4 eine statistische Signifikanz für ein häufigeres Auftreten von Coxarthrosen – bei Eisläufern bis zum 30. Lebensjahr – (im Normalkollektiv nach Heine 1%) nicht abgeleitet werden kann (Abb. 3).

32 der befragten Sportler gaben rezidivierende, bzw. dauerhafte Schmerzen im Bereich der Lendenwirbelsäule mit intermittierenden Lumbalgien an. Bei 2 dieser Patienten lag aufgrund vorausgegangener Wirbelkörperfrakturen eine Fehlstellung mit konsekutiver Insuffizienz der Rückenmuskulatur vor, bei 5 Patienten war eine Spondylolyse, bei 3 Patienten eine Spondylolisthese bekannt. Dies liegt zwar nur leicht über der Inzidenz der Spondylodese und Olisthese beim Normalkollektiv, jedoch muß hier berücksichtigt werden, daß diesen Daten keine röntgenologische Durchuntersuchung zugrunde liegt. Die Häufigkeit von Lendenwirbelsäulenbeschwerden insgesamt beträgt mit über 40% bei den untersuchten Sportlern bis zum 30. Lebensjahr mehr als das doppelte des Normalkollektivs.

Trotz häufiger sturzbedingter Handgelenksdistorsionen werden Spätschäden im Bereich der oberen Extremitäten nur ausnahmsweise angegeben. In den meisten Fällen handelt es sich um rezidivierende Tendovaginitiden der Beugesehnen im Handgelenksbereich, wobei besonders der weibliche Part von Paarläufern betroffen ist. Hervorzuheben ist, daß eine deutliche Korrelation bzgl. der Häufigkeit vorausgegangener Sportverletzungen mit nachfolgenden Spätschäden ein und derselben anatomischen Region gesichert werden konnte. Beispielhaft hierfür seien die Sprunggelenksinstabilitäten genannt, wobei mit einer Ausnahme jeder dieser Patienten anamnestisch bis zu 14, im Mittel 9 Distorsionen angab. Eine entsprechende Korrelation konnte für Adduktorendopathien und vorausgegangene Adduktorenzerrungen eruiert werden. Eine deutliche Diskrepanz zwischen vorausgegangenen Verletzungen und geklagten Dauerbeschwerden fand sich für die Lendenwirbelsäule, wo an vorausgegangenen Verletzungen lediglich 20 Prellungen und 2 Wirbelkörperfrakturen zu vermerken waren.

Sicher läßt sich die rasche Entwicklung hin zu immer anspruchsvolleren und artistischeren Höchstleistungen im Eislauf nicht zurückdrehen, jedoch könnte durch ein altersgerechtes Training und Vermeidung extremer unphysiologischer Belastungen für das wachsende Skelett das Risiko für die Entstehung sowohl von Sportverletzungen, als auch bleibenden Spätschäden verringert werden. Dies gilt es insbesondere für die im Eislauf tätigen Trainer und betreuenden Ärzte zu beachten, wobei von ihnen auch die bremsenden Impulse auf die oft allzu eislaufbegeisterten Eltern ausgehen müssen.

Sportmedizinisches Leistungsprofil von Eiskunstläufern und Eiskunstläuferinnen der nationalen und internationalen Spitzenklasse

E. Reifschneider, J. Psiorz und P.E. Nowacki

Institut für Sportmedizin der Justus-Liebig-Universität Gießen
(Ärztl. Direktor: Prof. Dr. med. P.E. Nowacki)

Einleitung

Die sportmedizinische Leistungsdiagnostik wurde in den letzten Jahren wesentlich weiter entwickelt [1, 2, 3, 4, 5]. Bei hohen dynamischen Belastungen von 4minütiger Dauer, wie sie beim Kürprogramm der Eiskunstläufer vorliegen, stellen die kardiorespiratorische Leistungsfähigkeit sowie die aerobe und anaerobe metabolische Kapazität der Skelettmuskelzellen entscheidende leistungslimitierende Faktoren dar. Obwohl eine gute Leistung im Eiskunstlaufen wie bei keiner zweiten Sportart von koordinativen, technischen und vor allen Dingen künstlerischen Faktoren abhängig ist, sollte die Bedeutung der sportmedizinischen Leistungsdiagnostik in Zukunft einen höheren Stellenwert bekommen, was durch die vorgelegten Experimente belegt wird.

Methodik

Im Bundes-Eiskunstlaufzentrum in Oberstdorf wurden 18 Eiskunstläufer (17,5 ± 2,8 J.; 60,1 ± 10,8 kg; 170,9 ± 9,0 cm) und 27 Eiskunstläuferinnen (14,5 ± 2,3 J.; 44,9 ± 8,8 kg; 155,9 ± 9,2 cm) umfassend internistisch-orthopädisch und leistungsphysiologisch untersucht. Die eine Gruppe im Oktober 1979 bestand aus 10 Eiskunstläufern und 15 Läuferinnen, die andere im Oktober 1981 setzte sich aus 8 Läufern und 12 Läuferinnen zusammen, wobei auch Eiskunstläufer der Deutschen Spitzenklasse (Deutsche Meister, Deutsche Jugendmeister, Vize-Europameisterin) vertreten waren. Bei allen Sportlern und Sportlerinnen wurde die erschöpfende Fahrradspiroergometrie im Sitzen nach dem Gießener 1 Watt/kg Körpergewichts-Verfahren nach Nowacki durchgeführt [6, 7].

Bei den Läufern und Läuferinnen wurden vor, während und nach der Belastung (5minütige Erholungsphase) die kardio-zirkulatorischen Parameter (Hf, RR), die respiratorischen (AMV, AF, AZV), die kardio-pulmonalen (abs. O_2-Aufnahme, rel. O_2-Aufnahme, O_2-Puls) sowie die korrelativen Funktionsgrößen (AÄ, RQ) ermittelt. 1979 wurde mit dem „Metabolic Measurement Cart" (MMC) der Fa. Beckman gemessen. Vergleichsuntersuchungen zeigten eine sehr gute Übereinstimmung des MMC mit dem Gießener Meßplatz zur kardio-respiratorischen Diagnostik im offenen System nach E. Jäger, Würzburg. Die Laktatbestimmungen (Enzymatischer UV-Test, Eppendorf-Photometer) wurden unter labor- und wettkampfähnlichen Bedingungen bei 8 Eiskunstläufern und 12 Läuferinnen vorgenommen (Labor: in Ruhe, in der 3. und 10. Erholungsminute; auf dem Eis: vor und 3 Minuten nach dem Kürvortrag).

Resultate

1979 erzielten die Eiskunstläufer eine durchschnittliche Gesamtarbeit von 1388 ± 332 Wattminuten; 1981 von 1320 ± 405 Wattminuten; dies entspricht einer gut trainierten Leistungsfähigkeit. 1979 leisteten die Läuferinnen eine Gesamtarbeit von 719 ± 161 Wattminuten; 1981 von 785 ± 200 Wattminuten. Diese Werte liegen im sehr gut trainierten Frauen-Leistungsbereich.

1979 erreichten die Eiskunstläuferinnen eine maximale Herzfrequenz von 188/min bei einer Belastungsstufe von 2 min 4 Watt/kg. Die Läufer kamen auf 185 Schläge/min bei der 1-min-Belastungsstufe von 5 Watt/kg (Abb. 1). Die submaximale Herzfrequenz (4. Arbeitsminute = 2. Minute 2 W/kg) lag bei den Mädchen mit 154 Schlägen signifikant höher als die der Läufer mit durchschnittlich 139 Hf·min^{-1}. Beide Gruppen zeichneten sich durch eine sehr gute Erholungsfähigkeit des Herz-Kreislaufsystems aus (Hf 5. Min. Erholung: m = 103, W = 106). Die 1981 ermittelten Herzfrequenz- und Blutdruckwerte entsprachen im wesentlichen der Darstellung in Abb. 1, wobei die Hf max. der Läufer bei 190 und der Läuferinnen bei 195 Schlägen/min lag.

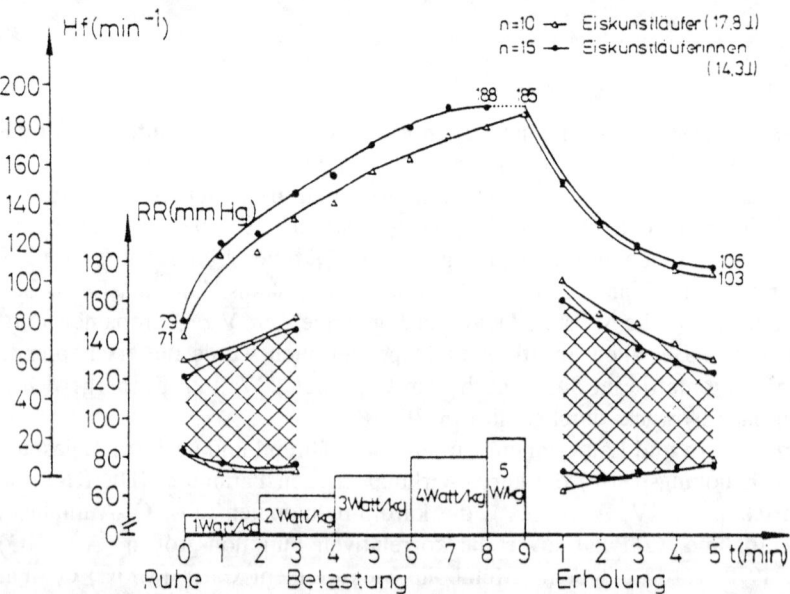

Abb. 1. Durchschnittliches Verhalten der Herzschlagfrequenz (Hf) und des Blutdruckes (RR) von Eiskunstläufern und Eiskunstläuferinnen der nationalen Spitzenklasse vor, während und nach erschöpfender Fahrradergometrie im Sitzen in steigenden Wattstufen 1979 in Oberstdorf. (Watt/kg-KG-Methode nach Nowacki, trainierter Bereich ab 4 Watt/kg)

Das maximale AMV der Eiskunstläufer liegt mit 120 ± 18,6 l BTPS im gut trainierten Bereich; bei den Eiskunstläuferinnen wurden 61,9 ± 4,7 l bzw. 1981 75,5 l gemessen, was als befriedigend bis gut trainiert einzustufen ist.

Die maximale absolute O_2-Aufnahme konnte bei den 1979 untersuchten Eiskunstläufern mit 3350 ± 0,160 l, bei den Eiskunstläuferinnen mit 1864 ± 0,19 l gemessen werden. 1981 lagen diese Werte der Sportler bei 4114 ± 0,36 l, der Sportlerinnen bei 2426 ± 0,16 l (alle Werte STPD). Der maximale O_2-Puls wurde bei den Sportlern im Jahr 1979 mit 18,1 ± 1,3 ml bzw. im Jahre 1981 mit 21,7 ± 1,9 ml; bei den Läuferinnen 1979 mit 9,9 ± 1,2 ml bzw. 1981 mit 12,5 ± 0,7 ml ermittelt.

Die maximale relative O_2-Aufnahme lag 1979 bei den Läufern mit 53,6 ± 1,0 $\dot{V}O_2$ ml · kg^{-1} · min^{-1} STPD und den Läuferinnen mit 45,5 ± 4,0 ml/kg im befriedigend trainierten Bereich. 2 Jahre später lag die maximale relative Sauerstoffaufnahme im sehr gut trainierten Bereich (m: 61,3 ± 3,1 ml; W: 53,0 ± 2,3 ml VO_2 · min^{-1} · kg^{-1}). Ein größerer Teil der Probanden gehörte schon der Gruppe aus dem Jahre 1979 an. Die Verlaufskurven der relativen O_2-Aufnahme bei den Läuferinnen und Läufern zeigen eine parallelen Anstieg während der Belastung (Abb. 2).

Die Ökonomie der Atmung war nicht besonders ausgeprägt, die Mädchen erreichten den tiefsten Wert AÄ in der 2. Belastungsminute mit 24,3 und die Läufer in der 4. Minute mit 25,3. Der Anstieg des respiratorischen Quotienten auf den Wert 1,0 erfolgte bei beiden Gruppen zwischen der 6. und 7. Belastungsminute,

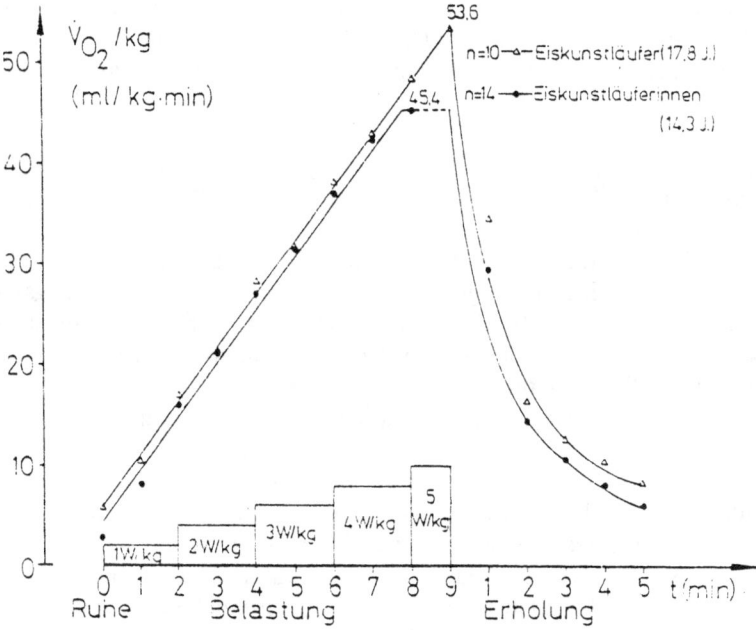

Abb. 2. Relative O_2-Aufnahme ($\dot{V}O_2$ ml · min^{-1} · kg^{-1}) von Eiskunstläufern und Eiskunstläuferinnen vor, während und nach erschöpfender Fahrradergometrie im Sitzen in steigenden Wattstufen 1975 in Oberstdorf. (O_2-Messung nach Metabolic Measurement Cart)

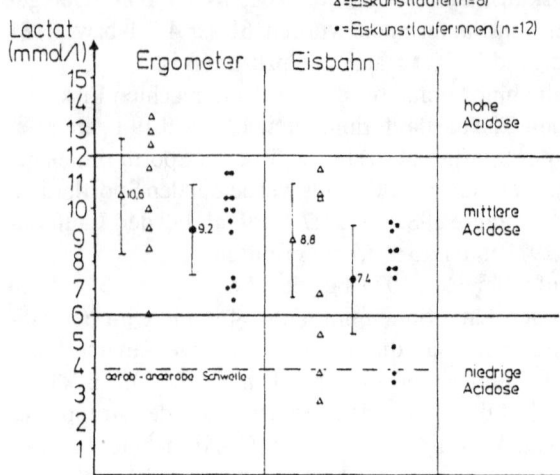

Abb. 3. Mittelwerte mit Standardabweichungen und Einzelwerte der Laktatwerte (mmol/l) von Eiskunstläufern und Eiskunstläuferinnen der nationalen Spitzenklasse 3 Minuten nach erschöpfender Fahrradspiroergometrie im Sitzen und nach sportartspezifischer Belastung auf der Eisbahn (Kürvortrag)

d. h. beim Übergang vom untrainierten in den trainierten Bereich. Die Läuferinnen konnten dann noch für 1 Minute, die Läufer noch für 2 Minuten bis zur Erschöpfung belastet werden. Das spricht für eine gute anaerobe Kapazität dieser Sportler. Im Labor erreichten die Läufer nach der 3. Erholungsminute einen maximalen Laktatwert von durchschnittlich $10,6 \pm 2,6$ mmol/l, die Eiskunstläuferinnen von $9,2 \pm 1,8$ mmol/l. Auf der Eisbahn wurden maximale Blutlaktatwerte 3 Minuten nach dem Kürvortrag bei den Läufern mit $8,8 \pm 2,4$ mmol/l und bei den Mädchen mit $7,4 \pm 2,3$ mmol/l gemessen. Bei beiden Gruppen lagen diese Werte exakt 1,8 mmol/l niedriger als im Labor (Abb. 3).

Diskussion

Die Eiskunstläufer erreichten mit einer Gesamtarbeit von durchschnittlich 1388 Wattminuten eine im Vergleich zu anderen gleichaltrigen Leistungssportlern, welche von Nowacki u. Mitarb. [7] mit der gleichen Methode untersucht wurden, einen sehr gut trainierten Bereich. Bei dem relativ niedrigen Körpergewicht der Läufer entspricht dies aufgerundet 23 Wattminuten/kg KG.

Hinsichtlich der max. rel. O_2-Aufnahme kann den Läufern und Läuferinnen ein gut bis sehr gut trainiertes Leistungsvermögen bescheinigt werden. Der Anstieg dieses bedeutsamen biologischen Leistungsparameters nach zweijähriger Trainingsintensivierung (1979–1981) unterstreicht die Notwendigkeit einer zusätzlichen sportmedizinischen Trainingssteuerung auch im Eiskunstlauf [8, 9].

Der parallele Kurvenverlauf der rel. O_2-Aufnahme der beiden Geschlechter kann so erklärt werden, daß es in der vor- und frühpuberalen Phase, in der sich die meisten Eiskunstläuferinnen befanden, hinsichtlich des Verhaltens Gesamtkörpergewicht zu fettfreier Körpermasse keine Unterschiede zu den männlichen Probanden gab.

Beim Eiskunstlaufen beeinflußt der Bewegungsablauf die Leistung entscheidend, da bei Verbesserung der koordinativen und technischen Faktoren der Energiebedarf sinkt, so daß allein auf dieser Basis eine Leistungssteigerung erzielt werden kann. Es konnte festgestellt werden, daß diejenigen Eiskunstläufer, welche nach dem Kürlauf ähnlich hohe oder sogar etwas höhere Laktatwerte hatten wie nach der Fahrradergometrie, in der letzten Phase ihres Kürprogramms gehäuft schwere technische Fehler machten. Deshalb müssen die Eiskunstläuferinnen und Läufer während des Kürvortrages einen gewissen Sicherheitsabstand zu ihren biologischen Maximalwerten halten und dürfen die anaeroben Energiereserven nicht voll ausschöpfen [4, 9, 10].

Unsere Untersuchungen belegen auch, daß die kardio-respiratorische Leistungsfähigkeit der Eiskunstlaufsportler zu verbessern ist, was bei Wettkämpfen den Spielraum für die künstlerische Darstellung erhöht. Die qualifizierte sportmedizinische Untersuchung, Betreuung und Beratung sollte auch für die Sportart Eiskunstlauf in Zukunft einen höheren Stellenwert bekommen.

Literatur

1. Baron DK (1970) Die Herzschlagfrequenz unter Wettkampfbedingungen bei Hochleistungssportlern im Eiskunstlauf. Sportarzt u Sportmed 21: 11–14, 42–46
2. Ditter H, Nowacki PE (1976) Körperliche und kardio-pulmonale Leistungsfähigkeit der Junioren-Ruder-Nationalmannschaft vor der Weltmeisterschaft 1975. Sportarzt u. Sportmed 27: 73–79
3. Israel S, Kuppardt H, Gottschalk K, Neumann G, Böhme P (1974) Die submaximale Herzfrequenz als leistungsdiagnostische Kenngröße. Med und Sport 14: 297–304
4. Keul J, Kindermann W, Simon G (1978) Die aerobe und anaerobe Kapazität als Grundlage für die Leistungsdiagnostik. Leistungssport 8: 22–32
5. Liesen H, Mader A, Heck H, Hollmann W (1977) Die Ausdauerleistungsfähigkeit bei verschiedenen Sportarten unter besonderer Berücksichtigung des Metabolismus zur Vermittlung der optimalen Belastungsintensität im Training. Leistungssport 7, Suppl 9: 63
6. Nowacki PE (1983) Frau und sportliche Leistung – begrenzende kardiale Faktoren. In: Medau HJ und Nowacki PE: Frau und Sport. Beiträge zur Sportmedizin, Band 19, perimed Fachbuch-Verlagsgesellschaft mbH, D-8520 Erlangen, 30–58
7. Nowacki PE, Schäfer D (1984) Die Physical Working Capacity (PWC_{170}) bei körpergewichtsbezogener Ausbelastung auf dem Fahrradergometer und ihre Bedeutung als Leistungsparameter in Abhängigkeit von Alter, Geschlecht und Sportart. Therapiewoche 34: 3835–3853
8. Pesek J (1976) Motivation Jugendlicher zum Eiskunstlauf in Abhängigkeit von den sozialen Verhältnissen und den trainingsspezifischen Gegebenheiten. Diplomarbeit, Mainz
9. Reifschneider E (1984) Sportmedizinisches Leistungsprofil von Eiskunstläufern und Eiskunstläuferinnen der nationalen Spitzenklasse. Inaug-Diss JLU Gießen, 1–98
10. Schmid P, Kindermann W, Huber G, Keul J (1979) Ergospirometrie und sportartspezifische Leistungsfähigkeit von Eisschnelläufern. Sportarzt und Sportmed 30: 136–144

Die muskuläre Beanspruchung beim alpinen Skilauf und beim Skilanglauf – Elektromyographische Ergebnisse zur Frage der Kontraktionsform

D. Pollmann*, K. Willimzcik* und W. Laurig**

Bielefeld* und Dortmund**

Einleitung

Entsprechend der weitverbreiteten Meinung in der Öffentlichkeit weisen der alpine Skilauf und der Skilanglauf einen grundsätzlich unterschiedlichen Gesundheitswert auf. Als Gründe für einen gegenüber dem Skilanglauf geringeren Gesundheitswert des alpinen Skilaufs werden vor allem genannt:

1. Die beim alpinen Skilauf zu beobachtenden hohen Herzschlagfrequenzen gehen nicht so sehr auf eine ausgeprägte muskuläre Beanspruchung, sondern auf (ungesunde) Streßfaktoren zurück (vgl. Hollmann 1982, Mester/de Marees 1981).
2. Die beim alpinen Skilauf weit überdurchschnittliche statische Beanspruchung der Muskulatur bedingt eine überwiegend anaerobe Form der Energiebereitstellung (vgl. Hollmann 1980). In diesem Zusammenhang wird auf Untersuchungsergebnisse an Muskelgruppen bei statischer Kontraktionsform hingewiesen, nach denen es bei Kontraktionen, die stärker als 50% (vgl. Fukunga/Philippi/Hollmann 1976) bzw. 70 bis 75% (vgl. Lind/McNicol 1967) der Maximalkraft sind, zum Verschluß der Muskelkapillaren und damit zur Unterbrechung der muskulären Durchblutung kommt. Infolgedessen kann der benötigte Energiebedarf nur noch anaerob gedeckt werden (vgl. de Marees 1981).

Der Frage der physischen Beanspruchung und damit die des Gesundheitwertes des alpinen Skilauf und des Skilanglauf wurde, wie auch in anderen sportlichen Disziplinen, fast ausschließlich über die Messung des Laktatspiegels nachgegangen. Offen bleibt dabei allerdings, worauf die von verschiedenen Autoren gefundenen Laktatspiegel zurückzuführen sind, da keine Aussagen darüber möglich sind, ob die Laktatwerte durch statische oder dynamische Muskelkontraktionsformen einerseits oder aber durch eine insgesamt erhöhte muskuläre Belastung bedingt sind. Dieses könnte die teilweise widersprüchlichen Interpretationen der in einigen Untersuchungen (vgl. Berghold 1984, Holdhaus/Siman 1983, Mester/de Marees 1981) erhobenen Laktatspiegel begründen.

Eine Möglichkeit, hier differenzierte Kenntnisse zu erlangen, kann darin gesehen werden, elektromyographische Analysen der zugrunde gelegten Bewegung durchzuführen (vgl. Balle/Beikert/Laurig 1983). Für den alpinen Skilauf liegen hierzu einzelne Untersuchungen vor (vgl. Müller 1982, 1986, Eriksson u. a. 1978). Als Nachteil dieser Untersuchungen ist anzusehen, daß für die Elektromyogramme kein

Vergleichswert für eine 50% (70%) Belastung angegeben wurde, so daß kein Hinweis vorhanden ist, inwieweit bei den vorliegenden Kontraktionen die Durchblutung eingeschränkt bzw. unterbrochen ist.

Untersuchungsdurchführung und Ergebnisse

Um hier zu ersten Erkenntnissen zu gelangen, wurden sowohl Labor- als auch Felduntersuchungen durchgeführt. Im Labor erfolgte dazu die Ermittlung der Elektrischen Aktivität einzelner Muskeln bei dynamometrisch bestimmter Maximal Voluntary Contraction (MVC) und bei 50% der maximalen Kontraktionskraft. Durch diesen Bezug auf eine einheitlich festgelegte Normsituation (vgl. Laurig 1983) könnte die Voraussetzung für einen intra- und interindividuellen Vergleich bei EMG-Registrierungen gegeben sein. Im Anschluß wurden bei gleicher Elektrodenklebung im Feld die beiden Skiabfahrtstechniken Paralleles Umsteigen und Kurzschwung mit sowohl geschnittener als auch gerutschter Schwungaussteuerung im mittelsteilen Gelände auf einer gut präparierten Skipiste durchgeführt. Um diese Techniken mit dem allgemein als gesundheitsfördernd angesehenen Skilanglauf vergleichen zu können, erfolgte im Anschluß die Registrierung der Myogramme der Skilanglauftechniken Diagonalschritt und Doppelstockschub, sowohl im ansteigenden als auch abfallenden Gelände.

Das Aktivitätsmuster des M. glutaeus maximus beim Parallelen Umsteigen (Abb. 1) bestätigt Ergebnisse von Müller (1982). So sind unabhängig von der Art der Schwungaussteuerung hohe Muskelaktivitäten beginnend mit der Abstoßphase und der sich anschließenden Steuerphase und Schrägfahrt zu erkennen, während dieser

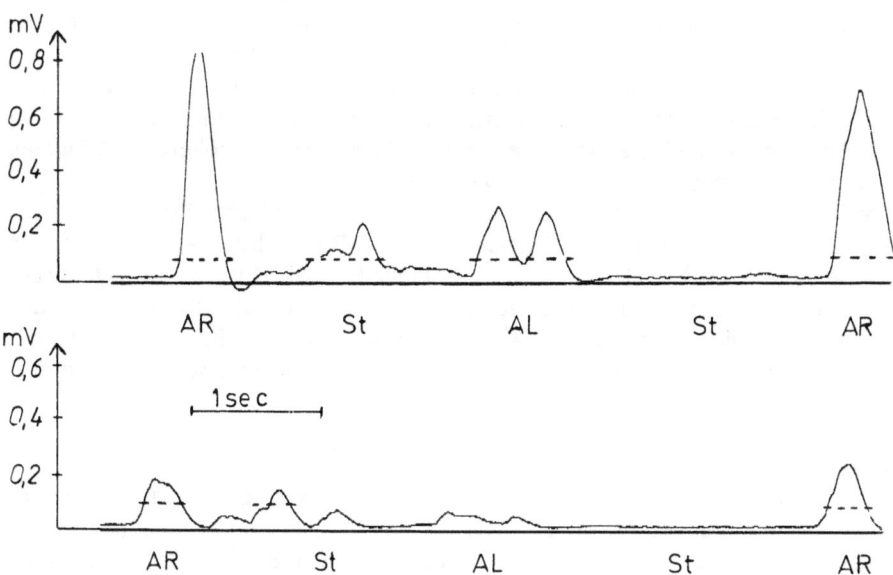

Abb. 1. Elektrische Aktivität des M. glutaeus maximus des linken Beines beim alpinen Skilauf in den Ausführungsformen Paralleles Umsteigen mit schneidender Schwungaussteuerung (obere Kurve) und Paralleles Umsteigen mit rutschender Schwungaussteuerung (untere Kurve)

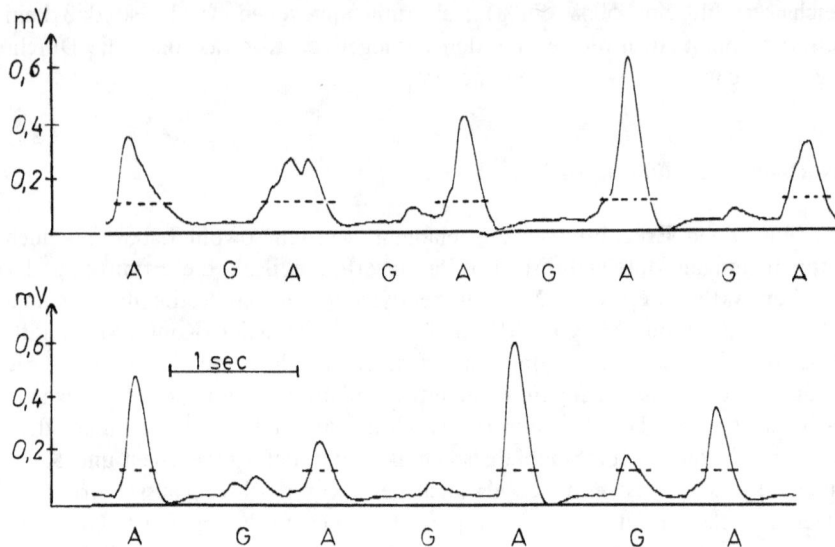

Abb. 2. Elektrische Aktivität des M. glutaeus maximus des linken Beines beim Skilanglauf in den Ausführungsformen Diagonalschritt in ansteigendem Gelände (obere Kurve), Diagonalschritt in abfallendem Gelände (untere Kurve)

Muskel beim sich anschließenden Linksschwung in der Steuerphase und Schrägfahrt kaum innerviert ist. Der physiologisch günstige Wechsel von Be- und Entlastung wird gut sichtbar.

Im Vergleich der beiden Ausführungsformen des Parallelen Umsteigens treten für die geschnittene Fahrform höhere Muskelaktivitäten auf. Bezogen auf die Gesamtbelastungszeit während einer Abfahrt mit der entsprechenden Technik ist der zeitliche Anteil von EMG-Werten, die über 50% der MVC liegen, bei schneidender mit 28% gegenüber 15% bei gerutschter Steuerung stark erhöht. Dieses bestätigt die Annahme von Mester/de Marees (1981) bezüglich der höheren muskulären Beanspruchung bei geschnittener Schwungsteuerung.

Weniger deutlich ausgeprägt sind die Unterschiede der Muskelaktivitäten bei den beiden Belastungsformen im Skilanglauf (Abb. 2). Die höchsten Aktivitäten treten beim Abdruck vom Standbein auf. Dieses ist eine Folge der kräftigen Streckung des Beines im Hüftgelenk, wobei gleichzeitig ein Vorfallen des Oberkörpers vermieden werden muß. Die geringen Muskelaktivitäten zwischen den Spitzenwerten sind der Gleitphase auf dem linken Bein zuzuordnen, die beim Diagonalschritt bergauf nur in geringem Maße auftritt. Betrachtet man den Anteil von EMG-Werten, die über 50% MVC während der Gesamtbelastungszeit zeigen, ist dieser mit 27% beim Bergauflauf erwarteterweise höher als mit 20% beim Bergablauf.

Der Vergleich Skialpin versus Skilanglauf weist darauf hin, daß der Anteil der Belastungen, die über 50% MVC liegen, bei der untersuchten Technik des alpinen Skilaufs nicht höher ist als beim Skilanglauf. Selbst der Extremfall des Parallelen Umsteigens mit schneidender Steuerung zeigt gleiche Anteile wie die Diagonalschrittechnik bergauf. Bei der gerutschten Ausführung des Parallelen Umsteigens treten sogar geringere Anteile von EMG-Werten oberhalb der 50% Grenze auf als bei beiden Varianten der Skilanglauftechnik. Somit kann angenommen werden, daß der behauptete geringere Gesundheitswert des alpinen Skilaufs gegenüber dem Skilanglauf mit der Begründung unzureichender muskulärer Durchblutung auf Grund unterbrochener bzw. eingeschränkter Durchblutung nicht aufrecht gehalten werden kann.

Ausblick

Um aber auf gesicherter Grundlage weitere Aussagen zur muskulären Durchblutung in Abhängigkeit von unterschiedlichen Kontraktionsformen und Belastungshöhen zu erhalten, erscheint es notwendig, im Labor die muskuläre Durchblutung *während* sportlicher Bewegungen zu untersuchen. Um dieses zu überprüfen, könnte es vielversprechend sein, eine Durchblutungsbestimmung aufgrund der Clearence-Raten von in den Muskel injizierten Isotopen vorzunehmen (vgl. Cerretelli u. a. 1984, 1986). Weiterhin ist zu überprüfen, ob in der Folge elektromyographische Kennwerte als ein Indikator für die Muskeldurchblutung herangezogen werden können.

Literatur

1. Balle W, Beikert E, Laurig W (1983) Beurteilung peripherer und zentraler Beanspruchung beim Rudertraining. In: Sportwissenschaft 13: 407–418
2. Berghold F, Bachl N, Hamar D, Erde E (1984) Metabolische Beanspruchung im Tourenskilauf. In: Deutsche Zeitschrift für Sportmedizin 35: 407–414
3. Cerretelli P, Marconi C, Pendergast D, Meyer M, Heisler N, Piiper J (1984) Blood flow in exercising muscles by xenon clearence and by microsphere trapping. In: J Appl Physiol 56 (1): 24–30
4. Cerretelli P, Pendergast D, Marconi C, Piiper J (1986) Blood Flow in Exercising Muscles. In: Int J Sports Med 7: 29–33
5. Eriksson A, Forsberg A, Nilsson J, Karlsson J (1978) Muscle strength, EMG activity, and oxygen uptake during downhill skiing. In: Biomechanics IV–A, University Park Press Baltimore, 55–61
6. Fukunaga T, Philippi H, Hollmann W (1976) Über die Beziehung zwischen statischer Arbeit, Kraftleistung und Durchblutung. In: Sportarzt und Sportmedizin 8: 181–188
7. Holdhaus H, Siman P (1983) Die körperliche Belastung beim alpinen Skilauf des Freizeitsportlers am Beispiel des Laktatverhaltens bei einigen typischen Übungsformen. In: Österr Journal für Sportmedizin, 26–31
8. Hollmann W, Hettinger T (1980) Sportmedizin – Arbeits- und Trainingsgrundlagen. Stuttgart/New York
9. Hollmann W (1982) Kardio-Pulmunale und metabolische Reaktionen und Anpassungserscheinungen sowie die Belastbarkeit beim Skisport im Erwachsenen- und Seniorenalter. In: Schriftenreihe des DSV, Bd 13: 189–200
10. Laurig W (1983) Elektromyographie. In: Willimczik K (Hrsg) Forschungsmethoden in der Sportwissenschaft 2. Ahrensburg
11. Lind AR, McNicol GW (1967) Muscular factors which determine the cardiovascular responses to sustained and rhythmic exercise. In: Can Med Association Journal, Jg 96: 706–713 Toronto
12. Müller E (1982) Biokinematische und elektromyographische Analyse von Umsteigeschwüngen im alpinen Skilauf. In: Leibesübungen – Leibeserziehung 36: 243–250
13. Müller E (1986) Biodynamische und biokinematische Analyse alpiner Skilauftechniken. In: Grössing S/Baumann C (Red) Österreichische Sportwissenschaftliche Gesellschaft, Bericht 1: 139–157
14. De Marees H (1981) Sportphysiologie. Tropon, Köln
15. Mester J, De Marees H (1981) Zur Kontrolle der physischen Beanspruchung beim alpinen Skilauf. In: Sportwissenschaft 11: 75–87

Kapilläre Plasmakatecholamine, Herzfrequenz- und Blutdruckverhalten beim Skifliegen (WM 1985 in Planica)

P. Baumgartl, H. Baumgartner, H. Hörtnagl, G. Lücke und W. Hofer

Abteilung für Herz-, Kreislauf- und Sportmedizin am a. ö. Bezirkskrankenhaus St. Johann in Tirol, Institut für Biochemische Pharmakologie, Institut für Sport- und Kreislaufmedizin, Institut für Psychologie der Universität Innsbruck und ÖSV

Einleitung

Seit Einführung einer hochempfindlichen radioenzymatischen Bestimmungsmethode kapillärer Plasmakatecholamine [2] kann kapillär der Aktivitätszustand des sympatho-adrenalen Systems verläßlicher als venös [3, 4] und erheblich weniger belastend als arteriell erfaßt werden. Nachdem Skifliegen eine große psychoemotionale Belastung darstellt, untersuchten wir die Auswirkungen dieser Sportart auf die Herzfrequenz (HF), den systolischen Blutdruck (RR syst.) und die kapillären Plasmakatecholamine (kPK).

Methodik

Die Werte wurden bei 6 Skispringern (5 der österreichischen und 1 der spanischen Nationalmannschaft) am Trainingstag (n = 6) und am ersten Wettkampftag (n = 5) jeweils unter morgendlichen Ruhebedingungen sowie unmittelbar nach dem ersten und zweiten Flug bestimmt. Erstere wurden mittels radioenzymatischer Bestimmungsmethode nach Baumgartner et al. [2] ermittelt. Die Blutabnahme erfolgte aus der Fingerbeere. Die Herzfrequenz wurde palpatorisch an der Arteria carotis, die Blutdruckmessung nach der Methode Riva-Rocci durchgeführt.

Ergebnisse

Der Anstieg der HF, des RR syst. und der kPK ist – für das Kollektiv betrachtet – der Abb. 1 zu entnehmen.

In Abb. 2 sind die Trainings- und Wettkampfflüge für jeden einzelnen Sportler gemittelt, während in Abb. 3 die Labordaten für jeden einzelnen Sprung dargestellt sind.

Diskussion

Bei einer früher durchgeführten Untersuchung [1] konnten wir feststellen, daß nach einem Sprung über eine Normalschanze unter Wettkampfbedingungen (n = 10) die

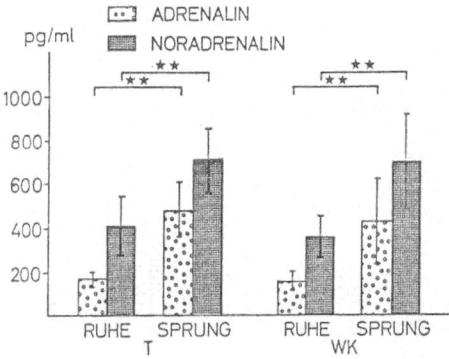
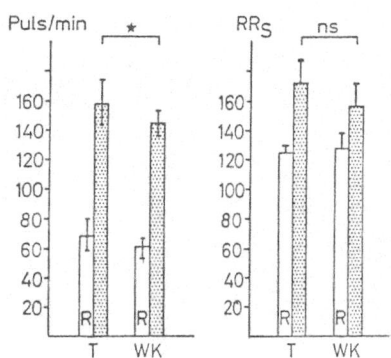

Abb. 1. Mittelwerte und Streuung der kapillären Plasmakatecholamine, der Herzfrequenz und der systolischen Blutdruckwerte unter Ruhebedingungen (am Trainings- und Wettkampftag nach dem Frühstück im Hotel bestimmt) und unmittelbar nach Absolvierung der Trainings- und Wettkampfflüge

HF beim Aufsprung 136 ± 10 betrug. Da nach einem Flug über eine Flugschanze bei einem annähernd gleichen Kollektiv die Werte 157 ± 15 betrugen, weist diese Steigerung auf eine wesentlich größere psycho-emotionale Belastung beim Skifliegen hin. Ähnlich hohe Herzfrequenzen fand Moss et al. [6] bei jungen Ärzten, welche eine Falldemonstration vor einem hochkarätigen Forum vorzunehmen hatten.

Der Anstieg der systolischen Blutdruckwerte von 125 ± 4,47 mmHg auf die höchsten Werte von 175–15,5 nach dem zweiten Sprung am Trainingstag beweist ebenfalls die große psychische Belastung der Sportler. Zusätzliche Komponenten wie z. B. Preßatmung etc. müssen dabei allerdings berücksichtigt werden.

Betrachtet man die kPK-Werte bei jedem einzelnen Sportler für sich, so ergeben sich zunächst scheinbar typische Verhaltensmuster, bei Beurteilung jedes einzelnen Fluges ergibt sich jedoch ein ganz anderes Bild. Diese Tatsache findet sich in den Legenden zu Abb. 2 und 3 diskutiert.

Die bei dieser Untersuchung gefundenen, kapillär gemessenen Adrenalinwerte entsprechen in etwa denen bei Schützen [3], Langläufern in der Startphase (H. Baumgartner, interne Mitteilung), Fallschirmspringern, Hochgebirgsmarschierern und bei der Ergometrie unter der anaeroben Schwelle [1], während beim alpinen Abfahrtslauf und bei der Ergometrie im Maximalbereich [1] noch höhere Adrenalinwerte gemessen wurden.

Nach Zimmermann et al. [7] stellt der Quotient NA zu A im Harn ein Spiegelbild der physischen bzw. psychischen Belastung dar. Sehr niedere Werte deuten auf eine große psycho-emotionale Belastung und Nervosität hin, hohe Werte werden vornehmlich im Ausdauerbereich gefunden. Die bei unserer Untersuchung kapillär gefundenen Werte (durchschnittlich 2,2 vor Belastung und ein Absinken auf 1,4 bis 1,7 nach Belastung) lassen sich damit in Einklang bringen, berücksichtigt muß dabei jedoch werden, daß kapillär gewonnene Werte eine Momentanaufnahme darstellen, während Werte im Harn stets eine längere Zeitdauer repräsentieren.

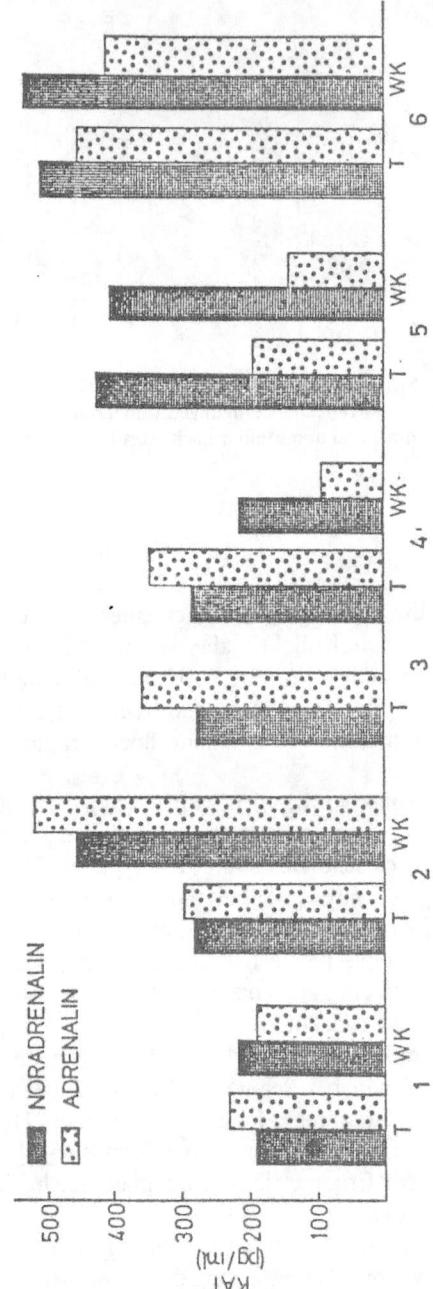

Abb. 2. Anstieg der kapillären Plasmakatecholamine gegenüber den „Ruhewerten" nach Mitteilung der Trainings- und Wettkampfflüge. Ohne Betrachtung der einzelnen Flüge gewinnt man den Eindruck, daß z. B. der Springer 1 gegenüber dem Springer 6 sowohl im Training als auch im Wettkampf eine wesentlich geringeren Zunahme der kPK aufweist. Dies führt zunächst zu der Vermutung, daß ersterer einer geringere psycho-emotionalen Belastung ausgesetzt ist. Der Sportler 2 hat im Training niedrigere Werte als im Wettkampf, was auf eine zusätzliche Stimulierung der psycho-emotionalen Situation während der Konkurrenz hinweisen würde. Genau umgekehrt würde man das Verhalten beim Springer 4 deuten

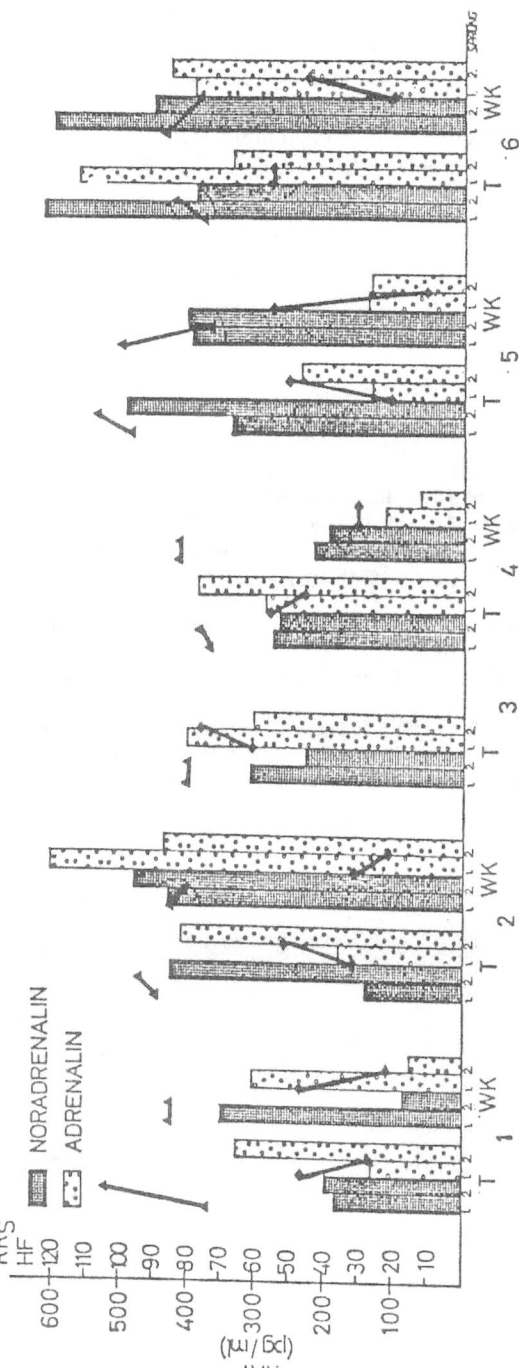

Abb. 3. Inkremente der kapillären Plasmakatecholamine, Herzfrequenz und systolischer Blutdruck nach jedem einzelnen Sprung. Beim Springer 1 stellt man beim 1. Wettkampfsprung eine mehr als doppelt so hohe Zunahme der kPK als beim 2. Wettkampfflug fest. Bei der Videoanalyse dieses Flugs stellt sich heraus, daß durch einen Fehler in der Anlaufspur ein instabiler Flug, welcher nahezu zu einem Sturz führte, vorlag, was den Anstieg erklärt. Die geringere Zunahme der kPK beim Springer 4 unter Wettkampf – gegenüber den Trainingsbedingungen findet folgende Erklärung: als relativ schwächster Springer der Gruppe wurde am Trainingstag noch versucht eine gute Leistung zu bringen, als ihm dies jedoch nicht gelang, wagte er am Wettkampftag keinen richtigen Absprung mehr und begnügte sich – ohne ein großes Risiko einzugehen – mit einem sogenannten Sicherheitssprung

Die Untersuchung zeigt, daß auch unter extremen Bedingungen (Weltmeisterschaft im Skifliegen, geringe Außentemperatur) kapilläre Plasmakatecholamine im wettkampfbegleitenden Feldtest gewonnen und beurteilt werden können. Zu einer Beurteilung der psycho-emotionalen Situation muß jedoch jeder Einzelwert und seine Veränderung für sich betrachtet werden. Regelmäßige Kontrollen und Verlaufsbeobachtungen wären für viele Athleten wünschenswert und werden die Aufgaben weiterer Untersuchungen sein.

Literatur

1. Baumgartl P, Bachl N (1981) Die Wirkung eines nicht selektiven Betablockers auf das Herzfrequenzverhalten beim Skispringen auf einer 70-Meter-Schanze unter wettkampfähnlichen Bedingungen. Österr J Sportmed 1
2. Baumgartner H, Ridl W, Klein G et al (1983) Improved radioenzymatic assay for the determination of catecholamines in plasma. Clin Chim Acta 132: 111–116
3. Baumgartner H, Wiedermann CJ, Hörtnagl H et al (1985) Plasma catecholamines in arterial and capillary blood. Naunyn-Schmiede-berg's Arch Pharmacol 328: 461–463
4. Hjemdahl P (ed) (1984) Contributions to the workshop „Plasma catecholamines as markers for sympatho-adrenal activity in man". Acta Physiol Scand Suppl 527: 1–54
5. Hörtnagl H, Baumgartner H, Strießnig J et al (1984) Katecholamine unter verschiedenen Hochleistungs- und Wettkampfbedingungen. In: Kirchdorfer AM (ed) Sportmedizinisches Symposium anläßlich des Olympia Jahres Lugano
6. Moss AJ, Wyna B (1970) Tachycardia in house officers presenting cases at grand round. Ann Int Med 72: 255
7. Zimmermann E, Donike M, Schänzer W (1984) Katecholaminspiegel, psychische Aktivierung und Wettkampfstabilität. In: Franz IW et al (ed) Training und Sport zur Prävention und Rehabilitation in der technisierten Umwelt. 377–381, Springer-Verlag Berlin

Der Einfluß der Kraft- und der anaeroben Leistungsfähigkeit auf die Wettkampfleistung beim Skispringen*

E. Jakob, M. Schartel, E. Roscher, R. Tusch, D. Schmidtbleicher, M. Bührle und J. Keul

Medizinische Universitätsklinik Freiburg, Abt. Sport- und Leistungsmedizin
(Ärztl. Dir.: Prof. Dr. J. Keul)

Einleitung

Wissenschaftliche Untersuchungen beim Skispringen befassen sich überwiegend mit biomechanischen Problemstellungen, insbesondere mit der Kraftanalyse beim Absprung sowie mit der Ermittlung der aerodynamisch günstigen Flughaltung [1, 5, 9, 13]. Kornexl [10] konnte 1973 eine enge Korrelation (r = 0,81) zwischen Sprunghöhe aus Sprungtests und der Sprungweite in einem anschließenden Wettkampf feststellen. Mit der Weiterentwicklung der Sprungtechnik sowie des Materials dürfen die Ergebnisse dieser Untersuchung heute jedoch in Frage gestellt werden. In unserer Untersuchung wurden im Labor Kenngrößen der anaeroben Leistungsfähigkeit bestimmt [4, 6, 7, 8] und eine Kraftdiagnose der Beinmuskulatur zur Beschreibung des Maximal- und Schnellkraftverhaltens durchgeführt [2, 12]. Wiederum soll zur Frage Stellung genommen werden, ob die genannten konditionellen Eigenschaften die Leistung im Wettkampf bestimmen.

Untersuchungsgut und -methode

Für die Untersuchung stand die Deutsche Skisprungnationalmannschaft mit 15 Athleten zur Verfügung. Sechs Athleten waren Angehörige der leistungsstärkeren Lehrgangsgruppe (LG) I, neun der LG II. Das Durchschnittsalter lag bei 20,4 ± 2,0 Jahren, die durchschnittliche Körpergröße betrug 179,7 ± 6,3 cm, das Gewicht 70,4 ± 4,8 kg. Die anaeroben Tests fanden auf einem drehzahlunabhängigen Fahrradergometer (Fa. Jaeger) in sitzender Position statt. Die Belastungsdauer betrug bei einer Intensität von 9 Watt/kg KG 20 und 40 Sekunden, die Umdrehungszahl sollte bei 120/min liegen. Zwischen den Tests lag eine einstündige Pause, jedem Test ging eine 5minütige Aufwärmphase voraus. Kapillarblutentnahmen aus dem hyperämisierten Ohrläppchen zur Laktatbestimmung erfolgten in Ruhe sowie in der 1., 3., 5., 7. und 10. Minute nach Belastung. Die Berechnungen wurden mit der jeweiligen maximalen Laktatkonzentration durchgeführt (Abb. 1).

Die Kraftanalyse am folgenden Tag erfolgte an einer speziell konstruierten Beinpreßmaschine unter einem Kniewinkel von 70°. Die über die Kraftaufnehmer erhobenen Daten wurden mit Hilfe eines Apple II Computers verarbeitet (Abb. 2).

---

* Mit Unterstützung des Bundesinstituts für Sportwissenschaft, Köln-Lövenich

Gemessen wurden Maximalkraft (KMAXISO) sowie die Explosivkraft (EXKISO) als Schnellkraftparameter [3, 11]. Des weiteren fand ein Sprungtest aus der Anfahrtstellung des Skispringers auf einer Meßdruckplatte statt. Berechnet wurde die Sprunghöhe aus der elektronisch gestoppten Flugzeit (SPR-CMJ). Zwei

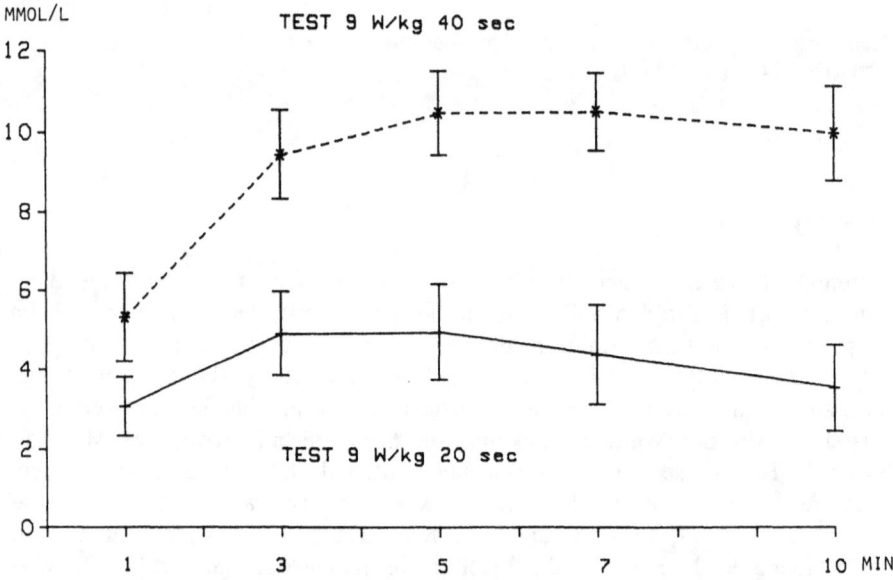

Abb. 1. Durchschnittliche Laktatkonzentrationen nach Belastung im anaeroben Test

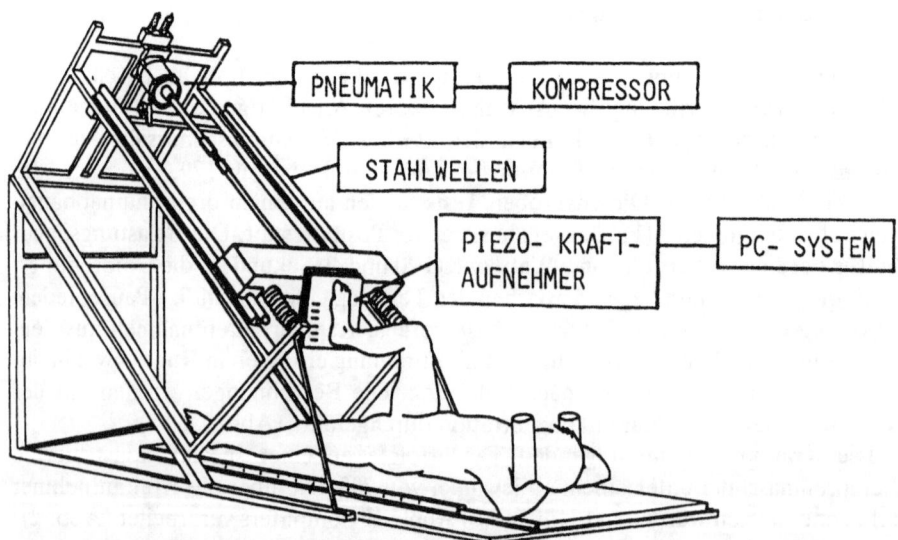

Abb. 2. Beinpreßmaschine zur Erfassung des Maximal- und Schnellkraftverhaltens. (n. Bührle [2] und Schmidtbleicher)

Tage nach den Laboruntersuchungen nahmen die Athleten an einem internationalen Sommerskispringen auf der 90-m-Schanze teil.

Die statistische Bearbeitung erfolgte durch Überprüfung der Daten auf Normalverteilung, weiterhin mit einer deskriptiven Analyse zur Erstellung arithmetischer Mittelwerte und Standardabweichungen. Unterschiede der Lehrgangsgruppen wurden mit dem zweiseitigen t-Test für unabhängige Stichproben überprüft. Der Zusammenhang einzelner Meßparameter mit dem Wettkampfergebnis wurde mittels einer bivariaten und multiplen Korrelationsanalyse geprüft.

Ergebnisse

1. Anaerobe Tests
Die maximale Laktatkonzentration im 20-sec-Test lag bei $6,9 \pm 1,2$ mmol/l, im 40-sec-Test bei $12,3 \pm 1,2$ mmol/l im Gruppendurchschnitt.
2. Kraftdiagnose
Das isometrische Maximalkraftniveau betrug im Durchschnitt 1217 ± 112 N, körpergewichtsbezogen $17,1 \pm 1,3$ N/kg. Für die Explosivkraft wurden $10,5 \pm 1,3$ N/msec berechnet, beim Sprunghöhentest $55,0 \pm 6,1$ cm gemessen.
3. Wettkampfergebnis
Die offiziellen Wettkampfnoten betrugen $179,8 \pm 10,2$ Punkte. Es besteht zwischen Sprungweite und Note ein sehr hoher Zusammenhang mit $r = 0,97$.
4. Lehrgangsgruppe I und II
Es besteht ein signifikanter Unterschied ($p < 0,5$) der Wettkampfnoten zugunsten der LG I. Unterschiede der Meßergebnisse für anaeroben Test, Maximal- und Explosivkraft sowie Sprunghöhentest finden sich aber nicht (Tabelle 1).

Tabelle 1. Anthropometrische Daten, konditionelle Parameter und Wettkampfergebnis (Sommerskispringen, Hinterzarten) der Lehrgangsgruppe I und II

n	LG I 6	LG II 9	$p <$
Alter (Jahre)	$21,7 \pm 0,8$	$19,4 \pm 2,1$	0,5
Grösse (cm)	$179,3 \pm 7,5$	$179,9 \pm 5,8$	–
Gewicht (kg)	$72,2 \pm 5,1$	$69,2 \pm 4,5$	–
KMAXISO (N)	$1226,2 \pm 139,3$	$1211,1 \pm 97,2$	–
KMAXISOREL (N/kg)	$16,8 \pm 1,9$	$17,4 \pm 0,7$	–
EXKISO (N/msec)	$10,8 \pm 1,0$	$10,3 \pm 1,5$	–
SPR-CMJ (cm)	$53,8 \pm 5,2$	$55,9 \pm 7,0$	–
LA (9–20) mmol/l	$7,1 \pm 1,3$	$6,8 \pm 1,2$	–
LA (9–40) mmol/l	$12,7 \pm 1,1$	$12,1 \pm 1,2$	–
Sprungweite (m) 1. + 2. Spr.	$161,5 \pm 2,9$	$157,4 \pm 4,3$	–
Wettkampfnote	$186,0 \pm 6,6$	$174,6 \pm 10,2$	0,5

5. Korrelationsanalyse
Eine Beziehung zwischen Wettkampfnote und den einzelnen Meßparametern der anaeroben Tests und der Kraftdiagnose lag nicht vor. Über eine multiple Korrelationsanalyse der fünf Prädiktoren relative Maximalkraft, Explosivkraft, Sprunghöhe im Sprungtest sowie den maximalen Laktatkonzentrationen der anaeroben Tests über 20 und 40 sec konnte mit R = 0,86 ein hoher Zusammenhang zur Wettkampfleistung gefunden werden. Dies bedeutet eine Voraussagewahrscheinlichkeit für die Wettkampfleistung aus den genannten Parametern von 73%.

Diskussion

Die Ergebnisse der Kraftdiagnose weisen im Vergleich mit Athleten der Nordischen Kombination und des Speziallanglaufs sehr hohe Maximal-, Explosivkraft und Sprunghöhenkenngrößen auf. Im anaeroben Test wird mit einer Belastung von 9 Watt/kg über 40 Sekunden nahezu eine vollständige Erschöpfung erreicht. Insgesamt dürfen die Leistungen in den abgetesteten konditionellen Bereichen als hervorragend beurteilt werden. Die fehlende Beziehung einzelner Parameter zur Wettkampfleistung kann mit der Komplexität und der Weiterentwicklung des Skispringers (größere Geschwindigkeiten, flachere Flugkurven) erklärt werden. Die Bedeutung der vertikalen Komponente beim Absprung ist daher zugunsten einer optimal schnellen und aerodynamisch günstigen Veränderung der Anfahrtsstellung zur Flughaltung besonders bei Großschanzen in den Hintergrund getreten [1]. Obwohl Unterschiede in den konditionellen Parametern der Lehrgangsgruppe I und II nicht bestehen, so liegt im Wettkampfergebnis doch ein signifikanter Unterschied zugunsten der älteren und erfahreneren Athleten der LG I vor. Dies zeigt noch einmal deutlich auf, daß das Wettkampfergebnis von mehr als nur den abgetesteten Kenngrößen abhängt (Technik, Erfahrung, Mut, etc.). Dennoch können die erstellten Ergebnisse als vorläufige Richtschnur zur Beurteilung konditioneller Eigenschaften bei Skispringern dienen. Weitere und exaktere Analysen, insbesondere in der Messung der anaeroben Kapazität, müssen folgen.

Literatur

1. Baumann W (1977) The take-off on ski jumping and its influence on the jumping length. Teoksessa: Biomechanics VI-B. University Park Press, Baltimore
2. Bührle M, Schmidtbleicher D, Ressel H (1983) Die spezielle Diagnose der einzelnen Kraftkomponenten im Hochleistungssport. In: Leistungssport 13: 11–16
3. Bührle M (1985) Dimensionen des Kraftverhaltens und ihre spezifischen Trainingsmethoden. In: Bührle M (Hrsg) Grundlagen des Maximal- und Schnellkrafttrainings. Schriftenreihe des Bundesinstituts für Sportwissenschaften, Bd 56: 82–111, Hofmann Verlag, Schorndorf
4. Di Prampero PE (1973) Grundlagen der anaeroben Energiebereitstellung und der O_2-Schuld bei körperlichen Höchstleistungen. Med u Sport 13: 1–13
5. Holchmuth G (1958/59) Untersuchung über den Einfluß der Absprungbewegung auf die Sprungweite beim Skispringen. Wiss Z DHfK, Leipzig 1: 29–54
6. Keul J, Kindermann W, Simon G (1978) Die aerobe und anaerobe Kapazität als Grundlage für die Leistungsdiagnostik. In: Leistungssport 1: 22–32

7. Kindermann W, Keul J (1977) Anaerobe Energiebereitstellung im Hochleistungssport. Hofmann Verlag, Schorndorf
   Kindermann W, Schnabel A (1980) Möglichkeiten der aeroben und anaeroben Leistungsdiagnostik unter Laborbedingungen. Int Symposium, Graz 19–35
9. Komi PV, Nelson RC, Pulli M (1974) Biomechanik des Skisprungs. In: Leistungssport 6: 431–450
10. Kornexl E (1973) Zum speziellen sportmotorischen Eigenschaftsniveau des Skispringers. In: Leibesübungen und Leibeserziehung, Wien, 4: 74–80
11. Schmidtbleicher D (1984) Strukturanalyse der motorischen Eigenschaft Kraft. Lehre der Leichtathletik 23: 1785–1792
12. Schmidtbleicher D (1985) Diagnose des Maximal- und Schnellkraftverhaltens. In: Bührle M (Hrsg) Grundlagen des Maximal- und Schnellkrafttrainings. Schriftenreihe des Bundesinstituts für Sportwissenschaften, Bd 56: 112–121, Hofmann Verlag, Schorndorf
13. Tveit P, Pedersen PO (1981) Forces in the take off in ski jumping. Biomechanics VII-B, 427–477, University Park Press, Baltimore, 1981

Zur Beurteilung der Beanspruchung beim Skispringen*

E. Jakob, E. Roscher, M. Lehmann, R. Tusch und J. Keul

Medizinische Universitätsklinik Freiburg, Abt. Sport- und Leistungsmedizin
(Ärztl. Dir.: Prof. Dr. J. Keul)

Einleitung

Bei kurzdauernden, vorwiegend konzentrativen Beanspruchungen ist die Analyse der sympathischen Aktivität geeignet zur Beurteilung der Belastung beizutragen [6, 7, 9, 14]. Mit der vorliegenden Arbeit wird zum Katecholaminverhalten beim Skispringen Stellung genommen.

Untersuchungsgut und -methode

Es standen die Ergebnisse von 8 Skispringern der Deutschen Nationalmannschaft zur Verfügung, die in Vorbereitung und Wettkampf des 4. Internationalen Sommer-Skispringens auf der Adlerschanze Hinterzarten (kritischer Punkt 90 m, Frost-Rail-Anlaufspur, Matten im Aufsprungbereich) erhoben wurden. Die Athleten hatten ein Durchschnittsalter von $20,9 \pm 0,8$ Jahren, ein Gewicht von $72,3 \pm 4,3$ kg und eine Größe von $180 \pm 6,8$ cm. Die maximale Sauerstoffaufnahme bei der stufenweisen Fahrradergometrie im Sitzen lag bei $59,5 \pm 3,5$ ml/kg/min.

Herzfrequenz-Aufzeichnungen mittels Bandspeicher-EKG (System Medilog, Fa. Oxford, Wiesbaden) und parallel radiotelemetrisch mit dem System Sporttester PE 3000 erfolgten bei drei Athleten [4]. Über ein auf das jeweilige System von außen gesetztes Signal nach der Landung konnten bei Abstoppen der Phasen für Anfahrt, Sprung und Auslauf bis zum Zeitpunkt der Signalgebung die zugehörigen Herzfrequenzwerte ermittelt werden.

Bei insgesamt 88 Trainingssprüngen während 3 Trainingseinheiten an zwei Tagen und 13 Wettkampfsprüngen wurden jeweils vor (Anlaufturm) und nach (Auslauf) dem Sprung Kapillarblut aus dem hyperämisierten Ohrläppchen entnommen, sofort eisgekühlt und nach Beendigung einer Trainingseinheit bzw. des Wettkampfs in der Kühlzentrifuge zentrifugiert. Die Katecholaminbestimmung erfolgte nach einer radioenzymatischen Methode [2, 11]. Noch im Auslauf beurteilten die Athleten ihre Sprungleistung in den drei Kategorien: gut, mittel, schlecht.

Bei der statistischen Bearbeitung wurden für die Hormonanalysen Medianwerte und der 95%-Vertrauensbereich, für die übrigen Meßparameter das arithmetischen Mittel und Standardabweichung angegeben. Subjektive Sprungbeurteilung und Katecholaminkonzentrationen wurden einer Korrelationsanalyse unterzogen.

---

* Mit Unterstützung des Bundesinstituts für Sportwissenschaften, Köln-Lövenich

Ergebnisse

Die mittlere Herzfrequenz bei 15 Trainingssprüngen lag vor dem Anlauf bei 112,3 ± 13,4 Schlägen/min, in der Absprungphase bei 117,1 ± 14,2/min (+ 4,3%) und im Auslauf nach der Landung bei 127,4 ± 11,8/min (+ 13,4%).

Die mittleren Noradrenalinkonzentrationen vor dem Anlauf lagen bei 2,56 nmol/l, die Adrenalinkonzentrationen bei 0,62 nmol/l. Der Noradrenalin-/Adrenalin-Quotient betrug 4,2. Im Auslauf lagen Noradrenalin- und Adrenalinkonzentrationen um 14,1% bzw. 12,9% höher (Tabelle 1).

Bei Betrachtung der einzelnen Athleten schwankten die durchschnittlichen Noradrenalinkonzentrationen vor dem Anlauf zwischen 1,78 nmol/l und 5,00 nmol/l. Nach der Landung stiegen sie überwiegend geringgradig an, selten waren sie niedriger als der Vorstartwert. Der Noradrenalin-/Adrenalin-Quotient lag bei sieben Athleten um 4, in einem Fall um 3,1 (Tabelle 2).

Tabelle 1. Noradrenalin- und Adrenalinkonzentration (Median, 95%-Vertrauensbereich) bei acht Skispringern in Training und Wettkampf (n = Zahl der auswertbaren Sprünge)

	Vor dem Sprung	Nach dem Sprung	Δ %
n	96	99	
Noradrenalin (nmol/l) 95%-VB	2,56 2,21–2,90	2,92 2,57–3,52	14,1
Adrenalin (nmol/l) 95%-VB	0,62 0,56–0,71	0,70 0,64–0,86	12,9
Nor-A/A-Quotient	4,2	4,2	

Tabelle 2. Katecholaminkonzentrationen (Medianwert vor und nach dem Sprung bei 13 Trainings- und Wettkampfsprüngen pro Athlet

	Noradrenalin (nmol/l)		Adrenalin (nmol/l)		Nor-A/A-Quotient	
	vor	nach	vor	nach	vor	nach
St. W.	3,27	4,25	0,70	0,98	4,6	4,4
H. Th.	4,77	5,22	1,14	1,19	4,2	4,4
K. Th.	3,60	4,25	0,89	0,97	4,0	4,4
B. A.	2,29	2,69	0,52	0,62	4,4	4,3
D. Th.	2,02	2,30	0,46	0,52	4,4	4,4
W. L.	1,78	1,99	0,57	0,65	3,1	3,1
R. P.	5,00	3,08	1,14	0,70	4,4	4,4
B. U.	2,49	2,46	0,61	0,56	4,1	4,4

Tabelle 3. Korrelationskoeffizienten zwischen subjektiver Sprungbeurteilung und sympathischer Aktivität (13 Sprünge pro Athlet)

	NA vor	A vor	NA nach	A nach
St. W.	0,06	0,06	0,13	0,01
H. Th.	−0,18	−0,19	−0,10	−0,10
K. Th.	0,20	0,15	0,55	0,55
B. A	0,49	0,49	0,68	0,68
W. L	−0,18	−0,11	0,32	0,37
B. U.	0,26	0,26	0,54	0,54
D. Th.	0,53	0,53	0,22	0,22
R. P.	0,53	0,53	0,07	0,07

Bei sechs Athleten wurden zwischen der subjektiven Beurteilung der Sprungleistung und der sympathischen Aktivität vor und nach dem Sprung eine geringe (r = 0,32) bis mittlere (r = 0,68) direkte Beziehung gefunden. Bei zwei Athleten bestand kein Zusammenhang.

Diskussion

Skispringen gilt als Sportart mit hoher psychischer Belastung. Für die Frage der Belastbarkeit der Athleten ist die sympathische Steuerung von entscheidender Relevanz [3, 10, 12, 13, 17]. Die im Kapillarblut gemessenen Indikatoren des sympathischen Tonus, die Katecholamine Noradrenalin und Adrenalin, sind sowohl auf dem Anlaufturm unmittelbar vor dem Start als auch im Auslauf unmittelbar nach der Landung aber Ruhe- oder Belastungswerten bis 30% VO_2max vergleichbar [8]. Der Noradrenalin-/Adrenalin-Quotient liegt bei 4 und nähert sich nicht wie bei hochkonzentrierten Belastungsformen nahezu 1, nur in einem Fall war bei einem Quotienten von 3,1 eine höhere konzentrative Belastung auszumachen. Dabei bestand kein Unterschied zwischen Training und Wettkampf. Der wesentliche Grund für diesen geringen Anspannungsgrad dürfte in der hervorragenden Bautechnik der Adlerschanze und den günstigen äußeren Bedingungen zu suchen sein, so daß an die erfahrenen Athleten springerisch wenige Probleme herangetragen wurden. Zwischen dem Katecholamainverhalten vor und nach dem Sprung und dem Herzfrequenzverhalten besteht eine deutliche, direkte deskriptive Beziehung. Es wird bestätigt, daß die Athleten die höchste Herzfrequenzen entsprechend dem Anstieg der Katecholaminkonzentration nach der Landung erreichen [1]. Betrachtet man im Einzelfall das Hormonverhalten, so fallen Athleten mit einem relativ stabilen und andere mit einem relativ instabilen Katecholaminprofil auf. Dabei liegt der höchste gemessene Einzelwert für Noradrenalin bei 18,14 nmol/l, für Adrenalin bei 4,15 nmol/l, dies entspräche einer Belastung von mehr als 300 Watt während stufenweiser Fahrradergometrie im Sitzen [8]. Für die Athleten mit instabilem Katecholaminprofil konnte kein Zusammenhang zwischen sympathischer Aktivität und subjektiver Bewertung der Sprünge hergestellt werden. Bezeichnenderweise waren es jene Athleten, die während des Untersuchungszeitraums nahezu „außer Form" waren. Es muß weiter geprüft werden, ob eine derartige Instabilität der sympathischen Aktivität generell Hinweis auf einen schlechten Trainingszustand sein kann. Aufgrund unserer Erfahrungen wären allerdings zur Profilerstellung Messungen während 5–10 Sprüngen erforderlich. In der Mehrzahl der Fälle wurde eine mittlere Abhängigkeit zwischen sympathischer Aktivität und Leistungsfähigkeit gefunden: höhere Katecholaminspiegel als Ausdruck psychomotorischer Unruhe und somit leistungsbeeinflussend beim Skispringen [13, 18].

Häufiger konnte diese Korrelation mit der Katecholaminausscheidung nach der Landung als vor dem Start festgestellt werden. Hier dürften methodische Gründe die Ursache sein. Die Kapillarblutentnahme auf dem Anlaufturm erfolgte zwar unmittelbar vor dem Start, doch häufiger mußte der Anlauf aufgrund technischer Schwierigkeiten an der Schanze kurzfristig verschoben werden, so daß wahre Vorstartwerte vermutlich nicht immer vorlagen. Wesentlich einfacher und seltener mit Zeitverzögerungen einhergehend ist die Kapillarblutentnahme nach der Landung.

Aus dem Zusammenhang zwischen Sprungbewertung und sympathischer Aktivität kann aber auch eine wichtige trainingspraktische Konsequenz abgeleitet werden. Unter der Annahme, daß bei technisch schwieriger zu springenden Schanze oder bei ungünstigen Wetterverhältnissen oder auch in Abhängigkeit von der Größe der Schanze, wie von uns für das Skifliegen bereits nachgewiesen [5], höhere Streßhormonausschüttungen auftreten werden, sind auch für den Skispringer Trainingsformen, die zur Reduktion der sympathischen Aktivität führen, d. h. Ausdauertraining [6, 14, 15, 16] neben dem besonders geübten Kraft-, Schnelligkeits- und Sprungtraining von besonderer Bedeutung.

Literatur

1. Blatter K, Imhof P (1969) Die Rolle der adrenergen Beta-Rezeptoren bei der emotionellen Tachykardie: Radiotelemetrische Untersuchungen von Skispringern. Schwiz Z Sportmed 17: 131–137
2. DaPrada M, Zürcher G (1979) Radioenzymatic assay of plasma and urinary catecholamines in men and various animal species. Physiological and pharmacological applications. In: Albertini A, DaPrada M, Pescar A (eds) Radioimmuno assay of drugs and hormones in cardiovascular medicine. Biochemical Press Elsevier North Holland, 112–119
3. Haggendal J, Hartley LH, Saltin B (1970) Arterial noradrenaline concentration during exercise in relation to the relative work level. Scand J clin Lab Invest 26: 337–342
4. Jakob E, Wohlfahrt B, Keul J (1986) Ein neues System zur Herzfrequenzregistrierung über elektromagnetische Wellen. Prakt Sporttraumat Sportmed 2: 39–42
5. Jakob E, Lehmann M, Roscher E, Tusch R, Keul J Katecholaminausscheidung beim Skifliegen (Zur Veröffentlichung vorgesehen)
6. Keul J, Lehmann M (1979) Emotionaler Streß beim Leistungssport. Monatskurse ärztl Fortbild 29: 324–328
7. Lehmann M, Huber G, Schaub F, Keul J (1982) Zur Bedeutung der Katecholaminausscheidung zur Beurteilung der körperlich-konzentrativen Beanspruchung beim Motorrad-Geländesport. Dtsch Z Sportmed 10: 326–336

8. Lehmann M, Kapp R, Spöri U, Keul J (1983) Zum Verhalten der freien Plasmakatecholamine Dopamin, Noradrenalin und Adrenalin bei kardialer und peripher-muskulärer Ausbelastung. Int Arch Occup Environ Health 52: 301–314
9. Lehmann M, Huber G, Berg A, Spöri U, Keul J (1983) Zum Verhalten von Plasma- und Harn-Dopamin, -Noradrenalin und Adrenalin bei körperlichen und körperlich-konzentrativen Belastungen. Herz/Kreislauf 3: 94–101
10. Lehmann M, Keul J (1985) Basale sympathische Aktivität und Belastbarkeit von 47 Gesunden und 59 Herzkranken. Dtsch Z Sportmed 10: 305–309
11. Lehmann M, Keul J (1985) Bestimmung der Katecholamine als Streßindikatoren im Kapillarblut. Dtsch Z Sportmed 10: 310–312
12. Lehmann M, Keul J (1985) Kontrolle der sympathischen Aktivität vor Belastung und maximale Sauerstoffaufnahmefähigkeit. Dtsch Z Sportmed 11: 227–230
13. Lehmann M (1986) Die sympathische Regulation im Training und Wettkampf. Prakt Sporttraumat Sportmed 3: 47–51
14. Schwaberger G, Pessenhofer H, Wolf W, Gleispach H, Sauseng N, Frisch Ch, Reinprecht M, Lehmann M, Huber G, Schmid P (1985) Physischer Trainingszustand und psycho-emotionaler Streß im Autorennsport. In: Training und Sport zur Prävention und Rehabilitation in der technisierten Umwelt. Hrsg Franz J-W, Mellerowicz H, Noack W. Springer Verlag Berlin Heidelberg
15. Taggart P, Carruthers M (1972) Suppression by oxprenolol of adrenergic responses to stress. Lancet: 256–258
16. Taggart P, Carruthers M, Sommerville W (1978) Elektrodiagram, plasma catecholamines and lipids and their modification by oxprenolol when speaking before an audience. Lancet: 341–346
17. Timio M, Gentili S, Pede S (1979) Free adrenaline and noradrenaline excretion related to occupational stress. Brit Heart J 42: 471–474
18. Yamaguchi N, De Champlain J, Nadeau R (1975) Correlation between the response of the heart to sympathetic stimulation and the release of endogenous catecholamines into the coronary sinus of the dog. Circ Res 36: 662

Leistungsmedizinische Kriterien des Tiefschneefahrens am Beispiel des Helikopterskilaufs

F. Berghold, N. Bachl, G.F. Walter, A. Engel und E. Raas

Institut für Sportwissenschaften an der Universität Salzburg, A-5710 Kaprun

Material und Methodik

Die vorliegende Untersuchung fand im Februar 1984 im kanadischen Revelstoke statt, wobei die beobachteten Abfahrten in Höhenlagen zwischen 800 und 2000 Metern Seehöhe stattfanden. Bei 9 Teilnehmern wurden im Verlauf mehrerer Tage Herzfrequenzprofile mittels Siemens-Siretape-Speicher-EKG aufgezeichnet. Ferner wurden bei 8 Teilnehmern dieser Gruppe mehrmals jeweils 1 Minute nach Ende der Belastung Blut aus hyperämisierten Ohrläppchen zur Bestimmung der arteriellen Laktatkonzentrationen abgenommen. Zur Beurteilung der Stoffwechselbelastung wurde schließlich bei 7 Teilnehmern vor und nach einer Periode von 4 schwierigen Abfahrten Biopsien aus dem M. vastus lateralis entnommen. Das gewonnene Material wurde den internationalen Richtlinien entsprechend konserviert und unmittelbar nach Rückkehr in Österreich ausgewertet.

Ergebnisse

In Abb. 1 ist ein typisches Herzfrequenzprofil dargestellt. Je nach Fahrtstrecke und Laufintensität bzw. Anzahl und Dauer der Pausen sind unterschiedlich hohe Fre-

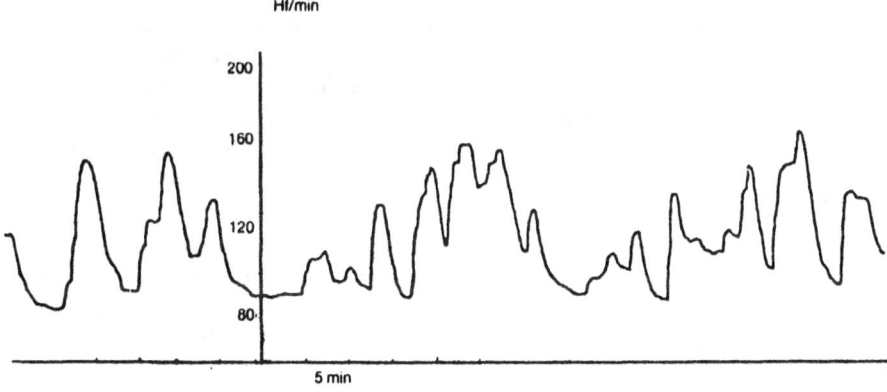

Abb. 1. Typisches Herzfrequenzverhalten eines Teilnehmers beim Helikopterskilauf mit unterschiedlicher Pausengestaltung

Tabelle 1. Verhalten der mittleren Herzfrequenzen jedes Teilnehmers sowie des Mittelwertes des Gesamtkollektives während der Tiefschneeabfahrt, in den Zwischenstops während der Abfahrt sowie in den Erholungsphasen zwischen den einzelnen Abfahrten

	max. Hf (1/min) während Tiefschneeabfahrt			Pausen-Hf (1/min) während Tiefschneeabfahrt			Erholung-Hf (1/min) zwischen einzelnen Abfahrten		
	X ± S	max	min	X ± S	max	min	X ± S	max	min
I	159,4 ± 15,6	186	130	121,2 ± 19,7	158	96	93,1 ± 9,1	112	84
II	143,9 ± 9,2	156	128	121,7 ± 10,4	138	100	88,0 ± 6,4	95	78
III	147,5 ± 11,4	165	130	107,3 ± 14,3	140	90	88,0 ± 2,8	90	84
IV	140,2 ± 9,1	156	128	104,4 ± 9,5	124	92	84,3 ± 3,7	88	80
V	144,8 ± 6,9	158	132	112,1 ± 9,2	124	100	94,6 ± 5,6	104	88
VI	135,8 ± 9,9	152	122	114,7 ± 8,2	126	104	84,0 ± 3,9	88	76
VII	150,2 ± 10,8	168	136	122,9 ± 12,5	142	106	94,9 ± 10,0	106	86
VIII	159,0 ± 7,8	168	150	125,0 ± 4,2	130	120	98,5 ± 10,4	108	94
IX	166,4 ± 10,9	184	144	138,9 ± 14,5	160	118	101,0 ± 13,3	118	84
n = 9	149,7 ± 10,0	186	122	118,7 ± 10,5	160	90	91,8 ± 6,1	118	76

quenzanstiege zu beobachten. Die Tabelle 1 gibt das Herzfrequenzverhalten während der Fahrt, in den kurzen Pausen während der Abfahrt sowie in den mehrminütigen Erholungsphasen zwischen den einzelnen Abfahrten als jeweiliger Mittelwert aus mehreren Abfahrten wider.

Während der Abfahrten konnten als Mittelwert des Kollektivs Belastungsfrequenzen von 149,7 ± 10,0/min registriert werden, bei Maxima von 186/min und Minima von 122/min in Abhängigkeit von der Belastungsintensität bzw. der Pausengestaltung. In diesen Zwischenstops während der Strecke sank die Herzfrequenz im Schnitt auf 118,7 ± 10,5/min, wobei natürlich je nach Pausencharakter eine große Breite zwischen Minimum und Maximum anzutreffen war. In den wesentlich längeren Pausen zwischen den einzelnen Abfahrten, vor allem während des Wartens bis zum nächsten Helikopterflug, kam es rasch zu einem Frequenzabsinken auf 91,8 ± 6,1/min. Innerhalb des Kollektives sind die Einzelwerte deutlich unterschiedlich (Tabelle 1); trotzdem charakterisieren die jeweiligen individuellen Mittelwerte sehr gut das interindividuelle Verhalten von seiten der kardiozirkulatorischen Regulation. Im übrigen erbrachte die genaue Analyse der aufgezeichneten Elektrokardiogramme (etwa 16 Stunden Laufzeit) keine pathologischen Abweichungen bzw. Rhythmusvariationen.

Die Auswertung der arteriellen Laktatkonzentrationen ergab Mittelwerte von 3,62 ± 1,39 mmol/l, 3,10 ± 1,16 mmol/l und 3,82 ± 2,29 mmol/l. Die Minimas lagen knapp unter 2 mmol/l, die Maximas bei 6,82 mmol/l. Es konnte kein korrelativer Zusammenhang zwischen Herzfrequenz und Laktat bzw. gefahrener Höhenmeter hergestellt werden.

Tabelle 2. Zusammenstellung des metabolischen Beanspruchungsniveaus verschiedener typischer Belastungsformen des alpinen Skilaufs anhand der arteriellen Blutlaktatkonzentrationen

Ski Alpin	Laktat mmol/l
Rennlauf	
Abfahrt	8–12 (Agnevik, 1966, Raas, 1978)
Spezialslalom	10–14 (Agnevik, 1966, Raas, 1978)
Riesentorlauf	10–16 (Agnevik, 1966, Raas, 1978)
Freier Skilauf	
Pflugbogen	1– 2 (Holdhaus, 1982)
Grundschwung	1– 4 (Holdhaus, 1982)
Freifahren (Ungeübte)	2– 6 (Eriksson, 1977, Nygaard, 1978, Mesters, 1980)
Freifahren	
(Geübte, Kurzschwung)	5–11 (Holdhaus, 1982, Eriksson, 1977)
(Buckelpiste)	8–14 (Holdhaus, 1982)
(Tiefschnee)	2– 6 (Holdhaus, 1982)
Tourenskilauf	
Anstieg	2– 5 (Berghold, Bachl, 1984)
Tourenabfahrt	2– 4 (Berghold, Bachl, 1984)
Helikopterskilauf	2– 7 (Bachl, Berghold, 1985)

Diskussion

In den verschiedenen Disziplinen des Skisports bestehen sehr unterschiedliche metabolische und kardiozirkulatorische Anforderungen. Während im *Skirennlauf* teilweise hohe anaerobe Anteile zu beobachten sind, und zwar bis zu 16 mmol/l Laktatkonzentrationen [1, 6], denen Herzfrequenzspitzen bis über 200/min entsprechen [1, 2, 6, 8, 11, 13], wird im *Freizeit-Pistenskilauf* der Bereich der anaeroben Schwelle kaum erreicht (Tabelle 2) [7, 13, 14]. Telemetrische Herzfrequenzmessungen [6] bewegen sich in Bereichen zwischen 140 und 170/min und nur in seltenen Ausnahmesituationen vereinzelt bis über 180/min [13, 14]. Erst unter schwierigen Pistenbedingungen und forciert-dynamischer Fahrweise sind Blutlaktatkonzentrationen zwischen 7 und 14 mmol/l zu erwarten, woraus sich für derart anspruchsvolle Freizeitskifahrer u. a. ein erhöhtes Trainingsniveau zwingend ergibt.

Andere Verhältnisse bestehen beim *Tiefschneefahren* (Variantenfahren, Helikopterskilauf, Skibergsteigen). Das Überwiegen aerober Stoffwechselvorgänge dokumentiert, daß gerade der versierte Tiefschneefahrer wohl automatisch ein Intensitätsniveau wählt, welches der naturgemäß längeren Belastungsdauer bei Tiefschneeabfahrten gerecht werden kann [5]. Dies läßt sich sehr schön am Beispiel des Helikopterskilaufs zeigen: Auch hier dominieren aerobe Prozesse zwischen 2 und 3,5–4 mmol/l, wenngleich, je nach Trainingszustand, Beherrschung der Tiefschneetechnik und vor allem bei Non-Stop-Kurzschwungserien mit 7–8 mmol/l Werte jenseits der anaeroben Schwelle erreicht werden. Daß jedoch auch letztere äußere Anforderungen rein aerob bewältigbar sind, zeigen die Laktatkonzentrationen eines das Kollektiv begleitenden Skilehrers und Skiführers, die nie höher als 2,7 mmol/l lagen.

Dementsprechend lagen auch die Herzfrequenzprofile im Mittel zwischen 145 und 165/min, wenn sie auch im Einzelfall bis weit über 180/min, also in den individuellen maximalen Leistungsbereich, ansteigen können. Eine wesentliche Voraussetzung zur Erhaltung der Leistungsfähigkeit beim Tiefschneefahren ist neben Trainingszustand und Technik auch der möglichst intensive wie regelmäßige Ersatz des Glykogenverbrauchs, da beim geforderten Belastungsniveau die oxydative Glykolyse gegenüber dem Anteil der freien Fettsäuren bei der aeroben Energiegewinnung offensichtlich stark im Vordergrund steht. Während beim Pistenskilauf tägliche Glykogenabnahmen von 40–60% des morgendlichen Ausgangswertes feststellbar sind [15], haben wir in unseren bioptischen Untersuchungen vereinzelt noch höhere Reduktionen des intramuskulären Glykogengehaltes gemessen.

Zusammenfassend zeigen die Ergebnisse, daß das Tiefschneefahren im allgemeinen wie der Helikopterskilauf im besonderen trotz hoher Belastungen für gesunde, trainierte und technisch versierte Freizeitskiläufer aus leistungsphysiologischer Sicht gefahrlos ausgeübt werden kann. Zusammen mit dem relativ geringen Unfallrisiko [3] empfiehlt sich daher das Tiefschneefahren gegenüber dem Pistenskilauf nicht nur wegen seines besonderen Bewegungs- und Naturerlebnisses.

Literatur

1. Agnevik G, Saltin B (1966) Utförskning, Idtrottsfysiologisk rapport nr. 2 (Downhill skiing, sports physiological report N. 2). Trygg-Hansa, Stockholm
2. Astrand PO, Rodahl K (1977) Textbook of Work Physiology, McGraw-Hill, New York, 2nd ed
3. Berghold F (1984) Risiken und Leistungskriterien des Helikopterskilaufs. Biomed 1–2, 6
4. Berghold F (1982) Sportmedizinische Aspekte des alpinen Tourenskilaufs. In: Sicherheit im Bergland, Jahrbuch 1983, Hrsg Österr Kuratorium für alpine Sicherheit, 230–237
5. Berghold F, Bachl N, Hamar D, Erd E (1984) Metabolische Beanspruchungen im Tourenskilauf. Deutsche Zeitschrift f Sportmedizin, 12, 407–414
6. Eriksson E, Nygaard E, Saltin B Physiological Demands in Downhill Skiing. In: The Physician and Sportmedicine, Vol 5, No 12, 47–53, December 1977, McGraw-Hill, Inc
7. Holdaus H. Siman P (1983) Die körperliche Belastung beim alpinen Skilauf des Freizeitsportlers am Beispiel des Laktatverhaltens bei einigen typischen Übungsformen. In: Österr Journal für Sportmedizin
8. Hollmann W (1982) Kardio-pulmonale und metabolische Reaktionen und Anpassungserscheinungen sowie die Belastbarkeit beim Skisport im Erwachsenen- und Seniorenalter. In: Medizinische Probleme des Skisports, Schriftreihe d Deutschen Skiverbandes 13, 189–200
9. Hollmann W, Hettinger Th (1980) Sportmedizin – Arbeits- und Trainingsgrundlagen. Schattauer, Stuttgart, 2. Auflage
10. Hollmann W, Mader A, Liesen H (1981) Über den Einfluß von mittlerer Höhe und Training auf metabolische und hämodynamische Faktoren. In: Med Aspekte der Höhe, George Thieme Verlag Stuttgart, 61–73
11. Keul J, Berg A, Huber G, Lehmann M, Dickhuth H (1982) Kardiozirkulatorische und metabolische Veränderungen bei alpinen und nordischen Skiläufern. In: Medizinische Probleme des Skisports, Schriftenreihe d Deutschen Skiverbandes 13, 124–145
12. Lochner St, Rettenmeier A, Barwich D, Weicker H (1983) Stoffwechseluntersuchungen an Skilehrern im Riesentorlauf und Langlauf. In: Deutsche Zeitschrift f Sportmedizin 4, 109–120
13. Mester J, de Marees H (1980) Zum Problem der Abhängigkeit physischer Belastung von der Fahrtechnik beim alpinen Skilauf. In: Sportmedizin für Breiten- und Leistungssport. Hrsg Kindermann W Hort W, Dementer Vlg, Gräflingen 499–506

14. Mester J, de Marees H (1981) Zur Kontrolle der physischen Beanspruchung beim alpinen Skilauf. Sportwissenschaft 5, 75
15. Nygaard E. Andersen P, Nilsson P, Eriksson E, Kjessel T, Saltin B (1978) Glycogen Depletion Pattern and Lactate Accumulation in Leg Muscles during Recreational Downhill Skiing. In: Europ J appl Physiol 38, 261–269
16. Raas E (1978) Persönliche Mitteilungen

Anaerobe Leistungsdiagnostik bei Eisschnelläufern[*]

B. Weiler, T. Kullmer, A. Urhausen und W. Kindermann

Abteilung Sport- und Leistungsmedizin (Leiter: Prof. Dr. med. W. Kindermann) der Universität des Saarlandes, Saarbrücken

Einleitung

Bei kurzen hochintensiven Belastungen, wie sie beim Eisschnellaufen auf der 500-m- (Belastungszeit ca. 40 Sekunden) und 1000-m-Strecke (Belastungszeit ca. 80 Sekunden) auftreten, ist die anaerobe Kapazität ein wesentlicher leistungslimitierender Faktor [6]. Die Gestaltung der anaeroben Leistungsdiagnostik bei Eisschnelläufern im Labor bereitet insofern Schwierigkeiten, als bei fixen Belastungsintensitäten die Belastungsdauer zum Teil deutlich über 2 Minuten liegen kann [6]. Insbesondere erreichen dabei Langstreckler oft längerer Belastungszeiten als Sprinter. Ziel der vorliegenden Untersuchung war es, ein adäquates Testverfahren zur Bestimmung der anaeroben Kapazität bei Eisschnelläufern zu entwickeln.

Untersuchungsgut und Methodik

Es wurden 10 männliche Eisschnelläufer des bundesdeutschen A- und B-Kaders (Alter 22,3 ± 2,5 Jahre, Größe 183,8 ± 4,1 cm, Gewicht 80,2 ± 7,1 kg) mit 2 unterschiedlichen anaeroben Tests auf dem Fahrradergometer belastet: Test I drehzahlunabhängig mit einer fixen Belastungsintensität von 525 Watt bis zur subjektiven Erschöpfung; Test II, in Anlehnung an den Wingate-Test [1, 4], drehzahlabhängig mit frei wählbarer Drehzahl bei Limitierung der Belastungsdauer auf 1 Minute. Bei Test I wurde nach 3 Minuten „Warmfahren" mit 150 Watt ohne Unterbrechung die Belastung auf 525 Watt gesteigert. In Ruhe, am Ende der Aufwärmphase, am Belastungsende sowie mehrfach in der Erholungsphase wurde arterialisiertes Kapillarblut aus dem hyperämisierten Ohrläppchen zur enzymatischen Laktatbestimmung entnommen. Bei Test II wurde nach entsprechender Aufwärmphase auf drehzahlabhängigen Betrieb umgeschaltet, und es mußte über 1 Minute eine möglichst hohe Drehzahl (Leistung) abgegeben werden. Während der 1minütigen Belastung wurde im 5-Sekunden-Abstand an der Wattanzeige die Leistung abgelesen und notiert. Die Laktatabnahmen erfolgten wie bei Test I. Zusätzlich unterzogen sich alle Sportler einer stufenweise ansteigenden Fahrradergometrie (Beginn bei 50 Watt, nach 3 Minuten Steigerung um jeweils 50 Watt bis zur subjektiven Erschöpfung). Aus dem Verlauf der Laktatkurve wurde die individuelle anaerobe Schwelle (IAS) bestimmt

---

[*] Mit Unterstützung des Bundesinstituts für Sportwissenschaft, Köln

[7]. Mittels Korrelationsanalyse [5] wurden absolute und relative Leistung der anaeroben Tests zu den Wettkampfzeiten auf dem Eis über 500- und 1000 m (WZ 55, WZ 1000) sowie zur IAS und maximalen Leistungsfähigkeit bei stufenweise ansteigender Fahrradergometrie in Beziehung gesetzt.

Ergebnisse

Zwischen den Ergebnissen des Tests I (Belastungszeit, Laktat) und den Wettkampfzeiten über 500- und 1000 m konnte kein Zusammenhang gefunden werden. Es finden sich jedoch hochsignifikante Beziehungen zur IAS ($r = 0,95$) sowie zur maximalen Leistungsfähigkeit ($r = 0,92$) bei der stufenweise ansteigenden Fahrradergometrie (Abb. 1). Im drehzahlabhängigen Test II liegt die durchschnittlich erreichte Leistung deutlich höher als beim Test I (Tabelle 1, oben). Weder mittlere,

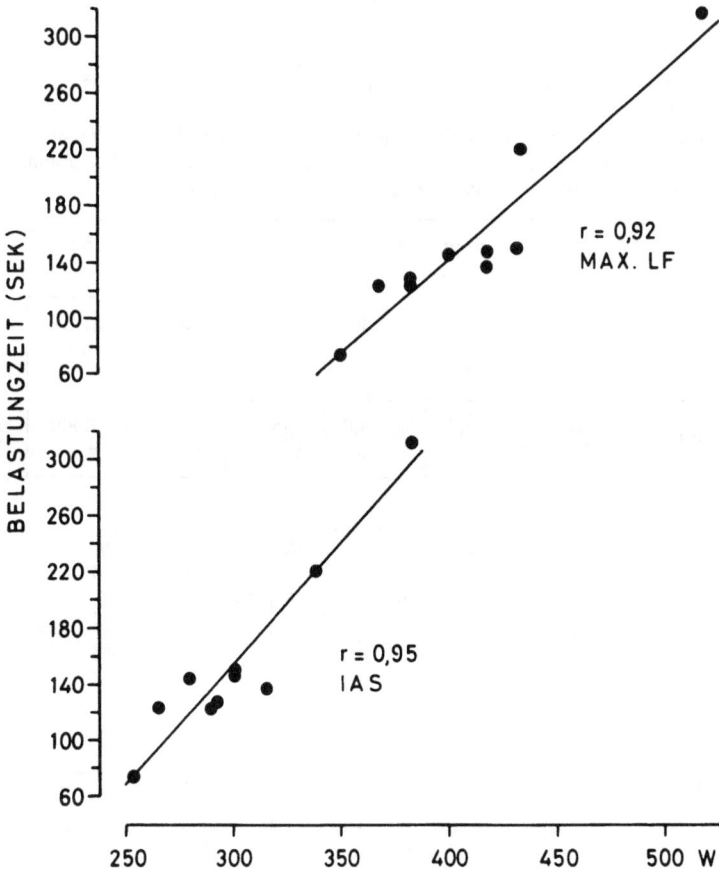

Abb. 1. Beziehung zwischen Belastungszeit im drehzahlunabhängigen Test und der individuellen anaeroben Schwelle (IAS) sowie zur maximalen Leistungsfähigkeit (max. LF) bei stufenweise ansteigender Fahrradergometrie (Regressionsgerade und Korrelationskoeffizient)

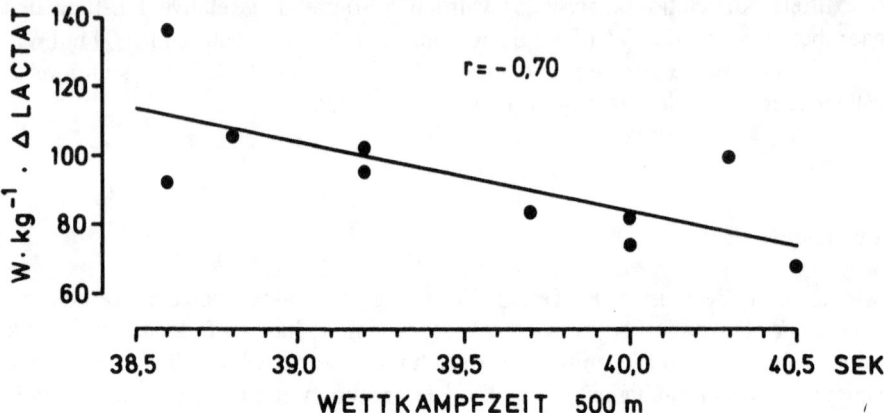

Abb. 2. Beziehung zwischen dem Produkt aus körpergewichtsbezogener Leistung und Laktat (Watt·kg^{-1}·Δ Laktat) und der Wettkampfzeit auf der 500 m-Distanz

Tabelle 1. Ergebnisse des drehzahlunabhängigen und des drehzahlabhängigen anaeroben Tests (oben) ($\bar{x} \pm SD$)
Korrelationstabelle zwischen den Ergebnissen im Test I und Test II und den Wettkampfzeiten über 500 und 1000 m (WZ 500 bzw. WT 1000) sowie der Ausdauerleistungsfähigkeit (W_{IAS}) und der maximalen Leistungsfähigkeit (W_{max}) beim Stufentest (unten)

	drehzahlunabhängig Test I				drehzahlabhängig Test II			
	Leistung (Watt)	Leistung (W/kg)	Zeit (s)	Laktat (mmol·l^{-1})	Leistung Watt	Leistung (W/kg)	Zeit (s)	Laktat (mmol·l^{-1})
n = 10	525	6,7 ±0,5	156,0 ± 63,4	15,12 ± 1,13	708 ±90,1	8,9 ±1,2	60	12,02 ±1,56

	WZ 500		WZ 1000		W_{IAS}		$W_{max.}$	
	Test I	Test II	Test I	Test II	Test I	Test II	Test I	Test II
Zeit	0,48	–	0,18	–	0,95 +++	–	0,92 +++	–
Δ Laktat	0,42	–0,58	0,21	–0,09	0,23	–0,38	0,28	–0,30
Watt	–	0,10	–	0,00	–	0,62	–	0,46
Watt/kg	–	–0,50	–	–0,55	–	0,00	–	–0,22
W/kg · Δ Laktat	–0,54	–0,70 +	–0,23	–0,44	–0,21	–0,22	–0,30	–0,33

absolute- (Watt) noch mittlere relative Leistung (Watt/kg Körpergewicht) des Test II zeigen eine Beziehung zu den Wettkampfzeiten über 500 m, ähnliches gilt bezüglich der Wettkampfzeiten über 1000 m (Tabelle 1, unten). Das Produkt aus relativer Leistung (W/kg) und Nettolaktatproduktion ($\triangle$ Laktat) korreliert demgegenüber signifikant mit den Wettkampfzeiten über 500 m ($r = -0{,}70$; $p < 0{,}05$; Abb. 2), jedoch nicht mit den 1000-m-Zeiten ($r = -0{,}42$). Kein Parameter des Test II zeigte einen signifikanten Zusammenhang zur stufenweise ansteigenden Fahrradergometrie (Tabelle 1, unten).

Diskussion

Bei längerdauernden Belastungen dominiert die aerobe, bei kurzdauernden Belastungen unter 2 Minuten die anaerobe Energiebereitstellung [2]. Um bei anaeroben Testverfahren den Einfluß der aeroben Komponente möglichst gering zu halten, müssen Belastungsintensität möglichst hoch und Belastungsdauer möglichst niedrig liegen. Die vorliegenden Befunde zeigen, daß bei vorgegebener konstanter Intensität (Test I) der aerobe Anteil so stark zunehmen kann, daß eine spezifische Aussage über die anaerobe Leistungsfähigkeit nicht mehr möglich ist. Darauf weisen die langen Belastungszeiten des Test I sowie die engen Beziehungen zu aeroben Kenngrößen hin. Bei zeitlich limitierter Belastungsdauer und frei wählbarer Leistung (Test II) scheint demgegenüber der aerobe Anteil an der Gesamtenergiebereitstellung gering zu sein, kenntlich an den fehlenden Beziehungen zu aeroben Kenngrößen, so daß verläßliche Aussagen über die anaerobe Kapazität möglich sind. Unter gleichzeitiger Berücksichtigung sowohl des Körpergewichts als auch der Nettolaktatproduktion ergibt sich ein signifikanter korrelativer Zusammenhang zwischen der Leistung in Test II und der 500-m-Zeit auf dem Eis, die aus energetischer Sicht in erster Linie anaerob beeinflußt wird [3]. Eine Leistungsprognose für den Eisschnellaufsprint aufgrund valider anaerober Labortests wird jedoch stets mit einem relativ großen Fehler behaftet sein, da koordinative Fähigkeiten in stärkerem Maße als bei anderen Sportarten die Wettkampfleistung beeinflussen.

Literatur

1. Bar-Or O, Dotan R, Inbar O, Rothstein A, Karlsson J, Tesch P (1980) Anaerobic capacity and muscle fiber type distribution in man. Int J Sports Med 1: 82–85
2. Kindermann W, Keul J (1977) Anaerobe Energiebereitstellung im Hochleistungssport. Hofmann, Schorndorf
3. Kindermann W, Keul J (1980) Anaerobe Energiebereitstellung beim Eisschnellaufen. Dtsch Zschr Sportmed 31: 142–147
4. Patton JF, Murphy MM, Frederick FA (1985) Maximal power outputs during the wingate anaerobic test. Int J Sports Med 6: 82–85
5. Sachs L (1978) Angewandte Statistik. Statistische Methoden und ihre Anwendung. Springer, Berlin Heidelberg New York
6. Schmid P, Kindermann W, Huber G, Keul J (1979) Ergospirometrie und sportartspezifische Leistungsfähigkeit von Eisschnelläufern. Dtsch Zschr Sportmed 30: 136–144
7. Stegmann H, Kindermann W, Schnabel A (1981) Laktate kinetics and individual anaerobic threshold. Int J Sports Med 2: 160–165

IX. Diagnostik

Welche Anforderungen müssen an die sportmedizinische Leistungsdiagnostik (BA-L-Untersuchung) von Spitzensportlern im Kunstturnen gestellt werden?

H. P. Schwerdtner

Hamm

Die Diskrepanz des unterschiedlich akzentuierten Auftrages der internistisch-allgemeinsportärztlichen Untersuchung auf der einen und der sportorthopädischen auf der anderen Seite ist hinreichend bekannt, gleichermaßen auch die sich daraus entwickelnde Problematik. Wo Gesichtspunkte des Stütz- und Bewegungsapparates, deren Beanspruchbarkeit und Belastbarkeit im Vordergrund stehen, müssen sportorthopädisch-traumatologische Fachkollegen, dort wo die Fragen des Herz-Kreislauf-Systems oder der Leistungsphysiologie angesprochen werden, Internisten oder Leistungsphysiologen die diagnostische bzw. beratende Sportmedizin übernehmen. An dieser differenzierten Aufgabe geht kein Weg vorbei, wenn wir nicht mit unseren Tätigkeiten in einen sportärztlichen Provinzialismus zurückfallen wollen.

In der Sportart „Kunstturnen" erfährt nun die leistungsmedizinische Diagnostik des Stütz- und Bewegungsapparates, welche hier den limitierenden Faktor darstellt, eine ungleich höhere Bewertung als internistisch-leistungsphysiologische Grundfragen.

Der sportorthopädisch tätige Kollege muß daher nicht nur hinreichende Kenntnisse in der sportspezifischen Verletzungs- oder Schadensproblematik aufweisen; es müssen auch biomechanische Besonderheiten der speziellen Bewegungsabläufe ausreichend berücksichtigt werden, aber es ist auch erforderlich, daß absolute und relative medizinische Kontraindikationen in dieser Sportart – und zwar leistungsbezogen (!) – bei der Tauglichkeitsbeurteilung die notwendige Berücksichtigung finden.

Orthopädisch-sportärztliche Kriterien, nach welchen die Tauglichkeit der Sportart „Kunstturnen" eingestuft werden, seien kurz aufgeführt (Tabelle 1) [1].

Von der leistungsmedizinischen Diagnostik erwartet man jedoch auch eine quantitative Abstufung der Beanspruchbarkeit. Diese muß das Belastungsspektrum der betreffenden Sportart ausreichend berücksichtigen, muß die Grade der sportlichen Beanspruchungen in den verschiedenen, mit unter altersbezogenen Leistungsstufen kennen und muß diese natürlich auch im Zusammenhang mit den äußeren Trainingsgegebenheiten (Trainer, Halle, Sportgeräte, med. Betreuung usw.) berücksichtigen.

Aus diesem Grunde ist es auch wichtig, diejenigen Kriterien zu kennen, bei welchen noch eine allgemeinsportliche Tätigkeit oder nur eine eingeschränkte leistungssportliche Tätigkeit erlaubt werden kann bzw. diese verantwortbar ist. (Tabelle 2).

Ein weiterer Gesichtspunkt kommt bei der sportärztlichen Tätigkeit, sei es im Rahmen der leistungsmedizinischen Diagnostik oder auch bei den begleitenden sportorthopädischen Betreuungsmaßnahmen viel zu kurz: Dies ist die Muskulatur. Die Muskulatur als morphologisches Substrat, die Steuerung der Motorik und die Entwicklung der sportmotorischen Bewegungsstereotypien im Trainingsprozeß müssen dann natürlich einen hohen Stellenwert einnehmen, wenn

a) die sportspezifische Leistungsfähigkeit der betreffenden Sportart berücksichtigt wird, wenn
b) erfolgreiche und rasche Rehabilitationsmaßnahmen nach Sportverletzungen im Vordergrund stehen, oder wenn
c) Gedanken zur Prophylaxe von Sportschäden beachtet werden müssen.

Tabelle 1. Absolute Kontraindikationen

1. Obere Extremitäten
   - Habituelle Schulterluxation
   - Sternoklavikulare oder
   - Akromioklavikulare Luxation
   - Angeborene oder erworbene Radiusköpfchenluxation
   - Varus- oder Valgusstellung über 15 Grad
   - Madelungsche Deformität
   - Ulnarer Vorschub
2. Wirbelsäule und Rumpf
   - Skoliosen 8 bis 10 Grad
   - Florider M. Scheuermann
   - M. Scheuermann 3. Grades (bes. lumbaler Befall von mehreren Segmenten)
   - Spondylolyse in Abhängigkeit vom Funktionszustand oder evtl. Belastungsinsuffizienz
   - Spondylolisthesis
   - Symmetrische Assimilationsstörungen des lumbosakralen Übergangs
   - Hohe Einstellung des präsakralen Lendenwirbels bei Assimilationsbecken
   - Sacrum arcuatum und Sacrum acutum mit verkleinertem Lumbosakralwinkel
3. Untere Extremitäten
   - Epiphysiolysis capitis femoris
   - Morbus Perthes (jede Form)
   - Hüftdysplasie („Luxationshüfte")
   - Osteochondrosis dissecans am Knie, OSG
   - Varus- oder Valgusstellung (Kondylen- oder Malleolenabstand 5–8 cm)
   - Habituelle Patellaluxation
   - Patelladysplasie 3. und 4. Grades
   - Fußdeformitäten mit Belastungsinsuffizienz

Tabelle 2. Relative Kontraindikationen

Prognostisch ungünstig für Leistungssport Kunstturnen

- Eingeschränkte Funktion der Schulter-, Hüft- und oberen Sprunggelenke
- Knochenentwicklungsstörungen der Handgelenke (ulnare Minus- oder Plusvarianten, Anomalien der Handwurzelknochen)
- Alle dissezierenden Osteochondrosen
- Lumbaler M. Scheuermann (leichteren Grades) mit Teilfixation
- Chondropathia patellae (therapieresistente Form und Zustand nach Operation)
- Alle Formen der Patella- und Kondylendysplasien
- Fehlerhafte Funktionen bei posttraumatischen Zuständen

Es ist daher auch Aufgabe des Sportarztes, die Dysfunktionen des Stütz- und Bewegungsapparates, sei es im Bereich der passiven Strukturen (Gelenke), aber auch im Bereich der aktiven Strukturen (Muskulatur) zu erkennen und Ratschläge zur Behandlung zu geben. Dies kann und darf nicht den Masseuren oder Krankengymnasten überlassen bleiben; dies ist eine medizinische Aufgabe.

Diagnostik und Therapie dieser somatischen und in der Regel immer reversiblen Dysfunktionen ist Grundlage der „Manuellen Medizin". Von dem beratenden Sportarzt werden somit fundierte Kenntnisse in der „Manuellen Medizin" erwartet, er soll ein fundiertes Wissen über die Bedeutung, die diagnostischen Möglichkeiten und die notwendigen Behandlungsprinzipien bei abgeschwächten Muskeln (Widerstandstest nach Janda) oder auch bei verkürzten Muskeln (Muskeldehnungstest – Evienth, Gustavson u. a.) aufweisen. Daraus ergeben sich sehr wichtige Aspekte bei der leistungssportlichen Beratung, wo neben Fragen der Belastbarkeit, der Kontraindikationen, u. a., auch Gesichtspunkte des Aufbautrainings unter Berücksichtigung muskulärer Fehlfunktionen, Gesichtspunkte flankierender medizinischer Maßnahmen, aber auch Gesichtspunkte der möglichen bzw. notwendigen Selbstbehandlung des Sportlers im Vordergrund stehen.

Gerade letztere sind in der bundesrepublikanischen Sportszene nur der Eigeninitiative weniger Trainer überlassen. Von sportmedizinischer Seite her sind hier noch keine wesentlichen Hilfen zu erwarten. Um diesem Mißstand Hilfe zu verschaffen, ist eine Ausbildung der sportmedizinisch-tätigen Kollegen in der Manuellen Medizin, aber auch der pathophysiologischen Muskelfunktion, wie auch in der pathologischen Biomechanik voranzutreiben.

Literatur

1. Schwerdtner HP (1985) Sport und Sportmedizin – Kunstturnen. Perimed-Verlag Erlangen

Einsatz anaerober Tests zur Leistungsdiagnose und -prognose von Radrennfahrern

A. Szögy und B. Linzbach

Sportmedizinisches Institut Frankfurt am Main

Das Leistungsvermögen übt einen entscheidenden Einfluß auf die sportlichen Leistungen aus und dies insbesondere bei zyklischen Sportarten. Deshalb stellt die Leistungsdiagnose und -prognose der aeroben und anaeroben Kapazität ein nützliches Kriterium zur Trainingsberatung dar.

Die anaerobe Kapazität beeinflußt die sportlichen Leistungen auch im Radrennsport. Dies ist nicht nur für die kürzeren Bahnstrecken gültig, sondern auch für das Straßenrennen, insbesondere bei den Zwischen- und Endspurten sowie den Bergstrecken.

Untersuchungsgut und Methodik

Als Probanden diente uns das Bahn- und Straßenfahrerteam der deutschen Juniorennationalmannschaft.

Die Mannschaft umfaßte 20 Radsportler, davon 9 Bahn- und 11 Straßenfahrer, mit einem mittleren Lebensalter von 16,7 Jahren (Tabelle 1).

Die anaerobe Kapazität wurde anhand des im Sportmedizinischen Institut Frankfurt entwickelten 2-Phasentests ermittelt [2]. Wir benutzten dazu das Universalergometer der Firma Mijnhardt, Odijk, bei dem im drehzahlabhängigen Bereich die Bremskraft mit der Umdrehungszahl parabolisch ansteigt. Das Gerät ist mit einem Belastungswahlschalter ausgerüstet, der für 100 U/min Leistungen mit 200, 400, 600, 800 oder 1000 Watt ermöglicht.

Zur Grunduntersuchung verwendeten wir den 600-Watt-Bereich, der für männliche Probanden ein ausgewogenes Verhältnis zwischen Kraft- und Schnelligkeitsbeanspruchungen bietet. Die Gesamtarbeit ist auf einem Watt-Sekundenzähler kontinuierlich ablesbar.

Die zur Bestimmung der Schnellkraft vorgesehene erste Phase des Tests erforderte eine 15s andauernde Höchstleistung, die durch eine höchstmögliche Umdrehungszahl bei gegebener Belastung gewährleistet wurde. Alle 5s wurde die Gesamtarbeit in Watt notiert.

Zweck der 15s Belastung ist die Gewährleistung einer gewissen Laktatproduktion, die zur Einschätzung der alaktaziden Energiereserven dient. Deshalb wurde vor der Belastung und in der 3-, 6- und 9ten Nachbelastungsminute das Laktat aus dem hyperämisierten Ohrläppchen bestimmt. Wir benutzten dazu den „Laktatanalyzer 640" der Firma Kontron, Eching. Aus dem höchsten Nachbelastungswert und

Tabelle 1. Mittelwerte der anaeroben Kapazität bei 3 verschiedenen Gruppen von jugendlichen Radrennsportlern (n = 20)

Beziehung Schnelligkeit – Kraft	n		Alter (J)	Körperhöhe (cm)	Körpergewicht (kg)	Watt 5 s	Al.Q.	Watt 45 s	max. La
S > K	10	x̄ s	16,6 ± 0,5	179,4 ± 4,9	70,9 ± 6,1	960,0 ± 145,3	0,75 ± 0,14	587,3 ± 75,5	11,12 ± 2,22
K > S	7	x̄ s	16,7 ± 0,4	179,7 ± 3,4	72,2 ± 5,7	1074,3 ± 69,0	0,62 ± 0,05	616,1 ± 50,4	11,79 ± 2,09
S = K	3	x̄ s	17,0 ± 0,0	180,0 ± 1,6	76,6 ± 2,6	1186,7 ± 41,1	0,56 ± 0,05	647,3 ± 17,1	11,93 ± 1,31
Δ	p	S > K >	> 0,05	> 0,05	> 0,05	> 0,05	< 0,05	> 0,05	> 0,05
		S > S = K	> 0,05	> 0,05	> 0,05	< 0,05	> 0,05	> 0,05	> 0,05
		K > S = K	> 0,05	> 0,05	> 0,05	< 0,05	> 0,05	> 0,05	> 0,05

dem Ruhewert wurde das Δ-Laktat berechnet. Nach Erholungspausen von je 10 Minuten wurden noch zwei 5 s-Maximaltests in den Bereichen 400 und 800 W für 100 U/min durchgeführt. Zweck dieser zusätzlichen Untersuchungen war festzustellen, ob die Probanden höhere Schnelligkeits- oder höhere Krafteigenschaften besitzen. Dies wurde anhand des prozentualen Leistungsverlustes bzw. Leistungszuwachses im 400-W- bzw. 800-W-Bereich, im Vergleich zum 600-Watt-Grundbereich geschätzt.

Die höchste 5 s-Wattleistung in diesen 3 Untersuchungen galt als Meßgröße zur Diagnose der Schnellkraft.

Nach einer Erholungspause von einer Stunde folgte die zweite Phase des Tests im 600-W-Bereich. In dieser Phase, die der Bestimmung des Stehvermögens galt, mußte der Proband die Leistung der ersten Phase womöglich reproduzieren und sie 45 s durchhalten. Die erzielte Wattsekundenzahl wurde durch 45 geteilt, um die mittlere Wattleistung für die zweite Phase zu berechnen. Sie galt als Meßgröße zur Diagnose des Stehvermögens. Vor und nach der Belastung wurde erneut das Laktat bestimmt.

Zur Leistungsprognose der Schnellkraft wurde der alaktazide Quotient berechnet, der das Verhältnis zwischen Gesamtarbeit und Laktatproduktion in den beiden Belastungsphasen ausdrückt [1]:

$$\text{Al. Q.} = \frac{\% \text{ Gesamtarbeit (Wattsekunden)}}{\% \text{ } \Delta\text{-Laktat (mmol/l)}} \cdot \frac{15 \text{ s}/45 \text{ s}}{15 \text{ s}/45 \text{ s}}$$

Je höher der Quotient, desto größer wurden die alaktaziden Energiereserven (ATP und CP) eingeschätzt. Zur Prognose des Stehvermögens wurde der höchste absolute Laktatwert nach der zweiten Phase benutzt. Je kleiner die Werte, desto höher wurden die Azidosetoleranzreserven geschätzt [2].

Ergebnisse und Diskussion

Bei den zusätzlichen Untersuchungen der Schnellkraft, mit der Absicht vorwiegend Schnelligkeits- oder Krafteigenschaften zu ermitteln, konnten die 20 Radrennfahrer in 3 Gruppen eingeteilt werden (Tabelle 1). Die erste Gruppe, die 10 Probanden umfaßte, wies überwiegend Schnelligkeitseigenschaften auf. Die zweite Gruppe, bestehend aus 7 Probanden, kennzeichnete sich vorwiegend durch Krafteigenschaften. Die dritte und zugleich kleinste Gruppe, mit nur 3 Probanden, zeigte ein ausgeglichenes Verhältnis zwischen Schnelligkeit und Kraft. Diese letzte Gruppe wies zugleich auch die höchste Schnellkraftleistung auf. Der kleinste alaktazide Quotient und die hohen Schnellkraftleistungen lassen erkennen, daß diese Sportler den Höhepunkt ihrer Schnellkraftleistungen nahezu erreicht haben und diesbezüglich nur über geringe Steigerungsmöglichkeiten verfügen, aber jetzt schon zu hohen sportlichen Schnellkraftleistungen fähig sein müßten. Die nächste Gruppe, was die Höhe der Schnellkraftleistungen anbetrifft, ist diejenige mit überwiegend Krafteigenschaften. Auch diese Gruppe zeigte geringe Steigerungsmöglichkeiten. Für dies sprechen einerseits die nur mäßig vertretenen alaktaziden Energiereserven, andererseits stellen die Schnelligkeitseigenschaften die verhältnismäßig schwächere Komponente ihrer Schnellkraft dar, und bekanntlich ist die Schnelligkeit nur geringfügig trainierbar.

Die zahlreichste Gruppe mit überwiegend Schnelligkeitseigenschaften weist zugleich die kleinsten Schnellkraftleistungen auf. Die höheren alaktaziden Energiereserven und die Tatsache, daß Kraft gut trainierbar ist, ermöglichen eine günstige Prognose zur Verbesserung der mangelhaften Schnellkraft dieser Sportler durch entsprechendes Krafttraining.

Auf das Stehvermögen und die Azidosetoleranz scheint das Verhältnis zwischen Schnelligkeit und Kraft keinen besonderen Einfluß auszuüben. Die Stehvermögen-

Tabelle 2. Mittelwerte der anaeroben Kapazität bei jugendlichen Bahn- und Straßenradrennsportlern

Diszi-plin	n		Alter	Körperhöhe (cm)	Körpergewicht (kg)	Watt 5 s	Al.Q.	Watt 45 s	max. La	S K (%)
Bahn	9	x̄	16,6	180,9	74,3	1133,3	0,61	648,8	12,75	33,3
		s	± 0,5	± 4,0	± 4,7	± 48,1	± 0,10	± 42,9	± 1,59	
Straße	11	x̄	16,8	178,5	70,5	952,7	0,78	571,7	10,44	63,6
		s	± 0,4	± 3,8	± 6,2	± 136,0	± 0,13	± 58,4	± 1,86	
Δ		p	>0,05	>0,05	>0,05	<0,005	>0,05	<0,02	<0,02	

und maximalen Laktatwerte unterscheiden sich bei den Gruppen nur geringfügig. Trennt man die untersuchten Radrennsportler nach ihren Raddisziplinen in Bahn- und Straßenfahrer (Tabelle 2), so zeigen die Bahnfahrer erwartungsgemäß signifikant höhere Werte der Schnellkraft, des Stehvermögens und des maximalen Laktats auf. Die Tatsache, daß 63,6% der Straßenfahrer, gegenüber den nur 33,4% der Bahnfahrer, überwiegend durch Schnelligkeitseigenschaften gekennzeichnet sind, sowie auch der höhere alaktazide Quotient, verleiht diesen Radsportlern eine bessere Prognose der Schnellkraft im Vergleich mit den Bahnfahrern, die dem Höhepunkt ihrer Schnellkraft scheinbar nahe stehen. Auch bezüglich des Stehvermögens haben die Straßenfahrer höhere Azidosetoleranzreserven.

Die so ermittelten Meßgrößen zur Leistungsdiagnose und -prognose der anaeroben Kapazität stellen gemeinsam mit den Meßgrößen der aeroben Kapazität nützliche Auswahlkriterien zur Talentsuche dar und bieten zugleich Angaben für eine wirksame Trainingssteuerung und -überwachung.

Literatur

1. Szögy A, Böhmer D, Ambrus P, Brune S (1984) Dtsche Z Sportmedizin, 35153–160
2. Szögy A (1985) Int Kongreß, St Johann

Mehr-Stufen-Feldteste im Laufsport zur sportartspezifischen Diagnostik der aeroben Ausdauerleistungsfähigkeit

U. Geisemeyer und H. Rieckert

Abteilung Sportmedizin d. Universität Kiel

Einleitung

Die aerobe Ausdauerleistungsfähigkeit, die überwiegend unter Laborbedingungen mit Hilfe des Fahrrad- oder Laufbandergometers bestimmt wird, kann heute in zunehmendem Maße auch durch Feldteste ermittelt werden, die eine größere Sportartspezifität gewährleisten. Im Laufsport lassen sich diese mehrstufigen Feldteste in zwei unterschiedliche Kategorien einteilen. Die Belastungsstufe wird entweder als zurückzulegende Laufstrecke von meist 3000 m (Föhrenbach et al., 1984, Schwaberger et al. 1982) oder als zu bewältigende Laufzeit von 3 Minuten (Heck et al. 1985) definiert. Ziel der vorliegenden Arbeit ist die parallele Ermittlung der aeroben Ausdauerleistungsfähigkeit durch neu entwickelte Mehrstufen-Feldteste beider Konzeptionsformen – sowie der Vergleich dieser Ergebnisse mit den Resultaten der Laufbandergometrie.

Material und Methoden

Eine Gruppe von 16 männlichen und 9 weiblichen Sportstudenten/innen im Alter von $22{,}7 \pm 2{,}4$ bzw. $21{,}6 \pm 1{,}4$ Jahren absolvierten im Zeitraum von 8 Wochen die folgenden 3 ergometrischen Belastungsverfahren:

Laufbandergometrie

Entsprechend den Standardisierungsvorschlägen (Heck et al. 1980, Heck et al. 1982) wurde mit einer Anfangsbelastung von 2,0 m/sec begonnen. Es erfolgte die Steigerung um 0,5 m/sec alle 3 Minuten nach Registrierung der Herzfrequenz und Entnahme der Blutlaktatprobe.

3-Minuten-Laufzeiten-Feldtest

In direkter Übertragung dieses Laufbandbelastungsschemas (Heck et al. 1982) auf den Sportplatz wurde mit einer Anfangsgeschwindigkeit von 2,0 m/sec begonnen und um 0,5 m/sec alle 3 Minuten gesteigert. Die Geschwindigkeitsvorgabe erfolgte durch einen vorausfahrenden Fahrradfahrer, der mit Hilfe eines Präzisionstachometers und einer Stoppuhr, die sich von Stufe zu Stufe zu steigernden Wegstrecke mit genau definierter Geschwindigkeit durchfuhr. Meßparameter waren Herzfrequenz und Laktat.

800-m-Laufstrecken-Feldtest

In Abänderung der in der Literatur beschriebenen Streckenlänge von 3000 m (Föhrenbach et al. 1981, Liesen et al. 1983, Schwaberger et al. 1982) wurde die Laufstrecke und somit die Belastungsstufe dieses Feldtestes auf 800 m festgelegt. Diese Distanz war insgesamt viermal mit jeweils zu steigender, aber innerhalb jeder Stufe konstanter Geschwindigkeit zu durchlaufen. Zur Geschwindigkeitsabstufung wurde vorgegeben, die erste Stufe zügig zu gehen, die zweite locker zu traben, die dritte im Dauerlauf und die vierte mit Maximalgeschwindigkeit zurückzulegen. Meßparameter waren Herzfrequenz, Laktat und 800-m-Rundenzeiten.

Die Herzfrequenz wurde auf dem Laufband durch fortwährende EKG-Ableitungen ermittelt, in den Feldtesten mit einer digital speichernden Datenerfassungsanlage gemessen und registriert. Die Laktatmessung erfolgte mittels des Laktatanalysers 640 der Fa. Roche/Basel nach der von Racine et al. (1975) beschriebenen elektrochemischen Bestimmungsmethode. Laufgeschwindigkeit und Herzfrequenz an der anaeroben Schwelle wurden mittels linearer Interplation errechnet und mit Hilfe des T-Testes und der Korrelationsanalyse miteinander in Beziehung gesetzt (Sachs 1978).

Ergebnisse

An der anaeroben Schwelle beträgt bei den Männern die Laufgeschwindigkeit 3,76 m/sec beim 3-min-Laufzeiten-Feldtest, 3,64 m/sec beim Laufband und 3,44 m/sec beim 800-m-Laufstrecken-Feldtest. Die entsprechenden Geschwindigkeiten bei den Frauen betragen 3,05 m/sec, 2,90 m/sec und 2,83 m/sec. Statistisch signifikante Unterschiede beider Feldteste zum Laufband bestehen nicht; die Korrelationsanalyse weist sehr signifikante bis hochsignifikante Zusammenhänge auf (Abb. 1).

Die Maximalgeschwindigkeit beträgt bei den Männern 4,56 m/sec beim 3-min-Laufstrecken-Feldtest, 4,66 m/sec beim Laufband und 4,78 m/sec beim 800 m-Laufstrecken-Feldtest. Bei den Frauen betragen die Geschwindigkeitswerte 3,70 m/sec, 3,70 m/sec und 3,54 m/sec. Statistisch signifikante Unterschiede beider Feldteste zum Laufband bestehen ebenfalls nicht; hochsignifikante Zusammenhänge zwischen allen Testverfahren sind vorhanden.

Beim 800-m-Laufstrecken-Feldtest beträgt die Geschwindigkeit der 4 Belastungsstufen bei den Männern 1,81 m/sec (1. Stufe), 2,80 m/sec (2. Stufe), 3,57 m/sec (3. Stufe) und 4,78 m/sec (4. Stufe); bei den Frauen 1,76 m/sec, 2,52 m/sec, 3,06 m/sec und 3,54 m/sec. Die interindividuellen Schwankungen der Laufgeschwindigkeit liegen bei durchschnittlich 4,1%.

Die Herzfrequenz beträgt an der anaeroben Schwelle bei den Männern 177 Schläge/min am Laufband, 181 Schläge/min im 3-min-Laufzeiten-Feldtest und 172 Schläge/min im 800-m-Laufstrecken-Feldtest, bei den Frauen entsprechend 184 Schläge/min am Laufband und 180 Schläge/min im 800-mm-Laufstrecken-Feldtest (Abb. 2).

Maximalwerte betragen bei den Männern 196 Schläge/min, 194 Schläge/min und 190 Schläge/min, 191 Schläge/min und 193 Schläge/min. T-Test und Korrelationsanalyse zeigen keine klaren Verteilungsmuster.

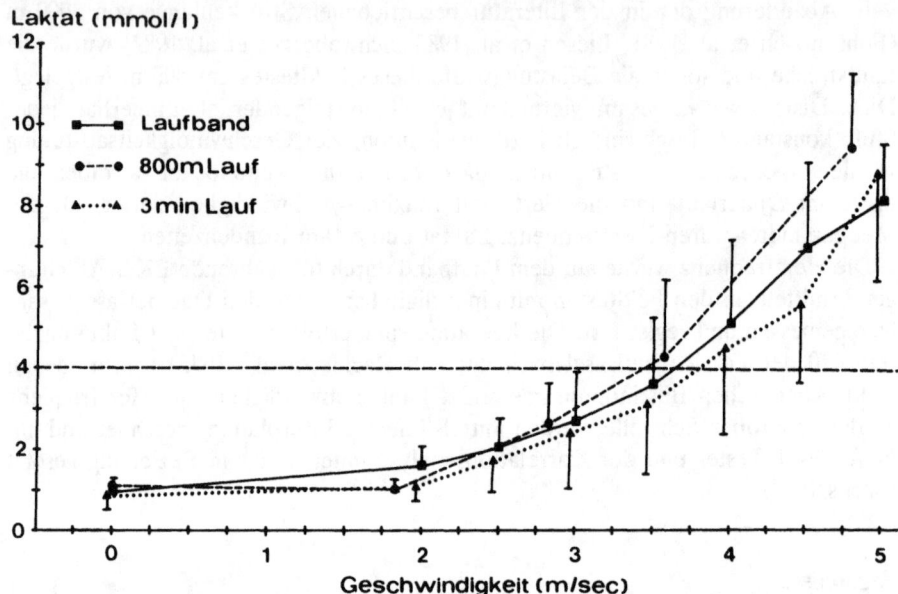

Abb. 1. Beziehung zwischen Blutlaktatkonzentration und Laufgeschwindigkeit am Laufband, im 3-min-Laufzeiten-Feldtest und im 800-m-Laufstrecken-Feldtest (Männer)

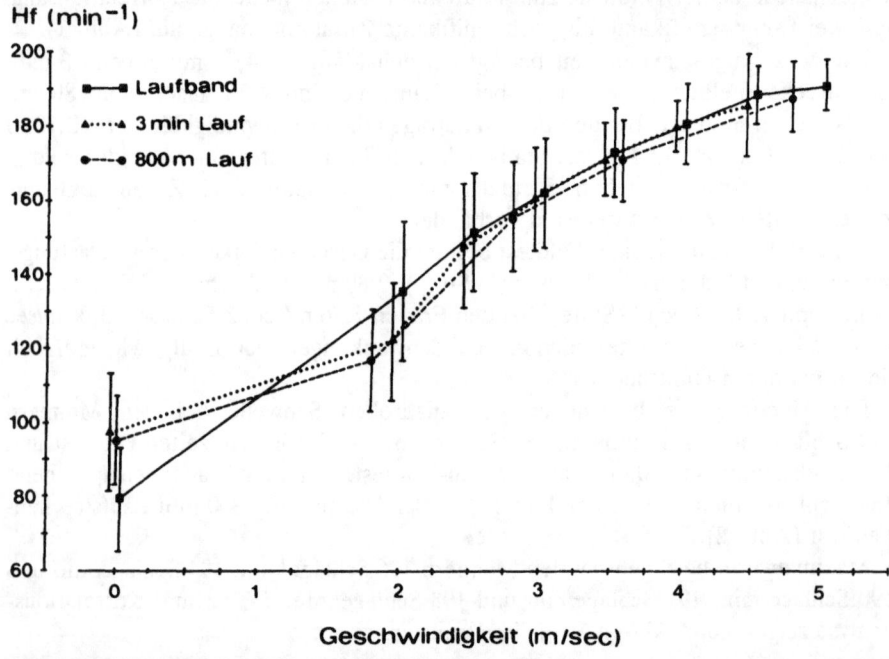

Abb. 2 Beziehung zwischen Herzfrequenz und Geschwindigkeit am Laufband, im 3-min-Laufzeiten-Feldtest und im 800-m-Laufstrecken-Feldtest (Männer)

Diskussion

Der 3min-Laufzeiten-Feldtest ermöglicht aufgrund der Testkonzeption sowie der präzisen Laufgeschwindigkeitsvorgabe einen direkten Vergleich mit der Laufbandergometrie. Die an der anaeroben Schwelle gemessenen, statistisch nicht signifikanten Differenzen von maximal 0,15 m/sec (Männer) bzw. 0,1 m/sec (Frauen) belegen die große Übereinstimmung beider Testverfahren miteinander, welches durch die hochsignifikanten Korrelationen untermauert wird.

Der 800m-Laufstrecken-Feldtest weist gegenüber Untersuchungen von Föhrenbach et al. (1981), Liesen et al. (1983) und Schwaberger et al. (1982), die eine Laufstrecke von 3000 m verwandten, eine deutlich kürzere Strecke und somit kürzere Stufendauer auf, die jedoch eine größere Praktikabilität bei gleicher Aussagekraft ermöglicht. Die in der Konzeption eines Laufstreckentestes begründeten inter- und intraindividuellen Schwankungen der Laufgeschwindigkeit schränken die Untersuchungsergebnisse nur geringfügig ein. Die an der anaeroben Schwelle gemessenen, statistisch nicht signifikanten Geschwindigkeitsdifferenzen von maximal 0,2 m/sec (Männer) bzw. 0,07 m/sec (Frauen) belegen auch für diesen Feldtest die hohe Übereinstimmung mit der Laufbandergometrie.

Beide mehrstufigen Feldteste weisen somit bei der Ermittlung der aeroben Ausdauerleistungsfähigkeit trotz unterschiedlicher Konzeptionsformen keine statistisch signifikanten Differenzen gegenüber der Laufbanduntersuchung auf. Dagegen belegen Untersuchungen von Heck et al. (1982) gerätetechnisch bedingte Laufgeschwindigkeitsunterschiede von 0,4–0,5 m/sec an der anaeroben Schwelle aufgrund verschiedener Laufbandergometertypen. Weiterhin ermittelte Heck et al. (1985) in Feldtesten Geschwindigkeitsdifferenzen von 0,2–0,4 m/sec an der anaeroben Schwelle aufgrund unterschiedlicher Beschaffenheit des Laufstreckenuntergrundes. Angesichts dieser Schwankungsbreite des Bezugssystems Laufband sowie des Einflußes der Bodenbeschaffenheit beim Feldtest können beide Mehrstufen-Feldteste als genaue und sportartspezifische Untersuchungsverfahren zur Ermittlung der aeroben Ausdauerleistungsfähigkeit empfohlen werden (Geisemeyer 1985). Die Herzfrequenz ist aufgrund der hohen Schwankungsbreite an der anaeroben Schwelle nicht als zuverlässiger Parameter zur Ermittlung der aeroben Ausdauerleistungsfähigkeit zu empfehlen. Ergebnisse von Schwaberger et al. (1982) Aigner und Muss (1983) bestätigen diesen Sachverhalt.

Literatur

1. Aigner A, Muss N (1983) Wertigkeit einer nicht-invasiven Methode zur Bestimmung der anaeroben Schwelle unter Laborbedingungen und im Feldtest. Dtsch Zeitschr f Sportmed 34, 284–289
2. Föhrenbach R, Mader A, Hollmann W (1981) Umfang und Intensität im Dauerlauftraining von Mittelstreckenläuferinnen des DLV und Maßnahmen zur individuellen Trainings- und Wettkampfoptimierung. Leistungssport 11, 458–472
3. Geisenmeyer U (1985) Mehr-Stufen-Feldteste im Laufsport zur sportartspezifischen Diagnostik der aeroben Ausdauerleistungsfähigkeit. Med Diss, Kiel im Druck
4. Heck H, Liesen H, Mader A, Hollmann W (1980) Der Einfluß der Stufendauer und der Pausendauer bei Laufbanduntersuchungen auf die Sauerstoffaufnahme und das Laktatverhal-

ten. In: Kindermann W, Hort W: Sportmedizin für Breiten- und Leistungssport – Deutscher Sportärztekongreß Saarbrücken 1980, 245–253, Demeter Verlag
5. Heck H, Mader A, Liesen H, Hollmann W (1982) Vorschlag zur Standardisierung leistungsdiagnostischer Untersuchungen auf dem Laufband. Dtsch Zeitschr f Sportmed 33, 304–307
6. Heck H, Müller R, Mücke S, Hollmann W (1985) Verhalten von Pulsfrequenz und Laktat bei unterschiedlicher Beschaffenheit der Laufstrecke im Vergleich zum Laufband mit verschiedenen Anstiegswinkeln. In: Franz IW, Mellerowicz H, Noack W: Training und Sport zur Prävention und Rehabilitation in der technisierten Umwelt, Berlin, Springer Verlag im Druck
7. Liesen H, Föhrenbach R, Heck H, Mader A, Hollmann W (1983) Zur Kalibrierung von Laufbandergometern. In: Mellerowicz H, Franz IW: Standardisierung, Kalibrierung und Methodik in der Ergometrie, 221–225, Erlangen, Perimed Verlag
8. Liesen H, Ludemann E, Schmengler B, Föhrenbach R, Mader A (1985) Trainingssteuerung im Hochleistungssport: einige Aspekte und Beispiele. Dtsch Zeitschr f Sportmed 36, 8–18
9. Racine P, Klenk HO, Hochsiek K (1975) Rapid lactate determination with an electrochemical enzymatic sensor. Z Klin Chem Klin Biochem. 13, 533–539
10. Sachs L (1978) Angewandte Statistik. Statistische Methoden und ihre Anwendung. 90–96, Springer Verlag, Berlin, 5. Auflage
11. Schmidt P, Berg A, Lehmann M, Huber G, Jakob E, Schwaberger G, Keul J (1984) Feldtest zur sportartspezifischen Bestimmung der Ausdauerleistungsfähigkeit. Leistungssport 14, 15–17
12. Schwaberger G, Pessenkofer H, Schmid P, Sauseng N, Kenner T (1982) Vergleichende Labor- und Felduntersuchungen zur Trainingssteuerung bei Mittelstreckenläufern und Schwimmern. Österr J Sportmed 12, 4, 14–20

Die Bestimmung der anaeroben Schwelle mittels des Conconi-Tests in Labor- und Feldversuchen*

E. Jakob, M. Berlis, G. Huber, K. Glittenberg und J. Keul

Medizinische Universitätsklinik Freiburg, Abteilung Sport- und Leistungsmedizin
(Ärztl. Dir.: Prof. Dr. J. Keul)

Einleitung

Für die sportpraktische Betreuung treten leistungsdiagnostische und trainingssteuernde Untersuchungsmethoden in Form von sportartspezifisch durchgeführten Feldtests immer mehr in den Vordergrund [7]. In diesem Zusammenhang hat Conconi 1982 eine einfache Methode zur Bestimmung der anaeroben Schwelle im Feldtest veröffentlicht. Es wird die Herzfrequenz eines Athleten bei verschiedenen Laufgeschwindigkeiten gemessen. Der Athlet läuft ohne Unterbrechung eine Strecke, die in gleich lange Abschnitte geteilt ist. Nach jedem Abschnitt steigert er die Geschwindigkeit, bis er zuletzt seine maximale Leistungsfähigkeit erreicht hat. Geschwindigkeit und Herzfrequenz werden nach jedem konstant gehaltenen Abschnitt gemessen. Die Resultate werden graphisch dargestellt. Bei niedrigen Geschwindigkeiten liegen die Herzfrequenzwerte auf einer Geraden, bei hohen Geschwindigkeiten ist der Verlauf nicht-linear. Nach Conconi fällt der Punkt, bei welchem die Herzfrequenzkurve vom linearen in den nicht-linearen Verlauf übergeht, mit der aus der Laktatkurve ermittelten anaeroben Schwelle zusammen [1]. In unserer Untersuchung haben wir dieses Konzept im Labor mittels der Laufbandergometrie und im Feldtest auf einer Radrennbahn überprüft.

Untersuchungsgut und -methode

Für die Laufbandergometrie standen 10 Probanden (Tabelle 1), für den Feldtest sieben Radrennfahrer (Regionalniveau bis Bundeskaderstärke) zur Verfügung. Bei der Laufbandergometrie erfolgte nach konstanten Laufabschnitten von 400 m eine Geschwindigkeitszunahme um 0,5 km/h, die Anfangslaufgeschwindigkeit lag bei 8 km/h, der Abbruch erfolgte bei subjektiver Erschöpfung, der Steigungswinkel betrug 1,5%. Die Probanden waren vor Versuchsbeginn mit der Lauftechnik auf dem Laufband ausreichend vertraut gemacht worden. Zur Laktatbestimmung wurde während der letzten 25 m eines konstanten Abschnitts über einen Verweilkatheter aus einer Unterarmvene venöses Blut entnommen. Die Herzfrequenz wurde mittels EKG-Ableitung und Registrierung auf einem Cardiotokographen (8200 A, Fa. Hewlett-Packard) bei einem Papiervorschub von 2 cm/min kontinuierlich aufgezeichnet.

---

* Mit Unterstützung des Bundesinstituts für Sportwissenschaft, Köln-Lövenich

Tabelle 1. Sportliche Leistungsfähigkeit der Probanden

n	Sportart	
2	Marathon	3:15–3:40 h
2	10 000 m	40 min
2	5 000 m	17–18.30 min
2	400 m	52 sec
1	Volleyball	
1	Skilanglauf	

Der Feldtest erfolgte auf einer 200-m-Holz-Radrennbahn (Öschelbronn) über konstante Abschnitte von 400 m. Um den Athleten die Kontrolle der Geschwindigkeitszunahme zu erleichtern, hatten sie am Rad eine digitale Trittfrequenzanzeige montiert. Bei bekannter Übersetzung konnte so über die Trittfrequenz die Geschwindigkeit vorgegeben werden. Die tatsächlichen Rundenzeiten wurden gestoppt. Die Herzfrequenzaufzeichnung erfolgt radiotelemetrisch, die Kurve wurde wiederum auf einem Cardiotokographen kontinuierlich aufgezeichnet.

Herzfrequenz-Geschwindigkeit- und Laktat-Geschwindigkeitskurve wurden graphisch dargestellt. Die punktgenaue Bestimmung des Übergangs vom linearen zum nicht-linearen Abschnitt der Herzfrequenzkurve erfolgte visuell durch unabhängige Untersucher und hatte zur Voraussetzung, daß im nicht-linearen Kurvenabschnitt mindestens drei Meßpunkte liegen. Die anaerobe Schwelle in der Laktatleistungskurve wurde individuell festgelegt: es wurde der Kurvenschnittpunkt bestimmt, der 1,5 mmol/l über der niedrigsten Laktatkonzentration im flachen Teil der Laktatleistungskurve lag. Beide Punkte werden im folgenden als AS/Hf und als AS/La bezeichnet (Abb. 1).

Für die ermittelten Laufgeschwindigkeiten an der anaeroben Schwelle wurden arithmetische Mittelwerte und Standardabweichung berechnet, die Ergebnisse mit dem Student-t-Test für paarige Stichproben auf Signifikanz geprüft, die Stärke des Zusammenhangs der Laufgeschwindigkeiten an der anaeroben Schwelle aus Herzfrequenz- und Laktatleistungskurve in einer linearen Korrelationsanalyse nach dem Prinzip der kleinsten Fehlerquadrate untersucht.

Ergebnisse

Bei der Laufbanduntersuchung konnte bei drei Probanden aus der Herzfrequenzkurve eine anaerobe Schwelle nicht bestimmt werden, da bei Abbruch immer noch ein linearer Frequenzanstieg vorlag. Bei sieben Probanden war eine anaerobe Schwelle zu ermitteln, die individuellen Werte korrelierten mit den aus der Laktatkurve ermittelten mit $r = 0,99$ hochsignifikant ($p < 0,001$). Im Mittelwertsvergleich waren die Geschwindigkeiten an AS/Hf mit $14,3 \pm 1,0$ km/h signifikant ($p < 0,01$) niedriger als an AS/La mit $15,1 \pm 1,0$ km/h (Tabelle 2). Im Feldtest war in allen Fällen der Herzfrequenzanstieg bis zum Belastungsabbruch linear.

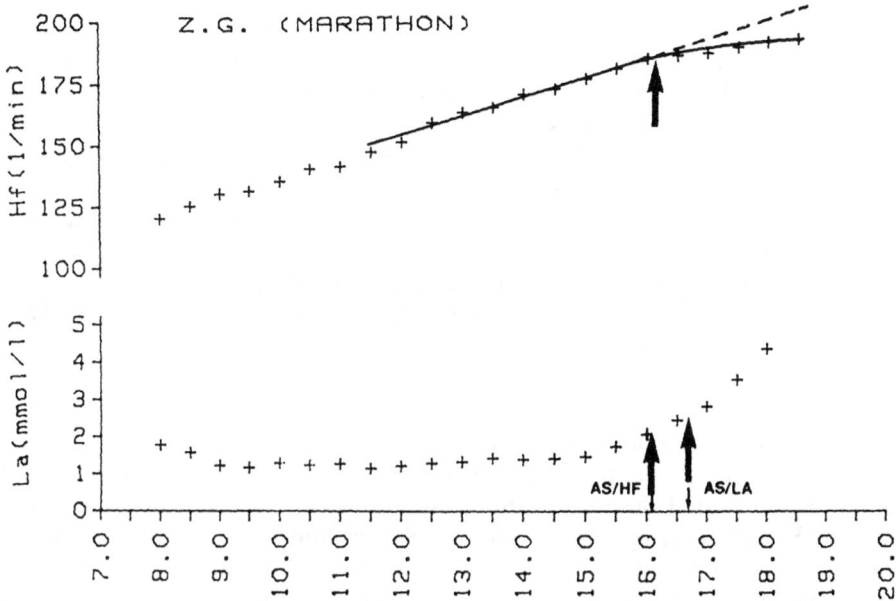

Abb. 1. Bestimmung der anaeroben Schwelle der Herzfrequenz- und der Laktat-Leistungskurve

Tabelle 2. Kenngrößen der Laufbandergometrie

	HFmax (1/min)	LAmax (mmol/l)	t-max (min)	AS/La (km/h)	AS/Hf (km/h)
n	10	10	10	7	7
x̄	186,7	7,17	33.22	15,1	14,3
s	7,9	1,80	4.51	1,0	1,0
Min	178	4,35	23.15	13,3	12,7
Max	202	9,53	40.30	16,7	16,0

Diskussion

Der von Conconi [1] veröffentlichte Test und die von Droghetti [3] für mehrere Sportarten beschriebene Anwendung haben wir an einer kleinen Probandenzahl im Labor- und Feldversuch überprüft. Unsere Ergebnisse stimmen keineswegs mit der euphorischen Beurteilung von Conconi überein.

Aus praktischen Erfahrungen ist bei der Testform nachteilig zu beurteilen, daß eine möglichst vollständige Ausbelastung vorliegen muß, um im nicht-linearen Teil der Herzfrequenzkurve zur sicheren Beurteilung der Abflachung möglichst mehrere Meßpunkte zu erhalten. Während Trainingsphasen werden aber von Leistungssportlern Maximalbelastungen zu Testzwecken häufig abgelehnt [7].

Grundsätzlich muß gefragt werden, ob die Abflachung der Herzfrequenzkurve im Rahmen einer Maximalbelastung auftreten muß. Tiedt [9] hat 1973 für die statische Kennlinie der Belastungsherzfrequenz eine s-förmige Charakteristik mit einem größeren mittleren linearen Abschnitt aufgezeigt und den Beginn des nichtlinearen Bereiches im Mittel oberhalb 170/min festgelegt. Israel [6] gibt zur Begründung dieses Phänomens einen interessanten Hinweis, in dem er feststellt, daß Krafteinsatz die Beschleunigung der Herzschlagfrequenz nur so lange positiv beeinflußt, wie die Bewegungsschnelligkeit nicht beeinträchtigt ist. Tritt die Muskelqualität Kraft aber stärker in den Vordergrund, wird die Herzaktion langsamer beschleunigt. Zur Energiebereitstellung kann angenommen werden, daß bei Herzfrequenzen über 170/min der Stoffwechsel mehr oder weniger anaerob funktionieren kann [5].

Conconi fand in allen untersuchten Fällen die Kenncharakteristik der Herzfrequenzkurve mit dem nicht-linearen oberen Kurventeil. In unserer Untersuchung fand sich in drei von zehn Fällen während Laufbandergometrie und in allen Fällen im Feldtest auf der Radrennbahn dieser Befund nicht, ebenso weist Ribeiro [8], der den Test auf dem Fahrradergometer kontrolliert hat, auf die Möglichkeit des linearen Herzfrequenzanstiegs bis zum Belastungsabbruch hin. Die fehlende Abflachung der Herzfrequenzkurve kann mit einer nicht vollständigen Ausbelastung zusammenhängen, in unserer Untersuchung aber lagen die Ausbelastungsherzfrequenzen der drei Probanden bei der Laufbandergometrie zwischen 174/min und 202/min, auf der Radrennbahn zwischen 182 und 202/min. Andererseits geben Dransfeld und Mellerowicz [2] lineare Anstiege der Herzfrequenz bis 190/min an. Nicht in jedem Fall ist also die s-förmige Charakteristik der Herzfrequenzkurve zu erwarten. Ob durch eine Änderung der Versuchsanordnung, bei der höhere Krafteinsätze gefordert werden, die Herzfrequenzkurve den Übergang vom linearen zum nichtlinearen Kurventeil auf hohen submaximalen Belastungsstufen zeigt, muß geprüft werden.

In den sieben auswertbaren Fällen fanden wir einen hohen Zusammenhang der Laufgeschwindigkeit an der anaeroben Schwelle, ermittelt aus der Herzfrequenz- und Laktat-Leistungskurve. In unserem Fall aber lag, im Gegensatz zu Conconi, die Laufgeschwindigkeit der AS/Hf hochsignifikant niedriger gegenüber der Geschwindigkeit der AS/La. Für die Trainingspraxis kann dies zu falschen Empfehlungen führen (Tabelle 1). Hier spielt allerdings die Problematik der methodischen Festlegung der anaeroben Schwelle sowohl aus der Herzfrequenz- als auch der Laktat-Leistungskurve eine entscheidende Rolle [4].

Die Voraussetzungen des von Conconi beschriebenen Tests zur Ermittlung der anaeroben Schwelle aus der Herzfrequenz-Leistungskurve sollten weiter geprüft werden, da der anaeroben Schwelle gerade in Ausdauersportarten große, auch trainingspraktische Bedeutung zukommt und eine einfache Bestimmungsmethode über die Herzfrequenz für die Sportpraxis daher bedeutsam wäre.

Literatur

1. Conconi F, Ferrari M, Ziglio PG, Droghetti P, Codega L (1982) Determinetion of the anaerobic threshold by a noninvasive field test for runners. J Appl Physiol 52 (4): 869–873
2. Dransfeld B, Mellerowicz H (1957) Internat. Zschr angew Physiol einschl Arbeitsphysiol 16: 464

3. Droghetti P, Borsetto C, Casoni I, Cellini M, Ferrari M, Paolini AR, Ziglio PG, Conconi F (1985) Noninvasive determination of the anaerobic threshold in canoeing, cross-country skiing, cycling, roller, iceskating, rowing, and waking. Eur J Appl Physiol 53: 299–3/3
4. Heck H, Mader A, Hess G, Mücke S, Müller R, Hollmann W (1985) Justification of the 4-mmol/l Lactate Threshold. Int J Sports med 6: 117–130
5. Israel S, Kuppardt H, Gottschalk K, Neumann G, Böhme P (1974) Die submaximale Herzfrequenz als leistungsdiagnostische Kenngröße. Med u Sport 14: 297–304
6. Israel S (1982) Sport und Herzschlagfrequenz. Leipzig
7. Jakob E, Zipfel G, Faisst K, Keul J (im Druck) Trainingssteuerung im Skilanglauf. Prakt Sporttraumat Sportmed
8. Ribeiro JP, Fielding RA, Highes V, Black A, Bochese MA, Knuttgen HG (1985) Heart Rate Break Point May Coincident with the Anaerobic and Not the Aerobic Threshold. Int J Sports Med 4: 220–224
9. Tiedt N, Wohlgemuth B, Wohlgemuth P (1973) Die statische Kennlinie der Belastungsherzfrequenz. Med u Sport 13: 87–94

Ergometrie im Kindesalter – Vergleich unterschiedlicher Belastungsmethoden*

T. Kullmer, S. Raab und W. Kindermann

Abt. Sport- und Leistungsmedizin der Universität des Saarlandes, Saarbrücken
(Leiter: Prof. Dr. med. W. Kindermann)

Einleitung

In der vorliegenden Untersuchung werden für die körpergewichtsunabhängige stufenweise ansteigende Ergometrie bei Kindern Orientierungswerte erarbeitet und gegenüber denjenigen Erwachsener aus der Literatur [3, 6] diskutiert. Um den Stellenwert von verschiedenen Belastungsmethoden bei Kindern zu beurteilen, werden die jeweiligen verfahrenstypischen Kenngrößen der Leistungsfähigkeit sowie die Ausbelastungsparameter verglichen.

Untersuchungsgut und Methodik

80 gesunde, freizeitsporttreibende Kinder ($11,2 \pm 1,2$ Jahre, $152,8 \pm 8,5$ cm, $41,8 \pm 7,3$ kg) unterzogen sich einer Fahrradergometrie im Sitzen (FES). Dabei wurden Jungen und Mädchen miteinander verglichen. Für einen Verfahrensvergleich wurden zwei Untergruppen zu jeweils 14 Kindern zusätzlich entweder mittels Fahrradergometrie im Liegen (FEL) oder Laufbandergometrie (LE) belastet. Bei FES und FEL wurde, beginnend bei 25 Watt, nach jeweils 3 Minuten die Belastung um 25 Watt bis zur subjektiven Erschöpfung gesteigert. In Ruhe, am Ende jeder Belastungsstufe sowie in der Erholungsphase wurden Herzfrequenz, Blutdruck und enzymatisch Laktat gemessen. Die spirometrischen Parameter wurden in 30sekündigen Abständen mit einem offenen System bestimmt. Bei LE wurde ohne Steigung mit $2,0 \; m \cdot sec^{-1}$ beginnend die Geschwindigkeit in 3minütigen Stufen um jeweils $0,4 \; m \cdot sec^{-1}$ bis zur subjektiven Erschöpfung gesteigert. Herzfrequenz- und Laktatbestimmung sowie Spirometrie erfolgten analog FES, der Blutdruck wurde nicht gemessen. Die Maximalwerte von Sauerstoffaufnahme, Wattzahl bzw. Laufbandgeschwindigkeit dienten als Maß der maximalen Leistungsfähigkeit, die entsprechenden Werte der individuellen anaeroben Schwelle (IAS; 7) als Kriterien der Ausdauerleistungsfähigkeit. Es wurden Mittelwerte ± Standardabweichungen berechnet ($\bar{x} \pm s$). Statistische Vergleiche erfolgten mittels t-Test für abhängige Stichproben bzw. einfaktorieller Varianzanalyse, Unterschied mit $p < 0,05$ wurden als signifikant bezeichnet.

---

* Mit Unterstützung des Bundesministeriums für Jugend, Familie und Gesundheit, Bonn

Ergebnisse

Die einzelnen Parameter zeigen keine geschlechtsspezifischen Unterschiede, so daß die Angaben der Abb. 1 insgesamt als typisch für diese Altersgruppe gelten können. Mit knapp 200 Schlägen·min^{-1} waren die Kinder bei FES ausbelastet. Der obere Grenzwert des systolischen Blutdruckes, ermittelt als $\bar{x} \pm$ *zwei*facher Standardabweichung (2s; Abb. 2), beträgt 183 mmHg bei 75 Watt und 188 mmHg bei 100 Watt. Bei FEL liegen die Maximalwerte der Parameter der Leistungsfähigkeit gegenüber FES geringfügig nicht signifikant, die maximale Herzfrequenz um 9 Schläge·min^{-1} (5%) signifikant niedriger. Auch an der IAS liegt die Herzfrequenz bei FEL gegenüber FES niedriger, die übrigen Parameter verhalten sich ähnlich. Der Bela-

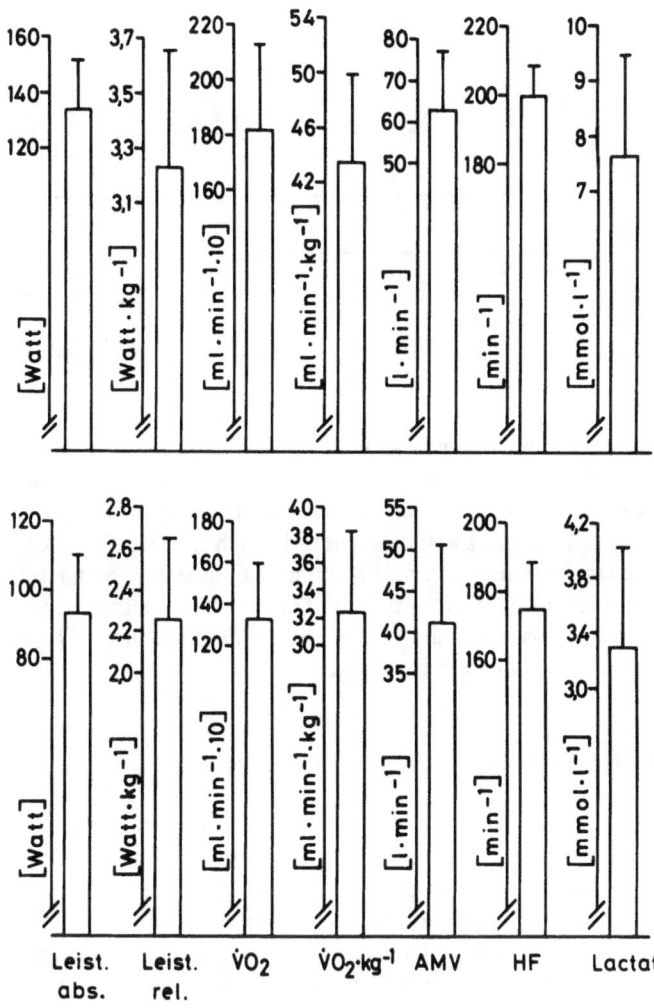

Abb. 1. Maximalwerte (oben) und Werte der individuellen anaeroben Schwelle (unten) für die einzelnen Leistungs- und Belastungsparameter bei FES ohne Berücksichtigung des Geschlechts. Alle Angaben als $\bar{x} \pm s$

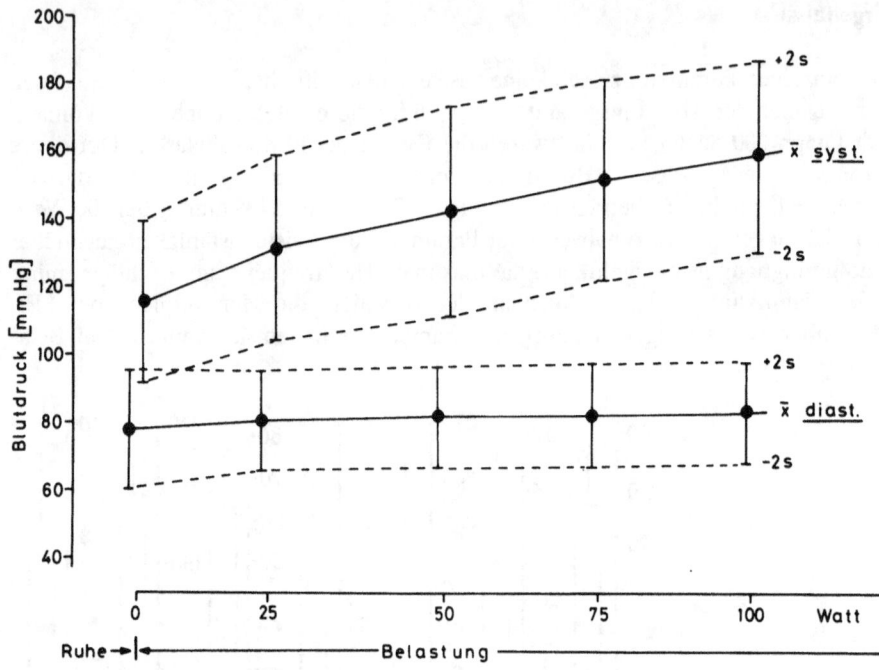

Abb. 2. Systolischer und diastolischer Blutdruck bei FES aller Kinder.
Darstellung als $\bar{x} \pm$ *zwei*fache s

stungsblutdruck liegt bei FEL wie bei FES. Bei LE liegen maximale Sauerstoffaufnahme und Atemminutenvolumen sowie Herzfrequenz um 15 bzw. 3% (6 Schläge · min^{-1}) signifikant höher, die Laktatkonzentration um 25% niedriger. An der IAS verhält sich Laktat annähernd gleich wie bei FES (Abb. 3). Im zusammenfassenden Verfahrensvergleich nimmt die maximale Sauerstoffaufnahme in der Reihenfolge LE > FES > FEL ab. Die maximale Herzfrequenz verhält sich ähnlich, während das maximale Laktat bei LE niedriger liegt. Die einzelnen Parameter an der IAS verhalten sich analog.

Diskussion

In der untersuchten Stichprobe verhält sich die körpergewichtsbezogene Maximal- und Ausdauerleistungsfähigkeit der Kinder ähnlich wie bei durchschnittlich leistungsfähigen Erwachsenen [5, 7]. Die maximale Herzfrequenz nach der Faustformel „200 minus Lebensalter" für Fahrradergometrien [6] wird auch von präpuberalen Kindern erreicht. Demgegenüber können bereits maximale Laktatkonzentrationen ab 5 mmol · l^{-1}, insbesondere bei Laufbandbelastungen, metabolische Ausbelastung bedeuten, was möglicherweise auf eine verminderte Aktivität glykolytischer Enzyme bei Kindern [2] zurückzuführen ist. Da auf allen Belastungsstufen die Blutdruckwerte niedriger liegen als bei Erwachsenen [1, 3], müssen bei Kindern

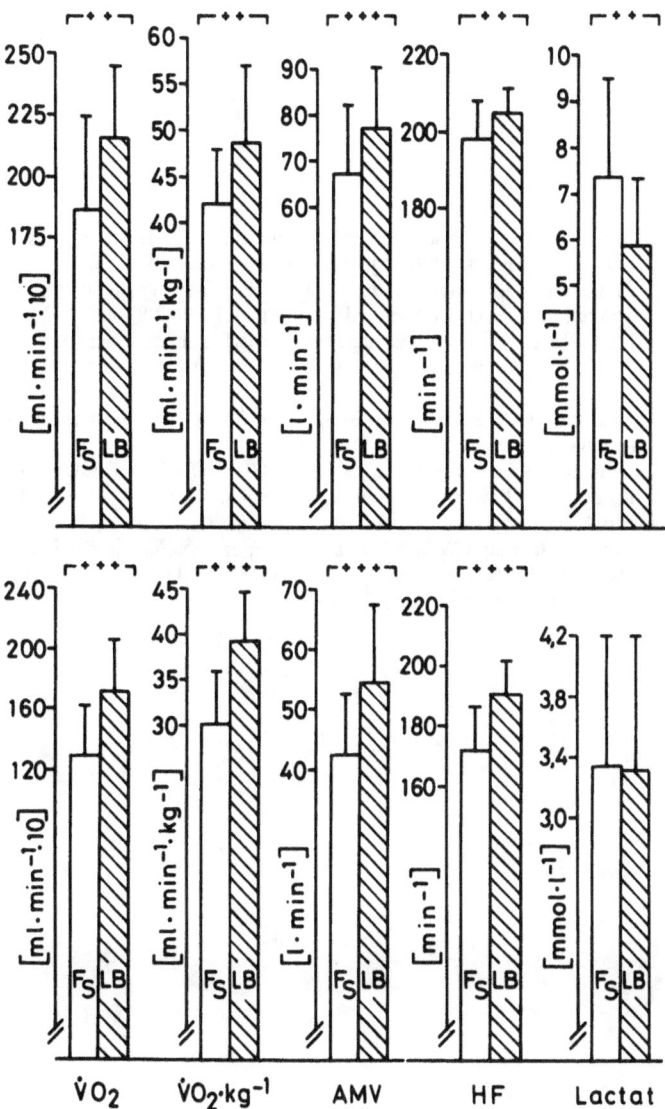

Abb. 3. Maximalwerte (oben) und Werte der individuellen anaeroben Schwelle (unten) für die einzelnen Leistungs- und Belastungsparameter bei FES und LE. Alle Angaben als $\bar{x} \pm s$

systolische Blutdruckanstiege über 190 mmHg bei 100 Watt (bzw. 185 mmHg bei 75 Watt) während Fahrradergometrie im Sitzen und im Liegen als pathologisch angesehen werden. Auf dem Laufband wird wie bei Erwachsenen die höchste kardiozirkulatorische Ausbelastung erreicht [4]. Unerwartet gering sind die Unterschiede in der Leistungsfähigkeit zwischen der Fahrradergometrie in sitzender und liegender Position.

Die vorliegenden Befunde weisen darauf hin, daß Kinder mittels Fahrradergometrie ähnlich hoch wie Erwachsene ausbelastet werden können. Körpergewichtsunabhängige Belastungsverfahren mit einem Stufenanstieg um jeweils 25 Watt sind dafür durchaus geeignet.

Literatur

1. Briedigkeit W, Tittmann F (1982) Erfahrungen mit der Fahrradergometrie bei Kindern unter besonderer Berücksichtigung des Belastungsblutdrucks. Kinderärztl Praxis 50: 518–527
2. Erickkson BO, Gollnick PO, Saltin B (1973) Muscle metabolism and enzyme activities after training in boys 11–13 years old. Acta Physiol Scand 87: 485–497
3. Franz IW (1979) Untersuchungen über das Blutdruckverhalten während und nach Ergometrie bei Grenzwerthypertonikern im Vergleich zu Normalpersonen und Patienten mit stabiler Hypertonie. Zschr Kardiol 68: 107–115
4. Kindermann W, Schramm M, Keul J (1980) Performance diagnostics with different experimental settings. Int J Sports Med 1: 110–114
5. Lehmann M, Keul J, Korsten-Reck U (1981) Einfluß einer stufenweisen Laufbandergometrie bei Kindern und Erwachsenen auf die Plasmakatecholamine, die aerobe und anaerobe Kapazität. Eur J Appl Physiol 47: 301–311
6. Rost R, Hollmann W (1982) Belastungsuntersuchungen in der Praxis. Thieme Verlag Stuttgart
7. Stegmann H, Kindermann W, Schnabel A (1981) Laktate kinetics and individual anaerobic threshold. Int J Sports Med 2:160–165

Nichtinvasive Bestimmung des Herzzeitvolumens durch computergesteuerte Herztonfrequenz-Analyse während spiroergometrischer Belastung im Liegen

W. Zimmer[†], P. E. Nowacki, R. H. Bödeker und B. Ibe

Sportmedizinisches Institut (Ärztlicher Direktor: Prof. Dr. med. P.E. Nowacki) und dem Institut für Medizinische Informatik (Direktor: Prof. Dr. med. J. Dudeck) der Justus-Liebig-Universität Gießen

Einleitung

Mittels unblutiger Methoden sollten einige kardiologische Parameter aus den Biosignalen (PKG, EKG und Carotispuls) bestimmt oder abgeschätzt werden. Da die Aussagekraft vieler Parameter während körperlicher Belastung zunimmt, mußten Methoden entwickelt werden, um bei ergometrischer Belastung die Herztöne auswertbar registrieren zu können. Dabei ging es hauptsächlich um die Eliminierung von Störsignalen, wie Raumgeräuschen, Atemgeräuschen und Bewegungsüberlagerungen. Über optimale Herztonregistrierungen während erschöpfender Belastung wurde in der Literatur noch nicht berichtet. Durch von Egidy, Doerr u. Dudeck [2] konnte außerdem gezeigt werden, daß ein enger Zusammenhang zwischen dem Herzvolumen und der Grundfrequenz des I_A-Anteils des ersten Herztones besteht.

Dieses Ergebnis aufgreifend, konnten wir in einer voraufgehenden Untersuchung einen Zusammenhang zwischen dem Sauerstoffpuls und den Grundfrequenzen des I. und II. Herztones mit Hilfe von noch sehr groben Methoden ermitteln (Herztonfrequenzgerät nach Zimmer [7]).

Methodik

In Vorversuchen wurden bei 45 Normalpersonen und Sportlern vor, während und nach erschöpfender Liegeergometrie nach der 1 Watt/kg-KG-Methode [3] neben den kardio-zirkulatorischen (Hf, RR) und kardio-respiratorischen (AMV, $\dot{V}O_2$, O_2/Hf u. a.) Parametern auch die *Herztöne* und deren *Frequenzen* mit einer Eigenkonstruktion nach Zimmer registriert.

Später wurden die Messungen mit einem computergesteuerten System vorgenommen (Institut für Medizinische Informatik), welches simultan die Zeitwerte für EKG, Phonokardiogramm und Carotispuls berechnete (Abb. 1). Die Anlage wurde dann so ausgebaut, daß es auch gelang, Herztonfrequenz-Aufnahmen bei erschöpfender spiroergometrischer Belastung im Liegen zu erhalten (Abb. 2).

[†] Wolfgang Zimmer verstarb am 24. 5. 1986 beim Versuch, andere junge Menschen aus einem brennenden Haus zu retten (Wolfgang Zimmer, Physiker und Sportlehrer).

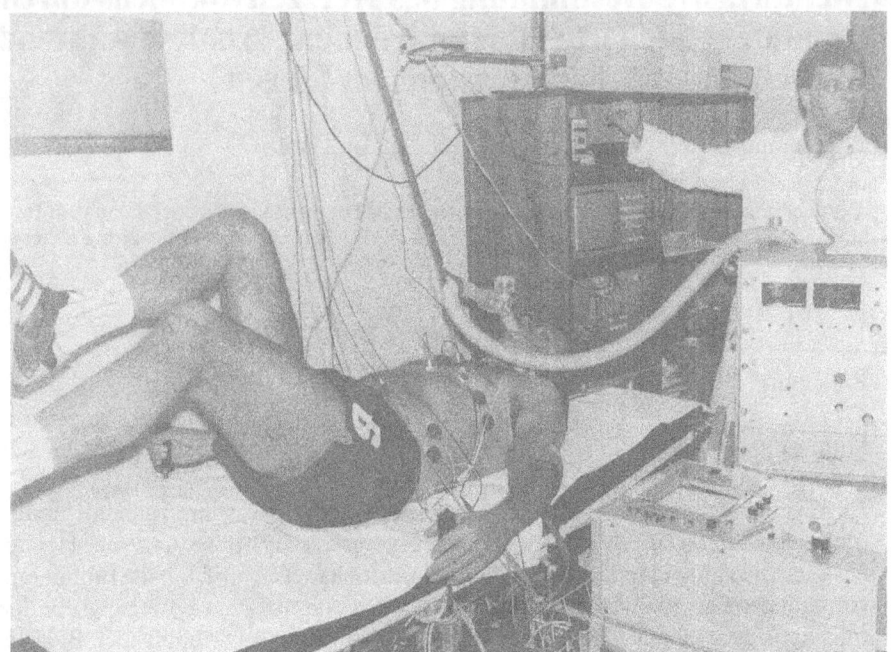

Abb. 1. Spiroergometrischer Versuchsaufbau im Liegen mit computergesteuerter Herztonfrequenz-Analyse. Die beiden Beschleunigungsaufnehmer sind links parasternal angebracht. Im Hintergrund W. Zimmer †

Die Erfassung und Auswertung der 3 EKG-Signale, 2 Phonokardiogramm-Signale und eines frei wählbaren Signals, z. B. Carotispuls erfolgte nach einer mathematischen Methode (Bödeker) nach automatischer Patientenidentifikation auf einem Computer. Diesen Signalen wird die folgende Information entnommen:

Intervalle

RR-Dauer, QRS-Beginn bis I. Herztonanfang, PEP, LVET, Dauer der Systole und Dauer der Diastole.

Parameter

Amplitudenspektren der einzelnen Anteile des I. und II. Herztones.

Erfassung

Die Phonokardiogramme wurden mit einem Beschleunigungsaufnehmer registriert. Alle Kanäle wurden simultan erfaßt. Die günstigsten Ableitungspunkte für das PKG

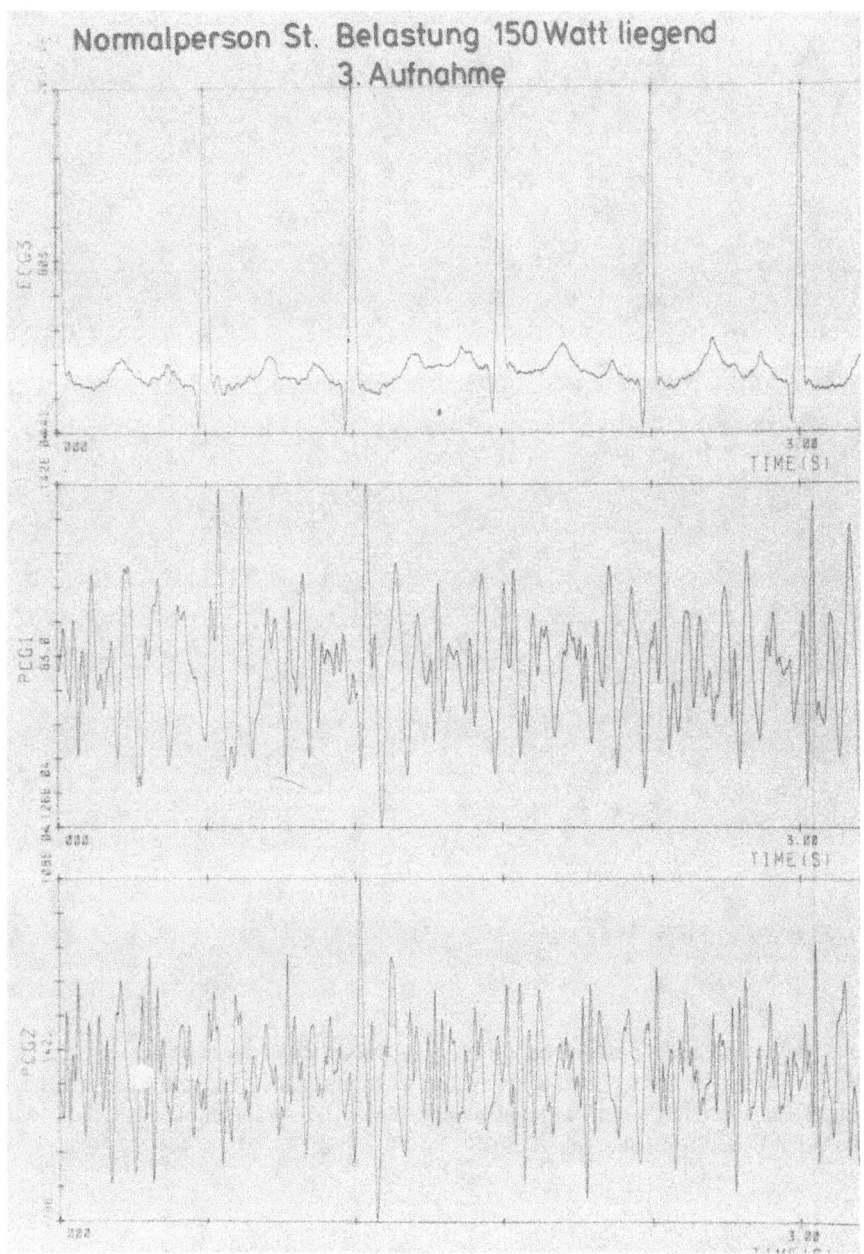

Abb. 2. Originalregistrierung der Herztöne bei 150 Watt und die entsprechenden Mittelwertskurven von 10 Zyklen

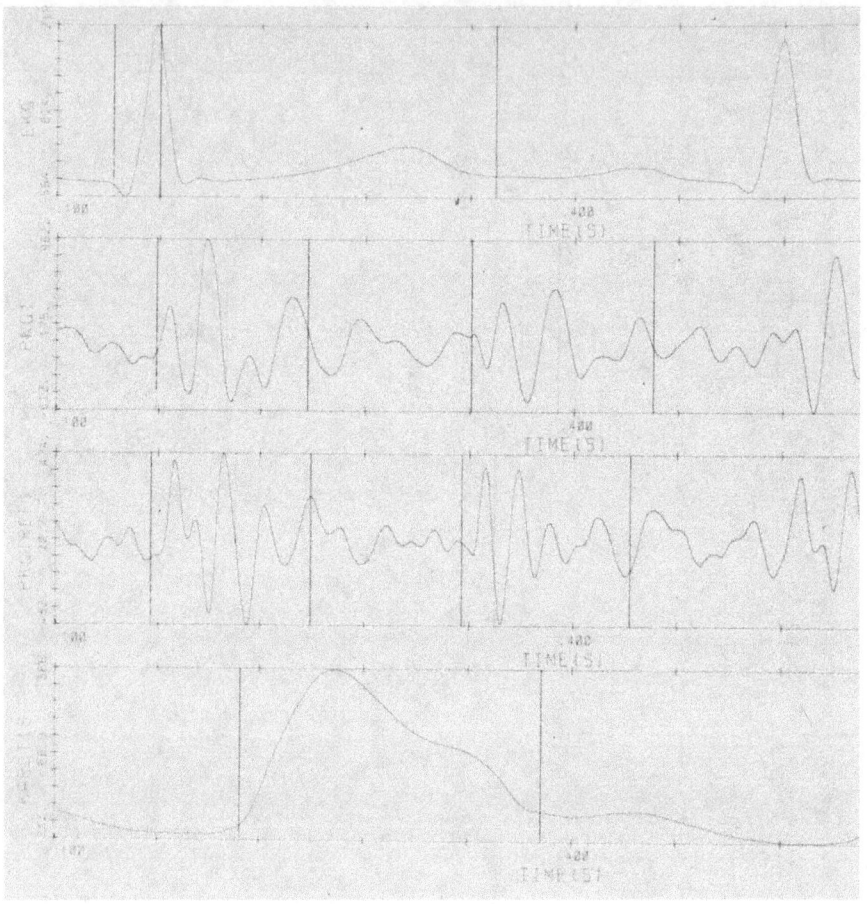

Abb. 2. (Fortsetzung)

sind der 3 JCR links parasternal und für das PKG (ReF) der 6. JCR (s. Abb. 1). Die drei EKG's und der frei wählbare Kanal wurden mit 500 Hz, die PKG's mit 5 kHz digitalisiert und auf einer Platte gespeichert. Vor der Abspeicherung ist die Möglichkeit der Datenkontrolle gegeben.

Probleme bei der Erfassung

Die Signale sind durch die Bewegungen bei der Fahrradergometrie erheblich gestört. Dieser Störeffekt mußte eliminiert werden. Aus diesem Grunde wurde untersucht, ob die Differenz zwischen Signal und Störsignal gebildet werden kann. Da die Bewegungen sehr stark vom Punkt auf der Oberfläche abhingen, war diese Methode zum Scheitern verurteilt. Deshalb wurde versucht, das Störsignal herauszufiltern. Dazu mußte ein Hochpaß mit sehr großer Flankensteilheit gefunden werden. Als nächstes wurde dann von uns die entsprechende Grenzfrequenz bestimmt, die mit 6 Hz in einem besonders günstigen Bereich lag.

Als 1. Versuchsgruppe (n = 25) wurden Patienten der Herzsportgruppe Gießen eingesetzt, die von 25–100 Watt erschöpfend im Liegen belastet wurden.

Resultate und Diskussion

Die Kurven der Differenz der Herztonfrequenzquadrate und der des Sauerstoffpulses verlaufen bei einer erschöpfenden spiroergometrischen Belastung im Liegen bei 45 gesunden befriedigend bis gut trainierten Versuchspersonen fast parallel (Abb. 3). Unterschiede zwischen den Geschlechtern (25 Männer, 20 Frauen) fanden wir nicht. Der ermittelte Korrelationskoeffizient (r = 0,89) zwischen der Differenz der Herztonquadrate [Δ (HFf)^2] und den Werten des Sauerstoffpulses bei den einzelnen Belastungsstufen stützt unsere Arbeitshypothese zur unblutigen Herzschlagvolumenregistrierung mit dieser Methode.

Die Differenzkurve der Herztonquadrate während ansteigender Belastung ähnelt den in der Literatur angegebenen Kurven für das Herzschlagvolumen (SV) und denen des Sauerstoffpulses (O$_2$/Hf). Nach Reinell u. Roskamm [4] kann der Sauerstoffpuls näherungsweise als Maß für das Schlagvolumen gelten.

Wegen der komplizierten Struktur, Form und Regelmechanismen ist es sehr schwer, für das Herz eine Schwingungsgleichung zu erstellen [7].

Es wird aber auch hier gelten, daß die Frequenz proportional zur Wurzel aus Direktionskonstante durch Gesamtmasse des Herzens, d.h. Herzmasse plus eingeschlossene Blutmasse, ist. Betrachtet man die Gesamtmasse und die Direktionskonstante des Herzens, so wird man die Frequenzen dieser Schwingungen im unteren

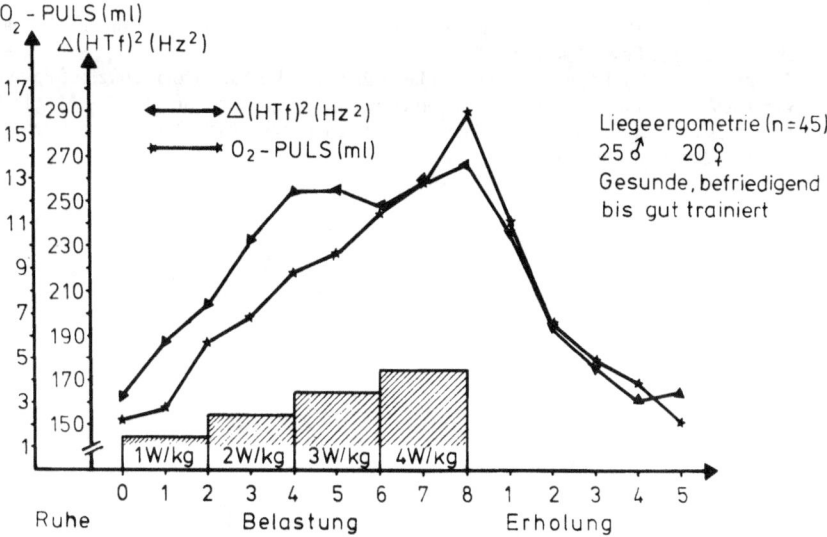

Abb. 3. Verhalten der Differenz der Herztonfrequenzquadrate und des Sauerstoffpulses bei erschöpfender Spiroergometrie im Liegen (Nowacki u. Zimmer)

Frequenzbereich der Herztöne vermuten. Da der I. und II. Herzton jeweils am Anfang und am Ende der Austreibungsphase des Blutes liegen, bei der die Gesamtherzmasse am größten, bzw. am kleinsten ist, stellte sich uns die Frage, ob aus der Differenz der beiden Herztonfrequenzen auf die Differenz der beiden Gesamtmassen geschlossen werden kann und daraus auf das Schlagvolumen.

Auf Einzelheiten unserer mathematischen Ableitungen soll hier nicht näher eingegangen werden. Sie wurden von Zimmer ausführlich beschrieben [7].

Auch andere Autoren [1,5,6] haben sich schon mit der Problematik einer unblutigen Schlagvolumenbestimmung auseinandergesetzt.

Die endgültige Auswertung unserer Experimente wird noch einige Monate kontinuierliche Arbeit erfordern. Die Berechnung des Herzminutenvolumens soll dann für die einzelnen Belastungsstufen in Relation zu den bei den Probanden dabei gemessenen kardio-respiratorischen Funktionsgrößen erfolgen.

Literatur

1. Brettschneider W, Niebisch E, Schnell G (1977) Tonhöhenschwankungs-Meßgerät. Funkschau 49: 1099–1101 und 1141–1146
2. von Egidy H, Doerr F, Dudeck J (1967) Zur Frage der Herzvolumenbestimmung mit Hilfe der Phonokardiographie. In: Kreislauf und Niere. Verh Dtsch Ges Kreislaufforschg 33: 265–268. Dr. Dietrich Steinkopff Verlag, Darmstadt
3. Nowacki PE (1977) Sportmedizinische und leistungsphysiologische Aspekte des Ruderns. In: Adam K, Lenk H, Nowacki PE, Rulffs M, Schröder W (Hrsg) Rupdertraining. Limpert Verlag, 251–615
4. Reindell H, Roskamm H (1977) Herzkrankheiten. Pathophysiologie · Diagnostik · Therapie. Springer Verlag, Berlin Heidelberg New York
5. Sugimoto T, Inasaka T, Basta LL, Takeuchi J (1975) Relationships of Left Ventricular Systolic Time Intervals with Hemodynamic Variables in Intact and Failing Hearts. Jap Heart J 16: 433–445
6. Vanfraechem JHP (1979) Stroke volume and systolic time interval adjustments during bicycel exercise. J Appl Physiol 46: 588–592
7. Zimmer W (1983) Experimentelle Studien über das Verhalten der Herztonfrequenzen im Vergleich zum Sauerstoffpuls bei erschöpfender Spiroergometrie im Liegen – Möglichkeit zur nichtinvasiven Bestimmung des Herzzeitvolumens? Wissenschaftliche Staatsexamensarbeit (Sportmedizin), JLU Gießen

Katecholamin- und Laktatverhalten während mehrstufiger Ruder- und Fahrradergometrie bei Ruderern*

A. Urhausen, B. Weiler und W. Kindermann

Abt. Sport- und Leistungsmedizin der Universität des Saarlandes, Saarbrücken
(Leiter: Prof. Dr. med. W. Kindermann)

Einleitung

Im Rudersport wird die Ruderergometrie als empfindlicheres Testverfahren im Vergleich zur Fahrradergometrie beschrieben [4], wobei insbesondere der Mehrstufentest differenziertere Aussagen über Leistungfähigkeit und Trainingseffekt zuläßt [5]. Ziel dieser Studie war es, das Verhalten der Plasmakatecholamine Adrenalin und Noradrenalin als Parameter des sympathoadrenergen Systems in Relation zur Laktatkonzentration bei stufenweise ansteigender Ruder- und Fahrradergometrie zu untersuchen, um Hinweise auf kardiozirkulatorische und metabolische Reaktionen unter sportartspezifischer Belastung zu erhalten.

Untersuchungsgut und Methodik

6 männliche Ruderer der regionalen Spitzenklasse (Alter $20,3 \pm 1,8$ Jahre), Trainingsalter $3,8 \pm 1,8$ Jahre, Größe 184 ± 5 cm, Gewicht 75 ± 8 kg) führten zu Beginn der spezifischen Vorbereitungsperiode jeweils eine stufenweise ansteigende Belastung auf dem reibungsgebremsten Gjessing-Ruderergometer (RE) und auf einem elektromagnetisch gebremsten drehzahlunabhängigen Fahrradergometer (FE) durch (Beginn 150 Watt, alle 3 min Steigerung um 50 Watt bis zur subjektiven Erschöpfung). Bei beiden Verfahren erfolgten die enzymatischen Laktatbestimmungen (La) aus dem Ohrläppchenkapillarblut, die freien Plasmakatecholamine Adrenalin (A) und Noradrenalin (NA) wurden radioenzymatisch aus dem Unterarmvenenblut bestimmt. Zusätzlich wurden die Gasstoffwechselparameter mit einem offenen spirometrischen Systen in 30-sec-Abständen ermittelt. Statistische Berechnungen erfolgten mittels t-Test für gepaarte Stichproben bzw. linearer Regressionsanalyse (Signifikanzniveau $p < 0,05$).

Ergebnisse

Bei RE liegen die Katecholaminkonzentrationen sowie A/La und NA/La auf allen Belastungsstufen, La bei höherer Belastungsintensität jeweils höher als bei FE

---

* Mit Unterstützung des Bundesinstitutes für Sportwissenschaft, Köln

(Tabelle 2, Abb. 1). An der IAS (Tabelle 1) zeigen sich bei RE bei deutlich geringerer Wattleistung (14%) niedrigere La-, jedoch signifikant höhere O_2-Aufnahmewerte (bei RE 81% der VO_2 max., bei FE 72%) und höhere Katecholaminspiegel. Somit liegt A/La und NA/La bei RE signifikant höher als bei FE. Im maximalen Intensitätsbereich zeigen sich zwischen RE und FE trotz deutlich niedrigerer maximaler Wattleistung (14%) bei RE keine unterschiedlichen Werte für O_2-Aufnahme, La- und Katecholaminspiegel sowie A/La und NA/La (Tabelle 1). NA/A weist keine Veränderungen auf. Bei beiden ergometrischen Verfahren besteht sowohl für die Wattleistung als auch für die O_2-Aufnahme eine signifikante lineare Beziehung zwischen den Werten an der IAS und den Maximalwerten ($r = 0,92$ bzw. $0,99$; $p < 0,01$ bzw. $0,001$). Das gleiche gilt für den Vergleich zwischen Wattleistung bzw. O_2-Aufnahme an der IAS bei RE und an der IAS bei FE ($r = 0,93$ bzw. $0,97$; $p < 0,01$) und für den Vergleich der Maximalwerte zwischen RE und FE ($r = 0,95$ bzw. $0,98$; $p < 0,01$ bzw. $0,001$).

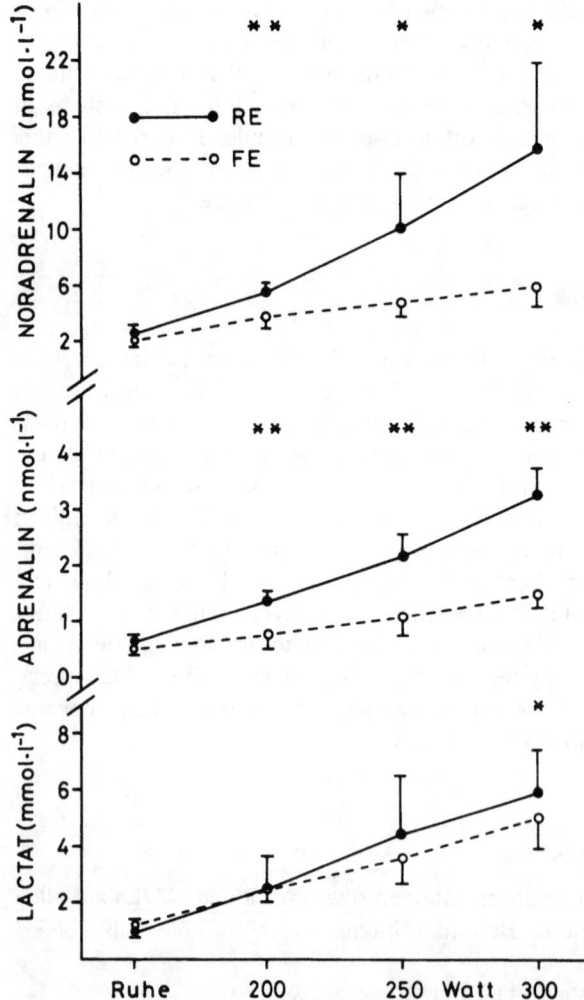

Abb. 1. Verlauf von Laktat, Adrenalin und Noradrenalin während mehrstufiger Ruder- und Fahrradergometrie (Mittelwerte und Standardabweichungen; Statistik: $+ = p < 0,05$, $++ = p < 0,01$)

Tabelle 1. Vergleich der Werte an der individuellen anaeroben Schwelle (IAS) und der Maximalwerte (MAX) bei der mehrstufigen Ruder- (RE) und Fahrradergometrie (FE) für Wattleistung, Sauerstoffaufnahme ($\dot{V}O_2$), Laktat, Adrenalin, Noradrenalin und die Quotienten A/La, NA/La und NA/A (Mittelwerte und Standardabweichungen)

	IAS			MAX		
	RE	FE	stat. Vergl.	RE	FE	stat. Vergl.
Watt	221 ± 27	252 ± 26	p<0,001	332 ± 31	377 ± 41	p<0,01
$\dot{V}O_2$ (ml·min^{-1})	3580 ± 370	3260 ± 300	p<0,01	4430 ± 470	4540 ± 570	ns
Lactat (mmol·l^{-1})	2,98 ± 0,55	3,63 ± 0,29	ns	12,34 ± 1,04	12,52 ± 1,09	ns
Adrenalin (nmol·l^{-1})	1,69 ± 0,44	1,14 ± 0,15	ns	11,08 ± 4,20	7,54 ± 3,44	ns
Noradrenalin (nmol·l^{-1})	7,10 ± 1,79	4,92 ± 0,40	p<0,01	30,36 ± 7,33	27,46 ± 14,03	ns
A/La	0,59 ± 0,21	0,32 ± 0,06	p<0,01	0,91 ± 0,36	0,61 ± 0,32	ns
NA/La	2,47 ± 0,81	1,46 ± 0,16	p<0,01	2,50 ± 0,75	2,23 ± 1,27	ns
NA/A	4,25 ± 0,63	4,45 ± 0,97	ns	3,11 ± 1,17	3,90 ± 1,77	ns

Tabelle 2. Vergleich der Quotienten A/La, NA/La und NA/A während mehrstufiger Ruder- und Fahrradergometrie (Mittelwerte und Standardabweichungen)

		Ruhe	200 W	250 W	300 W
A/La	RE	± 0,59 0,10	± 0,64 0,22 *	± 0,57 0,21 *	± 0,56 0,10 **
	FE	± 0,45 0,10	± 0,31 0,06	± 0,31 0,06	± 0,30 0,06
NA/La	RE	± 2,51 0,47	± 2,45 0,70 *	± 2,51 1,02 *	± 2,53 0,55 *
	FE	± 1,93 0,42	± 1,52 0,11	± 1,37 0,19	± 1,19 0,12
NA/LA	RE	± 4,31 0,48	± 3,99 0,56	± 4,57 1,70	± 4,59 1,21
	FE	± 4,28 0,35	± 4,91 0,70	± 4,60 1,10	± 4,03 0,50

Diskussion

Der geringere Wirkungsgrad des lediglich während der Durchzugsphase angetriebenen Ruderergometers im Vergleich zum kontinuierlich angetriebenen Fahrradergometer erklärt die auf gleichen Belastungsstufen höheren Laktat- und Katecholaminspiegel sowie die trotz niedrigerer maximaler Wattleistung ähnlichen Maximalwerte. Die bei RE im Bereich der IAS höhere O_2-Aufnahme und niedrigere Laktatkonzentration stimmt mit früheren Befunden überein [3] und weist auf eine bei RE vermehrte Beanspruchung der spezifisch ausdauertrainierten Muskulatur hin. Die bei RE signifikant höheren Quotienten A/La und NA/La entsprechen früheren Befunden [6] und sind Ausdruck einer überschießenden Katecholaminausschüttung mit höherer nervaler Beanspruchung im submaximalen Belastungsbereich und sind wahrscheinlich auf eine größere beanspruchte Muskelmasse zurückzuführen. Hier könnten zusätzlich methodische Gründe, bedingt durch eine drehzahlabhängige bzw. -unabhängige Leistung bei RE und FE eine Rolle spielen. Mit dem Vorbehalt einer noch abzuklärenden Übertragbarkeit auf die Trainingsarbeit auf dem Wasser unterstreichen die erhobenen Ergebnisse die Notwendigkeit regenerativer Trainingsmaßnahmen in Perioden intensiver Belastungen zur Vermeidung eines Übertrainings.

Die enge Beziehung zwischen Ausdauer- und Maximalleistungsfähigkeit bei RE und FE weist auf die Bedeutung einer gut entwickelten aeroben Kapazität als Grundlage für Spitzenleistungen im Rudersport hin [2]. Die enge Beziehung zwischen den Werten bei RE und FE entspricht früheren Untersuchungen [1] und läßt sich durch das unterschiedliche Leistungsniveau und den relativ frühen Untersuchungszeitpunkt der von uns untersuchten Athleten erklären, da in diesem Trainingsstadium noch relativ unspezifisches Grundlagenausdauertraining im Vordergrund steht. Daraus kann gefolgert werden, daß die FE bei Ruderern der regionalen Leistungsklasse durchaus praxisrelevante Aussagen zuläßt. Bei Spitzenruderern stellt jedoch die RE das sportartspezifischere und somit adäquatere Ergometrieverfahren dar.

Literatur

1. Bouckaert J, Pannier JL, Vrijens J (1983) Cardiorespiratory response to bicycle and rowing ergometer exercise in oarsmen. Eur J Appl Physiol 51: 51–59
2. Mader A, Hollmann W (1977) Zur Bedeutung der Stoffwechselleistungsfähigkeit des Eliteruderers in Training und Wettkampf. Beiheft zum Leistungssport 9: 8–62
3. Mickelson TC, Hagerman FC (1982) Anaerobic threshold measurments of elite oarsmen. Medicine and Science in Sports and Exercise Vol 14, 6: 440–444
4. Steinacker JM (1983) Die Ruderspiroergometrie als eine Methode der sportartspezifischen Leistungsdiagnostik. Dtsch Zschr Sportmed 11: 333–342
5. Steinacker JM, Marx U, Grünert M, Lormes W, Wodick RE (1985) Vergleichsuntersuchungen über den Zweistufentest und den Mehrstufentest bei der Ruderspirometrie. Z Leistungssport 6: 47–51
6. Urhausen A, Kindermann W (1986) Laktazide Energiebereitstellung und sympathische Aktivität beim Rudern. Kongreßband Trainingsphysiologische und klinische Bedeutung der anaeroben Kapazität. St. Johann/Tirol: in Druck

X. Testverfahren

Stellenwert anaerober Belastungsverfahren unter Labor- und Feldbedingungen

N. Bachl

Institut für Sportwissenschaften der Universität Wien, Abt. Sportphysiologie,
Auf der Schmelz 6, A-1150 Wien

Die anaerobe Kapazität ist sowohl von Seiten der Testkonzeption als auch meßtechnisch schwieriger zu erfassen als die aerobe Kapazität. Eine Vielzahl ergometrischer Verfahren, auf dem Fahrrad- und Laufbandergometer, zumeist ohne Dokumentation der notwendigen Gütekriterien, zeigt den Versuch, methodische Ansätze zur Beurteilung der alaktaziden und laktaziden Energiebereitstellung auszuarbeiten. Die belastungsspezifische Energieflußrate mit ihren großen alters- und trainingsabhängigen Variabilitäten weist in ihrer Rolle als Diskrimininanzfaktor der Energiebereitstellung auf den schwierigen methodischen Zutritt bei Labor- und Feldtestverfahren hin.

Eine Beurteilung der wichtigsten aus der Literatur verfügbaren anaeroben Belastungsverfahren unter Labor- und Feldbedingungen muß primär unter dem Stellenwert ihrer Zielvorstellung erfolgen. Diese gliedert sich sowohl in den Bereich der physiologischen Grundlagenforschung als auch auf die Möglichkeit einer sportpraktischen Anwendung (Abb. 1). Für beide Fragestellungen können mehrere Ebenen der Erfüllungsvoraussetzungen postuliert werden, die – einander wechselseitig beeinflußend – ein jeweils nach Fragestellung gewichtetes aber in sich abgeschlossenes System bilden. Für beide Fragestellungsbereiche ist die Konzeption der Test-

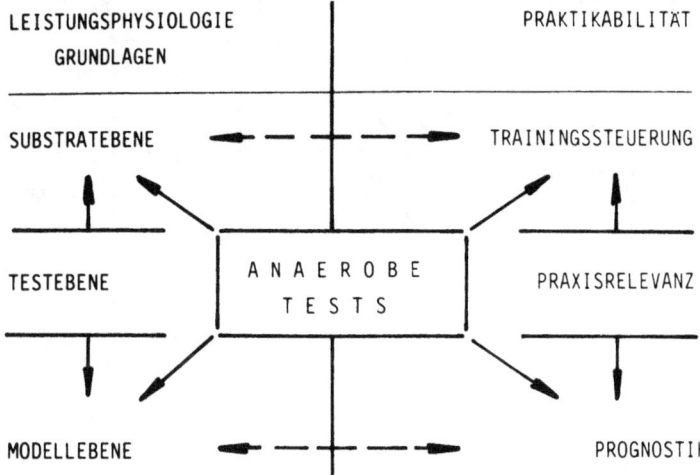

Abb. 1. Zielvorstellung und Erfüllungskriterien anaerober Tests (in Anlehnung an Pansold, 15)

anordnung sowohl aus der Sicht der abstrakten Aufgabenstellung einer energetischen Analyse als auch unter dem Aspekt der Übersetzungsmöglichkeit in die Praxis entscheidend. Die Güte der Testkonzeption ermöglicht eine Analyse der Substratverfügbarkeit und deren Steuerung in einem Modellsystem, das seinerseits Voraussetzung zur trainingszustandsabhängigen Graduierung, zur Trainingssteuerung und Leistungsprognostik sein kann, allerdings nur unter der Bedingung, daß Sportdisziplin – wirkungsgradähnliche Belastungsstrukturen (z. B. entsprechende Mindestaktivierung der Glykolyse bei der Testkonzeption) berücksichtigt werden.

Unter Bezugnahme auf diese Voraussetzungen in den Erfüllungsebenen können die aus der Literatur verfügbaren anaeroben Testverfahren in folgende Gruppen eingeordnet werden:

Labor, laktazide Energiebereitstellung, Einstufentest (bzw. Test II aus Zweistufentests), Maximaltests (Autoren: siehe Abb. 2)

Testandornungen dieser Gruppe werden zumeist auf dem Rad- und Laufbandergometer open end mit Belastungszeiten zwischen 60 und 90 Sekunden bzw. auch länger je nach Intensitätsvorgabe und Trainingszustand der Athleten durchgeführt (Abb. 2). Die Güte der glykolytischen Kapazität kann direkt mittels Laktat, die Azidosetoleranz mittels Parameter des Säure-Basen-Haushalts beurteilt werden. Über die Gesamtheit, maximale Leistung und verschiedenste Ermüdungsindizes läßt sich anaerobe Kapazität und Azidosetoleranz auch indirekt beurteilen. Die Spezifität der jeweiligen Testanordnung ist nur mit Einschränkung gegeben. Wenn Sportartwirkungsgradähnliche Belastungsstrukturen (Beanspruchung der Glyko-

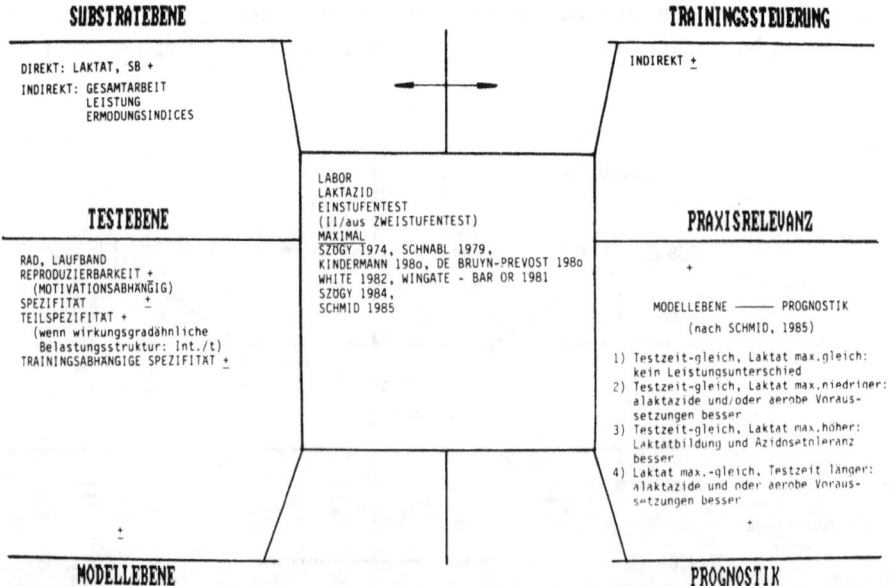

Abb. 2. Beurteilung der Erfüllungskriterien für anaerobe laktazide maximale Einstufentests

lyse) gewählt werden, ist eine Teilspezifität möglich, innerhalb derer ferner eine trainingsabhängige Spezifität zu berücksichtigen ist [17]. Daraus kann auch nur eine bedingte laktazide Modellbildung resultieren. Zusätzlich weisen Faktorenanalysen auf einen deutlichen Einfluß der aeroben Kapazität bei einer Belastungsdauer von und über 60 Sekunden im anaeroben Test [4, 5, 10, 11, 17] hin. Je nach Erfüllung der teil- und trainingsabhängigen Spezifität ist eine Praxisrelevanz für die Diagnostik gegeben, eine Trainingssteuerung bzw. -prognostik nur mit Einschränkungen möglich.

Labor, laktazide Energiebereitstellung, Einstufentest, Submaximaltest
(Autoren: Ayalon 1976, Bachl, Iwanoff 1980)

Testverfahren dieser Art werden zumeist auf dem Rad- oder Laufbandergometer mit Belastungszeiten zwischen 30 und 60 Sekunden durchgeführt und dienen zur indirekten Beurteilung der Gesamtökonomie des Stoffwechsels bezogen auf eine standardisierende submaximale Belastung. Daher ist auch eine energetische Modellbildung nicht möglich, eine Praktikabilität mit Hinweisen zur Trainingssteuerung nur als begleitende Longitudinaluntersuchung gegeben. Testanordnungen dieser Art können nur in bedingtem Maße teilspezifisch sein, ansonsten gelten die Vorbehalte wie bei Maximaltests.

Labor, laktazide Energiebereitstellung, Einstufentest, Submaximaltest
(Autoren: Ayalon 1976, Bachl, Iwanoff 1980)

Mittels hochintensiver kurzfristiger Belastungen soll eine indirekte Bewertung der alaktaziden Kapazität des Athleten ermöglicht werden. Neben dem klassischen Margaria-Test [14] und einer Testvariante von Dal Monte auf dem Laufbandergometer [8], sind die meisten Testvarianten für das Fahrradergometer konzipiert, da zur Erbringung kurzfristiger hochintensiver Leistungen geringere methodische Schwierigkeiten bestehen. Als indirekte Beurteilungskriterien der alaktaziden Kapazität gelten die Gesamtarbeit bei definierter Zeit, die maximal erreichbare Leistung, die Zeit bis zur Erreichung der maximalen Umdrehungszahl bei drehzahlabhängigen und drehzahlunabhängigen Testvarianten, die Anstiegssteilheit der Umdrehungs-Beschleunigungskurve sowie diverse Ermüdungsindizes (Abb. 3). Die Spezifität bzw. auch die Teilspezifität dieser Untersuchungen (Frage nach der Kenncharakteristik Watt: Umdrehungen/min, beispielsweise für Radbahn- oder straße) muß mit Einschränkungen beurteilt werden, da Untersuchungen dazu fehlen. Nur unter der Voraussetzung einer der jeweiligen Disziplin entsprechenden wirkungsgradähnlichen Belastungsstruktur ist die Berechnung metabolischer Modelle vorstellbar. Insgesamt ist die Praktikabilität, Trainingsrelevanz und Leistungsprognostik dieser Testanordnungen relativ gering.

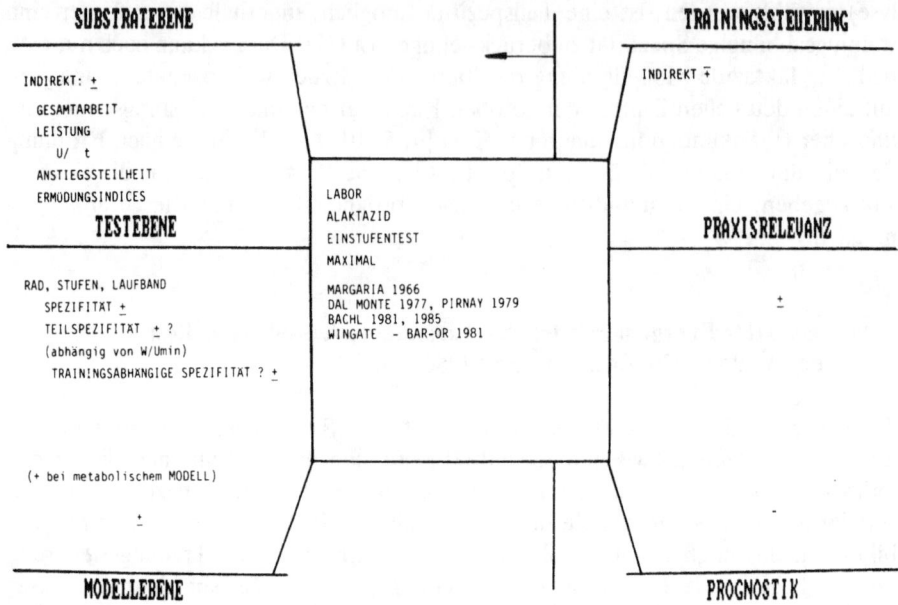

Abb. 3. Beurteilung der Erfüllungskriterien für anaerobe alaktazide Einstufentests

Labor, alaktazide Energiebereitstellung, Zweistufentest (Mehrstufentest)
(Autoren: Kindermann 1980, Szögy 1984, Thomson 1981)

Die Konzeption dieser Testanordnungen geht vom komplementären Verhalten der alaktaziden und laktaziden anaeroben Kapazität aus und folgert daraus, daß ein Sportler mit einer höheren Laktatbildung bei einer definierten submaximalen Belastung eine geringere Konzentration an energiereichen Phosphaten aufweist und umgekehrt. Von dieser Annahme ausgehend, gelten allerdings auch bei diesen Testanordnungen alle Einwände bezüglich der Spezifität, Teilspezifität und trainingsabhängigen Graduierung sowie der Aspekt einer möglichen Wechselwirkung mit aeroben Faktoren im Zweittest.

Die Testanordnung von Szögy, 1984 [20] auf dem Fahrradergometer berücksichtigt – neben dieser über die Laktatbildung indirekten Aussage über die energiereichen Phosphate – auch die Gesamtarbeit, die maximale Leistungsfähigkeit sowie schließlich einen Komplexindex zur Charakterisierung der alaktaziden Fähigkeit. Bei eingeschränkten Möglichkeiten energetische Modelle zu beschreiben, bietet diese Testanordnung eine Hilfe für die Leistungsdiagnostik, jedoch nur im geringeren Maße für die Trainingssteuerung und Leistungsprognostik.

Feld, alaktazide Energiebereitstellung

Diese Gruppe umfaßt diverse sportmethodische Ein- und Mehrstufenbelastungen sowie Belastungsserien verschiedenster Intensitäts/Pausenstrukturen. Unter Berücksichtigung der Wettkampfstrecke bzw. relevanter Teilstrukturen ist eine hohe Spezifität mittels indirekter Aussagen möglich. Diese für Trainingssteuerung und Leistungsprognostik adäquaten Tests können nur bei zusätzlicher metabolischer Modellbildung [1, 12, 13] als Ansatz zu einer Substratquantifizierung unter Abschätzung beeinflussender Faktoren verwendet werden.

Feld, laktazide Energiebereitstellung, Submaximal- und Maximaltest

Diese große Gruppe umfaßt sämtliche in der Literatur beschriebenen Zwei-, Drei-, Vier- und Mehrstufentests (als Beispiele: 13, 15, 19). Eine hohe Spezifität, auch unter dem Aspekt der trainingsabhängigen Graduierung kann nur dann erreicht werden, wenn die Wettkampfstrecke beurteilt wird, da nur hierbei die spezifisch trainierten Regulationsvorgänge ablaufen. Die Aussage über die Substratebene erfolgt direkt über den Laktat- und/oder den Säurebasenhaushalt in bezug zur Intensität. Ein Gesamtkonzept der Substratebene kann bei einer metabolischen Modellbildung [13], erstellt sowie eine genaue Trainingssteuerung und Leistungsprognostik vorgenommen werden.

Aus der Beschreibung der Erfüllungsebenen läßt sich ableiten, daß keine der Testanordnungen ohne Einschränkungen verwendet werden kann. Zwar erfüllen die Feldtestsverfahren mit ihrer hohen Spezifität die Anforderungen hinsichtlich Trainingssteuerung und Prognostik, nicht immer läßt sich jedoch aus ihnen auch eine gesamtheitliche energetische Modellbildung ableiten. Bei allen anaeroben Testverfahren im Labor zeigt sich, daß die größte Hürde in der Imitation einer der Sportart wirkungsgradähnlichen Belastungsstruktur liegt. Die Voraussetzung für anaerobe laktazide Tests ist eine gewisse Mindestaktivierung der anaeroben Glykolyse, um die Quantität der Laktatbildung beurteilen zu können. Da hier sportart- und disziplinspezifisch große Unterschiede bestehen, ist daher einerseits die Möglichkeit gegeben, zu hohe Intensitäten und damit eine zu kurze Gesamtbelastungszeit ohne Beurteilungsmöglichkeiten der gesamten laktaziden Energiebildung zu wählen, andererseits bei zu niedrigen Intensitäten eine Beeinflussung durch aerobe Stoffwechselvorgänge zu riskieren.

Diese Vorbehalte gelten auch für den Test II bei alaktazide Zweistufentests, zumal unterschiedliche Modellvorstellungen über die alaktaziden Fähigkeiten von Ausdauertrainierten im Vergleich zu Schnelligkeitstrainierten zu berücksichtigen sind.

Aus diesen Einschränkungen stellt sich die Frage nach einer Möglichkeit, alaktazide und laktazide Kapazität unter Laborbedingungen an Hand definierbarer Bewegungsabläufe differenzierter beurteilen zu können.

Dazu scheint die Ergomatik [7] ein neuer Ansatz zu sein (Abb. 4), da an Stelle der herkömmlichen rotatorischen Kurbelbewegung translatorische Bewegungsformen mit konstanten Winkelgeschwindigkeiten für Kontraktion und/oder Distraktion vorgegeben werden. Eine direkte Einzelimpulsmessung ermöglicht die getrennte und die gemeinsame Beurteilung der Kräfte für jede Extremität.

Aus mehreren Pilotuntersuchungen mit diesem Ergometer sind zur Beantwortung der vorliegenden Fragestellung beispielhaft Ergebnisse einer Untersuchung an einem 400-Meter-Läufer (Bestzeit: 49,6 sec.) dargestellt. Die Testkonzeption

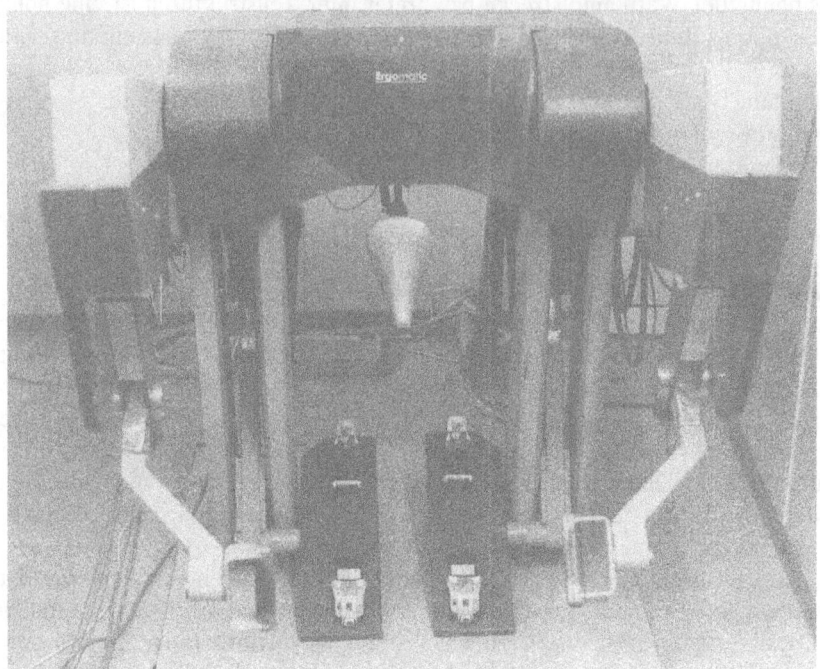

Abb. 4. Translatorisches 4-Extremitäten-Ergometer: Ergomatik

bestand aus einer Serie von 4 × 10 Sekunden mit jeweils einer Minute Pause und einer vierzig Sekunden dauernden Belastung, jeweils mit unterschiedlicher Zykluszahl, aber mit maximalem Anstrengungsgrad.

In Abb. 5 sind die Kraftimpulskurven für die angegebenen 40-Sekunden-Versuche in schneller und in Abb. 6 in langsamer Bewegungsausführung dargestellt. Bei deutlichen Seitenunterschieden zwischen den beiden Extremitäten entsprechen die nach oben gerichteten Impulse der Kraft der Kniestreckmuskulatur, die nach unten gerichteten jener der Kniebeugemuskulatur. Bei beiden 40-Sekundenversuchen, die von ihrer Zeitdauer her eine Abschätzung der laktaziden Kapazität erlauben lassen sollten, zeigt sich mit zunehmenden Zeitverlauf eine Verkleinerung der Kraftimpulse, die deutlich höhere Leistung und Gesamtarbeit ist bei der langsameren Arbeitsform gegeben. Dementsprechend liegen auch die Laktatkonzentrationen im 40-Sekunden-Versuch für die langsamere Wiederholungszahl höher. Dies läßt primär den Schluß zu, daß die Laktatbildung bei kontraktiven Bewegungsformen von der Höhe des Kraftimpulses (Kraft × Zeit) beeinflußt wird, so daß niedrigere Kraftimpulse auch bei höherer Wiederholungszahl geringere Laktatbildungsraten bewirken.

Dieses Verhalten wäre auch in der 4 × 10-Sekundenbelastungsserie (Abb. 5 u. 6, obere Hälfte) zu erwarten, defakto ist jedoch bei dieser Versuchsanordnung das Laktatverhalten umgekehrt. Als Ursache dieses Phänomens scheint die jeweilige Inanspruchnahme der Kniebeugenmuskulatur verantwortlich zu sein, deren Anteil

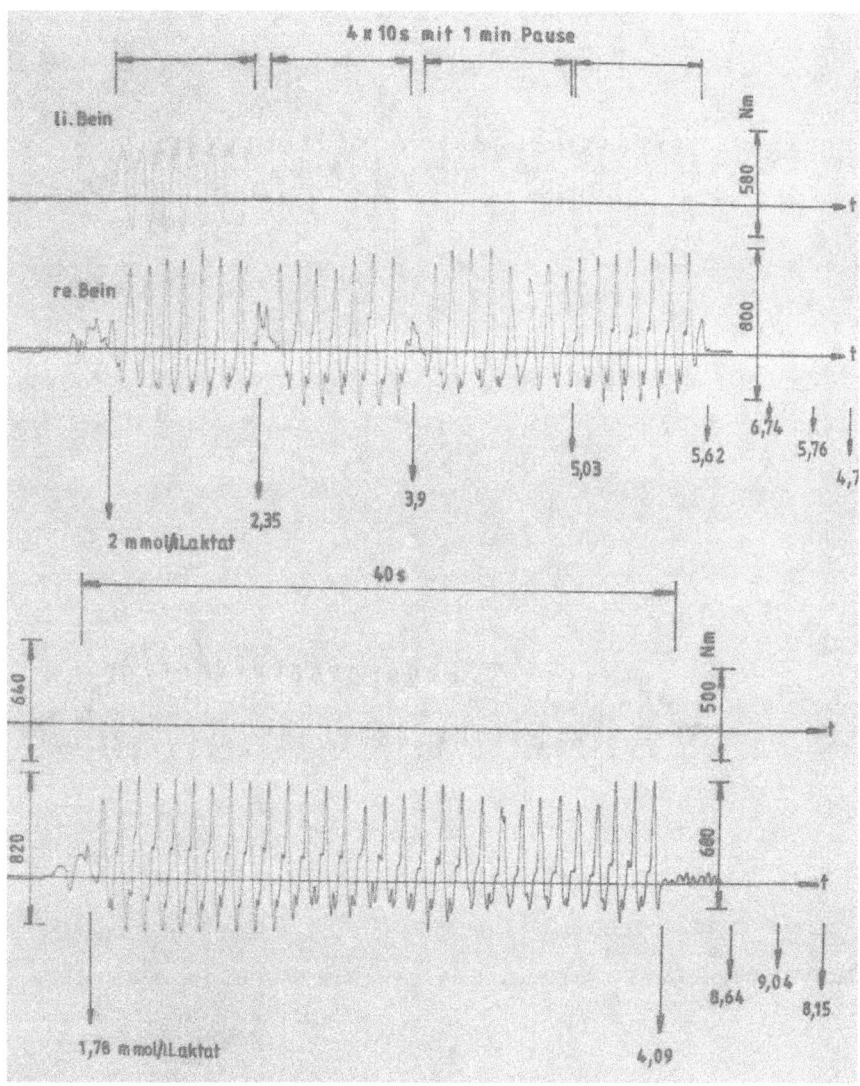

Abb. 5. Kraftimpulskurven beider unterer Extremitäten für den 40-Sekunden-Test in langsamer und schneller Bewegungsausführung

an der Gesamtleistung durch den Verlauf der Nullinie charakterisiert wird (Abb. 5 u. 6). Aus den Beispielen mit der höheren Zykluszahl ist ersichtlich, daß die Nullinie bei beiden Beinen relativ nach unten verschoben ist, was bedeutet, daß der Anteil der Kniebeugenmuskulatur relativ geringer wird. Während also beim Vierzig-Sekunden-Test mit langsamer Zykluszahl sowohl für die Kniestreck- als auch Kniebeugemuskulatur relativ gleichhohe Kraftimpulse registriert werden können, ist dies bei schneller Zykluszahl nur von seiten der Kniestrecker der Fall, woraus sich insgesamt eine niedere Laktatbildung ableiten könnte. Bei der Belastungsform

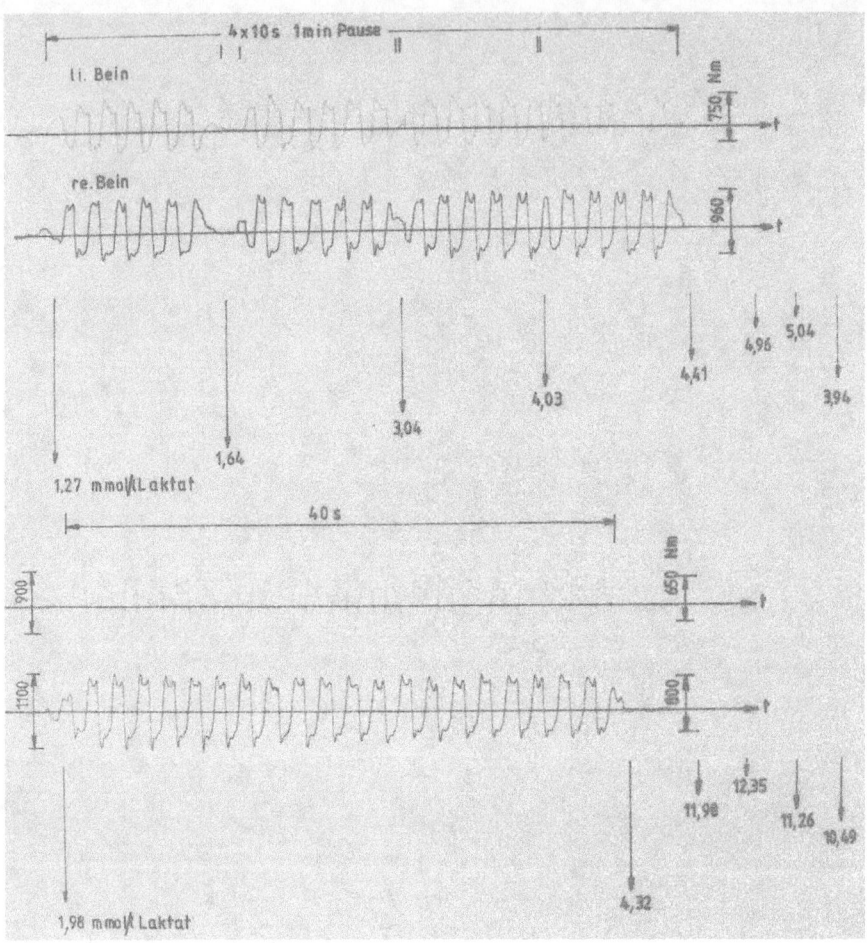

Abb. 6. Kraftimpulskurven beider unterer Extremitäten für den 4 × 10 Sekunden-Test in langsamer und schneller Bewegungsausführung

mit 4 × 10 Sekunden überwiegen bei der Serie der hohen Wiederholungszahl die Kraftimpulse der Beinstrecker nicht nur relativ sondern auch absolut, wodurch in diesem Fall die höhere Laktatbildung erklärbar wäre.

Aus diesen Hinweisen der Pilotuntersuchung über die Spezifität der Laktatbildungsraten bei einer an sich einfachen translatorischen Schub-Zug-Bewegung ist zu folgern, daß eine befriedigende Aussage über die alaktazide und laktazide anaerobe Kapazität derzeit eigentlich nur über trainings- und wettkampfbegleitende Untersuchungen möglich ist, da nur bei diesen die metabolische Antwort als Summenmuster einer langjährig trainierten, spezifischen Bewegungsform als valides Beurteilungskriterium gelten kann. Somit ist die derzeit in der Praxis übliche Analyse der arteriellen Laktatkonzentrationen zur intraindividuellen Trainingssteuerung aus dem Feldversuch adäquat.

Schließlich läßt sich aus diesen Ergebnissen erkennen, daß eine Differenzierung metabolischer Vorgänge und deren trainingsbedingten Veränderungen nur in Abhängigkeit einer definierbaren und quantifizierbaren Leistung aller an einer Gelenksbewegung beteiligten Muskelgruppen erfolgen kann. Dies erscheint aus der Synopsis zwischen Dynamometrie und deren Umsetzung in zyklische Bewegungsformen verschiedener Winkelgeschwindigkeiten und Zyklendauer auf der Ergomatic möglich. Die Konzeption der dazu notwendigen Testverfahren sowie die metabolische Modellbildung werden Aufgaben weiterführender Untersuchungen sein.

Literatur

1. Adolf A, Nelson PP, Valentini FA (1982) Mathematical model of muscular fatique, Int J Bio med comput 13, 311–327
2. Ayalon A, Inbar O, Bar-Or O (1976) Relationship among measurements of explosive strength and anaerobic power, Med Sc Sports 8, 51
3. Bachl N, Iwanoff H (1980) Erste Erfahrungen mit anaeroben laktaziden Tests unter Laborbedingungen. In: Tagungsbericht: Neue Aspekte in der Leistungsmedizin, Kongreßband, 51
4. Bachl N (1985) Grundlagen der Belastungsuntersuchung und Leistungsbeurteilung. In: Sportmedizin in der Praxis Herausgeber: A. Aigner, Verlag Brüder Hollinek, Wien
5. Bachl N (1985) Grantscharov N, Iwanoff I (1986) Wertigkeit verschiedener Versuchsanordnungen anaerober Testverfahren auf dem Fahrradergometer, Kongreßband "Die trainingsphysiologische und klinische Bedeutung der anaeroben Kapazität" St. Johann 1985, Hollinek
6. Bar-Or O (1981) Le test anáerobic de Winegate. Caracteristiques at applikations. Symbioses 13, 157
7. Bochdansky Th, Lechner H, Baron R, Bachl N, Prokop L (1987) Die isokinematische Dynamometrie und deren Bezug zur isokinematischen Ergometrie. Österr Journal für Sportmedizin, in Druck
8. Dal Monte A, Leonardi LM (1977) Nouvelle méthode d evaluation de la puissance anaérobic maximale alactacide. In: Congrés Groupement Latin Médicine Du Sport, S. 39, Nice
9. De Bruyn-Prevost: Determination of anaerobic physical fitness (anaerobic endurance). In: Kinanthropometry II. International Series on Sport Sciences
10. Kindermann W, Schnabel A (1980) Verhalten der anaeroben Ausdauer bei 400 m, Mittelstrekken und Langstreckenläufern. Dtsche Ztschr f Sportmedizin 31, 225
11. Lüchtenberg D (1982) Das Verhalten des Energiestoffwechsels bei kurzfristigen Belastungen Lehre der Leichtathletik 33, 479
12. Mader A, Heck H, Hollmann W (1981) Simulative Berechnungen der dynamischen Änderungen von Phosphorilierungspotential Laktatbildung und Laktatverteilung beim Sprint, In: Kindermann W, Hort W, (Eds) „Sportmedizin für Breiten- und Leistungssport", Demeter Verlag, Gräfelfing, p 499
13. Mader A, Heck H, Hollmann W (1981) Leistung und Leistungsbegrenzung des menschlichen Organismus interpretiert am Modell thermodynamisch offener Systeme. Ein Beitrag zur Diskussion biologischer Leistungsgrenzen. In Rieckert H, (Eds) Sport an der Grenze menschlicher Leistungsfähigkeit. Springer, Berlin Heidelberg New York
14. Margaria R (1982) Energiequellen der Muskelarbeit; Biomechanik der menschlichen Bewegung. Sportmedizinische Schriftenreihe Band 13. Barth JA, Leipzig
15. 1. Pansold B, Roth W, Zinner J, Hasart E, Gabriel B (1982) Die Laktat-Leistungs-Kurve. Ein Grundprinzip sportmedizinischer Leistungsdiagnostik. Med u Sport 22, 107
16. Pirnay F, Crieland JM (1979) Mésure de la puissance anaerobic alactique. Medicine du Sport 1, 13
17. Schmid P (1985) Der anaerobe Test am Laufbandergometer, Facultas Universitätsverlag
18. Schnabl A, Kindermann W, Keul J, Schmitt WM (1979) Beurteilung der anaeroben Ausdauer (Stehvermögen) im Labor Leistungssport 9, 503

19. Schwaberger G, Pessenhofer H, Schmid P, Sauseng N, Kenner Th (1982) Vergleichende Labor- und Felduntersuchungen zur Trainingssteuerung bei Mittelstreckenläufern und Schwimmern. Österr Journal für Sportmedizin 12, 14
20. Szögy A, Cherebetiu G (1974) Minutentest auf dem Fahrradergometer zur Bestimmung der anaeroben Kapazität, Europ J app Physiol 33, 171
21. Szögy A, Böhmer D, Ambrus B, Brune S (1984) Zur Bestimmung der anaeroben Kapazität bei Radrennfahrern, Dtsche Ztschr für Sportmedizin, 35, 153
22. Thomson JM, Garvie KJ (1981) A laboratory method for determination of anaerobic energy expenditure during sprinting, Can J Appl Spt, Sci 6, 21
23. White JA, Quinn G (1982) Seasonal changes in cyclists performance. Brit J Sports Med 16, 13

Sportärztliche Trainingsberatung anhand von aeroben und anaeroben Feldtests

A. Szögy

Sportmedizinisches Institut Frankfurt am Main

Die Trainingsberatung von Leistungssportlern ist eine wichtige Aufgabe der Sportmedizin. Eine wirksame Trainingsberatung beinhaltet eine Leistungsdiagnose, eine Leistungsprognose, eine Trainingssteuerung und eine Trainingsüberwachung.
- Die Leistungsdiagnose ermittelt den Istzustand des Leistungsvermögens im Vergleich mit einem Optimalzustand.
- Die Leistungsprognose ermittelt die noch vorhandenen Leistungsreserven, um den Istzustand dem Optimalzustand anzupassen.
- Die Trainingssteuerung bietet die Mittel zur Optimierung des Leistungszustandes an.
- Die Trainingsüberwachung kontrolliert periodisch die Wirksamkeit der Trainingsmaßnahmen.

Abhängig von der Beteiligungsrate der vorwiegend oxydativen oder anoxydativen Energiebereitstellung in einer gewissen Sportart sind die Meßgrößen der verschiedenen Komponenten der aeroben und anaeroben Kapazität zur Beurteilung des Leistungsvermögens ausschlaggebend.

Ihre Bestimmung kann sowohl anhand von Labor- als auch von Feldtests erfolgen. Die Labortests gewährleisten zwar für einige Sportarten zuverlässige allgemeine leistungsdiagnostische Aussagen und dies dank ihrer guten Reproduzierbarkeit und der Möglichkeit, eine Vielfalt von Meßgrößen zu ermitteln. Für die Trainingssteuerung bieten sie jedoch keine nützlichen Angaben. Dies wird durch die auf sportartspezifische cyclische Bewegungsabläufe gestützten Feldtests gewährleistet. Als Nachteil dieser Tests kann ihre geringfügigere Reproduzierbarkeit genannt werden. Ausnahme macht hier nur die Schwimmbelastung, die durch konstante Temperaturbedingungen und einen Lichtschrittmacher gut reproduzierbar ist. Auf die Vielfalt der Meßgrößen der Labortests muß man bei den Feldtests auch verzichten. Es werden hier meistens folgende drei Meßgrößen ermittelt:
- der m/s-Quotient als Meßgröße der Leistung;
- die Herzfrequenz, eine Komponente des Herzzeitvolumens, die als indirekte Meßgröße des O_2-Transportsystems gilt;
- das Laktat, ein indirekter Parameter des O_2-Defizits im Energiestoffwechsel, das hier als indirekte Meßgröße dieses Stoffwechsels gilt.

Sowohl die Herzfrequenz als auch das Laktat sind nur dann aussagekräftig, wenn sie auf die Leistung bezogen werden.

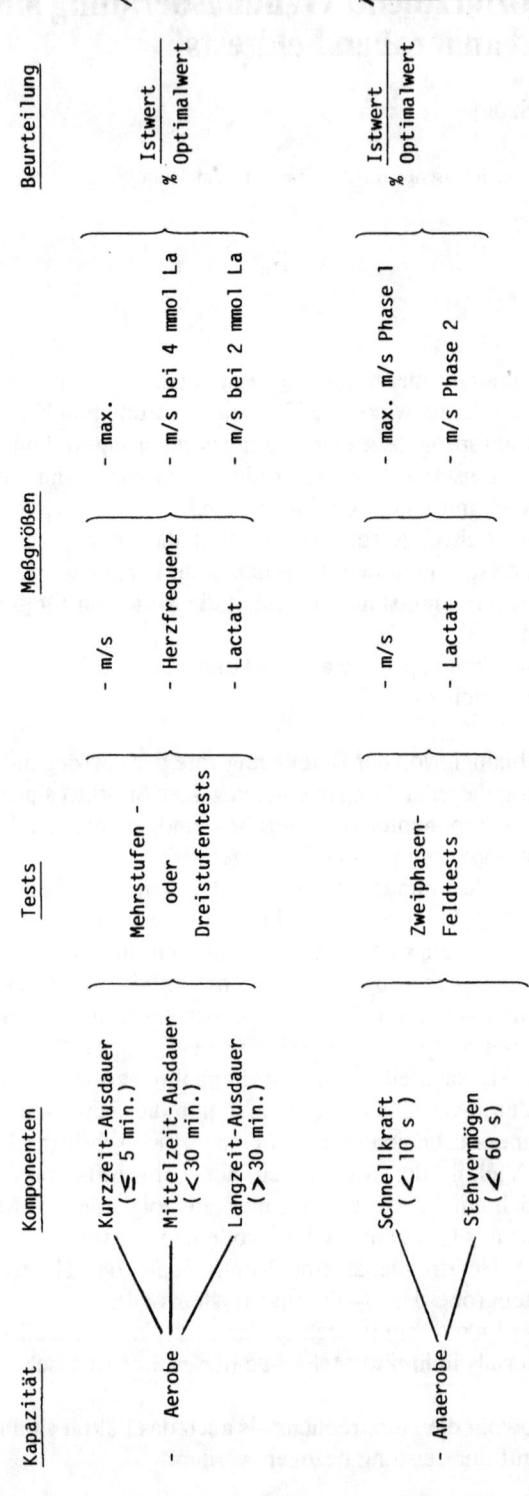

Abb. 1. Leistungsdiagnose anhand von Feldtests

Zur Leistungsdiagnose der aeroben und anaeroben Kapazität werden anhand von Feldtests die Komponenten Kurzzeit-, Mittelzeit und Langzeitdauer sowie Schnellkraft und Stehvermögen bestimmt (Abb. 1).

Für die aerobe Leistungsdiagnose wird der Mehrstufen-Feldtest angewandt, der von der Laufbandergometrie abgewandelt wurde. Im Gegensatz zur Laufbandergometrie gilt im Feldtest die Strecke als Konstante und die Belastungszeit als Variable. Dies führt zu einem beträchtlich höheren Zeitaufwand dieser Tests. Es sollte darauf geachtet werden, daß solch eine Strecke gewählt wird, die bei der maximalen Stufe, also höchster m/s-Leistung, immer noch eine Dauer um die 5 min gewährleistet. Für die Laufbelastung wäre diesbezüglich eine Strecke von ca. 2000 m die günstigste. Bei 5 Belastungsstufen muß man mit einer Gesamtdauer des Tests von 35 bis 40 Minuten rechnen. Im Schwimmsport kann man die kürzere 300 m Strecke nach Simon [1] akzeptieren, da die überwiegende Mehrzahl der Wettkampfproben die 200 m Strecke nicht überschreitet. Als Meßgrößen werden dabei außer der m/s-Leistung noch die Herzfrequenz und das Laktat vor der Belastung, unmittelbar nach jeder Stufe und in der 3ten und 6ten Erholungsminute nach Beendigung des Tests ermittelt. Als Meßgröße der Kurzzeitausdauer gilt die höchste m/s-Leistung. Für die Mittel- und Langzeitausdauer gelten als Meßgrößen die m/s-Leistungen, die der aeroben bzw. anaeroben Schwelle entsprechen.

Zur Beurteilung der aeroben Kapazität benutzen wir den Prozentsatz des Istwertes im Vergleich mit dem Optimalwert. Als Optimalwert kann der Trainer eine Vielfalt von Zielsetzungen wählen, wie z.B. den Mittelwert seiner Mannschaft, den höchsten Wert in der Mannschaft, den deutschen Rekord, den bestehenden Weltrekord oder gar eine angestrebte neue Weltrekordmarke. Bei der anaeroben 4 mmol/l-Laktatschwelle sollte der Istwert womöglich über 80% und bei der aeroben 2 mmol/l-Laktatschwelle über 60% des maximalen Optimalwertes liegen.

Zur Leistungsdiagnose der anaeroben Kapazität benutzen wir den 2-Phasen-Test, eine ins Feld übertragene Variante des im Sportmedizinischen Institut Frankfurt eingeführten anaeroben Labortests, der mittels eines drehzahlabhängigen Fußkurbel- oder Handkurbelergometers durchgeführt wird [4]. Die erste Phase des Feldtests dient zur Leistungsdiagnose der Schnellkraft. Nach einer Ruhelaktatbestimmung wird eine gewisse Strecke einer cyclischen Sportart mit maximaler Geschwindigkeit zurückgelegt. Beim Laufen benutzen wir die 100 m-, beim Schwimmen die 50 m-, beim Bahnradfahren die 200-m-Strecke [4,5]. Es werden Zeitmessungen bei halber Strecke vorgenommen. Als Meßgröße der Schnellkraft gilt die höchste m/s-Leistung bei halber Strecke. Die doppelte Strecke wird deshalb benutzt, um eine gewisse, zur Leistungsprognose verwendbare Laktatproduktion zu gewährleisten. In der 3-, 6- und 9ten Nachbelastungsminute wird erneut das Laktat bestimmt. Nach einer Erholungspause von einer Stunde wird, nach erneuter Ruhelaktatbestimmung, die zweite Phase des Tests durchgeführt, die zur Bestimmung des Stehvermögens dient. Beim Laufen benutzen wir die 300 m-, beim Schwimmen die 100 m- und beim Bahnradfahren die 800 m Strecke [4,5]. Die mittlere m/s-Leistung gilt als Meßgröße des Stehvermögens. In der 3-, 6- und 9ten Nachbelastungsminute wird erneut das Laktat bestimmt. Die Beziehung zwischen der Gesamtarbeit und der Laktatproduktion in beiden Belastungsphasen dient zur Einschätzung der Energiereserven, also zur Leistungsprognose.

Bei dem Einsatz des 2-Phasen-Feldtests bei acyclischen Sportarten, wie z. B. bei den Spielsportarten, sollte dafür gesorgt werden, daß sich die Untersuchung schlicht auf die Ermittlung des Leistungsvermögens, unter Benutzung von cyclischen Belastungen, beschränkt. Das Einflechten von Koordinations- oder sporttechnischen Elementen, wie z. B. die Ballführung, erhöht zwar die Spezifizität des Tests, reduziert aber zugleich unnötigerweise seine Reproduzierbarkeit.

Zur Leistungsprognose werden die Meßgrößen der gleichen Feldtests angewandt wie im Falle der Leistungsdiagnose. Die Beziehungen zwischen den verschiedenen ermittelten Meßgrößen und der Leistung ermöglichen indirekte Schätzungen über die Energiebereitstellung und die noch vorhandenen morpho-funktionellen Reserven (Abb. 2).

Zur Leistungsprognose der Kurzzeitausdauer, die von der Wirksamkeit des O_2-Transportsystems und hauptsächlich von der Förderleistung des Herzens abhängig ist, kann das Verhältnis zwischen der Ruheherzgröße bzw. dem Ruheherzvolumen und dem maximalen Leistungspuls beitragen. Je kleiner der Quotient, desto größer sind die Herzleistungsreserven.

Zur Leistungsprognose der Mittel- und der Langzeitausdauer, die von der Enzymaktivität und dem Prozentsatz der langsamen Muskelfasern beeinflußt wird, verwenden wir den Prozentsatz des Leistungsistwertes entsprechend der anaeroben und aeroben Schwelle, im Vergleich mit dem maximalen Leistungsistwert. Je höher der Prozentsatz, desto besser ist die Prognose. Zur Leistungsprognose der Schnellkraft, die u. a. von den alaktaziden Energiereserven, der Muskelmasse und dem Prozentsatz der schnellen Muskelfasern abhängig ist, verwenden wir den alaktaziden Quotienten, der die Beziehung zwischen der Gesamtarbeit und der Laktatproduktion in den beiden Phasen des anaeroben Tests ausdrückt [3]. Je höher der Quotient, desto größer werden die alaktaziden Energiereserven an ATP und PC eingeschätzt. Zur Leistungsprognose des Stehvermögens, das von der glykolytischen Durchsatzrate und der Azidosetoleranz beeinflußt wird, benutzen wir den höchsten absoluten Laktatwert nach der zweiten Phase des anaeroben Tests. Je niedriger der Wert, desto höher kann die Azidosetoleranzreserve geschätzt werden. Die zur Leistungsdiagnose und -prognose eingesetzten aeroben Mehrstufen- und anaeroben 2-Phasen-Feldtests sollten semestriell durchgeführt werden. Unser Konzept der Trainingssteuerung umfaßt folgende Zielsetzungen (Abb. 3):

– Eine langfristige Trainingssteuerung, die auf den prozentualen Differenzen zwischen den Optimalwerten und den Istwerten der verschiedenen Komponenten der aeroben und anaeroben Kapazität beruht und zugleich auf den Dringlichkeitsrang der zu verbessernden Komponenten hinweist. Diese Rangordnung wird anhand der leistungsdiagnostischen Untersuchung ermittelt. Aufgrund der Erkenntnisse der Leistungsprognose können Aussagen über die Chancen einer Beseitigung dieser Mängel gemacht werden.

– Als nächstes folgt eine tägliche Aufgabe und zwar die Ermittlung der Bereitschaft der einzelnen Sportler für das vorgesehene Training. Dafür ist der Mannschaftsarzt zuständig. Urin- und Blutanalysen können ihm dabei nützlich sein. In Abwesenheit des Arztes kann der Trainer, anhand der Autokontrollbefunde der Sportler, darüber entscheiden.

– Als dritte Zielsetzung folgt die Belastungsintensität mittels Herzfrequenz-, m/s- oder Zeit/Strecke-Werten, die der anaeroben oder aeroben Schwelle entsprechen

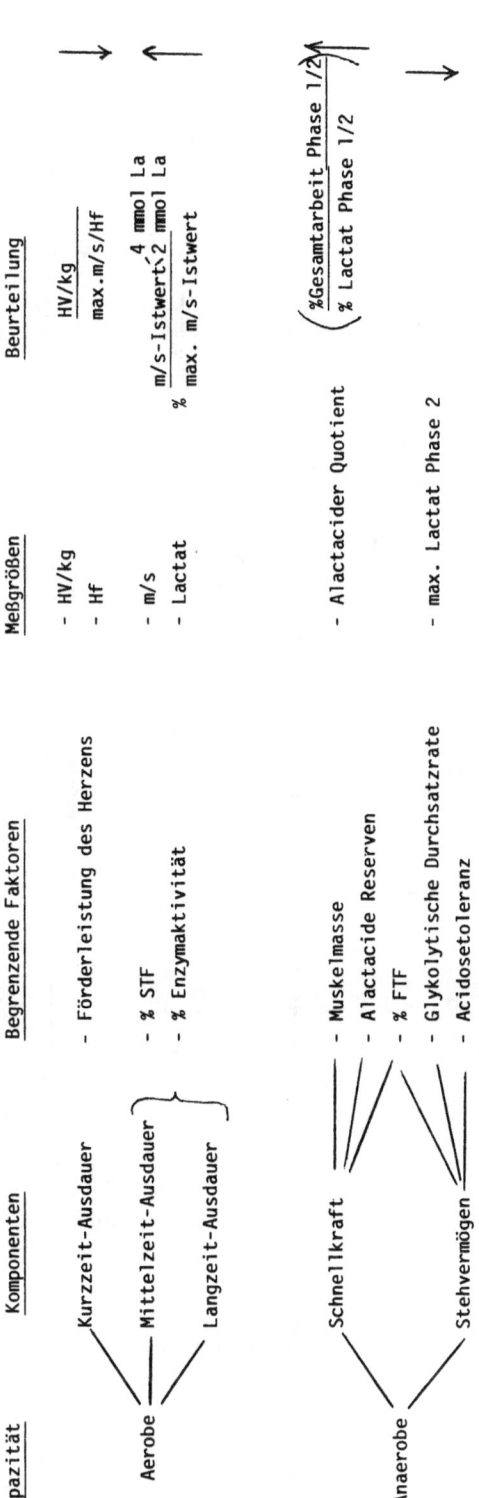

Abb. 2. Leistungsprognose anhand von Feldtests

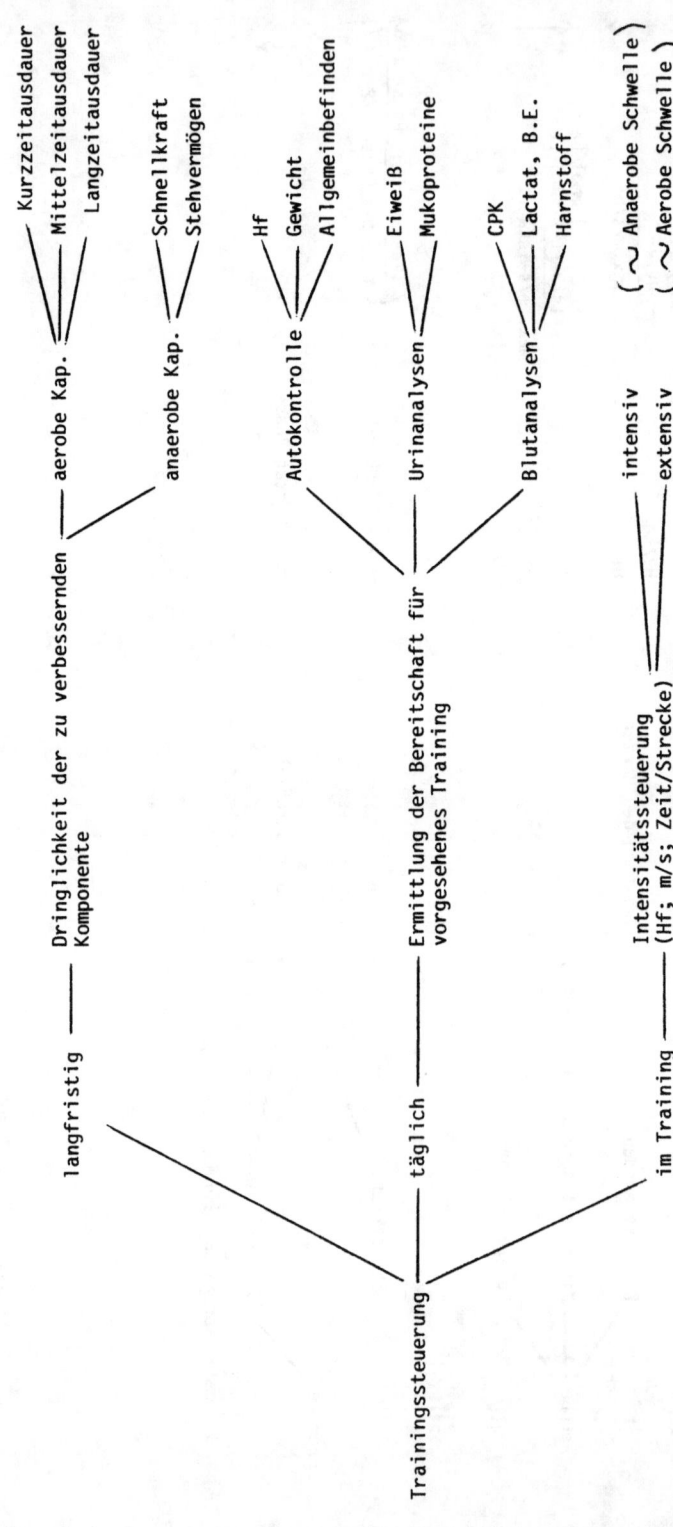

Abb. 3. Trainingssteuerung bei Leistungssportlern

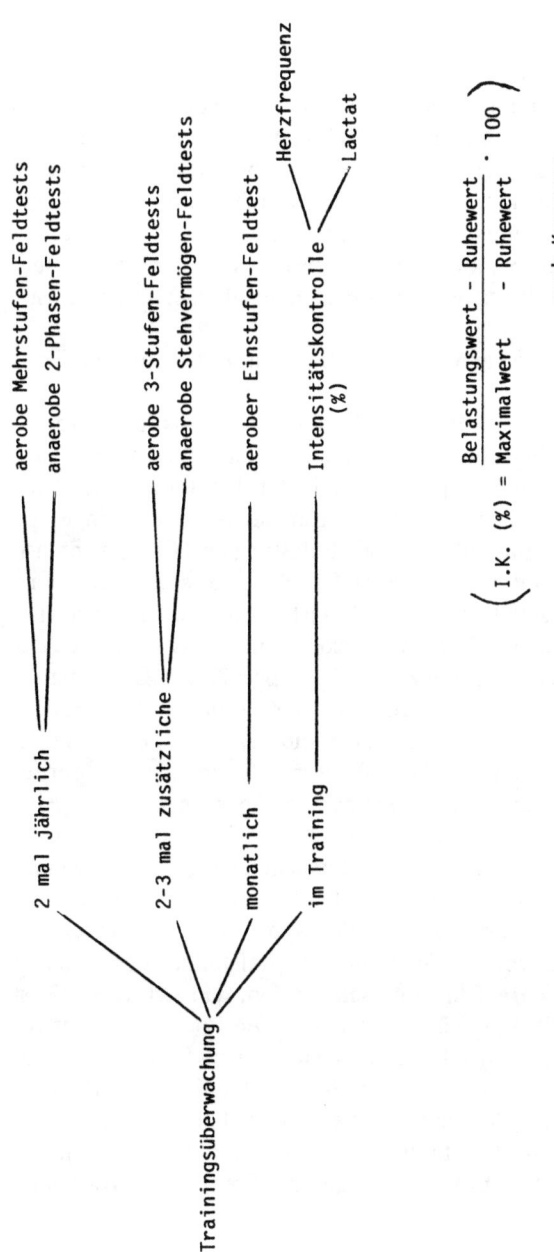

Abb. 4. Trainingsüberwachung bei Leistungssportlern

oder an sie grenzen und für die Steuerung eines intensiven oder extensiven Ausdauertrainings nützlich sein können.

Für die Zielsetzungen der Trainingssteuerung können die bei den semestriell durchgeführten aeroben Mehrstufen- und anaeroben 2-Phasen-Feldtests ermittelten Meßgrößen genutzt werden. Da aber ein sechsmonatiger Abstand zu groß für eine Trainingssteuerung ist, sollten noch zusätzliche Tests durchgeführt werden, um wenigstens alle 3 Monate eine Untersuchung zu gewährleisten. Für die aerobe Kapazität eignet sich dazu der von Simon im Schwimmsport eingeführte 3-Stufen-Feldtest vorzüglich [2]. Es sollte dabei, eine mittlere, eine submaximale und eine maximale Stufe gewählt werden.

Die Trainingsüberwachung wird zwar von den trimestriell durchgeführten Tests gewährleistet, doch kann es bekanntlich schon nach einem 4-wöchigen Training zu Änderungen des Leistungsvermögens kommen. Deshalb sind monatlich durchgeführte aerobe Feldtests zur Trainingsüberwachung äußerst sinnvoll (Abb. 4).

Als einfacher Test kann dazu der im Sportmedizinischen Institut Frankfurt bei Schwimmern und Fußballspielern experimentierte Einstufen-Feldtest eingesetzt werden ([5]. Dieser Test erfordert eine submaximale Belastung bei 80%iger Intensität der persönlichen Bestleistung auf einer gewissen Strecke einer cyclischen Sportart, bei einer Zeitdauer, die ein steady state gewährleistet. So wird beim Schwimmen eine 400 m und beim Laufen eine 2000 m Strecke benutzt. Als Meßgröße des Herz-Kreislaufsystems wird die Herzfrequenz und als Meßgröße des Energiestoffwechsels das Laktat am Ende der Belastung ermittelt. Das Verhalten der Quotienten Herzfrequenz bzw. Laktat geteilt durch die m/s-Leistung spiegelt die intraindividuellen Änderungen der Herz-Kreislauf- und metabolischen Ökonomie der Sportler wider und somit die Wirksamkeit der Trainingsmaßnahmen über einen Monat. Eine gute funktionelle Ökonomie ist bekanntlich eine Begleiterscheinung eines ebenfalls guten Dauerleistungsvermögens. Bei über 200 Untersuchungen an 23 Schwimmsportlern [5] zeigte der Laktatquotient eine bedeutend größere Variabilität und höhere Korrelation mit dem Trainingsinhalt und den sportlichen Leistungen der jeweiligen Periode, als der Herzfrequenz-Quotient. Die Reliabilität des Tests ist auch erwiesen [5]. Es muß aber darauf hingewiesen werden, daß sich dieser Test ausschließlich für intraindividuelle Vergleiche der sportlichen Form und nicht für interindividuelle Leistungsdiagnosen eignet. Die Tatsache, daß zwei Personen in 60 Minuten unter Benutzung einer einzigen Schwimm- oder Laufbahn 20 Sportler untersuchen können, trägt auch zur Wirksamkeit dieses Tests bei.

Die Überwachung der Belastungsintensität während eines Trainings kann anhand von Herzfrequenz- oder Laktatwerten unter Benutzung der Formel nach Karvonen prozentual vorgenommen werden:

$$\text{Belastungsintensität (\%)} = \frac{\text{Belastungswert} - \text{Ruhewert}}{\text{Maximalwert} - \text{Ruhewert}} \cdot 100$$

Literatur

1. Simon G et al (1982) Dtscher Sportärztekongress, Köln
2. Simon G et al (1985) Kongreß: Arzt und Athlet, Wiesbaden
3. Szögy A et al (1984) Dtsche Z Sportmedizin, **35** 153–160
4. Szögy A et al (1985) Int Kongreß, St Johann
5. Szögy A (1986) Int Symposium, Bielefeld

Vergleich spiroergometrischer Funktionsparameter, bezogen auf gleiche metabolische Belastung, bei Fahrrad- und Laufbandstufentests

J. Heid, A. Fromme und K.E. Zipf

Institut für Sportmedizin der Universität Münster (Direktor: Prof. Dr. K.E. Zipf)

Probanden und Methodik

Wir untersuchten 10 gesunde Sportstudenten (Alter $25{,}1 \pm 1{,}2$ Jahre, Größe $182{,}2 \pm 3{,}5$ cm, Gewicht $73{,}4 \pm 4{,}88$ kg) in randomisierter Reihenfolge auf dem Fahrrad- und Laufbandergometer (Vita-maxima-Test). Bei 1% Steigung wurde die Belastung auf dem Laufband stufenförmig um 2 km/h nach je 3 Minuten gesteigert, die Pausendauer zwischen den Stufen betrug ½ Minute, die Höhe der Anfangsstufe 8 km/h. Bei der Fahrradergometrie (Anfangsstufe 50 Watt, Stufendauer 3 min, Stufenhöhe 50 Watt) wurden zur besseren Vergleichbarkeit mit der Laufbandergometrie zwischen die Belastungsstufen halbminütige Pausen eingeschoben. Herzfrequenz und Blutlaktat ermittelten wir in üblicher Weise. Die Sauerstoffaufnahme wurde mit einem offenen System (Ergo-Pneumotest) gemessen. Durch das Verfahren der Polynom-Regression wurden für alle Ergometrien Herzfrequenz und O_2-Aufnahme bei definierten Blutlaktatspiegeln errechnet.

Der statistische Vergleich der Meßwerte erfolgte durch den Wilcoxon-Paardifferenzen-Test. Ergebnisse:

Bei Maximalwerten (Abb. 1) zeigt sich ein signifikanter Unterschied ($p < 0{,}01$) nur für die Herzfrequenz (Laufband: 195 ± 7/min, Fahrrad: 188 ± 9/min). Die

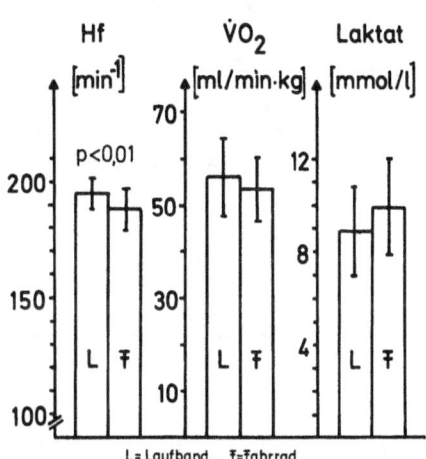

Abb. 1. Maximalwerte für Herzfrequenz, Sauerstoffaufnahme und Laktatspiegel bei Laufband- und Fahrradergometrie

Tabelle 1. Sauerstoffaufnahme und Herzfrequenz für verschiedene Blutlaktatspiegel bei Laufband- und Fahrradergometrie

Laktat (mmol/l)	O_2-Aufnahme (ml/min·kg)			Herzfrequenz (min^{-1})		
	Fahrrad	Laufband	Signifikanz	Fahrrad	Laufband	Signifikanz
2	28,95 ± 5,93	37,78 ± 7,48	P<0,05	128 ± 11	155 ± 14	P<0,01
3	35,90 5,81	42,30 ± 8,12	P<0,05	151 ± 6	170 ± 9	P<0,01
4	40,20 ± 5,85	48,10 ± 6,51	P<0,01	162 ± 6	179 ± 8	P<0,01
5	43,55 ± 5,87	51,25 ± 6,93	P<0,05	170 ± 7	183 ± 8	P<0,01
6	46,20 ± 6,00	53,06 ± 7,75	P<0,05	176 ± 8	186 ± 8	P<0,01
7	48,75 ± 6,38	56,00 ± 7,85	P<0,05	181 ± 9	189 ± 8	P<0,01
8	51,69 ± 6,71	57,69 ± 8,04	P<0,05	183 ± 8	192 ± 8	P<0,05

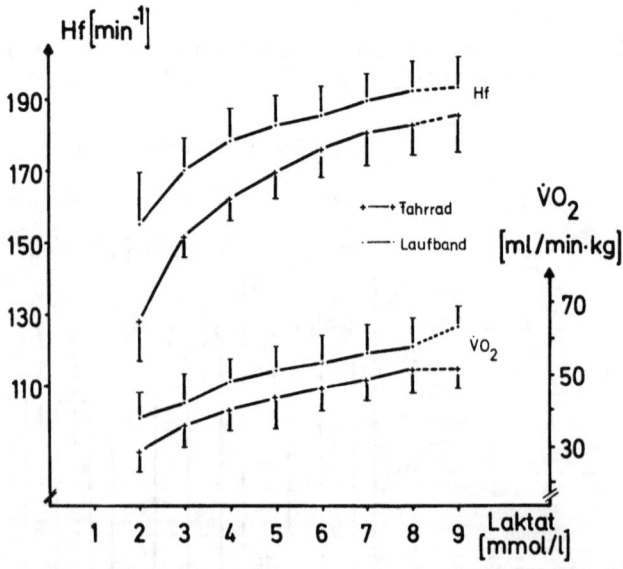

Abb. 2. Zusammenhang zwischen Blutlaktat, Herzfrequenz und Sauerstoffaufnahme bei Laufband- und Fahrradergometrie

körpergewichtsbezogene maximale O_2-Aufnahme (Laufband: $56,1 \pm 8,3$ ml/min · kg, Fahrrad: $53,9 \pm 7,1$ ml/min · kg) und die maximale Laktatkonzentration (Laufband: $8,9 \pm 1,9$, Fahrrad: $10,0 \pm 2,1$ mmol/l) unterscheiden sich nicht signifikant. Die O_2-Aufnahme ist für gegebene Herzfrequenzen von 130 bis 170/min bei beiden Ergometrieformen nahezu identisch.

Die für definierte Laktatspiegel berechneten O_2-Aufnahme- und Herzfrequenzwerte sind in Tabelle 1 aufgeführt und in Abb. 2 graphisch veranschaulicht. Für Fahrrad und Laufband ergeben sich hier signifikante Unterschiede der Mittelwerte für alle Laktatspiegel von 2 bis 8 mmol/l. Außerhalb dieses Bereiches liegen für einen sinnvollen Vergleich zu wenig paarige Beobachtungen vor. Diskussion:

Die in unserer Untersuchung beobachtete höhere kardio-respiratorische Ausbelastung bei der Laufbandergometrie stimmt mit Angaben in der Literatur überein [2, 3, 4, 7]. Einige Autoren [1, 3, 5] führen als Erklärung an, daß beim Radfahren die Belastung häufig wegen lokaler Ermüdung der Oberschenkelmuskulatur abgebrochen wird, bevor die maximale Kreislaufleistung erreicht ist. Der Grund hierfür ist in der Tatsache zu sehen, daß beim Radfahren im Vergleich zum Laufen eine kleinere Muskelmasse eingesetzt wird. Zudem wird die Belastungssteigerung bei der Fahrradergometrie üblicherweise nur durch eine Erhöhung des Krafteinsatzes bei konstanter Drehzahl erzielt, beim Laufen hingegen auch nur durch eine Zunahme der Schrittfrequenz. Über die oben beschriebene Beziehung zwischen O_2-Aufnahme und Herzfrequenz für beide Belastungsformen liegen unterschiedliche Beobachtungen anderer Autoren vor [3, 4].

Bezogen auf gleiche O_2-Aufnahmewerte wurden höhere Laktatwerte bei der Fahrradergometrie bereits beschrieben [3], wobei jedoch ein anderes Verfahren der Laktatmessung angewendet wurde. Lehmann et al. [6] fanden im Bereich der aeroben und anaeroben Schwelle höhere Herzfrequenz- und O_2-Aufnahmewerte auf dem Laufband. Dies deckt sich weitgehend mit unseren Befunden, wobei wir jedoch größere Unterschiede zwischen beiden Belastungsarten feststellen. Durch Angleichen der Ergometrieschemata bezüglich der Pausen zwischen den Belastungsstufen ist in unserer Untersuchung der von den genannten Autoren diskutierte Einfluß der Pause auf die Laktatelimination berücksichtigt worden. Dennoch bleibt ein Einfluß des Belastungsschemas erhalten; so ist in unserer Untersuchung die Anfangsstufe bei der Fahrradergometrie zwar kleiner (15,7 vs 33,9 ml O_2/min · kg), die Stufenhöhe jedoch größer (7,6 vs 6,1 ml O_2/min · kg). Hierdurch entsteht pro Belastungsstufe ein etwas größeres anaerob deckendes O_2-Defizit (Anlauflaktat) als bei der Laufbandergometrie.

Unterschiede im Laktatverhalten, die allein auf die Belastungsart (Radfahren/Laufen) zurückzuführen sind, könnten genauer quantifiziert werden, wenn bei beiden Ergometrieverfahren eine gleiche Steilheit des O_2-Anstiegs in der Zeit vorläge. Die Untersuchungsergebnisse bestätigen, daß eine Umrechnung von Befunden der Fahrradergometrie in Laufempfehlungen problematisch ist.

Literatur

1. Åstrand PO, Rodahll K (1977) Textbook of Work Physiology. McGraw-Hill, New York
2. Davis JA, Vodak P, Wilmore JH, Vodak J, Kurtz P (1976) Anaerobic threshold and maximal aerobic power für three modes of exercise. J Appl Physiol 41: 544–550

3. Hermansen L, Saltin B (1969) Oxygen uptake during maximal treadmill and bicycle exercise. J Appl Physiol 26:31–37
4. Hollmann W, Heck H, Schmücker B, Stolte A, Liesen H, Fotescu MD, Mathur DN (1971) Vergleichende spiroergometrische Untersuchungen über den Effekt und die Aussagekraft von Laufband- und Fahrradergometerbelastungen. Sportarzt u Sportmed 6: 123–134
5. Hollmann W, Liesen H (1973) Über die Bewertbarkeit des Laktats in der Leistungsdiagnostik. Sportarzt u Sportmed 8: 175–182
6. Lehmann M, Dickhuth HH, Wybitul K, Berg A, Huber G, Keul J (1983) Unterschiede der aeroben Ausbelastung, der freien Plasmakatecholamine und energieliefernden Substrate während Fahrrad-, Laufband- und Gehbandergometrie. Dtsch Z Sportmed 6: 188–194
7. Mader A, Liesen H, Heck H, Philippi H, Rost R, Schürch P, Hollmann W (1976) Zur Beurteilung der sportartspezifischen Ausdauerleistungsfähigkeit im Labor. Sportarzt u Sportmed 27: 80–88, 109–112

Vergleichende Untersuchungen über den Wert der sportartspezifischen Leistungsdiagnostik im Feldtest und im Labor bei Skilangläufern der deutschen Spitzenklasse

Cai Da Yu, P. E. Nowacki und S. Schülke

Sportmedizinisches Institut der Justus-Liebig-Universität Gießen
(Ärztlicher Direktor: Prof. Dr. med. P.E. Nowacki) und der Sportmedizinischen Abteilung
(Direktor: Prof. Dr. Wei, JinWen) des Shanghai Physical Educational College Shangai, VR China

Einleitung

Die Ausdauerleistungsfähigkeit der Skilangläufer wird vom kardio-pulmonalen System und von der Anpassungsfähigkeit des Organismus im aerob/anaeroben Bereich bestimmt [4]. Trainingszustand und Leistungsfähigkeit eines Athleten werden durch die sportmedizinische Leistungsdiagnostik im Labor- und Feldtest zuverlässig beurteilt [1, 2]. Der ‚sportartspezifische' Laufbandtest nach dem Gießener Modell erlaubt die höchste kardio-respiratorische Ausbelastung der Skilangläufer und entspricht am besten der individuellen Wettkampfleistung und Rangfolge der Gruppe [6, 10].

Methodik

Im Oktober 1985 wurden 5 deutsche Skilangläufer des A- und B-Kaders, sowie 10 Jungen und 8 Mädchen des hessischen D-Kaders im Trainingszentrum Willingen (Cheftrainer O. Schinze) leistungsphysiologisch untersucht. Die erschöpfende Fahrradspiroergometrie im Sitzen erfolgte im Kraftraum der Skiinternatschule mit der 1 Watt/kg-KG-Methode nach Nowacki [5, 7]. Zur Messung der kardio-respiratorischen Funktionsgrößen (AMV, $\dot{V}O_2$, $\dot{V}O_2$/kg, O_2/Hf, AÄ u. RQ) hatte die Firma Beckmann den „Metabolic Measurement Cart" (MMC) zur Verfügung gestellt (Abb. 1). Sechs Tage später wurde die Laufbandspiroergometrie bei den Spitzenläufern in Gießen mit den Apparaturen der Firma E. Jaeger, Würzburg durchgeführt. Die Ausbelastung erfolgte bei einer konstanten Geschwindigkeit von 9 km/h, Anfangssteigung 4%, Steigerung alle 2 Minuten um 4%. Der leistungsstärkste Athlet (J.B.) lief bis zu 1' 28% = 7W/kg, die anderen bis zu 6W/kg oder 24%.

Der Feldtest fand als Laufbelastung bei 70, 80, 90 und 100% der maximalen Laufleistung auf der standardisierten Teststrecke in Willingen statt. Bei allen 3 Leistungstests wurden Blutproben aus dem hyperämisierten Ohrläppchen in Ruhe, sofort nach Belastung und nach 3minütiger Erholung abgenommen und die Laktatwerte mit dem Enzymatischen UV-Test (Eppendorf Photometer) bestimmt.

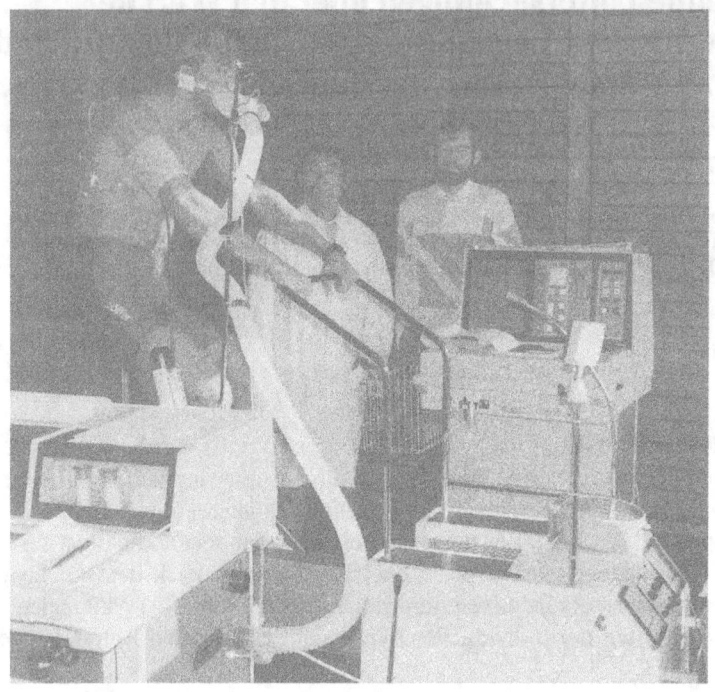

Abb. 1. Messung der kardio-zirkulatorischen und kardio-pulmonalen Parameter mit dem „MMC" der Fa. Beckmann bei erschöpfender Fahrradspiroergometrie im Kraftraum des Skiinternats Willingen

Resultate

Die maximalen kardio-pulmonalen Funktionsgrößen (abs. O_2-Aufnahme, rel. O_2-Aufnahme, O_2-Puls) der einzelnen Skilanglauf-Gruppen sind in Tabelle 1 dargestellt. Bei der Fahrradergometrie der nationalen Spitzenklasse lag die maximale abs. O_2-Aufnahme mit $4,7 \pm 0,4$ l (STPD) und der maximale O_2-Puls mit $26,1 \pm 0,8$ ml (STPD) deutlich höher als bei den Jungen (max. abs. O_2-Aufnahme: $4,1 \pm 0,8$ l (STPD); max. O_2-Puls: $21,5 \pm 4,2$ ml (STPD). Bei den Mädchen konnte eine noch niedrigere max. absolute O_2-Aufnahme mit $3,0 \pm 0,4$ l (STPD) und ein max. O_2-Puls mit $16,2 \pm 2,2$ ml (STPD) als bei den Jungen festgestellt werden.

Bei der Laufbandbelastung erreichte die Spitzengruppe eine höhere max. relative O_2-Aufnahme mit $75,5 \pm 5,2$ ml $\cdot$ kg$_{-1}$ $\cdot$ min$_{-1}$ als bei der Fahrradergometrie mit $61,6 \pm 2,7$ ml $\cdot$ kg$_{-1}$.

Die Atemökonomie, ausgewiesen durch die Kurve des Atemäquivalents, war bei der Spitzengruppe während der erschöpfenden Laufbandbelastung besonders günstig. Auch während der Fahrradergometrie lag das AÄ dieser Gruppe deutlich unter dem der Mädchen und Jungen (Abb. 2).

Im Feldtest bei 70, 80, 90 und 100% der maximalen Laufleistung lagen die sofort gemessenen Laktatkonzentrationen bei $3,1 \pm 1,0$ mmol/l $2,4 \pm 0,6$ mmol/l, $3,8 \pm 0,4$

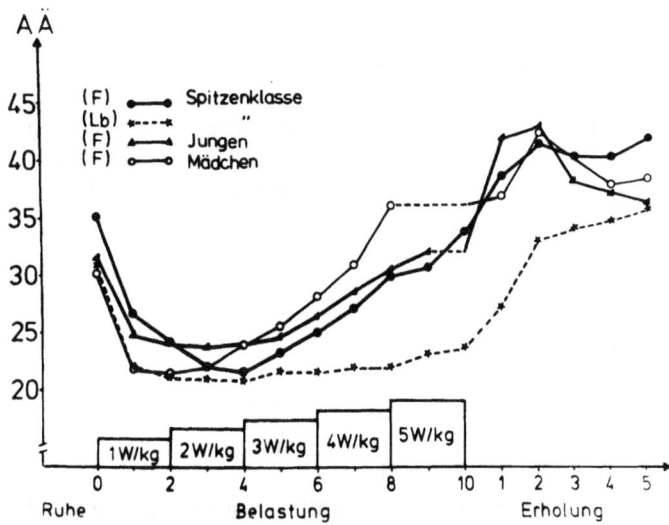

Abb. 2. Mittelwertskurven des Atemäquivalents (AÄ) bei Skilangläufern während erschöpfender Fahrrad- und Laufbandspiroergometrie nach der 1 W/kg/KG-Methode

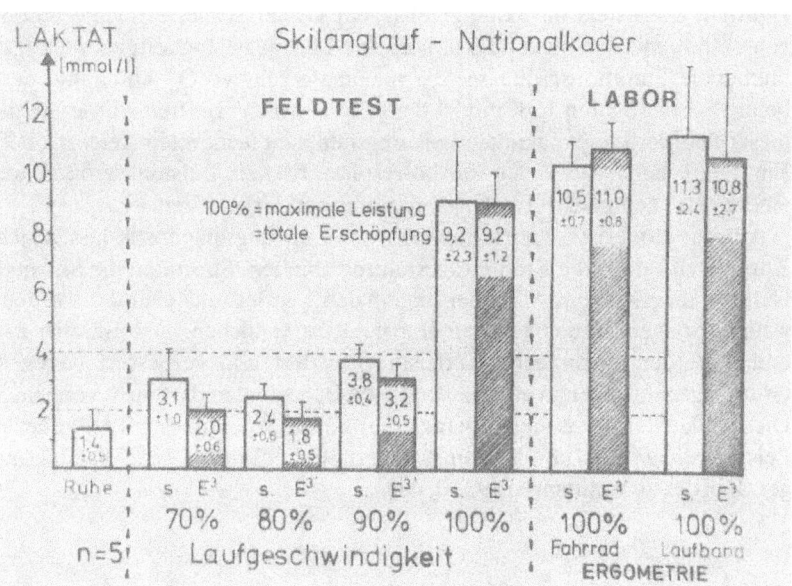

Abb. 3. Blutlaktatkonzentration in Ruhe, sofort nach der Belastung und nach dreiminütiger Erholung im Feldtest (70, 80, 90 und 100% der maximalen Laufleistung) und im Labor nach maximaler Fahrrad- und Laufbandspiroergometrie von 5 Skilangläufern des Nationalkaders

mmol/l bzw. maximal bei 9,2 ± 2,3 mmol/l (Abb. 3). Nach 3minütiger Erholung konnten bei den genannten Laufbelastungen etwas niedrigere Laktatwerte gemessen werden (2,0 ± 0,6 mmol/l, 1,8 ± 0,5 mmol/l, 3,2 ± 0,5 mmol/l bzw. 9,2 ± 1,2 mmol/l). Im Labor wurden die Laktatkonzentrationen sofort nach der Fahrradergometrie 10,5 ± 0,7 mmol/l und bei der Laufbandprüfung mit 11,3 ± 2,4 mmol/l bestimmt; nach 3minütiger Erholung war bei der Fahrradergometrie ein geringer Anstieg auf 11,0 ± 0,8 mmol/l und bei der Laufbandbelastung ein leichter Abfall auf 10,8 ± 2,7 mmol/l zu verzeichnen.

Diskussion

Die Untersuchungen bestätigen, daß die maximale biologische Leistungsfähigkeit bei den Skilangläufern bei der Laufbandbelastung signifikant höher liegen als bei der Fahrradergometrie [10].

Das Atemäquivalent als Ausdruck der Atemökonomie [8] ist bei der Spitzenklasse unter Laufbandbelastung am niedrigsten. Der Verlauf der Atemäquivalentkurve demonstriert die Leistungsanspassung des kardio-respiratorischen Systems und zeigt, daß hoch trainierte Sportler eine höhere und bessere Sauerstoffausnutzung über längere Zeit beibehalten als weniger trainierte Sportler.

Die im Feldtest gewonnenen Werte der Laktatkonzentrationen befanden sich bei 70, 80 und 90% der maximalen Laufleistung im aerob-anaeroben Schwellenbereich [3]. Im Labor wurden unter Laufbelastung und unter Fahrradergometrie höhere Laktatwerte festgestellt, als bei maximaler Laufleistung im Feldtest.

Interessant ist die Entwicklung der kardio-pulmonalen Parameter des mehrfachen Deutschen Meisters im Skilanglauf (J.B.) Dieser Athlet erreichte schon im Alter von 18 Jahren seine maximale biologische Leistungsfähigkeit; als wichtigste kardiopulmonale Funktionsgröße sei die maximale relative O_2-Aufnahme genannt, die beim 18,3 Jahre alten J. B. mit 84,8 ml $\cdot$ kg$_{-1}$ $\cdot$ min$_{-1}$ ermittelt wurde. Seither konnte dieser Sportler seine maximale Leistungsfähigkeit nicht mehr steigern (s. Tabelle 1). Ein deutlicher Abfall der kardio-respiratorischen Leistungsgrößen konnte mit einem nicht adäquaten Trainingsprogramm erklärt werden.

Aus der modernen, sportartspezifischen Leistungsdiagnostik lassen sich wichtige Konsequenzen für die Trainingsgestaltung ableiten. So sollten die Skilangläufer des Nationalkaders mit ca. 90% der maximalen Laufleistung trainiert werden, um eine weitere Steigerung der aeroben Kapazität zu erreichen. Der Bereich zwischen 70 und 90% der maximalen Laufleistung fördert und verbessert dagegen nur die Grundlagenausdauer. Auf hohe anaerobe Belastungen darf nicht verzichtet werden! Die Erfolge der hessischen Skilangläufer bestätigen, daß es mit Hilfe der modernen Leistungsdiagnostik und Trainingssteuerung möglich ist, den Trainingsaufbau junger Sportler zu optimieren [9, 10, 11].

Tabelle 1. Anthropometrische Daten und maximale biologische Leistungsfähigkeit der verschiedenen Skiangläufer-Gruppen bei Fahrrad- und Laufbandspiroergometrie sowie Darstellung der Entwicklung der biologischen Leistungsfähigkeit des mehrfachen Deutschen Meisters im Skilanglauf (J.B.)

Skilanglauf	Anzahl n	Alter J	Größe cm	Gewicht kg	Körperlich Watt/kg	Zeit min	Cardio-pulmonal AMV l BTPS	VO$_2$ l STPD	O$_2$/kg ml/kg STPD	O$_2$-Puls ml STPD	Cardio-zirkulatorisch Max. Hf min^{-1}	E.5' Hf min^{-1}	RR Ruhe mmHg	RR E.5' mmHg
Nationalkader Laufband	5	22,2 ±2,6	180,5 ±6,8	76,8 ±3,2	6	2	139,8 ±11,2	5,8 ±0,6	75,5 ±5,2	30,5 ±2,1	189,0 ±7,4	95,4 ±10,9	120/82 ±6,1/5,7	132/69 ±13,0/6,9
Fahrrad	5	22,2 ±2,6	180,5 ±6,8	76,8 ±3,2	5	2	165,5 ±17,1	4,7 ±0,4	61,6 ±2,7	26,1 ±0,8	184,0 ±12,8	103,0 ±10,8	133/82 ±9,7/7,6	147/69 ±14,8/7,4
Hessen-D-Kader Jungen Fahrrad	10	15,4 ±1,6	173,2 ±9,9	61,7 ±9,4	5	1	135,9 ±28,7	4,1 ±0,8	66,3 ±7,3	21,5 ±4,2	190,1 ±6,1	111,5 ±12,1	128/80 ±9,8/10,3	140/72 ±18,1/9,8
Hessen-D-Kader Mädchen Fahrrad	8	14,9 ±1,6	166,6 ±8,4	57,1 ±8,8	4	2	101,5 ±16,0	3,0 ±0,4	53,5 ±4,8	16,2 ±2,2	187,6 ±8,1	120,1 ±6,9	117/76 ±9,2/9,5	122/68 ±5,3/5,3
J.B. 20.12.1976		16,4	181,0	72,1	5	1	112,4	4,6	63,6	24,2	189,0	108,0	135/85	150/50
J.B. 02.05.1977		16,8	181,0	75,6	5	1	124,6	4,6	61,1	24,3	195,0	115,0	135/80	145/65
J.B. 13.06.1978		17,7	181,5	76,0	5	2	121,0	4,7	61,7	24,4	192,0	120,0	125/80	180/55
J.B. 14.11.1978		18,3	182,0	73,8	7	½	157,0	6,3	84,8	31,9	196,0	116,0	110/70	150/45
J.B. 11.08.1981		21,0	182,0	76,4	6	1¼	129,1	6,6	86,2	36,4	181,0	123,0	135/90	220/20
J.B. 14.09.1982		22,4	182,0	79,0	6	2	155,8	5,9	74,3	30,9	190,0	111,0	140/90	150/50
J.B. 06.02.1985		24,5	182,0	76,5	6	2	133,2	5,6	73,5	28,4	198,0	113,0	140/100	155/60
J.B. 30.10.1985		25,3	182,0	76,5	6	½	173,6	5,3	69,3	29,1	182,0	106,0	130/85	145/65
J.B. Fahrrad 06.11.1985		25,3	182,0	75,5	7	1	141,2	6,0	80,1	32,5	190,0	111,0	110/80	150/65

Literatur

1. Hollmann W, Hettinger T (1976) Sportmedizin – Arbeits- und Trainingsgrundlagen. Schattauer-Verlag, Stuttgart, New York
2. Hollmann W (1963) Höchst- und Dauerleistungsfähigkeit des Sportlers. Barth-Verlag, München
3. Keul J, Kindermann W, Simon G (1978) Die aerobe und anaerobe Kapazität als Grundlage für die Leistungsdiagnostik. Leistungssport 8, 22–32
4. Kindermann W, Simon G , Keul J (1978) Dauertraining – Ermittlung der optimalen Trainingsherzfrequenz und Leistungsfähigkeit. Leistungssport 8, 34–39
5. Mellerowicz H (1979) Ergometrie – Grundriß der medizinischen Leistungsmessung. Urban & Schwarzenberg-Verlag, München, Berlin, Wien
6. Nowacki PE Zur Standardisierung der Laufbandspiroergometrie. In Mellerowicz, H. u. Franz IW: Standardisierung, Kalibrierung und Methodik in der Ergometrie. perimed-Verlag, Erlangen
7. Nowacki, PE (1975) Möglichkeiten der medizinischen Leistungsdiagnostik.
   In: DSB, Bundesausschuß Leistungssport (Hrsg)
   Informationen zum Training. Medizinische Betreuung des Leistungssportlers in Training und Wettkampf. Beiheft zu Leistungssport 3, 77–119
8. Nowacki PE (1975) Das Atemäquivalent bei ergometrischer Leistung.
   In: Mellerowicz H: Ergometrie – Grundriß der medizinischen Leistungsmessung.
   Urban & Schwarzenberg-Verlag, München Berlin Wien
9. Schulze I (1985) Längsschnittuntersuchungen zur biologischen Entwicklung von Skilangläufern und ihre Bedeutung für den systematischen Trainingsaufbau zum Hochleistungssportler – vom Schüler bis zum Erwachsenenalter. Wissenschaftliche Staatsexamensarbeit (Sportmedizin), JLU Gießen
10. Tröger M, de Castro P, Nowacki PE (1981) Erschöpfende Ausbelastung von Skilangläufern durch körpergewichtsbezogene Laufband-Spiro-Ergometrie. In: Rieckert, H Sport an der Grenze menschlicher Leistungsfähigkeit. Springer-Verlag, Berlin Heidelberg New York, 57–68
11. Zühlke H (1979) Zur Bedeutung der sportmedizinischen Leistungsdiagnostik für den Trainingsprozeß von Skilangläufern. Wissenschaftliche Staatsexamenarbeit (Sportmedizin) JLU Gießen 1979

Grundlagen und Wertigkeit aerober und anaerober leistungsdiagnostischer Laboruntersuchungen bei Radrennfahrern

G. Schwaberger, H. Pessenhofer, N. Sauseng, W. Wolf und T. Kenner

Physiologisches Institut der Karl-Franzens-Universität Graz (Vorstand: Univ.-Prof. Dr. T. Kenner) und Medizinische Universitätsklinik (Vorstand: Univ.-Prof. Dr. S. Sailer)

Einleitung

In der sportmedizinischen Leistungsdiagnostik des Radsports sind in den letzten Jahren die standardisierten Untersuchungsmethoden zur Bestimmung der aeroben Kapazität (AK) durch verschiedene Testverfahren ergänzt worden, die die Erfassung der anaeroben Kapazität (ANK) ermöglichen [1-7]. Zielsetzung dieses Beitrags war in erster Linie, die leistungsdiagnostischen Zusammenhänge zwischen Minutentest (MT) und der allgemein üblichen Stufenergometrie zu untersuchen. Insbesondere sollte die Frage beantwortet werden, ob in den Ergebnissen des ergometrischen Stufentests (StT) auch brauchbare Informationen über anaerobe Leistungskomponenten enthalten sind.

Methodik

1. An der Querschnittsstudie nahmen 25 Radrennfahrer teil, die einen MT in Anlehnung an Szögy und Cherebetiu [7] und einen StT innerhalb einer Woche zu absolvieren hatten. Leistungsphysiologische Zusammenhänge wurden mittels linearer Korrelationsanalyse und mittels Rangkorrelation nach Spearman statistisch überprüft.
2. An der Längsschnittstudie waren 8 Radrennfahrer beteiligt, an denen MT und StT in der Trainingspause und am Beginn der Wettkampfperiode, also vor und nach einem sportlichen Ausdauertraining vorgenommen wurde. Die Prüfung auf signifikante Änderungen erfolgte mittels t-Test für gepaarte Stichproben.

Bei allen Tests wurde ein für Radrennfahrer adaptiertes, drehzahlabhängiges, mechanisch gebremstes Monark-Fahrradergometer benützt. Beim MT hatten die Probanden die Aufgabe, innerhalb von 1 min eine möglichst hohe Drehzahl bzw. Leistung zu erreichen. Die Pedaldrehzahl wurde an der Tretkurbel optoelektronisch erfaßt und die Drehzahlkurve auf einem Schreiber registriert. Vor und unmittelbar nach Belastung sowie dann noch insgesamt 13mal innerhalb von 120 Minuten nach Belastungsende wurde auch die Laktatkonzentration im Ohrläppchenblut photometrisch bestimmt. Als Maße der Laktatproduktion und damit der laktaziden ANK dienten die nach Ende des MT (im Mittel nach $8,1 \pm 2,9$ min) erreichte maximale Laktatkonzentration sowie die durch Integration der Laktatkurve ermittelte aus der arbeitenden Muskulatur eliminierte relative (pro l Blut) und absolute (multipliziert mit dem Körpergewicht als Maß der im Organismus gebildeten Gesamtmenge) Laktatmenge. Aus der Fläche unter der Drehzahlkurve kann die geleistete Arbeit bzw. angegebene mechanische Energie ermittelt werden. Durch Berücksichtigung des Wirkungsgrades ist es auch möglich, die aufgewandte Energie als Funktion der Zeit zu bestimmen. Mit Hilfe des Laktatkinetikmodells von Pessenhofer [3] wurde sodann der laktazide Energieanteil des gesamten Energieaufwands berechnet. Die alaktazide Komponente wurde aus Literaturdaten geschätzt, so daß sich aus dem verbleibenden Rest des Energieaufwands der aerobe Energieanteil ergibt. Die Stufenergometrie wurde nach der heute üblichen standardisierten Methodik durchgeführt (stufenweise Belastungssteigerung beginnend mit 100 W um 50 W alle 3 min bis zur Erschöpfung). Vor Belastung, auf jeder Belastungsstufe, bei Belastungsende und 3 min nach Belastung wurden Herzfrequenz (EKG), Laktat (photometrisch im Ohrläppchenblut) und Sauerstoffaufnahme (Jaeger Ergo-Oxy-screen) gemessen.

Ergebnisse und Diskussion

1. Querschnittsstudie

Tabelle 1 zeigt die anthropometrischen sowie anaeroben und aeroben Leistungskenndaten der untersuchten 25 Straßenradrennfahrer. Die Ergebnisse der Stufenergometrien weisen ein der Regionalklasse entsprechendes Leistungsniveau der untersuchten Radrennfahrer nach, von denen einige auch der nationalen Spitzenklasse angehörten.

Tabelle 1. Anthropometrische Größe sowie anaerobe und Leistungskenndaten der untersuchten 25 Straßenradrennfahrer. Die im Minutentest (MT) erbrachte Arbeit sowie Leistung ist absolut und relativ (körpergewichtsbezogen) angegeben. Als Maße der laktaziden anaeroben Kapazität (ANK) dienen maximale Laktatkonzentration sowie die aus der arbeitenden Muskulatur eliminierte relative (pro l Blut) und absolute (multipliziert mit dem Körpergewicht) Laktatmenge im MT; I: Integral

Anthropometrische Daten				Stufenergometrie			
Alter	Jahre	24,2	± 4,3	ANS W		319,8	± 49,6
Gewicht	kg	74,6	± 7,0	W·kg^{-1}		4,32	± 0,76
Größe	cm	178,8	± 5,4	$\dot{V}_{O_2}$	l·min^{-1}	4,06	± 0,62
Einminutentest				Max W		406,1	± 43,2
				W·kg^{-1}		5,47	± 0,66
Arbeit	kJ	36,6	± 3,4	$\dot{V}_{O_2}$	l·min^{-1}	5,09	± 0,68
	J·kg^{-1}	491,5	± 36,9	$\dot{V}_{O_2}$	ml·min^{-1}·kg^{-1}	68,4	± 8,1
Leistung	W	610,5	± 56,8	Laktat	mmol·l^{-1}	12,16	± 2,11
	W·kg^{-1}	8,19	± 0,62	Herzfr.	min^{-1}	194,8	± 7,6
Max. Laktat	mmol·l^{-1}	15,61	± 1,48	% W$\frac{ANS}{max}$		78,5	± 6,0
I La	min·mmol·l^{-1}	493,6	± 92,2				
I La·kg	min·kg·mol·l^{-1}	36,8	± 7,1	$\dot{V}_{O_2}\frac{ANS}{max}$		79,8	± 6,9

Tabelle 2. Beziehung zwischen geleisteter Arbeit in KJ und J.Kg^{-1} (oben) sowie den Parametern der Laktatproduktion bzw. laktaziden ANK (unten) im MT und den Leistungsparametern im StT (Korrelationsmatrix); r: lineare Korrelationskoeffizienten, r_s: Rangkorrelationskoeffizienten, Wmax-ANS: Differenz zwischen maximaler Wattleistung und Wattleistung an der ANS (4 mmol/l Blutlaktatkonzentration)

n = 25		W ANS	W.kg^{-1} ANS	W max	W.kg^{-1} max	% W $\frac{ANS}{max}$	W max-ANS	La max
kJ	r	0,500*	0,093	0,626***	0,043	0,127	0,105	−0,054
	r_s	0,537**	0,181	0,670	0,093	0,206	0,079	−0,043
J.kg^{-1}	r	0,644***	0,724***	0,498*	0,690***	0,619***	−0,485*	−0,361
	r_s	0,701***	0,739***	0,572**	0,691***	0,645***	−0,479**	−0,390*
La max	r	−0,184	−0,373	−0,097	−0,389	−0,259	0,228	0,190
	r_s	−0,054	−0,350*	0,026	−0,353*	−0,179	0,277	0,268
I La	r	−0,278	−0,222	−0,235	−0,169	−0,255	0,169	0,310
	r_s	−0,372*	−0,334	−10,348*	−0,282	−0,330	0,273	0,260
I La.kg	r	−0,297	−0,457*	−0,134	−0,412*	−0,441*	0,414*	0,411*
	r_s	−0,355*	−0,509**	−0,213	−0,481**	−0,449*	0,475**	0,431*

* $p < 0,05$; ** $p < 0,01$; *** $p < 0,001$

In Tabelle 2 fällt zunächst auf, daß die Arbeit im MT z.T. hochsignifikante positive Korrelationen mit den aeroben Leistungskenngrößen im StT aufweist und daher bereits maßgeblich von der AK mitbestimmt wird. Die signifikanten negativen Beziehungen zwischen relativer Arbeit und den anaeroben Stufentestgrößen Wmax-ANS und La max sind Ausdruck des negativen Einflusses der AK auf die ANK (oben). Dementsprechend ergeben sich auch signifikante negative Zusammenhänge der Laktatgrößen im MT als Parameter der laktaziden ANK mit den Größen der AK im StT; je höher die laktazide ANK, desto geringer ist die AK und umgekehrt. Entscheidend für die Validität der anaeroben Stufentestgrößen ist jedoch deren statistisch gesicherte positive Korrelation mit der Gesamtlaktatbildung im MT (unten).

Die quantitative Bilanzierung der relativen Energieanteile im MT (Tabelle 3) ergab, daß rund 60% des gesamten Energieaufwands der laktaziden Energiegewinnung entstammen, etwa 15% auf die Kreatinphosphatspeicher zurückzuführen sind und im Mittel immerhin etwa 25% des Energieumsatzes durch aerob bereitgestellte Energie bestritten werden. Sowohl der laktazide als auch der alaktazide Energieanteil weist meist hochsignifikante negative Korrelationen mit der Ausdauerleistungsfähigkeit im StT auf. Dazu korrespondierend existieren ebenfalls meist hochsignifikante, aber positive Beziehungen zwischen aerobem Energieanteil im MT und der AK im StT; je größer also die AK im StT, desto größer ist der aerobe Energieanteil und desto kleiner die ANK im MT. Weniger eng sind die Korrelationen zwischen ANK im MT und den anaeroben Größen im StT. Lediglich zwischen laktazidem Energieanteil im MT und den Leistungsdifferenzen im StT bestehen einige schwach

Tabelle 3. Beziehung zwischen den relativen Energieanteilen im MT (%E) und den Stufentestgrößen; KrP: Kreatinphosphat

n = 25 $\bar{x} \pm SD$		W ANS	W·kg^{-1} ANS	W max	W·kg^{-1} max	% W $\frac{ANS}{max}$	W max-ANS	W·kg^{-1} max-ANS	La max
% E Laktat 60,05 ± 10,96	r	-0,638***	-0,583**	-0,547**	-0,510**	-0,568**	0,366	0,418*	0,260
	r$_s$	-0,656***	-0,626***	-0,623***	-0,569**	-0,573**	0,357*	0,384*	0,161
% E KrP 14,95 ± 1,24	r	-0,682***	-0,620***	-0,608**	-0,577**	-0,545**	0,342	0,347	0,132
	r$_s$	-0,684***	-0,587**	-0,627***	-0,582**	-0,512**	0,291	0,327	0,215
% E aerob 25,00 ± 11,51	r	0,681***	0,622***	0,586**	0,548**	0,599**	-0,385	-0,435*	-0,261
	r$_s$	0,723***	0,688***	0,690***	0,631***	0,623***	-0,378	-0,414*	-0,198

* $p < 0,05$; ** $p < 0,01$; *** $p < 0,001$

signifikante positive Beziehungen; damit korrespondieren auch schwach signifikante negative Korrelationen zwischen aerobem Energieanteil im MT und $W.kg^{-1}$ max-ANS im StT. Keinerlei statistisch sicherbare Zusammenhänge konnten zwischen den Energieanteilen im MT und La max im StT nachgewiesen werden.

2. Längsschnittstudie

Alle diese korrelativen Zusammenhänge der Querschnittsstudie konnten im wesentlichen durch die Resultate der Längsschnittuntersuchung bestätigt werden. Tabelle 4 zeigt oben eine ausgeprägte, meist signifikante Verbesserung der aeroben Leistungsgrößen und eine gleichzeitige Verminderung der ANK anhand der anaeroben Größen La max (n.s.) und W max-ANS (p < 0,01) in der Stufenergometrie als Folge des Ausdauertrainings. Im unteren Teil der Tabelle wird die Abnahme der ANK im StT anhand der Laktatbildungsparameter und des laktaziden Energieanteils im MT bestätigt. Die gleichzeitige statistisch gesicherte Zunahme der im MT geleisteten Arbeit in $J.kg^{-1}$ ist vor allem auf die beträchtliche Verbesserung der AK bzw. des aeroben Energieanteils im MT zurückzuführen, wobei allerdings auch die schwach signifikante Abnahme des Körpergewichts eine gewisse Rolle spielt.

Tabelle 4. Änderung der Leistungsparameter bei der Stufenergometrie (oben) und beim Minutentest (unten) im Längsschnitt

n = 8		ANS			Max				% $\frac{ANS}{max}$		max-ANS
		W	$W.kg^{-1}$	$\dot{V}_{O_2}$	W	$W.kg^{-1}$	$\dot{V}_{O_2}$	La	HFr	W	$\dot{V}_{O_2}W$
vor	x̄	306,2	4,03	3,93	409,4	5,36	5,18	13,27	198,0	74,6	76,2	103,2
	s	48,5	0,87	0,52	40,6	0,78	0,64	1,99	8,0	6,5	7,3	23,8
nach	x̄	358,3	4,85	4,62	433,3	5,87	5,51	11,54	192,0	82,6	85,0	75,0
	s	25,8	0,48	0,31	23,1	0,48	0,53	1,72	7,9	2,8	5,2	11,2
± %		+17,0	+20,3	+17,6	+5,8	+9,5	+6,4	−13,0	− 3,0	+10,7	+11,5	−27,3
α		**	**	**	*	*		**		**	***	**

* p < 0,05; ** p < 0,01; *** p < 0,001

n = 8		kJ	$J.kg^{-1}$	La max	I La	I La.kg	% E La	% E KrP	% E aerob	kg
vor	x̄	37,2	485,2	15,98	502,6	38,7	64,1	15,4	20,5	77,1
	s	3,3	43,4	2,00	78,7	6,9	10,1	1,2	10,5	8,3
nach	x̄	38,1	512,2	14,98	429,3	32,0	50,0	14,3	35,7	74,4
	s	3,6	33,4	1,33	54,0	5,4	4,2	1,4	4,1	6,9
± %		+2,4	+5,6	−6,3	−14,6	−17,3	−22,0	−6,8	+74,1	−3,5
α			*		*	**	**	**	**	*

* p < 0,05; ** p < 0,01

Literatur

1. Bachl N (1985) Beurteilung der anaeroben Kapazität mittels Laboruntersuchungen. In: Aigner A (Hrsg) Sportmedizin in der Praxis. Hollinek, Wien, S 561–577
2. Keul J, Dickhuth HH, Berg A, Lehmann M, Huber G (1981) Allgemeine und sportartspezifische Leistungsdiagnostik im Hochleistungsbereich. Leistungssport 11: 382–398
3. Pessenhofer H, Schwaberger G, Sauseng N, Kenner T (in Druck) Modellorientierte Berechnung der laktaziden Energiekomponente bei Kurzzeitbelastungen ausgehend vom Laktat-Konzentrationsverlauf im Blut. In: Deutscher Sportärztekongreß, Kiel 1986, Kongreßband
4. Schwaberger G, Pessenhofer H, Kohla B, Sauseng N, Wolf W, Schmid P, Kenner T (in Druck) Zwei-Phasen-Test zur Ermittlung der anaeroben Kapazität bei Straßenradrennfahren. In: Die trainingsphysiologische und klinische Bedeutung der anaeroben Kapazität, Internat Kongreß, St. Johann in Tirol 1985, Kongreßband
5. Schwaberger G, Pessenhofer H, Schmid P (1985) Relevanz der Laktatbestimmung in der Sportmedizin. Wien med Wschr 135: 234–241
6. Szögy A, Böhmer D, Ambrus P, Brune S (1984) Zur Bestimmung der anaeroben Kapazität bei Radrennfahrern. Dtsch Z Sportmed 35: 153–160
7. Szögy A, Cherebetiu G (1974) Minutentest auf dem Fahrradergometer zur Bestimmung der anaeroben Kapazität. Europ J appl Physiol 33: 171–176

XI. Hormone

Metabolismus und hormonelles Verhalten bei aerober und anaerober Muskelarbeit*

W. Kindermann

Abt. Sport- und Leistungsmedizin der Universität des Saarlandes, Saarbrücken

Dauer und Intensität sind wesentliche Determinanten des Energiestoffwechsels bei Muskelarbeit. Bei intensiven Belastungen bis 2 Minuten Dauer wird die Energie vorwiegend anaerob, bei längerdauernden Belastungen vorwiegend aerob bereitgestellt [16]. Dementsprechend kommt es zu einer Verschiebung in der Substratutilisation von vorwiegendem Kohlenhydratumsatz bei kurzdauernder Belastung hin zur zunehmenden Fettverbrennung bei längerdauernder bis mehrstündiger Körperarbeit, wobei oberhalb einer Belastungsdauer von 1 Stunde zusätzlich auch Proteine abgebaut werden. Die unterschiedliche Substratutilisation führt zu einem unterschiedlichen hormonellen Verhalten.

Im folgenden soll das Verhalten der für Lipolyse, Glykogenolyse und Glykolyse sowie Gluconeogenese wichtigen Hormone wie Katecholamine, STH, Cortisol, Insulin und auch das Verhalten des Sexualhormones Testosteron dargestellt werden, wobei sportpraktische Aspekte im Vordergrund stehen sollen. Im ersten Teil werden anaerobe und aerobe Muskelarbeit, im zweiten Teil Ausdauerbelastungen unterschiedlicher Intensität verglichen.

Hormonelles Verhalten in Abhängigkeit von der Belastungsdauer

Der wesentliche Unterschied zwischen anaerober (Abb. 1, rechte Bildhälfte) und aerober Muskelarbeit (Abb. 1, linke Bildhälfte) besteht im Ausmaß der Laktatazidose [16]. Supramaximale Belastung – in Abb. 1 eine erschöpfende Laufbandbelastung von im Mittel 90 s Dauer entsprechend ca. 150% der maximalen Sauerstoffaufnahme – führt zu einer erheblichen Laktatazidose, während bei Ausdauerbelastung – in Abb. 1 eine 50minütige Laufbandbelastung mit der Intensität der anaeroben Schwelle entsprechend 75% der maximalen Sauerstoffaufnahme – die Laktatkonzentration nach einem anfänglichen Anstieg auf 4–5 mmol·l^{-1} im weiteren Verlauf der Belastung konstant bleibt [19, 25]. Auch die Blutglukosekonzentration verhält sich unterschiedlich. Anaerobe Muskelarbeit (Abb. 1, rechte Bildhälfte) führt zu einem Anstieg der Blutzuckerspiegel, da vorwiegend Muskelglykogen abgebaut wird, während die aus dem Leberglykogen unter Katecholaminstimulation freiwerdende Blutglukose wegen der gehemmten Hexokinasereaktion von

---

* Mit Unterstützung des Bundesinstitutes für Sportwissenschaft Köln

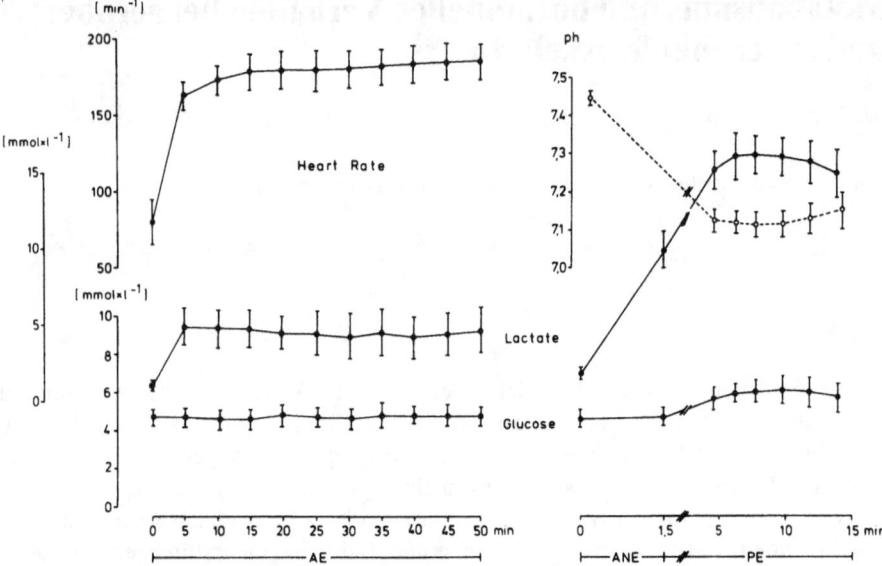

Abb. 1. Verhalten von Herzfrequenz, Laktat und Glukose bei aerober Muskelarbeit (AE) sowie Verhalten von pH, Laktat und Glukose bei anaerober Muskelarbeit (ANE) und in der anschließenden Erholungsphase (PE) (nach 18)

der arbeitenden Muskulatur praktisch nicht aufgenommen wird [12]. Im Einzelfall können Blutzuckeranstiege bis über 11 mmol·l^{-1} resultieren [16]. Demgegenüber kommt es bei aerober Muskelarbeit von limitierter Dauer (Abb. 1, linke Bildhälfte) zu einer stabilen Glukosekonzentration. Die Leberglykogenolyse steht im Gleichgewicht mit der Blutglukose.

Die Katecholamine als Parameter der sympathischen Aktivität haben wesentliche Bedeutung für Glykogenolyse und Glykolyse sowie Lipolyse (Übersicht: 7). Entsprechend der höheren glykolytischen Durchsatzrate steigen bei anaerober Muskelarbeit (Abb. 2, linke Bildhälfte) Adrenalin und Nordadrenalin wesentlich stärker an als bei aerober Muskelarbeit (Abb. 2, rechte Bildhälfte). Bei Ausdauerbelastungen ist der Anstieg der Katecholamine außerdem abhängig von der Länge der Belastung [3, 8]. Aber auch thermoregulatorische Faktoren scheinen das Katecholaminverhalten bei längerdauernder Körperarbeit zu beeinflussen. Bei ansteigender Körpertemperatur wird ein Abfall des Schlagvolumens des Herzens aufgrund einer Weitstellung der Hautgefäße mit konsekutivem Abfall des peripheren Gefäßwiderstandes beschrieben. Über einen kompensatorischen Anstieg von Herzfrequenz und Gefäßwiderstand im Splanchnicusgebiet vermittelt durch Noradrenalin, kann dem Abfall des Herzzeitvolumens entgegengewirkt werden [28].

Die Bedeutung der Katecholamine für Glykogenolyse und Lipolyse kann indirekt mit Experimenten nachgewiesen werden, bei denen die Betarezeptoren pharmakologisch blockiert sind. Bei anaerober Muskelarbeit liegen die Blutglukosespiegel unter Betablockade nahezu zu jedem Abnahmezeitpunkt signifikant niedriger als im Leerversuch (Abb. 3). Ähnlich verhalten sich die Triglyzeridspaltprodukte Glyzerin

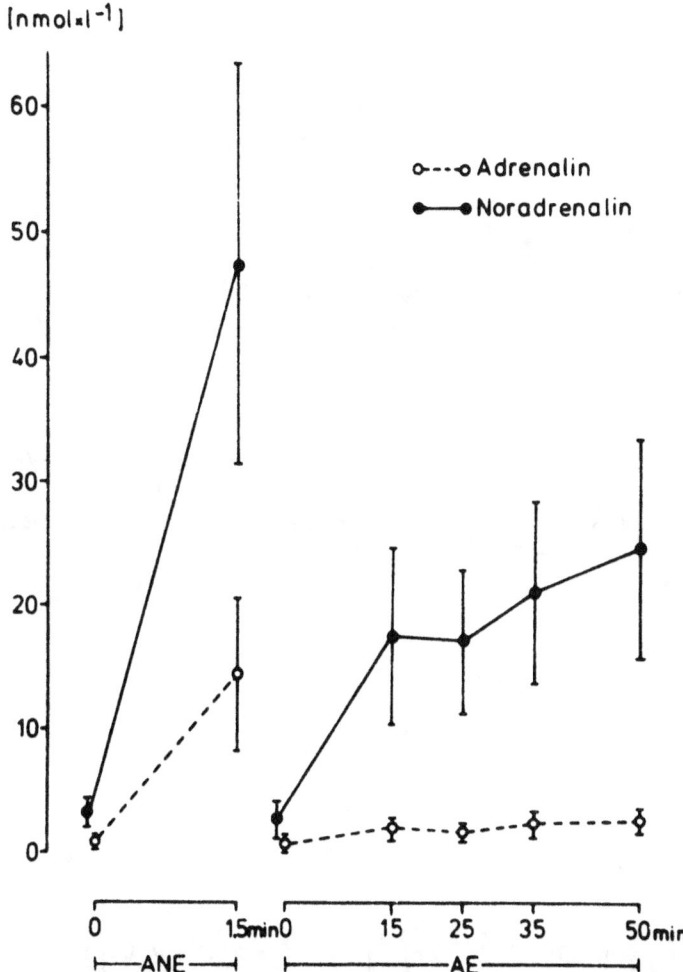

Abb. 2. Verhalten von Adrenalin und Noradrenalin bei anaerober (ANE) und aerober (AE) Muskelarbeit [18]

und freie Fettsäuren, die ebenfalls unter Betablockade signifikant niedriger als unter Placebobedingungen liegen (Abb. 4). Bei Blockade der mit den Katecholaminen reagierenden Betarezeptoren können Adrenalin und Noradrenalin ihre volle stimulierende Wirkung nicht entfalten, so daß Glykogenolyse und Glykolyse sowie Lipolyse eingeschränkt sind.

Der Anstieg von Adrenalin im Verhältnis zu Noradrenalin zeigt deutliche Unterschiede zwischen anaerober und aerober Muskelarbeit. Bei anaerober Belastung steigt Adrenalin im Verhältnis zu Noradrenalin erheblich stärker an als bei aerober Belastung, kenntlich am unterschiedlichen Anstieg der entsprechenden Regressionsgeraden in Abb. 5. Für anaerobe Muskelarbeit findet sich somit ein ähnliches

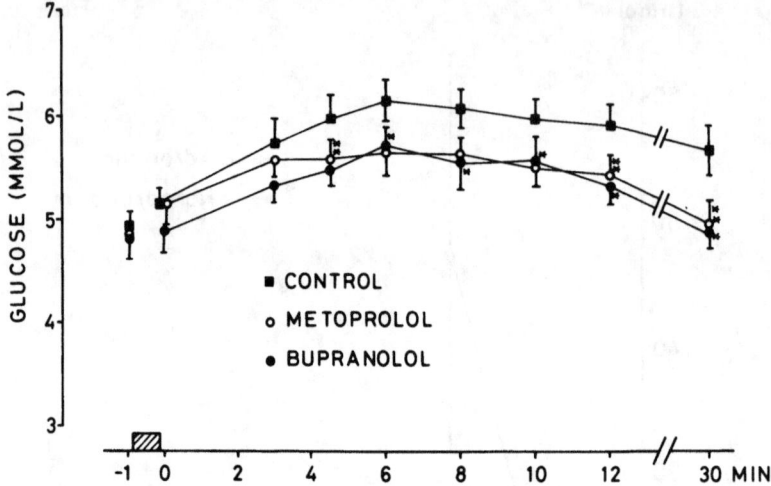

Abb. 3. Verhalten der Blutglukosespiegel vor, während und nach anaerober Muskelarbeit im Leerversuch und unter Betablockade [29]

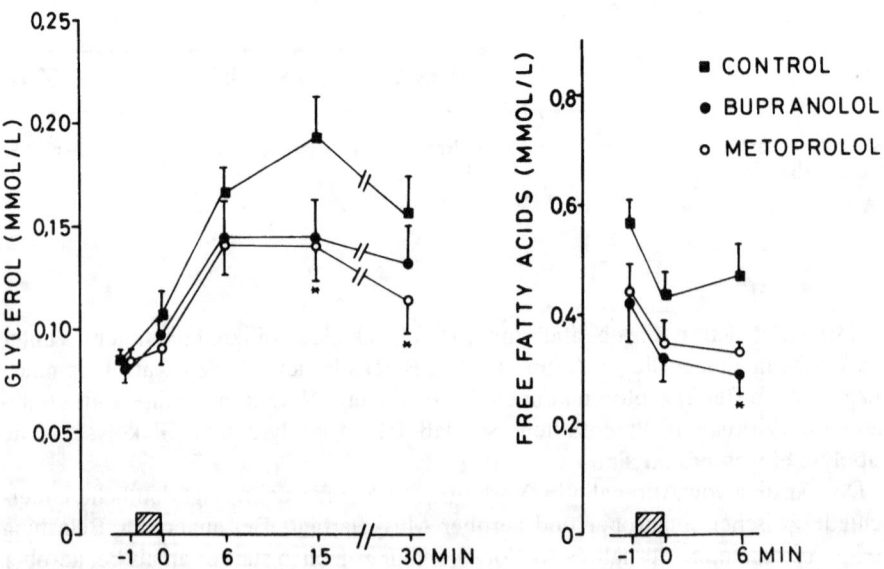

Abb. 4. Verhalten von Glyzerin und freien Fettsäuren vor, während und nach anaerober Muskelarbeit im Leerversuch und unter Betablockade [29]

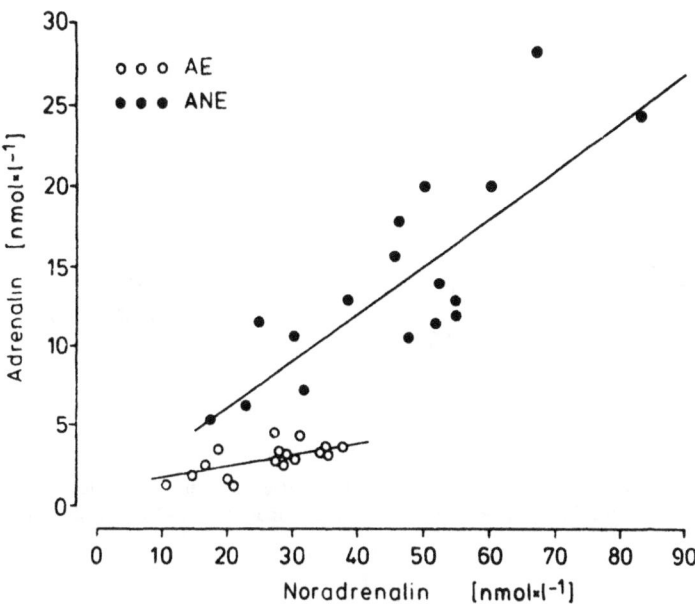

Abb. 5. Regressionsgeraden zwischen Adrenalin und Noradrenalin bei aerober (AE) und anaerober (ANE) Muskelarbeit [18]

Verhalten wie für vorwiegende psychische Streßbelastungen mit hoher konzentrativer Beanspruchung [23, 24]. Da angenommen wird, daß Adrenalin vorwiegend den psychischen und Noradrenalin vorwiegend den physischen Streß reflektieren [5, 26], kann davon ausgegangen werden, daß bei anaerober Muskelarbeit die psychische Streßkomponente erheblich größer als bei aerober Muskelarbeit ist. Für das Training des Leistungssportlers ergibt sich daraus die Konsequenz, Belastungen mit hoher Intensität besonders sorgfältig zu dosieren und häufiger regenerative Trainingseinheiten dazwischen zu schalten, um Übertrainingszuständen vorzubeugen. Die Belastbarkeit wird weniger vom Umfang als von der Intensität limitiert.

Ist ein Übertraining eingetreten, so kommt es bei der für den hochtrainierten Leistungssportler typischen parasympathikotonen Form zu einer verminderten Ausschüttung von Katecholaminen. Beim Vergleich einer Gruppe von übertrainierten Sportlern mit einer Kontrollgruppe liegen sowohl Adrenalin als auch Noradrenalin bei den übertrainierten Sportlern nach erschöpfenden aeroben und anaeroben Laufbandbelastungen niedriger (Abb. 6). Im Zustand des Übertrainings liegt offenbar eine vegetative Fehlsteuerung vor. Die verminderte sympathische Stimulation bei der parasympathikotonen Form des Übertrainings verhindert eine volle Mobilisierung der anaeroben Energiereserven, so daß maximale Laktatkonzentrationen nicht erreicht werden und die sportartspezifische Leistungsfähigkeit eingeschränkt ist [15].

Für den Gesundheitssport und insbesondere die Rehabilitation bzw. Bewegungstherapie ergibt sich aus dem Verhalten der Katecholamine die Konsequenz, kurz-

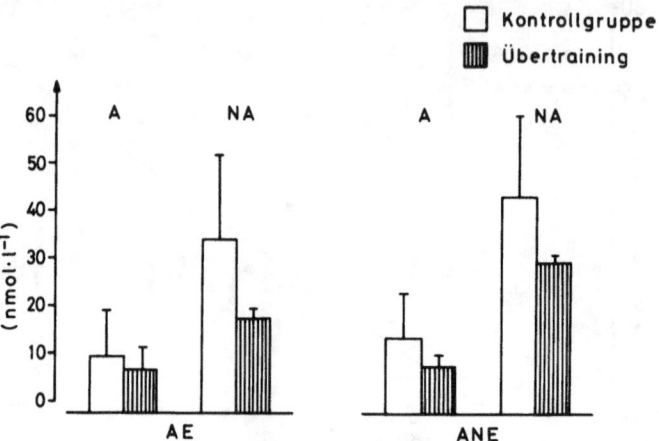

Abb. 6. Verhalten von Adrenalin und Noradrenalin bei übertrainierten Sportlern im Vergleich zu einer Kontrollgruppe bei aerober (AE) und anaerober (ANE) Muskelarbeit [15]

dauernde hochintensive bzw. reine Schnelligkeitsbelastungen zu vermeiden. Der massive Anstieg der sympathischen Aktivität führt zu einem entsprechenden Anstieg des myokardialen Sauerstoffverbrauches, ohne daß wesentliche gesundheitsprotektive Effekte resultieren. Die Nutzen-Risiko-Relation ist bei anaeroben Belastungen im Rahmen von Rehabilitation bzw. Bewegungstherapie deutlich in Richtung Risiko hin verschoben.

STH steigt bei intensiver Ausdauerbelastung (Abb. 7, obere Bildhälfte rechts) wesentlich stärker als bei einmaliger anaerober Muskelarbeit an (Abb. 7, obere Bildhälfte links). Allerdings führen wiederholte anaerobe Belastungen zu ähnlichen STH-Anstiegen wie bei aerober Muskelarbeit [16, 21]. Als Grundregel kann gelten, daß die STH-Konzentration im Blut mit zunehmender Intensität und/oder Dauer ansteigt (Übersicht: 7). Verzögerte und stoßweise Sekretion führen allerdings zu einer erheblichen Variabilität der STH-Antwort bei Körperarbeit. Exakte Aussagen über die zahlreich diskutierten Mechanismen, die zu einer erhöhten STH-Sekretion während Belastung führen, sind nach wie vor nicht möglich. Einiges weist darauf hin, daß STH Bedeutung hat für die Bluthomöostase von Glukose und freien Fettsäuren bei längerdauernden Belastungen.

Die Cortisolspiegel im Blut zeigen im Prinzip ein ähnliches Verhalten wie STH. Einmalige anaerobe Muskelarbeit (Abb. 7, untere Bildhälfte links) führt zu einem mäßiggradigen, aerobe Muskelarbeit (Abb. 7, untere Bildhälfte rechts) zu einem deutlichen Anstieg von Cortisol [7, 20, 21]. Grundsätzlich kann festgestellt werden, daß erst oberhalb einer Schwellenintensität von 60% der maximalen Sauerstoffaufnahme Cortisol im Blut ansteigt [4]. Im vorliegenden Fall (Abb. 7) betrug die Intensität 75% der maximalen Sauerstoffaufnahme. Bei einer Belastungsintensität unter 50% der maximalen Sauerstoffaufnahme fällt Cortisol im Blut ab, weil die Eliminationsrate größer als die Sekretionsrate ist [6]. Mit zunehmender Belastungsdauer scheint es zu einem zunehmenden Anstieg von Cortisol zu kommen. Stimulie-

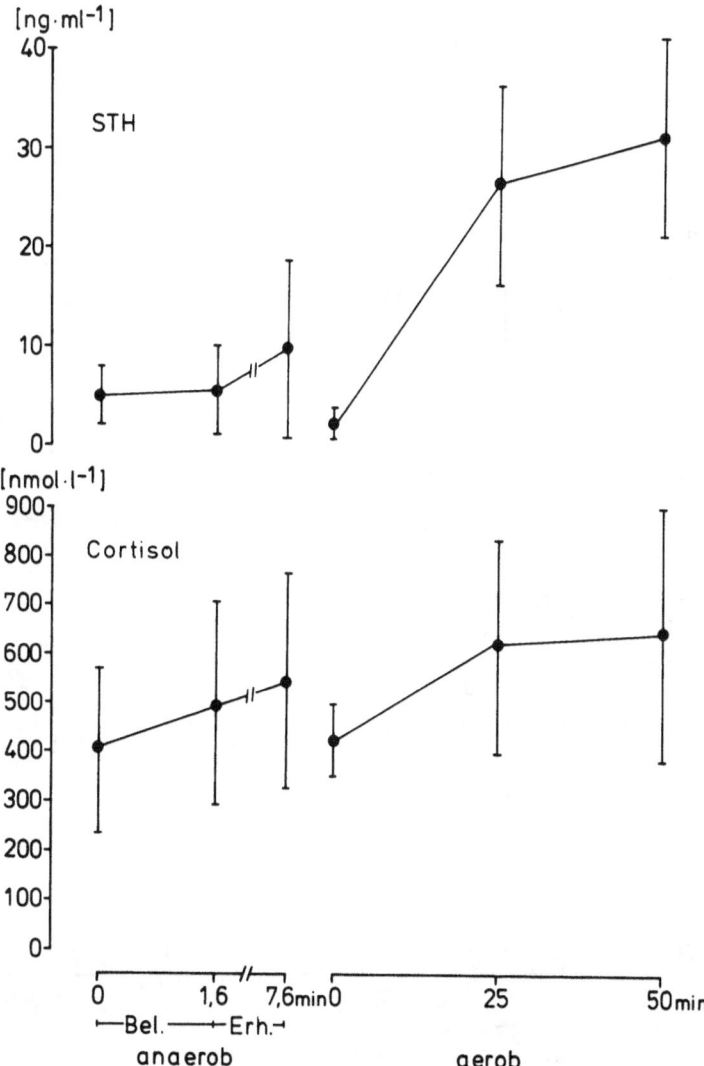

Abb. 7. Verhalten von STH (oben) und Cortisol (unten) bei anaerober und aerober Muskelarbeit [18]

rung von Glukoneogenese [33] und in zweiter Linie Anstieg der Mobilisierung von freien Fettsäuren bzw. Potenzierung der Katecholamin induzierten Lipolyse [22] sind die wesentlichen Cortisoleffekte, die bei längerdauernder Belastung Bedeutung für den Energiestoffwechsel haben.

Insulin zeigt bei anaerober (Abb. 8, obere Bildhälfte links) und aerober Muskelarbeit (Abb. 8, obere Bildhälfte rechts) ein gegensätzliches Verhalten. Die Insulinsekretion wird entscheidend beeinflußt von der sympathischen Aktivität und Blutglukosekonzentration. Aerobe Muskelarbeit mit stabilen Glukosespiegeln führt zu

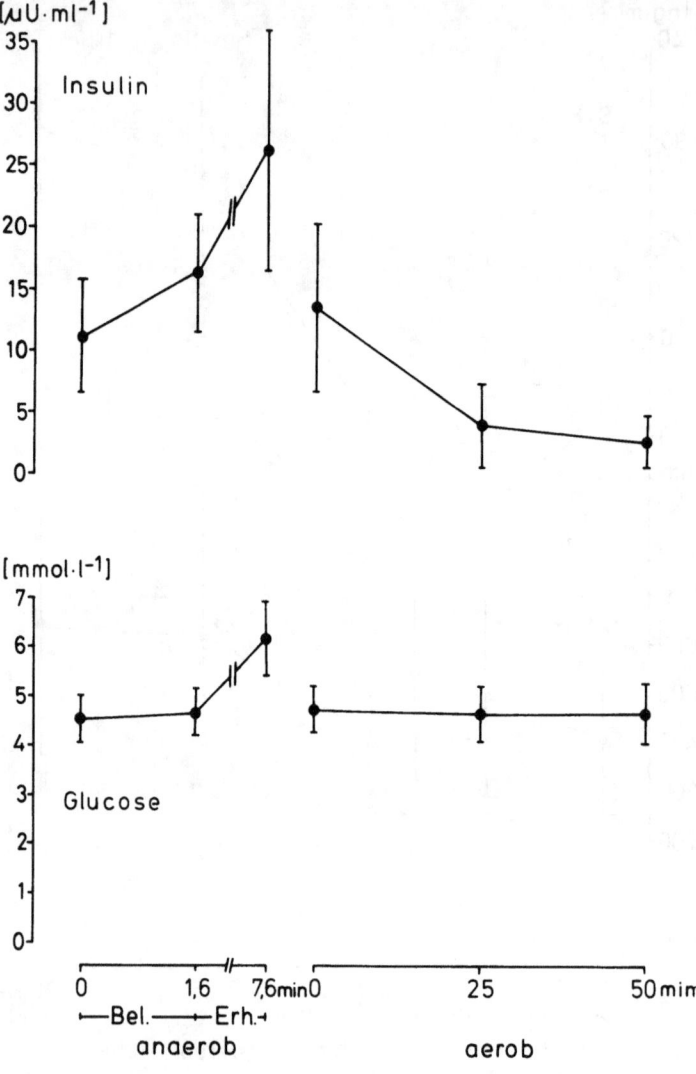

Abb. 8. Verhalten von Insulin (oben) und Glukose (unten) bei anaerober und aerober Muskelarbeit [18]

einer adrenergen Hemmung der Insulinsekretion [2, 27] bei gleichzeitig gesteigerter Insulinbindung [13]. Demzufolge fallen die Insulinspiegel im Blut ab. Der Anstieg der Blutglukose bei anaerober Muskelarbeit (Abb. 8, untere Bildhälfte links) überfährt den suppressiven Katecholamineffekt und führt zu einer erhöhten Insulinsekretion, so daß die Insulinspiegel im Blut ansteigen [11]. Das unterschiedliche Verhalten der Insulinkonzentrationen im Blut bei anaerober und aerober Muskelarbeit ist somit in erster Linie auf ein unterschiedliches Verhalten der Blutglukosespiegel zurückzuführen. Der Abfall der Insulinsekretion während Ausdauerbelastung

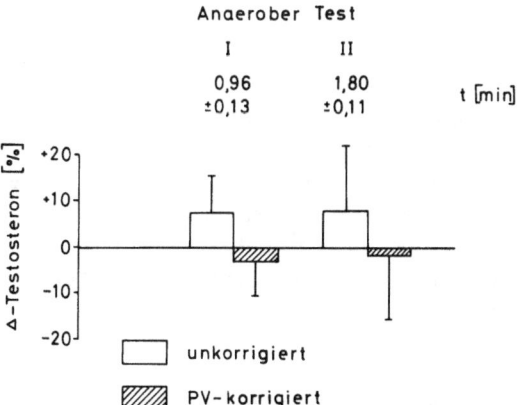

Abb. 9. Verhalten der prozentualen Testosteronkonzentrationsveränderungen im Vergleich zum Ausgangswert bei anaerober Muskelarbeit

beeinflußt entscheidend den Metabolismus. Lipolyse und Glykogenolyse steigen an, weil der Insulinabfall Lipogenese und Glykogensynthetase-Aktivität hemmt (Übersicht: 7).

Testosteron im Blut wird durch anaerobe Muskelarbeit nicht wesentlich beeinflußt, wenn die eingetretenen Plasmavolumenveränderungen berücksichtigt werden (Abb. 9). Aerobe Muskelarbeit bis zu einer Stunde Dauer führt zu einem Anstieg von Testosteron [9, 10, 17], während bei einer Belastungsdauer von mehr als 3 Stunden Testosteron im Blut in der Regel abfällt [1, 10, 17]. Bei mehrstündiger Körperarbeit verhält sich die Testosteronkonzentration umgekehrt proportional zur Belastungsdauer (Abb. 10). Im eigenen Untersuchungsgut betrug der stärkste

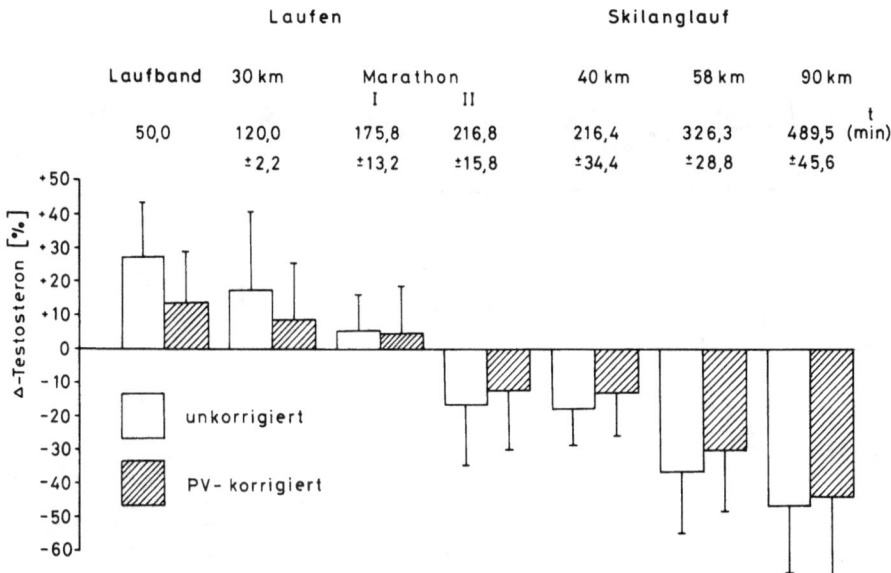

Abb. 10. Verhalten der prozentualen Testosteronkonzentrationsveränderungen im Vergleich zum Ausgangswert bei ein- bis mehrstündiger Muskelarbeit

Abfall 44% nach einem 8stündigen Skilanglauf über 90 km (Abb. 10). Inwieweit der Anstieg von Testosteron bei aerober Belastung unter 3 Stunden Dauer einer erhöhten Sekretionsrate entspricht, ist momentan nicht eindeutig zu beantworten. Vielfach wird der Testosteronanstieg unter Belastung als Folge einer verminderten metabolischen Clearance interpretiert [14, 28, 32]. Der Abfall von Testosteron bei mehrstündiger Körperarbeit bleibt auch mehrere Tage nach Belastung noch nachweisbar wie Literaturbefunde [1] sowie eigene bisher unveröffentlichte Befunde zeigen. Über die sportpraktische Bedeutung – beispielsweise Ausdruck eines anabolen Defizits oder verzögerter Regeneration – kann gegenwärtig nur spekuliert werden.

Hormonelles Verhalten bei Ausdauerbelastungen unterschiedlicher Intensität

Es wurden 3 längerdauernde Belastungen durchgeführt, deren Intensitäten aufgrund einer stufenweise ansteigenden Fahrradergometrie festgelegt wurden. Die am wenigsten intensive Ausdauerbelastung wurde mit der Intensität der anaeroben Schwelle nach Wasserman durchgeführt [34]. Diese Intensität entspricht etwa der aeroben Schwelle [19] und beträgt im vorliegenden Fall etwa 50% der maximalen Sauerstoffaufnahme. Wie die untere Laktatkurve in Abb. 11 erkennen läßt, führt diese Intensität zu keinem wesentlichen Laktatanstieg. Die Belastung wurde nach

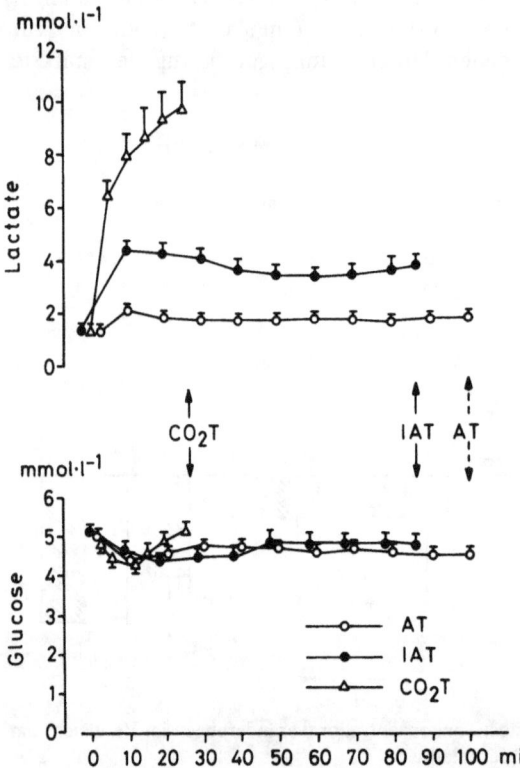

Abb. 11. Verhalten von Laktat (oben) und Glukose (unten) bei Dauerbelastungen unterschiedlicher Intensität: AT: Anaerobe Schwelle nach Wasserman; IAT: Individuelle anaerobe Schwelle; CO_2T: CO_2-Schwelle – Punkt des überproportionalen Anstieges des Atemminutenvolumens gegenüber der CO_2-Abgabe

100 Minuten abgebrochen, obwohl kein Proband zu diesem Zeitpunkt bereits erschöpft gewesen war. Die mittelintensive Ausdauerbelastung wurde mit der Intensität der individuellen anaeroben Schwelle durchgeführt [31], die bei 60% der maximalen Sauerstoffaufnahme liegt. Die mittlere Laktatkurve in Abb. 11 zeigt, daß sich die Laktatkonzentration nach einem anfänglichen Anstieg im weiteren Verlauf der Belastung bei ca. 4 mmol·l^{-1} einpendelt. Die Belastung konnte im Mittel 85 Minuten durchgehalten werden. Die intensivste Ausdauerbelastung erfolgte mit jener Intensität, bei der das Atemminutenvolumen überproportional gegenüber der Kohlendioxydabgabe ansteigt [30]; die entsprechende Belastungsintensität liegt bei 75% der maximalen Sauerstoffaufnahme. Ein Laktat steady state ist in diesem Intensitätsbereich nicht mehr möglich. Die obere Laktatkurve in Abb. 11 zeigt, daß es zu einem zunehmenden Laktatanstieg im Blut kommt. Nach einer mittleren Dauer von 25 Minuten mußte die Belastung abgebrochen werden.

Die 3 beschriebenen unterschiedlich intensiven Ausdauerbelastungen können verglichen werden mit Trainingsformen, die von Ausdauersportlern praktiziert werden. Die niedrig intensive Ausdauerbelastung entspricht einem extensiven bis regenerativen Training, die mittelintensive Belastung einem intensiven Dauertraining, während die hochintensive Belastung mit einer mittleren Dauer von 25 Minuten verglichen werden kann mit der Trainingsform des Tempodauerlaufs, der insbesondere von Mittel- und Langstreckenläufern durchgeführt wird.

Entsprechend der unterschiedlichen Belastungsintensitäten verhalten sich auch die Herzfrequenzen unterschiedlich (Abb. 12, oben). Bei der niedrig intensiven Belastung liegt die Herzfrequenz zwischen 130–140·min^{-1}, während diese bei der hoch intensiven Belastung bis auf 190·min^{-1} ansteigt. Aus dem Verhalten des

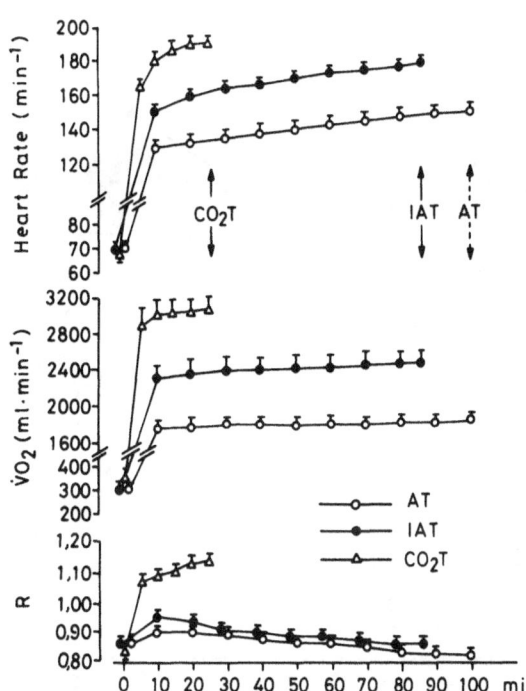

Abb. 12. Verhalten von Herzfrequenz (oben), Sauerstoffaufnahme (Mitte) und respiratorischem Quotient (unten) bei Dauerbelastungen unterschiedlicher Intensität. Erklärung der Abkürzungen AT, IAT und CO$_2$T s. Legende Abb. 11

respiratorischen Quotienten (Abb. 12, unten) lassen sich indirekt Rückschlüsse auf die Substratutilisation ziehen. Bei der niedrig intensiven Ausdauerbelastung liegt der respiratorische Quotient am tiefsten, was darauf hinweist, daß bei dieser mit einem extensiven Dauertraining vergleichbaren Belastung der Fettumsatz besonders hoch ist. Demgegenüber liegt bei der mit einer Tempodauertrainingsform verglichenen hoch intensiven Belastung der respiratorischen Quotienten entsprechend des notwendigen hohen Kohlenhydratumsatzes am höchsten.

Abb. 13 zeigt das Verhalten der Plasmakatecholamine Noradrenalin (oben) und Adrenalin (unten) bei den unterschiedlich intensiven Ausdauerbelastungen. Adrenalin steigt bei der niedrig intensiven Belastung nur anfänglich geringgradig an und bleibt im weiteren Verlauf konstant. Ähnliches gilt für Noradrenalin, das in der ersten Belastungsstunde auf das Doppelte des Ausgangswertes ansteigt, in der zweiten Stunde aber konstant bleibt. Die sympathische Aktivität bei dieser Belastungsintensität ist somit gering; der nur unwesentliche Anstieg von Adrenalin weist darauf hin, daß eine wesentliche psychische Streßkomponente nicht besteht. Demgegenüber führt die mittelintensive Belastung, durchgeführt mit der Intensität der individuellen anaeroben Schwelle, zu einem deutlichen und kontinuierlichen Anstieg sowohl von Adrenalin als auch Noradrenalin. Aus der Sicht der Trainingspraxis ist insbesondere der nahezu lineare Anstieg der Katecholamine gegenüber der Belastungsdauer von Bedeutung. Die hochintensive Belastung oberhalb des

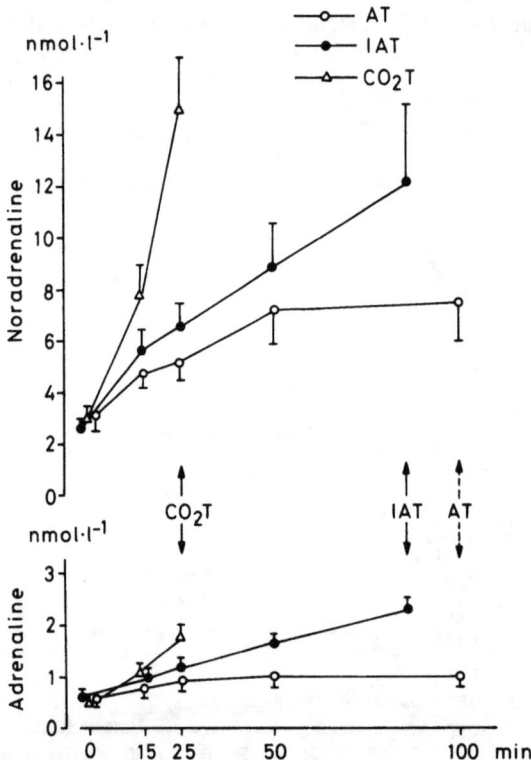

Abb. 13. Verhalten von Noradrenalin (oben) und Adrenalin (unten) bei Dauerbelastungen unterschiedlicher Intensität. Erklärung der Abkürzungen AT, IAT und CO_2T s. Legende Abb. 11

Laktat steady state führt erwartungsgemäß zum stärksten Anstieg von Adrenalin und Noradrenalin. Sportler, die mit dieser Intensität eine längerdauernde Belastung absolvieren, stehen unter hohem sympathischen Streß, der nicht beliebig oft innerhalb einer kürzeren Zeit wiederholbar ist.

Abb. 14 zeigt das Verhalten weiterer wichtiger regulierender Hormone. Die STH-Spiegel im Blut (Abb. 14, oben) steigen – wie bereits im ersten Teil dargestellt – mit zunehmender Belastungsdauer an. Lediglich die am wenigsten intensive Ausdauerbelastung zeigt nach der ersten Stunde keinen weiteren Anstieg von STH. Wahrscheinlich ist zur Aufrechterhaltung der Bluthomöostase von Glyzerin und freien Fettsäuren bei der relativ niedrigen Intensität ein zunehmender Anstieg der STH-Sekretion nicht notwendig. Andererseits zeigt STH die ebenfalls bereits erwähnte Abhängigkeit von der Belastungsintensität. In der 25. Belastungsminute liegt die STH-Konzentration bei der intensivsten Belastung am höchsten und bei der am wenigsten intensiven Belastung am niedrigsten. Cortisol (Abb. 14, Mitte) steigt nach einer Stunde Belastung an. Der Anstieg ist stärker ausgeprägt bei der mittelintensiven im Vergleich zur weniger intensiven Ausdauerbelastung. Das Verhalten von Insulin (Abb. 14, unten) ist uniform. Die erhöhte sympathische Aktivität supprimiert die Insulin-Sekretion, so daß bei allen 3 Belastungsintensitäten die Insulinspiegel im Blut abfallen.

Welche Konsequenzen für die Sportpraxis lassen sich aus dem dargestellten hormonellen Verhalten bei unterschiedlich intensiven Dauerbelastungen ziehen?

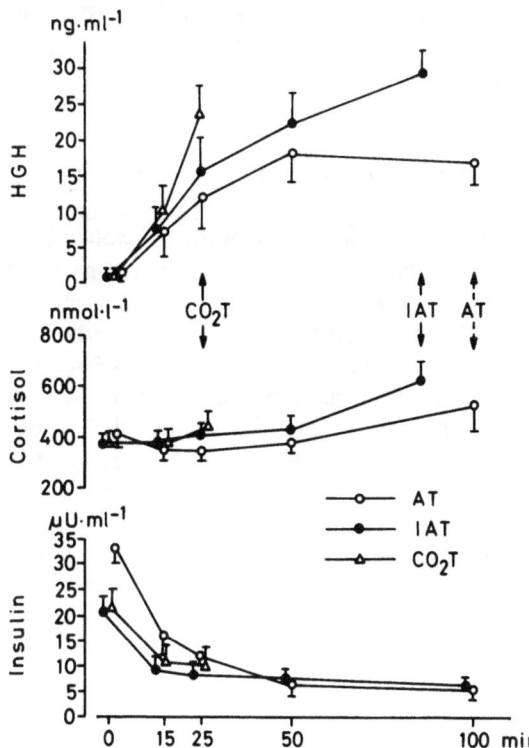

Abb. 14. Verhalten von STH (oben), Cortisol (Mitte) und Insulin (unten) bei Dauerbelastungen unterschiedlicher Intensität. Erklärung der Abkürzungen AT, IAT und CO_2T s. Legende Abb. 11

Ausdauerbelastungen ohne wesentlichen Laktatanstieg führen selbst bei langer Dauer nur zu einem geringen Anstieg der sympathischen Aktivität und zu mäßiggradigen Auslenkungen anderer regulierender Hormone. Im Leistungssport werden derartige Belastungen als extensives Dauertraining durchgeführt, um den Fettmetabolismus zu verbessern und die Grundlagenausdauer zu stabilisieren. Dieses Umfangtraining kann auf der Basis der vorliegenden Befunde aus internistisch-leistungsphysiologischer Sicht als problemlos angesehen werden, da eine Überforderung weder aus der Sicht des vegetativen Nervensystems noch des Metabolismus befürchtet werden muß. Bei kürzerer Dauer und weiterer Reduktion der Belastungsintensität kann von einem regenerativen Training gesprochen werden, das bei niedriger sympathischer Aktivität aber hohem Maß an Muskeldurchblutung günstige Voraussetzungen für eine Beschleunigung der Regeneration schafft. Auch aus gesundheitssportlicher und insbesondere rehabilitativer Sicht sind Ausdauerbelastungen ohne wesentlichen Laktatanstieg und von limitierter Dauer besonders geeignet. Intensive Dauerbelastungen, durchgeführt im oberen Laktat steady state, repräsentieren einen erheblichen Teil des Ausdauertrainings des Leistungssportlers. Der deutliche Anstieg der sympathischen Aktivität belegt die praktische Erfahrung, daß in diesem Intensitätsbereich nicht ständig trainiert werden kann. Der zunehmende Anstieg der Katecholamine mit der Belastungsdauer und der signifikante Cortisolanstieg oberhalb einer Stunde Dauer, der möglicherweise eine Glukoneogenese mit Abbau glukoplastischer Aminosäuren initiiert, sollte Veranlassung sein, die Dauer eines Trainings in diesem Intensitätsbereich zu limitieren. Tempodauerbelastungen werden in erster Linie geprägt durch eine hohe sympathische Aktivität und sind für den Leistungssportler am problematischsten. Dieser Umstand limitiert a priori die Häufigkeit der Durchführung derartiger Trainingsformen. Andernfalls ist das Übertraining vorprogrammiert.

Zusammenfassung und Schlußfolgerungen

1. Anaerobe Muskelarbeit weist bei hoher energetischer Flußrate eine erheblich höhere sympathische Aktivität mit höherem psychischen Streß als aerobe Muskelarbeit auf. Mit Ausnahme der Katecholamine ist aber die hormonelle Antwort geringer als bei aerober Muskelarbeit.
2. Testosteron im Blut fällt bei mehrstündiger Körperarbeit ab und bleibt auch mehrere Tage nach Belastung noch erniedrigt. Möglicherweise werden damit anaboles Defizit und/oder verzögerte Regeneration signalisiert.
3. Das hormonelle Verhalten bei unterschiedlich intensiven Ausdauerbelastungen weist darauf hin, daß Dauerbelastungen ohne wesentlichen Laktatanstieg im Leistungssport am unproblematischsten sind und für Gesundheitssport sowie Rehabilitation als besonders geeignet angesehen werden können. Dauerbelastungen im oberen Laktat steady state und insbesondere oberhalb der anaeroben Schwelle führen zu einer hohen sympathischen Stimulation und erfordern eine sorgfältige Dosierung, um Überbelastungen zu vermeiden.

Literatur

1. Adlercreutz H, Härkönen M, Kuoppasalmi K, Näveri H, Huhtaniemi I, Tikkanen H, Remes K, Dessypris A, Karvonen J (1986) Effect of training on plasma anabolic and catabolic steroid hormones and their response during physical exercise. Int J Sports Med (Suppl) 3:27–28
2. Brisson GR, Malaisse-Lagae F, Malaisse WJ (1971) Effect of phentolamine upon insulin secretion during exercise. Diabetologia 7:223–226
3. Christensen NJ, Galbo H, Hansen JF, Hesse B, Richter EA, Trap-Jensen J (1979) Catecholamines and exercise. Diabetes 28:58–62
4. Davies CTM, Few JD (1973) Effects of exercise on adrenocortical function. J Appl Physiol 35:887–891
5. Euler US, Hellner S (1952) Excretion of noradrenaline and adrenaline in muscular work. Acta Physiol Scand 26:183–191
6. Few JD (1974) Effect of exercise on the secretion and metabolism of cortisol in man. J Endocrinol 62:341–353
7. Galbo H (1981) Endocrinology and metabolism in exercise. Int J Sports Med 2:203–211
8. Galbo H, Holst JJ, Christensen NJ (1979) The effect of different diets and of insulin on the hormonal response to prolonged exercise. Acta Physiol Scand 107:19–32
9. Galbo H, Hummer L, Petersen IB, Christensen NJ, Bie N (1977) Thyroid and testicular hormone responses to graded and prolonged exercise in man. Eur J Appl Physiol 36:101–106
10. Guglielmini C, Paolini AR, Conconi F (1984) Variations of serum testosterone concentrations after physical exercises of different duration. Int J Sports Med 5:246–249
11. Hermansen L, Pruett EDR, Osnes JB, Giere FA (1970) Blood glucose and plasma insulin in response to maximal exercise and glucose infusion. J Appl Physiol 29:13–16
12. Hultman E (1967) Studies on muscle metabolism of glycogen and active phosphate in man with special reference to exercise and diet. Scand J Clin Lab Invest 19: Suppl 94
13. Kalant N, Leibovici T, Rohan I, McNeill K (1978) Effect of exercise on glucose and insulin utilization in the forearm. Metabolism 27:333–340
14. Keizer HA, Poortmans JR, Bunnik GS (1980) Influence of physical exercise on sex-hormone metabolism. J Appl Physiol 48:765–769
15. Kindermann W (1986) Das Übertraining – Ausdruck einer vegetativen Fehlsteuerung. Dtsch Zschr Sportmed 37:238–245
16. Kindermann W, Keul J (1977) Anaerobe Energiebereitstellung im Hochleistungssport. Hofmann, Schorndorf
17. Kindermann W, Schmitt WM, Schnabel A, Berg A, Biro G (1985) Verhalten von Testosteron im Blutserum bei Körperarbeit unterschiedlicher Dauer und Intensität. Dtsch Zschr Sportmed 36:99–104
18. Kindermann W, Schnabel A, Schmitt WM, Biro G, Cassens J, Weber F (1982) Catecholamines, growth hormone, cortisol, insulin, and sex hormones in anaerobic and aerobic exercise. Eur J Appl Physiol 49:389–399
19. Kindermann W, Simon G, Keul J (1979) The significance of the aerobic-anaerobic transition for the determination of work load internities during endurance training. Eur J Appl Physiol 42:25–34
20. Kuoppasalmi K, Näveri H, Härkönen M, Adlercreutz H (1980) Plasma cortisol, androstenedione, testosterone and luteinizing hormone in running exercise of different intensities. Scand J Clin Lab Invest 40:403–409
21. Kuoppasalmi K, Näveri H, Rehunen S, Härkönen M, Adlercreutz H (1976) Effect of strenuous anaerobic running exercise on plasma growth hormone, cortisol, luteinizing hormone, testosterone, androstenedione, estrone and estradiol. J Steroid Biochem 7:823–829
22. Lamberts SWJ, Timmermans HAT, Kramer-Blankestijn M, Birkenhäger JC (1975) The mechanism of the potentiating effect of glucocorticoids on catecholamine-induced lipolysis. Metabolism 24:681–689
23. Lehmann M, Huber G, Berg A, Spöri U, Keul J (1983) Zum Verhalten von Plasma- und Harn-Dopamin, – Noradrenalin und -Adrenalin bei körperlichen und körperlich-konzentrativen Belastungen. Herz/Kreisl 15:94–101
24. Lehmann M, Huber G, Schaub F, Keul J (1982) Zur Beurteilung körperlich-konzentrativer Beanspruchungen anhand der Katecholaminausscheidung beim Motorgeländesport. Dtsch Zschr Sportmed 33:326–336

25. Mader A, Liesen H, Heck H, Philippi H, Rost R, Schürch P, Hollmann W (1976) Zur Beurteilung der sportartspezifischen Ausdauerleistungsfähigkeit im Labor. Sportarzt Sportmed 27: 80–88, 109–112
26. Pierce D, Kupprat I, Harry D (1976) Urinary epinephrine and norepinephrine levels in women athletes during training and competition. Eur J Appl Physiol 36: 1–6
27. Porte D, Graber AL, Kuzuya T, Williams RH (1966) The effect of epinephrine on immunoreactive insulin levels in man. J Clin Invest 45: 228–236
28. Rowell LB (1974) Human cardiovascular adjustments to exercise and thermal stress. Physiol Rev 54: 75–159
29. Schnabel A, Kindermann W, Steinkraus V, Salas-Fraire O, Biro G (1984) Metabolic and hormonal responses to exhaustive supramaximal running with and without β-adrenergic blokkade. Eur J Appl Physiol 52: 214–218
30. Simon J, Young JL, Gutin B, Blood DK, Case RB (1983) Laktate accumulation relative to the anaerobic and respiratory compensation threshold. J Appl Physiol 54: 13–17
31. Stegmann H, Kindermann W, Schnabel A (1981) Lactate kinetics and individual anaerobic threshold. Int J Sports Med 2: 160–165
32. Sutton JR, Colemann MJ, Casey JH (1976) Testosterone production rate during exercise. In: Abstr Intern Congr Phys Activity Sci Quebec City, p 72
33. Tharp GD (1975) The role of glucocorticoids in exercise. Med Sci Sports 7: 6–11
34. Wasserman K, Whipp BJ, Koyal SN, Beaver WL (1973) Anaerobic threshold and respiratory gas exchanges during exercise. J Appl Physiol 35: 236–243

Hämodynamik, Katecholaminverhalten und Adrenorezeptoren bei Trainierten, Untrainierten und Patienten[*]

M. Lehmann und J. Keul

Medizinische Universitätsklinik Freiburg, Abt. Sport- und Leistungsmedizin
(Ärztlicher Direktor: Prof. Dr. J. Keul)

Einleitung

Die Belastungsadaptation des Organismus erfordert u. a. ein funktionstüchtiges sympathisches System, das überwiegend antagonistisch zum vagalen System die ergotropen Organfunktionen regelt. Psychische Einflüsse [22, 24, 33, 38], Übertrainings-Reaktionen [14], Erkrankungen mit vermindertem [23, 32] oder gesteigertem sympathischen Tonus [1, 4, 9] können zu Adaptationsstörungen führen, mit ungünstiger Rückwirkung auf Leistungsfähigkeit, bzw. Belastbarkeit (Patienten). Die Katecholamine Noradrenalin und Adrenalin gelten als primäre Botenstoffe des neuronalen (Noradrenalin) und des hormonellen Systems (Adrenalin), gleichzeitig als Indikatoren der sympathischen Aktivität [35, 37]. Zellständige, hochempfindliche, spezifische Adrenorezeptoren übertragen die sympathische Aktivität auf die Erfolgsorgane [16]. Ihre Erregung löst Postrezeptormechanismen aus, wie die Bildung sekundärer Botenstoffe oder die Änderung des Kalziumeinstroms [8, 16]. Standen während der zurückliegenden Jahre die Untersuchungen zum Verhalten der Katecholomanie im Vordergrund, so wendet sich heute die Forschung mehr der Variabilität der Adrenorezeptoren und deren funktionellen Auswirkungen zu. Mit der vorliegenden Arbeit sind wir bemüht, einen Überblick über Teilbereiche dieser Untersuchungen zu geben, bzw. mögliche Arbeitsansätze für die Sportpraxis aufzuzeigen.

Methodische Hinweise

Die Bestimmung der Harn- und Plasmakatecholamine erfolgt radioenzymatisch [10], die Ermittlung der Alpha-Adrenorezeptoren beruht auf Bindungsstudien an intakten Thrombozyten mit dem Radioliganden ^{3}H-Yohimbin [27, 30], diejenige der Beta-Adrenorezeptoren an intakten Granulozyten auf Bindungsstudien mit dem Radioliganden ^{3}H-Dihydroalprenolol [17]. Die adrenalin- oder kollagen-induzierte Plättchenaggregation in vitro beruht auf einer turbidometrischen Methode [s. bei 28]. Angaben zu den untersuchten Probanden und zu den verwendeten statistischen Verfahren finden sich an den entsprechenden Textstellen des Ergebnis- und Diskussionsteils.

---

[*] Mit Unterstützung des Bundesinstitutes für Sportwissenschaften, Köln

Ergebnisse und Diskussion

Die Bedeutung des intakten sympathischen Systems für die Anpassung an Belastungen wird deutlich bei sympathischer Insuffizienz. Solchen Patienten ist keine adäquate Anpassung an Orthostase oder Körperarbeit möglich [23, 32]. Die dabei zu beobachtende Sensibilisierung von Adrenorezeptoren kann das bestehende Neurotransmitterdefizit nicht ausgleichen (s. hierzu den Beitrag von Gastmann u. Mitarb. im vorliegenden Berichtsband). Nach übereinstimmenden Mitteilungen wird die Empfindlichkeit und Dichte von Adrenorezeptoren invers zur Konzentration an zirkulierenden Katecholaminen reguliert [1, 2, 4, 19]; ob dies gleichermaßen für Alpha- und Beta-Rezeptoren, für deren Untergruppen, für prä- und postsynaptische, für „innervierte", und „nicht-innervierte" Rezeptoren, z. B. an peripheren Blutzellen, zutrifft, ist umstritten. Ein deutlicher Mangel an Bindungsstellen für Katecholamine geht mit Funktionsdefizit und Leistungseinbuße einher [1, 4]; im umgekehrten Falle ist eine Funktionssteigerung wahrscheinlich [2, 5, 21]. Von großer Bedeutung, auch für die Sportpraxis, ist die Zwei-Phasen-Regulation von Beta-Adrenorezeptoren [34]. Nach Gabe von Katecholaminen [34], wie auch nach belastungsabhängiger Steigerung der endogenen Katecholaminspiegel folgt auf eine initiale Zunahme von Affinität [2] und/oder Dichte der Beta-Rezeptoren [5, 34] eine Minderung der Dichte nach (2−) 4–6 Stunden, die mit dem stimulierten Herzfrequenzverhalten korreliert [34] (Beta-1-Effekt), wobei insgesamt eine negative Korrelation zwischen Beta-Rezeptorendichte an peripheren Blutzellen und Isoproterenoldosis zur Steigerung der Herzfrequenz besteht [11]. Dies läßt sich auch für Schlagvolumenzunahme und hepatische Glycogenolyse zeigen [21].

Bemerkenswert erscheint auch die positive Beziehung zwischen Kochsalzzufuhr und Beta-Rezeptorendichte [11]. Eine vergleichbare Zwei-Phasen-Regulation ist für die einer Untersuchung zugänglichen Alpha-2-Adrenorezeptoren an Blutplättchen bisher nicht belegt [27]. Andererseits gewinnt die Übertragbarkeit des Rezeptorverhaltens an peripheren Blutzellen auf andere sympathische Erfolgsorgane, wie das Herz, zunehmend an Wahrscheinlichkeit [1, 3, 4, 6].

Ein Maß für die durchschnittliche sympathische Aktivität während eines definierten Zeitraumes liefert die Katecholaminausscheidung mit dem Harn, die zwar abhängig ist vom Harnzeitvolumen, aber konstant in der Sammelzeit [12], wenngleich nur ungefähr 10% einer intravenös gegebenen Katecholamindosis unverändert renal eliminiert werden [15].

Bei Patienten mit sympathischer Insuffizienz und Ausdauersportlern an Erholungstagen – wobei letztere natürlich über eine intakte sympathische Regulation verfügen – findet sich eine deutlich niedrigere Katecholaminausscheidung als bei gesunden, untrainierten Kontrollpersonen (Abb. 1, 2); sie ist teils gering (Hypertoniker, Herzinsuffiziente), teils vielfach überhöht bei Patienten mit Katecholamine produzierenden Tumoren oder während intensiven körperlichen Belastungen gesunder Personen (Abb. 1, 2). Psycho-physische Beanspruchungen (z. B. Motorrennsport, Skifliegen) sind zusätzlich durch eine überproportionale Adrenalinausscheidung gekennzeichnet, im Vergleich zu reiner Körperarbeit (Abb. 3) [22, 24, 33]. Diese, teils sehr deutlichen Konzentrationsschwankungen der zirkulierenden Katecholamine nehmen nach derzeitigem Kenntnisstand direkten Einfluß auf die Modulation der Adrenorezeptoren [1, 2, 5, 11, 19, 20].

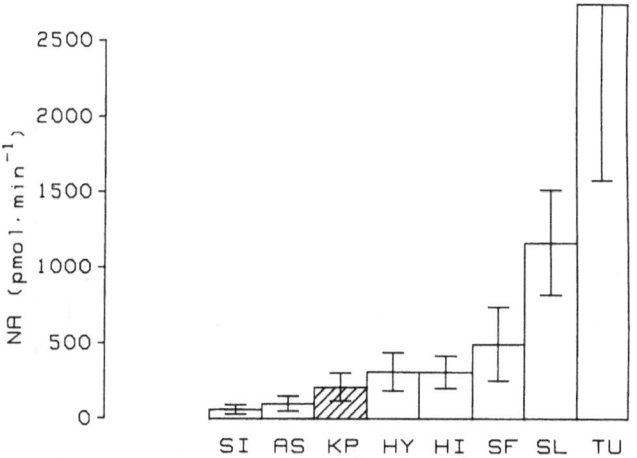

Abb. 1. Variabilität der Noradrenalinausscheidung in 24 h, berechnet für die Ausscheidungsrate pro min. KP (Kontrollpersonen) stellt die Normausscheidung dar; bei sympathischer Insuffizienz (SI) und Ausdauersportlern ist sie erniedrigt, bei Hypertonikern (HY; Stadium III), Herzinsuffizienten (HI; NYHA 3–4) und Phäochromozytom ist sie teils deutlich überhöht. Ergänzend ist die Ausscheidung angegeben bei einer konzentrativ, psychoemotional belastenden Anforderung (Skifliegen; SF) und bei schwerer Körperarbeit (SL; Skilanglauf) angegeben

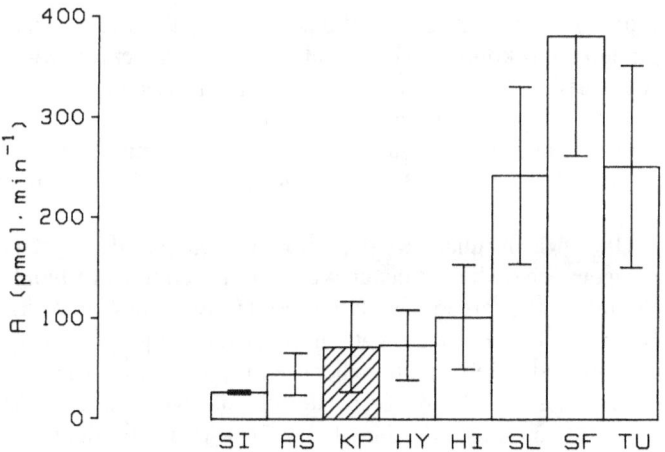

Abb. 2. Wie Abb. 1, jedoch Verhalten von Adrenalin

Bei Herzinsuffizienten mit kompensatorisch überhöhtem sympathischem Antrieb [1, 9, 19, 29] kann von einer „Down-regulation" der Beta-Rezeptoren an Myokardfaser [1, 4] und peripherer Blutzelle [19] ausgegangen werden, die mit einer Funktionseinbuße einhergeht; dies dürfte auch auf die am intakten Organismus einer Untersuchung zugänglichen Alpha-2-Rezeptoren an Plättchen zutreffen (Abb. 4). In Spätstadien findet man aber auch bei solchen Patienten gleichzeitig sowohl

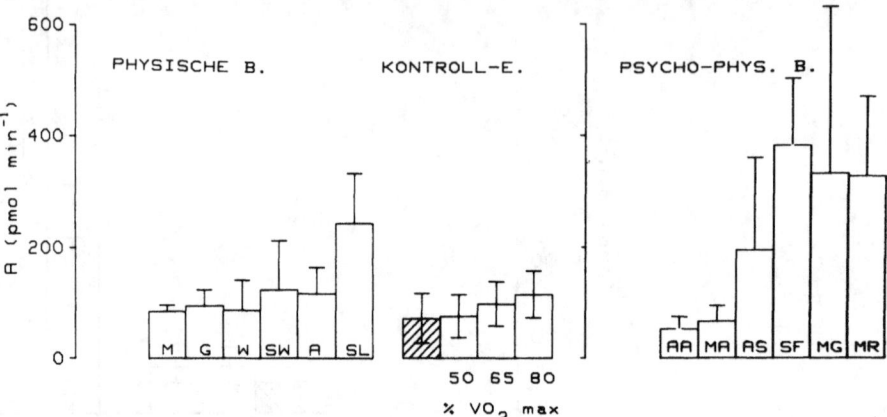

Abb. 3. Vergleichende Darstellung der Adrenalinausscheidung bei Körperarbeit (linke Seite), bei einer Kontroll-Ergometrie (Mitte) und bei psychophysischen Anforderungen. (M Marathontrainingslauf; G = 2 × 8 Loch Golf; W = Waldarbeit; SW = Skiwandern; A = Ausdauerbelastungen mittlerer Intensität; SL = Skilanglauf submax. Intensität; AA = Autobahnausdauerfahrt mit dem Auto, bzw. mit dem Motorrad = MA; AS = Autosimulatortest; SF = Skifliegen; MG = Motorradgeländesport, Meisterschaftslauf; MR = Motorrennsport, Meisterschaftsläufe)

Störungen der neuronalen Funktion als auch der Adrenorezeptoren (Abb. 5). Andererseits konnten wir bei Patienten mit Phäochromzytom, d. h., mit exzessiver, teils aber nur anfallartiger Katecholaminfreisetzung, lediglich eine Funktionsstörung der Alpha-2-Adrenorezeptoren nachweisen (Abb. 6); möglicherweise kommt es unter solchen Bedingungen, bei nicht kontinuierlicher Katecholaminfreisetzung, stets zur Erholung von Beta-Rezeptoren; siehe hierzu auch Tohmeh und Cryer 1980 [34].

Die Rückwirkungen wiederholter kurzzeitiger oder ausdauernder intensiver Belastungen, wie sie beim Leistungssport auftreten, teils verbunden mit einer ausgeprägten hyperadrenergen Regulation infolge Belastungsart (z. B. Motorrennsport oder Skifliegen [22, 24] oder Wettkampfsituationen [38] (Abb. 7), auf das sympathische System und deren funktionelle Auswirkungen sind von großer Bedeutung für die Sportpraxis. Bei Ausdauersportlern ist die sympathische Aktivität – ausgenommen an Wettkampftagen (Abb. 1, 2, 7) – deutlich niedriger als bei untrainierten Kontrollpersonen, kenntlich an einer geringeren 24-h-Katecholaminausscheidung (Abb. 1, 2, 7) und niedrigeren Plasmakatecholaminspiegeln auf gleicher Belastungsstufe [13, 18, 25, 36]; dies trifft auch im Mittel für Kraftsportler auf gleichen submaximalen Belastungsstufen zu [25]. Die günstigen Rückwirkungen einer ausdauertrainings-abhängigen sympathischen Aktivität in Verbindung mit einem überholten Vagotonus auf die Herz-Kreislaufregulation sind akzeptiert und werden auch bei Bewegungstherapie sichtbar [26]. Die Auswirkungen eines höchst unterschiedlichen Trainings – hier aerobe Ausdauerbelastungen, dort anaerobe Maximalbelastungen – auf die Rezeptorfunktion sind komplex und nur teilweise geklärt. So ist die Dichte und Funktion der einer direkten Untersuchung zugänglichen Beta-2-Adrenorezeptoren beim Ausdauersportler gesteigert [2, 17].

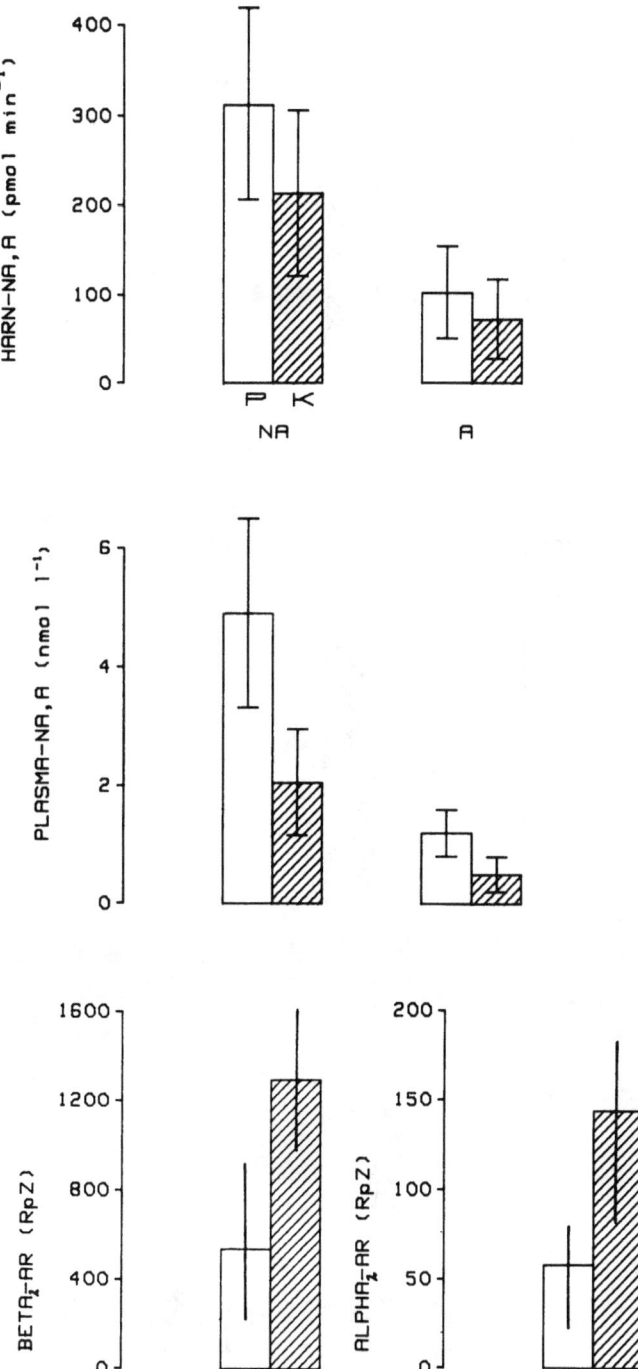

Abb. 4. Verhalten der Harnkatecholaminausscheidung, der Plasmakatecholaminspiegel in Ruhe und der Adrenorezeptoren an intakten Zellen (Beta-2-AR an intakten Granulozyten, Alpha-2-AR an intakten Thrombozyten) bei Herzinsuffizienten (NYHA 3 und 4 = P) und bei gesunden Kontrollpersonen (K); (NA = Noradrenalin, A = Adrenalin, RpZ = Rezeptoren pro Zelle)

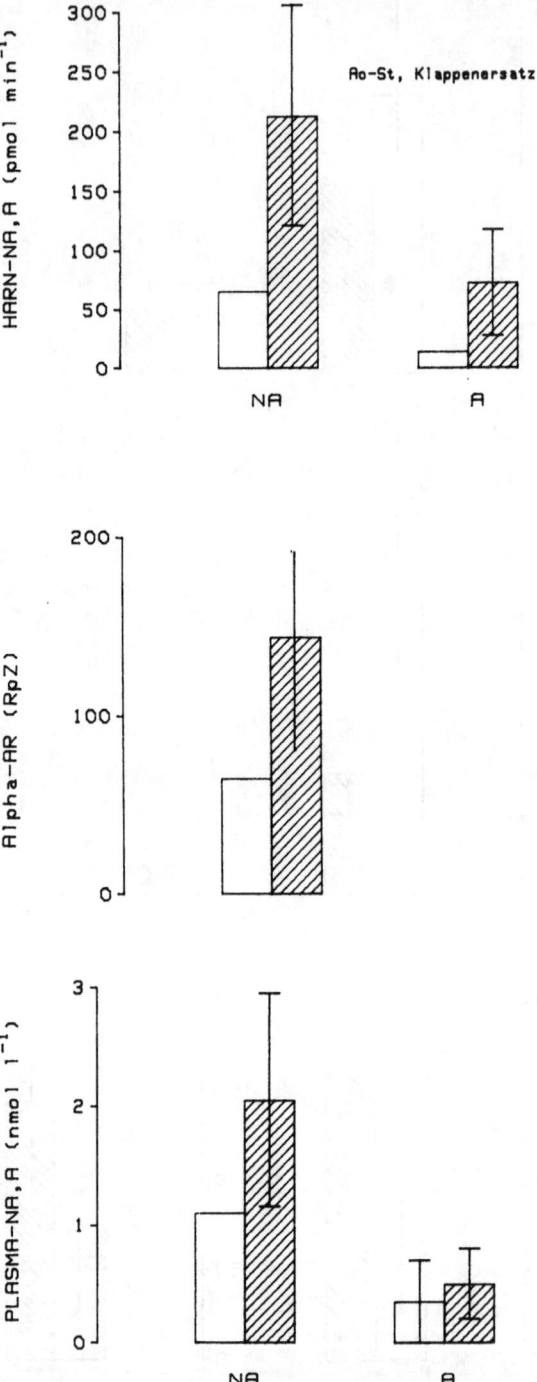

Abb. 5. Einteilung wie Abb. 4, jedoch bei einer Patientin mit schwerer Herzinsuffizienz nach zweimaliger Operation der Aortenklappe wegen Insuffizienz. Schraffierte Säulen = Kontrollwerte; siehe Text

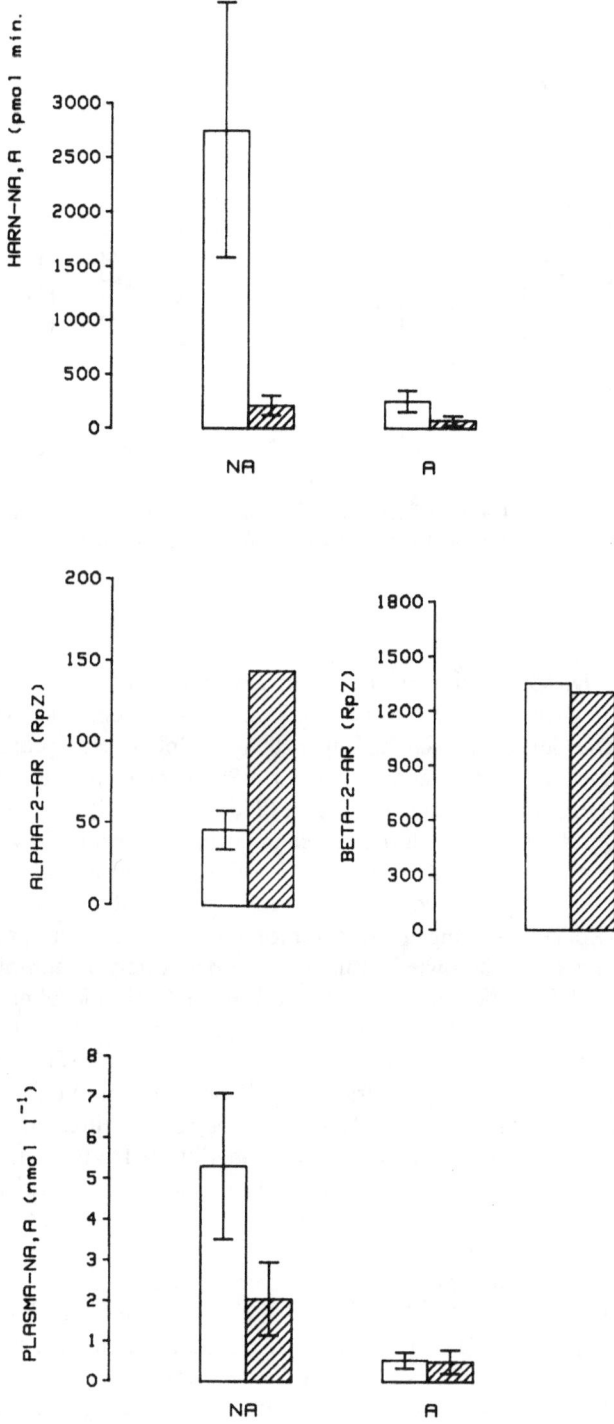

Abb. 6. Einleitung wie Abb. 4 und 5, jedoch bei Patienten mit Phäochromozytom (extradrenal); schraffierte Säulen = Kontrollwerte; siehe Text

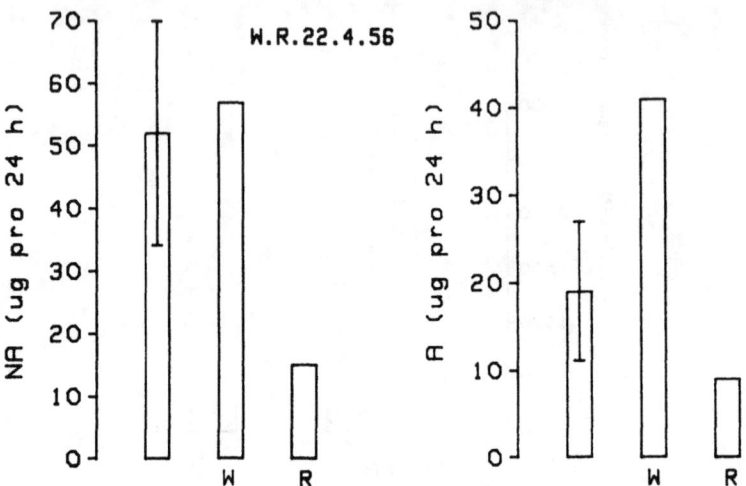

Abb. 7. 24 h – Katecholaminausscheidung bei einem Fußballspieler an einem Wettkampftag (W) und dem 1. Regenerationstag nach dem Wettkampf (R), der wegen Leistungsminderung zu uns kam

Dieser Befund ist aber nicht unwidersprochen [7]. Die Diskrepanz erklärt sich möglicherweise aufgrund der Zwei-Phasen-Regulation von Beta-Rezeptoren [34]. Die der Untersuchung zugänglichen Alpha-2-Rezeptoren an Thrombozyten, wie auch u. a. die adrenalin-induzierte Plättchenaggregation in vitro sind bei Ausdauersportlern im Mittel vermindert [27, 28] (Abb. 8), bei Kraftsportlern jedoch gesteigert [27]. Hierbei dürfte es sich um trainingsspezifische Veränderungen handeln, die aber durch eine Reihe zusätzlicher Faktoren beeinflußt werden, wie Serumlipidspiegel, Lipoproteinverteilung [28], Kochsalzzufuhr [11] und genetische Disposition. Die Veränderungen auf Rezeptorebene sind als ebenso wesentlich für den Organismus anzusehen wie Veränderungen der Katecholaminspiegel. So kann ein Rezeptordefizit auch durch überhöhte Katecholaminspiegel nicht kompensiert werden.

Welche Überlegungen können nun für die Sportpraxis getroffen werden? Einige Befunde sprechen für ein sicherlich nur temporäres Funktionsdefizit des Sympathikus nach einem Übertraining [14] oder hohen Wettkampfbelastungen (Abb. 7). Inwieweit hiervon auch Rezeptoren betroffen sein können, ist offen. Ein Funktionsdefizit des Sympathikus bedeutet aber auf jeden Fall eine Leistungseinbuße [1, 4] – siehe auch das Extrembeispiel der sympathischen Insuffizienz [23]. Auch die sympathische Überfunktion, sei sie hervorgerufen durch nichttrainings-bedingte Einflüsse, wie Familie, Beruf, Partnerbeziehung (Abb. 9), sei sie hervorgerufen durch sportart-bedingte oder durch wettkampf-abhängige Nervosität mit hyperadrenerger Regulation [22, 24, 38] (Abb. 10), kann mit einer direkten Leistungseinbuße einhergehen. Hierbei muß im Einzelfall entschieden werden, ob die „schlechte" Leistung zur Nervosität, oder die Nervosität zur „schlechten" Leistung beiträgt. An die Möglichkeit einer durch Überfunktion bedingten ungünstigen Rückwirkung auf Adrenorezeptoren (Abb. 4) mit nachfolgender Funktionseinbuße sei in diesem Zusammenhang nochmals erinnert.

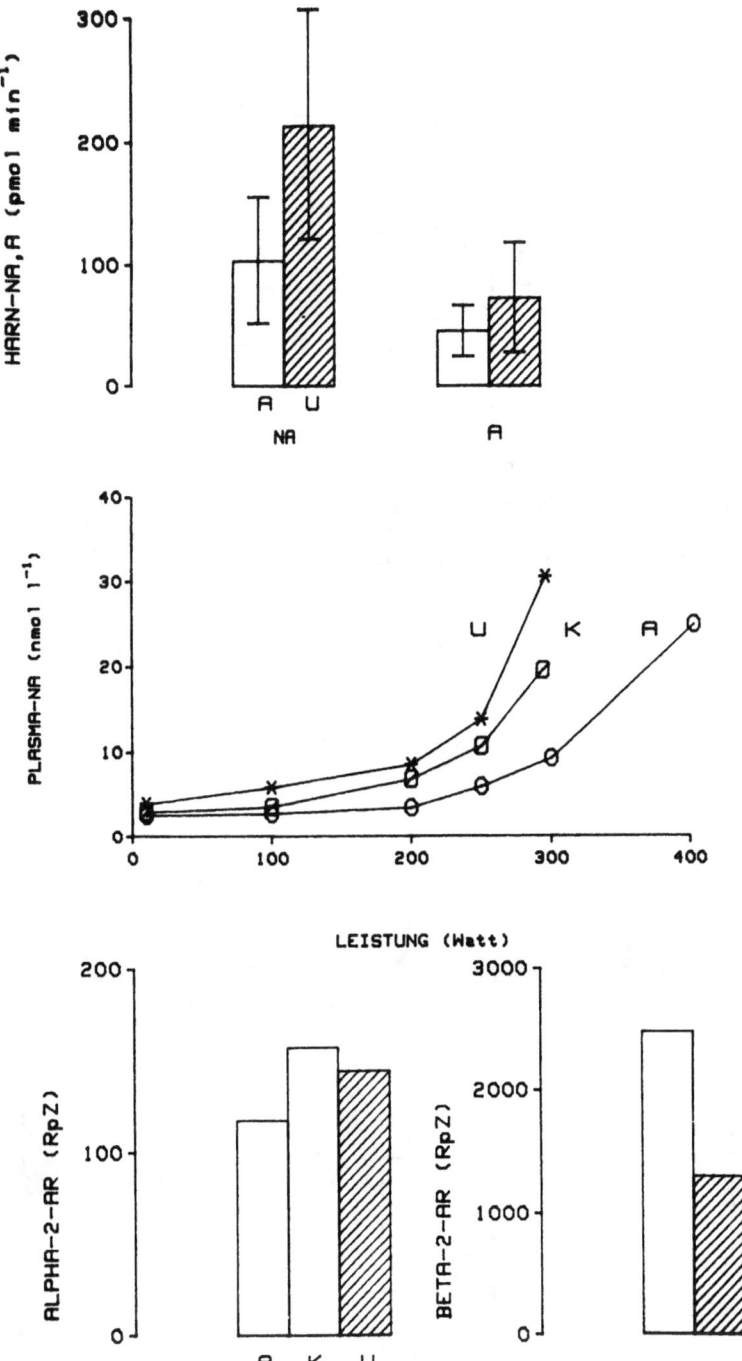

Abb. 8. Verhalten der 24 h – Katecholaminausscheidung bei Ausdauersportlern (A) und untrainierten Kontrollpersonen (U), der Plasmakatecholamine in Ruhe und bei Körperarbeit, diese zusätzlich bei Kraftsportlern (K), sowie der Adrenorezeptoren, wobei die Beta-2-Adrenorezeptoren nur bei Ausdauersportlern und untrainierten Kontrollpersonen vorliegen

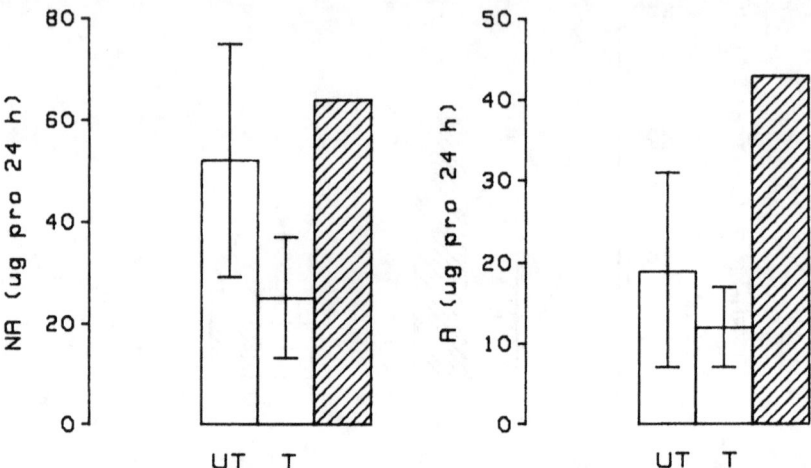

Abb. 9. Katecholaminausscheidung bei einem Mittelstreckenläufer vor der Olympiade in LA (schraffierte Säulen), der wegen überwiegend persönlicher Probleme nicht teilnahm, in Beziehung zur Normausscheidung Trainierter (T) und untrainierter Personen (UT)

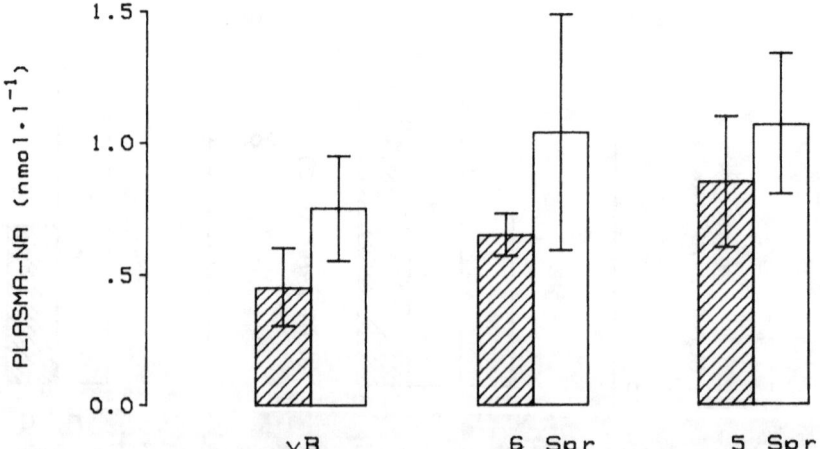

Abb. 10. Plasma-Noradrenalinspiegel bei einem „guten" Skispringer (schraffierte Säulen) und einem „weniger guten" Springer vor Belastung (gemittelt aus 11 Einzelwerten), ferner vor 6 Übungssprüngen am 1. Tag und nochmals 5 Übungssprüngen am 2. Trainingstag

Literatur

1. Baumann G, Ries G (1972) Verhalten kardialer β-Rezeptoren bei akutem Myokardinfarkt und chronischem Herzversagen. Mögliche Rolle von H_2-Rezeptor-Agonisten. Herz Kreisl 14: 169–178
2. Bieger W, Zittel R (1982) Effect of physical activity on betareceptor activity. In: Knuttgen HG, Vogel JA, Poortmans J (eds) Biochemistry of exercise. Human Kinetics Publishers, Champain Ill USA, 715–722
3. Bieger W, Michel G, Zimmermann B, Etz B (1984) Steigerung der β-Rezeptorkonzentration durch intensives Schwimmtraining. Dtsch Z Sportmed 35: 270
4. Bristow MR, Ginsburg R, Minobe W (1982) Decrease catecholamine sensitivitiy and β-adrenergic receptor density in failing human hearts. N Engl J Med 307: 205
5. Brodde OE, Daul A, O'Hara N (1984) β-Adrenoceptor changes in human lymphocytes, induced by dynamic exercise. Naunyn-Schmiedeberg's Arch Pharmacol 325: 190–192
6. Brodde OE (1986) Molecular Pharmacology of β-Adrenoceptors. J Cardiovasc Pharmacol 8 (Suppl 4): 16
7. Butler J, O'Brien M, O'Malley K, Kelle JG (1982) Relationship of β-adrenoceptor density to fitness in athletes. Nature 298: 60–61
8. Carlsson E, Hedberg A, Mattsson H (1981) Classification and function of adrenoceptors. In: Delius W, Gerlach E, Grobecker H, Kübler W (Hrsg) Springer Berlin, 19–28
9. Chidsey CA, Braunwald E, Morrow AG, Mason DT (1963) Myocardial norepinephrine concentration in man. Effect of reserpine in congestive heart failure. New Engl J Med 269: 653–659
10. DaPrada M, Zürcher G (1976) Simultaneous radioenzymatic determination of plasma and tissue adrenaline, noradrenaline and dopamine within the fentomole range. Life Sci 19: 1161–1174
11. Fraser J, Nadeau J, Robertson D, Wood AJJ (1981) Regulation of human leukocyte beta-receptors by endogenous catecholamines. J Clin Invest 67: 1777–84
12. Gawellek F (1969) Die Veränderungen der Katecholaminausscheidung im Harn bei unterschiedlicher Diureserate. Endocrinology 55: 199
13. Hartley LH, Mason JW, Hogan RP, Jones LG, Kotchen TA, Mougey EH, Wherry FE, Pennington LL, Ricketts PT (1972) Multiple hormonal responses to grades exercise in relation to physical training. J Appl Physiol 32: 602–606
14. Kindermann W (1985) Das Übertraining – Ausdruck einer vegetativen Fehlsteuerung. Kongreß Arzt und Athlet, Bundesausschuß Leistungssport, Wiesbaden
15. LaBrosse EH, Astrand J, Kopin IJ, Kety SS (1961) Metabolism of 7-^{3}H-Epinephrine-d-Bitartrate in normal young men. J Clin Invest 40: 253–260
16. Lefkowitz RJ, Lindenlaub E (1985) Adrenergic receptors. Molecular properties and therapeutic implications. Schattauer Stuttgart
17. Lehmann M, Schmid P, Bergdolt E, Porzig H, Keul J (1983) Bestimmung von β-Rezeptoren an polymorphkernigen intakten Leukozyten im autologen Plasma. J Clin Chem Clin Biochem 21: 805–811
18. Lehmann M, Keul J, Huber GT, DaPrada M (1981) Plasma catecholamines in trained an untrained volunteers during graded exercise. Int J Sports Med 2: 143–147
19. Lehmann M, Rühle K, Schmid P, Klein H, Matthys K, Keul J (1983) Hämodynamik, Plasmakatecholaminverhalten und β-Adrenorezeptorendichte bei Trainierten, Untrainierten und Herzinsuffizienten. Z Kardiol 72: 529–536
20. Lehmann M, Keul J (1986) Sympathische Aktivität bei Coronarinsuffizienz. Anwendung von Beta-Rezeptorenblockern. In: Autonome Innervation des Herzens. Myocardiale Hypoxie. Brisse B, Bender F (Hrsg), im Druck
21. Lehmann M, Dickhuth HH, Schmid P, Keul J (1984) Plasma catecholamines, β-adrenergic receptors and isoproterenol sensitivity in endurance trained and non-endurance trained volunteers. Eur J Appl Physiol 52: 362
22. Lehmann M, Huber G, Spöri U, Keul J (1982) Katecholaminausscheidung bei körperlichen und konzentrativen Belastungen. Int Arch Occup Environ Health 50: 175–186
23. Lehmann M, Hirsch FW, Auch-Schwelk W, Alnor J, Ochs A, Gastmann U, Keul J (1986) Primäre orthostatische Hypotonie. Ein Fallbericht. Z Kardiol 75: 117–121

24. Lehmann M, Jakob E, Roscher E, Tusch R, Keul J (1986) Katecholaminausscheidung beim Skifliegen. Dtsch Z Sportmed, im Druck
25. Lehmann M, Keul J (1986) Free plasma catecholamines, heart rates, lactate levels, and oxygen uptake in competition weight lifters, cyclists, and untrained control subjects. Int J Sports Med 7: 18–21
26. Lehmann M, Berg A, Keul J (1985) Änderung der sympathischen Aktivität bei 18 Postinfarktpatienten nach 1 Jahr Bewegungstherapie. Z Kardiol 73: 756–759
27. Lehmann M, Hasler K, Bergdolt E, Keul J (1986) Alpha-2-Adrenoreceptor density on intact platelets and adrenaline-induced platelet aggregation in endurance an non-endurance trained subjects. Int J Sport Med 7: 172–176
28. Lehmann M, Berg A, Dickhuth HH, Hasler K, Keul J (1986) Beziehungen zwischen Serumlipoproteinen und induzierte Plättchenaggregation in vitro bei Untrainierten, Trainierten und Patienten mit koronarer Herzkrankheit. Herz Kreisl, 181–185
29. Mäurer W, Tschada R, Manthey J, Ablasser A, Kübler W (1981) Catecholamines in patients with heart failure. In Delius W, Gerlach E, Grobecker H, Kübler W (eds) Catecholamines and the heart. Springer Berlin, 236–246
30. Motulsky HJ, Insel PA (1982) 3H-Dihydroergocryptine binding to alpha-adrenergic receptors of human platelets. Biochem Pharmacol 31: 2591
31. Schwaberger G, Pessenhofer H, Wolf W, Gleispach H, Sauseng N, Frisch CH, Reinprecht M, Lehmann M, Huber G, Schmid P (1985) Physischer Trainingszustand und psycho-emotionaler Streß im Autorennsport. In: Franz IW, Mellerowicz H, Noack W (eds) Training und Sport zur Rehabilitation in der technisierten Umwelt. Springer Berlin, 382–386
32. Sobel BE, Roberts R (1984) Hypotension and Syncope: In: Braunwald E (ed) Heart Disease. Saunders Philadelphia (USA), 928
33. Timio M, Gentili S, Pede S (1979) Free adrenaline and noradrenaline excretion related to occupational stress. Brit Heart J 42: 471–474
34. Tohmeh JF, Cryer PE (1980) Biphasic adrenergic modulation of β-adrenergic receptors in man. J Clint Invest 65: 836–840
35. Wallin BG (1981) Relationship between sympathetic outflow to muscles, heart rate and plasma noradrenaline in man. In: Delius W, Gerlach E, Grobecker H (eds) Catecholamines and the heart. Springer Berlin, 11–18
36. Winder WW, Hickson JM, Hagberg RC, Ehsani AA, McLane JA (1979) Training induced changes in hormonal and metabolic responses to submaximal exercise. J Appl Physiol 46: 766–771
37. Yamaguchi N, de Champlain J, Nadeau R (1975) Correlation between the response of the heart to sympathetic stimulation and the release of endogenous catecholamines into the coronary sinus of the dog. Circ Res 36: 662–667
38. Zimmermann E, Donike M, Schänzer W (1985) Katecholaminspiegel psychische Aktivierung und Wettkampfstabilität. In: Franz IW, Mellerowicz H, Noack W (Hrsg) Training und Sport zur Prävention und Rehabilitation in der technisierten Umwelt. Springer Berlin, 377–381

Hormonelle Aspekte bei der Frau im Hochleistungssport

K. G. Wurster[1] und E. Keller[2]

Frauenklinik Charlottenhaus Stuttgart[1], Universitäts-Frauenklinik Tübingen[2]

In der Sportmedizin hielt im Laufe der letzten Jahre eine neue Disziplin ihren Einzug, die Hormonforschung, und im Speziellen die gynäkologische Endokrinologie. Sie entstand mit durch die steigende Zahl von Frauen im Spitzensport. Durch einstige, gynäkologisch begründete Warnungen vor möglichen gesundheitlichen Schäden begannen die Frauen erst in den letzten 20–25 Jahren mit dem intensiveren Training der meisten Sportarten und Disziplinen. Dies bewirkte bei Frauen einen wesentlich höheren Trainingszuwachs und steilere Leistungskurven als bei Männern. Dabei änderte sich das äußere Erscheinungsbild der Leistungssportlerinnen, z. B. im Turnen, Schwimmen, Kugelstoßen oder in den Ausdauerdisziplinen des Laufens. Wesentliche gynäkologische Auswirkungen erhöhter körperlicher Belastung scheinen die verzögerte Menarche und Zyklusstörungen bis hin zur Amenorrhö zu sein. Worin beruht nun der Einfluß des Sports auf das hormonelle System?

Märker (1983) berichtet über eine signifikant spätere Menarche von 1–2 Jahren bei Mädchen im Wasserspringen, Eiskunstlaufen und Turnen; Disziplinen, deren Leistungstraining weit vor der Pubertät begonnen wird. Neben dem Alter bei Trainingsbeginn spielen dabei auch konstitutionelle Unterschiede eine wesentliche Rolle.

Über gehäufte Zyklusstörungen bei Sportlerinnen (zwischen 10–50%) berichten verschiedene Autoren (Zhanel 1971; Feicht 1978; Dale et al. 1979; Speroff u. Redwine 1980; Baker et al. 1981). Wurster et al. (1984) fanden in der Leichtathletik bei 10% der Kurzstreckenläuferinnen, bei 15% der Mittelstreckenläuferinnen und bei 31% der Langstreckenläuferinnen eine primäre Amenorrhö. Damit spielt, neben dem Alter des Eintritts in den Leistungssport, die Dauer und Kontinuität einer Belastung eine wesentliche Rolle bei der Genese einer Zyklusinstabilität. Im Langstreckenschwimmen wurde dagegen bisher nur von Bonen (1983) über verkürzte Zyklen berichtet. Entgegen den Laufdisziplinen bleibt unter der sportlichen Belastung hier die Körpertemperatur konstant.

Als weitere prädisponierende Faktoren für die Entstehung einer sportassoziierten Amenorrhö nennt Shangold (1982) die verspätete Menarche, junges Alter, physischen und psychischen Streß, Gewichtsverlust und die Veränderung des Körperfettanteils. Wurster (1986) dagegen konnte keine signifikanten Korrelationen zwischen Zyklusinstabilität und reduziertem Körperfettgehalt bei Leichtathletinnen nachweisen.

Welche endokrinologischen Veränderungen induziert nun die sportliche Belastung als Akut- oder Langzeiteffekte, daß es zur Entstehung von Zyklusstörungen bis hin zur langandauernden Amenorrhö kommt? Bonen et al. (1981) fanden bei 4 Schwimmerinnen mit 2–3 h Training/Woche signifikant verkürzte Zyklen mit partiell anovulatorischem Verlauf. Das endokrine Profil wies signifikant niedrige FSH- und LH-Verläufe, erniedrigte E_2-Spiegel und fehlende Progesteronanstiege auf. Shangold et al. (1979) konnten zeigen, daß bei Training in der Follikelphase durch zusätzliches Training in der Lutealphase die LH- und Progesteronwerte in der zweiten Zyklushälfte signifikant niedriger lagen. Ein 13monatiges Ausdauertraining führte zwar zu einer signifikanten Abnahme des Körperfettanteils sowie zur Abnahme von Östradiol, doch bestanden keine positiven Korrelationen zwischen Fettabbau und verminderter Östrogenbildung bei gleichbleibender Testosteronkonzentration (Boyden et al. 1983).

Zur Beurteilung von endokrinen Akutveränderungen führten wir 178 Untersuchungen an Untrainierten, Breiten- und Spitzensportlerinnen der Leichtathletik auf dem Laufband, in verschiedenen Trainings- und Wettkampfsituationen und bei einem Marathonlauf durch. Prolaktin stieg mit der Dauer der Belastung und damit dem aeroben Trainingszustand signifikant an. Trotz erschöpfender Belastung war die Prolaktinantwort auf dem Laufband 2- bis 4fach geringer als im Training, am höchsten war sie beim Marathonlauf. Unabhängig von der Dauer der sportlichen Anstrengung wurden die höchsten Prolaktinspiegel nach 5- bis 10minütiger Erholung gemessen. Die Ausgangswerte wurden, in Abhängigkeit von der Höhe der Maximalwerte, nach 60–120 min erreicht. Eine Hyperprolaktinämie als Ursache der Anovulation oder Corpus-Luteum-Insuffizienz ist bekannt. Zur Quantifizierung der

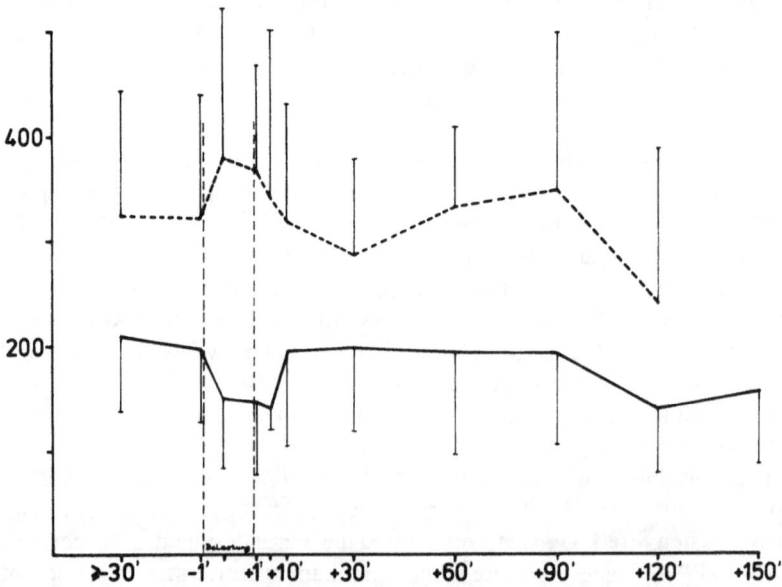

Abb. 1. FSH [ng/ml, x̄ (ABW)] unter standardisierter Belastung bei Mittelstreckenläuferinnen mit (----, n = 9) und ohne (——, n = 6) hormonaler Kontrazeption

passageren sportinduzierten Hyperprolaktinämie wurde die Fläche unter der Hormonkurve als Maßzahl bestimmt und der Zyklusstabilität gegenübergestellt. Es fanden sich mit zunehmender Zyklusinstabilität höhere Prolaktinantworten auf die sportliche Belastung.

FSH fiel dagegen mit zunehmender Belastungsdauer signifikant ab; die niedrigsten FSH-Werte wurden 1–5 min nach Belastungsende erreicht. Nach rasch erreichtem Ausgangsniveau war ein neuerlicher Abfall zwischen 90 und 120 min zu messen (Abb. 1). Der unter der Belastung zu messende FSH-Abfall korrelierte nicht direkt mit dem Prolaktinanstieg. Doch war die Fläche unter den FSH-Kurven bei Frauen mit Zyklusstörungen größer.

Das wesentlich ovarielle Steroid, Östradiol, stieg unter der körperlichen Belastung signifikant an, mit seinem Maximum nach 1- bis 5minütiger Erholung. Der prozentuale Anstieg war bei den untrainierten Frauen am höchsten, bei den Langstreckenläuferinnen am geringsten. Der E.Abfall war bei den Mittelstreckenläuferinnen erst nach 120 min nachzuweisen (Abb. 2). Keizer (1983) wies auf die mit zunehmender Belastung abnehmende metabolische Clearancerate von Östradiol hin.

Für weitere analysierte Steroide ließ sich ebenfalls eine positive Korrelation zwischen der Höhe der Hormonantwort und der zunehmenden Belastungsdauer nachweisen (Tabelle 1). In bezug auf die klinischen Auswirkungen konnte gezeigt werden, daß mit abnehmender Zyklusstabilität die Hormonantworten von Prolaktin, DHEA, Kortisol und Progesteron zunehmen.

Neben der Belastungsdauer, dem Trainingszustand, der Körpertemperatur und der aeroben und anaeroben Belastung sind weitere metabolische wie psychische Faktoren für das Ausmaß der akuten wie chronischen hormonellen Veränderung durch die sportliche Belastung mit beteiligt. Sie sind in ihrem Stellenwert an der Entstehung einer Zyklusstörung bis hin zur Amenorrhö noch nicht ausgelotet. Wichtig erscheint jedoch, einen möglichen schweren Östrogenmangel zu erkennen und gegebenenfalls zu beheben, da sonst mit somatischen Schäden an Genitale und am Skelettsystem, und dadurch bedingt auch an der Psyche, entstehen können.

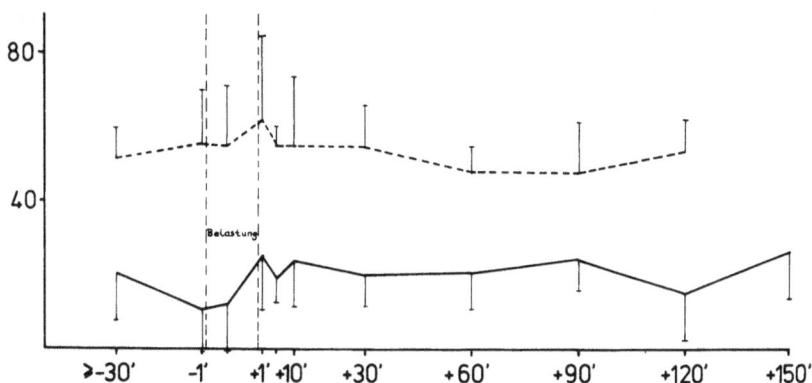

Abb. 2. E_2 [pg/ml, x̄ (ABW)] unter standardisierter Belastung bei Mittelstreckenläuferinnen mit (-- --, n = 9) und ohne (——, n = 6) hormonaler Kontrazeption

Tabelle 1. Hormonantworten (Flächen unter den Hormonkurven), welche mit größerer Belastungsdauer zunehmen

ohne	mit hormonaler Kontrazeption
DHEA*	DHEA*
Kortisol*	Kortisol*
Prolaktin*	Prolaktin*
Progesteron**	Testosteron**
fr. Testosteron**	

* $p < 0{,}01$
** $p < 0{,}05$

Literatur

1. Baker ER, Mathur RS, Kirk RF, Williamson HO (1981) Female runners and secondary amenorrhea: correlation with age, parity, mileage, and plasma hormonal, and sex-hormone-binding globulin concentrations. Fertil Steril 36: 183–187
2. Bonen A (1983) Exercise-related disturbances in the menstrual cycle. In: Borer KT, Edington DW, White TP (eds) Frontiers of exercise biology. Human Kinetics Publishers, Illinois
3. Bonen A, Belcastro AN, Ling WY, Simpson AA (1981) Profiles selected hormones during menstrual cycles of teenage athletes. J Appl Physiol 50: 545–551
4. Boyden TW, Pamenter RW, Stanforth P, Rotkis T, Wilmore JH (1983) Sex steroids and endurance running in women. Fertil Steril 39: 629–632
5. Dale E, Gerlach DH, Withite AL (1979) Menstrual dysfunction in distance runners. Obstet Gynecol 54: 47–53
6. Feicht CB, Johnson TS, Martin BJ, Sparkes KE, Wagner WW Jr (1978) Secondary amenorrhea in athletes. Lancet 2: 1145–1146
7. Keizer HA (1983) Hormonal responses in women as a function of physical exercise and training. de Vrieseborch, Haarlem
8. Märker K (1983) Frau und Sport. JA Barth, Leipzig
9. Shangold MM (1982) Evaluating menstrual irregularity in athletes. Phys Sportsmed 10: 21–24
10. Shangold MM, Freeman R, Thysen B, Gatz M (1979) The relationship between longdistance running, plasma progesterone, and luteal phase length. Fertil Steril 31: 130–133
11. Speroff L, Redwine DB (1980) Exercise and menstrual function. Physician Sportsmed 5: 42–52
12. Wurster KG (1986) Einfluß von Leistungssport auf das endokrine System der Frau. Springer, Heidelberg
13. Wurster KG, Zwirner M, Keller E, Schindler AE, Schrode M, Heitkamp H (1984) Discipline specific differences in the responses of pituitary, gonadal and adrenal hormones to maximal physical exercise in female top athletes. Int J Sports Medicine 5: 203–205

Belastbarkeit, Katecholaminverhalten und Katecholaminempfindlichkeit bei Patienten mit primärer sympathischer Insuffizienz*

U. Gastmann, M. Lehmann, J. Staiger und J. Keul

Medizinische Universitätsklinik Freiburg im Breisgau, Abteilung Sport- und Leistungsmedizin
(Ärztl. Dir.: Prof. Dr. med. J. Keul)

Einleitung

Die primäre sympathische Insuffizienz kann in eine zentrale Form mit multiplen Defekten im zentralen Nervensystem mit normalen Plasmakatecholaminspiegeln in Ruhe und in eine periphere Form mit erniedrigten Katecholaminspiegeln in Ruhe eingeteilt werden. Sie zeigt sich in beiden Fällen in einem starken Blutdruckabfall ohne adäquate Frequenzsteigerung oder Anstieg des Plasmakatecholaminspiegels.

Im folgenden soll über einen 35jährigen Patienten und eine 65jährige Patientin mit diesem Krankheitsbild

Kasuistik

Beide Patienten klagten über eine zunehmende allgemeine Leistungsminderung und Schwindel mit Neigung zu orthostatischen Synkopen. Die Krankheitsvorgeschichte, die internistische und neurologische Durchuntersuchung inklusive der dazugehörigen Funktions- und Labortests waren in beiden Fällen bis auf die Blutdruck- und Frequenzregulation unauffällig.

Von uns wurden daraufhin Orthostasetest, stufenweise Fahrradergometrie im Liegen, Bestimmung der Plasma- und Urinkatecholamine, der Beta-2- und Alpha-2-Adrenorezeptoren sowie die adrenalin- bzw. kollageninduzierte Thrombozytenaggregation durchgeführt. Darüber hinaus führten wir Stimulationstests mit Noradrenalin und Isoproterenol durch.

Ergebnisse und Diskussion

Sofort nach Aufrichten kam es zu einem starken Blutdruckabfall ohne adäquate Frequenzsteigerung mit Schwindel und Kollapsneigung bei beiden Patienten. Dies war in geringerem Ausmaße auch während der Fahrradergometrie zu beobachten (Abb. 1). Hierfür dürfte der fehlende Anstieg der sympathischen Aktivität, kennt-

---

* Mit Unterstützung des Bundesinstituts für Sportwissenschaft, Köln

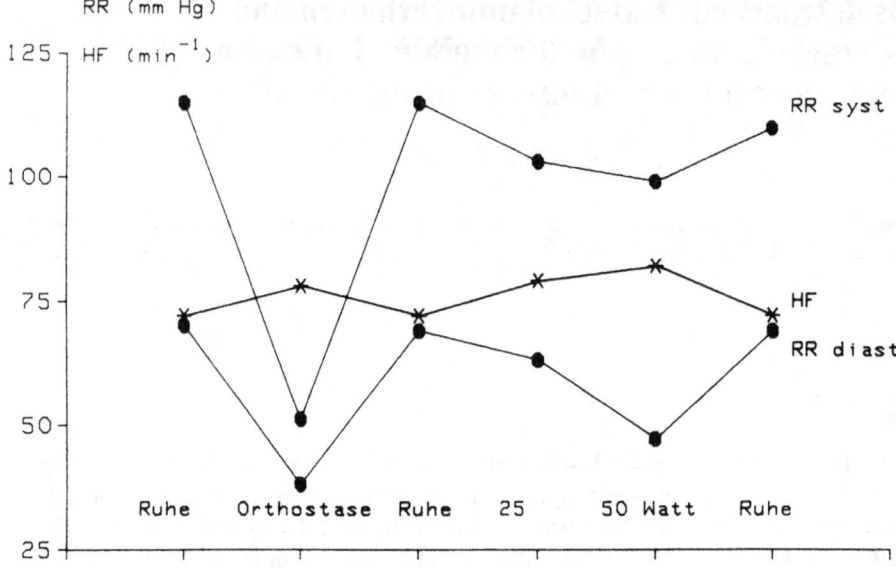

Abb. 1. Verhalten des Blutdrucks und der Herzfrequenz einer 65jährigen Patientin in Ruhe, während Orthostase und während Körperarbeit bei einer Fahrradergometrie im Liegen

lich am Verhalten der Plasmakatecholamine (Abb. 2), verantwortlich sein. Während wir bei der 65jährigen Patientin eine peripher bedingte sympathische Insuffizienz mit erniedrigten Ruhekatecholaminspiegeln bei einer Synthesestörung zwischen Dopamin und Noradrenalin bzw. Adrenalin annehmen, deuten die normalen Ruhekatecholaminspiegel des 35jährigen Patienten auf eine zentrale Form mit einer Regulationsstörung der Katecholaminfreisetzung hin.

Auf ansteigende Konzentration von Noradrenalin i.v. (Abb. 3) reagierten beide Patienten mit einem drastischen Blutdruckanstieg bei gleichbleibender Herzfrequenz, wie dies bei gesunden Kontrollpersonen nicht beobachtet werden konnte. Auch auf ansteigende Konzentration von Isoproterenol i.v. (Abb. 3) zeigten beide Patienten einen deutlichen Abfall des Blutdrucks bei steigender Herzfrequenz, wie dies für gesunde Kontrollpersonen nicht in diesem Ausmaß gezeigt werden konnte. Dies deutet in Übereinstimmung mit einer erhöhten Dichte von Beta-2-Adrenorezeptoren an intakten Granulozyten (Abb. 2), die einer Untersuchung zugänglich sind, bei beiden Patienten auch auf eine erhöhte Rezeptorendichte bzw. Affinität der Beta-1-Adrenorezeptoren des Herzens oder der Beta-2-Adrenorezeptoren der Widerstandsgefäße hin. Eine erhöhte Dichte bzw. Empfindlichkeit der Alpha-1-Adrenorezeptoren der Widerstandsgefäße läßt sich nur anhand der Überempfindlichkeitsreaktion gegenüber Noradrenalin schließen, zumal wir eine normale Dichte, Affinität und Empfindlichkeit von Alpha-2-Adrenorezeptoren an intakten Thrombozyten (Abb. 2) in Übereinstimmung mit einer normalen adrenalininduzierten Thrombozytenaggregation bei beiden Patienten fanden.

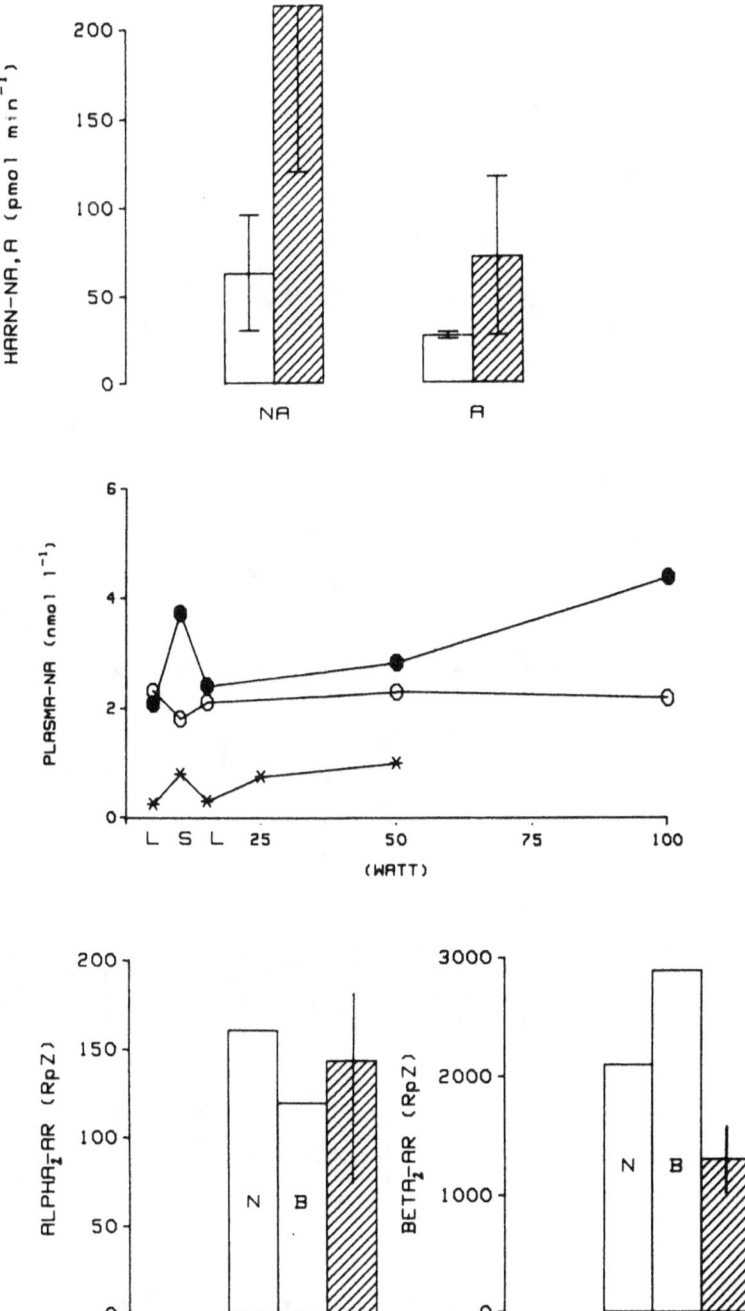

Abb. 2. Noradrenalin (NA) und Adrenalin (A) im Harn einer 65jährigen Patientin und eines 35jährigen Patienten im Vergleich zu gesunden Kontrollpersonen (schraffierte Balken), Plasmanoradrenalin einer 65jährigen Patientin (*), eines 35jährigen Patienten (o) und von gesunden Kontrollpersonen (●) in Ruhe (L), während Orthostase (S) und während Fahrradergometrie im Liegen sowie Alpha-2- und Beta-2-Adrenorezeptoren einer 65jährigen Patientin (N) und eines 35jährigen Patienten (B) im Vergleich zu gesunden Kontrollpersonen (schraffierte Balken)

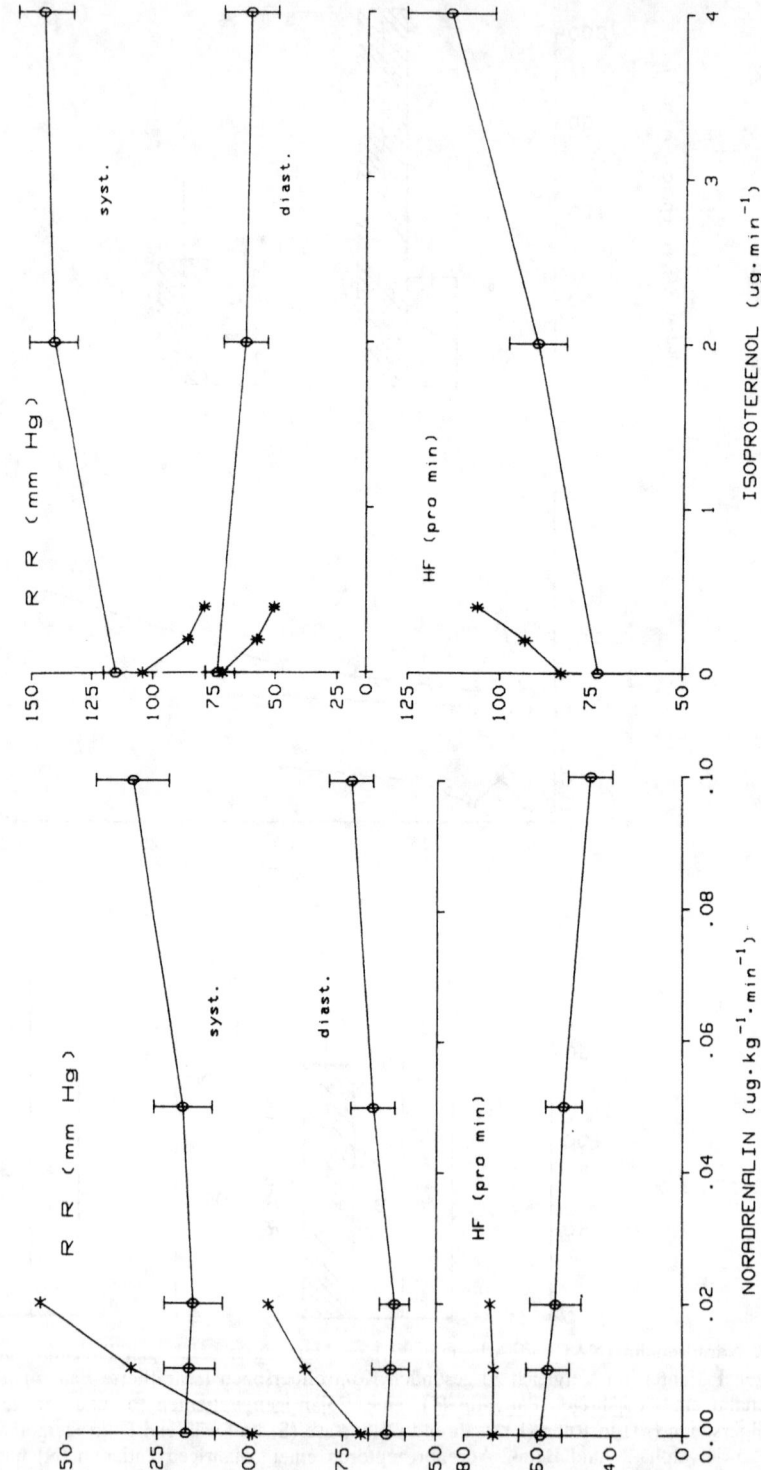

Abb. 3. Herzfrequenz- und Blutdruckverhalten einer 65jährigen Patientin (*) im Vergleich zu gesunden Kontrollpersonen (o) auf intravenöse Gabe von Noradrenalin und Isoproterenol

Die Therapie der primären orthostatischen Hypotonie bereitet erhebliche Schwierigkeiten. So haben oral verabreichte Sympathomimetica keine hinreichende Dauerwirkung. Eine Kombination aus salzreicher Kost, Mineralocorticoiden (2–3 × 0,1 mg Fludrocortison) und nichtselektive Betablocker (2 × 10 mg Propranolol) in Verbindung mit einer Kompressionsstrumpfhose führten, wenn auch vorerst ohne Langzeiterfahrung, bei beiden Patienten zu einer deutlichen Symptomminderung, so daß sie sich auch subjektiv besser fühlten und den Anforderungen des täglichen Lebens besser gewachsen waren, was sich auch aufgrund höherer Blutdruckwerte und einer besseren Tolerierung des Orthostasetests objektivieren ließ.

Literatur beim Verfasser

Kapilläre Plasmakatecholamine bei aeroben und anaeroben Belastungsphasen im Labor- und Feldtest

H. Hörtnagl, H. Baumgartner, P. Baumgartl und E. Raas

Institut für Sport- und Kreislaufmedizin des Landes Tirol, Innsbruck; Institut für Biochemische Pharmakologie der Universität Innsbruck; Abteilung für Herz-, Kreislauf- und Sportmedizin am a. ö. Bezirkskrankenhaus St. Johann in Tirol

Einleitung

Die Verwendung von peripheren Venenblut zur Bestimmung freier Plasmakatecholamine als Indikatoren der sympathoadrenalen Aktivität wird zunehmend kritisch diskutiert [1, 2]. Zentralnervöse und/oder arterielle Katecholamine können wesentlich aussagestärker sein, erfordern aber Blutentnahmen, die vor allem in der Sportmedizin kaum möglich sind. Durch die Einführung der Bestimmung von Plasmakatecholaminen aus kapillären Blutproben [2, 3] steht eine neue Alternative zur Verfügung, arterielle Katecholamine zu erfassen. Darüberhinaus kann der Einfluß des sympathoadrenalen Systems bei verschiedenen Belastungsarten, nicht nur wie bisher mittels venöser Blutabnahmen unter Laborbedingungen, sondern auch bei Feldtests untersucht werden. Wir haben deshalb die aerobe und anaerobe Belastungsphase im Rahmen einer Spiroergometrie mit den jeweiligen Bedingungen im Feld gegenübergestellt.

Methodik

Blutproben zur radioenzymatischen Bestimmung der kapillären Plasmakatecholamine [4] wurden durch Punktion des hyperämisierten Ohrläppchens gewonnen. Sofort anschließend wurde Blut für die enzymatische Laktatbestimmung [5] entnommen. Die Herzfrequenzen wurden im Labor mit dem EKG und im Feld palpatorisch gemessen. Dazu wurden 7 männliche Sportler stufenweise am Fahrradergometer bis zur Erschöpfung belastet und die Werte unterhalb der anaeroben Schwelle von 4 mmol/l Laktat mit den Ergebnissen eines Langstreckenlaufes von einer Dauer von 298 ± 35 Minuten (n = 7) verglichen. Die Maximalwerte der Ergometrie wurden den Werten, die sofort nach einem alpinen Abfahrtsrennen mit einer Dauer von 117,2 ± 1,6 Sekunden (n = 7) erhoben wurden, gegenübergestellt. Zum Vergleich der Werte der anaeroben Phase wurden am Ende der stufenweisen Ergometrie (n = 7) und eines anaeroben Tests (n = 4) mit trektangulärer Belastung von 525 Watt bis zur Erschöpfung am Fahrradergometer (103,8 ± 21,4 sec) Blut abgenommen.

Tabelle 1. Adrenalin (AD), Noradrenalin (NA), Herzfrequenz (HF) und Laktat (LA) in Ruhe, während einer stufenweisen Fahrradergometrie, sofort nach einem Langstreckenlauf und nach einem alpinen Abfahrtsrennen sowie am Ende eines anaeroben Testes auf dem Fahrradergometer

	Ruhewerte (n = 16)				Fahrradergometrie (stufenweise) (n = 7)												
					aerobe Phase				anaerobe Schwelle				anaerobe Phase			
	AD	NA	HF	LA	AD	NA	HF	LA	AD	NA	HF	LA	AD	NA	HF	LA
x̄	192	472	70	–	456	1926	151	2,8	625	2715	166	4,0	764	3856	170	5,6
± SD	67	137	12	–	185	966	22	0,7	263	1342	12	–	385	2111	15	1,4

	Maximalwerte (n = 7)				Langstreckenlauf (n = 7)				Alpines Abfahrtsrennen (n = 7)				Anaerober Test am Fahrradergometer (n = 4)			
	AD	NA	HF	LA	AD	NA	HF	LA	AD	NA	HF	LA	AD	NA	HF	LA
x̄	1442	8720	191	13,7	511	1556	–	–	1098	2478	167	9,2	4255	7835	177	10,1
± SD	296	2318	6	1,6	214	522	–	–	668	1324	19	1,2	3750	4010	3	2,1

Ergebnisse und Diskussion

Die Resultate sind in Tabelle 1 aufgelistet. Dabei wurden unterhalb der anaeroben Schwelle, also bei Belastungen im aeroben Bereich ähnliche Katecholaminwerte im Labor als im Feld gefunden. Demnach erfordern aerobe Belastungen sowohl bei relativ kurzer wie bei sehr langer Dauer annähernd gleiche Katecholaminspiegel. Im Gegensatz dazu ergab sich bei einem Vergleich eines alpinen Abfahrtslaufes mit den im Labor erhobenen Maximalwerten eine auffällige Diskrepanz zwischen dem Verhalten von Laktat und Herzfrequenz und den kapillären Katecholaminen. Dementsprechend war die Herzfrequenz niedriger, als nach den Laktatwerten im Labor und Feld erwartet. Adrenalin erreichte aber Werte wie unter Ausbelastung im Labor und lag damit etwa doppelt so hoch als aufgrund der Herzfrequenz anzunehmen war. Noradrenalin hingegen war mit etwa einem Drittel des bei der Ausbelastung erreichten Wertes im der Herzfrequenz entsprechenden Bereich, aber damit deutlich niedriger als vom Laktatspiegel her abzuschätzen war. Divergierendes Verhalten fanden wir auch bei anderen Untersuchungen wie z. B. beim Skifliegen [6] und beim anaeroben Test im Labor von Eisschnelläufern der Spitzenklasse. Vergleicht man die bei diesem anaeroben Test erzielten Maximalwerte mit den entsprechenden Werten einer stufenweise Ergometrie, so ergibt sich ein annähernd gleicher Herzfrequenz- und Laktatanstieg und auch Noradrenalin steigt auf ähnliche Spiegel an. Während der Endphase des anaeroben Tests wird aber etwa 3 × soviel Adrenalin freigesetzt als am Ende der stufenweisen Belastung. Der Eindruck eines unterschiedlichen Verhaltens in der Adrenalin- und Noradrenalinfreisetzung wird bestärkt, wenn man die Werte der einzelnen Sportler analysiert.

Damit ergibt sich aber auch, daß ein Abschätzen des Verhaltens wichtiger Kenngrößen der Leistung aus dem Labortest zur Beurteilung realer Bedingungen nicht immer möglich ist. Diese neue Feldmethode sollte daher grundlegende physiologische Erkenntnisse über wettkampf- und sportartspezifische Anpassungsvorgänge des sympathischen Anteils des autonomen Nervensystems bei der Erbringung von Hochleistungen erlauben, wie sie mit den bisherigen Methoden nicht faßbar waren. Dies ist aber auch bei Trainingsempfehlungen in der Sportmedizin, aber auch in der Rehabilitation, die auf Laboruntersuchungen basieren, zu beachten.

Literatur

1. Hjemdahl P (ed) (1984) Contributions to the workshop „Plasma catecholamines as markers for sympatho-adrenal activity in man". Acta Physiol Scand Suppl 527: 1–54
2. Baumgartner H, Wiedermann CJ, Hörtnagl H, Mühlberger V (1985) Plasma catecholamines in arterial and capillary blood. Naunyn-Schmiedeberg's Arch Pharmacol 328: 461–463
3. Baumgartner H (1986) New techniques in the determination of catecholamines. Amersham research news 1: 16–17
4. Baumgartner H, Ridl W, Klein G et al (1983) Improved radioenzymatic assay for the determination of catecholamines in plasma. Clin Chim Acta 132: 111–116
5. Hohorst HJ (1974) L-(+)-Laktat-Bestimmung mit Laktat-Dehydrogenase und NAD. In: Bergmeyer HU (Hrsg) Methoden der enzymatischen Analyse. 2. Auflage, Bd II, Verlag Chemie, Weinheim
6. Baumgartl P, Baumgartner H, Hörtnagl H, Lücke G, Hofer W (WC Plancia 1985) Capillary plasma catecholamines, heart rate and bloodlactate during skiflying. Int J Sports Med: im Druck

Verhalten anabol und katabol wirkender Hormone in der Erholungsphase nach einem Triathlon-Wettbewerb*

A. Urhausen, G. Biro und W. Kindermann

Abteilung Sport- und Leistungsmedizin (Leiter: Prof. Dr. med. W. Kindermann) der Universität des Saarlandes, Saarbrücken

Einleitung

Das Verhalten von Testosteron und Cortisol als anabol bzw. katabol wirkende Hormone gibt Aufschluß über die aktuelle Stoffwechselsituation in der Akutphase nach längeren Ausdauerbelastungen [1, 2, 3, 4, 7]. Ziel dieser Studie war es, anhand dieser Hormone Hinweise auf die Dauer der bisher weitgehend unberücksichtigten Regenerationsphase nach einer mehrstündigen Ausdauerbelastung zu erhalten.

Untersuchungsgut und Methodik

An der Untersuchung nahmen 8 mittelmäßig ausdauertrainierte männliche Teilnehmer (Alter $25,4 \pm 2,8$ Jahre, 5–7 Stunden Training pro Woche) eines Kurztriathlons (1 km Schwimmen, 40 km Radfahren, 10 km Laufen) teil. Am Tage vor, unmittelbar nach dem Triathlon und während der 4 darauffolgenden Tage wurden jeweils mittags venöse Blutproben zur radioimmunologischen Bestimmung von Cortisol (C), Testosteron (T) und SHBG entnommen. T/C bzw. T/SHBG wurden als Ausdruck des anabol-katabolen Gleichgewichts bzw. der biologisch aktiven, freies Testosteronfraktion (FT) (8) gebildet. Gleichzeitig wurden Harnstoff, Kreatinin, CK und die belastungsinduzierten Plasmavolumenveränderungen bestimmt. Die Prüfung auf signifikante Unterschiede vor und nach Belastung erfolgte mittels t-Test für verbundene Stichproben (Signifikanzniveau $p < 0,05$).

Ergebnisse

C steigt während des Wettbewerbs (Dauer 171 ± 22 min bei 22°C) um das 3,5fache an und liegt während der folgenden Tage wieder im Ausgangsbereich (Abb. 1). FT fällt im Gegensatz zum unveränderten T während des Triathlons ab. Während der gesamten Erholungsphase liegt FT teilweise signifikant niedriger als der Ausgangswert (max. 50%), während T nach einem kontinuierlichen nicht signifikanten Abfall (max. 23%) anschließend wieder ansteigt (Abb. 2). SHBG ist unmittelbar nach

---

* Mit Unterstützung des Bundesinstitutes für Sportwissenschaft, Köln

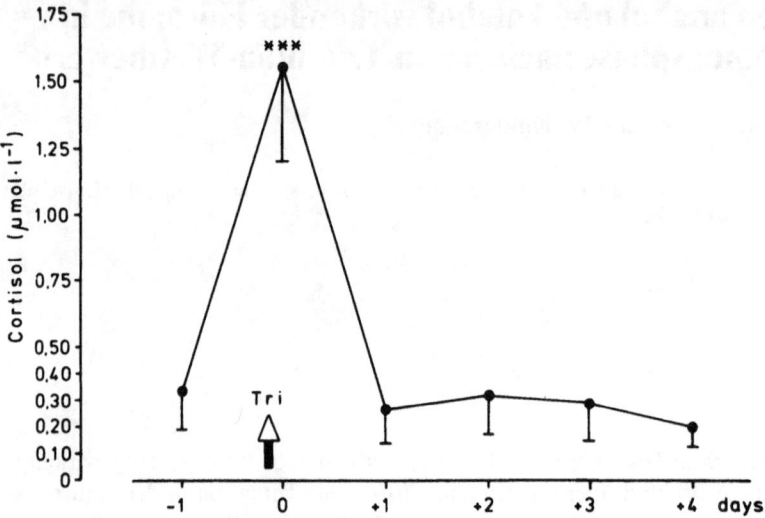

Abb. 1. Verhalten von Cortisol einen Tag vor, unmittelbar nach einem Triathlonwettbewerb und während der darauffolgenden 4 Tage (Mittelwerte und Standardabweichungen; +++ = $p < 0,01$)

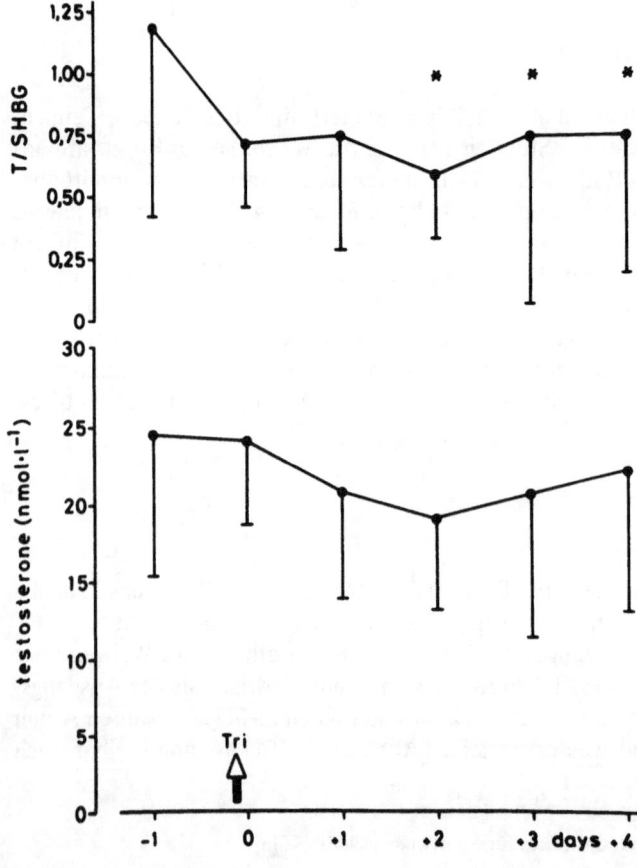

Abb. 2. Verhalten von Gesamttestosteron und freiem Testosteron (T/SHBG) am Tage vor, unmittelbar nach einem Triathlonwettbewerb und während der 4 darauffolgenden Tage (Mittelwerte und Standardabweichungen; + = $p < 0,05$)

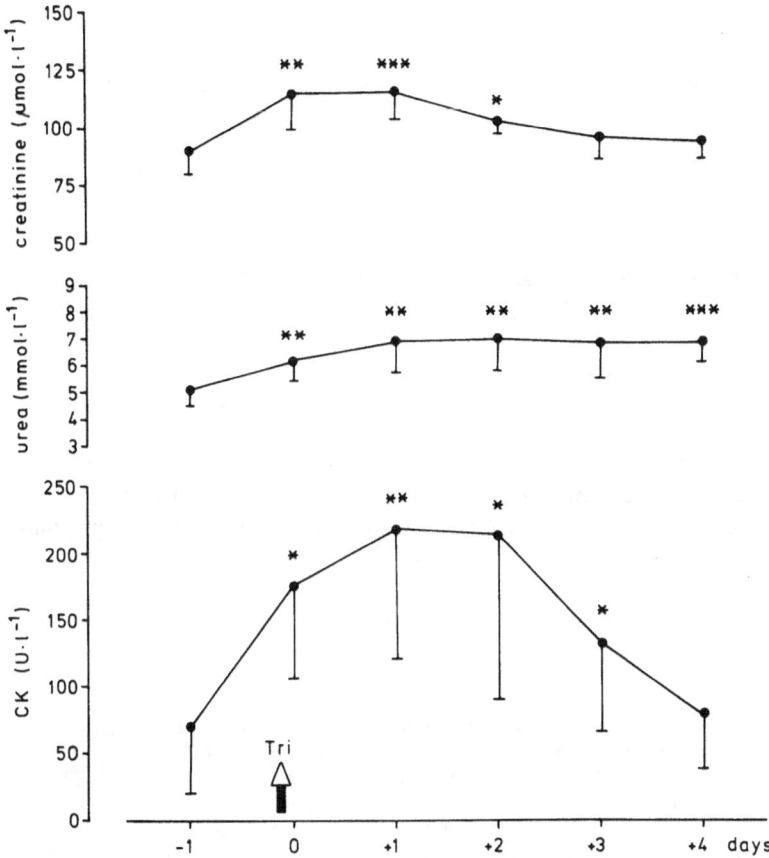

Abb. 3. Verhalten von CK, Harnstoff und Kreatinin am Tage vor, unmittelbar nach einem Triathlonwettbewerb und während der 4 darauffolgenden Tage (Mittelwerte und Standardabweichungen; + = p < 0,05, ++ = p < 0,01, +++ = p < 0,001

Zielankunft und während der Erholungsphase signifikant erhöht (max. 40%). CK, Kreatinin und Harnstoff liegen am 1. bzw. 2. Tag der Erholungsphase am höchsten, während letzterer am Ende der Beobachtungsperiode immer noch deutlich erhöht ist (Abb. 3). Die mittlere akute Plasmavolumenabnahme beträgt 8,3%.

Diskussion

Das von Dauer und Intensität der Belastung abhängige Verhalten von C entspricht früheren Untersuchungen [3, 7] und ist Folge einer erhöhten Sekretionsrate. Die hierdurch induzierte katabole Stoffwechsellage erlaubt infolge gesteigerter Gluko-neogenese und Hemmung der Reveresterung freier Fettsäuren eine zusätzliche Energiebereitstellung. Der Verlauf von T entspricht dem in der Literatur beschriebenen biphasischen Verhalten [6]; nach einem anfänglichen Anstieg fällt T oberhalb einer Belastungsdauer von 3 Stunden ab. Demgegenüber weist der Abfall des biologisch aktiven FT unmittelbar nach dem Wettbewerb und während der Erholungsphase auf ein mehrtägiges anaboles Defizit nach intensiven mehrstündigen Belastungen hin. Andere Autoren berichteten bereits über einen Abfall von T/C bei inadäquat häufiger intensiver Körperarbeit [2], die eine Reduktion der Belastungsintensität erfordere. Als Ursache für die Abnahme von FT während der Erholungsphase werden einerseits zentrale Mechanismen wie eine verminderte Sekretion von LH, FSH oder Prolactin oder eine verminderte periphere Synthese von T [1, 4] diskutiert. Der Anstieg des Serumharnstoffes entspricht früheren Befunden und ist Ausdruck einer gesteigerten Proteolyse mit konsekutiver Glukoneogenese [5], während die am 3. und 4. Tag der Erholungsphase noch erhöhten Konzentrationen möglicherweise auf eine ungenügende Flüssigkeitszufuhr zurückzuführen sind. Kreatinin und CK erlauben keine Beurteilung des anabol-katabolen Gleichgewichtes.

Zusammenfassend kann festgestellt werden, daß mehrstündige erschöpfende Ausdauerbelastungen ein mehrtägiges anaboles Defizit bewirken, so daß ungeeignete Belastungen während dieser Erholungsphase möglicherweise zum Übertraining führen [2].

Literatur

1. Aakvaag A, Sand T, Opstad PK, Fonnum F (1978) Hormonal changes in serum in young men during prolonged physical strain. Eur J Appl Physiol 39: 283–291
2. Adlercreutz H, Härkönen M, Kuoppasalmi K, Näveri H, Huhtaniemi I, Tikkanen H, Remes K, Dessypris A, Karvonen J (1986) Effect of training on plasma anabolic and catabolic steroid hormones and their response during physical exercise. Int Sports Med 7 (Suppl): 27–29
3. Dessypris A, Kuoppasalmi K, Adlercreutz H (1976) Plasma cortisol, testosterone, androstenedione and luteinizing hormone (LH) in a non-competitive marathon run. J Steroid Biochem 7: 33–37
4. Guezennec CY, Ferre P, Serrurier B, Merion D, Pesquies PC (1982) Effect of prolonged physical exercise and fasting upon plasma testosterone levels in rats. Eur J Appl Physiol 49: 150–168
5. Haralambie G, Berg A (1976) Serum urea and amino nitrogen changes with exercise duration. Eur J Appl Physiol 36: 39–48
6. Kindermann W, Schmitt WM, Schnabel A, Berg A, Biro G (1985) Verhalten von Testosteron im Blutserum bei Körperarbeit unterschiedlicher Dauer und Intensität. Dtsch Zschr Sportmed 36: 99–104
7. Kuoppasalmi K, Näveri H, Härkönen M, Adlercreutz H (1980) Plasma cortisol, androstenedione, testosterone and luteinizing hormone in running exercise of different intensities. Scand J Clin Lab Invest 40: 403–409
8. Mean F, Pellaton M, Magrini G (1977) Study on the binding of dihydrotestosterone, testosterone and oestradiol with sex hormone binding globulin. Clin Chim Acta 80: 171–180

Einfluß einer intensiven Trainings- und Wettkampfperiode auf das anabol-katabole Gleichgewicht bei Ruderern*

A. Urhausen, T. Kullmer und W. Kindermann

Abteilung Sport- und Leistungsmedizin (Leiter: Prof. Dr. med. W. Kindermann) der Universität des Saarlandes, Saarbrücken

Einleitung

Das Verhalten anabol und katabol wirkender Hormone kann Aufschluß über die aktuelle Stoffwechselsituation nach längeren bzw. wiederholten intensiven Belastungen geben [1, 2, 3, 6, 7]. Ziel dieser Studie war es, durch regelmäßige Bestimmungen von Testosteron und Cortisol den Einfluß einer 7wöchigen Wettkampfperiode bei Spitzenruderern auf das anabol-katabole Gleichgewicht zu erhalten und ihre Wertigkeit im Vergleich zu den üblichen Harnstoffbestimmungen zur Erkennung eines Übertrainings [4] zu untersuchen.

Untersuchungsgut und Methodik

Während 7 aufeinanderfolgenden Wochen der vorbereitenden Wettkampfperiode wurde bei 6 männlichen und 3 weiblichen Ruderern der regionalen bzw. nationalen Spitzenklasse (Alter $20,0 \pm 0,8$ Jahre bei den Männern bzw. $20,3 \pm 0,5$ Jahre bei den Frauen; Trainingsalter $3,8 \pm 1,6$ bzw. $6,0 \pm 0,8$ J; max. O_2-Aufnahme $60,6 \pm 3,4$ bzw. $50,8 \pm 0,9$ ml $\cdot$ min^{-1} $\cdot$ kg^{-1}) jeweils zu Beginn der Woche zum gleichen Zeitpunkt in liegender Ruheposition morgens venöses Nüchternblut abgenommen. An den Wochenenden fanden abwechselnd Regatten (Re) oder Trainingslager (Tr) statt (Abb. 1–3). Während der 3. Woche wurden wegen des kontinuierlichen Harnstoffanstiegs regenerative Trainingsmaßnahmen (Ausdauertraining von niedriger Intensität) durchgeführt. Am 2. bzw. 3. Wochenende brachen 2 männliche Ruderer (R5, R6) das Training ab. Für die Hormone Cortisol (C), Testosteron (T) und SHBG wurden radioimmunologische Doppelbestimmungen durchgeführt. Der Quotient T/C wurde als Ausdruck des anabol-katabolen Gleichgewichtes und T/SHBG des biologisch aktiven, freien Testosteronanteils (FT) [5] gebildet. Gleichzeitig erfolgten Harnstoffbestimmungen im Serum. Statistische Berechnungen erfolgten für die Männergruppe mittels t-Test für abhängige Stichproben (Signifikanzniveau $p < 0,05$).

---

* Mit Unterstützung des Bundesinstituts für Sportwissenschaft, Köln

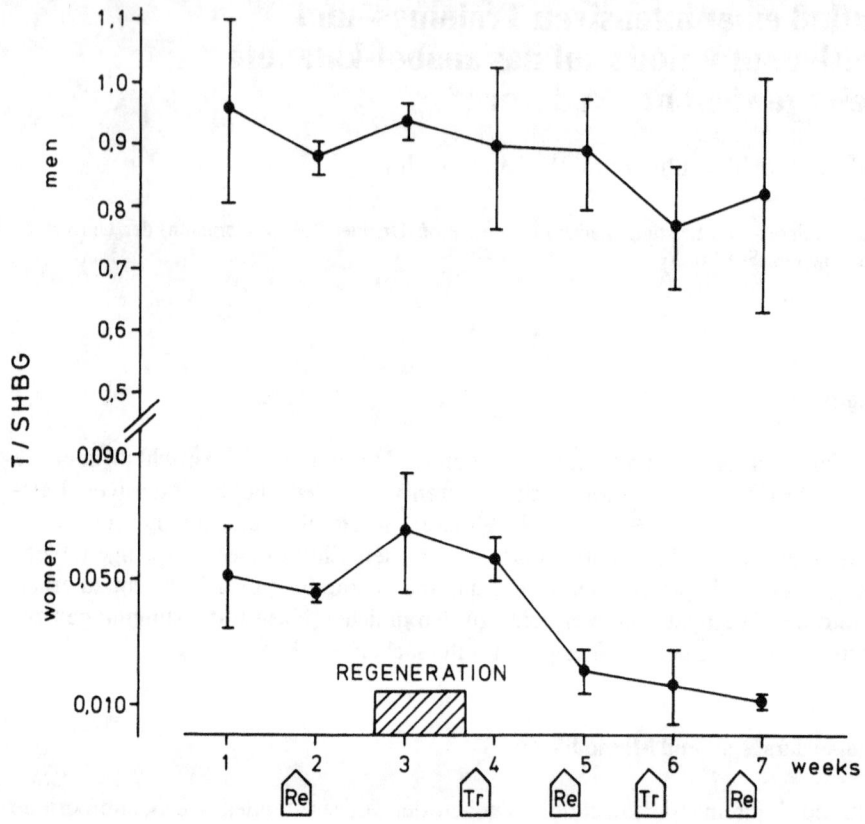

Abb. 1. Verhalten des freien Testosterons T/SHBG bei 6 männlichen und 3 weiblichen Ruderern während 7 Wochen der Wettkampfperiode (Re = Regatta, Tr = Trainingslager) (Mittelwerte und Standardabweichungen)

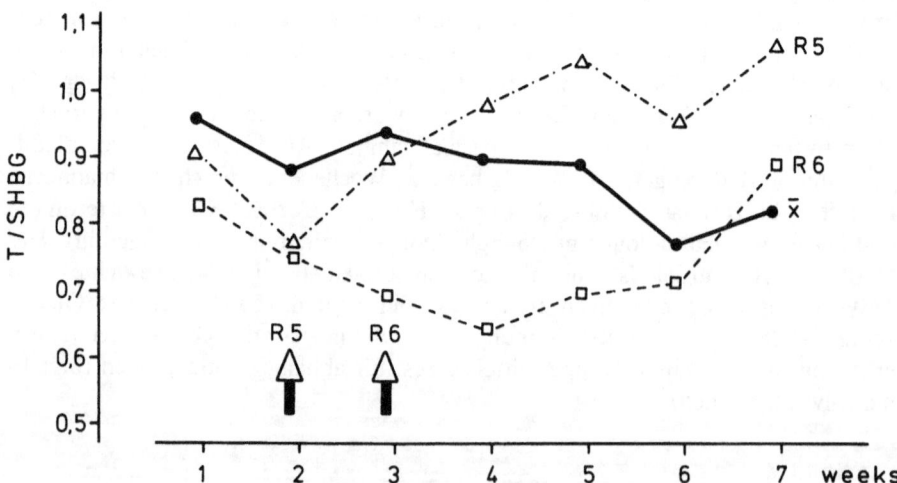

Abb. 2. Verhalten des freien Testosterons T/SHBG bei 2 nach 2 bzw. 3 Wochen (Pfeile) aus dem Training ausgeschiedenen Athleten R5 und R6 im Vergleich zum Verlauf des Mittelwertes der übrigen Ruderer ($\bar{x}$)

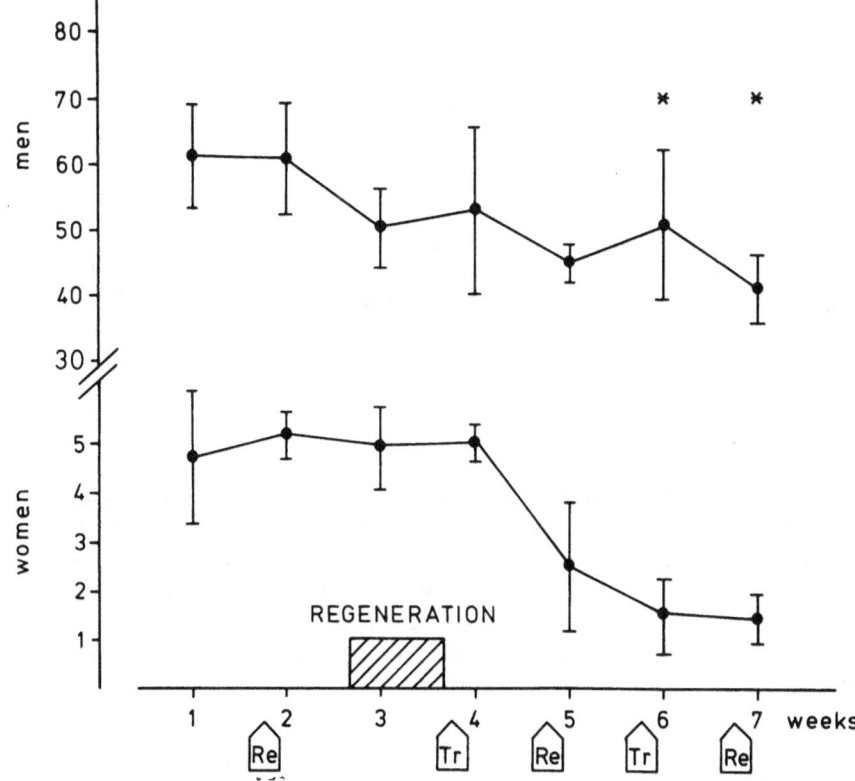

Abb. 3. Verlauf des Quotienten Testosteron/Cortisol (T/C) bei 6 männlichen und 3 weiblichen Ruderern während 7 Wochen der Wettkampfperiode (Re = Regatta, Tr = Trainingslager) (Mittelwerte und Standardabweichungen; + = $p < 0{,}05$)

Ergebnisse

Männer und Frauen zeigen ein weitgehend paralleles hormonelles Verhalten. T, FT und T/C (Abb. 1, 3) fallen zwischen der 5. und 7. Woche deutlich und kontinuierlich ab. SHBG und C zeigen nur geringe Veränderungen. Während der Regenerationswoche steigen FT und T/C teilweise an. Die vorzeitig aus dem Training ausgeschiedenen Ruderer R5 und R6 zeigen deutliche Anstiege von T, FT (Abb. 2) und T/C. Der Serumharnstoff steigt in den beiden ersten Wochen deutlich (um 69%) an und fällt nach dem regenerativen Training kontinuierlich ab, ist am Ende jedoch noch signifikant erhöht. Bei den Ruderern R5 und R6 verhalten sich die Harnstoffspiegel trotz Trainingsabbruch ähnlich wie bei den Weitertrainierenden. Ein Ruderer, der den letzten Wettkampf vorzeitig abbrechen mußte, zeigte 4 Tage zuvor den höchsten C- und niedrigsten T/C-Wert, am Tage nach dem Wettkampf die niedrigsten Werte für T, FT und C von allen untersuchten Athleten. Die übrigen Hormon- und sämtliche Harnstoffbestimmungen dieses Ruderers unterschieden sich nicht von den anderen.

Diskussion

Eine Beeinflussung des hormonellen Verhaltens durch Alter, Trainingszustand, zirkardiane, ernährungs- und streßbedingte Veränderungen wurde durch die Methodik weitgehend ausgeschlossen. Das qualitativ gleiche Verhalten zwischen Männern und Frauen entspricht früheren Untersuchungen [7]. T, das biologisch aktive FT und T/C verhalten sich parallel zur Belastungsintensität und fallen nach intensiven Belastungen ab, während sie nach regenerativen Einheiten unverändert bleiben oder sogar ansteigen. Dementsprechend steigt T und T/C nach Trainingsabbruch (R5, R6) wieder an, während der auffällig niedrige Quotient T/C des einige Tage später im Wettkampf eingebrochenen Ruderers bereits auf eine ungünstige katabole Stoffwechsellage hinweist. Die anschließend deutlich erniedrigten FT- und C-Werte können als Ausdruck einer zentralen Ermüdung angesehen werden [2]. Insgesamt weisen die Befunde auf eine zunehmende katabole Verschiebung des anabol-katabolen Gleichgewichts in Perioden harter Trainings- oder Wettkampfbelastungen, möglicherweise als Ausdruck einer ungenügenden Regeneration [6], hin, während sich entsprechend dosierte Erholungsphasen günstig auswirken.

Das aufgezeigte unterschiedliche hormonelle Verhalten steht im Gegensatz zu den bei allen Ruderern ähnlichen Harnstoffspiegeln und deutet darauf hin, daß eine Verlaufsbeobachtung sorgfältig ausgesuchter hormoneller Parameter möglicherweise eine empfindlichere, aber zur Zeit noch sehr aufwendige Methode zur optimalen Trainingssteuerung darstellt.

Literatur

1. Adlercreutz H, Härkönen M, Kuoppasalmi K, Näveri H, Huhtaniemi I, Tikkanen H, Remes K, Dessypris A, Karvonen J (1986) Effect of training on plasma anabolic and catabolic steriod hormones and their response during physical exercise. Int J Sports Med 7 (Suppl): 27–29
2. Dessypris A, Kuoppasalmi K, Adlercreutz H (1976) Plasma cortisol, testosterone, androstenedione and luteinizing hormone (LH) in a non-competitive marathon run. J Steroid Biochem 7: 33–37
3. Häkkinen K, Pakarinen A, Alén M, Komi PV (1985) Serum hormones during prolonged training of neuromuscular performance. Eur J Appl Physiol 53: 287–293
4. Kindermann W (1986) Das Übertraining – Ausdruck einer vegetativen Fehlsteuerung. Dtsch Zschr Sportmed 37: 238–245
5. Mean F, Pellaton M, Magrini G (1977) Study on the binding of dihydrotestosterone, testosterone and oestradiol with sex hormone binding globulin. Clin Chim Acta 80: 171–180
6. Remes K, Kuoppasalmi K, Adlercreutz H (1985) Effect of physical exercise and sleep deprivation on plasma androgen levels: Modifying effect of physical fitness. Int J Sports Med 6: 319–330
7. Schmitt WM, Kindermann W, Schnabel A, Biro G (1981) Metabolismus und hormonelle Regulation bei Marathonläufern unter besonderer Berücksichtigung von Lebensalter, Trainingszustand und Geschlecht, Dtsch Zschr Sportmed 32: 1–7

Einführung, Entwicklung und Bedeutung der kapillären Plasmakatecholamine in der Sportmedizin*

H. Baumgartner, H. Hörtnagl, G. Lücke, H. Fill, M. Hochleitner,
A. Stiegmayer und E. Raas

Institut für Biochemische Pharmakologie, Institut für Sport und Kreislaufmedizin, Institut für Psychologie. Universität Innsbruck, A-6020, Österreich

Einleitung

Die Bestimmung von Plasmakatecholaminen aus peripherem Venenblut ist eine nicht unumstrittene [1,2], aber weitverbreitete Methode [3,4] die sympatho-adrenale Aktivität abzuschätzen. Aus kinetischen Gründen sind zentralvenöse und/oder arterielle Katecholamine verläßlicher [1,5] aber aus praktischen und ethischen Gründen, besonders in der Sportmedizin, kaum zugänglich. Als Alternative bieten sich kapilläre Katecholamine an [1,6,7], deren Eignung wir unter Labor- und Feldbedingungen näher untersucht haben.

Methodik

Blutproben (100–200 µl) wurden nach Punktion hyperämisierten Ohrläppchen oder nicht hyperämisierten Fingerbeeren entnommen, wie beschrieben weiterbehandelt und radioenzymatisch (Nachweisempfindlichkeit: 0,5 pg/10 µl Plasma) bestimmt [6].

Verglichen wurden Katecholamine in simultan abgenommenen Proben aus:
a) kapillärem und arteriellem Plasma (n = 33; Herzkatheter, arterielle Punktionen);
b) kapillärem und venösem (Armvene) Plasma während stufenweiser Fahrradergometrie (n = 7; bei etwa 70% der Maximalbelastung); am Ende eines Ausdauerlaufes (n = 7; 52 km Berglauf ohne Endspurt; Dauer: 298 ± 35 min); bei einem Reaktionszeittest (n = 12; Dauer 4 min); in einem Feldtest bei 10 Sportpiloten während eines Fluges.

Ergebnisse und Diskussion

Kapilläre und arterielle Katecholamine unterscheiden sich nicht voneinander (lineare Regressionsanalyse ($p < 0,05$); Korrelationskoeffizient: Noradrenalin: 0,949, Adrenalin: 0,914); somit kann die sympatho-adrenale Aktivität kapillär weniger belastend als arteriell und verläßlicher als peripher venös erfaßt werden.

---

* Unterstützt durch die Dr. Legerlotz-Stiftung

Tabelle 1. Kapilläre und venöse Plasmakatecholamine unter physischen (A) und psychischen (B) Belastungsbedingungen

Katecholamine (pg/ml)	A Aerobe Belastung kurzdauernd (Variationsbreite)		B Emotionaler Streß „Ruhe" Mittelwerte		Streß
	kurzdauernd	landdauernd	„Ruhe"		Streß
Adrenalin kapillär	241–560	141–953	126	b	271
	a	n.s.	a		a
Adrenalin venös	186–359	206–704	82	b	176
Noradrenalin kapillär	466–981	1090–2546	377	b	623
	n.s.	a	n.s.		n.s.
Noradrenalin venös	514–1069	1219–3398	334	b	498

Kapilläre und venöse Katecholamine wurden mit Hilfe des Wilcoxon-Test verglichen: a = $p < 0,05$; n.s.: kein signifikanter Unterschied. Die Unterschiede zwischen „Ruhe" und emotionalem Streß wurden varianzanalytisch geprüft: b = $p < 0,05$

Außerdem läßt sich kapillär Blut selbst unter Bedingungen gewinnen, unter denen eine venöse Abnahme nicht möglich ist.

Wie die Katecholamine bei Kurz- und Langzeitbelastung zeigen ist unter aeroben Bedingungen, offenbar unabhängig von der Dauer, eine ähnliche sympatho-adrenale Aktivierung notwendig, trotz möglicherweise unterschiedlicher Katecholaminkinetik (Tabelle 1).

Bei emotionalen Streßsituationen in Labor und Feld zeigte sich ein signifikanter Anstieg ($p < 0,05$; Varianzanalyse) sowohl der kapillären als auch der venösen Katecholamine (Tabelle 1). Die regionale Adrenalinextraktion im Unterarmgewebe – (arterielle Konzentration) – venöse K / arterielle K) × 100 – betrug in Ruhe im Durchschnitt 34% (44
g/ml) und stieg unter Streßbedingungen auf 44% (96 qg/ml) an. Eine streßbedingte Aufnahme von Adrenalin ins vorwiegend muskuläre (Unterarm-)Gewebe könnte einer Leistungsvorbereitung der Skelettmuskulatur dienen.

In verschiedenen Flugsituationen zeigte sich auch bei Sportpiloten ein unterschiedliches kapilläres und venöses Katecholaminverhalten; die wesentlich ausgeprägteren Änderungen der kapillären Konzentrationen spiegelten sich nicht verläßlich venös wider. Dabei sind es gerade die arteriellen, jetzt kapillär meßbaren Katecholaminkonzentrationen, welche für die humoralen Wirkungen auf wichtige Zielorgane wie Herz, Niere, Skelettmuskulatur, etc. entscheidend sind. Wir schließen aus diesen Ergebnissen, daß kapilläre Katecholamine bessere Aussagen als peripher venöse liefern können, da sie
a) Veränderungen der sympatho-adrenalen Aktivität verläßlicher widerspiegeln,
b) jene Konzentrationen wiedergeben, die tatsächlich auf die wichtigsten Zielorgane einwirken.

Wir konnten bisher diese Methode bei einer Reihe von Untersuchungen unter realen Wettkampfbedingungen erfolgreich anwenden [8, 9].

Literatur

1. Hjemdahl P (ed) (1984) Contributions to the workshop „Plasma catecholamines as markers for sympatho-adrenal activity in man". Acta Physiol Scand Suppl 527: 1–54
2. Folkow B, DiBona GF, Hjemdahl P, Toren PH, Wallin BG (1983) Measurements of plasma norepinephrine concentrations in human primary hypertension. Hypertension 5: 399–403
3. Cryer PE (1981) Diseases of the adrenal medullae and sympathetic nervous system. In: Felig P, Baxter JD, Broadus AE, Frohman LA (eds) Endocrinology and metabolism. McGraw-Hill Book Co, New York, pp 511–550
4. Christensen NJ, Galbo H (1983) Sympathetic nervous activity during exercise. Ann Rev Physiol 45: 139–153
5. Baumgartner H (1986) New techniques in the determination of catecholamines. Amersham research news 1: 16–17
6. Baumgartner H, Wiedermann CJ, Hörtnagl H, Mühlberger V (1985) „Plasma catecholamines in arterial and capillary blood". Naunyn-Schmiedeberg's Arch Pharmacool 328: 461–463
7. Lehmann M, Keul J (1985) Capillary-venous differences of free plasma catecholamines at rest and during graded exercise. Eur J Appl Physiol 54: 502–505
8. Baumgartner H, Hörtnagl H (1985) Sex differences in capillary plasma catecholamines in a real-life stress situation (shooting competition). Naunyn-Schmiedeberg's Arch Pharmacol 329, R75
9. Baumgartl P, Baumgartner H, Hörtnagl H, Lücke G, Hofer W Capillary plasma catecholamines, heart rate and blood lactate during skiflying (WC Planica 1985). Int J Sports Med im Druck

Vergleichende Untersuchung zum Einfluß der Belastungsdauer bei der Fahrradergometrie auf Leistungsfähigkeit, Herz-Kreislaufgrößen und Hormone*

T. Kullmer, W. Kindermann und E. Mücke

Abt. Sport- und Leistungsmedizin (Leiter: Prof. Dr. med. W. Kindermann) der Universität des Saarlandes, Saarbrücken

Einleitung

Bei der stufenweise ansteigenden Fahrradergometrie zur Beurteilung der körperlichen Leistungsfähigkeit werden unterschiedliche Belastungsprotokolle mit einer Stufendauer zwischen 1–6 Minuten – am häufigsten 2 und 3 Minuten – verwendet. In der vorliegenden Studie wurde der Einfluß einer unterschiedlichen Stufendauer von 2 bzw. 3 Minuten auf die körperliche Leistungsfähigkeit, Herz-Kreislauf- und Stoffwechselparameter einschließlich wichtiger regulierender Hormone untersucht.

Untersuchungsgut und Methodik

24 gesunde, nicht spezifisch trainierte männliche Probanden ($43,8 \pm 8,6$ Jahre, $176,1 \pm 5,4$ cm, $74,4 \pm 7,8$ kg) unterzogen sich in randomisierter Reihenfolge zwei stufenweise ansteigenden, drehzahlunabhängig durchgeführten Fahrradergometrien im Sitzen mit einer Stufendauer von 2 (FE 2) und 3 Minuten (FE 3) in 14tägigem Abstand. Beginnend bei 50 Watt wurden beide Belastungen stufenweise um jeweils 50 Watt bis zur subjektiven Erschöpfung gesteigert. In Ruhe, am Ende jeder Belastungsstufe, bei Belastungsabbruch sowie in der Erholungsphase wurden Herzfrequenz, enzymatisch Laktat und arterieller Blutdruck unblutig (bis 200 W) gemessen. Zusätzlich wurde unter Belastung in 30sekündigen Abständen die O_2-Aufnahme ermittelt. Vor Belastung, bei 150 Watt, am Belastungsende und in der 6. Minute der Erholungsphase wurden radioimmunologisch Insulin, STH, Cortisol und radioenzymatisch die Plasmakatecholamine bestimmt. Als Maß des myokardialen Sauerstoffverbrauches wurde für die einzelnen Stufen das Druck-Frequenzprodukt berechnet [4]. Maximale O_2-Aufnahme und maximale Wattzahl dienten als Maß der maximalen körperlichen Leistungsfähigkeit, O_2-Aufnahme und Wattzahl der individuellen anaeroben Schwelle (IAS) als Maß der Ausdauerleistungsfähigkeit [6]. Alle Angaben sind Mittelwerte $\pm$ Standardabweichungen ($\bar{x} \pm SD$). Statistische Vergleiche erfolgten mittels t-Test für abhängige Stichproben, Unterschiede mit $p < 0,05$ wurden als signifikant bezeichnet.

---

* Mit Unterstützung des Bundesministeriums für Jugend, Familie und Gesundheit, Bonn

Ergebnisse

Bei FE 2 liegen maximale Wettzahl und maximale Laktatkonzentration um 6 bzw. 8% höher, während maximale Herzfrequenz und O$_2$-Aufnahme keinen signifikanten Unterschied zeigen (Abb. 1, oben). Demgegenüber liegt bei FE 3 die maximale Noradrenalinkonzentration um 11% höher (Abb. 3), die Belastungsdauer ist um

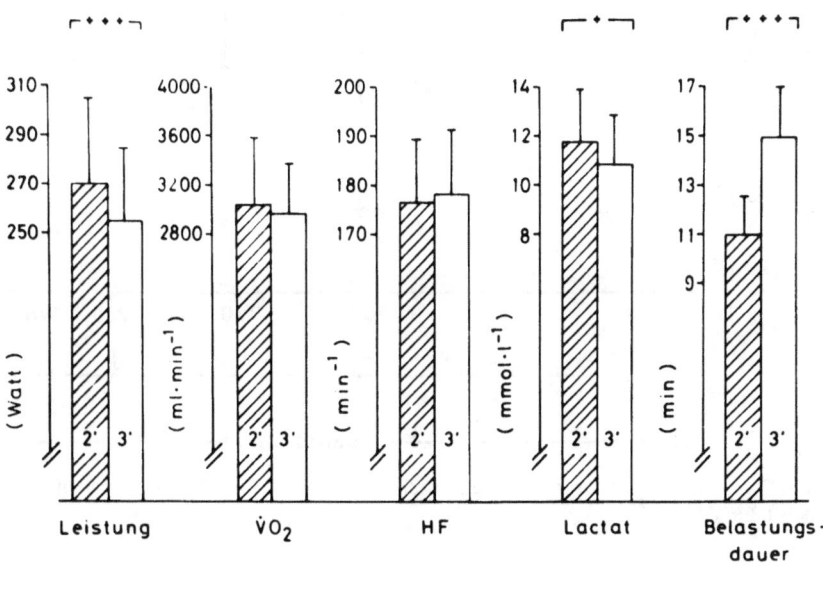

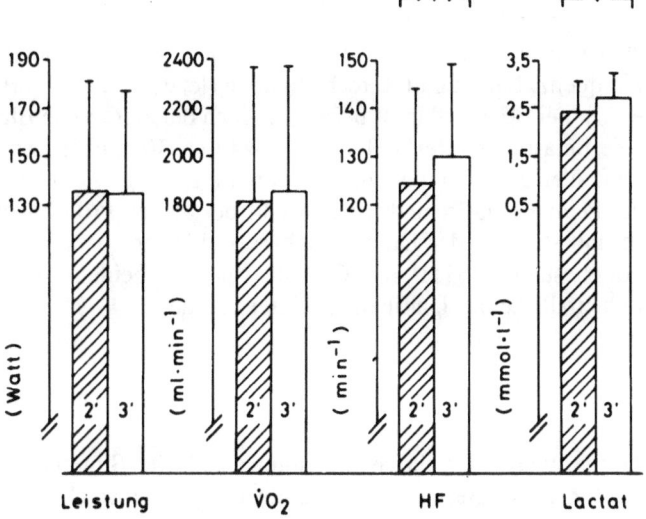

Abb. 1. Maximalwerte für Leistung (Watt), O$_2$-Aufnahme ($\dot{V}O_2$), Herzfrequenz (HF), Laktat sowie Belastungsdauer (oben) und entsprechende Werte der IAS (unten) bei FE 2 (schraffierte Säulen) und FE 3 (weiße Säulen). Angaben als $\bar{x} \pm SD$. Statistik: $+ = p<0{,}05$; $++ = p<0{,}01$; $+++ = p<0{,}001$

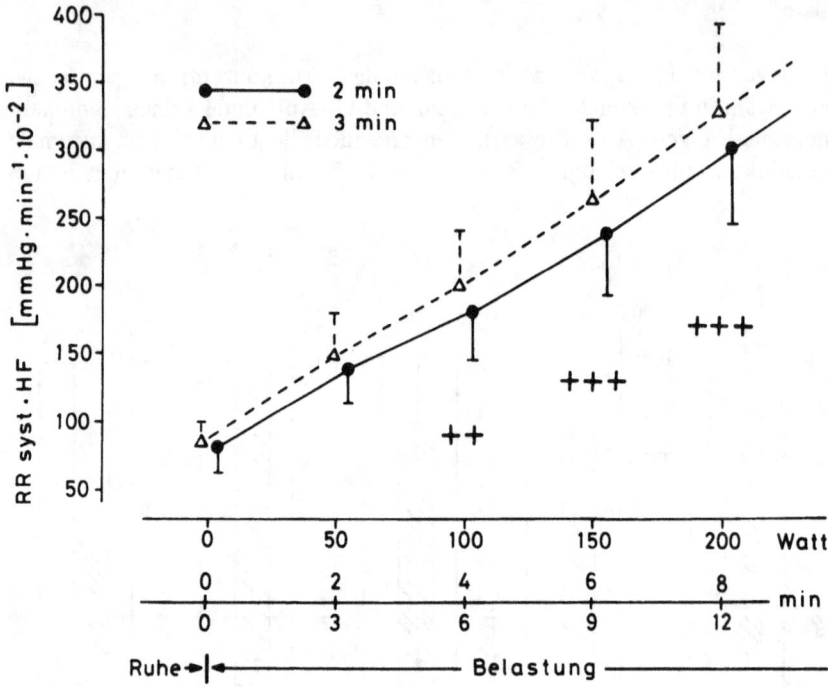

Abb. 2. Verhalten des Druck-Frequenzproduktes bei FE 2 und FE 3. Angaben als $\bar{X} \pm SD$. Statistik: s. Abb. 1

35% länger. Die Leistungsfähigkeit an der IAS unterscheidet sich nicht, Herzfrequenz und Laktat liegen bei FE 3 um 4 bzw. 12% höher (Abb. 1, unten). Der Anstieg von Herzfrequenz, Laktat und Katecholaminen (letztere Abb. 3) erfolgt im submaximalen Bereich bei FE 3 steiler als bei FE 2. Auch der systolische Blutdruck liegt bei FE 3 für die Belastungsstufen 100 und 150 Watt ca. 10 mmHg, das Druck-Frequenzprodukt auf allen Stufen um bis zu 10% höher (Abb. 2). Die submaximale O_2-Aufnahme zeigt keinen Unterschied. Insulin fällt bei beiden Protokollen während Belastung ab und steigt in der Erholungsphase wieder an, ohne daß signifikante Unterschiede bestehen. STH und Cortisol, die bei beiden Belastungen ansteigen, zeigen ebenfalls keine signifikanten Unterschiede.

Diskussion

Die maximale Herzfrequenz wird durch die unterschiedliche Stufendauer nicht beeinflußt, so daß für beide Belastungsprotokolle die Faustformel „200 minus Lebensalter" als Kriterium der kardiozirkulatorischen Ausbelastung gelten kann [5]. Aufgrund des exponentiellen Laktatanstieges oberhalb der anaeroben Schwelle führt die höhere Wattleistung, bei FE 2 zu einer zusätzlichen anaeroben Energiebereitstellung, so daß die maximale Laktatkonzentration höher liegt. Bei kürzerer

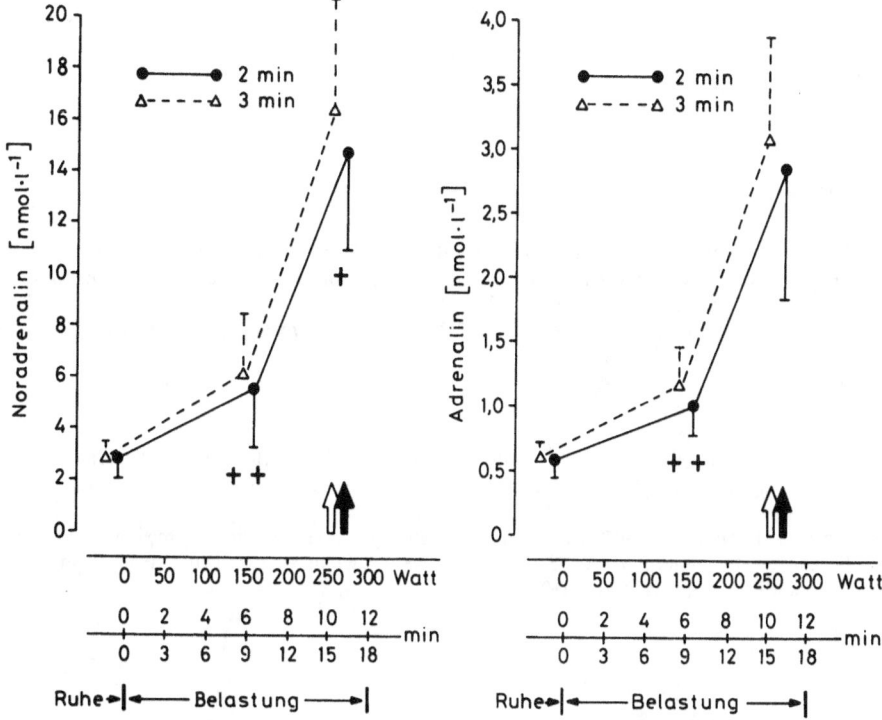

Abb. 3. Verhalten von Noradrenalin (links) und Adrenalin (rechts) bei FE 2 und FE 3. Angaben als $\bar{x} \pm SD$. Die Pfeile über der Abszisse markieren den jeweiligen Belastungsabbruch. Statistik: s. Abb. 1

Belastungsdauer sind somit höhere maximale Blutlaktatspiegel zu erwarten. Da nach 2 Minuten in der Regel noch kein steady state für die Herzfrequenz erreicht ist [2], wird bei FE 3 die Herzfrequenz am Ende einer gegebenen Belastungsstufe höher liegen müssen. Die höheren systolischen Blutdruckwerte bei FE 3, die über den Zusammenhang zwischen Herzfrequenz und Herzminutenvolumen als wesentlicher Einflußgröße des arteriellen Blutdruckes erklärbar sind, weisen darauf hin, daß bei der Angabe von Referenzwerten [1] auch die Stufendauer berücksichtigt werden muß.

Das resultierende höhere Druck-Frequenzprodukt bei FE 3 läßt auf einen höheren myokardialen O_2-Verbrauch schließen [4]. Das Auftreten von Symptomen der koronaren Herzkrankheit – ST-Streckensenkung, Angina pectoris – ist damit schon bei niedrigeren Belastungsintensitäten zu erwarten als bei FE 2. Der höhere Katecholaminanstieg, insbesondere von Noradrenalin, aufgrund der längeren Belastungsdauer [3] bei FE 3 kann als primärer Mechanismus für den steilen Anstieg der Herz-Kreislaufparameter angesehen werden.

Aufgrund der erhobenen Befunde wird die Schlußfolgerung gezogen, daß hinsichtlich der Beurteilung der körperlichen Leistungsfähigkeit beide Belastungsprotokolle vergleichbar sind. Da am Belastungsende bei FE 3 der myokardiale O_2-

Verbrauch ähnlich hoch ist wie bei FE 2, sind bei der Diagnose der koronaren Herzkrankheit keine wesentlichen Unterschiede hinsichtlich der Sensitivität zwischen beiden Belastungsprotokollen zu erwarten.

Literatur

1. Franz IW (1979) Untersuchungen über das Blutdruckverhalten während und nach Ergometrie bei Grenzwerthypertonikern im Vergleich zu Normalpersonen und Patienten mit stabiler Hypertonie. Zschr Kardiol 68: 107–115
2. Gilbert R, Auchincloss JH, Baule GH (1967) Metabolic and circulatory adjustments to unsteady-state exercise. J Appl Physiol 22: 905–912
3. Kindermann W, Schnabel A, Schmitt WM, Biro G, Cassens J, Weber F (1982) Catecholamines, growth hormone, cortisol, insulin, and sex hormones in anaerobic and aerobic exercise. Eur J Appl Physiol 49: 389–399
4. Nelson RR, Gobel FL, Jorgensen CR, Wang K, Wang Y, Taylor HL (1974) Hemodynamic predictors of myocardial oxygen consumption during static and dynamic exercise. Circ 50: 1179–1189
5. Rost R, Hollmann W (1982) Belastungsuntersuchungen in der Praxis. Thieme Verlag Stuttgart
6. Stegmann H, Kindermann W, Schnabel A (1981) Lactate kinetics and individual anaerobic threshold. Int J Sports Med 2: 160–165

Veränderungen des Hormonverhaltens, der Belastungs- und Stoffwechselparameter bei Radfahrerinnen während eines Trainingslagers[*]

U. Korsten-Reck, S. Goldmann-Maier, M. Breckwoldt und J. Keul

Medizinische Universitätsklinik Freiburg Abt. Sport- und Leistungsmedizin
(Ärztl. Dir.: Prof. Dr. J. Keul)

Einleitung

Seitdem Frauen verstärkt Hochleistungssport betreiben, werden immer häufiger trainingsassoziierte Zyklusstörungen bis hin zu sekundären Amenorrhoen beobachtet. Besonders Ausdauersportarten können zu beträchtlichen Veränderungen im endokrinen und speziell im reproduktiven System führen. Im folgenden soll der Frage nachgegangen werden, welchen Einfluß ein intensives Trainingslager von einer Woche Dauer auf Leistungs- und Stoffwechselparameter sowie die Serumhormonspiegel von Prolaktin und Östradiol nimmt.

Untersuchungsgut und Methodik

Als Beispiel für ausdauertrainierte Sportlerinnen wurden 16 Radsportlerinnen (A- bis D-Kader) untersucht. Sie nahmen nach dem Wintertraining im Januar an einem einwöchigen Trainingslager teil, während dem täglich ein morgendlicher Steigerungslauf, Skilanglauf für zwei Stunden, zwei Stunden Konditionstraining und nochmals 90 min Skilanglauf durchgeführt wurden. Die Untersuchung begann am 1. Tag des Trainingslagers mit Bestimmung der Ruhewerte von freien Fettsäuren (FFS), Gesamteiweiß (GE), Harnstoff (HN), Creatinin (Crea), Eisen (Fe), Magnesium (Mg) und Creatin-Kinase (CK), zusätzlich der Hormone Prolaktin (PRL-^{125}J-RIA-Kit, Becton-Dickinson) und Östradiol (E$_2$-^{125}J-RIA-Kit, Serono) sowie des Laktats. Anschließend erfolgte eine standardisierte Fahrradergometrie, die, von 50 Watt ausgehend, stufenweise alle drei Minuten um jeweils 50 Watt bis zur maximalen kardio-pulmonalen Ausbelastung gesteigert wurde. Gleichzeitig wurde die Herzfrequenz aus dem mitlaufenden EKG ermittelt und das Laktat am Ende jeder Belastungsstufe bestimmt. Am letzten Tag des Trainingslagers wurden erneut Ruhewerte ermittelt und ein sportartunspezifischer Feldtest durchgeführt. Der Feldtest beinhaltete einen zweistündigen Skilanglauf und 90 min Konditionstraining in der Halle. Dieses umfaßte 15 min Aufwärmgymnastik und ein Circle-Training mit 30 Stationen je eine Minute und 15 Sekunden Pause, danach ein Handballspiel von 30 Minuten Dauer. Sofort nach Belastungsabbruch erfolgten die Blutentnahmen.

---

[*] Mit Unterstützung des Bundesinstituts für Sportwissenschaft, Köln

Die Meßergebnisse in Text und Tabellen wurden für die Stoffwechsel- und Belastungsparameter als Mittelwerte ($\bar{x}$) mit einfacher Standardabweichung (s) angegeben. Die Überprüfung auf signifikante Mittelwertabweichungen erfolgte mit dem t-Test für korrelierende Stichproben [1] mit einem Signifikanzniveau von $p < 0{,}001$. Da bei Betrachtung der Häufigkeitsverteilung beim Prolaktin keine Normalverteilung angenommen werden kann, wird in den Tabellen die Medianstatistik ($\tilde{x}$) mit Angabe des 50%-Vertrauensbereichs (50%-VB) und der Spannweite R (range = $_{max-min}$) aufgeführt [2]. Die statistische Überprüfung des Vergleichs zweier Medianwerte erfolgte mit dem Vorzeichentest für gepaarte Beobachtungen [3]. Als Signifikanzniveau wurde eine Irrtumswahrscheinlichkeit von unter 1% ($p < 0{,}01$) angenommen. Die Östradiolwerte werden individuell wiedergegeben, da die Untersuchung zyklusunabhängig erfolgte und eine Darstellung der Werte im Mittel keinen Rückschluß auf die hormonelle Lage einer einzelnen Sportlerin zuläßt. Außerdem sind für die Gruppe aufgrund der zyklusabhängigen großen Spannweite der Normwerte keine trainingsabhängigen Veränderungen darzustellen.

Ergebnisse

Die anthropometrischen Daten sind Tabelle 1 zu entnehmen. 75% der Sportlerinnen hatten vor Einsetzen der Menarche durchschnittlich im Alter von neun Jahren den Leistungssport begonnen. Bei dieser Gruppe setzte die Menarche im Mittel mit 14,4 Jahren, ca. ½ Jahr später ein als im Vergleich zum Durchschnittswert des

Tabelle 1. Anthropometrische Daten

	Radfahrerinnen
Anzahl (n)	16
Alter (Jahre)	19,0 ± 2,6
Körpergewicht (kg)	57,94 ± 3,42
Körpergröße (cm)	169,25 ± 5,42
Korrelationsgewicht (kg/cm)	0,34 ± 0,02
nach anamnestischen Angaben:	
Menarche (Jahre)	13,8 ± 1,6
orale Kontrazeptiva	4
Zyklusverlauf:	
– regelmäßig	4 = 25%
– regelmäßig erst nach Einnahme oraler Kontrazeptiva	4
– unregelmäßig	8
– sekundäre Amenorrhoen	
(in der trainingsintensiven Phase von März bis Sept.)	5 = 31%
Leistungssport vor der Menarche begonnen	12 = 75%
– Menarche (Jahre) bei dieser Gruppe	14,4 ± 1,3
Zyklusphase am Untersuchungszeitpunkt:	
– frühe Follikelphase	6
– späte Lutealphase	5
– mittzyklisch	2
– nicht einzuordnen	3

Tabelle 2. Ergometrische Daten und Feldtest

	Ruhe	p	max. Belastung	p	3' nach Bel.
HF/min	61,00 ± 13,67	•••	186,50 ± 9,83	–	—
Watt	—	–	287,44 ± 27,34	–	—
Watt/kg	—	–	4,95 ± 0,51	–	—
Laktat (mmol/l)	1,43 ± 0,35	•••	10,28 ± 1,92	n.s.	10,12 ± 1,74

	Ruhe	p	max. Belastung	p	3' nach Bel.
HF/min	86,67 ± 8,59	•••	129,00 ± 17,26	•••	83,00 ± 11,10
Laktat (mmol/l)	1,84 ± 0,25	•••	- 2,44 ± 0,74	•••	2,02 ± 0,70

Signifikanzniveau: n.s. = nicht signifikant
• = p < 0.05
•• = p < 0.01
••• = p < 0.001

Gesamtkollektivs, der mit 13,8 Jahren im oberen Grenzbereich lag. Eine familiäre Disposition war in keinem Fall beobachtet worden. Tabelle 2 gibt die Belastungswerte der Fahrradergometrie und des Feldtests wieder. Die Stoffwechselparameter zeigen folgende Veränderungen: Erwartungsgemäß kommt es nach Fahrradergometrie zu signifikanten Anstiegen von Gesamteiweiß, Creatin-Kinase und Eisen. Der Feldtest führt zu signifikantem Abfall von Magnesium und signifikanten Anstiegen aller anderen Stoffwechselparameter.

Diskussion

Abb. 1 gibt einen Überblick für Laktatverhalten, FFS und Prolaktin. Der hohe Laktatanstieg nach Fahrradergometrie zeigt die maximale metabolische Ausbelastung, während nach dem Feldtest der starke Anstieg der freien Fettsäuren die Intensität einer Langzeitbelastung widerspiegelt, wobei es nach Erschöpfung der Glykogenvorräte zur Umstellung der Energiegewinnung durch Lipolyse kommt. Das Prolaktinverhalten ist Tabelle 3 zu entnehmen. Innerhalb des einwöchigen Trainingslagers steigen die Ruheprolaktinwerte um das 1,5fache an. Eine erhöhte Prolaktinsekretion scheint erst auf Dauerstreß zu erfolgen. Bei den seit mehreren Jahren dem Kader zugehörigen Frauen fanden sich weit höhere basale Prolaktinspiegel als bei den Frauen, die noch neu im Kader sind. Der starke Hormonabfall nach dem Feldtest muß als Zeichen eines erschöpften hypophysären Prolaktinpools angesehen werden. Insgesamt fanden sich nur in zwei Fällen Prolaktin-Nachbelastungswerte oberhalb des Referenzbereichs, so daß eine trainingsbedingte Hyperprolaktinämie als alleinige Ursache für sportassoziierte Zyklusunregelmäßigkeiten

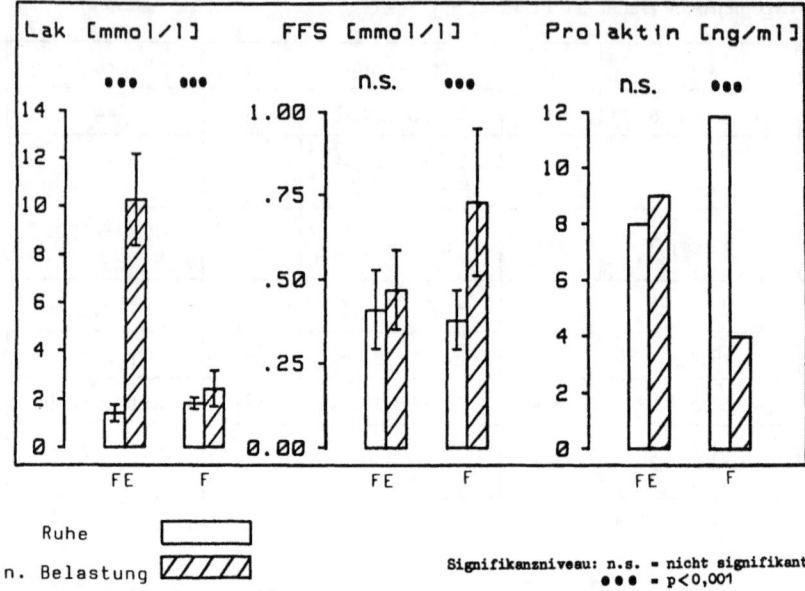

Abb. 1. Laktat, FFS, Prolaktin in Abhängigkeit von Fahrradergometrie (FE) und Feldtest (F)

Tabelle 3

Prolaktin (ng/ml) (n = 12)	x̄	50%–VB	R
Ruhewert zu Beginn des Trainingslagers	8,00	6,45–11,13	9,50
nach Bel. 1 (standard. Fahrradergometrie)	9,00 n. s.	6,23–11,28	10,13
p (Ruhewert 1–Ruhewert 2)	n. s.		
Ruhewert 2 nach einer Woche Trainingslager	11,88	9,15–16,35	20,25
nach Bel. 2 (Feldtest)	4,00 •••	3,00– 6,63	7,50

Signifikanzniveau: n. s. = nicht signifikant
••• = p<0,001

nicht zutrifft. Beim Östradiol zeichneten sich zwei Gruppierungen mit jeweils ähnlichem Hormonverhalten ab: Die älteren und langjährig dem Kader zugehörigen Sportlerinnen weisen extrem niedrige Östradiolwerte auf, die noch unter dem Referenzbereich der Testsensitivität liegen. Lediglich die Belastungswerte nach Fahrradergometrie steigen in den Normbereich an, der für die jeweilig angegebene Zyklusphase typisch ist. Für die jüngeren Sportlerinnen dagegen zeigt sich ein dem

Prolaktinverhalten vergleichbares Reaktionsmuster. Inwieweit Veränderungen der ovariellen Empfindlichkeit [4] adrenerge oder Veränderungen der metabolischen Clearance-Rate [5], Abfall des SHBG [6] oder Veränderungen auf Rezeptorebene [7] einen Einfluß auf die Veränderungen des Östradiolverhaltens ausüben, war im Rahmen dieser Untersuchungen nicht zu ermitteln.

Literatur

1. Clauß G, Ebner H (1982) Statistik, Bd 1, 4. Aufl, 240, FaM
2. Robyn C et al (1973) Prolactin and human prolactin reproduction. In: Pasteels JL, Robyn C: Human prolactin Experta medica, Amsterdam
3. Stange K (1970) Angewandte Statistik Berlin Heidelberg New York, Bd 1:481
4. Jurkowski JE et al (1978) Ovarian hormonal responses to exercise. J Appl Physiol 44:109–114
5. Sutton JR et al (1973) Androgen responses during physical exercise. Brit Med J 520–522
6. Wu CH et al (1981) Department of Obstetrics and Gynecology, University of Pennsylvania School of Medicine, Philadelphia, Pennsylvania: Estrogen-androgen balance in anovulation. In: Fertil Steril 36:1
7. Pollow K et al (1981) A comparison of cytoplasmic and nuclear estradiol and progesterone receptors in human fallopian tube and endometrial tissue. Fertil Steril 36:5

XII. Blut

Fibrinolytische Parameter bei Patienten einer Koronarsportgruppe

W. Langer*, W. Speiser*, A. Pschaick*, B. Ibe**, E. Selmayr*,
P. E. Nowacki** und G. Müller-Berghaus*

* Klinische Forschungsgruppe für Blutgerinnung und Thrombose der Max-Planck-Gesellschaft (Leiter: Prof. Dr. med. G. Müller-Berghaus), und
** Institut für Sportmedizin (Ärztl. Direktor: Prof. Dr. med. P.E. Nowacki) an der Justus-Liebig-Universität Gießen

Einleitung

Körperliche Belastung führt zu einer Erhöhung der fibrinolytischen Aktivität des Blutes. Als Ursache hierfür ist die Ausschüttung von Gewebeplasminogenaktivator (TPA) aus den Gefäßendothelzellen [1]. TPA wandelt in Gegenwart von Fibrin das Proenzym Plasminogen in die Protease Plasmin um, die in der Lage ist, Blutgerinnsel aufzulösen [2]. Das Ausmaß der Erhöhung der fibrinolytischen Aktivität scheint einerseits von der Höhe der Belastung [3] und andererseits von ihrer Dauer [4] abhängig zu sein. Der Einfluß des Trainingszustandes auf diese Veränderungen ist noch weitgehend umstritten. Wir untersuchten den Effekt einer erschöpfenden Fahrradergometerbelastung auf die Fibrinolyse bei trainierten und untrainierten Normalpersonen sowie bei Herzinfarktpatienten in der 3. Rehabilitationsphase.

Methodik

Probanden

Gruppe A bestand aus 18 männlichen Leistungssportlern. Gruppe B umfaßte 18 männliche Normalpersonen ohne regelmäßige sportliche Betätigung. Gruppe C beinhaltete 17 gesunde Männer über 40 Jahren mit regelmäßiger sportlicher Freizeitbetätigung. In der Gruppe D untersuchten wir 18 männliche Herzinfarktpatienten aus der Rehabilitationssportgruppe der Universität Gießen. Personenbezogene Daten siehe Tabelle 1.

Tabelle 1. Patienten bzw. Probanden

	Gruppe A (n = 18) x̄ ± SD	Gruppe B (n = 18) x̄ ± SD	Gruppe C (n = 17) x̄ ± SD	Gruppe D (n = 18) x̄ ± SD
Alter (Jahre)	23,0 ± 3,5	25,7 ± 2,7	50,5 ± 7,7	54,2 ± 7,9
Größe (cm)	182,6 ± 8,1	182,7 ± 6,8	180,5 ± 4,5	176,7 ± 7,8
Gewicht (kg)	75,9 ± 8,2	79,8 ± 8,1	81,5 ± 7,0	80,8 ± 8,8
Sport (Std/Wo)	10,6 ± 3,6	0	3,4 ± 1,1	3,0 ± 1,4

Belastungsverfahren

Alle Probanden wurden nach dem Gießener Watt-pro-Kilogramm-Körpergewicht-Verfahren [5] auf einem Fahrradergometer („Ergotest", Fa. Jäger, Würzburg, BRD) erschöpfend belastet. Die maximale Leistung, die maximalen Pulsfrequenzen und die relative maximale O_2-Aufnahme („Oxycon", Fa. Mjnhardt, Edijk, Holland) unter Belastung wurden bestimmt.

Blutproben

Die Blutentnahmen erfolgten vor und in der 2. Minute nach Belastung, wobei 9 Teile Blut mit 1 Teil einer 0,11 M Natriumcitratlösung (Behringwerke, Marburg, BRD) antikoaguliert wurden. Nach Zentrifugation (20 Minuten 1000xg bei 4°C) wurde so gewonnenes plättchenarmes Plasma bei −75°C bis zur weiteren Analyse eingefroren.

Bestimmungsmethoden

Die Euglobulinlysezeit (ELT) wurde mittels einer modifizierten Methode nach Kowalski et al. [6] mit dem „Euglobulinlyse-Kit" (Fa. bioMérieux, Carbonière Lebe, Frankreich) durchgeführt. Die Fibrinogenkonzentration wurde nach der Methode von Clauss et al. [7] mit dem „Fibrinogen-Reagenz" der Firma Boehringer Mannheim (Mannheim, BRD) bestimmt. Die Werte nach Belastung wurden nach der Formel von van Beaumont [8] bezüglich der Plasmavolumenverschiebung korrigiert. Der Hämatokrit vor und nach der Belastung wurde in heparinisierten Mikrohämatokritkapillaren mit der „Autokrit"-Zentrifuge der Firma Clay Adams (Parsippany, USA) gemessen.

Ergebnisse

Die Ergebnisse der Fahrradergometrie sind aus Tabelle 2 zu ersehen. Die Resultate der Bestimmungen von ELT, Fibrinogen und Hämatokrit sind Tabelle 3 zu entneh-

Tabelle 2. Ergebnisse der Fahrradergometrie

	Gruppe A (n = 18) $\bar{x} \pm SD$	Gruppe B (n = 18) $\bar{x} \pm SD$	Gruppe C (n = 17) $\bar{x} \pm SD$	Gruppe D (n = 18) $\bar{x} \pm SD$
max. Herzfrequenz (Schläge/min)	182,1 ± 7,0	180,8 ± 16,5	165,5 ± 12,9	139,5 ± 18,8
max. Leistung (Watt)	372,2 ± 53,1	263,3 ± 36,1	235,1 ± 31,5	133,7 ± 34,0
rel. VO_2 max. (mlO_2/kg)	60,3 ± 6,9	43,3 ± 4,3	40,9 ± 6,6	27,3 ± 4,2

Tabelle 3. Ergebnisse der Bestimmungen der Euglobulinlysezeit (ELT), der Fibrinogenkonzentration und des Hämatokrit-Wertes vor und nach Belastung. a) vor Belastung; b) nach Belastung; *) P < 0,001

	Gruppe A (n = 18) x̄ ± SD	Gruppe B (n = 18) x̄ ± SD	Gruppe C (n = 17) x̄ ± SD	Gruppe D (n = 18) x̄ ± SD
ELT (min)				
a)	388,2 ± 147,3	591,3 ± 142,5	458,9 ± 118,6	658,3 ± 184,9
b)	108,9 ± 113,8*	338,6 ± 186,4*	186,1 ± 173,3*	465,2 ± 242,1*
Fibrinogen (g/l)				
a)	2,2 ± 0,4	2,7 ± 0,4	3,0 ± 0,6	3,1 ± 0,5
b)	2,2 ± 0,4	2,7 ± 0,4	2,8 ± 0,5	3,2 ± 0,5
Hämatokrit %				
a)	48,2 ± 2,7	49,3 ± 2,9	47,2 ± 2,7	46,9 ± 3,8
b)	53,8 ± 2,1*	54,1 ± 2,6*	52,7 ± 1,7*	51,3 ± 3,7*

men. Die ELT-Werte der Gruppe A und C waren sowohl vor als auch nach Belastung signifikant niedriger als die der Gruppen B und D. Die Gruppenpaare unterschieden sich nicht signifikant voneinander. Die älteren Probanden der Gruppe C und D wiesen signifikant höhere Fibrinogenspiegel als die jüngeren Probanden der Gruppe A und C auf. Die 4 Gruppen unterscheiden sich in ihren Hämatokritwerten weder vor noch nach Belastung signifikant voneinander.

Diskussion

Die spiroergometrischen Untersuchungen der vier Probandenkollektive zeigten eine deutliche leistungsmäßige Staffelung der Gruppen. Die Leistungssportler (Gruppe A) waren den Normalpersonen (Gruppe B) leistungsmäßig deutlich überlegen, wobei die annähernd gleichen maximalen Herzfrequenzen eine vergleichbare Ausbelastung dokumentierten. Die Gruppe der Alterssportler (Gruppe C) erbrachte eine höhere maximale Leistung als die altersmäßig vergleichbaren Herzinfarktpatienten (Gruppe D), die zwar stundenmäßig gleichviel, aber intensitätsmäßig auf einem weit niedrigeren Niveau trainierten. Die Gruppe C erreichte trotz des höheren Durchschnittsalters annähernd gleich hohe Leistungen wie die Gruppe der jugendlichen Nichtsportler (Gruppe B).

Unter Belastung trat bei allen Gruppen eine signifikante Verkürzung der Euglobulinlysezeit (ELT) ein, was einem Anstieg der fibrinolytischen Aktivität des Blutes entspricht [1]. Dies ist ein von vielen Autoren bestätigter Befund [3, 4]. Bemerkenswert ist jedoch, daß die Gruppen der trainierten, herzgesunden Probanden (Gruppen A, C) im Vergleich zu den untrainierten Jugendlichen (Gruppe B) und den Herzinfarktpatienten (Gruppe D), eine signifikant kürzere Ruhe-ELT, also eine erhöhte Ruhefibrinolyse, aufwiesen. Keber et al. [9] fanden ebenfalls derartige Unterschiede zwischen Trainierten und Untrainierten. Die vorliegende Studie zeigt, daß regelmäßiges intensives körperliches Training bei Gesunden zu einer erhöhten

Stimulierbarkeit der Fibrinolyse führt. Dies steht in Einklang mit den Ergebnissen von Williams et al. [10] und Diehm et al. [11], die deshalb in regelmäßigen sportlichem Training einen Schutzfaktor gegen Gefäßerkrankungen, z. B. Arteriosklerose, sehen. Bei den Herzinfarktpatienten, die erst nach dem Infarktereignis mit leichten sportlichem Training begonnen hatten, wurde allerdings, trotz Rehabilitationsprogramm, eine deutlich reduzierte Stimulierbarkeit der Fibrinolyse festgestellt.

Literatur

1. Kluft C (1979) Studies on the fibrinolytic system in human plasma: Quantitative determination of plasminogen activators and proactivators. Thromb Heamost 41: 365–383
2. Collen D (1980) On the regulation and control of fibrinolysis. Thromb Haemost 43: 77–89
3. Davis GL, Abildgaard CF, Bernauer E, Britton M (1976) Fibrinolytic and hemostatic changes during and after maximal exercise in males. J Appl Physiol 40(3): 287–292
4. Marsh NA, Gaffney PJ (1982) Exercise-induced fibrinolysis – Fact or fiction? Thromb Haemost 48(2): 201–203
5. Nowacki PE (1974) Objektivierung der körperlichen und kardiopulmonalen Leistungsfähigkeit mit einfachen und komplizierten Methoden. Physiotherapie 65: 663–666
6. Kowalski E, Kopec M, Niewiarowski S (1959) An evaluation of the euglobulin method for the determination of fibrinolysis. J Clin Path 12: 215–218
7. Clauss A (1957) Gerinnungsphysiologische Schnellmethode zur Bestimmung des Fibrinogens. Acta Haematol 17: 237–246
8. van Beaumont W (1972) Evaluation of hemoconcentration from hematocrit measurements. J Appl Physiol 32: 712–713
9. Keber D, Stegnar A, Keber J, Acetto M (1979) The influence of moderate and strenous daily physical activity on fibrinolytic activity of blood: Possibility of plasminogen activator store depletion. Thromb Haemost 41: 745–755
10. Williams RS, Logue EE, Lewis JL, Barton Th, Stead NW, Wallace AG, Pizzo SV (1980) Physical conditioning augments the fibrinolytic response to venous occlusion in healthy adults. N Eng J Med 302: 987–991
11. Diehm C, Mörl H, Schettler G (1984) Beeinflussung von Blutgerinnung und Fibrinolyse durch körperliche Aktivität. Klin Wochenschr 62: 299–302

Die reaktive Belastungsleukozytose in Abhängigkeit von der körperlichen Leistungsfähigkeit

H. Dorner, D. Heinold und W. Hilmer

Sportmedizinische Abteilung der Med. Poliklinik Universität Erlangen-Nürnberg

Einleitung

Über die Beziehung zwischen der reaktiven Belastungsleukozytose und der körperlichen Leistungsfähigkeit gibt es bisher widersprüchliche Angaben. Werden die absoluten Zahlen im Differential-Blutbild beurteilt, scheint eine Korrelation zum Trainingszustand, zur Belastungsdauer und -intensität zu bestehen [4]. In der vorliegenden Arbeit wird die Abhängigkeit der reaktiven Belastungsleukozytose von der ergometrisch erzielten Leistungsfähigkeit nach standardisierter Fahrradergometrie untersucht.

Methodik

Das Blutbild wurde vor und unmittelbar nach einer erschöpfenden Fahrradergometerbelastung im Sitzen bei 216 gesunden Freizeitsportlern (37 Frauen und 179 Männer) im Alter zwischen 12 und 71 Jahren bestimmt. Die Leistungsfähigkeit errechnete sich nach den ergometrisch erzielten Watt/kg-KG, wobei sich insgesamt 8 Gruppen zwischen 1,5 und 5,0 Watt/kg-KG ergaben.

Ergebnisse

Die Leukozyten betragen in Ruhe bei den leistungsschwachen Gruppen (1,5 und 2,0 Watt/kg-KG) 6967 bzw. 7453/nl, und zeigten eine fallende Tendenz bis 5650 bei der leistungsstärksten Gruppe (5,0 Watt/kg-KG) mit relativer Lymphozytose. Die Zunahme der Gesamtleukozyten nach Belastung war mit 4607 bzw. 4332 bei den 2 leistungsstärksten Gruppen (4,5 und 5,0 Watt/kg-KG) signifikant höher als bei den leistungsschwachen Gruppen (1,5 und 2,0 Watt/kg-KG) mit 3101 bzw. 3555 Leukozyten/nl. Die Veränderungen im Differential-Blutbild wurden durch

$$Q = \frac{\text{Granulozyten}}{\text{Lymphozyten}}$$

beschrieben, wobei sich für Delta $Q = Q_2$ (nach Belastung) $- Q_1$ (Ruhe) eine deutliche Korrelation zur Leistungsfähigkeit in Watt/kg-KG mit $-0,88$ für die schwächste Gruppe und $+0,68$ für die leistungsstärkste Gruppe ergab. Vergleiche Tabellen 1–4.

Tabelle 1. Gesamtleukozyten vor und nach Fahrradergometrie in Korrelation zur Leistungsstärke ($\bar{x}$ und s)

		1,5 W	2,0 W	2,5 W	3,0 W	3,5 W	4,0 W	4,5 W	5,0 W
vor Bel.	$\bar{x}$	6967	7453	6203	5997	6096	5829	6136	5650
	s	1250	2985	1729	1358	1792	1149	1693	404
	n	3	28	37	36	30	35	33	14
nach Bel.	$\bar{x}$	10068	11008	9338	9391	9751	10078	10743	9982
	s	1734	1612	1286	1020	1117	1402	1193	961
	n	3	28	37	36	30	35	33	14

Tabelle 2. Neutrophile Granulozyten vor und nach Fahrradergometrie in Korrelation zur Leistungsstärke (Durchschnittswerte und Standardabweichung)

		1,5 W	2,0 W	2,5 W	3,0 W	3,5 W	4,0 W	4,5 W	5,0 W
vor Bel.	$\bar{x}$	4320	4584	3530	3334	3493	3165	3455	3175
	s	428	605	824	513	557	410	619	524
	n	3	28	37	36	30	35	33	14
nach Bel.	$\bar{x}$	5464	5984	4788	4660	5206	5259	6585	6476
	s	717	834	516	423	695	581	526	735
	n	3	28	37	36	30	35	33	14

Tabelle 3. Lymphozyten vor und nach Fahrradergometrie in Korrelation zur Leistungsstärke (Durchschnittswerte und Standardabweichung)

		1,5 W	2,0 W	2,5 W	3,0 W	3,5 W	4,0 W	4,5 W	5,0 W
vor Bel.	$\bar{x}$	2299	2415	2264	2207	2140	2244	2184	2119
	s	281	355	370	298	413	366	373	432
	n	3	28	37	36	30	35	33	14
nach Bel.	$\bar{x}$	4047	4360	3930	4065	3872	4189	3765	2940
	s	408	534	370	422	338	509	295	341
	n	3	28	37	36	30	35	33	14

Tabelle 4. $\triangle Q$ als Maß für die Qualität der Belastungsleukozytose in Korrelation zur Leistungsstärke

	1,5 W	2,0 W	2,5 W	3,0 W	3,5 W	4,0 W	4,5 W	5,0 W
$\bar{x}$	−0,88	−0,66	−0,54	−0,43	−0,36	−0,22	+0,14	+0,68
s	0,94	0,75	0,74	0,47	0,67	0,55	0,95	1,18

Diskussion

Bekanntlich neigen Trainierte zur „Leukopenie mit relativer Lymphozytose", ohne jedoch außerhalb der gültigen Norm zu liegen [3], wobei eine Korrelation mit dem Trainingspensum vermutet wird [2]. Ursache dafür dürfte eine geringere Leukozytenmobilisation durch die trainingsbedingte Vagotonie sein. Die Ruheleukopenie gilt deshalb auch als Langzeitwirkung des Ausdauertrainings, da sie den Funktionszustand des sympatho-adrenergen System widerspiegelt [3].

Die reaktive Belastungsleukozytose zeigt sowohl quantitativ (Gesamtleukozytenzunahme) als auch qualitativ (Granulozyten/Lymphozyten-Relation) eine Abhängigkeit von der ergometrisch erzielten Leistungsfähigkeit, wobei der Unterschied zwischen den 2 leistungsstärksten und den 2 leistungsschwächsten Gruppen jeweils signifikant ist. Die Veränderungen im Differential-Blutbild bestehen im wesentlichen aus einer lymphozytären und einer neutrophilen Phase [4]. Je länger eine Belastung und je leistungsstärker der Proband, um so ausgeprägter ist der Granuloozytenanstieg, je kürzer die Belastung, je leistungsschwächer der Proband, desto deutlicher ist der Lymphozytenanstieg. Dieses unterschiedliche Verhalten wird nach Klein [4] durch den Quotienten

$$Q = \frac{Granulozyten}{Lymphozyten}$$

beschrieben, wobei eine deutliche Abhängigkeit dieses Quotienten von der Leistungsfähigkeit, der Belastungsdauer und -intensität gegeben ist. Er definiert die lymphozytäre Phase der Belastungsleukozytose neu als eine stärkere Zunahme der Lymphozyten, entsprechendes gilt für die neutrophile Phase. Nach farradergometrischer Belastung zeigt die Differenz von Q_2 (nach Belastung) und Q_1 (Ruhe) eine kontinuierliche Zunahme des Wertes von Delta Q von $-0,88$ für die schwächste Gruppe bis $+0,68$ für die leistungsstärkste Gruppe und somit eine Korrelation zur Leistungsfähigkeit.

Das Ausmaß der reaktiven Belastungsleukozytose sowohl in Quantität als auch in Qualität ist abhängig vom Plasmakatecholaminspiegel und von der Katecholaminrezeptordichte auf den neutrophilen Granulozyten [6]. Letztere ist bei Ausdauertrainierten erhöht [1], so daß damit die überwiegend granulozytär geprägte Belastungsleukozytose bei den besser Trainierten verständlich wird. Jedoch spielen auch andere Faktoren, wie z. B. die Laktatazidose oder andere Hormone, vor allen Dingen die Kortikoide, eine wichtige Rolle [2], da die Belastungsleukozytose zwar unter akuter Betablockade verringert werden kann [6], nicht jedoch unter chronischer Betablockade, wobei eine Toleranzentwicklung bei langfristiger Blockade der Betarezeptoren als unwahrscheinlich gilt [5].

Grundsätzlich jedoch darf die reaktive Belastungsleukozytose nicht als funktionelle Veränderung, sondern allenfalls als eine symptomatische Mitreaktion auf einen Belastungsreiz hin angesehen werden [2]. Bei fahrradergometrischer Belastung besteht sowohl quantitativ als auch qualitativ eine signifikante Korrelation zwischen der reaktiven Belastungsleukozytose und der ergometrisch erzielten Leistungsfähigkeit.

Literatur

1. Bieger W, Zittel R, Zappe H, Weicker H (1983) Einfluß körperlicher Aktivität auf die Katecholaminrezeptoren-Regulation in: Sport: Leistung und Gesundheit, Hrsg Heck H, Hollmann W, Liesen H, Rost R. Kongreßband Dtsch. Sportärztekongreß 1982 Köln, Deutscher Ärzte-Verlag, Köln, S. 271–275
2. Heinold D (1985) Das Blutbild vor und nach Belastung bei ausdauertrainierten Sportlern Inaugural-Dissertation, Universität Erlangen
3. Hornof Z, Pribil M (1964) Veränderungen des weißen Blutbildes bei Intervalltraining. Sportarzt und Sportmedizin 3: 68–74
4. Klein G, Hilmer W, Moser B (1978) Weißes Blutbild bei Ergometrie und Langstreckenlauf. Dt Z Sportmed 29: 8–15
5. Röcker L, Franz I-W (1986) Effect of chronic beta-adrenergic blockade on exercise-induced leucocytosis Klin Wschr 64: 270–273
6. Schnabel A, Kindermann W (1983) Katecholaminwirkung auf die Leukozytose nach körperlicher Belastung in: Sport: Leistung und Gesundheit, Hrsg Heck H, Hollmann W, Liesen H, Rost R. Kongreßband Dtsch Sportärztekongreß 1982 Köln, Deutscher Ärzte-Verlag, Köln, S 51–56

Das Verhalten von alpha-1-Mikroglobulin und Albumin im Urin nach Fahrradergometerbelastungen unterschiedlicher Intensität und Dauer

H. H. Langer, M. H. Weber, U. Hillmer-Vogel und E. Kanzow

Abteilung für Arbeits- und Sportphysiologie der Universität Göttingen

Einleitung

Bereits 1878 stellte Van Leube [9] eine Proteinurie nach körperlicher Belastung bei Soldaten fest. 1956 prägte Gardner [3] den Begriff ‚Athletische Pseudonephritis'. Seither wurden zahlreiche Untersuchungen durchgeführt, um zu klären, welche Ursachen die Belastungsproteinurie (BPU) hat, ob sie glomerulär oder tubulär bedingt ist, oder ob beide Faktoren eine Rolle spielen. Hauptparameter für den Nachweis einer erhöhten glomerulären Filtration ist das Albumin. Als Parameter tubulärer Reabsorptionsstörungen gelten kleinmolekulare Proteine, speziell das β_2-Mikroglobulin [6, 7, 8, 10]. Da β_2-MG pH instabil und daher im Urin nur ungenau zu bestimmen ist [10], bot sich als Parameter tubulärer Reabsorptionsstörungen das 1975 von Ekström [6] erstmals beschriebene alpha-1-Mikroglobulin (a-1-M) an, das im Bereich von pH 4–10 stabil ist [11].

Methodik

Um die Auswirkungen standardisierter körperlicher Belastungen unterschiedlicher Intensität und Dauer auf die Nierenfunktion zu untersuchen, wurden 12 gesunde Sportstudenten (Vp) je 3 Ausbelastungsversuchen und 5 einstündigen Belastungen mit 40–80% der maximalen Sauerstoffaufnahme auf dem Fahrradergometer unterzogen. Im 1. Ausbelastungsversuch (PWC-max) wurde mit 125 W begonnen, als zweite Stufe PWC_{170} gewählt und in Minutenabständen um 10 W bis zur Erschöpfung gesteigert. Dieser Versuch wurde am Ende aller Versuche wiederholt (RPWC-max). Im 2. Ausbelastungsversuch (VM) wurde beginnend mit 100 W alle 3 Minuten um 50 W bis zur Erschöpfung gesteigert. Albumin wurde mit einem Radioimmunoassay der Diagnostic Products Corporation und a-1-M mit Immuddiffusionsplatten Nr. 7405 der Fa. Behring im Urin bestimmt, der direkt vor, direkt nach und 2 Stunden nach Belastung abgegeben wurde.

Ergebnisse

Die Ruhewerte für Albumin und für a-1-M unterliegen starken inter- und intraindividuellen Schwankungen und sind für a-1-M häufig über den Normbereich hinaus

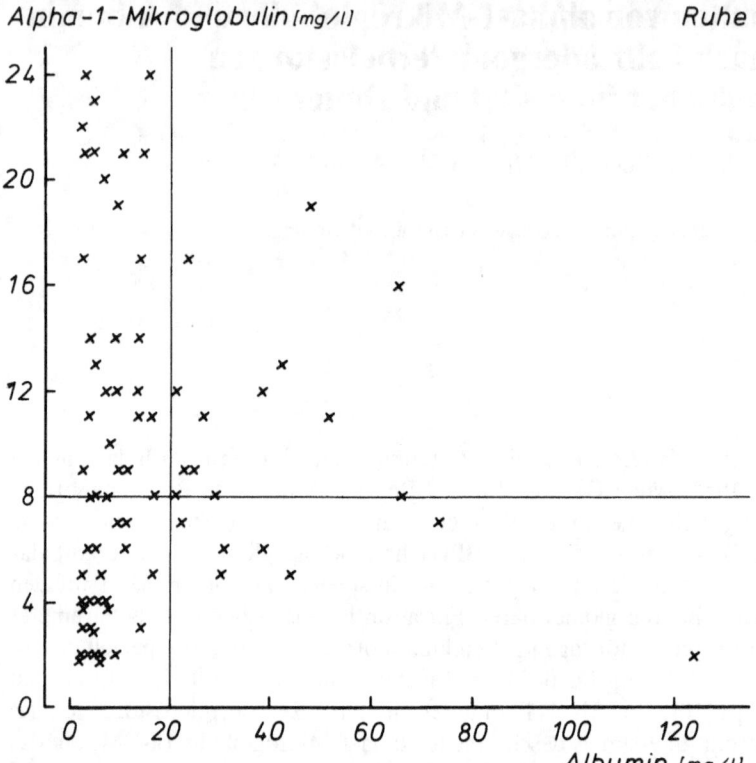

Abb. 1. Ruhewerte von alpha-1-Mikroglobulinen und Albumin aller Probanden in allen Versuchen

erhöht (Abb. 1). In der überwiegenden Anzahl der Fälle sind nach Belastungsende die Konzentrationen beider Proteine erhöht und nach 2 Stunden in der Regel wieder abgefallen (Abb. 2). In Abb. 3 sind die mittleren maximalen Nachbelastungswerte der einzelnen Versuche mit Standardabweichungen neben den mittleren Ruhewerten aufgetragen. Allen mittleren Alb.-Konzentrationen der einzelnen Versuche befinden sich im Normbereich von 0–20 mg/l. Dagegen sind die mittleren Ruhewerte für a-1-M ausnahmslos an der oberen Grenze oder oberhalb des Normbereichs von 2–8 mg/l. Die höchsten Nachbelastungswerte sind für Alb. im Mittel 3–6fach höher als für a-1-M. In den Ausbelastungsversuchen sind die a-1-M und Alb.-Konzentrationen höher als in den Dauerversuchen. Während die mittleren Nachbelastungskonzentrationen für a-1-M in den Dauerversuchen unabhängig von der Belastungsintensität erscheinen, stellt sich für Alb. mit zunehmender Belastungsintensität ein Trend zu höheren Konzentrationen dar.

Diskussion

Die vorliegende Untersuchung zeigt, daß sowohl bei den Ruhewerten von Alb. als auch von a-1-M Unterschiede zu Normalpersonen vorliegen können, ohne daß

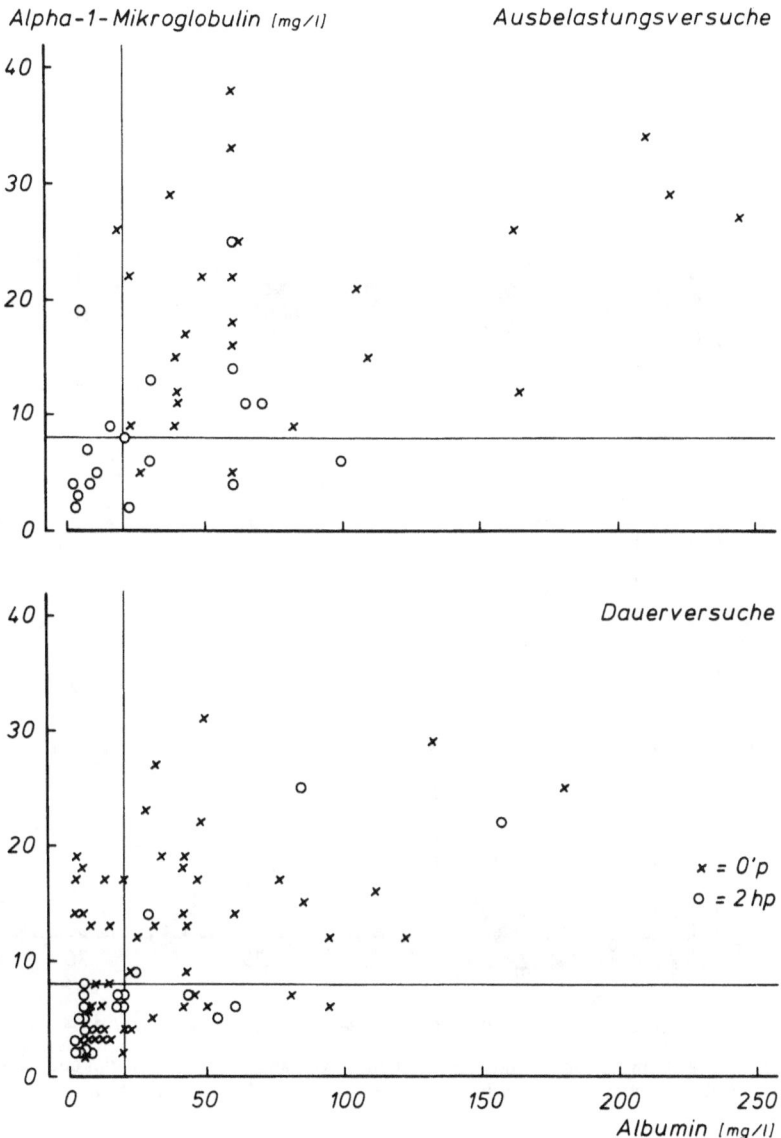

Abb. 2. Alpha-1-Mikroglobulin und Albumin direkt nach Belastung (x) und 2 Stunden nach Belastung (o) für die Ausbelastungsversuche (oberes Bild) und die 1stündigen konstanten Belastungen (unteres Bild)

pathologische Befunde vorliegen. An der Belastungsproteinurie sind sowohl tubuläre als auch glomeruläre Prozesse beteiligt. In Einklang mit den Befunden Castenfors [2] und Poortmans [8] überwiegt jedoch der glomeruläre Anteil an der Nierenfunktionsänderung. Die BPU erreicht meist ihr Maximum bereits während der Belastung, selbst wenn diese nur ca. 30 Minuten dauert, denn die Nachbelastungskonzentrationen waren nach 2 Stunden überwiegend niedriger als am Belastungsende.

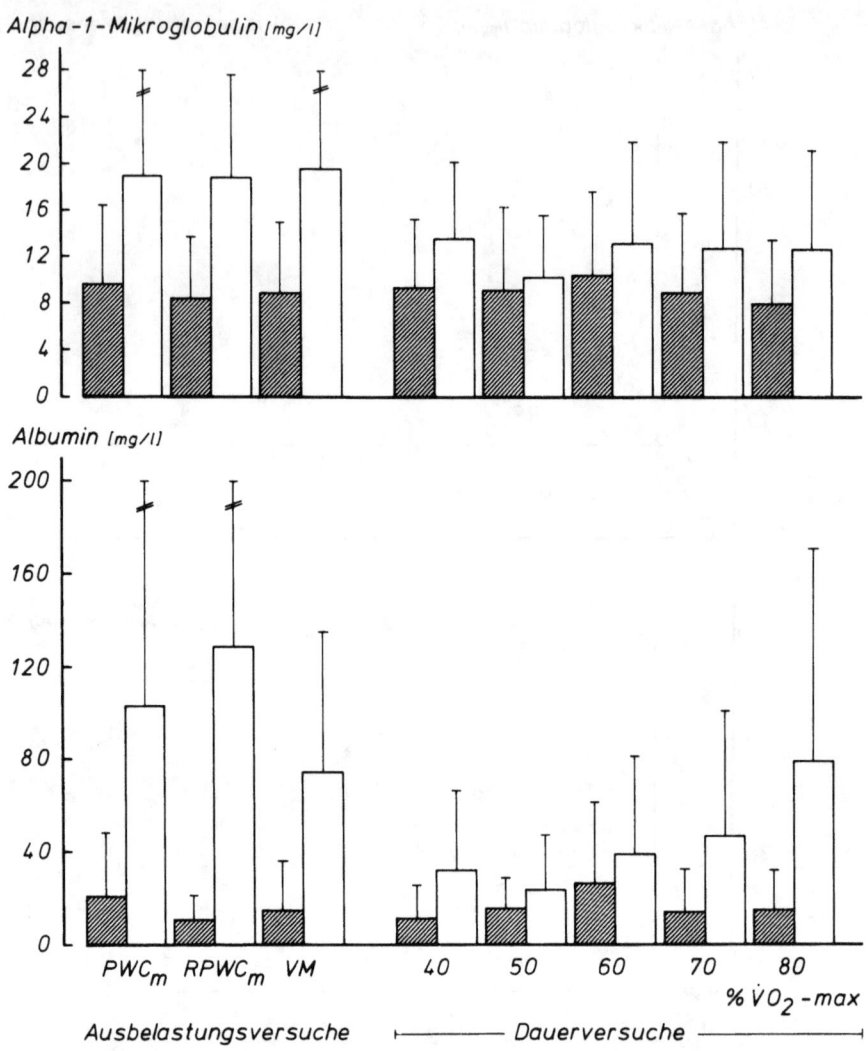

Abb. 3. Mittelwerte und Standardabweichungen von alpha-1-Mikroglobulin und Albumin in Ruhe (schraffierte Säulen) und nach Belastung (leere Säulen) für alle Versuche

Die Einzelbefunde streuen stark, so daß sich bei einigen Probanden eher eine verminderte tubuläre Reabsorption und bei anderen eher eine erhöhte glomeruläre Filtrationsrate findet. Bei der Beurteilung beider Urinproteine ist zu beachten, daß die Neigung zu Nierenfunktionsänderungen individuell unterschiedlich stark ausgeprägt ist [5, 6]. Im Gegensatz zu Befunden aus der Literatur [1, 4] fand sich kein Trainingseffekt, denn nach insgesamt 7 Versuchen fanden sich im abschließenden Retest im Mittel die höchsten Alb.-Konzentrationen, und die a-1-M Werte änderten sich gegenüber dem Ausgangswert nicht. Außerdem neigten 4 besser ausdauertrainierte Vp der untersuchten Gruppen bei gleicher relativer Belastung nicht zu einer geringeren Proteinkonzentration im Urin.

Aufgrund der gewonnenen Erkenntnisse ist bei der Bewertung der Befunde zu beachten, daß die Reaktion der Niere auf körperliche Belastungen individuell unterschiedlich ist und pathologisch erhöhte Befunde nach 12 Stunden wieder auf den Ausgangswert abgesunken sein sollten. Anderenfalls sollte eine klinische Untersuchung durchgeführt werden [4].

Literatur

1. Cantone A, Cerretelli P (1960) Effect of training on proteinuria following muscular exercise Int Z angew Physiol einschl Arbeitsphysiol 18: 324–329
2. Castenfors J (1967) Renal function during exercise. Acta physiol scand 70: 1–44
3. Gardner KD Jr(1956) „Athletic Pseudonephritis" – alteration of urine sediment by athletic competition. JAMA 161: 1613–1617
4. Giebel W, Neumann G, Salomon B (1981) Proteinurie nach sportlichen Leistungen. Med u Sport 21: 317–323
5. Grimsby G (1965) Renal clearances during prolonged supine exercise at different loads. J appl Physiol 20: 1294–1298
6. Heinemann HO, Maack TM, Sherman RL (1974) Proteinuria. Amer J Med 56: 71–82
7. Jarrett RJ, Verma NP Keen H (1976) Urinary albumin excretion in normal and diabetic subjects. Clin chim Acta 71: 55–59
8. Poortmans J, Jeanloz RW (1968) Quantitative immunological determination of 12 plasma proteins excreted in human urine collected before and after exercise. J clin Invest 47: 386–393
9. Poortmans J (1981) Exercise and renal function: post-exercise proteinuria. Medicine Sport 13: 106–116
10. Weber MH, Scholz P, Stibbe W, Scheler F (1985) Alpha-1-Mikroglobulin in Urin und Serum bei Proteinurie und Niereninsuffizienz. Klin Wschr 63: 711–717
11. Weber MH, Scholz P, Scheler F (1985) The role of alpha-1-microglobulin in the evaluation of tubular impairment and as a parameter superior to creatinine in the estimation of glomerular filtration rate. Proc EDTA-ERA 22: 1173–1177

Verhalten von Plasmapräkallikreinkonzentration, Euglobulinlysezeit, Plasmafibrinogenspiegel und Thrombozytenadhäsivität nach körperlicher Belastung bei Patienten mit koronarer Herzkrankheit

K. Stuckenberg, H. D. Bruhn und H. Rieckert

Allgemeine Innere Medizin u. Abteilung Sportmedizin der Universität Kiel

Einleitung

Zu den anerkannten Risikofaktoren arteriosklerotisch bedingter Erkrankungen gehört, wenn auch nach der Häufigkeit hinter der Hypertonie, dem Nikotinabusus und einem erhöhten Blutcholesterinspiegel, die körperliche Inaktivität [13, 17]. Aber auch in der Phase nach einem überstandenem Myokardinfarkt kommt der sportlichen Betätigung eine immer größer werdende Bedeutung zu, dies drückt sich u. a. in der noch immer steigenden Zahl der Koronargruppen aus [vgl. 2, 6, 7, 12, 18]. In diesem Zusammenhang verdienen mögliche Veränderungen des Blutgerinnungs- und Fibrinolysesystems sowie der Thrombozytenfunktion unter körperlicher Belastung besonderes Augenmerk, sind es doch gerade Gerinnungsprozesse und thrombotische Phänomene, die als wesentliche Teilursache in der Pathogenese cardiovasculärer Erkrankungen gelten [15]. Ziel der vorliegenden Untersuchung ist es, durch Analyse des Gerinnungs- und Fibrinolsystems sowie der Thrombozytenfunktion herauszufinden, ob durch eine körperliche Belastung, wie sie vergleichbar während des Rehabilitationssports auf die Patienten zukommt, eine Verschiebung des hämostatischen Gleichgewichts in Richtung Hyperkoagulabilität eintritt.

Methodik

41 Patienten mit koronarer Herzkrankheit – alle Mitglieder einer Koronartrainingsgruppe – wurden auf dem Fahrradergometer 7 Min. im mittleren Belastungsbereich untersucht. Die Belastung verlief in drei Stufen: 2 Min. 50 Watt, 3 Min. 75 Watt, 2 Min. 50 Watt. Bei 3 Probanden mußte die Belastung modifiziert werden, da es zu vermehrten Extrasystolen (2 Prob.) bzw. vorzeitiger Erschöpfung kam (1 Prob.).

Vor und direkt nach der Belastung wurde durch Venenpunktion Blut abgenommen und es wurden folgende Parameter bestimmt:
Plasmapräkallikreinkonzentration (Bestimmung mit Hilfe eines chromogenen Substrates, vgl. [4, 8, 14],
Plasmafibrinogenspiegel (Methode nach Clauss, vgl. [5]
Euglobulinlysezeit (Methode nach Milstone, mod. nach Bruhn, vgl. [3]
Thrombozytenadhäsivität (Methode nach Hellem [10], Hellem und Owren [11]).

Dem Präkallikrein wird nach'neueren Untersuchungen eine wichtige Rolle in der Kontaktphase der Hämostase beigemessen, in der es zusammen mit HMW-Kininogen (high molecular weight kininogen = Fitzgerald-Faktor) die Oberflächenaktivierung von Faktor XIII. katalysiert. Als Vorstufe zum Kallikrein ist das Präkallikrein auch in der Fibrinolyse bei der Umwandlung von Plasminogen in Plasmin von Bedeutung. Die Umwandlung von löslichem Fibrinogen zu fädigem Fibrin ist die Endreaktion des Gerinnungsvorganges. Der Fibrinogengehalt des Plasmas läßt eine Aussage über die Gerinnungsfähigkeit des Blutes zu.

Die Euglobulinlysezeit wurde zur Untersuchung der fibrinolytischen Aktivität des Plasmas herangezogen. Mit ihr wird der im Blut zirkulierende Fibrinolyse-Aktivator gemessen, dessen Konzentration für die Aufrechterhaltung des hämostatischen Gleichgewichts bei eventuell gesteigerter Gerinnung verantwortlich ist.

Die Messung der Thrombozytenadhäsivität hilft bei der Beurteilung des Funktionszustandes der Thrombozyten, eine erhöhte Klebrigkeit weist auf eine thrombotische Tendenz des Blutes hin.

Ergebnisse und Diskussion

Nach der Belastung konnten folgende Änderungen der untersuchten Parameter analysiert werden (Tabelle 1): signifikante Erhöhung der Plasmapräkallikreinkonzentration und des Plasmafibrinogenspiegels, signifikante Verkürzung der Euglobulinlysezeit, nicht signifikante Änderung der Thrombozytenadhäsivität.

Diese Ergebnisse zeigen im Bereich der plasmatischen Gerinnung eine Tendenz zur Hyperkoagulabilität nach körperlicher Belastung auf, die jedoch durch ein

Tabelle 1. Vergleich der verschiedenen gemessenen Parameter vor und nach körperlicher Belastung mit Hilfe des Wilcoxon-Tests für paarige Daten (41 Probanden). (min = kleinster gemessener Wert, max = größter gemessener Wert, Med. = Median, $s_{Med.}$ = Standardabweichung des Medians, Δ = Median der Paardifferenzen, s_Δ = Standardabweichung des Medians der Paardifferenzen, R-Test = Wilcoxon-Test)

Variable		min	max	Med.	$S_{Med.}$	$\frac{Q_3-Q_1}{2}$	Δ	s_Δ	R-Test = 5%	Signifikanz
Fibrinogen (mg/dl)	vor	195,0	425,0	278,0	10,10	30,50	-17,0	2,89	5 < 279	s.
	nach	201,0	452,0	292,0	7,79	34,00				
Plasmapräkallikrein- konzentration (%)	vor	81,0	145,0	112,0	3,18	8,00	-8,0	0,58	0 < 279	s.
	nach	91,0	179,0	119,0	3,18	7,50				
Euglobulinlysezeit (Minuten)	vor	90,0	360,0	360,0	5,77	35,00	40,0	17,32	0 < 279	s.
	nach	60,0	360,0	280,0	38,97	92,50				
Thrombozyten (x 1000/mm^3)	vor	123,0	317,0	212,0	10,10	37,50	-14,0	2,31	4 < 279	s.
	nach	130,0	330,0	221,0	14,43	40,50				
Thrombozyten- adhäsivität (%)	vor	0,0	46,9	12,1	2,57	6,15	0,5	4,27	240 > 147	n. s.
	nach	0,0	42,2	13,6	2,68	8,05				
Hämatokrit (%)	vor	39,1	53,4	44,5	0,52	1,45	-1,6	0,20	0 < 279	s.
	nach	41,7	55,3	46,1	0,32	0,95				

ebenfalls erhöhtes Fibrinolysepotential kompensiert wird. Die Thrombozytenadhäsivität war bei 14 Patienten deutlich gesteigert, insgesamt jedoch statistisch nicht signifikant verändert. Es ist bekannt, daß auch das Thrombozytenverhalten eine starke Abhängigkeit u. a. von Belastungsintensität und Trainingszustand aufweist. So wurde in einer quantitativen Untersuchung über reversible Thrombozytenaggregate bei Belastung durch Haber et al. [9] erkannt, daß eine verstärkte Neigung zur Bildung von reversiblen Thrombozytenaggregaten nicht für den Bereich des aeroben Stoffwechsels, sondern für körperliche Belastungen im anaeroben Bereich mit hoher Belastungsazidose typisch ist. Gerade der anaerobe Leistungsbereich wird aber im Rahmen der Koronarsportgruppen und wurde während der von uns durchgeführten Belastung nicht erreicht. In einer Untersuchung an 302 Herzinfarktpatienten konnte gezeigt werden (vgl. 16), daß die arteriellen Laktatwerte bei Trainingsintensitäten bis einschließlich 100 Watt bei ca. 2,2 mmol/l, also deutlich unterhalb der anaeroben Schwelle liegen. Die von uns untersuchten Probanden wurden jedoch maximal einer Belastung von 75 Watt ausgesetzt. Sie gehören außerdem seit durchschnittlich 3 Jahren einer trainierenden Koronarsportgruppe an, so daß ihr verbesserter Trainingszustand eine mäßige körperliche Belastung ohne wesentliche Veränderung des hämostatischen Gleichgewichts zu tolerieren scheint.

Zusammenfassend läßt sich sagen, daß eine körperliche Belastung, die auf einen trainierten Organismus trifft, keine wesentliche Schwankung des hämostatischen Gleichgewichts verursacht und somit die Gefahr eines Reinfarktes während einer Koronarsportstunde bei Vermeidung hoher emotionaler Beteiligung und unphysiologischer Belastungsspitzen nicht vergrößert ist.

Literatur

1. Baumgartner HR, Cronquist M, Wobmann P, Streuli F, Duckert F (1967 b) Die Messung der Thrombozytenadhäsivität Schweiz. Med Wschr 97: 1674–1679
2. Bock H, Donat K, Ilker HG, Krasemann EO, Laubinger G (1973) Herzinfarktbetreuung am Wohnort – Hamburger Modell. München Med Wschr 115: 449–453
3. Bruhn HD (1976) Thrombolyse-Therapie Die Medizinische Verlagsgesellschaft mbH Marburg/Lahn, S 32–34
4. Bruhn HD (1983) Plasma-Präkallikrein: Bestimmung mit Hilfe eines chromogenen Substrates. Der Internist 24: 220–225
5. Clauss A (1957) Gerinnungsphysiologische Schnellmethode zur Bestimmung des Fibrinogens. Acta haemat 17: 237–246
6. Donat K, Krasemann EO (1976) Die Herzinfarktrehabilitation nach dem „Hamburger Modell". 1. Mitteilung Herz/Kreislauf 8: 301–305
7. Fernhall B, Manfredi TG, Rierson H (1984) Effects of ten weeks of cardiac rehabilitation on blood clotting and risk factors. The Physician and Sportsmedicine 12: 85–96
8. Gallimore MJ, Friberger P (1982) Simple chromogenic peptide substrate assays for determing prekallikrein, kallikrein inhibition and kallikrein „like" activity in human plasma. Thromb Res 25: 293–298
9. Haber P, Silberbauer K, Sinzinger H (1980) Quantitative Untersuchungen über reversible Thrombozytenaggregate bei Belastung. Schweiz Med Wschr 110: 1488–1491
10. Hellem AJ (1970) Platelet adhesiveness in von Willebrand's disease. Scand J Haemat 7: 374–382
11. Hellem A, Owren PA (1964) The mechanism of the hemostatic function of blood platelets. Acta haemat 31: 230–238

12. Ilker HG (1980) Ärztliche Vor- und Nachuntersuchungen für den Rehabilitationssport ambulanter Koronargruppen. In: Nowacki PE, Böhmer D (Hrsg) Sportmedizin, 26. Sportärztekongreß Bad Nauheim, Thieme, Stuttgart
13. Kamel WB, Gordon TL (1974) The Framingham study – an epidemiologic investigation of cardiovascular disease. U.S. Government Printing Office Washington D.C.
14. Kyrle P, Niessner H, Lechner K, Mannhalter C (1982) The first case of severe prekallikrein deficiency in Austria Blut 45: 186
15. Matthias FR (1985) Blutgerinnungsstörungen. Springer, Berlin, S 1–28
16. Meyer K, Weidemann H (1985) Die Bedeutung von fixer anaerober Schwelle, Trainingslaktat und Trainingsherzfrequenz für ein Fahrradergometertraining mit Herzinfarktpatienten. Z Kardiol 74: 466–474
17. Morris JN, Chave SPW, Everitt MG, Pollard R (1980) Vigorous exercise in leisure-time: protection against coronary heart disease Lancet II: 1207–1210
18. Paffenberger J, Hyde R (1980) Exercise as protection against heart attack. N Engl J Med 18: 302

Der Einfluß einer standardisierten aeroben und anaeroben ergometrischen Belastung auf das Hämostase- und Fibrinolysesystem bei Gesunden und Herzinfarktpatienten

W. K. Drygas, L. Röcker, F. Boldt, B. Heydruck und H. U. Altenkirch

Institut für Leistungsmedizin der FU Berlin,
Abt. Sportmedizin und Institut für Innere Krankheiten, Medizinische Akademie, Lodz, Polen

Einleitung

Die Durchsicht der klinischen Literatur zeigt, daß 17–35% der Infarkte, ca. 25% der Reinfarkte und 14% der plötzlichen Todesfälle durch eine außergewöhnliche körperliche Aktivität verursacht wurden [10, 11, 12]. In den letzten Jahren wird intravaskulären Gerinnungsprozessen zunehmend eine Rolle in der Pathogenese des Myokardinfarktes und bei plötzlichen Todesfällen nach anstrengender körperlicher Belastung zugeschrieben [1, 5, 6, 10]. Über die Beziehung zwischen Hämostase und Belastungsintensität, -dauer und -charakter gibt es bei Herzinfarktpatienten wenig bzw. widersprüchliche Angaben. Da in den letzten Jahren Tausende von Infarktpatienten einer Bewegungstherapie unterzogen worden sind, erscheint uns die Frage besonders wichtig, ob ein körperliches Training bei diesen Patienten ein thromboembolisches Risiko darstellen kann und ob gerinnungsphysiologische Untersuchungen zur Optimierung von präventiven und rehabilitativen Trainingsprogrammen beitragen können.

Probanden und Methodik

14 männliche Herzinfarktpatienten (IP) einer ambulanten Koronargruppe im Alter von 37–62 Jahren ($\bar{x}$ = 50,3 ± 6,5) haben sich zur Untersuchung gemeldet. Der Herzinfarkt lag durchschnittlich 7,0 ± 3 Jahre zurück. Alle Patienten nahmen seit mindestens 2 Jahren einmal wöchentlich an einer Bewegungstherapie teil, viele absolvieren zusätzlich ein Heimtraining, so daß der Trainingsumfang in dieser Gruppe durchschnittlich 2,8 Std./Woche betrug. Bis auf 4 Patienten, die β-Rezeptorenblocker einnahmen, wurde keiner von der Gruppe z. Zt. der Untersuchung einer medikamentösen Therapie unterzogen. Als Vergleichsgruppe dienten 12 gesunde Männer (KG), die sich hinsichtlich Alter (48,8 ± 8,2), Körpergröße, Gewicht und Trainingsumfang von den Patienten nicht wesentlich unterschieden. Alle Probanden wurden gebeten, spezielle Standardisierungsmaßnahmen zu beachten [3, 8]. Nach einer klinischen Voruntersuchung wurden alle Probanden zwei verschiedenen fahrradergometrischen Belastungen unterzogen. Der erste Test mit mäßiger Intensität (Laktatkonzentration (2,5 mmol/l, BE) −2 mmol/l, Herzfrequenz (120/min) und 20 Minuten Dauer, sollte einem typischen Ausdauertraining unter hauptsächlich aeroben Bedingungen entsprechen. Der zweite stufenweise submaximale Test

wurde unter vorwiegend anaeroben Bedingung (Laktatkonzentration > 3,5 mmol/l, BE < −4,0 moll/l). Beginnend mit einer Belastung von 75 Watt wurde die Belastung alle 2 Minuten jeweils um 25 Watt bis zum Erreichen der individuellen Ausbelastung nach Empfehlungen der Europäischen Gesellschaft für Kardiologie bzw. objektiven und subjektiven Abbruchkriterien gesteigert. Blutproben wurden aus einer ungestauten Armvene vor der Belastung (A), sofort nach der aeroben Belastung (B) und 3 Minuten nach der anaeroben (auf dem höchsten Punkt der Laktatazidose) Belastung (C) entnommen. Folgende Hämostaseparameter wurden untersucht: Thrombozytenzahl (PZ), β-Thromboglobulin (β-TG), Fibrinopeptid-A (FPA), Antithrombin III (AT-III), Fibrinogen (FG), Prothrombinzeit (PTZ), die partielle Thromboplastinzeit (PTT), Thrombinzeit (TZ) und als Fibrinolyseparameter die Euglobulin Lysis Zeit (ELZ).

Außerdem wurden bei allen Untersuchungen die koronaren Risikofaktoren ermittelt. Die Veränderungen des Plasmavolumens (PV) wurden aufgrund der Hämoglobin- und Hämatokritveränderungen mittels der Strauß'-Formel berechnet. Die statistische Auswertung erfolgte durch den nichtparametrischen Wilcoxon-Test. Für die Signifikanzgrenze wurde eine Irrtumswahrscheinlichkeit von $p < 0,05$ ausgewählt.

Ergebnisse

Erwartungsgemäß haben die beiden Gruppen beim ersten Test eine fast gleiche Leistung (100 bzw. 107 Watt), Herzfrequenz (102 bzw. 106) und Laktatkonzentration (1,28 bzw. 2,0 mmol/l erreicht. Beim anaeroben Test erreichten die IP durchschnittlich 186 Watt bei einer Herzfrequenz von 140/min und einem Laktatwert von 4,23 mmol/l, die KG dagegen 209 Watt bei einer Herzfrequenz zu 146/min und einer Laktatkonzentration von 5,33 mmol/l. Die Unterschiede zwischen beiden Gruppen waren statistisch nicht signifikant.

Aus der Tabelle 1 geht hervor, daß eine 20minütige aerobe Belastung nur eine geringgradige Aktivierung des Gerinnungssystems und der Plättchenfunktion bei der KG sowie bei den IP verursacht hat. Bei den IP fand sich eine geringgradige signifikante Verkürzung der PTT und ein signifikanter Anstieg der Plättchenzahl um 14,1% ($p < 0,01$). Bei der aeroben Belastung konnten wir keinen signifikanten Anstieg von β-TG nachweisen. Die signifikante Verkürzung der ELZ ist bei beiden Gruppen als Ausdruck einer günstigen Fibrinolyseaktivierung durch körperliche Belastung zu werten. Nach der anaeroben Belastung fand sich bei den IP eine deutliche Zunahme der Plättchenfreisetzung und der Gerinnungstendenz, wobei sich die Schutzmechanismen (AT-III und fibrinolystische Aktivität) nicht wesentlich (im Gegensatz zu den Gesunden) veränderten. Die Analyse der Einzelpersonen zeigt deutlich (Abb. 1), daß es bei einer anaeroben Belastung mit ausgeprägter Laktatazidose bei manchen Postinfarktpatienten zu ungünstigen bzw. schon im pathologischen Bereich liegenden Veränderungen von Plättchenfunktion und Fibrinolyse kommt. Bei den IP mit einem ungünstig hohen Anstieg von β-TG und keinem Anstieg der fibrinolytischen Aktivität (FA) bei anaerober Belastung fanden wir ein erhöhtes Niveau der koronaren Risikofaktoren im Vergleich zu der KG und

Tabelle 1. Verhalten der Blutgerinnung und Fibrinolyse in Abhängigkeit von der Belastung bei Postinfarktpatienten (IP) und Gesunden (KG) * $p<0,05$; ** $p<0,01$; *** $p<0,001$

		Vor A	Nach aerober Belastung B	Nach anaerober Belastung C
PTT (sec)	IP KG	31,7 ± 2,9 30,6 ± 2,2	30,8 ± 3,0** 29,8 ± 2,0	30,5 ± 2,8* 29,4 ± 2,8*
PTZ (sec)	IP KG	12,3 ± 0,8 12,5 ± 0,3	12,3 ± 0,9 12,5 ± 0,4	12,1 ± 0,7 12,5 ± 0,3
TZ (sec)	IP KG	16,4 ± 1,0 17,4 ± 0,9	16,6 ± 1,0 17,6 ± 1,0	16,7 ± 0,5 17,9 ± 1,0
FG (mg/dl)	IP KG	229 ± 30 231 ± 35	244 ± 34 * 248 ± 34 **	248 ± 35 ** 251 ± 37 **
AT III (IU/ml)	IP KG	22,6 ± 1,2 22,3 ± 1,8	22,8 ± 1,4 23,0 ± 1,4**	22,9 ± 1,9 23,3 ± 1,3*
PZ ($\times 10^3/\mu l$)	IP KG	176,8 ± 33,8 208,9 ± 58,6	201,9 ± 38,9** 198,9 ± 50,3	215,8 ± 44,7** 214,1 ± 61,8
ELZ (min)	IP KG	182 ± 97 163 ± 116	145 ± 102** 121 ± 100***	135 ± 90** 100 ± 117***

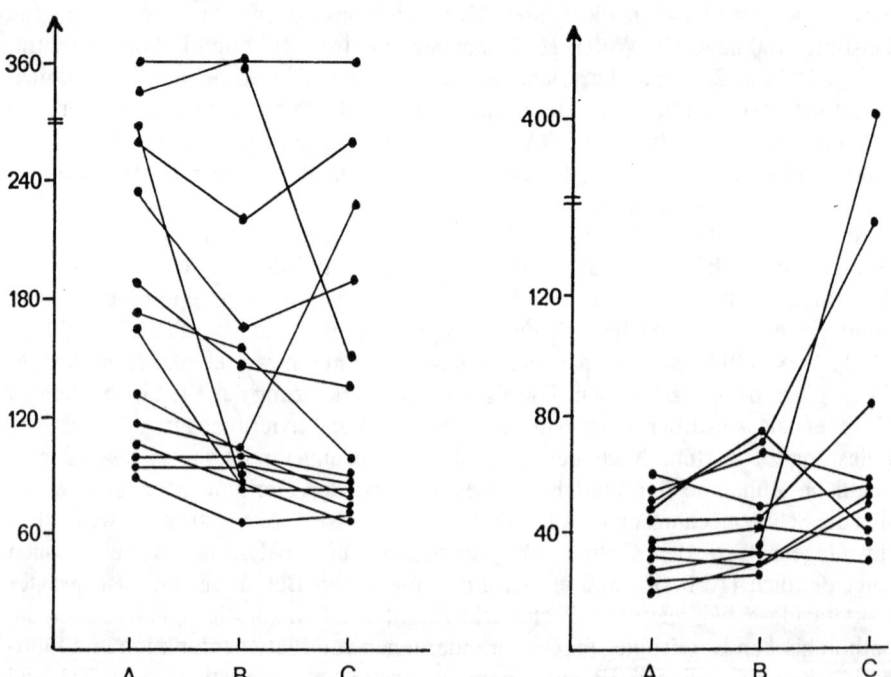

Abb. 1. Einzelwerte der ELZ und von β-TG vor (A), nach aerober (B) und nach anaerober (C) ergometrischen Belastung

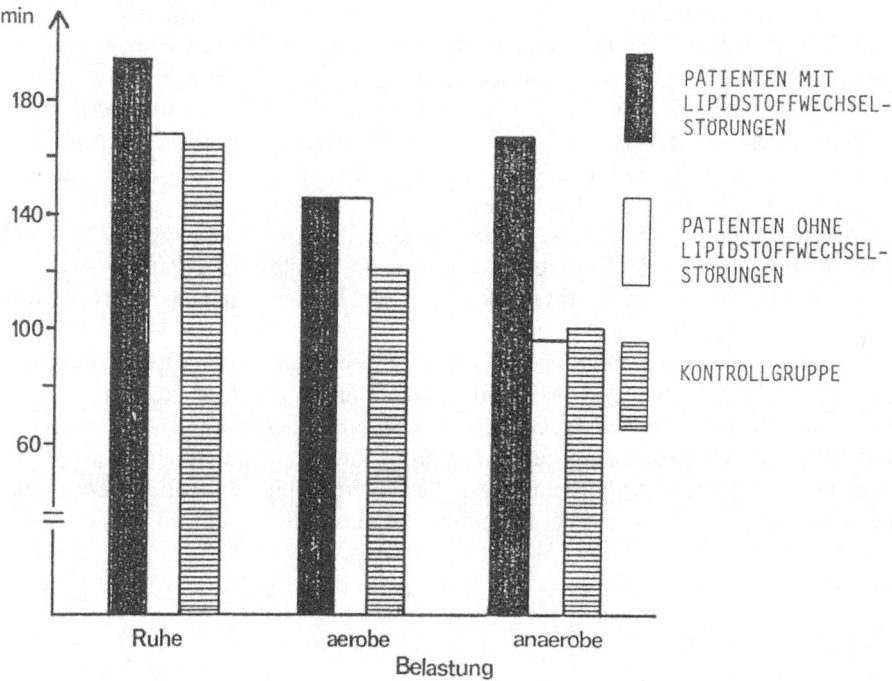

Abb. 2. Fibrinolytische Aktivität bei Patienten mit und ohne Lipidstoffwechselstörung im Vergleich zu der gesunden Kontrollgruppe

zu den Patienten mit physiologischem Gleichgewicht von Hämostase und Fibrinolyse bei körperlicher Aktivität.

Bei 4 von diesen 6 Patienten wurden drei oder mehr Risikofaktoren festgestellt, wobei bei zwei IP anamnestisch ein Zusammenhang zwischen Myokardinfarkt und anstrengender körperlicher Aktivität festgestellt wurde. Aus Abb. 2 geht hervor, daß es bei der KG wie bei den IP ohne Lipidstoffwechselstörungen zu einem deutlichen Anstieg der FA bei aerober und anaerober Belastung kommt. Im Gegensatz dazu zeigt sich bei den IP mit Hyperlipoproteinämien bei der anaeroben Belastung eine nur geringe Erhöhung der FA.

Diskussion

Viele Autoren nehmen an, daß bei der körperlichen Belastung – auch von Herzinfarktpatienten – ein dynamisches Gleichgewicht zwischen Blutgerinnung und Fibrinolyse herrscht [2, 4, 7]. Man muß jedoch kritisch bemerken, daß in den meisten Arbeiten nur eine Belastungsart benutzt wurde. Die Autoren haben die metabolische Anpassung auf die körperliche Belastung nicht berücksichtigt, die Kontrollgruppen wurden nicht hinsichtlich Alter und Leistungsfähigkeit den Patienten angepaßt, die medikamentöse Therapie wurde nicht immer genügend berücksichtigt. Aus unserer Studie geht hervor, daß bei Postinfarktpatienten eine intensive körperliche Belastung das dynamische Gleichgewicht zwischen Hämostase und Fibrinolyse in Richtung einer erhöhten Gerinnungsbereitschaft verändern kann. Unsere Studie hat gezeigt, daß die IP mit mehreren koronaren Risikofaktoren (besonders Hyperlipoproteinämien) im Gegensatz zu Gesunden und anderen Patienten mit erhöhter Plättchenfreisetzung und verminderter FA auf die intensive körperliche Belastung reagieren. Vorausgesetzt, daß ein gestörtes Gleichgewicht zwischen Hämostase und Fibrinolyse eine wichtige Rolle in der Pathogenese von Myokardinfarkten und plötzlichen Todesfällen bei der anstrengenden körperlichen Belastung spielt, lassen sich aufgrund dieser Studie und schon früher publizierten Arbeiten [3, 8, 9] einige praktische Folgerung formulieren, die zur Optimierung von präventiven und rehabilitativen Trainingsprogrammen beitragen können. Postinfarktpatienten und ältere, untrainierte Menschen, besonders mit erhöhtem Niveau von Koronarrisikofaktoren, sollten ein Training im anaeroben Bereich vermeiden. Andererseits erscheint ein mittelmäßiges Ausdauertraining im aeroben Bereich das hämostatische Gleichgewicht bei Patienten und Gesunden positiv zu beeinflussen.

Literatur

1. Chan KL, Davies RA, Chambers RJ (1984) Coronary thrombosis and subsequent lysis after a marathon. J Am Coll Cardiol 4: 1322–1325
2. Diehn C, Mörl H, Schettler G (1984) Beeinflussung von Blutgerinnung und Fibrinolyse durch körperliche Aktivität. Klin Wschr 62: 299–302
3. Drygas WK (1985) Changes in blood platelet function and fibrinolytic activity in response to moderate, exhaustive and prolonged exercise in normal men. Proceedings of the IVth. Eur Congr Sports Med Praha (in press)
4. Ferguson EW, Guest M (1974) Exercise, physical conditioning, blood coagulation and fibrinolysis. Thromb Diath Haemorrh 31: 63
5. Green LH, Seroppian E, Handin RI (1980) Platelet activation during exercise-induced myocardial ischemia. N Engl J Med 302: 193–197
6. Mehta J, Mehta P (1982) Comparison of platelet function during exercise in normal subjects and coronary artery disease patients: Potential role of platelet activation in myocardial ischemia. Am Heart J 103: 49–52
7. Ritter B (1982) Die Veränderungen der Gerinnungsphysiologie bei körperlichem Ausdauertraining. In: Bewegungstherapie in der Kardiologie. Weidemann H und Samek L (Hrsg) Steinkopff Verlag, Darmstadt
8. Röcker L, Stiege-Quast B, Schwandt HJ, Quast J (1984) Der Einfluß körperlicher Leistung auf die Antithrombin-III-Aktivität im Plasma. In: Stellenwert der Sportmedizin und Sportwissenschaft, Jeschke D (Hrsg), S 482–485, Springer-Verlag, Berlin Heidelberg New-York Tokyo
9. Röcker L, Drygas WK, Heyduck B (1986) Blood platelet activation and increase in thrombin activity following a marathon race. Eur J Appl Physiol 55: 374–380
10. Samek L, Ritter B, Schöll V, Grohlke H, Betz P, Weidemann H, Schnellbacher K, Roskamm H (1982) Herzinfarkt während sportlicher Aktivität. In: Sport: Leistung und Gesundheit, Kongreßband: 329–334, Dtsch Sportärztekongreß Köln
11. Shephard RJ (1984) Applications of exercise and training in coronary heart disease. Int J Sports Med 5: 49–53 (suppl)
12. Vuori J, Makarainen M, Jääreslainen A (1978) Sudden death and physical activity. Cardiology 63: 287–3804

XIII. Biochemie

Der Einfluß von Training und Testosteron auf das intrakardiale, adrenerge Nervensystem des Herzens

G. Hartmann[1], K. Addicks[2], M. Donike[3] und W. Schänzer[3]

[1] Bayer AG, Pharma EP-V, PMA 1, Leverkusen, [2] Anatomisches Institut Köln,
[3] Institut für Biochemie der Deutschen Sporthochschule Köln

Der aktive Bewegungsapparat, d. h. die Muskulatur, das Binde- und Stützgewebe [12, 18, 21, 25, 26, 29] sowie die Herzmuskulatur [3, 4, 5, 10] sind in der Vergangenheit häufig Untersuchungsobjekte gewesen, um den Einfluß der Steroidhormone auf Gewebestrukturen aufzuzeigen. Obwohl die Wirkung von Testosteronderivaten und anabolen Steroiden auf die Steigerung der zellulären Aktivität seit langem bekannt sind [13, 14, 15, 16, 22, 23], ist es um so erstaunlicher, daß bisher keine Arbeit vorliegt, die die Wirkung von körperlicher Belastung und zusätzlicher Steroidhormonapplikation auf das vegetative Nervengewebe beschreibt.

Arbeiten, die den Einfluß von körperlicher Belastung auf das intramurale, adrenerge Nervensystem des Herzens dokumentieren, sind in ihrer Interpretation widersprüchlich, da sie von unterschiedlichen Zeitintervallen und Belastungsintensitäten ausgehen. Winckler [28] stellte nach einstündiger, ebenso wie Östmann und Sjöstrand [19] nach dreiwöchiger Trainingsbelastung fluoreszenzmikroskopisch keine Veränderungen der intraaxonalen Katecholaminkonzentrationen fest. Im Gegensatz dazu fanden de Schryver et al. [6, 7] eine verringerte Noradrenalinkonzentration im Herzmuskelgewebe nach dreimonatigem Lauftraining. Langzeittraining (zwei Jahre) führt dagegen zu einer Hyperaktivität der sympathischen Nervenfasern des Herzens, die sich in einer Arborisierung und flächenmäßigen Zunahme äußert [2, 20]. Steroidhormoneinflüsse sind in den letzten Jahren als trophische oder modulierende Faktoren für das vegetative Nervensystem beschrieben worden, wobei vorzugsweise die Wirkung der Glucocorticoide und weniger die der andogenen Steroide untersucht wurde. Testosteronapplikation bewirkt initial einen zwei- bis dreifachen Anstieg der Noradrenalinkonzentration [27], während nach chronischer Testosteronzufuhr eine Abnahme der Katecholaminkonzentration in den männlichen Geschlechtsorganen nachgewiesen wurde [9]. Die genannten Untersuchungen beschäftigen sich ausschließlich mit jeweils einem Trainings- bzw. einem Applikationsintervall, so daß Anpassungsmechanismen im Sinne von de- und regressiven Erscheinungen nicht erkannt werden können.

Material und Methode

Als Versuchstiere dienten 10 Wochen alte weibliche Mäuse (NMRI), die wöchentlich 3 mg/kg/KG Testosteron propionat (Eifelfango, Bad Neuenahr) in Sesamöl gelöst i.m. injiziert bekamen. Diese Dosis übersteigt die Hormongabe bei therapeu-

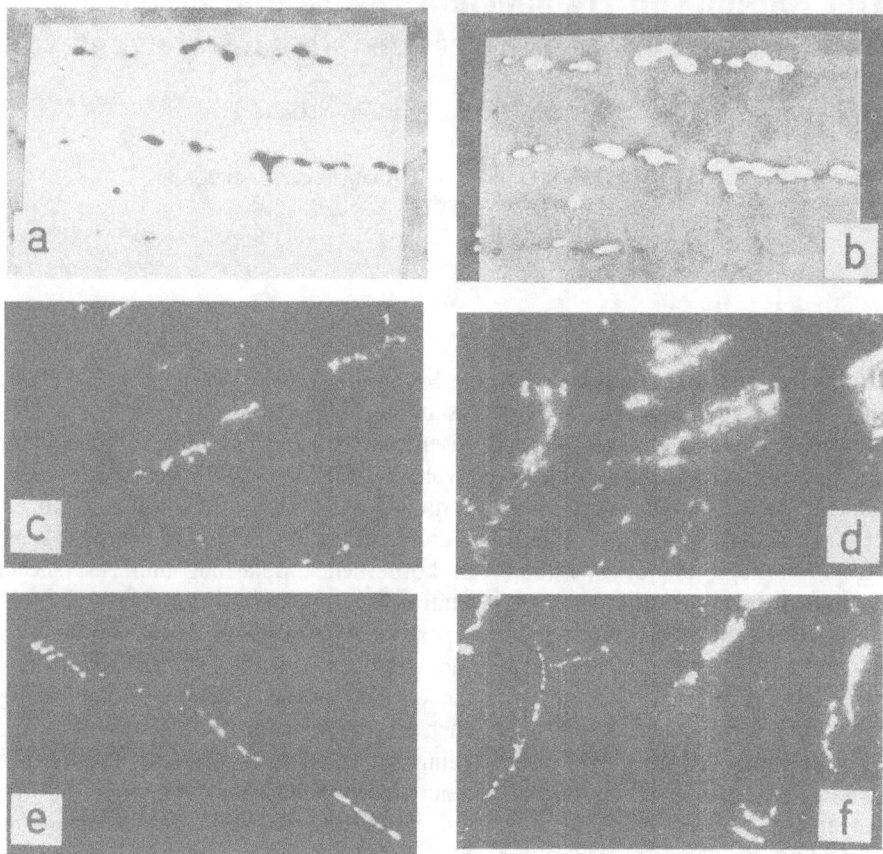

Abb. 1a–f. Fluoreszenzmikroskopische Darstellung der adrenergen Nervenfasern; alle Abb. × 100.
a) Nach Bildinvertierung stellen sich die Nervenfasern auf dem Monitor als dunkle Fasern dar; **b)** Zur Quantifizierung werden die dunklen Fasern mit einer hellen Meßmaske ausgefüllt; **c)** Kontrollgruppe; **d)** Zunahme der fluoreszierenden Nervenfasern, 1 Woche Training; **e)** Reduktion der fluoreszierenden Nervenfasern, 3 Wochen Testosteronapplikation; **f)** Eine große Anzahl fluoreszierender Nervenfasern, 6 Wochen Testosteronapplikation und Trainingsbelastung

tischer Anwendung, liegt jedoch im Bereich der Dosen, die über lange Zeiträume im Hochleistungstraining eingenommen werden. Auf einem Laufbandergometer wurden die Tiere einer 1-, 3- und 6wöchigen funktionellen Belastung von täglich 30 min unterzogen und diese Versuchsergebnisse einerseits mit denen trainierter, andererseits nur mit Testosteron behandelter Tiere sowie einer Kontrollgruppe verglichen. Das vegetative Nervengewebe wurde elektronen- und fluoreszenzmikroskopisch (Abb. 1a, b) untersucht [1], der Noradrenalingehalt gaschromatographisch/massenspektrometrisch (GC/MS) bestimmt [8, 24].

Ergebnisse und Schlußfolgerungen

Die Quantifizierung des Flächenanteils der fluoreszierenden Nervenfasern sowie der NA-Konzentrationen ergibt bei den Kontrollgruppen (Abb. 1c) über den gesamten Versuchszeitraum eine geringfügige, statistisch jedoch nicht signifikante Abnahme (Abb. 2a). Im Kurzzeitversuch (1 Woche) vergrößert sich dagegen bei den trainierten, ebenso wie bei den mit Testosteron behandelten Tieren, die fluoreszierenden Anteile im Myokard um mehr als 50% im Vergleich zu den Kontrollen ($p \leq 0,01$, Abb. 1d, 2); auch die NA-Konzentrationen sind erhöht ($p \leq 0,01$, Abb. 2b). Nach drei Wochen ist der Flächenanteil gegenüber dem vorangegangenen Versuchsintervall um 52% ($p \leq 0,001$, Abb. 1e, 2a) reduziert und gegenüber der Kontrollgruppe gleicher Versuchsdauer um 25% ($p \leq 0,01$, Abb. 2a); den gleichen Trend spiegelt die biochemische Analyse wider ($p \leq 0,01$, Abb. 2b). Im Langzeitversuch (6 Wochen) nimmt die Fläche fluoreszierender Nervenfasern unter den beiden Versuchsbedingungen wieder zu (30%) ($p \leq 0,01$, Abb. 2a); diese Werte stehen im Einklang mit den biochemischen Befunden ($p \leq 0,01$, Abb. 2b). Ultrastrukturell zeigen sich in den beiden Versuchsgruppen nach der dritten Woche bedeutend mehr axonale Degenerationen als in der zeitlich entsprechenden Kontrollgruppe ($p \leq 0,01$, Abb. 2c). Diese hohen Axondegenerationen, verbunden mit einer Katecholaminentspeicherung, erklären die zum selben Zeitpunkt festgestellte Katecholamin- und Fluoreszenzverarmung im Ventrikelmyokard [11]. Die vermehrten Axondegenerationen im Langzeitversuch unter dem Einfluß von Testosteron deuten ferner darauf hin, daß der Adaptationsprozeß, im Gegensatz zur Trainingsgruppe, nach 6 Wochen noch nicht abgeschlossen ist (Abb. 2c).

Die Kombination von Testosteron und einem gleichzeitig durchgeführten Training hebt das Reaktionsmuster des vegetativen Nervensystems noch deutlich hervor. Nach der ersten Woche ist die Auswirkung dieser Versuchsbedingung so stark, daß die Fläche der fluoreszierenden Nervenfasern und die Gewebskatecholamine deutlich gegenüber der Trainingsgruppe verringert sind ($p \leq 0,01$, Abb. 3a). Dies deutet auf eine vorangegangene, überschießende Reaktion verbunden mit einer Katecholaminentscheidung hin. 3wöchige Versuchsexposition zeigt eine weitere Fluoreszenz- und Katecholaminreduktion ($p \leq 0,01$, Abb. 1d, 3a, b). Im Langzeitversuch (6 Wochen) ergibt die morphometrische Analyse wiederum eine Zunahme der fluoreszierenden Nervenfasern; auch die NA-Konzentration ist fast um das Doppelte erhöht und erreicht den Wert der Kontrollgruppe ($p \leq 0,01$, Abb. 3a, b). Aus den ultrastrukturellen Daten geht hervor, daß die Axondegenerationsrate nach der ersten Woche dreimal so hoch ist ($p \leq 0,001$, Abb. 3c), wie in der Trainingsgruppe. Diese frühzeitig auftretenden Abläufe legen eine additive Wirkung von Trainingsbelastung und gleichzeitiger Testosterongabe nahe. An der Reduktion der Axondegenerationen nach drei bzw. sechs Wochen läßt sich ein Anpassungsmechanismus des adrenergen, intramuralen Nervengewebes erkennen. Allerdings liegt die Degenerationsrate in dieser Versuchsgruppe deutlich über dem Wert der zeitlich entsprechenden Trainingsgruppe ($p \leq 0,01$, Abb. 3). Demnach sind die Anpassungsvorgänge unter Training und einer gleichzeitigen Testosteronapplikation nicht nur im funktionell positiven Sinn zu erklären, sondern zeigen, daß als Folge der Testosterongabe Gewebe, in diesem Falle das steuernde Gewebe des vegetativen Nervengewebes, in höherem Maße destruiert wird. Daß dieser Vorgang sich nicht

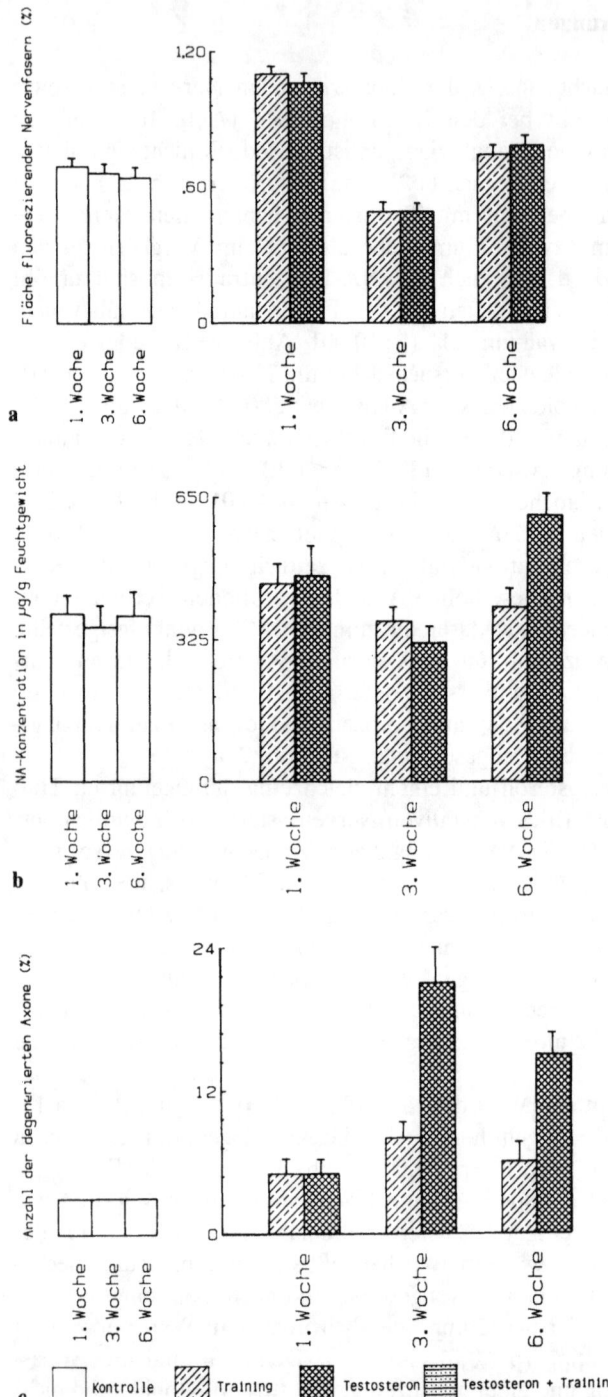

Abb. 2a–c. Schematische Darstellung der **a)** Fläche fluoreszierender Nervenfasern; **b)** NA-Konzentration und; **c)** Anzahl der degenerierten Nervenfasern während unterschiedlicher Zeitintervalle (Signifikanzniveau s. Kap. „Ergebnisse und Schlußfolgerungen")

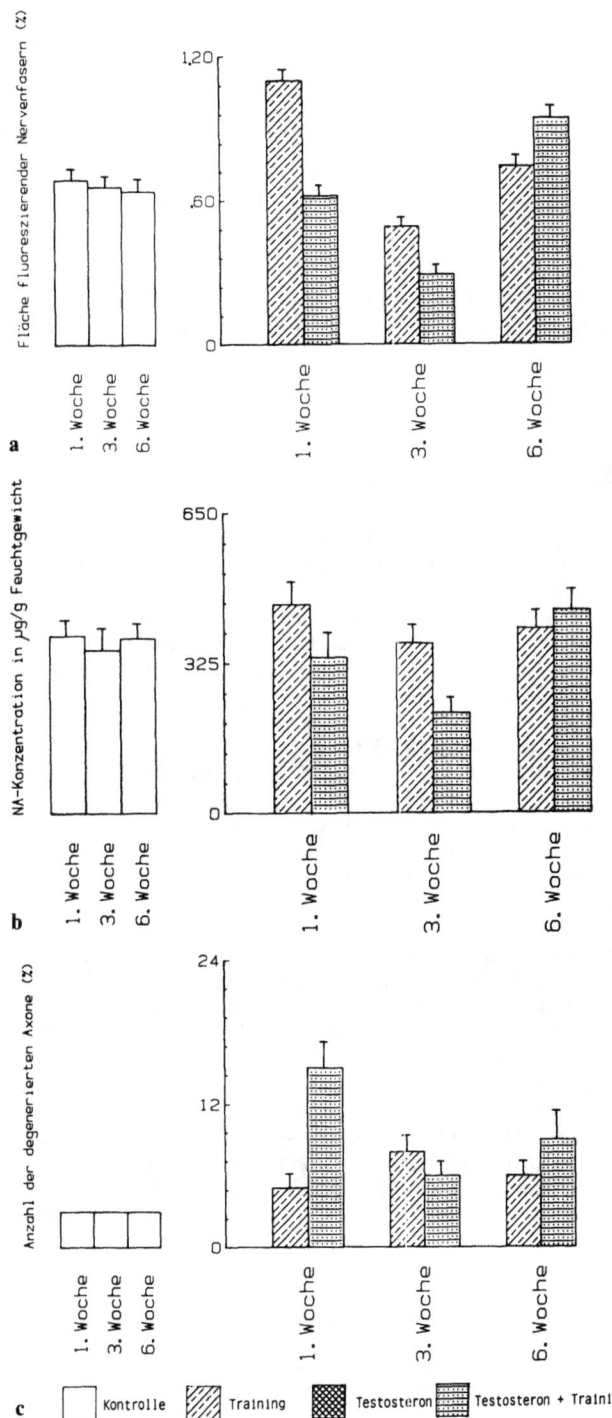

Abb. 3a–c. Schematische Darstellung der **a)** Fläche fluoreszierender Nervenfasern; **b)** NA-Konzentration und; **c)** Anzahl der degenerierten Nervenfasern während unterschiedlicher Intervalle (Signifikanzniveau s. Kap. „Ergebnisse und Schlußfolgerungen")

primär funktionell niederschlägt, mag seine Erklärung darin finden, daß andere Nervenfasern durch eine vermehrte funktionelle Bereitschaft diese Lücke schließen. Nach Kvetnansky et al. [17] vollzieht sich die Adaptation des adrenergen Systems des Herzmuskels unter körperlicher Belastung langfristig in einer Reduktion der Alpha- und Beta$_1$-Rezeptoren, um den Organismus vor einer Katecholamin-Hyperproduktion zu schützen. Inwieweit die Rezeptorenreduktion und die hohen Axondegenerationen unter den oben beschriebenen Versuchsbedingungen die enge vegetative Kontrolle der Herzmuskulatur beeinflussen, d. h., daß z. B. feinere Anpassungen an geringere Reize unterbleiben und allenfalls gröbere Anpassungsmechanismen auf deutlichere Reize stattfinden, kann zur Zeit noch nicht beurteilt werden.

Für die technische Hilfe gilt der Dank Herrn Christian Hoffmann.

Literatur

1. Addicks K, Dammrau R, Zastrov J, Smith EF, Schafran R, Kluth M, Schroer K (1984) Morphologische Untersuchungen zur peripheren Sympathikusmodulation. Verh Anat Ges 78: 45
2. Ahlo H, Koistinaho J, Kovanen V, Suominen H, Hervonen A (1984) Effect of prolonged physical training on the histochemically demonstrable catecholamine in the sympathetic neurons, the adrenal gland and extra-adrenal catecholamine storing cells of the rat. J Autonom Nerv Syst 10: 181–191
3. Behrendt H (1977) Effect of anabolic steroid on rat heart muscle cells Intermediate filaments. Cell Tiss Res 180: 303–315
4. Blasius R, Käfer K, Seitz W (1957a) Untersuchungen über die Wirkung von Testosteron auf die kontraktilen Strukturproteine des Herzens. Klin Wschr 34: 324–326
5. Blasius R, Käfer K, Seitz W (1957b) Untersuchungen über die Abhängigkeit von androgener Wirkung und proteinaufbauendem Effekt der Steroidhormone auf die kontaktilen Muskelproteine des Herzens. Klin Wschr 35: 308–310
6. De Schryver C, de Hardt P, Lammerant J (1967) Effect of physical training on cardiac catecholamine concentration. Nature 214: 907–908
7. De Schryver C, Mertens-Strythagen J, Becsei J, Lammerant J (1969) Effect of training on heart and skeletal muscle catecholamine concentration in rats. Am J Physiol 217: 1589–1592
8. Donike M (1974) N-trifluoracetyl-O-trimethylsilyl-phenolalkylamine Darstellung und massenspezifischer gaschromatographischer Nachweis. J Chromatogr 1: 1–22
9. Greenberg S, Long JP, Burke JP, Chapnick B, van Orden LS (1973) Decreased contractility and NA content of guinea pig seminal vesicles after chronic treatment with testosterone. J Pharmacol exp Ther 184: 56–66
10. Hartmann G (1985) Zur Wirkung von Testosteron und Training auf Funktionsstrukturen des vegetativen Nervensystems. Strauß-Verlag, Köln
11. Hartmann G, Addicks K, Donike M, Schänzer W (1984) Einfluß von Testosteron propionat auf das vegetative Nervengewebe des Herzens und das Nebennierenmark der Maus. Verh Anat Ges 78: 469–470
12. Hettinger T (1960) Der Einfluß des Testosterons auf die Muskulatur und Kreislauf. Med Mitteilungen 21: 140–149
13. Kochakian CD (1965) Mechanism of anabolic action of androgens. In: Karlson P (ed) Mechanism of Hormone Action. Academic Press, New York
14. Kochakian CD (1969) Androgen regulation of mouse kidney RNA. In: Salhanik HA, Kipnis DM, Valde Wiele R (eds) Metabolic Effects of Gonadal Hormones and Contraceptive Steroids. Plenum Press, New York
15. Kochakian CD, Murlin JR (1935) Effect of male hormone on protein and energy metatolism of castrate dogs. J Nutr 10: 437–459
16. Krüskemper HL (1965) Anabole Steroide. Thieme, Stuttgart

17. Kvetnansky R, Torda T (1983) Changes of heart catecholamine levels, metabolism and adrenergic receptors in actually and repeatedly stressed rats. In: Jacob R, Golch RW, Kissling G (eds) Cardiac Adaptation to Hemodynamic Overload, Training and Stress. Steinkopff, Darmstadt
18. Michna H (1984) Anabolika und Sportschäden an Sehnen. Schriften der Deutschen Sporthochschule Köln, Bd 12. Richarz, St. Augustin
19. Östman I, Sjöstrand NO (1971) Effect of prolonged physical training on the catecholamine levels of the heart and the adrenals of the rat. Acta Physiol Scand 82: 202–208
20. Östman-Smith I (1979) Adaptive changes in the sympathetic nervous system and some effector organs of the rat following long term exercise or cold acclimation and the role of cardiac sympathetic nerves in the genesis of compensatory cardiac hypertrophy. Acta Physiol Scand Suppl 477: 1–118
21. Papanicolaou GN, Falk EA (1938) General muscular hypertrophy induced by androgenic hormone. Science 87: 238–239
22. Rogozkin VA (1979a) Metabolic effects of anabolic steroid on skeletal muscle. Med Sci Sports 11: 160–163
23. Rogzkin VA (1979b) Anabolic steroid metabolism in skeletal muscle. J Steroid Biochem 11: 923–926
24. Schänzer W (1984) Untersuchungen zum Nachweis und Metabolismus von Hormonen und Dopingmitteln insbesondere mit Hilfe der Hochdruckflüssigkeitschromatographie. Diss, Köln
25. Taylor AW, Secord DC, Murray P (1973) Rat muscle and organ weights after castration: The effects of anabolic steroids and exercise. Endokrinologie 61: 372–378
26. Taylor N (1982) Anabolic steroids and the athlete. McFarland Co, London
27. Wakade AR, Kirpekar SM (1973) Trophic influences on the sympathetic nerves of the vas deferens and seminal vesicle of the guinea-pig. J Pharmacol exp Ther 186: 528–586
28. Winckler J (1969) Katecholamingehalt adrenerger Herznerven der Albinoratte nach körperlicher Belastung, Petofranbehandlung und Adrenalektomie. Z Zellforsch 101: 380–387
29. Wydra O (1972) Der Einfluß eines Anabolicums (Dianabol) und eines Muskeltrainings auf Skelettmuskeln der Maus. Z Anat Entwickl-Gesch 136: 73–86

Morphologische Untersuchungen zur Wirkung von Training und Testosteron auf die Nebennierenrinde der Maus

G. Groddeck und G. Hartmann

Institut für Experimentelle Morphologie, Deutsche Sporthochschule Köln, Bayer-Leverkusen, Leverkusen

Einleitung

In der Dopingpraxis von Hochleistungsathleten spielt heute die künstliche Zufuhr von Testosteron eine gewichtige Rolle. Die Annahme, Dopingkontrollen umgehen zu können, trotzdem aber eine Kraftzunahme durch Muskelwachstum zu erreichen, läßt Bedenken, die von seiten der Ärzte geäußert werden, in den Hintergrund treten. Seit geraumer Zeit haben wir uns am Tiermodell mit morphologisch faßbaren Strukturveränderungen beschäftigt, die Testosteron in Kombination mit Trainingsmaßnahmen auslöst. Es war naheliegend, in diese Untersuchungen vor allem die Nebenniere einzubeziehen, da hier durch die Androgenproduktion ihrer Zona reticularis bei zusätzlicher Testosteronapplikation Veränderungen zu erwarten waren.

Faßt man Training als Streß für den Organismus auf, ist anzunehmen, daß diese Veränderungen durch eine vermehrte Glukokortikoidsekretion der Zona fasciculata noch modifiziert werden könnten [5]. In der vorliegenden Arbeit werden die Verschiebungen der Zonengrenzen in der Nebennierenrinde als Indikatoren für eine Störung der Homöostase benutzt, die unter Testosteronapplikation und Training zu erwarten ist.

Material und Methode

Für die Untersuchungen standen 10 Wochen alte weibliche Mäuse (SPF-NMRI) zur Verfügung. Die Tiere waren in vier Gruppen aufgeteilt. Eine Gruppe diente als Kontrolle (K), die zweite bekam Testosteron propionat (TP) appliziert (1,5 mg/kg Körpergewicht, 2 × wöchentlich); die dritte und vierte Gruppe wurde einem Ausdauertraining (5 × wöchentlich 450–900 m) (T) unterzogen, wobei eine zusätzlich Testosteron propionat (TPT) erhielt. In jeder Gruppe fanden Untersuchungen in 1-, 3- und 6wöchigen Versuchsintervallen (n = 7) statt. Nach histologischer Aufbereitung der Nebenniere wurden aus der medianen Ebene einer halbierten Nebenniere 5 Schnitte in einem Abstand von 30 µm angefertigt. Von jedem Schnitt wurden 20 Messungen der radiären Ausdehnung der unterschiedlichen Nebennierenrindenzonen durchgeführt. Die Mittelwerte der Versuchsgruppen wurden auf signifikante Unterschiede mittels des Student-t-Tests geprüft.

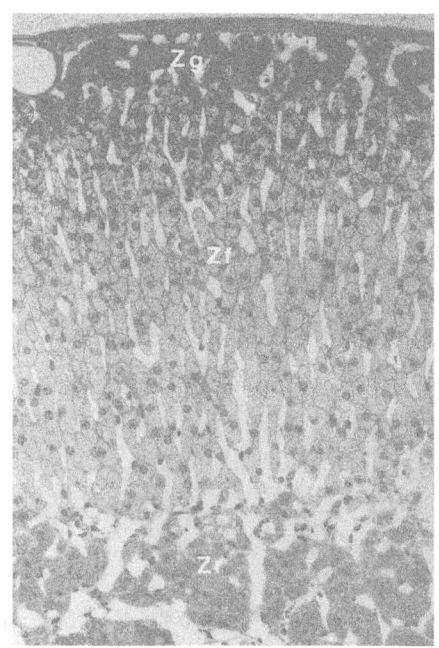

Abb. 1. Die Nebennierenrinde der K-Gruppe nach der 1. Woche (Gesamtvergrößerung 315fach). Beachte die unterschiedliche Breite der NNR und ihrer Zonen im Vergleich zu Abb. 2

Untersuchungsergebnisse

Die Zona glomerulosa (Zg) zeigt mit Werten von 39–48 µm in allen Versuchsgruppen eine konstante Zonenbreite (Abb. 1). Die Zona fasciculata (Zf) nimmt in der K-Gruppe von der 1. zur 6. Woche unwesentlich von 263 auf 276 µm zu. Die T-Gruppe zeigt dagegen in der 1. Woche eine signifikante Abflachung der Zf auf 221 µm, die nach 6 Wochen den Wert der K-Gruppe wieder erreicht. Eine entsprechende Involution tritt bei Testosteronapplikation nach der 3. Woche (197 µm) auf und bleibt über den weiteren Versuchszeitraum erhalten. Training und gleichzeitige Testosteronapplikation führen in der 1. Woche zu einer Abflachung der Zf auf 217 µm, die über den gesamten Versuchszeitraum nicht restituiert wird (Tabelle 1). Die Zona reticularis (Zr) der K-Gruppe verschmälert sich von 126 µm in der 1. Woche auf 89 µm in der 3. Woche und weist in der 6. Woche nur noch vereinzelt Zellgruppen auf. Durch Training verzögert sich die Involution, so daß in der 6. Woche immer noch eine Zonenbreite von 59 µm vorhanden ist (Tabelle 1). Die Applikation von Testosteron beschleunigt den Abbau der Zr. Bereits in der 1. Woche sind nur noch vereinzelt Zellansammlungen zu beobachten.

Diskussion

Training und Testosteronzufuhr sowie deren Kombination bewirken eindrucksvolle Verschiebungen der Nebennierenrindenzonierung. Diese sind auf Funktionsveränderungen in der Zf und Zr zurückzuführen, während die Zg nicht betroffen erscheint (Tabelle 1). Schon Training allein bewirkt anfänglich eine Abflachung der Zf, die sich jedoch schnell wieder restituiert (Tabelle 1). Dieses Phänomen kann mit dem Mechanismus des allgemeinen Adaptationssyndroms, dem Streßkonzept von Selye [5], erklärt werden. Zusätzliche Testosteronapplikation bewirkt jedoch geradezu eine Atrophie der Zf (Abb. 2). Dies ist damit erklärbar, daß es zu einer

Tabelle 1. Mittelwerte ($\bar{x}$), Standardabweichungen (s) und Signifikanzen (* $p \leq 0{,}1$, ** $p \leq 0{,}05$) der radiären Zonenbreiten der NNR in µm (n = 7)

Tiergruppe	Zonen der NNR	1. Woche $\bar{x} \pm s$	3. Woche $\bar{x} \pm s$	6. Woche $\bar{x} \pm s$
K	Zg	39 ± 8	46 ± 5	32 ± 11
	Zf	263 ± 29	261 ± 46	
	Zr	126 ± 27	87 ± 38	
T	Zg	39 ± 8	39 ± 5	44 ± 5
	Zf	221 ± 43**	247 ± 64	273 ± 16
	Zr	112 ± 19	90 ± 24	59 ± 35
TP	Zg	49 ± 9	42 ± 10	43 ± 5
	Zf	250 ± 57	197 ± 21*	209 ± 27**
	Zr	18 ± 7**	8 ± 8*	9 ± 5*
TPT	Zg	41 ± 6	41 ± 6	39 ± 12
	Zf	217 ± 20*	213 ± 39	222 ± 28**
	Zr	11 ± 5**	6 ± 5**	8 ± 8**

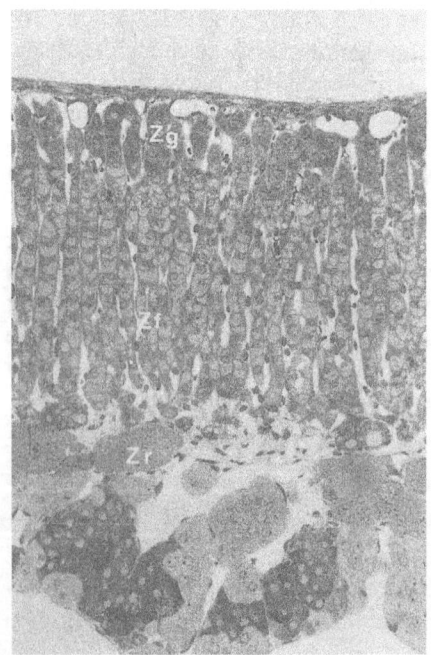

Abb. 2. Die Nebennierenrinde der TPT-Gruppe nach der 3. Woche (Gesamtvergrößerung 315fach)

verzögerten Inaktivierung freigesetzter Glukokortikoide im Blut kommt [2, 6], ein Vorgang, der mit einer Feedback-Hemmung des Hypothalamus und damit verbundener ACTH-Sekretion der Hypophyse zusammenhängen dürfte [3]. Möglicherweise könnte bei der Atrophie der Zf auch eine Hemmung der RNA-Synthese eine Rolle spielen, die bereits von Mazzocchi [4] angenommen wurde.

Die auch bei den Kontrollen auftretende Degeneration der Zr (Abb. 1, 2) hingegen ist bei weiblichen Mäusen physiologisch, da im Laufe der Ontogenese ihre Androgenproduktion von den Ovarien übernommen wird [1]. Die bei der Trainingsgruppe verzögerte Degeneration dieser Zone läßt sich aus einem erhöhten Androgenbedarf aufgrund einer anabolen Stoffwechsellage erklären.

Literatur

1. Bustami F, Coupland RE (1979) J Anat Lond 129: 878–879
2. Krüskemper HL (1965) Anabole Steroide. Thieme, Stuttgart
3. Labhart A (1978) Klinik der inneren Sekretion. Springer, Berlin Heidelberg New York
4. Mazzocchi G, Malendowicz LK, Robba C, Rebuffat P, Gottardo G, Meneghelli V, Nussdorfer GG (1983) J Submicroscop Cytol 15: 991–1005
5. Selye H (1976) Stress in Health and Disease. Butterworth, Boston
6. Werner M, Hitz A, Thölen H, Baumann HR (1961) Klin Wschr 39: 988–1006

Hochdruckflüssigkeits-chromatographische/ elektrochemische (HPLC/EC) Bestimmung der Katecholaminkonzentrationen in der Nebenniere am Beispiel verschiedener Trainingsintervalle

W. Schänzer[1], M. Donike[1] und G. Hartmann[2]

[1] Institut für Biochemie der Deutschen Sporthochschule Köln, [2] Bayer AG Leverkusen, Pharma, EP-V, PMA 1

Einleitung

Anpassungen des Organismus an wechselnde äußere oder innere Belastungen wie sie z. B. durch sportliche Tätigkeiten gegeben sind, werden durch eine Erhöhung der sympathischen Aktivität geregelt.

Dieses geschieht zum einen durch eine Aktivitätsänderung adrenerger Neurone, wobei mit der Freisetzung des Neurotransmitters Noradrenalin die entsprechenden Effektorzellen innerviert werden. Andererseits erfolgt eine Regulation auf dem Blutweg durch eine erhöhte Freisetzung der Katecholamine Noradrenalin und Adrenalin aus dem Nebennierenmark. In den chromaffinen Zellen des Nebennierenmarks werden Adrenalin und Noradrenalin in einem Verhältnis von 4:1 in spezifischen Vesikeln gespeichert. Die Freisetzung dieser Hormone wird nerval über den Nervus splanchnicus ausgelöst [3]. Um Veränderungen der Katecholaminmengen unter Trainingsbelastung zu analysieren, haben wir die Adrenalin- und Noradrenalinkonzentrationen im Nebennierenmark von Mäusen mit der Hochdruckflüssigkeitschromatographie und elektrochemischer Detektion (HPLC/EC) bestimmt.

Material und Methode

Für die Untersuchungen wurden zehn Wochen alte weibliche Mäuse (SPF-NMRI) über einen Zeitraum von ein, drei und sechs Wochen einem Ausdauertraining (täglich 30 min/Laufbandgeschwindigkeit 0,5 m/sec) unterzogen.

Probenvorbereitung für die HPLC/EC-Bestimmung. Nach cervikaler Dislokation wurde den Mäusen die linke Nebenniere entnommen, in flüssigem Stickstoff schockgefroren, und bei -40 Grad Celsius gelagert. Zur Katecholamin-Bestimmung wurden die Proben ausgewogen und in 2 ml 0,06 n HCl unter Zugabe von 20 µg Dihydroxybenzylamin (Innerer Stand: 20 µl einer 1promilligen Lösung in 0,06 n HCl) gelöst. Anschließend wurden sie mit einem Ultra-Turrax TP1ON (Fa. Janke & Kunkel, 7813 Staufen) 1 min homogenisiert. 0,1 ml des Homogenisats wurde mit 0,9 ml Elutionsmittel (Ammoniumsulfat/Essigsäure s. unten) verdünnt und 20 µl dieser Lösung auf die HPLC-Trennsäule injiziert [11] (Abb. 1). Für die HPLC-Trennung verwendeten wir eine reserve-phase Säule der Firma Macherey & Nagel (5160 Düren) (RP-18, 7 µm, 25 cm × 4 mm). Lösungsmittel: 5 g Ammoniumsulfat/l,

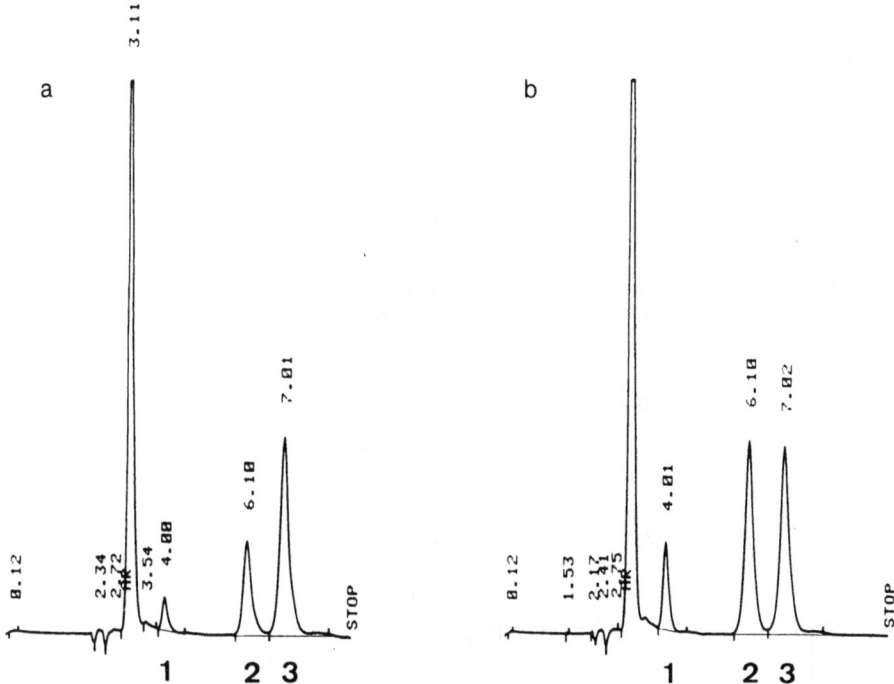

Abb. 1a u. b. HPLC/EC-Bestimmung der Katecholamine in den Nebennieren: 1. Noradrenalin, 2. Adrenalin, 3. Dihydroxybenzylamin (ISTD). a) Kontrolle; b) Training (HPLC-Bedingungen: siehe Material und Methoden

3 g Essigsäure/l, 0,1 g Heptansulfonsäure/l, 0,5 mmol EDTA, Flow: 2 ml/min, Elektrochemischer Detektor 656 der Firma Methrom (9100 Herisau, Schweiz), Oxidationspotential: 800 mVolt

Ergebnisse

Die Kontrolltiere zeigen einen altersbedingten Anstieg der Adrenalinkonzentration von 742 ± 48 µg/g Feuchtgewebe nach einwöchiger Versuchsdauer über 890 ± 64 µg/g nach drei Wochen ($p \leq 0,05$) bis zu 1105 ± 96 µg/g Feuchtgewicht nach sechswöchiger Versuchsdauer ($p \leq 0,01$). Dieses entspricht einer Gesamt-Adrenalinzunahme von 49% ($p \leq 0,01$) (Abb. 2a).

Der Noradrenalinanteil erhöht sich in den selben Versuchsintervallen von 406 ± 32 µg/g auf 507 ± 54 µg/g Feuchtgewicht ($p \leq 0,01$) und fällt nach sechs Wochen auf 431 ± 72 µg/g Feuchtgewicht ($p \leq 0,05$) ab (Abb. 3). Unter Trainingsbelastung steigt nach der ersten Woche die Adrenalinkonzentration um 27% (949 ± 82 µg/g Feuchtgewicht, $p \leq 0,01$) über die Werte der Kontrollen an (Abb. 2b).

Weitere Laufbelastung (3 Wochen) bewirkt einen Adrenalinanstieg um 11% auf 1050 ± 86 µg/g Feuchtgewicht ($p \leq 0,01$, Abb. 2a). Nach sechswöchigem Training

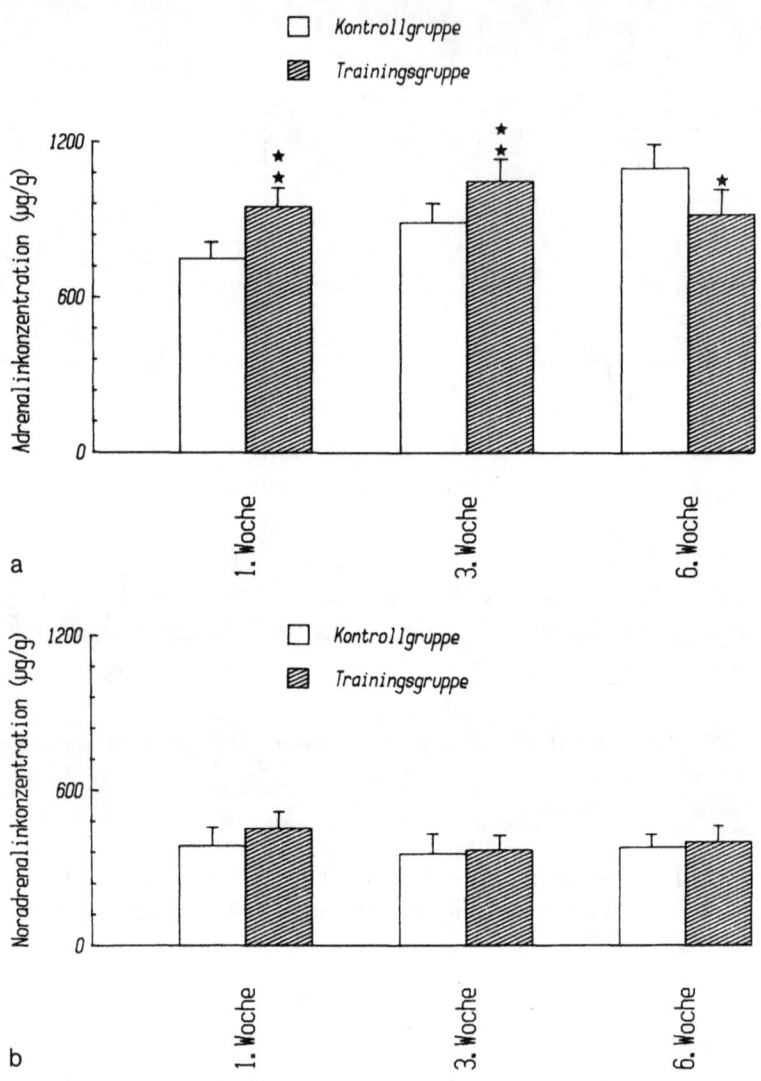

Abb. 2a u. b. Katecholaminkonzentrationen der Nebennieren nach 1, 3 und 6 Wochen Trainingsbelastung. **a)** Adrenalin; **b)** Noradrenalin

sinkt die Adrenalinkonzentration auf $920 \pm 50\,\mu g/g$ Feuchtgewicht ($p \leq 0{,}05$, Abb. 2a) ab. Die Noradrenalinkonzentrationen weisen über den gesamten Versuchszeitraum keine signifikanten Unterschiede zu den entsprechenden Kontrollwerten auf (Abb. 2b).

Diskussion

Im Gegensatz zu vielen anderen Arbeiten, wo weitere Reinigungen des Homogenisates beschrieben werden, wie z. B. Isolierung über Aluminiumoxid [1], haben wir auf solche Aufarbeitungsschritte verzichtet und ein Aliquot der homogenisierten Probe direkt auf die physikalische Bestimmung injiziert.

Dabei wird zwar ein Teil des zerstörten Gewebes mitinjiziert, das sich aber am Anfang der analytischen Säule bzw. einer Vorsäule absetzt, und die Trennung der Katecholamine in keiner Weise beeinflußt. Bei Verwendung einer Vorsäule oder Erneuerung des Säulenanfanges bleibt die analytische Säule frei von Kontaminationen. Der Vorteil einer direkten Injektion ohne weitere Reinigungsschritte ist im wesentlichen in der Genauigkeit der Ergebnisse zu sehen. Jeder zusätzliche Aufarbeitungsschritt birgt in sich Fehlerquellen, wobei vor allem die hohe Oxidationsempfindlichkeit der Katecholamine ins Gewicht fällt und zu falschen quantitativen Ergebnissen führen kann.

Die Ergebnisse der Katecholaminbestimmung mit der HPLC/EC-Methode wurden mit der gaschromatographischen/massenspektrometrischen Analyse (GC/MS) [2] überprüft [5, 11]. Die Resultate waren vergleichbar, jedoch zeigte sich, daß die HPLC/EC-Methode der GC/MS-Bestimmung hinsichtlich Probenvorbereitung und Reproduzierbarkeit der Ergebnisse überlegen war.

Aus den gemessenen Katecholaminwerten wird ersichtlich, daß sich die Katecholaminkonzentration im Lauf des Lebens verändert. Ein besonderes Merkmal ist jedoch ihr akuter Anstieg in Streßsituationen [4, 7, 13]. Dies ist, wie nach Immobilisations- oder Schwimmstreß nachgewiesen wurde, auf eine erhöhte Stimulation des Sympathikus [12] und auf eine stärkere Sekretion von Glukokortikoiden aus der Nebennierenrinde [8] zurückzuführen. Die Glukokortikoide inaktivieren die am Katecholaminmetabolismus beteiligten Enzyme Catechol-O-methyltransferase (COMT) und Monoaminooxidase (MAO) [6, 10] und können so zu einer erhöhten Katecholaminkonzentration am Anfang des Trainings beitragen. Nach längerer Belastungsdauer wird dagegen die Adrenalinkonzentration wieder geringer. Dies deutet auf eine Streßadaptation des Sympathikus hin. In Übereinstimmung mit anderen Untersuchungen [8, 9] verändern sich die Noradrenalinkonzentrationen innerhalb der Trainingsgruppe über den gesamten Versuchszeitraum nicht.

Für die technische Hilfe gilt der Dank Herrn Christian Hoffmann.

Literatur

1. Coupland RE, Tomlinson A, Crowe J, Brindley DN (1984) Effects of hypophysectomy and metyrapone on the catecholamine content and volumes of the adrenaline- and noradrenaline-storing cells in the rat adrenal medulla. J Endr 101: 345–352
2. Donike M (1974) N-trifluoracetyl-O-trimethylsilyl-phenolalkylamine Darstellung und massenspezifischer gaschromatographischer Nachweis. J Chromatogr 1: 1–22
3. Forth W, Henschler D, Rummel W (1977) Pharmakologie und Toxikologie. Wissenschaftsverlag, Mannheim Wien Zürich
4. Giudotti A, Zirkovic B, Pfeiffer R, Costa E (1973) Involvement of 3', 5'-cyclic adenosine monophosphate in the increase of tyrosine hydroxylase activity elicited by cold exposure. Naunyn-Schmiedebergs Arch Pharmacol 278: 195
5. Hartmann G (1985) Zur Wirkung von Testosteron und Training auf Funktionsstrukturen des vegetativen Nervensystems. Strauß-Verlag, Köln
6. Kvetnansky R, Torda T (1983) Changes of heart catecholamine levels, metabolism and adrenergic receptors in actually and repeatedly stressed rats. In: Jacob R, Gülch RW, Kissling G (eds) Cardiac Adaptation to Hemodynamic Overload, Training and Stress. Steinkopff, Darmstadt, 1983

7. Kvetnansky R, Weise VK, Kopin IJ (1969) Effect of repeated immobilisation on rat adrenal tyrosine hydroxylase, dopamine-β-hydroxylase and phenylethanolamine-N-methyl-transferase. Pharmacologist, 11: 274–286
8. Mikulaji L, Kvetnansky R, Mirgas K, Parizkova J, Venul P (1976) Catecholamines and corticosteroids in acute and repeated stress. In: Usdin E, Kvetnansky R, Kopin IJ (eds) Catecholamines and Stress. Pergamon Press, New York
9. Östmann I, Sjöstrand NO (1975) Effect of prolonged physical training on the catecholamine level of the heart and the adrenals of the rat. Acta Physiol Scand 95: 209–218
10. Parvez H, Parvez S (1973) Microradioisotopic determination of enzymes COMT, PNMT and MAO in a single tissue homogenate. Clin Chim Acta 46: 85–92
11. Schänzer W (1984) Untersuchungen zum Nachweis und Metabolismus von Hormonen und Dopingmitteln, insbesondere mit Hilfe der Hochdruckflüssigkeitschromatographie. Diss Köln
12. Thoenen H (1974) Transsynaptic enzyme induction. Life Sci 14: 223–235
13. Thoenen H, Otten U, Oesch F (1973) Trans-synpatic regulation of tyrosine hydroxylase. In: Usdin E, Snyder SH (eds) Frontiers in Catecholamine Research. Pergamon Press, New York

Korrelation biochemischer und histochemischer Katecholaminanalysen. Eine Methode zur genauen Darstellung von Anpassungsmechanismen adrenerger Nervenfasern

W. Schänzer[1], G. Hartmann[2], K. Addicks[3] und M. Donike[1]

[1] Institut für Biochemie der Deutschen Sporthochschule Köln, [2] Bayer AG Leverkusen, Pharma, EP-V, PMA 1, [3] Anatomisches Institut der Universität zu Köln

Einleitung

Unter körperlicher Belastung kommt es zu Anpassungen des kardiovaskulären Systems, die im wesentlichen durch die Aktivität des vegetativen Nervensystems mit seinen Neurotransmittern Adrenalin und Noradrenalin hervorgerufen werden.

Die Änderung der sympathischen Aktivität läßt sich durch verschiedene Methoden bestimmen:
1. Eine indirekte Bestimmung physiologischer Parameter wie z. B. örtliche Durchblutung, Blutdruck oder peripherer Widerstand.
2. Eine direkte Bestimmung der aktuellen Plasma-Katecholaminkonzentrationen von Adrenalin und Noradrenalin mit Hilfe radioenzymatischer, hochdruckflüssigkeits-chromatographischer (HPLC) oder gas-chromatographisch-massenspektrometrischer (GC/MS) Methoden.

Das im Plasma zirkulierende Noradrenalin stammt zum größten Teil aus den sympathischen Nerven. Allerdings gelangt nur ein geringer Teil der freigesetzten Transmitter in die Blutbahn; weit über 90% wird durch den „Reuptake-Mechanismus" wieder in das Axon aufgenommen. Um den intraaxonalen Gehalt an Katecholaminen einerseits und die Gewebs-Katecholaminkonzentrationen andererseits genau zu bestimmen, haben wir die adrenergen Nervenfasern fluoreszenzmikroskopisch und die Katecholamine im Kammermyokard von Mäusen gas-chromatographisch/massenspektrometrisch (GC/MS) quantifiziert.

Material und Methode

Für die Untersuchungen zu dieser Arbeit standen zehn Wochen alte weibliche Mäuse (SPF-NMRI) zur Verfügung. Die Mäuse wurden über einen Zeitraum von einer Woche einem Ausdauertraining (täglich 30 min/Laufbandgeschwindigkeit 0,5 m/sec) unterzogen.

Probenvorbereitung für die GC/MS-Analyse

Nach zervikaler Dislokation werden die Ventrikel der Mäuseherzen in flüssigem Stickstoff schockgefroren und in einem Kryostaten bei −30 Grad Celsius in 25 µm dünne Scheiben geschnitten. Zur Isolierung der Katecholamine werden diese Kryostatschnitte in 2 ml 0,06 n HCl aufgenommen, mit 50 ng Isoprenalin (Innerer Standard, 50 µl aus einer Lösung von 1 µg/ml 0,06 n HCl) versetzt, und mit einem Ultra-Turrax TP10N (Fa. Janke & Kunkel, 7813 Staufen) homogenisiert.

Anschließend werden die Proben mit ca. 80 mg Aluminiumoxid, 3 ml Trizmapuffer (1 molar, pH = 8,6) versetzt und 5 min auf einem IKA-VIBRAX-VXR-Mixer (Fa. Janke & Kunkel, 7813 Staufen) zur Adsorption der Katecholamine geschüttelt. Der Überstand wird abgesaugt und die Proben dreimal mit je 3 ml bidestilliertem Wasser und je dreimal mit 2 ml Acetonitril (HPLC-Qualität) gewaschen. Die Katecholamine werden vom Aluminiumoxid mit 60 µl eines Gemisches aus Trifluoressigsäure/Acetonitril/Glycin/Methylorange (40:60:0,8:0,01,v:v:g:g) unter 5minütigem Schütteln eluiert [4]. Die Derivatisierung der Katecholamine für die GC/MS-Messung erfolgt ohne Abtrennung des Eluates vom Aluminiumoxid mit N-Methyl-n-trimethylsilyl-trifluor-acetamid (MSTFA) und N-Methyl-bis-trifluoracetamid (MBTFA) [2].

Ein Aliquot (ca. 2–3 µl) der derivatisierten Probe wird für die GC/MS-Analse auf eine Quarz-Kapillarsäule injiziert.

Morphometrische Analyse der fluoreszenzmikroskopischen Präparate

Eine restlichtverstärkende Caesiconkamera (Kranz PIC 762) diente zur Objektivierung des flächenmäßigen Anteils der fluoreszierenden Nervenfasern. Nach Bildinvertierung mit einem Bildanalysesystem (Artek-Counter 982, Fisher Sci., FRG) stellten sich die Nervenfasern auf einem Monitor (Hitachi 982, Hitachi Denshi Ltd.) als dunkle Fasern dar und ließen sich vom hellen Hintergrund deutlich abgrenzen, so daß die einzelnen Axonvarikositäten sichtbar wurden. Entsprechend einem vorgegebenen Grauwert konnten am Bildanalysegerät Zonen höherer Grauwertstufen durch die Meßmaske hell ausgefüllt werden. Dadurch wird nur die Fläche der fluoreszierenden Nervenfasern als Meßwert festgehalten (Abb. 1a, b). 100 Einzelmessungen erfolgten pro Präparat, die einer Gesamtfläche von 3 qmm entsprechen [1].

Durch den Einsatz der Fernsehkamera mit einer Bildentstehung im Zehntelsekundenbereich ist der Fadingeffekt zu vernachlässigen.

Ergebnisse

Die Quantifizierung des Flächenanteils der adrenergen Nervenfasern ergibt in der Kontrollgruppe (Abb. 1c) einen Wert von $0,69\% \pm 0,04\%$; die GC/MS-Werte betragen 370 ± 58 ng Noradrenalin pro g Feuchtgewicht und 50 ± 18 ng Adrenalin pro g Feuchtgewicht (Abb. 2).

Die morphometrische Bestimmung der fluoreszierenden Anteile im Kammermyokard zeigt nach einer Woche Training eine um mehr als 50%ige Zunahme im Vergleich zu der Kontrollgruppe ($p \leq 0,001$) (Abb. 1d).

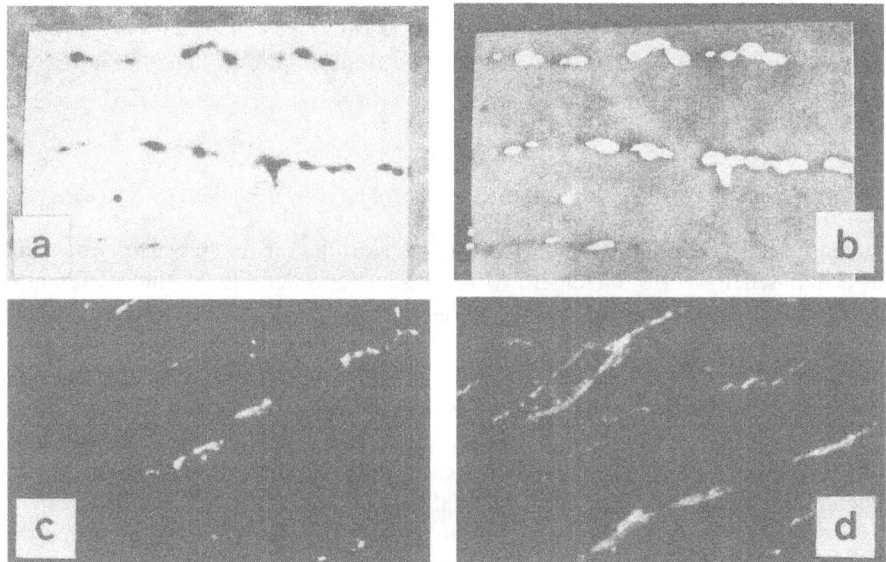

Abb. 1a–d. Fluoreszenzmikroskopische Darstellung der adrenergen Nervenfasern; alle Abbildungen × 100. **a)** Nach Bildinvertierung stellen sich die Nervenfasern auf dem Monitor als dunkle Fasern dar; **b)** Zur Quantifizierung werden die dunklen Fasern mit einer hellen Meßmaske ausgefüllt; **c)** Kontrollgruppe; **d)** Zunahme der fluoreszierenden Nervenfasern nach einer Woche Training

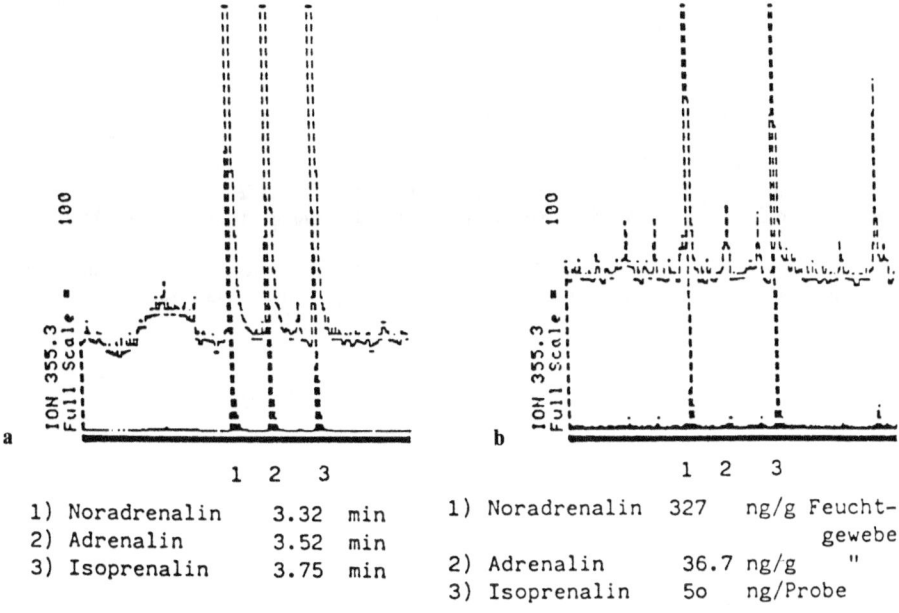

1) Noradrenalin	3.32 min
2) Adrenalin	3.52 min
3) Isoprenalin	3.75 min

1) Noradrenalin	327 ng/g Feuchtgewebe
2) Adrenalin	36.7 ng/g "
3) Isoprenalin	5o ng/Probe

Abb. 2a u. b. GC/MS-Bestimmung von Katecholaminen als N-TFA, tris-O-TMS-Verbindungen in Mäuseherzen. **a)** Standard mit je 1 ng Substanz; **b)** Gewebeprobe (Herz), Analysengerät: GC/MS 5995 HP; Säule: 25 m, Quarzkapillarsäule OV 1, Trägergas: Helium 10 ml/min, splitless-Injektion, Injektionstemperatur: 120 Grad Celsius, purge-Zeit: 0,5 min, Heizrate: 40 Grad/min bis 220 Grad, 5 Grad/min, Aufnahme im selected-ion-monitoring mit m/e = 355

Diese Werte stehen im Einklang mit den biochemischen Befunden. Die Noradrenalinkonzentration steigt unter Trainingsbelastung um 34% auf 497 ± 66 ng/g Feuchtgewicht an ($p \leq 0{,}05$), die Adrenalinkonzentration fällt um 24% auf 38 ± 2 ng/g Feuchtgewicht.

Diskussion

Anhand der Ergebnisse läßt sich eine hohe Korrelation der biochemischen und histochemischen Werte aufzeigen. Mit der Zunahme der Fläche fluoreszierender Nervenfasern unter Trainingsbelastung, die auf eine größere interaxonale Katecholaminmenge hindeutet [3], steigt ebenfalls die Gasamt-Katecholaminkonzentration im Herzmuskelgewebe an.

Während die biochemische Analyse von Gewebshomogenisaten Auskunft über den gesamten Katecholamingehalt geben, werden mit der fluoreszenzmikroskopischen Morphometrie die intraaxonalen Katecholamine und damit die aktivitätsbedingten Sympathikus-Veränderungen erfaßt.

Nur so ist es möglich, Hinweise auf die aktuell, die adrenergen Rezeptoren der Herzmuskelzelle beeinflussenden Katecholamine zu ermitteln. Das ist gerade dann von Bedeutung, wenn physiologische Messungen unterschiedliche Herzaktivitäten demonstrieren, der Katecholamingehalt dagegen konstant bleibt.

Für die technische Hilfe gilt der Dank Herrn Christian Hoffmann.

Literatur

1. Addicks K, Dammrau R, Zastrov J, Smith EF, Schafran R, Kluth M, Schroer K (1984) Morphologische Untersuchungen zur peripheren Sympathikusmodulation. Verh Anat Ges 78: 45
2. Donike M (1974) N-trifluoracetyl-O-trimethylsilyl-phenolalkylamine Darstellung und massenspezifischer gaschromatographischer Nachweis. J Chromatogr 1: 1–22
3. Hartmann G (1985) Zur Wirkung von Testosteron und Training auf Funktionsstrukturen des vegetativen Nervensystems. Strauß-Verlag, Köln
4. Schänzer W (1984) Untersuchungen zum Nachweis und Metabolismus von Hormonen und Dopingmitteln, insbesondere mit Hilfe der Hochdruckflüssigkeitschromatographie. Diss Köln

XIV. Prävention

Modell Bergen – Deutsche Herz-Kreislauf-Präventionsstudie (DHP) – Prävention durch Sport –

K.-D. Hüllemann, K. Roleff und M. Vogt

Klinisches Institut für Physiologie und Sportmedizin an der Med. Klinik St. Irmingard (KIPSI gem. e. V.), Prien am Chiemsee (Direktor der Klinik: Prof. Dr. K.-D. Hüllemann)

Einleitung

Die jetzige Deutsche Herz-Kreislauf-Präventionsstudie (DHP) wurde am 23. 6. 1978 vom Bundesministerium für Forschung und Technologie sowie für Jugend, Familie und Gesundheit als multizentrische Interventionsstudie ausgeschrieben. Sie ist das umfangreichste Vorhaben zum Schwerpunkt Prävention, welches in der Bundesrepublik je durchgeführt wurde.

Die Ziele der Studie ergeben sich aus der Frage, ob durch verbesserte Angebote zur praktischen Krankheitsvorbeugung auch in der Bundesrepublik Deutschland das Auftreten von Herz-Kreislauf-Krankheiten zurückgedrängt werden kann, wie dies in den Vereinigten Staaten von Amerika bereits gelungen ist. Die DHP wurde in enger Kooperation mit dem National Heart, Lung and Blood Institute, Bethesda/USA, vorbereitet. Die Studie wird in 5 Regionen durchgeführt.

Material und Methoden

Die Intervention begann in der überschaubaren kleinen Gemeinde Bergen (4260 Einw.) als Keimzelle. Die Ausbreitung erfolgte zwiebelschalenförmig über den Gesamtkreis Traunstein (145 000 Einw.).

Die multifaktorielle Interkorrelation und hohe Prävalenz körperlicher Aktivität werden genutzt, um unter dem *Symbolbegriff Sport* eine breitflächige Intervention zu betreiben, die insbesondere auch die emotionalen Bereiche des Erfühlens und Erlebens einschließt (Abb. 1).

Unter dem Gesichtspunkt der Herz-Kreislauf-Prävention werden drei Stufen sportintensiver Belastung unterschieden, ergänzt durch Sonderformen (Abb. 2).

Resultat und Diskussion

Im Bereich Bewegung werden 10, teilweise neu entwickelte Interventionsmaßnahmen eingesetzt, u. a.: Sport-Lehrpfad, Curricula „Laufgruppenleiter", ambulante Koronargruppe, Broschüren und Faltblätter.

Der *Sport-Lehrpfad* dient dazu, Gesundheitswissen, Gesundheitsfertigkeiten im Bewegungsablauf, gekoppelt mit möglichen echten Trainingseffekten, in einer freudig gestimmten, positiven Emotionslage zu vermitteln.

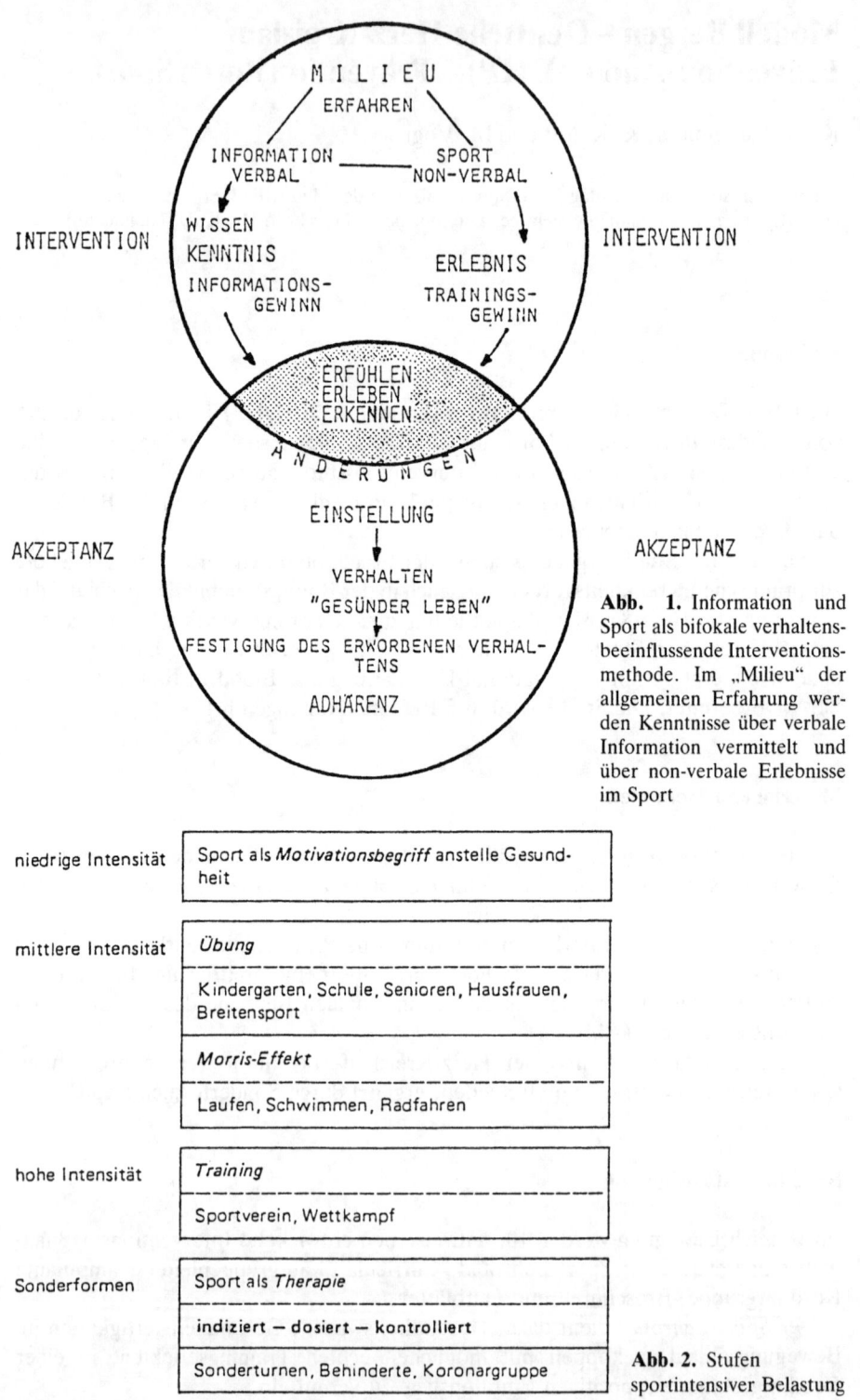

Abb. 1. Information und Sport als bifokale verhaltensbeeinflussende Interventionsmethode. Im „Milieu" der allgemeinen Erfahrung werden Kenntnisse über verbale Information vermittelt und über non-verbale Erlebnisse im Sport

Abb. 2. Stufen sportintensiver Belastung

Thematisch werden die Zielvariablen Zigarettenrauchen, Bluthochdruck, erhöhtes Cholesterin, Übergewicht und Bewegungsmangel angesprochen. Auch die Themen „Zucker", „Salz" und „psychischer Streß" sind berücksichtigt. – Eine Auswahl der Stationen zeigt Abb. 3.

Die Wirksamkeit der Interventionsmaßnahmen wird in regelmäßigen Zeitabständen evaluiert. Die wesentlichen Ausgangsdaten wurden im Regionalen Survey bis

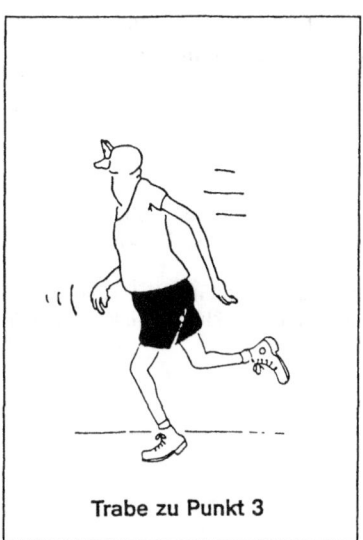
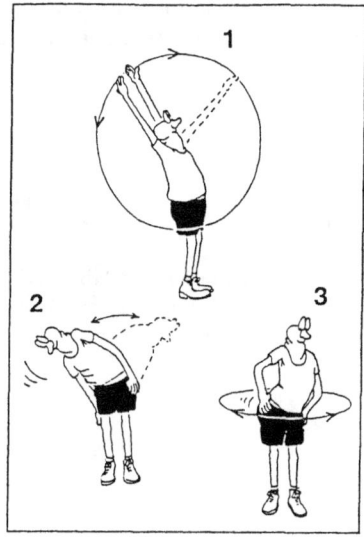
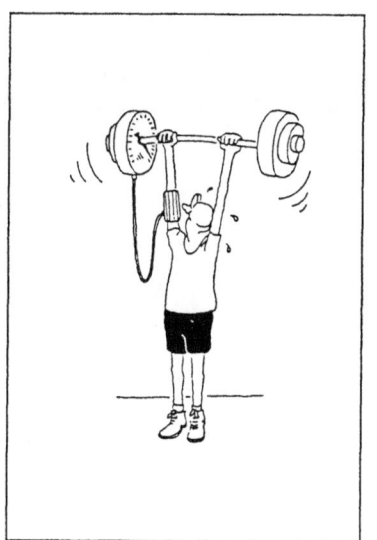
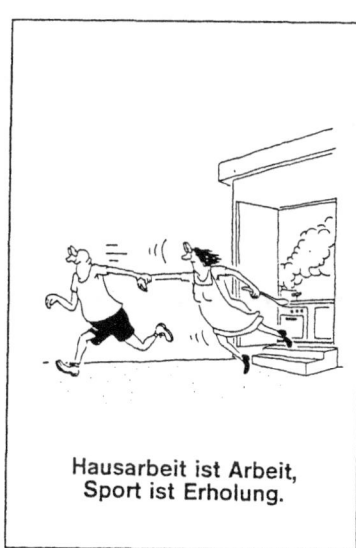

Abb. 3. Sport-Lehrpfad, „Modell Bergen", K.-D. Hüllemann, K. Roleff, Zeichnungen: E. Liebermann

Anfang des Jahres 1986 erhoben. Als Vergleichsdaten gelten die Erhebungen des Nationalen Surveys. Danach treiben in der Region Traunstein nur gut 20% der männlichen Bevölkerung zwischen 25 und 69 Jahren zwei oder mehr Stunden pro Woche Sport. Bei Frauen sind es knapp 15%. Ab dem 40. Lebensjahr nimmt die sportliche Betätigung ab.

Die Zwischenziele im Verlauf der Gemeindestudie „Modell Bergen" konnten voll erreicht werden: Die Studie hat einen hohen Bekanntheitsgrad erreicht und in vielen infrastrukturellen Einrichtungen (Betrieben, Sportvereinen, Volkshochschulen, einzelnen Gemeinden des Landkreises usw.) ein hohes Akzeptanzniveau.

Literatur

1. Hüllemann K.-D (1979) Sport und Information als bifokale verhaltensbeeinflussende Interventionsmethode, Forschungsantrag an das Bundesministerium für Forschung und Technologie Bonn, Prien, Bergen
2. Bundesministerium für Arbeit und Sozialordnung, für Forschung und Technologie, für Jugend, Familie und Gesundheit, Bonn (1984) Forschung und Entwicklung im Dienste der Gesundheit, 2. Aufl, Bonn

Auswirkungen eines 12monatigen Ausdauertrainings auf die koronaren Risikofaktoren bei gesunden Frauen im mittleren Alter

F. Boldt, W. Drygas und J. Frić

Institut für Leistungsmedizin Berlin (Leiter: Prof. Dr. H. Mellerowicz)

Einleitung

Die Auswirkungen eines Ausdauertrainings auf die kardio-vaskulären Risikofaktoren sind bei Männern vielfach untersucht worden. Auf der Grundlage dieser Untersuchungen und epidemiologischer Studien über den Einfluß körperlicher Aktivität auf die Herzinfarkthäufigkeit sind Empfehlungen für ein präventives Training erarbeitet worden [2, 12].

Die Zahl der Untersuchungen über den Einfluß insbesondere eines längerfristigen Ausdauertrainings auf koronare Risikofaktoren bei Frauen ist dagegen vergleichsweise gering. Wir untersuchten deshalb 17 Frauen vor und nach einem einjährigen Lauftraining, welches von einem Sportverein im Rahmen eines Lauftreffs angeboten wurde. Hierbei interessierte zusätzlich die Frage, ob ein solches unter „Alltagsbedingungen" durchgeführtes Training zu präventiven Trainingseffekten führt.

Methodik

Vergleichend untersucht wurden 17 anamnestisch gesunde Frauen im Alter von 40,4 ± 6,6 Jahren, die bisher kein systematisches Ausdauertraining betrieben hatten. Eine der Teilnehmerinnen war in der Menopause, zwei nahmen orale Kontrazeptiva ein.

Das Ausdauertraining bestand aus einem dreimal wöchentlichen Lauftraining. Die mittlere wöchentliche Laufstrecke betrug 31,9 ± 14,8 km bei einem zeitlichen Umfang von 3,1 ± 1,4 Stunden/Woche.

Vergleichend untersucht wurden: Körpergewicht, Summe (mm) aus zwei Fettfalten, gemessen mit dem Harpenden-Caliper (Musculus triceps links, Subscapular rechts), PWC 170, Blutdruckregulation in Ruhe, während submaximaler ergometrischer Leistung und in der Erholungsphase und die Laborparameter Gesamtcholesterin, HDL-Cholesterin, LDL-Cholesterin, Triglyceride, Glukose und Harnsäure.

Zur Bestimmung der PWC 170 wurde eine Ergometrie auf dem Fahrradergometer (Monark, drehzahlabhängig) in halbsitzender Position in Form eines 25-Wattstufentests durchgeführt (im allgemeinen 50–100 Watt). Die Herzfrequenz wurde aus dem mitgeschriebenen EKG ermittelt, der Blutdruck indirekt manuell unmittelbar vor der Ergometrie, in den letzten 20 sec jeder Leistungsstufe und in der 3. Erholungsminute gemessen.

Tabelle 1. Systolischer (RR-s) und diastolischer (RR-d) Blutdruck vor und nach einem einjährigen Lauftraining bei 17 Frauen in Ruhe, während fahrradergometrischer Leistung und in der 3. Erholungsminute

mmHg	Ruhe		50 Watt		75 Watt		100 Watt		Erholung (3 min)	
	RR-s	RR-d	RR-s	RR-d	RR-s	RR-d	RR-s	RR-d	RR-s	RR-d
n	17	17	17	17	17	13	16	7	17	17
vor Trainingsbeginn	139,5 ±16,5	82,2 ±8,6	170,8 ±24,2	92,1 ±17,0	188,0 ±24,2	101,9 ±15,7	204,3 ±22,5	113,0 ±12,9	147,2 ±22,5	76,7 ±13,9
nach dem Training	127,5 ±19,9	77,7 ±9,7	156,6 ±19,0	85,5 ±13,2	172,1 ±17,8	90,4 ±14,0	184,5 ±18,6	102,6 ±7,8	142,5 ±15,7	77,3 ±11,7
Signifikanz (p)	0,001	0,01	0,01	n. s.	0,001	0,001	0,001	n. s.	n. s.	n. s.

Die Bestimmung der Laborparameter erfolgte mit üblicher Methodik (Boehringer-Kit) aus dem morgendlichen Nüchternblut.

Die Ergebnisse sind als Mittelwerte ± Standardabweichungen dargestellt. Die statistische Bearbeitung erfolgte mit dem Wilcoxon-Test für Paardifferenzen [17].

Ergebnisse

In die vergleichende Untersuchung aufgenommen werden konnten von zunächst 32 Frauen nur 17 (53%). 13 hatten zwischenzeitlich aus verschiedenen Gründen das Training abgebrochen. Zwei der Teilnehmerinnen mußten sich aufgrund der Eingangsuntersuchung einer medikamentösen Behandlung unterziehen und konnten deshalb ebenfalls nicht berücksichtigt werden.

Das Training führte zu einer hochsignifikanten Steigerung sowohl der absoluten (126,4 ± 19,9 gegenüber 147,1 ± 21,2 Watt) als auch der relativen (2,2 ± 0,3 gegenüber 2,6 ± 0,4 Watt/kg) kardio-korporalen Leistungsbreite (PWC 170). Das Körpergewicht (57,7 ± 7,9 kg gegenüber 57,2 ± 56,9 kg) und der Fettanteil (27,4 ± 8,5 mm gegenüber 27,3 ± 9,1 mm) änderten sich im Untersuchungszeitraum nicht. Bei einem Ausgangswert im oberen Normbereich führte das Ausdauertraining zu einer signifikanten Senkung des systolischen Blutdrucks sowohl in Ruhe als auch während submaximaler ergometrischer Leistung (Tabelle 1). Die gleiche Tendenz besteht für den diastolischen Blutdruck. Keine Veränderungen (Tabelle 2) zeigten das Gesamtcholesterin, LDL-Cholesterin und die Triglyceride. Die Konzentration des HDL-Cholesterins nahm zwar um 5,5%, jedoch statistisch nicht signifikant zu. Eine signifikante Abnahme unter den untersuchten Laborparametern ließ sich dagegen für die Konzentration des Nüchternblutzuckers und der Harnsäure nachweisen.

Tabelle 2. Laborchemische Risikofaktoren vor und nach einem einjährigen Lauftraining bei 17 Frauen

	Gesamt-Cholesterin mg%	HDL-Cholesterin mg%	LDL-Cholesterin mg%	Triglyceride mg%	Glukose mg%	Harnsäure mg%
vor Trainingsbeginn	202,8 ± 29,8	69,4 ± 13,6	121,9 ± 31,1	58,2 ± 29,8	92,8 ± 7,5	3,3 ± 0,5
nach dem Training	206,2 ± 33,5	73,2 ± 11,1	121,7 ± 37,0	56,0 ± 39,1	80,9 ± 5,1	3,0 ± 0,6
Signifikanz (p)	n.s.	n.s.	n.s.	n.s.	0,001	0,01

Diskussion

In der Pathogenese degenerativer vaskulärer Erkrankungen und deren Komplikationen nehmen Lipidstoffwechsel und Bluthochdruck eine zentrale Stellung ein. In zahlreichen epidemiologischen Studien wurde der direkte Zusammenhang zwischen dem Blutdruck und der Morbidität und Mortalität an Herz-Kreislauferkrankungen nachgewiesen [6, 7, 11]. Eine frühzeitige und intensive Behandlung auch milder Blutdruckerhöhungen kann das Risiko kardio-vaskulärer Komplikationen reduzieren [11]. Insofern ist die beobachtete Blutdrucksenkung bei den untersuchten Frauen von hoher präventiver Bedeutung. Im untersuchten Kollektiv befanden sich immerhin bei der Eingangsuntersuchung knapp 40% mit Blutdruckwerten im leicht erhöhten Bereich, und zwar sowohl in Ruhe als auch neben der langen Trainingsdauer, während submaximaler ergometrischer Belastung [7]. Dies könnte den deutlich blutdrucksenkenden Effekt des Trainings erklären, da ansonsten Ausdauertraining bei normotensiven Probanden zu keiner wesentlichen Beeinflussung des Blutdrucks führt [3, 16]. In Studien, die den Lipidstoffwechsel bei ausdauertrainierten Männern bzw. unter einem sachgerecht ausgeführten Ausdauertraining untersuchten, wurden erhöhte HDL-Cholesterinwerte, teilweise auch erniedrigte LDL-Cholesterinwerte gefunden [1, 5, 18]. Bei Frauen fanden sich dagegen oft keine oder nur gering ausgeprägte Unterschiede nach allerdings nur kurzfristigem bzw. leichtem Training [8, 15], was für unsere Untersuchung nicht zutrifft. Dennoch zeigten im Gegensatz zu anderen Untersuchungen [9, 14, 18] die untersuchten Parameter des Lipidstoffwechsels keine Veränderung. Das könnte darin begründet liegen, daß die Werte von vornherein schon in einem präventiv günstigen Bereich lagen. Immerhin fand sich dennoch ein um 5,5% erhöhtes HDL-Cholesterin. Möglicherweise wäre bei zusätzlicher Bestimmung der Apolipoproteine, die das potentielle Risiko einer koronaren Herzkrankheit besser widerspiegeln sollen [4], dieser günstige Trend deutlicher geworden.

Die beobachteten Senkungen des Blutzuckers und der Harnsäure stehen in Übereinstimmung mit entsprechenden Hinweisen in der Literatur [12]. Als singuläre Risikofaktoren sind sie im Vergleich zum Bluthochdruck und zum Fettstoffwechsel zwar von untergeordneter Bedeutung, bei Vorhandensein von anderen Risikofaktoren können sie allerdings das Risiko kardio-vaskulärer Erkrankungen zusätzlich erheblich erhöhen.

Zusammenfassend läßt sich feststellen, daß ein längerfristiges Ausdauertraining auch bei Frauen im mittleren Alter vor der Menopause zu günstigen präventiven Effekten führen kann und somit solch ein Trainingsangebot von hohem gesundheitlichen Wert ist.

Literatur

1. Berg A, Keul J (1984) Beeinflussung der Serumlipoproteine durch körperliche Aktivität. Dtsch Ärztebl 15: 1161
2. Biermann I, Naumann G (1984) Körpertraining und Abbau von Risikofaktoren. Med u Sport 24: 178
3. Boldt F, Doreste J-L, Franz I-W (1985) Vergleichende ergometrische Untersuchung über das Blutdruck- und Herzfrequenzverhalten bei ausdauertrainierten Langstreckenläufern und untrainierten Probanden. In: Franz I-W, Mellerowicz H, Noack W (Hrsg) Training und Sport zur Prävention und Rehabilitation in der technisierten Umwelt. Springer-Verl Berlin Heidelberg New York Tokio
4. Brunzell ID, Snidermann AD, Albers JJ, Kwiterovich PO (1984) Apoprotein B and A-I and coronary artery disease in humans. Arteriosclerosis 4: 79
5. Dufaux B, Assmann G, Hollmann W (1982) Plasmalipoproteins and physical activity: A review. Int J Sports Med 3: 123

6. Epstein FH (1979) Epidemiologie des Hochdruckes. In: Gotzen R, Lohmann FW (Hrsg) Hoher Blutdruck – eine aktuelle Bestandsaufnahme. Springer-Verl Berlin Heidelberg New York
7. Franz I-W (1982) Ergometrie bei Hochdruckkrankheiten. Springer-Verl Berlin Heidelberg New York Tokio
8. Frey MA, Doerr BM, Laubach LL, Mann BL, Glueck CJ (1982) Exercise does not change high density lipoprotein cholesterol in women after ten weeks of training. Metabolism 31: 1142
9. Gibbons LW, Blair SN, Cooper KM, Smith M (1983) Association between coronary heart disease risk factors and physical fitness in healthy adult women. Circulation 5: 977
10. Hellerstein HR, Boyer IL, Hartley LM, Loggie I (1976) Exploring the effects of exercise on hypertension. Phys Sportmed 12: 36
11. Heyden S (1981) Präventive Kardiologie. Boehringer Mannheim
12. Hollmann W, Rost R, Dufaux B, Liesen H (1983) Prävention und Rehabilitation von Herz-Kreislauf-Krankheiten durch körperliches Training. Hippokrates Verl Stuttgart, 2. Aufl
13. Kulmer T, Müller H, Groka G, Kindermann W (1985) Verhalten der Lipoproteine und Apo-Lipoproteine bei Untrainierten und Ausdauertrainierten. In: Franz I-W, Mellerowicz H, Noack W (Hrsg) Training und Sport zur Prävention und Rehabilitation in der technisierten Umwelt. Springer-Verl Berlin Heidelberg New York Tokio
14. Nowacki PE, de Castro-Hafermann P, Heckers H, Kittler M, Medau I, Thelen I u G (1983) Auswirkungen sportlicher Aktivitäten auf den Lipid- und Kohlenhydratstoffwechsel bei Frauen im Alter von 19–63 Jahren. In: Heck H, Hollmann W, Liesen H, Rost R (Hrsg) Sport: Leistung und Gesundheit. Dtsch Ärzteverl
15. Rainville S, Vaccaro P (1984) The effects of menopause and training on serum lipids. Int J Sports Med 5: 137
16. Rost R (1979) Kreislaufreaktion und -adaptation unter körperlicher Belastung. Osang-Verl Bonn
17. Sachs L (1984) Angewandte Statistik. Springer-Verl Berlin Heidelberg New York Tokio, 6. Aufl
18. Weisweiler P, Bracks C, Hüllemann K, Schwandt P (1985) Effekte eines intensiven Ausdauertrainings auf die Serumlipoproteine von Männern und Frauen. Herz/Kreislauf 2: 82

Kombinierte Therapie der Adipositas mit Reduktionskost und Ausdauertraining. Metabolische Auswirkungen

A. Wirth, W. Bieger, I. Vogel und G. Schlierf

Fachklinik Teutoburger Wald und Medizinische Universitätsklinik Heidelberg,
Bad Rothenfelde und Heidelberg

Einleitung

Zur Gewichtsreduktion bei Adipösen wird üblicherweise eine hypokalorische Kost angewandt, um eine negative Energiebilanz zu erzielen. Eine Negativierung des Energiegleichgewichtes läßt sich jedoch nicht nur durch eine Beschränkung der Kalorienzufuhr (Reduktionskost), sondern auch durch eine Steigerung des Kalorienverbrauches (Muskelarbeit) erreichen. Es liegt daher nahe, beide Therapiemethoden zu kombinieren, um eine rasche Mobilisation von Depot-Fett zu erreichen. Hinzu kommt, daß bei Adipösen oft kardiovaskuläre Risikofaktoren wie eine Hypertonie, Hyperlipoproteinämie und Diabetes mellitus vorliegen, die ebenfalls durch eine vermehrte Muskelarbeit (Training) günstig beeinflußt werden [1]. Zudem ist bekannt, daß bei alleiniger hypokalorischer Ernährung die körperliche Leistungsfähigkeit abfällt, bei gleichzeitigem Training jedoch zunimmt [4].

Patienten und Methoden

Zwanzig übergewichtige Patienten (11 Männer und 9 Frauen) mit einem Gewichts-Längenindex zwischen 28 und 40 kg/m^2 nahmen an der Studie teil. Im Mittel betrug ihr Alter 34 Jahre, ihr Gewicht 110 kg und ihre Größe 169 cm. Sie wurden in 2 Gruppen randomisiert, von denen die eine ein Training auf einem Fahrradergometer mit 40 % der maximalen Leistungsfähigkeit absolvierte. Das Training wurde 6mal am Tage an 5 Tagen in der Woche durchgeführt. Dauer und Intensität der Belastung wurden erhöht, so daß in den letzten Wochen bis zu 3 Stunden täglich trainiert wurde. Alle Patienten erhielten eine 300-kcal-Mischkost mit 25–30 % Kohlenhydraten, 35–40 % Fett und 35–40 % Eiweiß.

Vor und wöchentlich während der Therapie wurde eine maximale Ergometerbelastung durchgeführt. Die Anfangsbelastung betrug für Frauen 50 und für Männer 100 Watt. Alle 3 Minuten wurde die Leistung um 50 Watt bis zur Erschöpfung erhöht. Im Serum wurden freie Fettsäuren enzymatisch und freies Glyzerin fluorimetrisch bestimmt. Noradrenalin und Adrenalin wurden mit Hilfe eines RIA gemessen. Die Katecholaminbindung (^{3}H-dihydroalprenolol) wurde an isolierten Leukozyten durchgeführt [2].

Zum Vergleich von Paardifferenzen wurde der Rangtest nach Wilcoxon angewandt.

Tabelle 1. Freie Fettsäuren, freies Glycerin, Adrenalin und Noradrenalin bei 30 Patienten unter einer 300 Kalorien Reduktionskost mit und ohne Ausdauertraining
Signifikanter Unterschied vor und nach Therapie: * $p<0.05$; ** $p<0.01$

		Reduktionskost vor Therapie	Reduktionskost nach Therapie	Reduktionskost + Training vor Therapie	Reduktionskost + Training nach Therapie
Freie Fettsäuren (mmol/l)	in Ruhe	0,5 ± 0,1	0,9 ± 0,1	0,6 ± 0,1	1,0 ± 0,1**
	bei Belastung	0,7 ± 0,1	1,3 ± 0,1**	0,8 ± 0,1	1,4 ± 0,2
Freies Glyzerin (mmol/l)	in Ruhe	67 ± 8	99 ± 16	58 ± 21	100 ± 10*
	bei Belastung	157 ± 11	219 ± 20	165 ± 21	322 ± 26**
Adrenalin (mmol/l)	in Ruhe	0,23 ± 0,18	0,13 ± 0,08*	0,15 ± 0,06	0,09 ± 0,05*
	bei Belastung	1,62 ± 0,28	1,04 ± 0,26*	1,05 ± 0,32	1,55 ± 0,27*
Noradrenalin (mmol/l)	in Ruhe	2,1 ± 1,5	1,9 ± 1,3*	1,7 ± 0,8	0,9 ± 0,4*
	bei Belastung	11,1 ± 1,8	8,3 ± 2,4	12,2 ± 1,4	21,2 ± 2,9*

Resultate

Während der 4wöchigen Behandlungsperiode nahmen die Patienten unter der Reduktionskost 9,4, die mit gleichzeitigem körperlichem Training 10,7 kg ab. Unter der steady-state-Belastung nahm der systolische Blutdruck unter kombinierter Therapie um 14% (von 192 nach 166 mm Hg) und die Herzfrequenz ebenfalls um 14% (von 138 nach 119 Min^{-1}) ab; die Veränderungen unter alleiniger Reduktionskost waren nicht signifikant (Abb. 1). Freie Fettsäuren und freies Glyzerin stiegen im Nüchternzustand bei reduzierter Kost an, die Zunahme bei zusätzlichem Training war jedoch ausgeprägter (Tabelle 1). Noch deutlicher war die trainingsinduzierte Zunahme dieser Metaboliten bei Belastung (Tabelle 1). Die Konzentration der Katecholamine nahm in Ruhe bei beiden Gruppen ab, unter Belastung war in der Trainingsgruppe ein signifikanter Anstieg um die Hälfte bzw. das Doppelte zu verzeichnen (Tabelle 1). Die Anzahl der Betarezeptoren nahm in beiden Gruppen zu, die Affinität änderte sich nicht (Abb. 2). Der respiratorische Quotient nahm bei kombinierter Therapie unter Belastung von 0,92 auf 0,76 signifikant ab (Abb. 1).

Diskussion

Ein intensives körperliches Ausdauertraining in Verbindung mit einer Reduktionskost führte zu einer zusätzlichen Gewichtsreduktion von 14% bzw. 1,3 kg in 4 Wochen. Da unter einem Ausdauertraining die Muskelmasse leicht zunimmt, wird die Abnahme der Körperfettmasse unterschätzt [3]. Im Sinne eines vermehrten Fettabbaus sind auch die Konzentrationszunahmen von freien Fettsäuren und freiem Glyzerin sowie von Katecholaminen zu interpretieren: Aufgrund einer erhöhten Anzahl von Betarezeptoren ist die Ansprechbarkeit (Sensitivität) von Katecholaminen unter Belastung (bei gleichzeitig erhöhten Konzentrationen) größer, was zu einem verstärktem Abbau von Depot-Triglyzeriden zu freien Fettsäuren

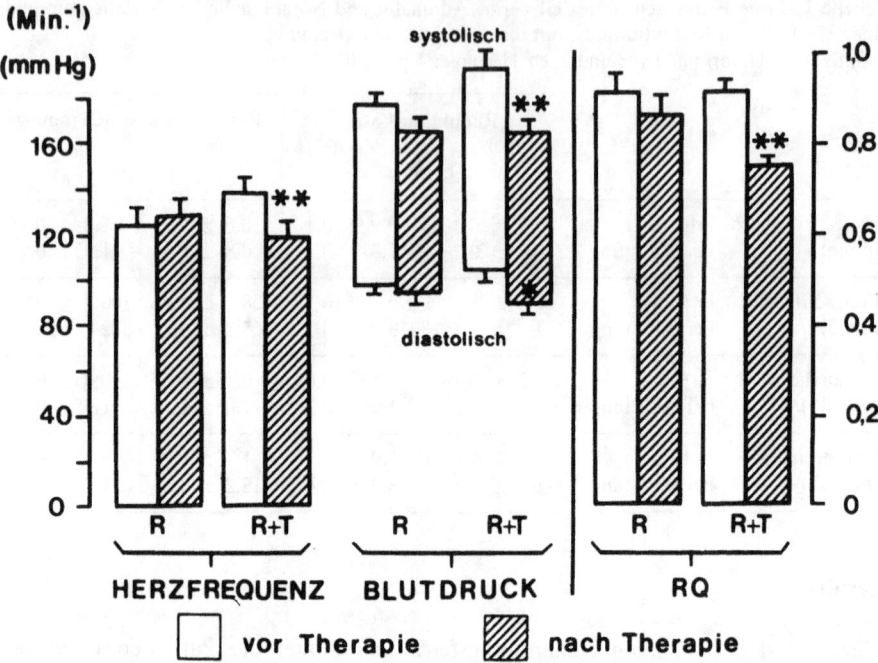

Abb. 2. Einfluß verschiedener Betablocker auf Herzfrequenz und Laktatwert. Während die Betablocker zu einem drastischen, in Abhängigkeit von der Belastungsintensität ansteigenden Pulsdefizit führen, wird der Laktatwert im submaximalen Bereich geringfügig gesenkt, der aerob-anaerobe Schwellenwert wird kaum beeinflußt

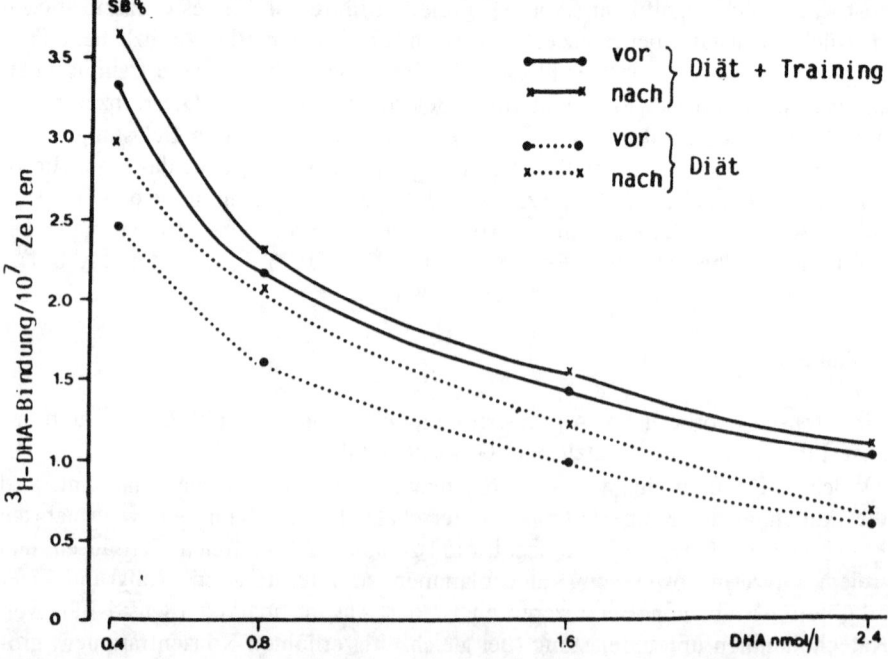

Abb. 2. Bindung von ^2H-dihydroalprenolol an Leukozyten vor und nach Therapie

und freiem Glyzerin führt. Freie Fettsäuren werden verstärkt in die Muskulatur aufgenommen und oxidiert, was der erniedrigte respiratorische Quotient widerspiegelt.

Literatur

1. Berg A, Keul J (1980) Körperliche Aktivität bei Gesunden und Koronarkranken Forum 4, Witzstrock Baden-Baden, 68 Seiten
2. Bieger WP, Zittel R (1983) Effect of physical activity on β-receptor activity. In: Biochemistry of Exercise, Vol 13, Int Series of Sport Sciences, edt by Knuttgen HG, Poortmans J, Vogel JA Champaign, London, pp 715–722
3. Weltman A, Matter S, Stamford BA (1980) Caloric restriction and/or mild exercise: effects on serum lipids and body composition. Am J Clin Nutr 33: 1002–1009
4. Wirth A, Kern E, Vogel I, Nikolaus Th, Schlierf G (1986) Kombinationstherapie der Adipositas mit Reduktionskost und körperlichem Training. Kardiovaskuläre und metabolische Auswirkungen. Dtsch med Wschr 111: 972–977

Zur Beeinflussung der körperlichen Aktivität von Adipösen im Rahmen eines verhaltenstherapeutischen Programms

Th. Stemper, I. Heidinger, F. Beuker und R. Krause

Abt. Sportmedizin (Leiter: Prof. Dr. med. F. Beuker) des Instituts für Sportwissenschaft der Universität Düsseldorf; AOK Mettmann

Einleitung

Seit einigen Jahren besteht Einigkeit darüber, daß die Adipositas als multifaktorelles Geschehen in der Regel nur durch einen interdisziplinären Ansatz dauerhaft zu therapieren ist [1, 2]. Dabei wurden bisher sportliche Aktivitäten noch nicht gezielt in entsprechend umfassenden Therapie-Programmen integriert, sondern in der Regel isoliert unter funktionellen bzw. leistungsphysiologischen Zielsetzungen durchgeführt (Übersicht bei 3).

Ziel der vorliegenden Arbeit war, die körperliche Aktivität von Adipösen zu steigern, die an einem verhaltenstherapeutischen Programm (zur Umstellung der Ernährungsgewohnheiten) der AOK Mettmann [4], teilnahmen, in dem Bewegungsaktivitäten bisher nicht gezielt ausgewählt waren.

Die speziellen Ziele dieser Pilotstudie waren:
1. Entwicklung eines sportdidaktischen Konzepts für Adipöse, das auch unter „normalen" räumlichen und zeitlichen Bedingungen einsetzbar ist,
2. Erhöhung der Bewegungsmotivation der Teilnehmer und Erlernung eines Kompensationsverhaltens für bewegungsarme Situationen,
3. funktionelle Verbesserung und Steigerung der Leistungsfähigkeit, sowie Verbesserung der Körperform, um damit über individuell nachvollziehbare Erfolgserlebnisse die überdauernde Motivation zu steigern.

Methodik und Ergebnisse

Das Pilotprojekt fand in der AOK Mettmann (Ratingen) in einem Kurs mit acht weiblichen Probanden mittleren Alters ($36,3 \pm 12,7$) statt. Das mittlere Übergewicht betrug $20,4\% \pm 5,6$ (nach Broca) und der prozentuale Fettanteil $34,4 \pm 2,4\%$. Der verhaltenstherapeutische Teil (Änderung der Eßgewohnheiten) wurde von einer speziell ausgebildeten Kursleiterin durchgeführt; der Bewegungsteil in dieser Pilotstudie von einer speziell ausgebildeten Sportstudentin (S-Lizenz). Die Kurstreffen fanden einmal wöchentlich über 14 Wochen statt, Dauer 120 Minuten, wobei für das Bewegungsprogramm zwischen 30 und 60 min zur Verfügung standen. Als Raum stand nur der Besprechungsraum von $10 \times 3,5$ m zur Verfügung.

Das Bewegungsprogramm war nach erlebnis- (Spiele, Wahrnehmungs-, Entspannungsübungen) und funktionsorientierten (Kräftigung, Ausdauertraining, Beweg-

Tabelle 1. Bewegungsprogramm (Ausschnitt)

Phase	Stunde	Inhalt Kraftausdauer Prinzip: Differenzierung/Individualisierung m. Hilfe von Wdh.; Übungswahl; Sollpuls	Inhalt Aerobe Ausdauer	Tn-zahl	Dauer Bew.-Teil (min.)
An-pas-sung	1	2 S zu 3 Wdh.	Spiele im G	8	60
	2		TEST	7	60
	3, 4	4 S zu 8 Wdh.	5 min. G bzw. F	4, 7	60, 45
		Beginn: Heimprogramm; Entspannung			
	5, 6 7, 8	7–8 S zu 8–10 Wdh. 7–8 S zu 10–12 Wdh.	3 × 2 min. G (Musik), L 2 × 3 min. L (G)	4, 6 5, 7	45, 30 45, 35
Aufbau-phase		Beginn: Heimprogramm 2; Entspannung mit Musik			
	9, 10 11, 12	10 S zu 12–15 Wdh. z.T. in Circuit-Form. 30 min. Gymnastik mit Musik; Intervallform		5, 2 6, 5	60, 45 50, 35
	13		TEST	5	60
	14	Spielformen mit dem Ball (Ausklang/Reflexion)		5	45

lichkeit) Gesichtspunkten aufgebaut, wie sie sich bereits für ähnliche Gruppen (z. B. Herzgruppen, Seniorengruppen) bewährt haben.

Hinsichtlich der Funktion wurde vor allem auf die Verbesserung der Kraftausdauer, besonders für die „Problemzonen", und der aeroben Ausdauer hingearbeitet, was besonders gezielt in speziellen Stundenteilen (ca. ⅓ bis ½ des Gesamtprogramms) geschah (Tabelle 1). Die Belastungsdosierung erfolgte individuell über Wiederholungszahl bzw. Pulsfrequenz.

Das Programm führte zu deutlichen somatischen und funktionellen Verbesserungen (Tabelle 2 und 3), die zum Teil signifikant (p 0,01) bzw. schwach signifikant sind (p 0,05). Besonders deutlich ist die Reduktion von Gewicht und Übergewicht.

Die Gewichtsabnahme geht in Abhängigkeit von den ausgewählten Übungen mit deutlichen Verringerungen der Umfänge an Hüfte und Oberschenkel (p 0,01) einher; ebenso verringert sich der prozentuale Fettanteil. Auch der motorische Test (nach Richter/Beuker) zeigte signifikante Veränderungen. Dies betrifft, wiederum übungsabhängig, vor allem die Kraft und Beweglichkeit der Rumpfmuskulatur (Beinhebungen, p 0,01; Rumpftiefbeugen, p 0,05), während die übrigen Veränderungen schwächer ausfallen.

Hinsichtlich der Verhaltensänderungen konnten mit Hilfe eines Fragebogens und in Gesprächen nur Tendenzen dargestellt werden. So ist zum einen das angebotene Gymnastik-Heimprogramm von den meisten Teilnehmerinnen als angemessen eingestuft und umgesetzt worden. Zum anderen wurden Veränderungen der sportli-

Tabelle 2. Vergleich der anthropometrischen Daten adipöser Frauen vor und nach einem 14wöchigen Trainingsprogramm

		n	$\bar{x}$	s	Diff.[++] abs	%	Sig.[+]
Gewicht (kg)	vor	7	74,2	7,8	−5,2	− 7,0	**
	nach	7	69,0	7,6			
% Übergewicht (BROCA)	vor	7	21,6	5,7	−9,0	−41,6	**
	nach	7	12,6	6,2			
% Fettanteil	vor	7	34,4	2,4	−2,5	− 7,3	*
	nach	4	31,7	1,7			
Umfänge (cm) Brust	vor	7	95,6	5,8	−3,8	− 3,9	*
	nach	5	93,6	6,3			
Taille	vor	7	85,6	6,1	−3,5	− 4,1	n.-s.
	nach	5	81,4	3,8			
Hüfte	vor	7	107,5	2,1	−5,3	− 4,9	**
	nach	5	102,8	4,5			
Oberschk.	vor	7	55,6	2,1	−3,2	− 5,7	**
	nach	5	52,8	3,8			

* ** Die Signifikanz- und Differenzberechnungen erfolgten nur mit den Teilnehmern von Vor- *und* Nachtest

Tabelle 3. Vergleich der Ergebnisse adipöser Frauen im motorischen Komplextest nach Richter/Beuker vor und nach einem 14wöchigen verhaltenstherapeutischen Trainingsprogramm

		n	x̄	s	Diff.++	Sign.+
Beinhebungen (Wdh.)	vor nach	7 5	8,4 10,6	2,0 1,4	3,3	**
Rumpftiefbeugen (cm ± 0)	vor nach	7 5	−0,9 1,6	10,3 9,8	7,0	*
Fallstabtest (cm)	vor nach	7 5	25,6 23,6	12,0 6,2	8,6	*
Knieliegestütz (Wdh.)	vor nach	5	11,6 12,5	2,2 1,4	2,3	*
Ausschultern (cm)	vor nach	6 5	52,1 59,8	30,0 24,5	−2,8	n. s.
Dynam. Beweglk. (Wdh.)	vor	7	10,6	2,5	2,5	n. s.
Sprungtest (cm)	vor nach	7 5	28,4 30,0	10,8 7,6	1,8	n. s.

* ** Die Signifikanz- und Differenzberechnungen erfolgten nur mit den Teilnehmern von Vor- *und* Nachtest

chen/körperlichen Aktivitäten über das Programm hinaus genannt (Schwimmen, Fahrradfahren, Wandern).

Der subjektive Eindruck der beiden Kursleiterinnen bestätigt diese Angaben des Fragebogens.

Diskussion

Insgesamt läßt sich festhalten, daß der Bewegungskurs die übergreifenden Ziele des verhaltenstherapeutischen Konzepts wirkungsvoll unterstützen konnte; eine Standardisierung ist angestrebt. Das Bewegungsprogramm stellte für die Teilnehmerinnen einen Rahmen dar, der ihnen in angemessener Form Bewegung (wieder) nahebracht.

Die Ergebnisse des motorischen Leistungstests und der anthropometrischen Messungen können als wertvolle Möglichkeiten der Rückmeldung über die Verbesserungen der Funktion bzw. Körperzusammensetzung bei den Teilnehmerinnen angesehen werden.

Es zeigte sich, wie auch von den anderen Minimaltrainingsprogrammen bekannt [6, 7], daß auch unter den gegebenen, relativ ungünstigen Bedingungen damit

deutlich meßbare Veränderungen im Fitneßzustand hervorgerufen werden können, wenn das Programm auf die Voraussetzungen der Teilnehmer abgestimmt ist.
Weiterführende Untersuchungen zur langfristigen Adhärenz sollten folgen.

Literatur

1. Pudel V (1978) Zur Psychogenese der Adipositas. Untersuchungen zum menschlichen Appetitverhalten. Berlin
2. Gromus B, Kahlke B, Koch U (1985) Interdisziplinäre Therapie der Adipositas – Forschungsbericht. Bd 177 der Schriftenreihe des Bundesministers für Jugend, Familie und Gesundheit. Kohlhammer: Stuttgart Berlin Köln Mainz
3. Heidinger I (1986) Beeinflussung der körperlichen Aktivität von Adipösen im Rahmen eines verhaltenstherapeutischen Programms. Schriftliche Hausarbeit, unveröffentlicht, Düsseldorf
4. IFT (Hg) (1981) Abnehmen ohne Zwang (IFT-Manual, Bd 22), Übergewichtsprogramm, Teilnehmerunterlagen für den Gruppenkurs (IFT-Manual, Bd 20), München 1982
5. Beuker F (1976) Leistungsprüfungen im Freizeit- und Erholungssport. Barth: Leipzig
6. Schwarz PG (1979) Über den Effekt von Minimaltrainingsprogrammen auf das kardiopulmonale System. Diss Köln
7. Shepard RJ (1968) Intensity, duration and frequency of exercise as determinants of the response to a training regimen. Int Z angewandt Physiol einschl Arbeitsphysiol 26

Präventive Sportmedizin –
Plädoyer für eine neue Betrachtungsweise

H.-V. Ulmer

Sportphysiol. Abt., Johannes Gutenberg-Universität, Mainz

Kursbestimmung und Standort der Sportmedizin sollten als Leitthema dieses Kongresses Anlaß sein, auch über den präventivmedizinischen Wert des Sports nachzudenken, selbst wenn bei vielen Sportmedizinern – mit dem entsprechenden Echo bei Krankenkassen, Gesundheitspolitikern und DSB – ein hoher präventivmedizinischer Wert sportlicher Aktivitäten unstrittig zu sein scheint. Ärztlich empfohlene Vorsorgemaßnahmen müssen jedoch neben hoher Effizienz möglichst geringe Nebenwirkungen haben. Die Problematik eines Effizienz-Nachweises sportlicher Aktivitäten im Hinblick auf Vorbeugung gegen Zivilisationskrankheiten soll hier nicht vertieft werden; doch dürften Rauchen, Bluthochdruck und Stoffwechselkrankheiten gravierendere Risikofaktoren sein als der Bewegungsmangel. Bedenklich stimmt jedoch die „Nebenwirkungsrate" sportlicher Aktivitäten, also die Anzahl an Sportunfällen und Sportschäden. Exemplarisch sei auf die hohen Quoten von Schulsportunfällen [4, 5] (Tabelle 1) und Dienstsportunfällen bei der Bundeswehr [7] hingewiesen. 1983 entfielen 40% aller im Bereich der Bundeswehr registrierten Unfälle von Soldaten auf Sportunfälle. Nach Thürauf [6] gehören Sportunfälle und Sportschäden – mit beachtlichen Fallzahlen (Tabelle 2 u. 3) – zu den „Freizeitkrankheiten". – Kosten-Nutzen-Analysen, die sich mit den Unkosten dieser Nebenwirkungen befassen, sind rar. Angesichts der Abgrenzungsschwierigkeiten wundert die Spannweite zwischen unter 1 Milliarde DM jährlich [1] und etwa 3 Milliarden DM jährlich [3] nicht; zudem verbergen sich hinter den Beträgen von 1 bis 3 Milliarden DM nicht nur Unkosten, sondern auch Beeinträchtigungen der Lebensqualität.

Tabelle 1. Gemeldete Schulunfälle im Jahre 1981, z. T. umgerechnet auf der Basis von Werten von Kemény, 1983

Schulunfälle 1981 = 851 206	
Schulwegunfälle	= 9,4%
Schulsportunf., Gymnasien	= 60,0%
Schulsportunf., Realsch.	= 51,3%
Schulsportunf., Hauptsch.	= 39,1%
Schulsportunf., Grundsch.	= 23,1%
(nach BAGUV, P. Kemény, 1983)	

Tabelle 2. Gegenüberstellung von Unfällen im gewerblichen, sportlichen und häuslichen Bereich (aus Thürauf, 1985)

Unfälle, die einen Arztbesuch erforderten bzw. zu Arbeitsunfähigkeit führten (34). Von den 1982 gemeldeten *Unfällen* ereigneten sich
- 1,4 Millionen im gewerblichen,
- 1,5 Millionen im sportlichen,
- 2 Millionen im häuslichen Bereich

Tabelle 3. Tödliche Freizeitunfälle (aus Thürauf, 1985)

Freizeitunfälle enden oft tödlich, wie die Verteilung der *Todesfälle* innerhalb der wichtigsten Unfallkategorien (1982) beweist:

Verkehrsunfälle	11 172
Häusliche Unfälle	7 472
Arbeitsunfälle (im engeren Sinne)	1 492
Wegeunfälle	916
Sportunfälle	431

Solange kritiklos und einseitig der präventivmedizinische Wert des Sports herausgestellt wird, kann kein Gespür für Schaden- und Unfallverhütung aufkommen. Untersuchungen über Unfallquellen, z. B. in Sporthallen [2, 8] und die gedankenlose Toleranz – wenn nicht sogar Akzeptanz – diesen gegenüber sollten aufhorchen lassen. Solange aber Sportunfälle und Sportschäden als schicksalhafter Tribut einer gesundheitsfördernden Maßnahme verharmlost werden, werden sich auch die Krankenkassen nicht zu Präventivmaßnahmen aufraffen, wie sie im Bereich der gewerblichen Wirtschaft selbstverständlich sind. Hier sorgten und sorgen die Berufsgenossenschaften mit viel Erfolg für eine Reduzierung von Arbeitsunfällen und berufsbedingten Schäden; immerhin rangieren heute die Betriebsunfälle hinter den Sportunfällen (Tabelle 2). Die präventivmedizinisch tätigen Sportmediziner sollten daher
1. vermeiden, unkritisch und generalisiert nur mit dem präventivmedizinisch begründeten Wert des Sports zu argumentieren,
2. sich bemühen, Unfallverhütungsmaßnahmen im Sport den gleichen Stellenwert wie in der Arbeitswelt beizumessen; Unfallverhütung gehört auch zur Präventivmedizin!

Literatur

1. Dürrwächter H, Mellerowicz H (1984) Bewegungsmangelkrankheiten und Sportverletzungen – Ein Kostenphänomen. Dt Ärztebl 81: 3150–3151
2. Gerstle H (1986) Zur baulichen Sicherheit von Mainzer Schulsporthallen unter dem Gesichtspunkt der Unfallverhütung. Staatsexamensarbeit, Mainz
3. Jung D, Ulmer H-V (1983) Bewegungsmangel – Gefahr für die Volksgesundheit? Dt Ärztebl *80*, Heft 37: 62–65
4. Kemeny P (1983) Sportunfälle an allgemeinbildenden Schulen – Eine statistische Untersuchung zum Schülerunfallgeschehen im Schulsport. Bundesverband der Unfallversicherungsträger der öffentlichen Hand e V – BAGUV (ed), im Eigenverlag

5. Renner B (1985) Analyse von Schulsportunfällen der Jahre 1971 bis 1983 am Beispiel von vier kleinstädtischen Gymnasien. Dissertation, Mainz
7. Thürauf J (1985) Freizeit-Krankheiten und freizeittypische Unfälle: Ausmaß und Bedeutung. Dt Ärztebl. 82: 588–591
7. Ulmer H-V (1986) Überlegungen zum Dienstsport der Bundeswehr aus wehrmedizinischer Sicht. Wehrmed Wehrpharm 10, Heft 1: 82–87
8. Wehmeyer K, Nickel F, de Marees H (1986) Zur Verletzungsprophylaxe im Schulsport – Sicherheitsanalyse der Sporthallen eines Großstadtraumes. Deutscher Sportärztekongreß, Kiel, 16.–19. Oktober

Vergleichende Untersuchungen über den Einfluß eines Ausdauertrainings und eines kombinierten Ausdauer/ Krafttrainings auf kardio-vaskuläre Risikofaktoren

F. Boldt, M. Meyer-Beer, W. Meller, W. Drygas und I.-W. Franz

Institut für Leistungsmedizin, Berlin (Leiter: Prof. Dr. H. Mellerowicz)

Fragestellung

Ausdauertraining führt im Gegensatz zu Krafttraining zu einer Verbesserung der aeroben Ausdauer und zu einer günstigen Beeinflussung verschiedener kardiovaskulärer Risikofaktoren, wie z. B. Blutdruck, Lipidstatus und Blutzucker. Deshalb wird ein dosiertes Ausdauertraining zur Prävention und Rehabilitation degenerativer Herz-Kreislauferkrankungen empfohlen [2, 4]. Von verschiedener Seite wird jedoch auch auf die Notwendigkeit eines Krafttrainings hingewiesen. Hierbei wird u. a. argumentiert, daß ein erhöhtes Kraftniveau den Blutdruckanstieg auf eine isometrische Belastung reduzieren würde und demzufolge Belastungen mit Krafteinsatz im Alltag risikoärmer durchzuführen seien. Ob allerdings durch ein gleichzeitiges Krafttraining die Anpassungen an ein Ausdauertraining beeinflußt werden, ist bisher ungeklärt. Wir untersuchten deshalb vergleichend den Einfluß eines Ausdauertrainings und eines kombinierten Ausdauer/Krafttrainings bei 2 Gruppen von gesunden untrainierten Männern auf die aerobe Leistungsfähigkeit, die Blutdruckregulation, den Lipidstatus und Blutzucker.

Methodik

Beide Gruppen waren bezüglich der Ausgangswerte vergleichbar (Tabelle 1). Gruppe A (Ausdauergruppe, n = 10, Alter: 30,9 ± 6,8 Jahre) führte über 12 Wochen ein 3 × wöchentliches Lauftraining von je ca. 30–45 min durch. Gruppe K (= Ausdauer/Kraftgruppe, n = 13, Alter: 33,4 ± 6,5 Jahre) führte zusätzlich zum Ausdauertraining ein 2 × wöchentliches Krafttraining der Oberarm- und Schultergürtelmuskulatur in Form von Unterarmbeugen, Bankdrücken und Armzug (Anheben eines Gewichtes bei Bauchlage) durch. Im Laufe der ebenfalls 12wöchigen Trainingsperiode wurde die Last entsprechend dem Kraftzuwachs regelmäßig angepaßt.

Vor und nach dem Training wurden vergleichend untersucht:
1. Kardio-korporale Leistungsbreite (PWC 170) und Leistung an der anaeroben Schwelle bei 4 mmol/l Laktat, jeweils bestimmt mittels einer stufenförmig ansteigenden Fußkurbelergometrie im Sitzen in Form eines 25 Watt/2 min-Stufentests. Die Herzfrequenz wurde hierbei aus dem mitgeschriebenen EKG ermittelt, die Blutproben zur Laktatbestimmung aus dem hyperämisierenden Ohrläppchen am Ende jeder Leistungsstufe entnommen.

Tabelle 1. Leistung, Blutdruck und Laborparameter nach einem Ausdauertraining und einem kombinierten Ausdauertraining/Krafttraining

Parameter	Ausdauer-Gruppe A (n = 10)					Ausdauer/Kraft-Gruppe K (n = 13)				
	vor Training		nach Training		Signifi-kanz (p)	vor Training		nach Training		Signifi-kanz (p)
	X̄	SD	X̄	SD		X̄	SD	X̄	SD	
Leistung										
PWC$_{170}$ (Watt/kg)	2,74	0,33	3,37	0,45	<0,01	2,69	0,46	3,24	0,54	<0,001
Anaerobe Schwelle (Watt)	160,4	26,4	177,2	30,1	<0,01	157,2	23,4	182,7	25,5	<0,001
Unterarmbeugen (kp)	27,2	5,7	28,3	6,1	ns	30,0	5,8	37,3	6,3	<0,001
Bankdrücken (kp)	45,6	10,1	47,2	10,0	ns	50,0	10,8	64,2	14,0	<0,001
Armzug (kp)	73,9	12,7	75,0	12,2	ns	78,9	8,5	89,6	11,3	<0,001
Blutdruck (mmHg)										
Ruhe syst.	121,1	12,3	123,8	10,2	ns	122,2	6,9	126,8	15,6	ns
diast.	79,4	11,0	80,4	12,0	ns	82,7	5,6	81,9	7,3	ns
100 Watt syst.	176,3	12,0	167,1	17,0	ns	178,0	15,6	163,0	16,1	<0,01
diast.	77,0	10,0	77,5	14,8	ns	78,2	8,4	75,2	4,2	ns
Isom. Arm syst.	153,0	11,6	156,0	17,8	ns	153,1	11,5	164,2	23,0	ns
diast.	112,3	10,9	102,4	13,0	ns	111,1	5,9	112,2	6,7	ns
Isom. Bein syst.	152,5	15,8	159,2	12,9	ns	154,7	9,8	156,8	22,9	ns
diast.	102,0	8,4	102,6	12,1	ns	103,5	5,8	107,2	8,9	ns
Laborwerte (mg%)										
Cholesterin	185,1	39,7	174,4	32,4	ns	183,8	38,1	187,9	40,5	ns
Triglyceride	74,5	50,1	82,2	48,8	ns	59,7	30,0	74,8	35,4	<0,05
HDL	52,6	13,3	52,6	12,0	ns	51,0	12,9	50,1	9,6	ns
LDL	116,7	34,8	106,3	29,3	<0,01	116,9	32,4	115,5	30,8	ns
Glukose	79,8	11,2	76,2	5,2	ns	80,0	7,4	81,8	6,9	ns
Körpergewicht (kg)	72,1	10,9	72,1	9,9	ns	76,3	8,7	76,2	9,7	ns

2. Ruhe-Blutdruck im Liegen, während fahrradergometrischer Leistung (100 Watt) und während einer isometrischen Beanspruchung der Schultergürtel/Armmuskulatur durch seitliches Anheben des linken Arms mit einem Gewicht von 2,5 kg bis in Schulterhöhe sowie der Beinmuskulatur durch Anheben beider Unterschenkel auf der Quadricepsmaschine mit einem Gewicht von je 5 kg. Der Blutdruck wurde hierbei indirekt manuell nach 2 min Halten am rechten Arm gemessen.
3. Gesamtcholesterin, HDL-Cholesterin, Triglyceride und Blutzucker, jeweils bestimmt (Boehringer-Kit) aus dem morgendlichen Nüchternblut. Das LDL-Cholesterin wurde nach der Friedewald-Formel errechnet.

Die Ergebnisse sind als Mittelwerte mit Standardabweichungen dargestellt. Die statistische Bearbeitung erfolgte mit dem Wilcoxon-Test für Paardifferenzen [7].

Ergebnisse

Die Ergebnisse sind zusammenfassend in Tabelle 1 dargestellt.

Diskussion

Das Ausdauertraining und das kombinierte Ausdauer/Krafttraining führt die Mittel zu einer gleich großen Verbesserung der aeroben Leistungsfähigkeit und zu einer Absenkung des systolischen Blutdrucks bei unverändert diastolischem Blutdruck während submaximaler ergometrischer Leistung. Bei isometrischer Belastung der Oberarm/Schultergürtelmuskulatur fand sich dagegen nach einem Ausdauertraining im Vergleich zum kombinierten Ausdauer/Krafttraining ein niedriger diastolischer Blutdruck. Dieser Befund kann erklärt werden durch eine Desensibilisierung von α-Rezeptoren nach Ausdauertraining [11], was zu einer Abnahme des peripheren Gefäßwiderstandes führt. Möglicherweise war die isometrische Belastung der Beinmuskulatur mit je 5 kg/Bein zu niedrig, um diesen Effekt auch hierbei nachweisen zu können.

Die nachgewiesene Tendenz für einen höheren systolischen Druck nach kombiniertem Ausdauer-Krafttraining im Vergleich zu reinem Ausdauertraining steht in Übereinstimmung mit Ergebnissen, nach denen die Höhe des Blutdrucks vom Muskelfasertyp abhängt [10]. Krafttrainierte mit einem größeren Anteil weißer Muskelfasern haben danach einen höheren Blutdruck als Ausdauertrainierte mit überwiegend roten Muskelfasern. Andererseits ließ sich zeigen, daß bei größerer Maximalkraft und damit geringerer Relativkraft (bei gegebener submaximaler Belastung) der sympathische Antrieb infolge verbesserter Durchblutungs- und Stoffwechselsituation im trainierten Muskel reduziert ist [1, 8, 9,], was zu einem verminderten Blutdruckanstieg führen müßte. Möglicherweise konnte sich dieser Effekt unter den gewählten Versuchsbedingungen nicht auswirken. So stellt die Armhaltearbeit mit 2,5 kg eine Belastung dar, die auch nach Training sicher über 70% der Maximalkraft lag. Hierbei besteht jedoch in jedem Fall eine anaerobe Stoffwechselsituation im Muskel.

Bemerkenswert sind darüber hinaus die fehlenden günstigen Veränderungen im Lipidstoffwechsel (erniedrigte LDL-Cholesterin) in der kombinierten Trainingsgruppe im Gegensatz zur Ausdauergruppe. Ob dieser präventiv ungünstige Effekt abhängig vom durchgeführten Training ist oder auf einer im Untersuchungszeitraum veränderten Ernährung beruht, muß offen bleiben.

Zusammenfassend läßt sich feststellen, daß ein Krafttraining der Oberarmschultermuskulatur zusätzlich zu einem Ausdauertraining bei Gesunden keinen Vorteil, aber auch keinen wesentlichen Nachteil gegenüber einem reinem Ausdauertraining hat. Allerdings fanden sich Hinweise für eine ungünstige Beeinflussung der Blutdruckregulation während isometrischer Belastung der krafttrainierten Muskulatur und des Lipidstoffwechsels, was bei Personen mit entsprechenden Risikofaktoren von Bedeutung sein könnte und demzufolge an solchen Patienten nachuntersucht werden müßte.

Literatur

1. Hettinger Th, Hollmann W, Schoeneborn M (1973) Über den Einfluß isometrischer (statischer) Beanspruchung mittelgroßer Muskelgruppen auf den Kreislauf aus der Sicht rehabilitativer Kardiologie. Herz/Kreisl 5: 329
2. Hollmann W, Rost R, Dufaux B, Liesen H (1983) Prävention und Rehabilitation von Herz-Kreislauf-Krankheiten durch körperliches Training. Hippokrates Verl Stuttgart, 2. Aufl
3. Lagerström D, Völker R (1983) Freizeitsport – Charakteristik, Durchführung und präventivmedizinische Wertigkeit. Perimed-Fachbuch Verlagsgesellschaft Erlangen
4. Mellerowicz H (1985) Gesundheit und Leistung. Springer-Verl Berlin Heidelberg New York Tokio
5. Rost R (1984) Hämodynamik bei dynamischer und statischer Belastung. In: Anlauf M, Bock RD (Hrsg) Blutdruck unter körperlicher Belastung. Steinkopff-Verl Darmstadt
6. Rost R (1979) Kreislaufreaktion und -adaptation unter körperlicher Belastung. Osang-Verl Bonn
7. Sachs L (1984) Angewandte Statistik. Springer-Verl Berlin Heidelberg New York Tokio, 6. Aufl.
8. Shephard RJ (1972) Alive Man. Thomas Publ Springfield
9. Stoboy H, Rich BW (1968) Muscle strength and electrical activity, heart rate and energy cost during isometric contraction in disabled and non-disabled. Paraplegia 8: 217
10. Frisk-Holmberg M, Essén B, Fredrikson M, Ström G, Wibell L (1983) Muscle Fibre Composition in Relation to Blood Pressure Response to Isometric Exercise in Normotensive and Hypertensive Subjects. Acta Med Scand 213: 21
11. Lehmann M, Keul J (1986) Hämodynamik, Katecholaminverhalten und Adrenorezeptoren bei Trainierten, Untrainierten und Patienten. Berührungspunkte zwischen klinischer Medizin und Sportmedizin. Kongreßband, Deutscher Sportärzte-Kongreß Kiel (in Vorbereitung)

XV. Rehabilitation

Erfahrungen mit einem Kurmodell zur Behandlung kardiovaskulärer Risikofaktoren

B. Grünewald

DAK-Herz-Kreislauf-Kurzentrum, Bad Pyrmont

Einleitung

Degenerative Erkrankungen des Herz-Kreislauf-Systems gehören in der Bundesrepublik Deutschland zu den häufigsten Todesursachen. In großen Interventionsstudien [1, 2] wurde gezeigt, daß es möglich ist, durch Beeinflussung von Risikofaktoren die Inzidenz an tödlichen und nichttödlichen Infarkten und den Sekundenherztod zu verringern. Das Ausmaß der Verringerung geht im wesentlichen mit dem Ausmaß der Senkung der Risikofaktoren parallel. Langfristiger Abbau von Risikofaktoren kann also einer frühzeitigen Entwicklung der Ateriosklerose und deren Folgekrankheiten entgegenwirken.

Ziel unserer Studie war die Klärung folgender Fragen:
1. Lassen sich kardiovasculäre Risikofaktoren durch Intervention mit einem speziellen Kurmodell günstig beeinflussen?
2. Wie verhalten sich bestimmte Risikofaktoren bis zwei Jahre nach der Kur?
3. Verbessern halbjährige Briefkontakte zwischen den Ärzten der Kurklinik und ihren ehemaligen Patienten sowie Kontrolluntersuchungen wegen der Risikofaktoren beim Hausarzt das Ergebnis zwei Jahre nach der Kur?
4. Empfiehlt sich aufgrund der Ergebnisse eine Ergänzung des Kurmodells in Form einer „Nachsorgenden Betreuung" ehemaliger Kurpatienten durch Briefkontakte, um Risikofaktoren für die Ateriosklerose wirksamer und dauerhafter beeinflussen zu können?

Material und Methoden

Das Risikofaktorenprofil von 2309 Kurpatienten wurde vor und nach der Intervention mit einem Kurmodell sowie zwei Jahre nach der Kur mit Unterstützung der Hausärzte kontrolliert. Um den Einfluß einer häufigeren Kontaktrate zwischen den Ärzten des Kurzentrums und den ehemaligen Patienten auf den Langzeiteffekt beurteilen zu können, wurden durch Randomisierung zwei Kollektive (A und B) gebildet. Das Kollektiv A wurde vergleichend dem Kollektiv B gegenübergestellt. Mit einem Anschreiben erhielt jeder ehemalige Patient zu bestimmten Zeiten nach der Kur einen „Ärztlichen Fragebogen zur Überwachung von Risikofaktoren" (Abb. 1) zugesandt. Die dem Kollektiv A zugeteilten Patienten erhielten den Fragebogen bis zwei Jahre nach der Kur alle sechs Monate, also 6, 12, 18 und 24

Herz-Kreislauf-Kurzentrum „Haus Weserland"
Vogelreichsweg 49
3280 Bad Pyrmont

DAK Gesundheits Dienst

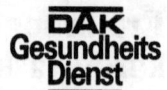

Nachsorgende Betreuung (= NB) ehemaliger Patienten des DAK-Herz-Kreislauf-Kurzentrums in Bad Pyrmont

Ärztlicher Fragebogen zur Überwachung von Risikofaktoren

für

Teil A

Bitte kreuzen Sie im **TEIL A** dieses Fragebogens das Zutreffende so [X] an und tragen Sie die Werte (Zigaretten pro Tag und das Körpergewicht) ein. **A**
Hinweis: Die Angabe der erbetenen Daten ist freiwillig.

Rauchgewohnheiten **1**

☐ Raucher ☐ Zigaretten Zahl der Zigaretten pro Tag ☐
☐ Zigarren, Pfeife

☐ Nichtraucher
☐ Exraucher (seit mindestens 3 Monaten)

Körpergewicht in kg (ohne Schuhe und Jacke) ☐ kg **2**

Bitte hier nichts eintragen! | % | kg

Sport **S**

Betreiben Sie regelmäßig ein Ausdauertraining? 1 ☐ ja ○ ☐ nein

Wenn ja, welche Sportarten?

Wie oft pro Woche?

Wieviel Stunden pro Woche?

Datum — Ihre Unterschrift

Teil B

Bitte lassen Sie von Ihrem Hausarzt die angekreuzten [X] Werte kontrollieren und mit dem Datum der Untersuchung hier eintragen: **B**

Datum: ☐☐ Tag ☐☐ Monat ☐☐ Jahr (Tag der Blutentnahme)

☐ **Blutdruck** (mehrfach, im Sitzen) ☐☐☐ systolisch / ☐☐☐ diastolisch mmHg **3**

☐ **Cholesterin**	im Nüchternblut	☐☐☐☐	mg%	☐☐,☐	mmo l/l	**4**
☐ **Triglyceride**	im Nüchternblut	☐☐☐☐	mg%	☐,☐☐	mmo l/l	**5**
☐ **Harnsäure**	im Nüchternblut	☐☐☐,☐	mg%	☐,☐☐	µmo l/l	**6**
☐ **Zucker**	im Nüchternblut	☐☐☐☐	mg%	☐,☐☐	mmo l/l	**7**

957/001 – 6/80

Stempel des Hausarztes — Unterschrift des Hausarztes

Abb. 1

Monate nach der Kur, die Probanden des Kollektivs B erhielten den Fragebogen nur einmal 24 Monate nach Kurende zugesandt. Ziel der therapeutischen Bemühungen während der Kur ist die Motivation der Risikofaktorenträger zu einem neuen Lebensstil mit regelmäßigem Bewegungstraining, gesunder Ernährung, Verzicht auf das Rauchen und Änderung des Streßverhaltens. Im Vordergrund der 26tägigen Kuren in geschlossenen Gruppen steht das dosierte Bewegungstraining (Bewegungstherapie). Weitere Interventionsschwerpunkte sind eine optimal dem individuellen Bedarf angepaßte Ernährung (Diätetik) und ein kurbegleitendes Seminar zur Gesundheitsbildung (Edukation). Bei bestimmten Risikofaktoren (Bluthochdruck, Diabetes und Hyperurikämie) ist oft zusätzlich eine gezielte medikamentöse Langzeittherapie (Pharmakotherapie) erforderlich.

Resultate und Diskussion

Der Rücklauf der „Ärztlichen Fragebogen" lag bei etwa 85%, für das Kollektiv A 85,2% und für das Kollektiv B 84,3%. Die Diagramme der Abb. 2 zeigen die Häufigkeit klinisch manifester Risikofaktoren und der Rauchgewohnheiten bei männlichen und weiblichen Kurpatienten bei Kurbeginn, am Kurende und zwei Jahre nach Kurende.

Der Anteil der Raucher geht von 33% auf 15%, der der Raucherinnen von 26% auf 15% zurück. Übergewicht von mehr als 20% über Broca hatten bei Kurbeginn 16% der Männer und 17% der Frauen. Im Verlaufe der Kur ging der Anteil der stark Übergewichtigen bei den Männern auf 9% und bei den Frauen auf 11% zurück. Ein pathologisch erhöhter Blutdruck wurde vor der Kur bei 49% der Männer und 30% der Frauen gefunden. Bei Kurende hatten nur noch 7% der Männer und 5% der Frauen pathologische Blutdruckwerte über systolisch 160 und/oder diastolisch 95 mmHg. Eine Hypercholesterinämie (über 260 mg/dl) hatten 20% der Männer und 12% der Frauen bei Kurbeginn, bei Kurende nur noch 3% der Männer und 4% der Frauen. Eine Hypertriglyceridämie mit Werten über 200 mg/dl fand sich bei 29% der Männer und 6% der Frauen bei Kurbeginn. Nach der Kur hatten noch 7% der Männer und 2% der Frauen erhöhte Triglykeride im Serum.

Durch Intervention mit diesem Kurmodell lassen sich also kardiovaskuläre Risikofaktoren günstig beeinflussen. Die Risikofaktoren Rauchen, Übergewicht, Bluthochdruck, Hypercholesterinämie und Hypertriglyceridämie werden im Kurverlauf in einem hohen Prozentsatz reduziert.

Ein Vergleich der Meßwerte bei Kurende und zwei Jahre nach der Kur ergibt eine Zunahme der Zahl der Raucher von 15% auf 22%. Die Zahl der Raucher liegt damit noch immer um ein Drittel niedriger als bei Kurbeginn (33%). Bei den Frauen ist dieses Ergebnis günstiger: die Zahl der Raucherinnen steigt bis zwei Jahre nach der Kur gegenüber Kurende nur von 15% auf 16%. Im Vergleich mit Kurbeginn (26%) ist also eine Abnahme der Zahl der Raucherinnen um mehr als ein Drittel festzustellen. Ein Übergewicht von mehr als 20% nach Broca haben bei Kurende 9% der Männer und 11% der Frauen. Bis zwei Jahre nach der Kur ist ein leichter Anstieg auf 10% der Männer und 12% der Frauen erkennbar. Im Vergleich zu Kurbeginn ist auch hier gut bei einem Drittel ein Abbau dieses Risikofaktors festzustellen.

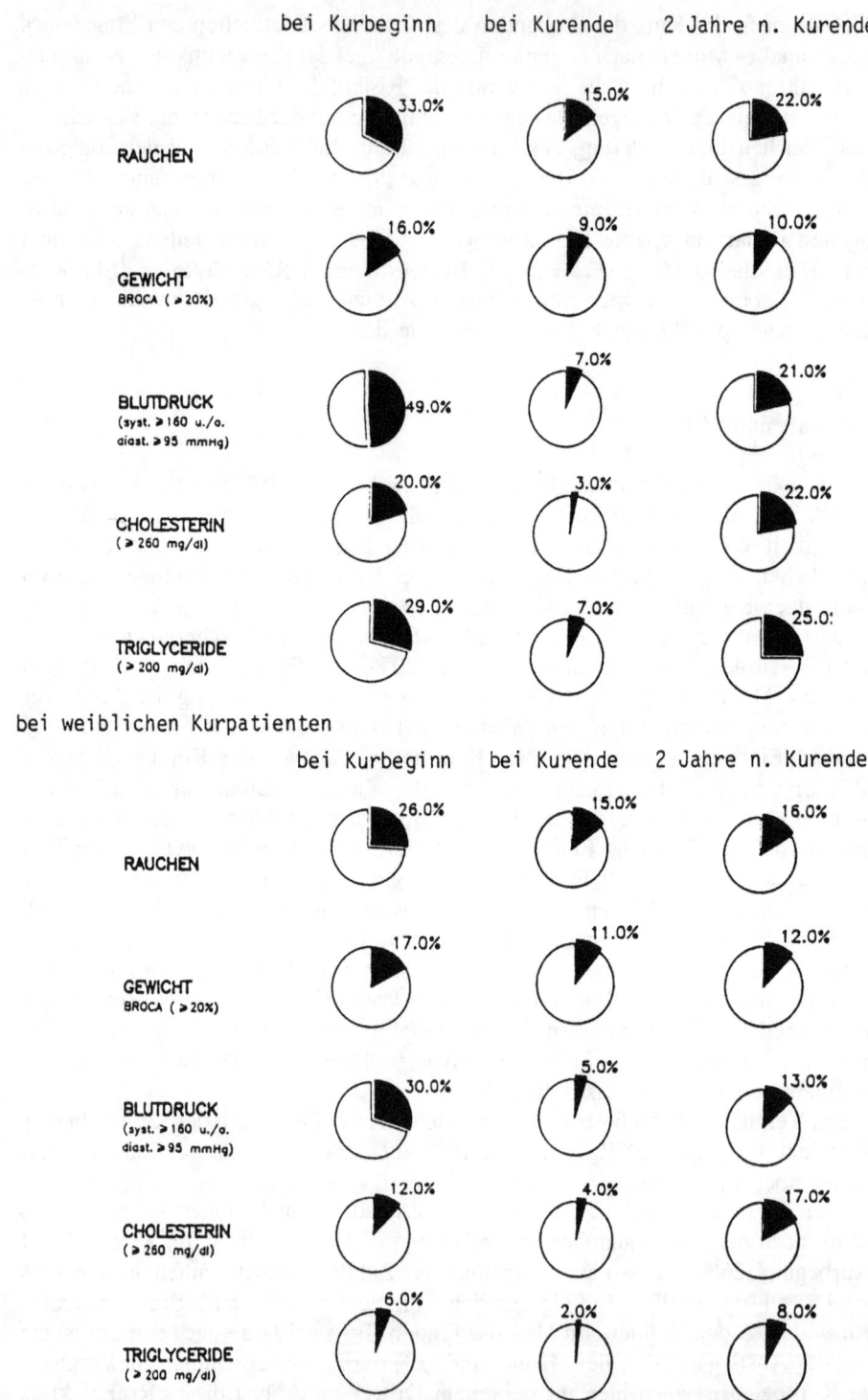

Abb. 2. Häufigkeit der klinisch manifesten Risikofaktoren und Rauchgewohnheiten

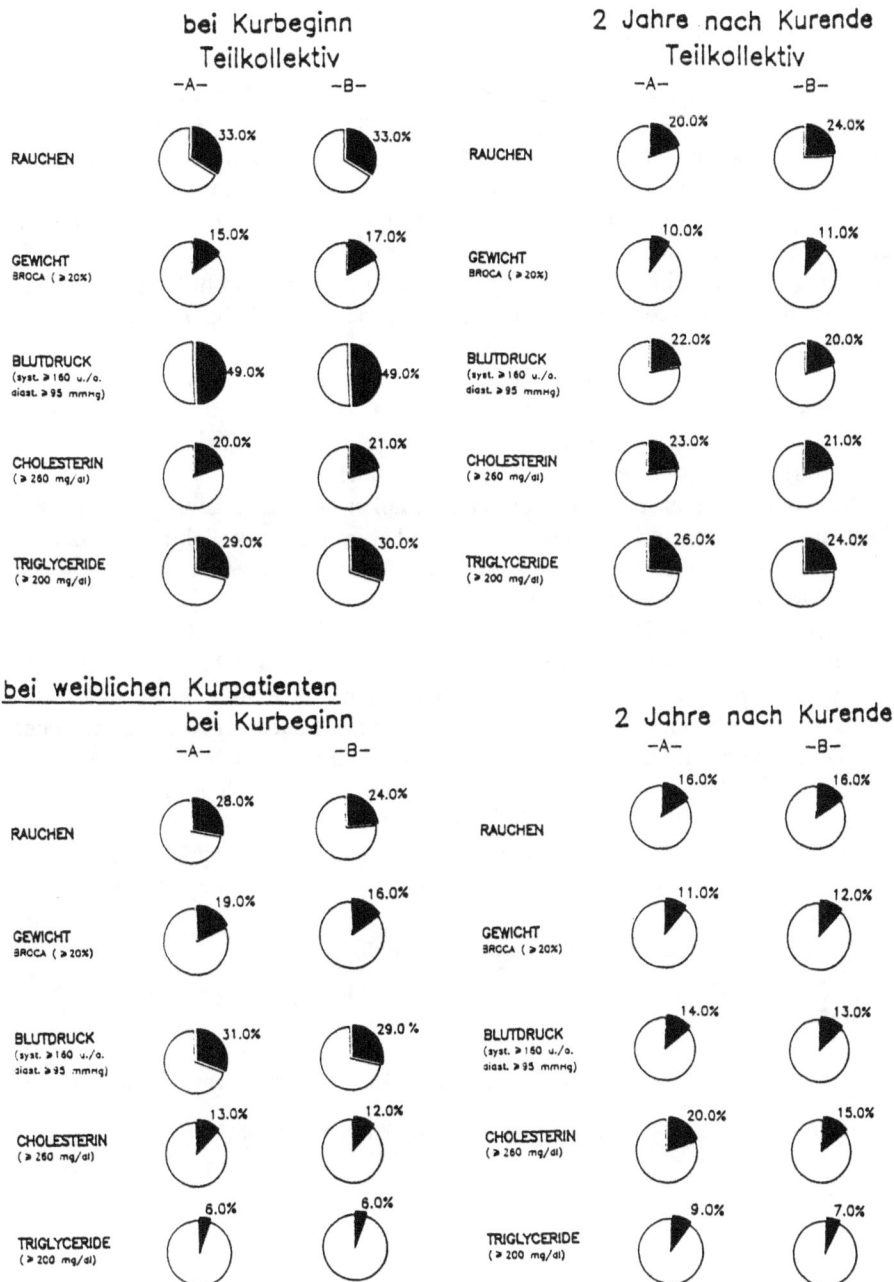

Abb. 3. Häufigkeit der klinisch manifesten Risikofaktoren und Rauchgewohnheiten

Die Beeinflussung der arteriellen Hypertonie zeigt das beste Langzeitergebnis. Sowohl bei den Männern als auch bei den Frauen liegt die Zahl der Hypertoniker noch zwei Jahre nach Kurende mehr als 50% unter der Zahl bei Kurbeginn: Hypertonie bei den Männern bei Kurbeginn 49%, zwei Jahre nach der Kur 21% und Hypertonie bei den Frauen bei Kurbeginn 30%, zwei Jahre nach der Kur 13%. Gegenüber Kurende ist die Zahl der Hypertoniker im Gesamtkollektiv etwa um das Dreifache angestiegen. Die Zahl der Männer und Frauen mit Hypercholesterinämie und Hypertriglyceridämie ist gegenüber Kurende zwei Jahre nach der Kur wieder stark angestiegen. Eine Hypercholesterinämie findet sich sowohl bei den Männern als auch bei den Frauen zwei Jahre nach Kurende sogar häufiger als vor der Kur. Durch eine cholesterinarme, fettmodifizierte Ernährung und ein dosiertes Bewegungstraining während der Kur lassen sich ohne zusätzliche medikamentöse Therapie erhöhte Cholesterin- und Triglyceridwerte in hohem Prozentsatz normalisieren. Trotz guter Motivation scheint es nach der Kur sehr schwierig zu sein, den Cholesterin- und Triglyceridspiegel niedrig zu halten.

Die Zahl der Zigarettenraucher, Hypertoniker und Übergewichtigen ist zwei Jahre nach Intervention mit unserem Kurmodell im Gesamtkollektiv noch deutlich niedriger als bei Kurbeginn. Für die Risikofaktoren Hypercholesterinämie und Hypertriglyceridämie trifft dies nicht zu.

In der Abb. 3 ist die Häufigkeit manifester Risikofaktoren und der Rauchgewohnheiten der Teilkollektive A und B bei Kurbeginn und zwei Jahre nach Kurende graphisch dargestellt. Der prozentuale Anteil manifester Risikofaktoren im Kollektiv A, deren Probanden zusätzlich 6, 12 und 18 Monate nach der Kur angeschrieben, befragt und vom Hausarzt untersucht wurden, unterscheidet sich nicht wesentlich vom Kollektiv B, deren Probanden nur einmal zwei Jahre nach der Kur kontrolliert wurden. D. h. halbjährliche Briefkontakte mit den ehemaligen Kurpatienten im Sinne einer „Nachsorgenden Betreuung" sind also nicht geeignet, das Ergebnis bezüglich einer Reduktion von Risikofaktoren bis zwei Jahre nach der Kur zu verbessern.

Literatur

1. Heyden S (1974) Ergebnisse und Konsequenzen der post-Framingham-Studien. Boehringer Mannheim GmbH
2. Heyden S (1984) Infarkt-Prävention heute. Galenus Mannheim GmbH

Über die diagnostische Wertigkeit der ST-Strecke unterschiedlicher EKG-Ableitungen bei fahrradergometrischen Untersuchungen von Patienten mit Herzinfarkt

M. Rist, R. Rost und W. Hollmann

Institut für Kreislaufforschung und Sportmedizin (Leiter und Lehrstuhl für Kardiologie und Sportmedizin (o. Prof. Dr. med. Dr. h.c. W. Hollmann)

Einleitung

Die Fahrradergometrie in Verbindung mit der Ableitung der elektrischen Herzströme (EKG) ist für die Diagnostik der koronaren Herzkrankheit von hohem diagnostischem Wert. Sie ermöglicht die Kombination einer Leistungs- mit einer Funktionsdiagnostik und dient vor allem der Früherkennung von Herzkreislaufstörungen bzw. -erkrankungen.

Heute ist die Fahrradergometrie in der Bundesrepublik Deutschland die meist verbreitetste kardiologische Belastungsmethode. Eine Empfehlung von Rosenkranz und Drews [11] führte zu einer gewissen Vereinheitlichung bei der Auswahl der geeigneten Ableitungssysteme. Seitdem haben sich weitgehend die Brustwandableitungen nach Wilson V_2, V_4 und V_6 durchgesetzt.

Das Ziel der vorliegenden Arbeit bestand darin, 15 Ableitungen (Einthoven I–III, Wilson V_1–V_9 und Nehb D, A, J) hinsichtlich ihrer Aussagekraft auf ischämische Veränderungen bei Patienten mit Herzinfarkt zu überprüfen. Ein wesentlicher Aspekt zielte auf die Frage, welche Differenzierung sich dabei bezüglich Vorder- und Hinterwandinfarkt ergibt.

Methodik

Die Abprüfung der Fragestellung erfolgte auf einem Fahrradergometer an 98 Herzinfarktpatienten, 91 männliche und 7 weibliche Personen (Alter $\bar{x} = 55 \pm 7$ Jahre). 63 der Patienten hatten einen Hinterwandinfarkt und 35 einen Vorderwandinfarkt erlitten. Wir verwendeten das WHO-Schema [10, 13] in abgewandelter Form für belastungsschwache Personen [12] bei 60 U/min. Die EKG-Aufzeichnung erfolgte bis zur fünften Minute nach Belastung mit 50 mm/s in allen genannten Ableitungen. Als Ischämiekriterium wurde eine horizontale Senkung der ST-Strecke (STS) von mindestens 0,1 mV bzw. eine St-Hebung (STH) von mindestens 0,1 mV festgelegt. Alle erhobenen Daten standen der statistischen Aufbereitung mittels SPSS 8 [2] zur Verfügung.

Ergebnisse und Diskussion

Bei 39 Patienten wird in keiner Ableitung eine STV aufgezeichnet. Hier liegt die Vermutung nahe, daß lediglich eine Eingefäßerkrankung vorliegt.

Bei den übrigen 59 Patienten deckt unabhängig von der Infarktlokalisation die Ableitung V_5 die meisten STV sowohl während (40,8%, s. Abb. 1) als auch nach Belastung (41,1%, s. Abb. 2) auf. Dieses Ergebnis wird von einer Reihe von Autoren ebenfalls bestätigt [3, 4, 5, 6, 7]. Im hier vorliegenden Falle handelt es sich überwiegend um STS. Die hohe Verläßlichkeit in der Aussagekraft der genannten Ableitungen wird damit begründet, daß die Ableitungsachse annähernd mit dem Ischämischen ST-Vektor übereinstimmt [1].

In der Gruppe der Patienten, die einen Hinterwandinfarkt erlitten haben (HIP) sind in der Ableitung V_5 die meisten STV sowohl während (51,6%) als auch innerhalb von fünf Minuten nach Belastung (50,0%) zu erkennen. Dabei handelt es sich überwiegend um STS, die als Ischämieindikator das Vorliegen einer Mehrgefäßerkrankung vermuten lassen [8, 9].

Bei Patienten mit Vorderwandinfarkt (VIP) zeichnen sich die Ergebnisse durch eine homogenere Verteilung auf alle verwendeten Ableitungen aus. STV erscheinen während der Belastung am häufigsten in der Ableitung Nehb D (38,8%), nach Belastung in V_9 und Nehb D (47,3%) auf. STS treten häufiger als STH auf. Da in den betroffenen Ableitungen keine Zeichen eines abgelaufenen Infarktes nachweisbar waren, können die STV als Zeichen einer koronaren Mangeldurchblutung verstanden werden [8]. Dies legt die Vermutung nahe, daß eine zusätzliche Gefäßschädigung vorliegt.

Vergleicht man die Ergebnisse der in der Praxis üblichen Ableitungen V_2, V_4, V_6 bezüglich ihrer Aussagefähigkeit mit denen anderer, so läßt sich feststellen:

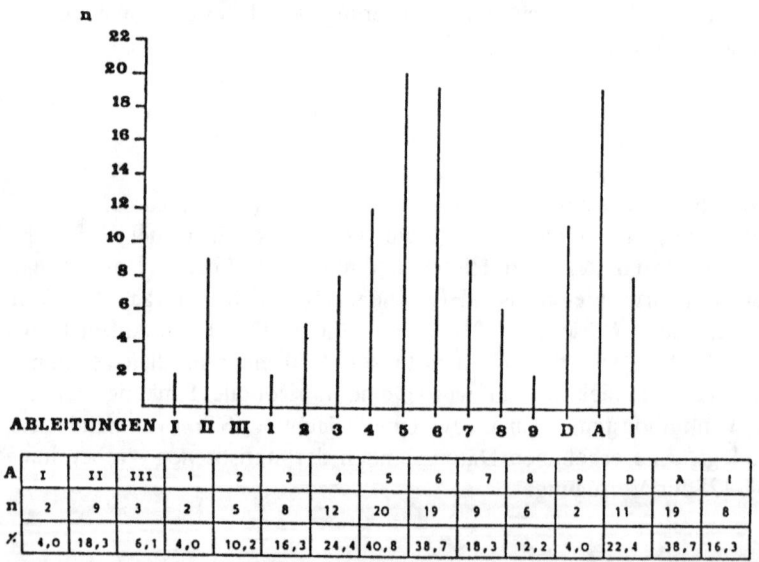

A	I	II	III	1	2	3	4	5	6	7	8	9	D	A	
n	2	9	3	2	5	8	12	20	19	9	6	2	11	19	8
%	4,0	18,3	6,1	4,0	10,2	16,3	24,4	40,8	38,7	18,3	12,2	4,0	22,4	38,7	16,3

Abb. 1. Summe der St.-Senkungen (STS) und ST-Hebungen (STH) je Ableitung bei 49 HP während der Fahrradergometrie

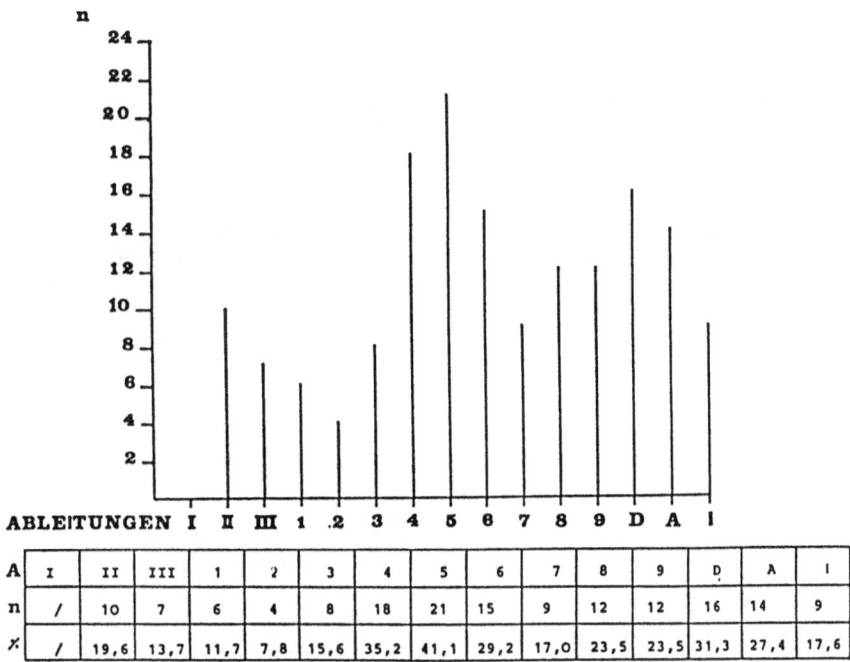

Abb. 2. Summe der STS und STH je Ableitung bei 51 HP innerhalb von fünf Minuten nach der Fahrradergometrie

In der Gruppe der HIP dominieren die Ableitungen V_{4-6} und Nehb A, in der Gruppe der VIP sind es die Ableitungen Nehb D, Nehb I und II bzw. V_9.

Sowohl bei Patienten mit Hinter- wie auch mit Vorderwandinfarkt ist die in der Praxis übliche Anwendung der Ableitungen V_2, V_4 und V_6 im Vergleich zu Resultaten der Kombination anderen Ableitungen weniger aussagekräftig.

Literatur

1. Ascoop CA, Distelbrink, de Lang PA (1977) Clinical value of quantitative analysis of ST-slopeduring exercise. Brit Heart J 39 (2): 212
2. Nie NH, Hull CH (1983) Statistik-Programm-System für die Sozialwissenschaften (SPSS 8). Gustav Fischer Stuttgart New York
3. Blackburn H, Taylor HL, Vasquez CL, Puchner TP (1966) The electrocardiogram during exercise. Circulation 34: 686
4. de Feyter PJ, Majid PA, van Lenige MJ, Wardeh R, Wempe FN, Ross JP (1981) Clinical significance of exercise-induced St-segment elevation. Brit Heart J 46 (1): 84
5. Franz IW (1979) Das Elektrokardiogramm während ergometrischer Belastung. Med Klin 74: 896
6. Glancy DL (1977) Exercise electrocardiography in the diagnosis of coronary artery disease. Frontiers in Med 3: 48
7. Green HL (1975) Exercise electrocardiography. Amer Heart Ass 24(5): 24
8. Klepzig H jr, Kaltenbach M (1982) Belastungs-EKG bei Zustand nach Myokardinfarkt Herz und Gefäß 2: 230

9. Kreul H-G, Albert G, Kloppe U, Kollmann G, Nebelsiek N, Schmitt M (1981) Belastungs-EKG nach Hinterwandinfarkt. Fortsch Med 33(99): 1307
10. Lange-Andersen K (1971) Fundamentalsof exercise testings. WHO Cronicle, Geneva
11. Rosenkranz KA, Drews A (1964) Über eine modifizierte Ableitungsmethode zur Registrierung von Brustwandelelektrokardiogrammen während dosierter körperlicher Belastung. Z Kreisl 53: 615
12. Rost R, Hollmann W (1982) Belastungsuntersuchungen in der Praxis. Thieme Stuttgart New York
13. Sektion Rehabilitation und Behindertensport des DSÄB (1980) Empfehlungen des Deutschen Sportärztebundes zur Leitung ambulanter Koronargruppen. Dtsch Zschr f Sportmed 31 (7): 222

Einfluß des Kalziumantagonisten Nisoldipin auf Gehstrecke, Thrombozyten, hormonale und metabolische Größen bei Patienten mit PAVK und gesunden Kontrollpersonen

U. Gastmann, M. Lehmann, J. Staiger und J. Keul

Medizinische Universitätsklinik Freiburg im Breisgau. Abteilung Sport- und Leistungsmedizin
(Ärztl. Dir.: Prof. Dr. J. Keul)

Einleitung

Die Thrombozytenfunktion spielt eine wesentliche Rolle in der Pathogenese der Atherosklerose. In diesem Zusammenhang wird zunehmend der Einfluß von Kalziumantagonisten auf die Thrombozytenfunktion diskutiert.

Die vorliegende Arbeit ist ein Auszug einer Studie, die die mögliche klinische Relevanz einer Medikation mit dem Kalziumantagonisten Nisoldipin in therapeutischer Dosierung von 2×10 mg p.o. über 3 Wochen bei Patienten mit PAVK Stadium II a/b nach Fontaine überprüfen sollte.

Kasuistik

15 männliche Patienten mit angiographisch gesicherter, arterieller Verschlußkrankheit der unteren Extremitäten im Alter von 56 ± 7 Jahren und 12 altersangeglichene ($50.\pm 3$ Jahre), gesunde Kontrollpersonen, die sich auch hinsichtlich der bekannten Risikofaktoren nur durch das Fehlen einer arteriellen Hypertonie und eines Diabetes mellitus unterschieden, wurden in randomisierter Reihenfolge jeweils einer Nisoldipin- und je einer Placebogruppe zugeordnet. Die Medikation (2×10 mg Nisoldipin p.o. bzw. Placebo über 3 Wochen) wurde in doppelt-blinder Weise durchgeführt. Die Gehstrecke wurde auf einem Laufband (Geschwindigkeit: 3,5 km/h, Steigung: 12,5%) nach symptomlimitiertem Abbruch (Patientengruppe) bzw. nach 5 Minuten Gehzeit (Kontrollpersonen) vor und nach 3 Wochen Medikation bestimmt. EKG-Registrierung, RR-Messung und Blutabnahme zur Bestimmung der einzelnen Parameter erfolgte jeweils in Ruhe, nach 60 Sekunden und sofort nach Beendigung der Gehbandbelastung. Katecholamine, Thromboxan B2 sowie die adrenalin- und kollagen-induzierte Thrombozytenaggregation wurden aus dem Venenblut, Laktat und Blutgase aus dem Ohrläppchen-Kapillarblut bestimmt.

Ergebnisse und Diskussionen

Ein günstiger Einfluß der Nisoldipin-Medikation auf die Gehstrecke der Patienten ($222{,}75 \pm 117{,}79$ m zu $234 \pm 118{,}44$ m (Nisoldipin) und $171{,}29 \pm 68{,}29$ m zu

165,5 ± 81,35 m (Placebo)) konnte nicht gezeigt werden. Das Plasma-Noradrenalin (s. Abb. 1) stieg ohne Unterschied in allen Gruppen belastungsabhängig an.

Eine leichte Erhöhung in den Patientengruppen gegenüber den Kontrollpersonengruppen bei submaximaler Belastung scheint in Übereinstimmung mit der Beobachtung höherer Blutdruck- und Herzfrequenzwerte auf gleichen Belastungsstufen auf eine überhöhte sympathische Aktivität als ungünstiger Faktor hinzudeuten. Thromboxan B2 (Abb. 1) stieg ohne Unterschied in allen Gruppen belastungsabhängig an. Die adrenalin- und kollagen-induzierte Thrombozytenaggregation in vitro (Tabelle 1) zeigte ebenfalls keine Unterschiede zwischen den Patienten und den gesunden Kontrollpersonen. Lediglich das Laktat stieg in den Patientengruppen bei maximaler Gehbandbelastung signifikant stärker an als bei den Kontrollpersonen. Analog dazu sank der pH und stieg das Basendefizit ebenfalls stärker ab bzw. an (Abb. 2). Wir erklären dies zum einen mit einem gestörten aeroben Stoffwechsel

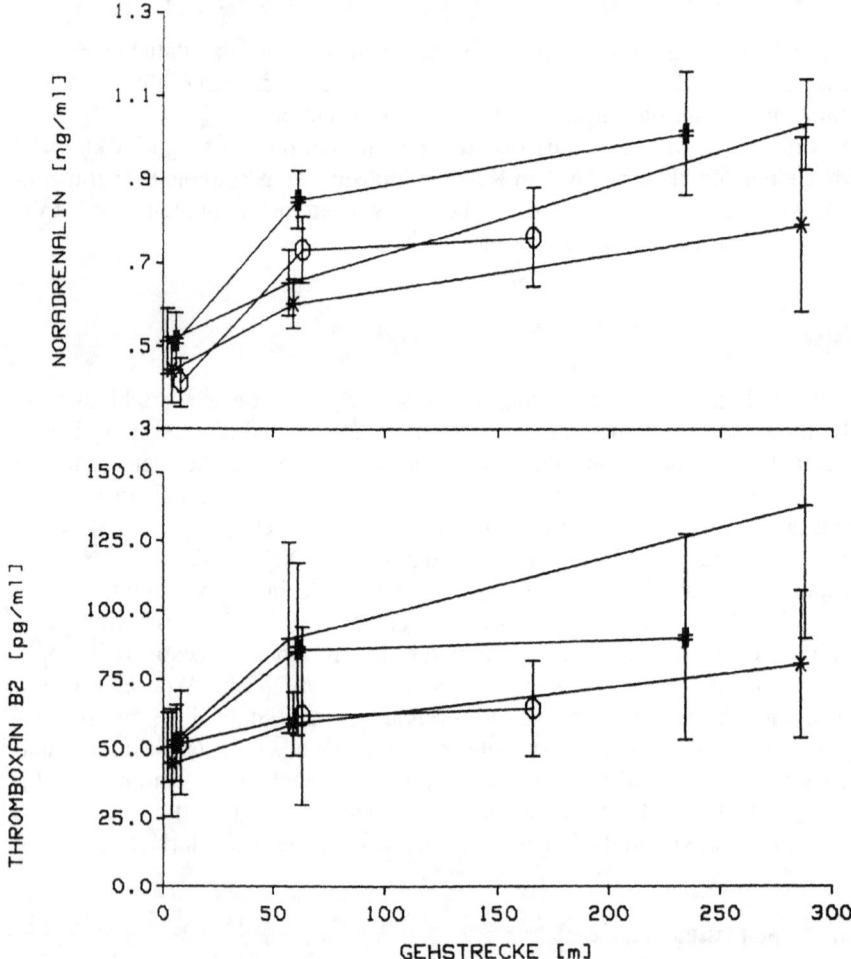

Abb. 1. Plasma-Noradrenalin und Thromboxan B2 bei Patienten mit PAVK Stadium II a/b (# Nisoldipin, 0 Placebo) und gesunden Kontrollpersonen (+ Nisoldipin, * Placebo) in Abhängigkeit von der Gehbandbelastung nach 3 Wochen Nisoldipin- bzw. Placebo-Medikation

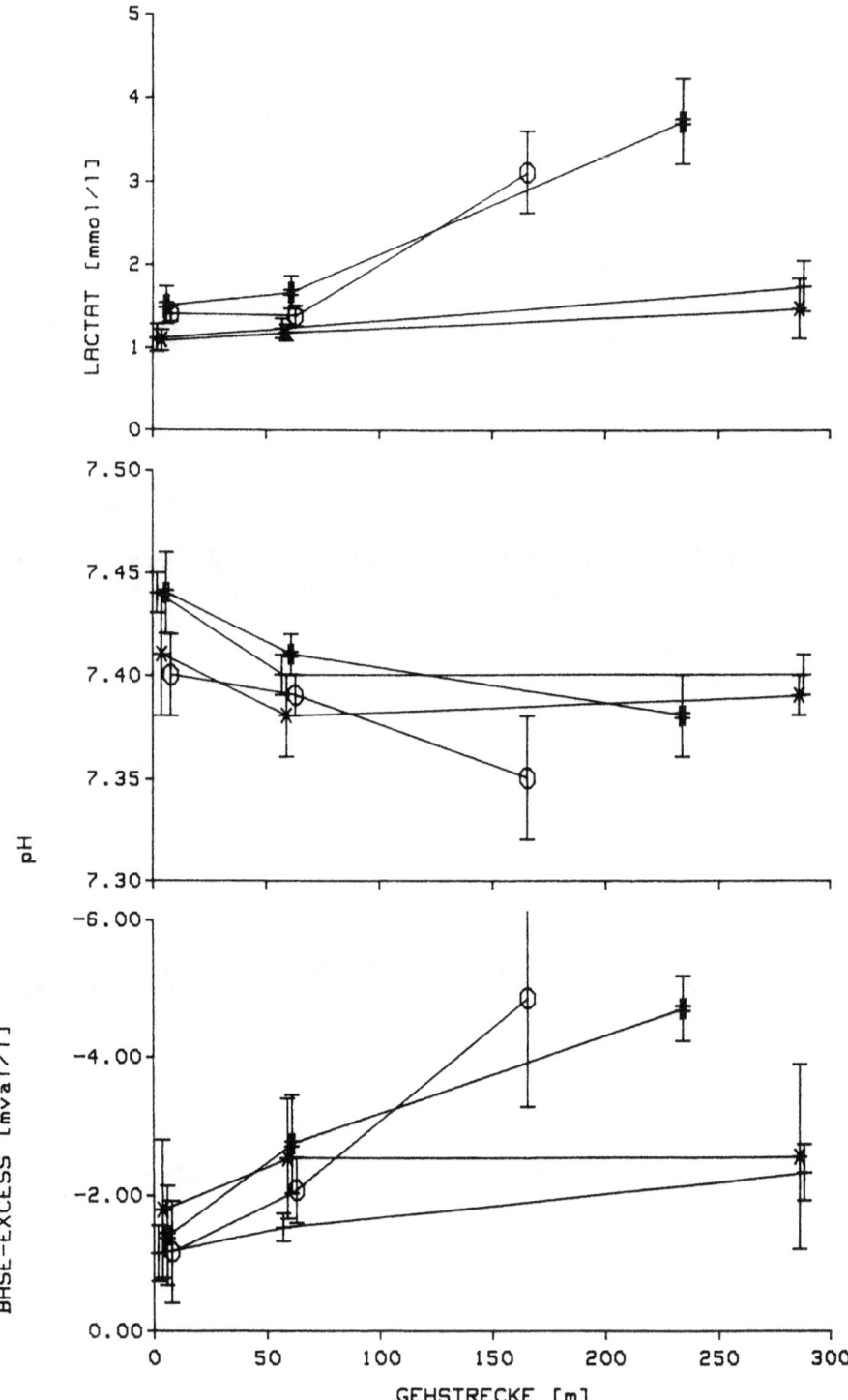

Abb. 2. Laktat, pH und base excess bei Patienten mit PAVK Stadium II a/b (# Nisoldipin, 0 Placebo) und gesunden Kontrollpersonen (+ Nisoldipin, * Placebo) in Abhängigkeit von der Gehbandbelastung nach 3 Wochen Nisoldipin- bzw. Placebo-Medikation

Tabelle 1. Mit 1μmol/l Adrenalin induzierte Thrombozytenaggregation in vitro bei Patienten mit PAVK Stadium II a/b (III = Nisoldipin, IV = Placebo) und gesunden Kontrollpersonen (I = Nisoldipin, II = Placebo) nach 3 Wochen Nisoldipin – bzw. Placebo-Medikation

Gruppe	n	$\triangle$ E (mm)	$\alpha\ 1^{(0)}$	$\alpha\ 2^{(0)}$
I	6	121 ± 70	70 ± 13	30 ± 25
II	6	109 ± 24	74 ± 3	46 ± 30
III	8	81 ± 36	67 ± 12	26 ± 23
IV	7	78 ± 35	64 ± 13	26 ± 25

in den ischämischen Gefäßabschnitten, zum anderen dürfte jedoch ein Trainingsmangel mit eingeschränkter aerober Muskelkapazität bei den Patienten einen wesentlichen Anteil an dieser Beobachtung haben. Die Nisoldipinmedikation hatte auf alle oben beschriebenen Laborparameter keinen Einfluß.

Zusammenfassend konnte der Kalziumantagonist Nisoldipin in unserer Untersuchung nicht die in ihn gesetzten Erwartungen erfüllen.

Literatur beim Verfasser.

Gezielte kardiale Prävention im Sportverein

H.-G. Ilker, M. Ilker und E.O. Krasemann

Hamburg

Der Konzeption des Hamburger Modells der Infarktrehabilitation mit enger Verknüpfung von Ärzten und an gesundheitsbezogenen Freizeitsport interessierten Vereinen folgend wird in Hamburg seit 1982 regelmäßig im Winterhalbjahr für mehrere Monate eine umfassende *Präventivmaßnahme* angeboten.

Auslöser war das Modell Gesundheitsberatung der Kassenärztlichen Vereinigung Hamburg (Bollmann), bei dem gesunde ausgeloste Probanden einem ausführlichen ärztlichen Gespräch zur Abklärung der persönlichen Risikofaktorensituation zugeführt wurden. Der Abbau gefundener Risikofaktoren bereitete Schwierigkeiten, weil für diesen präventiv-medizinischen Bereich keine die erforderlichen Maßnahmen betreuenden Ansprechpartner zur Verfügung standen, sondern die Probanden der Eigeninitiative überlassen blieben.

Diese Lücke wurde ausgefüllt durch ein Angebot der Hamburger Turnerschaft von 1816 (HT 16). – 1982 inaugurierte sie als Modell die erste Gruppe für umfassende Herz-Kreislauf-Prävention (comprehensive care) im Rahmen eines Sportvereins. Sie folgte damit ihrer historischen Entwicklung, die 1971 mit der ersten ambulanten Herzinfarkt-Rehabilitations-Gruppe im Vereinsrahmen begann.

Für das comprehensive-care-Programm kombinierten wir körperliche Aktivität, Ernährungsberatung und Entspannungsmaßnahmen.

Im Einzelnen:
- zwei- bis dreimal wöchentliches Sportprogramm, bei dem eine Verbesserung von Koordination, Flexibilität und ein wenig Verbesserung der Kraft, vorrangig aber Verbesserung der Ausdauerleistungsfähigkeit angestrebt wurde;
- Ernährungsberatung durch eine erfahrene Ökotrophologin, die den Abbau der alimentären Risikofaktoren im Auge hatte;
- Entspannungsmaßnahmen wie Erlernung des autogenen Trainings, in einer späteren Phase der Entwicklung auch von Entspannungsgymnastiken z. B. Yoga.

Nachdem das Modell zunächst 1982 und 1983 in der HT 16 durchgezogen wurde, kam es 1984 unter der Obhut des Hamburger Verbandes für Turnen und Freizeit und der Hamburger Arbeitsgemeinschaft für kardiologische Prävention und Rehabilitation zu einer Ausweitung auf drei weitere Vereine. Im letzten Jahre haben zehn Gruppen in Hamburg dieses umfassende Präventivangebot durchgeführt.

Im Jahre 1984 wurden die Maßnahmen in den vier „Fit durch den Winter"-Gruppen der Hamburger Vereine auch wissenschaftlich begleitet. Einzelheiten liegen zur Publikation im Rahmen einer Dissertationsarbeit vor. Hier sollen nur Tendenzen aufgezeichnet werden.

Von insgesamt 127 teilnehmenden Personen wurden 88 Probanden im Alter von 29–64 Jahren bezüglich kardialer Risikofaktoren untersucht. Für den Zeitpunkt der Eingangsuntersuchung beschränken wir uns auf die Darstellung von drei Hauptrisikofaktoren:
- 17% waren Zigarettenraucher
- 49% lagen hinsichtlich ihres Quotienten Gesamtcholesterin/HDL-Cholesterin im pathologischen Bereich
- 21% hatten grenzwertige oder eindeutig erhöhte Blutdruckwerte.

Erwähnt sei ferner, daß nur 13% frei von Risikofaktoren waren, wobei auch die Risikofaktoren zweiter Ordnung berücksichtigt wurden. Nur 3% trieben Sport in einer Form, die eine Verbesserung der allgemeinen aeroben Ausdauer (nach den Kriterien von Hollmann) erwarten lassen konnte.

Diese Zahlen, die z. T. auch Erhebungen von Nüssel und Schettler entsprechen, zeigen, wie weit verbreitet in unserer Bevölkerung Risikofaktoren sind und welcher Bedarf an Präventivaktionen besteht. Um die Entwicklung des Risikofaktorenprofils zu zeigen vergleichen wir – da eine Randomisierung nicht möglich war – die Gruppe von Teilnehmern, die das gesamte Winterhalbjahr den Kursus besucht hat, mit einer zweiten Gruppe von „Aussteigern". Das sind Probanden, die spätestens am Ende des zweiten Kursusmonats ihre Kursusaktivitäten eingestellt hatten. Bereits nach vier Monaten waren Entwicklungen in Richtung Risikofaktorenreduktion erkennbar. Im Rauchverhalten war allerdings keine wesentliche Änderung sichtbar, nur ein Teilnehmer hatte die Kursusteilnahme als Anreiz benutzt, auf das Rauchen zu verzichten.

Im Vergleich zeigt die Gruppe der Aktiven gegenüber den Aussteigern eine Konstanz des Cholesterinwertes und einen deutlichen Abfall des Triglyceridwertes. Die Aussteiger dagegen steigen im Cholesterinwert deutlich, bei den Triglyceridwerten ebenfalls relativ deutlich und beim Quotienten Cholesterin/HDL-Cholesterin sichtbar stärker an. Der leichte Anstieg im Risikoquotienten auch bei den aktiven Teilnehmern ist uns nicht ganz erklärlich, die günstigere Tendenz gegenüber den Inaktiven ist aber erkennbar.

In Zahlen ausgedrückt: Cholesterin bei Teilnehmern konstant, bei den Aussteigern Anstieg um 15 mg%. Triglycerid-Abfall bei den Teilnehmern um 20 mg%, konstante Werte bei den Aussteigern.

Bei den Ruhe-RR-Werten fielen die systolischen und diastolischen Blutdruckwerte stärker ab als bei den Nichtaktiven. Eindrucksvoller ist das Verhalten unter Belastung, das bei einem Subkollektiv von 20 Personen untersucht wurde.

Das signifikante Absinken des Druckfrequenzproduktes auf allen Belastungsstufen beläuft sich zwischen 50 und 175 Watt. Auf gegebenen Belastungsstufen zeigt sich also eine erfreuliche Senkung des myocardialen Sauerstoffverbrauches.

Eine Verbesserung des Trainingszustandes der aktiven Gruppe ist am Laktatverhalten ablesbar, gleichzeitig ein Kriterium für die Qualität des Sportprogrammes mit dem Ziele der Verbesserung der allgemeinen aeroben Ausdauerleistungsfähigkeit. Am Ende des Kurses konnte die Teilnehmergruppe um eine Watt-Stufe höher (im Durchschnitt um 28 Watt höher) belastet werden als die hinsichtlich der ergometrischen Belastbarkeit konstante Aussteigergruppe.

In einer Nachuntersuchung sechs Monate nach Kursusende ergab sich, daß von 127 gestarteten Teilnehmern immer noch 59% innerhalb der Gruppe, jetzt aber im Rahmen einer Vereinsmitgliedschaft aktiv waren. Die Ursache für dieses Verhalten ist zu sehen in einer Anregung der Eigenmotivation zu gesundheitsbewußter Ernährungs- und Lebensweise, gepaart mit gruppendynamischen Komponenten. Schon in den beiden ersten Jahren der Aktionen „Fit durch den Winter" in der HT 16 war dieser Schuhlöffeleffekt des Kurses zur Gewinnung von Vereinsmitgliedern ausgenutzt worden.

Ausweitungen der umfassenden Maßnahmen der Hamburger Turn- und Sprtvereine zur Prävention von Herz-Kreislauf-Erkrankungen sind zu erwarten. Sie sind immer dort möglich, wo engagierte Ärzte und für den gesundheitsbezogenen Freizeitsport aufgeschlossene Vereine zueinander finden.

Fragen in der Zukunft betreffen nicht mehr die Programme der Präventivgruppen und die sportmedizinischen Grundlagen, sondern organisatorische Probleme. Zusammenarbeit muß also gesucht werden mit Multiplikatoren, insbesondere mit den Medien. Ziel ist die Motivation viel größerer Bevölkerungskollektive als bisher.

Die Kosten von DM 200 für das Programm der Wintermonate haben bisher die Teilnehmer getragen. Unter dem Titel „kurative Prävention" waren Krankenkassen in Karlsruhe schon bereit, Herz-Kreislauf-Präventionsprogramme finanziell zu unterstützen. Wie bei amerikanischen Krankenversicherungen rückt damit nach der kurativen Methode auch die präventive Medizin in den Bereich der Kostendeckung durch die Versicherungsträger vor.

Körperliches Training bei chronisch obstruktiven Lungenerkrankungen mit Hypoxie und Hyperkapnie unter Sauerstoffzufuhr

W. Paa, W. Röder und E. Krieger

Klinik Bad Reichenhall der LVA Niederbayern-Oberpfalz – Fachklinik für Erkrankungen der Atmungsorgane – 8230 Bad Reichenhall (Chefarzt: Priv.-Doz. Dr. med. W. Petro)

Zu den chronisch obstruktiven Lungenerkrankungen (COLD) gehören die chronisch obstruktive Bronchitis, das Lungenemphysem sowie das Asthma bronchiale.

Während bei Gesunden vor allem die kardialen Parameter leistungslimitierend sind, ist es bei Kranken COLD vorwiegend der pulmonale Gasaustausch. Die Leistungsgrenze wird erreicht aufgrund von Atemwegsobstruktion und evtl. auch Rarefizierung des Lungenparenchyms, da die ventilatorische Kapazität nicht ausreicht (Hypoventilation). Verstärkt wird dies durch regionale Inhomogenitäten in erster Linie von Ventilation und Perfusion, die Folge ist häufig eine arterielle Hypoxämie, später auch Hyperkapnie (Globalinsuffizienz). Die entstehende Totraumventilation bewirkt eine Erhöhung des gesamten Atemminutenvolumens, zum Teil bei geringer Belastung bis in die Nähe des Atemgrenzwertes, was zu einer raschen Ermüdung der Atemmuskulatur und somit zur Leistungseinbuße entscheidend beiträgt.

Bei koronarer Herzerkrankung ist Bewegungstraining bereits in der Präakutphase fest etabliert. In vielen Lehrbüchern kann man dagegen lesen, daß COLD-Patienten körperlicher Schonung bedürfen.

Ziel unserer Arbeit war es, schwerkranke Patienten aus der inhomogenen Gruppe der chronisch obstruktiven Atemwegserkrankungen mit Globalinsuffizienz einer ansteigenden Belastung zu unterziehen und die Möglichkeit bzw. Grenzen dieses Trainingsprogrammes zu erforschen.

Methode

Neun Patienten mit schweren obstruktiven Atemwegserkrankungen (deutliche Erhöhung des Atemwegswiderstandes, deutliche Erhöhung des thorakalen Gasvolumens, mäßig verminderte Teilkapazität bei stark vermindertem relativen Atemstoßtest) bei COLD und Globalinsuffizienz wurden nach Stabilisierung und Medikamenteneinstellung nach einer Woche einer Ergospirographie mit 25 Watt am Fahrradergometer im Sitzen unterzogen. Falls dabei keine kardialen Kontra-Indikationen zu sehen waren, fanden sie Aufnahme in unser Programm.

Über vier Wochen fand zweimal täglich unter EKG-Monitoring ein Training am Fahrradergometer im Sitzen statt, wobei wir behutsam Dauer und Belastungsstärke erhöhten. Leistungslimitierend waren Herzfrequenzen im submaximalen Bereich sowie Dyspnoe. Während des Ergometer-Trainings atmeten die Patienten 4 l O_2/min aus einem Sauerstoff-Konzentrator (entspricht ungefähr 40% reinem O_2) über eine Nasensonde.

Ergebnisse

Während des Trainingsprogrammes ergaben sich – wie bei der Schwere der Erkrankung zu erwarten – nur unwesentliche Verbesserungen der Funktionseinbußen, wobei nur bei der Vitalkapazität ein statistisch signifikanter Unterschied zu sehen war. Vor Trainingsbeginn blieben unter Belastung mit 25 Watt die Blutgase unserer Patienten weitgehend unverändert, bei jedoch erhöhter Arbeitsatmung (AMV), durchschnittlich 26,2 l/min (entsprechend 77% des rechnerischen Atemgrenzwertes). Nach dem Trainingsprogramm waren die arteriellen Sauerstoffdrucke in Ruhe und während Belastung deutlich gebessert, auch die CO_2-Drucke waren gefallen, bei zwei Patienten sogar im Normbereich. Unter Belastung ergab sich erneut keine deutliche Veränderung, wobei jedoch die Arbeitsatmung nicht mehr so deutlich überhöht war und mit 23 l/min im Mittel nur noch 63% des errechneten Atemgrenzwertes erreichte. Auffallend und statistisch signifikant waren die Auswirkungen auf das kardio-zirkulatorische System: die mittlere Herzfrequenz sank in Ruhe von 96/min auf 89/min und während Belastung (ohne O_2) von 112/min auf 102/min; der systolische Blutdruck in Ruhe fiel um 10 mm Hg, unter Belastung um 15 mm Hg.

Diskussion

Durch unsere Untersuchungen konnte gezeigt werden, daß auch Patienten mit schwerer, weitgehend irreversibler, obstruktiver Atemwegserkrankung von einem dosierten Trainingsprogramm profitieren können. Voraussetzung ist der Ausgleich der Hypoxie während des Trainings durch kontinuierliche Sauerstoff-Gabe. Auffallend war bei der Ausgangs-Ergospirographie, daß eine Verschlechterung der Blutgase ausblieb. Es zeigt sich somit, daß auch diese schwerkranken Patienten unter Belastung noch eine ökonomischere Atmung mit Verbesserung des Ventilations-Perfusions-Verhältnisses erreichen können.

Grund für das rasche Erreichen der Leistungsgrenze auch bei niedriger Belastungsstufe ist daher wohl nicht eine akute Hypoxie, sondern möglicherweise eine zu rasche Ermüdung trainierbarer Faktoren wie Skelett-Atemmuskulatur, oxydative Kapazität und auch des Kreislaufsystems. Aufgrund dieses Trainingseffektes konnten die Patienten mit geringer Anstrengung, d.h. geringerer Ventilation, niedrigerem Puls und Blutdruck ein weites Abfallen der arteriellen O_2-Spannung vermeiden.

In der Literatur findet man mehrere Arbeiten, die eine Erhöhung der Belastungstoleranz beschreiben, jedoch nicht im Zusammenhang mit Veränderungen von Lungenfunktions- und kardio-vaskulären Parametern. Dies wird dadurch erklärt, daß Patienten mit schwerer Obstruktion nicht mit der nötigen Suffizienz trainieren können. Lediglich Haber konnte durch ein Trainingsprogramm mit systematisch ansteigender Belastung signifikante physiologische Trainingseffekte für die maximale ergometrische Leistung (W. max), die VO_2-max und die zentrale Hämodynamik erzielen. Dies wird erklärt mit der Trainierbarkeit der oxydativen Kapazität der peripheren Muskulatur, wobei die Patienten dieser Studie im Vergleich zu unserer deutlich geringere Funktionseinbußen aufwiesen. Im Gegensatz dazu sehen wir den Erfolg unseres Trainingsprogramms weniger in einer Verbesserung der Obergrenze der Belastbarkeit als vielmehr in einer Ökonomisierung und Verlängerung der Leistung auf niedrigerer Belastungsstufe. Weiter ist eine deutliche Zunahme der Lebensqualität bei allen neun Patienten festzustellen.

Zusammenfassend erscheint es uns somit falsch, Patienten mit fortgeschrittener COLD eine weitgehende Schonung aufzuerlegen, weil dadurch die respiratorische Insuffizienz unter anderem durch Atrophie der Atemmuskulatur weiter verstärkt wird. Unter Beachtung der kardiologischen Kontra-Indikationen kann bei geeigneten Patienten durch Wegnahme des Hypoxiereizes durch ein gezieltes Trainingsprogramm eine deutliche Verbesserung der subjektiven und objektiven Belastbarkeit erreicht werden, auch wenn die Erkrankung selber in ein irreversibles Stadium übergegangen ist.

Literatur

1. Pineda H (1984) Treadmill Exercise Training in Chronic Obstructive Pulmonaly Disease. Arch Phys Med Rehabil Vol 67, March
2. Zack MD (1985) Oxygen Supplemented Exercise of Ventilatory and Nonrentilatory Muscles in Pulmonary Rehabilitätion Chest/ 88 / 5/ November
3. Haber P Bewegungstraining bei chronisch obstruktiven Lungenerkrankungen. Fortsch Med. 103 Jg (85) 14

Rehabilitation von Überlastungsschäden des aktiven Bewegungssystems*

H. Stoboy

Orthop. Klinik und Poliklinik der FU-Berlin im Oskar-Helene-Heim
(Ärztl. Direktor: Prof. Dr. G. Friedebold) und dem Institut für Leistungsmedizin, Berlin

Bei einer übereilten Rehabilitation durch massives Training entsteht das Risiko eines erneuten Schadens. Deshalb müssen akute Erscheinungen u. a. durch Immobilisation bzw. erhebliche Trainingsreduktion abklingen. Andererseits muß die Mobilisation so früh wie möglich beginnen, um chronische Veränderungen zu verhüten. In der Frühphase der Rehabilitation darf die Mobilisation der geschädigten Körperteile nur unterhalb der Schmerzschwelle erfolgen. Nichtverletzte Körperteile sollen nach Kuprian (1981) bzw. Renström und Johnson (1985) so aktiv wie möglich zur Erhaltung von Kraft, Koordination und Flexibilität trainiert werden.

Im Verletzungsbereich sollen zunächst statische Kontraktionen durchgeführt werden, um eine Zunahme der Kraft, des Muskelquerschnittes und der intramuskulären Koordination zu erreichen. Letztere kann durch die Ableitung der gemittelten elektrischen Aktivität nachgewiesen werden. Im Vergleich zu einer Kontrollgruppe ist sie bei gleicher Kraft geringer, d. h. der Innervationsaufwand ist herabgesetzt (Stoboy und Rich, 1971).

Wenn maximale statische Kontraktionen ohne Schmerzen durchführbar sind, sollen dynamisch-konzentrische Kontraktionen mit dem Eigengewicht der Extremität, unter Verwendung von leichten Gewichten (Sandsäcke), oder gegen den Widerstand des Therapeuten durchgeführt werden. Im natürlichen Bewegungsablauf sind sie durch Veränderung der Hebelarme und der Überlappungszonen von Aktin und Myosin prinzipiell auxoton. Das größte Drehmoment stimmt mit der Ruhelänge des Muskels und dem Maximum der elektrischen Aktivität überein. Durch solche dynamischen Bewegungsabläufe kann eine Verbesserung der intermuskulären Koordination vor allem durch Hemmung der Antagonisten erzielt werden (Kosmjan, 1965). Eine Kraftzunahme vermindert die Bewegungsgeschwindigkeit nicht, sondern führt in Übereinstimmung mit der Hillschen Gleichung zu einer deutlichen Zunahme der Kontraktionsgeschwindigkeit (Röcker u. Mitarb., 1971; Ikai, 1973).

Dynamisch-exzentrische Kontraktionen bestehen in einer Dehnung des kontrahierten Muskels. Seine elastischen Elemente werden durch eine äußere Kraft gedehnt, so daß eine zusätzliche Spannungsentwicklung erreicht wird (Komi, 1975). Die Spannungsentwicklung ist deshalb erheblich größer als bei statischen bzw. dynamisch-konzentrischen Kontraktionen und das Risiko von Verletzungen besonders groß.

---

* Mit Unterstützung des Bundesinstituts für Sportwissenschaft, Köln

Isokinetische Kontraktionen zeichnen sich durch eine konstante Winkelgeschwindigkeit aus, die nicht überschritten werden kann. Da keine Beschleunigungskräfte auftreten, bietet diese Methode in der Rehabilitation eine gewisse Sicherheit gegen Überlastung. Außerdem erlaubt die Registrierung des Drehmoments und der Winkelgeschwindigkeit die Berechnung von Arbeit und Leistung und ergibt eine direkte Rückmeldung an den Patienten bzw. Therapeuten. Die häufig angegebene konstante maximale Spannungsentwicklung (MacArdle u. Mitarb., 1981) ist nicht verifizierbar. Die Größe der Drehmomente hängt wie bei dynamisch-konzentrischen Kontraktionen vom jeweiligen Gelenkwinkel ab (Thorstensson u. Mitarb., 1976). Die Trainingseffekte sind etwa mit denen dynamisch-konzentrischer Kontraktionen vergleichbar.

Literatur

1. Ikai M (1973)Training of muscle strength and power in athletes. Br J Sports Med 7: 43.
2. Komi PV (1975) Faktoren der Muskelkraft und Prinzipien des Krafttrainings. Leistungssport 1: 3.
3. Kosmjan EJ (1965) Über die Wechselbeziehungen der Muskelantagonisten bei nachgebender Arbeit. Zh Vyssh Nerv Deiat. 15: 61.
4. Kuprian W (Hrsg) (1981) Sportphysiotherapie. Fischer, Stuttgart New York.
5. MacArdle WD, Katch FI, Katch VL (1981) Exercise physiology. Lea & Febiger, Philadelphia.
6. Renström P, Johnson J (1985) Overuse injuries in sports. Sportsmedicine 2: 316.
7. Röcker L, Meller W, Mellerowicz H, Stoboy H: Die Wirkung eines dynamischen Trainings mit gleicher physikalischer Leistung aber unterschiedlichen Gewichten und Wiederholungszahlen bei eineiigen Zwillingen. Sportarzt und Sportmed. 12: 281.
8. Stoboy H (1972) Neuromuskuläre Funktion und körperliche Leistung. In: Zentrale Themen der Sportmedizin. Hrsg Hollmann W Springer-Verlag, Berlin Heidelberg New York.
9. Thorstensson A, Grimby G, Karlsson J (1976 Force velocity relations and fiber composition in human knee extensor muscles. J Appl Physiol 40: 12.

Das subkutane Hämatom unter Kryo-, Kompressionstherapie und manueller Lymphdrainage – eine experimentelle Studie

P. Hutzschenreuter und H. Brümmer

Abt. für Experimentelle Chirurgie am Klinikum der Universität Ulm

Ziel unserer experimentellen Studie war es, die Kryo-, Kompressionstherapie und manuelle Lymphdrainage (MLD) nach Dr. Vodder an einem Tiermodell beim subkutanen Hämatom vergleichend zu prüfen.

Material und Methode

Jede der 5 Versuchsgruppen bestand aus 6, 500 g schweren, männlichen Chbb-Ratten. Die Tiere erhielten als Basisnarkose pro 100 g Körpergewicht 0,12 ml einer Nembutal-Lösung. Sie wurden in Rückenlage auf einem beheizten Operationstisch mit Klemmen fixiert. Die Kerntemperatur betrug während des Versuches 37°C. Zur Registrierung des interstitiellen Flüssigkeitsdruckes (IFP) führten wir von inguinal her subkutan zwei Meßschläuche parallel bis zu den Rippenbögen ein (Abb. 1a). An deren Enden befanden sich zwei Dochte, außerdem paßten wir die von Scholander angegebene Meßmethode für den IFP unseren experimentellen Bedingungen an (Abb. 1b). Bei Versuchsgruppe I bestimmten wir unter physiologischen Bedingungen den IFP und legten anschließend für 30 Minuten einen Eisbeutel auf diese Hautabschnitte. Der Eisbeutel bestand aus einer Mull-Longette, welche 4, mechanisch zerkleinerte Eiswürfel (Gesamtvolumen 16 ccm) umhüllte. Bei der Gruppe II bis V setzten wir zu Beginn je 2 subkutane Frischbluthämatome, deren Volumina je 2 ml betrug. Das Frischblut entnahmen wir einem Spendertier des gleichen Inzuchtstammes.

Die Applikationsstellen entsprechen jenen in Abb. 1a angegebenen subkutanen Hautarealen. Anschließend behandelten wir die, das Bauchniveau um 1,5 cm überragenden Hämatome entweder nicht (Gruppe II) oder nur mit einem Eisbeutel (Gruppe III) oder nur mit einem Kompressionsverband (Gruppe IV). Letzterer bestand aus einer zirkulär angelegten Kurzzugbinde. Eisbeutel und Verband erneuerten wir in halbstündigen Abständen, während der Behandlungsdauer von 2 Stunden. Bei der Gruppe V führten wir eine MLD nach Dr. Vodder (Wittlinger und Wittlinger), beginnend am Hals und fortschreitend bis zur Bauchdrainage während 21 Minuten durch. Die statistische Auswertung erfolgte mit einer Rang-Varianzanalyse nach Krustal und Wallis.

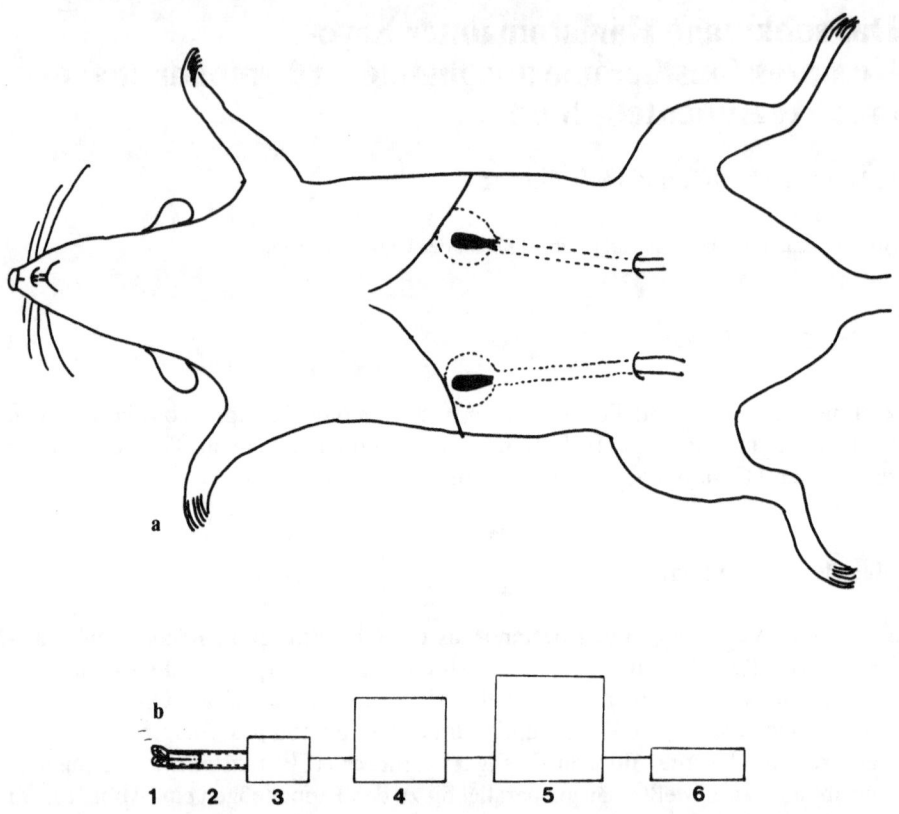

Abb. 1a u. b. a) Tiermodell: Ratte in Rückenlage mit von inguinal her subkutan eingeführten Meßschläuchen, welche bis zum rechten und linken Rippenbogen reichen. ?? Meßstellen und Hämatomlokalisationen. **b)** Meßaufbau zur Bestimmung des interstitiellen Flüssigkeitsdruckes. 1 Docht, 2 mit Ringerlösung gefülltes Meßschlauchsystem, 3 Stathamelement, 4 Verstärker, 5 Mehrkanalschreiber, 6 EDV

Ergebnisse

Der IFP in der Subkutis der Bauchhaut der Ratte beträgt -1 bis -2 Torr und ändert sich unter der Kryotherapie kaum (Gruppe I). Nach Setzen eines subkutanen Hämatoms betrug der Druck im Hämatom +1,2 bis +4 Torr. Dieser Hämatomdruck fiel während 2 Stunden ohne Behandlung um 0,35 Torr ab. Legten wir auf diese Hämatome gleichlang einen Eisbeutel, dann fiel der IFP um 1,1 Torr (Abb. 2a). Mit einer Kompressionstherapie erreichten wir im gleichen Zeitabschnitt im Bereich der rechten Hämatome einen Druckabfall von 2,3 Torr und bei den linken Hämatomen einen Druckabfall von 1,5 Torr (Abb. 2b). Führten wir eine MLD aus, dann fiel der IFP bereits nach 17 Minuten im Mittel um 0,9 Torr ab (Abb. 3). Die Irrtumswahrscheinlichkeit des Druckabfalls bei Kompressionstherapie und ML gegenüber der Kontrollgruppe (II) lag unter dem 1% Niveau. Die IFP-Werte stiegen nach Absetzen der drei Therapien jedoch erneut wieder leicht an.

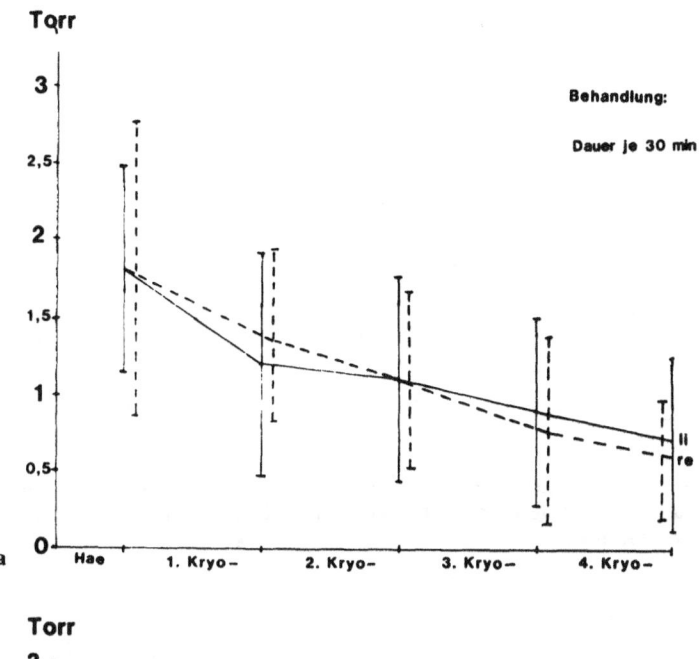
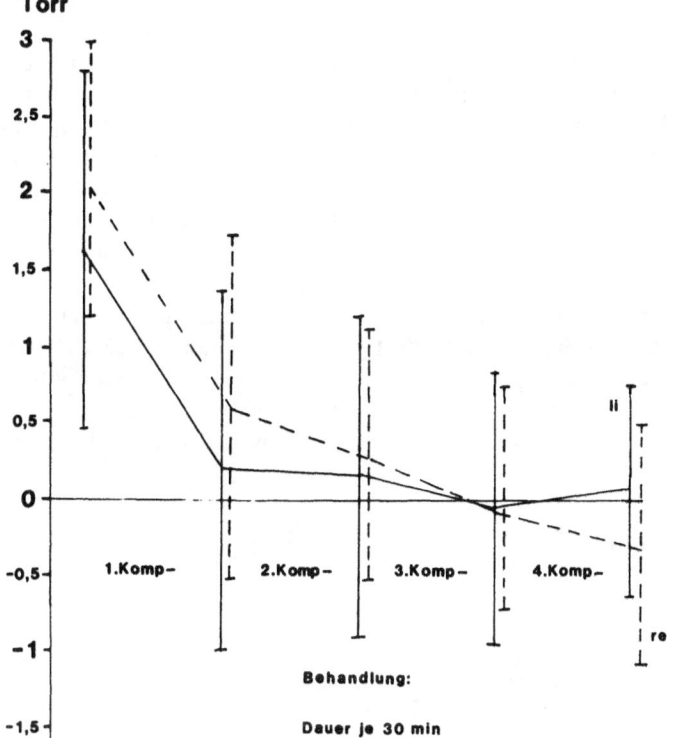

Abb. 2a u. b. a) Interstitieller Flüssigkeitsdruck in Torr nach Setzen eines subkutanen Hämatoms in der Subkutis der Bauchhaut der Ratte während 4 halbstündigen Eisbeutelbehandlungen: —— rechte Hämatome, n = 6, ———— linke Hämatome, n = 6. **b)** Interstitieller Flüssigkeitsdruck in Torr nach Setzen eines subkutanen Hämatoms in der Subkutis der Bauchhaut der Ratte während 4 halbstündigen Kompressionsbehandlungen: —— rechte Hämatome, n = 6, ———— linke Hämatome, n = 6.

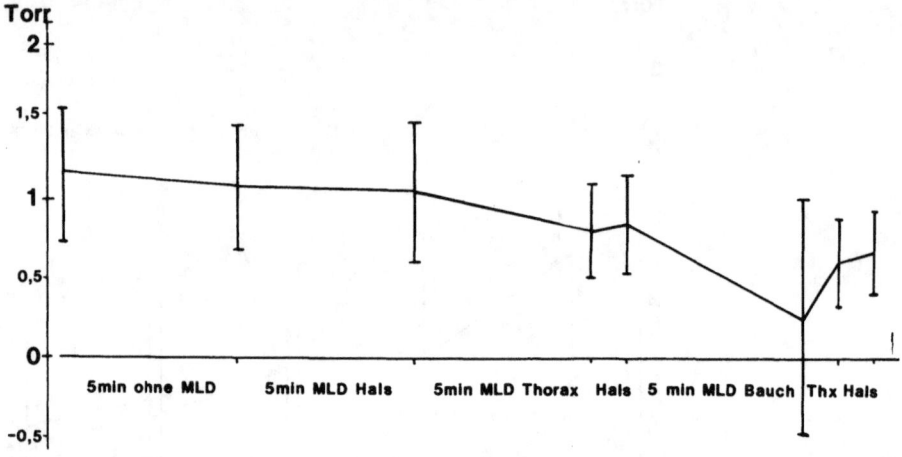

Abb. 3. Interstitieller Flüssigkeitsdruck in Torr nach Setzen eines subkutanen Hämatoms in der Subkutis der Bauchhaut der Ratte während einer 21minütigen manuellen Lymphdrainage nach Dr. Vodder. n = 6

Diskussion

Mit der vorliegenden experimentellen Studie ließen sich die von Guyton und Scholander unter physiologischen Bedingungen in der Subkutis nachgewiesenen subatmosphärischen (SAP) IFP-Werte auch für die Ratte bestätigen. Diese SAP-IFP-Werte ändern sich im gesunden Gewebe unter Kryotherapie nur unwesentlich. Nach Einbringen eines subkutanen Hämatoms lagen alle Ausgangswerte im positiven Bereich. Auf Grund unserer Untersuchungen reduzieren alle drei Behandlungsarten den Druck im subkutanen Hämatom. Während die Kryotherapie zunächst die blutstillende und schmerzlindernde Funktion übernimmt (Trnavsky), bewirkt nach unseren Erfahrungen die gleichzeitige oder anschließende Kompression einen rascheren Abtransport von flüssigen Anteilen. Die MLD beschleunigt zusätzlich diesen Abtransport durch eine Aktivierung des Lymphsystems (Hutzschenreuter u. a.). Die größten Reduzierungen beim Hämatomdruck in gleichen Zeiträumen erreichten wir mit der MLD. Als effektivste Therapien beim subkutanen Hämatom erwiesen sich die Kompression und die MLD.

Literatur

1. Guyton A, Granger HJ, Taylor AE (1971) Interstitial Fluid Pressure. Physiological Reviews 51: 527–563
2. Hutzschenreuter P, Mörler J, Brümmer H (1986) Manuelle Lymphdrainage vor und nach Lymphknotenexstirpation. Oedem, Jahresband, 92–95
3. Kristal und Wallis (1973) Rangvarianzanalyse in Sachs L: Angewandte Statistik, 5. Auflage, Springer Verlag
4. Scholander PF, Hargens AR, Miller StL (1968) Negative Pressure in the Interstitial Fluid of Animals. Science 161: 321–328
5. Trnavsky G (1979) Kryotherapie. Richard Pflaum Verlag KG, München
6. Wittlinger H und Wittlinger G (1978) Einführung in die Manuelle Lymphdrainage nach Dr. Vodder. Karl F. Haug Verlag, Heidelberg

Alpiner Skilauf für Patienten nach Herzinfarkt im Vergleich zum Skilanglauf

D. Lagerstrøm, K. Völker, K. DeMeirleir und R. Rost

Institut für Kreislaufforschung und Sportmedizin (Leiter und Lehrstuhlinhaber für Kardiologie und Sportmedizin (Prof. Dr. med. Dr. h.c. W. Hollmann) der DSHS Köln

Einleitung

Skilanglaufen gehört seit Jahren zum festen Bestandteil des therapeutischen Angebots für Herzpatienten. Allein in Köln konnten in den letzten 12 Jahren über 150 Skilanglaufkurse für Herzpatienten erfolgreich durchgeführt werden. Aufgrund der zahlreichen wissenschaftlichen Untersuchungen, sowohl im Mittelgebirge als auch unter Höhenbedingungen, konnten wir uns in diesen Jahren ein recht gutes Bild über die Belastungen sowohl für Skianfänger als auch für fortgeschrittene Skilangläufer machen (Lagerstrøm, 1978; Lagerstrøm et al., 1982).

Aufgrund positiver Erfahrungen mit dem Skilanglaufen, auch unter Höhenbedingungen, die auch von anderen Autoren sowohl für das Skilanglaufen, das alpine Skilaufen, aber auch für das Bergwandern, vorliegen (Deedjen und Humbeler, 1980; Inama, 1974; Inama et al., 1984; Halhuber, 1982; Halhuber et al., 1985), fühlten wir uns ermutigt, den Belastungsverhältnissen beim alpinen Skilaufen, verglichen mit dem Langlaufen, nachzugehen.

Für die Untersuchungen standen insgesamt 16 Personen zwischen 42 und 68 Jahren zur Verfügung. Das Durchschnittsalter betrug 57,4 ± 6,3 Jahre, die Durchschnittsgröße 173,6 ± 6,4 cm und das Durchschnittsgewicht 74,3 ± 5,9 kg. Neben EKG und Herzfrequenzmessungen mittels elektronischer Pulsmeßgeräte und Bandspeicher-EKGs wurden auch die metabolischen Parameter Laktat, GOT, CK und Harnstoff erhoben. Während die Herzfrequenz bzw. EKG-Messungen kontinuierlich durchgeführt wurden, fanden die Laktatmessungen jeweils unmittelbar im Anschluß an festgelegte Übungssequenzen statt. Die weiteren metabolischen Parameter wurden aus den morgendlichen Blutentnahmen vor und nach dem Training erhoben.

Resultate und Diskussion

Bei dem durchgeführten Skikurs konnten weder beim Skilanglaufen noch beim alpinen Skilaufen kardiale Komplikationen beobachtet werden. Auch bei der Auswertung der Bandspeicher-EKGs konnten keine Auffälligkeiten, wie z. B. gefährliche Rhythmusstörungen, registriert werden. Bei der Betrachtung der körperlichen Belastungen anhand der erhobenen Laktatwerte konnte nur bei den Anfängern bei der ersten Kontrollmessung am 2. Tag ein im Durchschnitt überhöhter Laktatspie-

Tabelle 1. Die Laktatwerte von 7 Skilaufanfängern (alpin) am 1., 2. und 3. Übungstag

Prob.	Zeit	1. Tag		3. Tag		5. Tag	
		I	II	I	II	I	II
1		4,0	2,8	5,2	2,6	3,3	2,9
2		3,4	2,8	6,4	6,4	5,3	—
3		3,0	4,5	—	—	—	—
4		2,8	2,5	4,5	2,6	2,6	2,7
5		3,8	2,8	4,7	3,8	3,0	—
6		2,8	2,6	3,9	2,2	2,1	—
7		1,8	2,5	3,5	1,7	2,4	—
$\bar{x}$		3,8	2,9	4,7	3,2	3,0	2,8
s		0,7	0,7	2,0	1,7	1,1	1,5

Tabelle 2. Die Laktatwerte von 9 fortgeschrittenen Skiläufern (alpin) am 2. und 5. Übungstag

Prob.	Zeit	2. Tag		5. Tag	
		I	II	I	II
8		2,5	2,2	3,6	—
9		1,5	1,4	2,3	0,8
10		2,6	1,4	—	1,4
11		1,9	2,7	2,2	—
12		3,9	1,2	3,7	3,4
13		2,1	1,9	1,7	1,9
14		1,7	3,4	2,1	—
15		2,9	2,5	—	2,7
16		4,2	4,0	5,1	—
$\bar{x}$		2,6	2,3	3,0	2,0
s		0,9	0,9	1,2	1,0

gel ($\bar{x} = 4,7 \pm 2,0$ mmol/l) festgestellt werden. Diese relativ hohe Belastung wird primär auf das recht anstrengende Steigen bei der Technikschulung zurückgeführt. Außer bei dieser 3. Übungseinheit (2. Tag) konnten nur bei einer Messung bei einem Fortgeschrittenen (Tabelle 1 und 2) und einem Anfänger Laktatwerte oberhalb der aeroben-anaeroben Schwelle festgestellt werden. Bei einem Vergleich der am Übungshang und beim freien Fahren erhobenen Puls- und Laktatwerte (Tabelle 3), zeigte sich sowohl bei den Anfängern wie bei den Fortgeschrittenen eine höhere mittlere Belastung im freien Fahren als am Übungshang. Die beim freien Fahren vereinzelt zu beobachtenden überhöhten Pulsfrequenzreaktionen werden vor allem auf psychische Belastungen zurückgeführt.

Tabelle 3. Die Laktatwerte und die dazugehörigen Herzfrequenzwerte von 16 Herzpatienten am Übungshang und beim freien Fahren

Tr.-art Prob.	Übungshang		Freies Fahren	
	Hf	La	Hf	La
1	89	2,8	105	5,3
2	84	2,3	95	5,3
3	—	4,5	—	—
4	—	2,5	110	3,0
5	105	2,8	110	3,0
6	92	2,6	151	2,1
7	—	2,5	—	2,4
$\bar{x}$	92,5	2,8	110	3,8
s	42,0	0,74	55,7	1,43

Tr.-art Prob.	Übungshang		Freies Fahren	
	Hf	La	Hf	La
8	79	2,2	116	2,5
9	79	1,4	110	1,5
10	—	1,4	—	2,6
11	92	2,7	110	2,2
12	110	1,2	168	3,9
13	92	1,9	116	2,1
14	—	3,4	—	2,1
15	—	2,3	—	2,9
16	—	4,0	—	5,1
$\bar{x}$	90	2,3	124	2,8
s	12,7	1,1	24,7	1,0

Bei einem Vergleich von 3 Anfängern und 3 fortgeschrittenen Läufern, die sowohl Alpin als Langlauf durchführten, lagen die Laktatwerte beim Langlaufen ($\bar{x}$ 2,8 ± 1,2 mmol/l) tendenziell höher als beim alpinen Skilaufen ($\bar{x}$ 2,2 ± 0,7 mmol/l). Diese Durchschnittswerte, die deutlich unterhalb der aeroben-anaeroben Schwelle lagen, entsprechen weitestgehend früheren Ergebnissen und Befunden (Lagerstrøm, 1978; Lagerstrøm et al., 1982) und deckt sich durchaus mit den gewonnenen subjektiven Belastungseindrücken bei den vorliegenden Untersuchungen.

Auch die CK-Werte, GOT-Werte und Urea-Werte (Tabelle 4) lassen durchaus den Schluß zu, daß sich die Belastungen während eines einwöchigen, vorwiegend auf alpinen Skilauf abgestimmten Skikurses, sowohl bei Anfängern als auch bei Fortgeschrittenen weitestgehend im akzeptablen Rahmen befinden. Als absolute Voraussetzungen für die erfolgreiche Durchführung von alpinen Skikursen mit

Tabelle 4. Die CK-, GOT- und UREA-Werte von 16 Herzpatienten vor und nach einem 6tägigen alpinen Skikurs

Prob.	Para.	CK		GOT		UREA	
		vor	nach	vor	nach	vor	nach
1		60,4	216,0	10,7	12,5	5,4	4,1
2		29,0	200,0	7,2	12,0	8,1	4,1
3		40,0	242,0	8,4	0,0	8,9	5,1
4		155,0	557,0	7,6	16,0	6,6	5,6
5		35,0	136,0	7,5	12,4	3,3	4,4
6		148,0	176,0	11,4	13,0	5,0	4,5
7		50,0	107,0	4,6	6,3	6,0	5,7
$\bar{x}$		74,0	233,0	8,2	12,0	6,0	5,0
s		54,0	149,9	2,2	5,3	1,8	0,7

Prob.	Para.	CK		GOT		UREA	
		vor	nach	vor	nach	vor	nach
8		160,0	174,0	17,0	10,8	8,2	7,5
9		65,0	102,0	8,0	9,8	6,6	6,3
10		32,0	51,0	7,6	8,4	5,7	5,9
11		87,0	74,0	19,6	7,7	8,8	7,6
12		75,0	169,0	9,4	12,7	5,9	5,0
13		75,0	160,0	9,9	12,0	7,1	7,6
14		39,0	158,0	7,2	9,0	5,2	6,2
15		85,0	114,0	13,5	10,7	4,8	4,6
16		38,0	200,0	6,8	14,0	5,8	4,0
$\bar{x}$		65,0	133,0	11,0	10,5	6,4	6,0
s		38,7	50,4	4,6	3,2	1,3	1,3

Herzpatienten werden jedoch eine gute allgemeine Belastbarkeit der Patienten sowie ausgesprochen gute, sowohl skiläuferische als auch sporttherapeutische Kenntnisse seitens der Betreuer erachtet.

Literatur

1. Lagerstrøm D u a (1982) Untersuchungen zur körperlichen Belastung von Koronarpatienten beim Skilanglaufen. In: Sport: Leistung und Gesundheit Kongreßbd Dtsch Sportärztekongreß Köln
2. Halhuber MJ (1982) Rehabilitation des Koronarkranken, Beiträge zur Kardiologie. Bd 25, Perimed Verlag
3. Deetjen P, Humpeler E (1981) Alpine high altitudes for training and therapy (in German). Int Symp Innsbruck 1980, Thieme Stuttgart
4. Inama K, Humpeler E (1974) Der Kreislaufkranke im Hochgebirge. Heilbad und Kurort 2:66
5. Inama K, Humpeler E (1974) Hochgebirgsterrainkur bei ischämischen Herzerkrankungen. Z angew Bäder- und Klimaheilk 21:245

Einfluß einer fünfjährigen Betreuung Herzkranker in einer ambulanten Herzgruppe im Vergleich zu einer Kontrollgruppe

G. Görge[1] und R. Hopf[2]

[1] z. Z. Max-Planck-Institut für experimentelle Herz- und Kreislaufforschung, Benekestraße 2, Bad Nauheim
[2] Abt. für Kardiologie im Klinikum der J.-W.-Goethe-Universität, Theodor-Stern-Kai 2–7, Frankfurt am Main

Über 20 Jahre nach der Gründung der ersten ambulanten Koronarsportgruppe durch Hartmann in Schorndorf und gut 15 Jahre nach dem Beginn einer Betreuung Herzkranker im Rahmen eines Hamburger Großsportvereins durch Donat, Ilker und Krasemann, gibt es ein dichtes über die Bundesrepublik Deutschland verteiltes Netz an ambulanten Koronargruppen. Tausende von Patienten mit überstandenem Herzinfarkt haben bisher in diesen Gruppen die Freude an der Bewegung wieder erleben können oder sogar erstmals in ihrem Leben überhaupt Sport getrieben. Ziel unserer Untersuchung sollte es sein, die Einflüsse einer fünfjährigen Betreuung von Patienten in einer ambulanten Herzgruppe (HG) im Vergleich zu einer Kontrollgruppe (KG) zu untersuchen. Zu diesem Zweck wurden über 50 Patienten, die für eine Teilnahme an einer HG geeignet erschienen, schriftlich zu ihrer Bereitschaft an der Mitarbeit in einer HG befragt. Alle Patienten hatte eine koronare Herzkrankheit und waren linksherzkathetert worden. Die überraschend hohe Anzahl von 27 Patienten erklärten ihre Teilnahmebereitschaft. Da zu diesem Zeitpunkt jedoch nur die personellen und materiellen Voraussetzungen für die Betreuung von maximal 15 Patienten vorhanden waren, mußte das Los über Teil- oder Nichtteilnahme entscheiden.

Beide Gruppen unterschieden sich nicht hinsichtlich der Krankheitsschwere, des Alters und des sozialen Status. Da vorher bereits alle ihr Interesse an einer Teilnahme in der HG abgegeben hatten, kann auch von der gleichen Motivation, etwas für die eigene Gesundheit tun zu wollen, in beiden Gruppen ausgegangen werden.

Während sich die Patienten der HG fortan einmal wöchentlich zu den Gruppenstunden trafen, wurden die Patienten der KG lediglich in gewissen Zeitabständen nachuntersucht. Die Übungsstunden bestanden aus einer initialen Auflockerungsgymnastik, danach meistens Volleyball. Zusätzlich zu diesem Angebot gab es noch Einzel- und Gruppengespräche, Entspannungsübungen sowie gemeinsame soziale Unternehmungen wie Ausflugsfahrten, Weihnachtsfeier und Saunabesuche.

Nach fünf Jahren wurden die Patienten nachuntersucht. Bis zu diesem Zeitpunkt waren 2 Patienten der Herzgruppe und 3 Patienten der Kontrollgruppe verstorben. Kurz nach Abschluß der Untersuchung verstarb ein weiterer Patient der HG. Drei Patienten der HG hatten aus beruflichen (2 Patienten) oder gesundheitlichen (1 Patient mit schwerer Hüftgelenksarthrose) die HG verlassen, nahmen aber an der Nachuntersuchung teil. Die Ergebnisse der klinischen Nachuntersuchung und des Belastungstests sind in der Tabelle 1 zusammengefaßt.

Tabelle 1. Ergebnisse der klinischen Nachuntersuchung nach fünfjähriger Betreuung in einer ambulanten Herzgruppe (HG) im Vergleich zur Kontrollgruppe (KG).

Mittelwert ± SD			
Belastungshöhe	138 ± 29*	93 ± 15	p 0,001
$RR_{syst.}$	128 ± 14mmHg	150 ± 15	p 0,01
$RR_{diast.}$	80 ± 8mmHg	85 ± 6	n. s.
Cholesterin	270 ± 65mg/dl	259 ± 48	n. s.
Triglyceride	122 ± 60mg/dl	185 ± 57	p 0,05
Gewicht	74,4 ± 5,4kg	76,6 ± 8,4	n. s.
Herzvolumen	835 ± 135ml*	928 ± 232	n. s.

* Watt bzw. ml pro 1,73 m² Körperoberfläche

Die Patienten der Herzgruppe waren signifikant leistungsfähiger, ferner hatten sie signifikant niedrigere systolische Blutdruckwerte und Triglyceridspiegel. Keine Unterschiede ergaben sich bei dem Herzvolumen, dem Gewicht, dem Gesamtcholesterin und dem diastolischen Blutdruck.

Zusätzlich zur klinischen Untersuchung beantworteten die Patienten einen Fragebogen. Dabei ging es um die berufliche und persönliche Entwicklung seit dem Ereignis Herzinfarkt. Dieser über 100 Fragen beinhaltende Fragebogen wurde unter Mithilfe eines Psychologen erstellt und anonym von den Patienten der HG und KG beantwortet. (HG n = 11; KG n = 11)

Berufstätig waren zum Zeitpunkt der Befragung noch 7 Patienten der HG gegenüber 4 Patienten der KG. Während sich 4 von 7 Berufstätigen in der HG als voll leistungsfähig im Beruf bezeichneten, war dies nur bei einem der 4 Berufstätigen in der KG der Fall. Die durchschnittliche Arbeitszeit in der HG betrug 41,4 Std./Woche gegenüber 43,5 Std. in der KG.

Regelmäßig Sport, nach unserer Frage im Fragebogen gleich zweimal pro Woche oder öfter, betrieben alle Patienten in der HG, aber kein Patient in der KG. Dies zeigt, daß die Patienten durch das Bewegungsangebot in der Koronargruppe zur verstärkten Aktivität auch außerhalb der Gruppe angeregt wurden. Der häufige Sport zusätzlich zur Übungsstunde erklärt auch zwanglos die bessere körperliche Leistungsfähigkeit der Patienten in der HG, die durch eine einmal pro Woche stattfindende Übungseinheit sonst nicht zu erklären ist.

Die ärztliche Betreuung lag bei allen 11 Patienten der HG in der Hand von Kardiologen. Dies war in der KG nur bei 7 Patienten der Fall. „Optimal ärztlich betreut" fühlten sich alle Patienten der HG gegenüber 7 Patienten der KG.

Interessant auch die Selbsteinschätzung der psychischen Situation durch die Patienten. Mehr Selbstvertrauen als vor der Erkrankung zu haben gaben 7 Patienten der HG an, gegenüber 4 Patienten in der KG. Daß sie im Vergleich zu Gleichaltrigen bewußter leben, glauben 10 von 11 Patienten der HG gegenüber 6 von 11 Patienten der KG. Ein Lebensziel sehen noch 9 Patienten der HG gegenüber 6 der KG. In der Kontrollgruppe gaben darüber hinaus 3 Patienten an, daß sie ihre Lage als – hoffnungslos – sehen.

Acht der 11 Patienten der KG wären gerne Mitglieder in einer ambulanten Herzgruppe und würden sich davon eine bessere Bewältigung ihrer Probleme, in

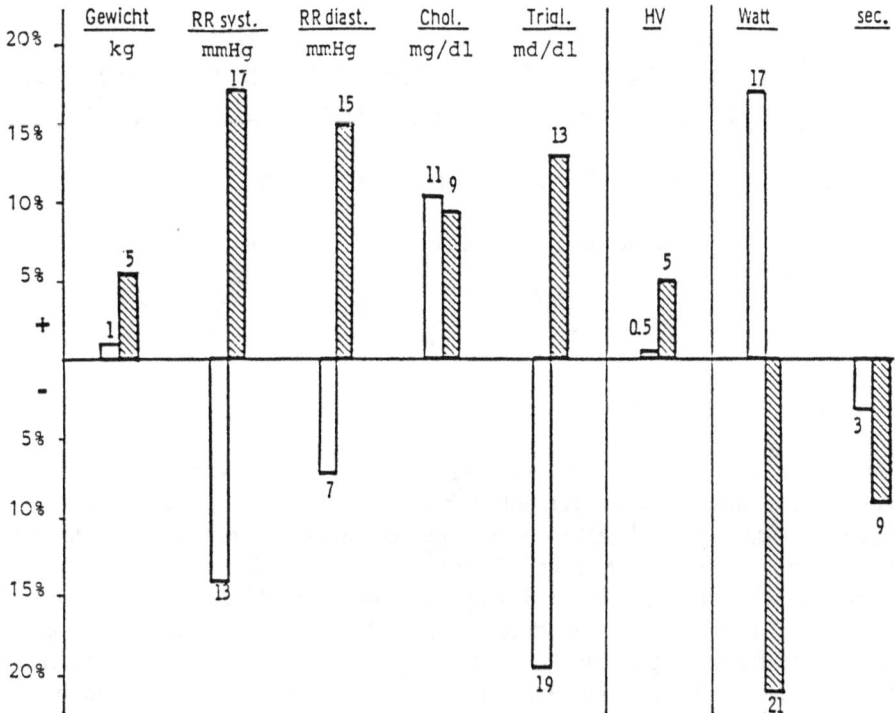

Abb. 1. Einfluß der fünfjährigen Betreuung in einer Herzgruppe. Veränderung der einzelnen Parameter in der Herzgruppe (offene Säulen) und der Kontrollgruppe (Schraffierte Säulen). Angegeben sind die prozentualen Unterschiede, Absolutwerte über den Säulen

erster Linie somatischer Art, versprechen. Die Teilnehmer der Herzgruppe dagegen wünschen sich in unserer Untersuchung noch mehr Entspannungsübungen (muskuläre Tiefenentspannung, autogenes Training) und auf jeden Fall und am vordringlichsten *kleine* Gruppen.

Wir sehen die Langzeitbetreuung von Patienten mit koronarer Herzkrankheit in einer ambulanten Herzgruppe als eine gute Möglichkeit, die körperliche Leistungsfähigkeit zu erhalten oder zu verbessern sowie für die Mehrzahl der Patienten einen Gewinn an Lebensfreude zu erreichen.

Rückwirkungen leichter Schwimmbelastungen bei KHK-Patienten und gesunden Kontrollpersonen auf Kreislaufgrößen, Katecholamine und Laktatspiegel

L. Samek*, M. Lehmann**, J. Keul** und H. Roskamm*

Rehabilitationszentrum Bad Krozingen*, Medizinische Universitätsklinik, Freiburg, Abt. Sportmedizin**

Einleitung

Bei Patienten mit koronarer Herzkrankheit treten beim Schwimmen häufiger bedeutsame Rhythmusstörungen auf als beim Terraintraining, bei Gymnastik oder Ergometertraining [4, 5]. Auch tödliche Zwischenfälle scheinen beim Schwimmen häufiger als bei anderen bewegungstherapeutischen Maßnahmen zu sein [3, 5]. Bei diesen Zwischenfällen handelt es sich um einen plötzlichen Herztod. Dieser wird bei koronarer Herzkrankheit meist durch tachykarde Rhythmusstörungen eingeleitet. Ziel der Untersuchungen war die Analyse des Katecholamin-, Laktat-, Blutdruck- und Frequenzverhaltens bei KHK-Patienten während leichter Schwimmbelastungen.

Methodik

13 Patienten (41–66 Jahre, im Mittel 56 Jahre) mit angiographisch belegter KHK, 11 mit, 2 ohne Herzinfarkt und 10 gesunde altersgleiche Kontrollpersonen wurden untersucht. Die Patienten nehmen seit 1–9 Jahren am ambulanten Koronarsport teil, im Mittel seit 6 Jahren. Zuerst erfolgte eine symptomlimitierte Fahrradergometrie im Sitzen, die mit 50 Watt begonnen und alle 3 min um 25 Watt gesteigert wurde. Ungefähr 60 min danach erfolgte eine Schwimmbelastung von 3×3 min mit einer mittleren Geschwindigkeit von $0{,}45\,\text{m}\cdot\text{sec}^{-1}$, die alle bequem durchhalten konnten; die Kontrollpersonen schwammen etwas schneller (ungefähr $0{,}50\,\text{m}\cdot\text{sec}^{-1}$). Die Herzfrequenz wurde mittels EKG oder EKG-Telemetrie, der Blutdruck indirekt, Laktat, Adrenalin und Noradrenalin im Ohrläppchen-Kapillarblut [1] bestimmt.

Ergebnisse und Diskussion

Herzfrequenz, Laktat- und Katecholaminverhalten gehen aus Abb. 1–3 hervor. Die Belastbarkeit der Patienten lag mit 2,1 Watt pro kg im Bereich der Mindestsoll-Leistung dieser Altersgruppe, die Leistungsfähigkeit der Kontrollpersonen etwas darüber (2,3–2,4 Watt pro kg); die mittlere Herzfrequenz betrug bei den Patienten dabei nur 122 pro min, da 6 von 13 Patienten Beta-Blocker einnahmen und die laufende Medikation nicht geändert wurde. Ein Trainingseffekt bedingt durch

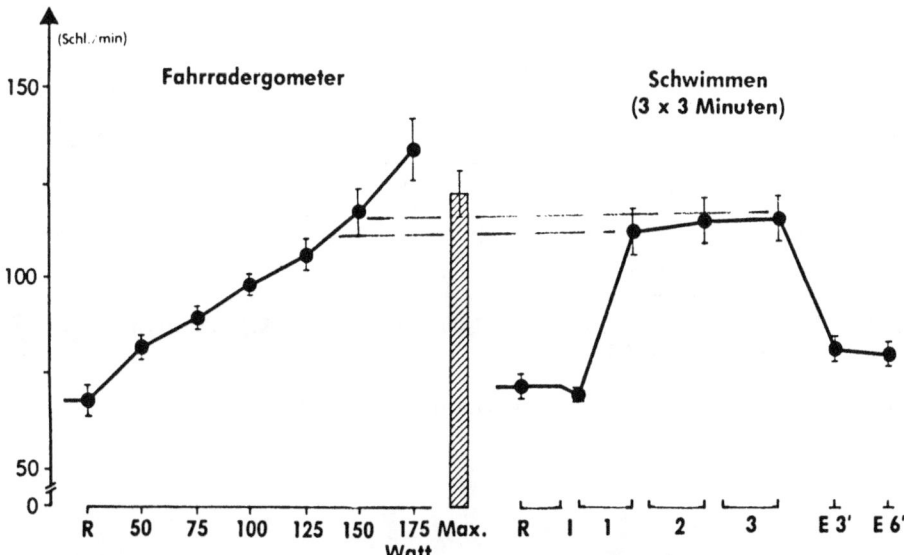

Abb. 1. Verhalten der Herzfrequenz bei 13 KHK-Patienten während stufenweiser Fahrradergometrie im Sitzen (linke Seite) und beim Schwimmen (rechte Seite) über 3 × 3 min mit einer mittleren Geschwindigkeit von 0,45 m·s^{-1}. Das Herzfrequenzverhalten beim Schwimmen ist einer Ergometerarbeit von ungefähr 150 Watt äquivalent

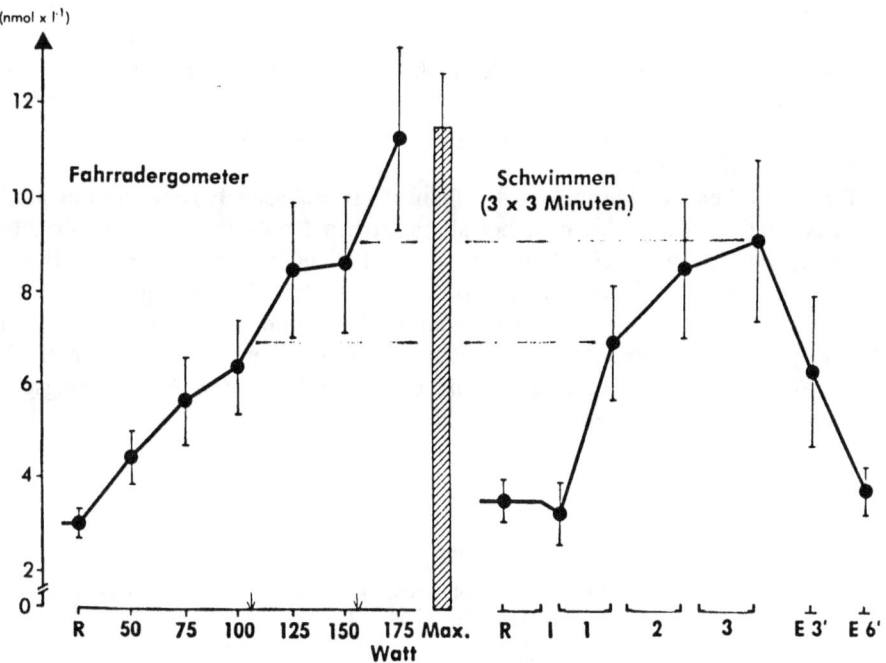

Abb. 2. Wie Abb. 1, jedoch Verhalten des Plasma-Noradrenalin-Spiegels. Die mittleren Noradrenalinspiegel beim Schwimmen sind äquivalent einer Ergometerarbeit von ungefähr 100–150 Watt

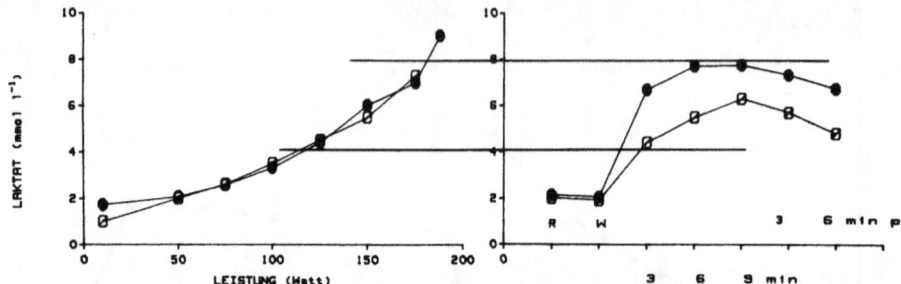

Abb. 3. Wie Abb. 1, jedoch Verhalten des Laktatspiegels bei 13 KHK-Patienten (○) und 10 gesunden Kontrollpersonen (●). Entsprechend der etwas höheren Schwimmgeschwindigkeit bei den Kontrollpersonen (v ~ 0,5 m·s^{-1}) entspricht der Laktatspiegel der Kontrollgruppe im Mittel einer Ergometerarbeit von 175 Watt, hingegen derjenige der KHK-Gruppe – bei v = 0,45 m·s^{-1} – einer Ergometerarbeit von ungefähr 100–150 Watt

mehrjährigen Koronarsport kommt hinzu. Die mittlere Herzfrequenz der Patienten beim Schwimmen betrug 114 pro min, entsprechend einer Ergometerbelastung von 125–150 Watt. Der Blutdruck während des Schwimmens entsprach einer Ergometerbelastung von 75–100 Watt, allerdings dürfte diese Angabe die tatsächlichen Verhältnisse während des Schwimmens unterschätzen, da wir bei Ergometrie stets simultan, beim Schwimmen aber erst in der Pause nach jeweils 3 min Belastung messen konnten.

Der Laktatspiegel übersteigt bei Ergometrie und Schwimmen jeweils deutlich die sogenannte aerob-anaerobe Schwelle (Abb. 2). Die Laktatwerte beim Schwimmen werden bei Ergometrie erst bei 120–150 Watt erreicht, bei den Kontrollpersonen bis 175 Watt im Mittel; dies dürfte teils auf die ungewohnte Armarbeit beim Schwimmen zurückzuführen sein.

Das Verhalten der Plasmakatecholaminspiegel während Ergometrie entspricht dem Normalverhalten, das man bei altersgleichen Kontrollpersonen beobachten kann [2] (Abb. 3), was nicht überrascht, da die Patienten eine altersgemäße Belastbarkeit zeigen. Beim Schwimmen wurden Plasmakatecholaminspiegel beobachtet, die einer Ergometrie von 100–150 Watt äquivalent waren, so daß alle Größen, wie Laktatspiegel, Herzfrequenz und Plasmakatecholaminspiegel, ausgenommen jedoch der Blutdruck, übereinstimmend einen vergleichbaren Anstrengungsgrad beim Schwimmen anzeigten.

Literatur

1. Lehmann M, Keul J (1985) Capillary-venous differences of free plasma catecholamines at rest and during graded exercise. Eur J Appl Physiol 54: 502–505
2. Lehmann W, Keul J (1986) Age-associated changes of exercise-induced plasma catecholamine responses. Eur J Appl Physiol 55: 302–306
3. Pall E (1975) Todesfälle an einer Rehabilitationsklinik für Herz- und Kreislaufkranke. Münch Med Wschr 117: 1911–1918

4. Samek L, Kirste D, Roskamm H, Stürzenhofecker P, Prokoph J (1977) Herzrhythmusstörungen nach Herzinfarkt. Beziehung zur Bewegungstherapie, zur funktionellen morphologischen Variablen. Herz/Kreislauf 9: 641–649
5. Weidemann HE, Thiesing K (1975) Die Mortalität von Herzpatienten während klinischer Behandlung in einem Herz- und Kreislaufzentrum. In: Buchwalsky R (Hrsg) Herzinfarkt Rehabilitation. 2. Jahrestagung der Arbeitsgemeinschaft für Rekonditionsmedizin e. V. Bad Rothenfelde 1975: 54

Das Sportangebot ambulanter MS-Gruppen

H. Thegeder

Institut für Sportwissenschaften, Universität Göttingen

Einleitung

Der traditionelle Behindertensport erfährt eine Ausweitung auf neue Zielgruppen, denen bisher nur wenig Aufmerksamkeit geschenkt wurde. Neben der beispielhaften Entwicklung der ambulanten Koronargruppen vollzog sich inzwischen auch eine vergleichbare sporttherapeutische Versorgung für Asthmatiker, Diabetiker, psychisch Behinderte, Rheumatiker u.a. Seit dem Nachweis, daß kein statistisch erkennbarer Zusammenhang zwischen Krankheitsauslösung oder -verschlimmerung und psycho-physischen Belastungssituationen besteht [2], sollte die bisherige Zurückhaltung entfallen, auch MS-Patienten in ein förderndes Sportangebot einzubeziehen [10].

Ausgangslage

Sportliche Aktivitäten von und mit MS-Patienten orientieren sich an den folgenden Gegebenheiten (vgl. Abb. 1):

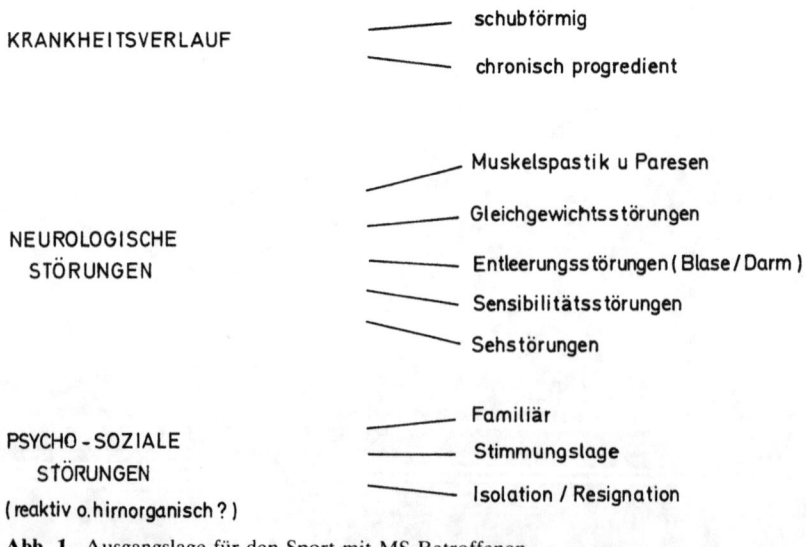

Abb. 1. Ausgangslage für den Sport mit MS-Betroffenen

- dem chronischen, schubförmig oder fortlaufend sich verschlechternden Krankheitsverlauf
- den häufigsten neurologischen Störungen
- den daraus resultierenden somatischen und psychischen Behinderungen und Fehlentwicklungen.

Zielstellung

Um eine weitgehende motorische und psychische Unabhängigkeit zu schaffen, liegen die sporttherapeutischen Ansätze in folgenden Maßnahmen:
- Entgegenwirken der spastischen Parese durch Entwicklung und Förderung von Kraft und Beweglichkeit
- Verminderung der zerebellaren Ataxie durch Koordinationsübungen mit besonderer Gewichtung des Gleichgewichts, der situationsgerechten Reaktion und der Antizipation
- Stärkung der erhaltenen Restfunktion durch gezieltes Wahrnehmungstraining
- Vermeidung oder Abbau der seelisch-geistigen Auffälligkeiten hinsichtlich der Selbsteinschätzung, der Selbstkritik, der Übersicht und der situativen Wendigkeit durch aktive Auseinandersetzung in Sportsituationen
- Abbau der Isolationstendenzen durch Integration in eine Sportgruppe und den Erwerb von Fertigkeiten, die das Leben in- und außerhalb der Familie erleichtern.

Vorgehensweise

Wegen des fortschreitenden Charakters der MS, der damit verbundenen prognostischen Unsicherheit und der auftretenden Vielfalt der Beeinträchtigungen orientiert sich die Sportpraxis am individuellen neurologisch abgeklärten Krankheitsbild, dem sporttherapeutischen Befund (vgl. Abb. 2) sowie an der aktuellen Befindlichkeit des Patienten. Ausgehend von der jeweiligen Sportbiographie wird über Testverfahren und Beobachtung die motorische Ausgangssituation erfaßt. Nach Klärung der ursächlichen Zusammenhänge erfolgt eine realistische Zielformulierung gemeinsam mit dem behandelnden Arzt und den Patienten. Hieraus erwächst eine didaktisch-methodische Konzeption, deren Richtigkeit sich am Erreichen überschaubarer Teilziele überprüfen lassen muß.

Ergebnisse und Diskussion

Die sporttherapeutischen Ansatzpunkte gewähren nur in ihrer gemeinsamen Bearbeitung eine überdauernde psycho-physische Stabilisierung. Die spastische Parese und zerebellaren Ataxien können mit den bekannten Inhalten des Behindertensports [6] und der Psychomotorik [5] therapiert werden. Der Bereich der Ausdauerentwicklung bleibt einer behutsamen Erkundung vorbehalten, kontraindiziert sind alle Ausdauerbeanspruchungen, bei deren Ausführung der MS-Sportler nicht jeder-

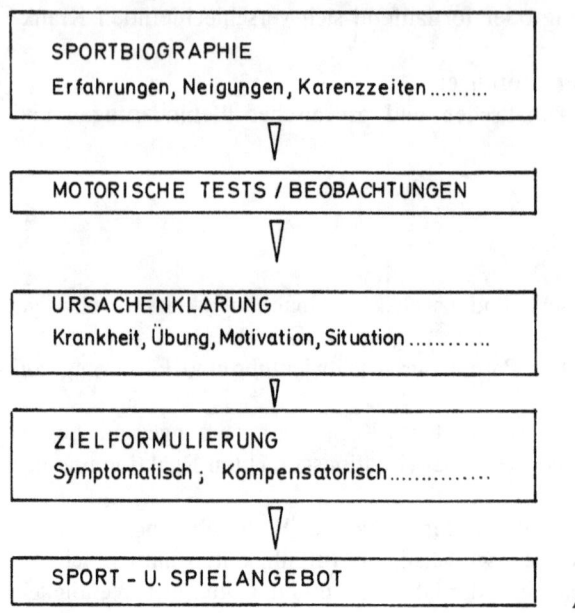

Abb. 2

zeit gefahrlos die Belastung unterbrechen kann (Schwimmen im offenen Meer, Skiwandern in unwegsamem Gelände, Bergtouren in großen Höhen). Bewährt hat sich Schwimmen in Hallen- und Freibädern [7], das Radfahren in der Ebene oder auf dem Heimtrainer, Joggen und Wandern sowie das Skiwandern auf übersichtlicher Rundspur. Typisch für unsere Patienten war, daß es einer langen, ca. 1 Jahr dauernden behutsamen Vorbereitung bedurfte, bevor Beanspruchungszeiten und -intensitäten hinsichtlich einer allgemeinen aeroben Kapazitätsverbesserung erzielt wurden. Eine Kontrolle der Beanspruchung über die Herzfrequenz hat sich als unzureichend erwiesen. Die subjektive Ermüdung tritt wesentlich früher ein als das Herzfrequenzverhalten vermuten läßt. Die Bedeutung des Sportspiels liegt zum einen im somatischen Bereich (Verbesserung des Gangbildes nach Spielübungen vergleichbar denen spezieller KG-Übungen) und zum anderen im motivationellen und integrativen Bereich. Besonders Freizeitspiele sichern die Sportmöglichkeit über die ambulante Gruppe hinaus im familiären und extrafamiliären Bereich. Neben dem von den Teilnehmern empfundenen Gemeinschaftserlebnis fiel besonders eine realistischere Selbsteinschätzung auf, die durch den Umgang mit gymnastischen Handgeräten, dem Turnen auf Weichböden und dem großen Trampolin gewonnen wurde. Da der MS-Kranke jederzeit mit Rückschlägen rechnen muß, kommt dem gemeinsamen Sporttreiben die besondere Rolle zu, Hilfestellungen zu geben, Frustrationen zu überwinden und den Mut zu neuen Zielen zu wecken. Auch wenn – je nach Zielstellung – jede Sportstunde besondere Schwerpunkte aufweist, sollte stets die gesamte Persönlichkeit des MS-Kranken berücksichtigt werden [5]. Der Sport in der ambulanten MS-Gruppe kann zu einer lebensbegleitenden Therapie werden, die durch die sportimmanenten Inhalte nicht als Therapie empfunden wird und die Lebensqualität der Betroffenen erhöht.

Literatur

1. Bauer HJ (1985) Ergebnisse der internationalen Multiple-Sklerose-Forschung. WMW 1/2
2. Bauer HJ, Firnhaber W (1963) Besondere Belastung als auslösende oder verschlimmernde Faktoren bei der Multiplen Sklerose, Zbl ges Neurol Psychiat 171
3. Blumenthal W, Firnhaber W (1975) Rehabilitation von Kranken mit Multipler Sklerose. In: Jochheim KA, Scholz FJ (Hrsg) Rehabilitation Bd III, Stuttgart
4. Frank CHR (1985) Psychiatrische Veränderungen bei Multipler Sklerose. WMW 1/2
5. Innenmoser J (1986) Sport–Spiel–Spaß – ein besonderes Behindertensportangebot für MS-Betroffene. Behinderung und Sport 6
6. Kiphard EJ (1983) Mototherapie – Teil I. Dortmund
7. Kosel H (1981) Behindertensport. München
8. Peterson E (1979) Probleme der ärztlichen Versorgung von MS-Kranken am Kurort. Z Krankengymnastik 31
9. Ritter G (1984) Psychosomatische Aspekte der Multiplen Sklerose. Akt Neurol 11
10. Seidel D (1986) Behindertensport für MS-Betroffene. Behinderung und Sport 6

„Sport in der Prävention".
Erfahrungsbericht über eine Seminarreihe für niedergelassene Ärzte und Arzthelferinnen

Th. Stemper und D. Lagerstrøm

Institut für Sportwissenschaft, Abt. Sportmedizin Universität Düsseldorf; Deutsche Sporthochschule Köln, Institut für Kreislaufforschung (Leiter: o. Prof. Dr. med. W. Hollmann)

Einleitung

Die Notwendigkeit einer verstärkt präventiv ausgerichteten Medizin ist in der allgemeinen Gesundheitspolitik, in Ärztekreisen und der populär-wissenschaftlich ausgerichteten Presse längst anerkannt [1, 2]. Um so mehr muß verwundern, daß dieser Forderung bisher von der Seite der niedergelassenen Ärzte noch nicht genügend Nachdruck verliehen wurde.

So ist aus verschiedenen Untersuchungen bekannt, daß der größte Teil der niedergelassenen Ärzte von der Ausbildung her nicht darauf vorbereitet ist, Prävention durch Sport zu vermitteln, bzw. gezielte und adressatenspezifische Bewegungskonsultationen zu geben [3] (Tabelle 1). Gleiches trifft auch auf die Arzthelferinnen zu, denen im Praxis-Team eine nicht zu unterschätzende Rolle als Kontaktperson und damit Ansprechpartner des Patienten zukommt.

Da jedoch andererseits bei Ärzten durchaus eine inzwischen weitverbreitete Einsicht in die Bedeutung des Sports für Prävention besteht, ist nicht verwunderlich, daß von Seiten eines großen Ärzteverbandes (NAV, Verband der niedergelassenen Ärzte Deutschlands) und vom Bundesverband der Arzthelferinnen (BdA) an den Deutschen Sporttherapeutenbund e.V. der Wunsch herangetragen wurde, eine Fortbildungs-/Seminarkonzeption „Sport" zu entwickeln. Darin sollte einerseits Basiswissen über die Einsatzmöglichkeiten des Sports vermittelt werden (Information), und andererseits – aufgrund der Erfahrung der Autoren mit ähnlichen Veranstaltungen – Selbsterfahrungen und Erlebnisse im Umgang mit verschiedenen Inhalten und Belastungsformen des Sports ermöglicht werden.

Damit sollte das „Team" der ärztlichen Praxis (Arzt und Helferin) in die Lage versetzt werden, sportliche Aktivitäten gezielter einschätzen und adressatenspezifisch empfehlen zu können.

Tabelle 1. Ergebnisse der Befragung von Ärzten zur Sportberatung (IFEP 1985)

	ja	nein
Frage: Haben Sie eine sportmedizinische Zusatzausbildung?	12	43
Frage: Führen Sie sportmedizinische Tauglichkeitsuntersuchungen durch?	32	23

Zusatzausbildung/Tauglichkeitsuntersuchung n = 55

Durchführung und Ergebnisse

In der ersten Phase, 1984, wurden drei Wochenendveranstaltungen als Pilotseminare durchgeführt (Köln, Nürnberg, Prien), die eine inhaltliche und methodische Erprobung der ausgewählten Seminarthemen [4] und deren didaktische Aufbereitung erbrachten. Dabei wurde deutlich, daß neben die bekannten funktionsorientierten Inhalte (Ausdauer-, Kraft-, Beweglichkeitstraining) gleichberechtigt erlebnisorientierte (Spiele, Entspannungsübungen) treten mußten. In dieser Phase wurde abschließend eine Seminarmappe erstellt, in der die wesentlichen Aussagen des Seminars skizzenhaft zusammengefaßt wurden. Parallel wurden Seminare für Sportpädagogen durchgeführt, die als Ansprechpartner des Praxis-Teams fungieren sollten.

1985 wurde der Seminarablauf in drei weiteren Veranstaltungen durch standardisierte Fragebogen evaluiert. Die Auswertung zeigte eine starke Akzeptanz der Inhalte und Form der Durchführung.

Auf Wunsch des veranstaltenden Ärzteverbandes (NAV) und des Sponsors der Seminare in 1985 und 1986 (Pharma Schwarz, Monheim) wurde für 1986 die bewährte Seminarkonzeption etwas modifiziert. Es wurde ein Sportmediziner in das Programm integriert, der über die Grundlagen der Belastungsuntersuchung referiert.

Resümee und Ausblick

Als Resümee kann festgehalten werden:
1. Es wurde eine Seminarkonzeption speziell für die Zielgruppe der niedergelassenen Ärzte und deren Helferinnen didaktisch aufbereitet und erfolgreich durchgeführt (Abb. 1).
2. Bedeutsamer Bestandteil, besonders für die Motivation der Teilnehmer sowie später deren Patienten, sind die erlebnisorientierten Inhalte.
3. Es wurden Möglichkeiten der organisatorischen Umsetzung präventiver Maßnahmen durch Sport aufgezeigt (Kooperation Arztpraxis mit Sportlehrer/-therapeut vor Ort).

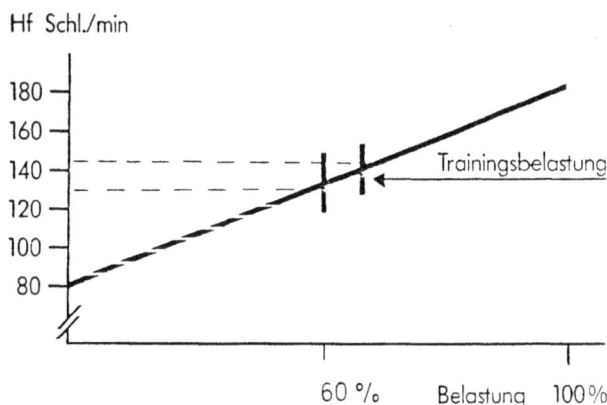

Abb. 1. Diaktisch aufbereitete Information zur optimalen Belastungsdosierung beim Laufen

Die vorgestellte Seminarkonzeption könnte ein Beispiel dafür sein, wie der festzustellende Panoramawechsel im Spektrum der jetzigen Krankheiten sich auch in der Arbeit des niedergelassenen Arztes auswirken könnte. Im Seminar arbeiten niedergelassener Arzt, Arzt mit Zusatzbezeichnung „Sportmedizin" und spezifisch ausgebildeter Sportlehrer-Therapeut zusammen. Im Anschluß daran könnte sich diese dort angeregte Kooperation in der Praxis fortsetzen. Bereits jetzt bestehen dafür Beispiele in den Regionen Oeynhausen, Konstanz, Duisburg und Düsseldorf, in denen nach Durchführung der Seminare besonders die Sporttherapeuten die Gründung weiterer Herz- und Präventionsgruppen initiierten. Dabei wäre es wünschenswert, wenn verstärkt die niedergelassenen Ärzte initiativ würden und ihrerseits die Zusammenarbeit forcieren würden. Nicht zuletzt sollte damit eine erweiterte Handlungsmöglichkeit für den niedergelassenen Arzt geschaffen werden.

Literatur

1. Hirschmann E (1985) Sport und Prävention. Zur Zusammenarbeit von NAV und DSThB im Rahmen des Präventivkonzepts. Sport und Gesundheit, 2, 1:3
2. Nowacki TE (1985) Training und Sport als Mittel der präventiven Medizin in der technisierten Umwelt. In: Franz I-W, Mellerowicz H, Noack W (Hrsg) Training und Sport zur Prävention und Rehabilitation in der technisierten Umwelt. Springer-Verlag Berlin Heidelberg New York Tokio; S 28
3. Ifep (Dezember 1985) Untersuchung „Freizeitsport – Gesundheit – Wirtschaft". Köln (Untersuchung im Auftrag des Deutschen Sportbundes)
4. Lagerstrøm D, Völker K (1983) Freizeitsport. Perimed, Erlangen
5. Stemper Th, Schöttler B, Lagerstrøm D (1983) Fit durch Bewegungsspiele. Perimed, Erlangen

Sympathische Aktivität bei schwimmtelemetrischen Untersuchungen von Koronarpatienten

A. Urhausen, T. Kullmer, T. Rieder und W. Kindermann

Abteilung Sport- und Leistungsmedizin (Leiter: Prof. Dr. med. W. Kindermann) der Universität des Saarlandes, Saarbrücken

Einleitung

Obwohl in mehreren Untersuchungen [1, 2, 4, 6] Schwimmen als geeignete körperliche Aktivität im Koronarsport betrachtet wird, werden aus Furcht vor möglicherweise häufigeren Komplikationen meist andere Belastungsformen wie Laufen, Ballspiele usw. bevorzugt. Schwimmen würde jedoch nicht nur Patienten mit orthopädischen Beschwerden entgegenkommen, sondern auch eine Bereicherung des Angebotes für alle Teilnehmer einer ambulanten Herzgruppe darstellen. Ziel der Studie war es, durch das Katecholamin-, Laktat- und EKG-Verhalten während verschiedenen Belastungsformen im Wasser Aufschluß über kardiozirkulatorische und metabolische Belastungs- und Überlastungsreaktionen [3] beim Schwimmen mit Koronarkranken zu erhalten und mit den üblichen Belastungsformen einer ambulanten Koronarsportstunde zu vergleichen.

Untersuchungsgut und Methodik

Bei 15 Patienten einer ambulanten Herzgruppe (Übungsgruppe: n = 8; maximale Leistungsfähigkeit bei Ausbelastung 1,6 ± 0,6 Watt/kg; Trainingsgruppe n = 7; 2,1 ± 0,4 Watt/kg) mit einem durchschnittlichen Infarktalter von 3,6 ± 1,7 Jahren wurden verschiedene Belastungsformen im Wasser unter telemetrischer Überwachung überprüft: Tauchreflex, Wassergewöhnung mit gymnastischen Übungen, ca. 12 Minuten subjektiv sehr lockeres Schwimmen, ca. 3 Minuten zügigeres, jedoch submaximales Schwimmen. Die Bestimmung von Laktat (La) erfolgte enzymatisch aus dem Ohrläppchenkapillarblut, die der freien Plasmakatecholamine (Kat) Adrenalin und Noradrenalin radioenzymatisch aus dem Unterarmvenenblut. Bei 8 Patienten erfolgte ein Vergleich mit früheren Ergebnissen bei Gymnastik, Laufen und Spielphasen.

Ergebnisse

Der durchschnittliche durch den Tauchreflex bedingte Abfall der Herzfrequenz (HF) betrug 8 Schläge/min (Abb. 1). Während der Wassergymnastik lag HF ähnlich wie während der Gymnastik auf dem Land, bei niedrigerem La im Wasser. Beim

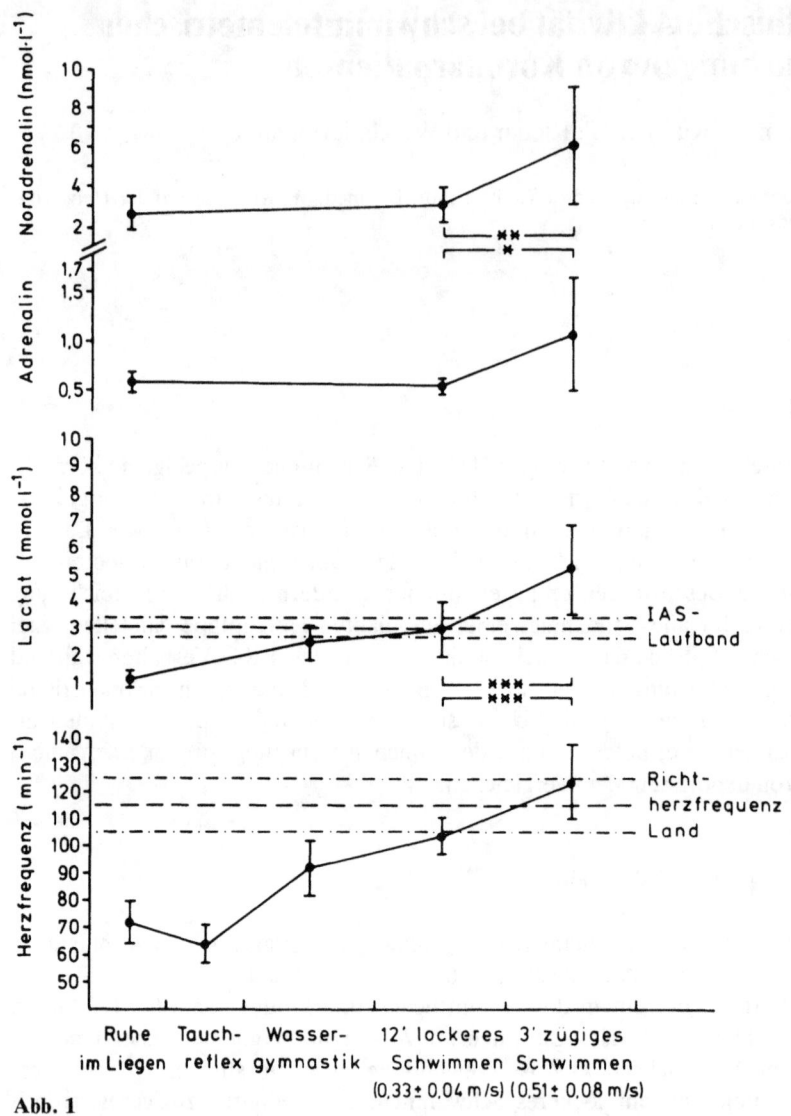

Abb. 1

12minütigen lockeren Schwimmen ($0{,}33 \pm 0{,}04$ m·s^{-1}) lagen HF, Kat und La niedriger als bei den Laufbelastungen. Im Vergleich zu den Spielphasen auf dem Land fanden sich ähnliche HF bei etwas höherem La und signifikant niedrigeren Kat (Tabelle 1). La lag durchschnittlich etwa im Bereich der individuellen anaeroben Schwelle auf dem Laufband. Beim 3minütigen zügigen Schwimmen ($0{,}51 \pm 0{,}08$ m·s^{-1}) lag HF, La und Kat deutlich höher als beim lockeren Schwimmen (Abb. 1). Im Vergleich zu den Laufbelastungen fanden sich hier ähnliche HF- und Kat-Werte bei höherem La. Im Vergleich zu den Spielphasen auf dem Land

Tabelle 1

	Herzfrequenz (min^{-1})	Laktat (mmol/l^{-1})	Adrenalin (nmol/l^{-1})	Noradrenalin (nmol/l^{-1})
Lockeres Schwimmen	106 ± 6	3,30 ±1,11	0,55 ±0,09	3,53 ±0,60
Zügiges Schwimmen	127 ± 14	6,04 ±1,18	1,05 ±0,64	6,24 ±3,19
Laufen	130 ± 13	4,49 ±1,55	1,52 ±0,39	6,34 ±1,84
Ballspiele	109 ± 13	2,52 ±0,80	1,10 ±0,25	5,10 ±1,25

stieg HF und La hochsignifikant an, bei vergleichbaren Kat (Tabelle 1). Bei der Hälfte der Patienten lag HF beim zügigen Schwimmen höher als die maximale HF bei der Fahrradergometrie, bei 2 sogar höher als bei der Laufbandergometrie. Ein Vergleich der ermittelten Richtherzfrequenzen (RHF) beim Schwimmen mit denen der ambulanten Koronarsportstunde auf dem Land ergab einen um durchschnittlich 10 Schläge/min niedrigeren Wert beim Schwimmen (r = 0,84, p < 0,01). Ein Überschreiten der RHF beim zügigen Schwimmen geht mit einem signifikanten Noradrenalinanstieg einher (r = 0,75, p < 0,01). Eine Gruppe von weniger belastbaren Patienten (1,0 ± 0,2 Watt/kg) zeigte bereits während des lockeren Schwimmens bei noch niedrigem La einen deutlichen Anstieg von HF und Kat. Im Vergleich zu anderen Belastungsformen auf dem Land wurden häufigere EKG-Veränderungen oder Rhythmusstörungen beim Schwimmen nicht beobachtet.

Diskussion

Der bei den besser belastbaren Patienten der Trainings- und bei einigen Patienten der Übungsgruppe beim lockeren Schwimmen nur unwesentliche Anstieg von Kat und La weist auf eine überwiegend aerobe und somit geeignete Belastungsform hin. Der deutliche Anstieg von Kat und HF bei einigen weniger belastbaren Patienten der Übungsgruppe läßt Schwimmen für diese Patienten jedoch als ungeeignet erscheinen. Die Ergebnisse beim zügigen Schwimmen entsprechen den Befunden anderer Autoren [5] bei vergleichbarer Schwimmgeschwindigkeit. In Übereinstimmung mit früheren Untersuchungen [1, 2, 4, 6] konnte trotz teilweise deutlich höherer HF beim Schwimmen keine Zunahme objektiver oder subjektiver Ischämieparameter bzw. Rhythmusstörungen im Vergleich zu anderen Belastungsformen beobachtet werden. Insgesamt liegen kardiozirkulatorische und metabolische Belastung beim lockeren Schwimmen niedriger als bei Lauf- oder Spielbelastungen auf dem Land. Die HF-Messung scheint eine geeignete Kontrolle der Belastungsintensität zu ermöglichen, wobei gleichzeitig der beträchtliche Einfluß der individuellen Schwimmtechnik berücksichtigt wird.

Literatur

1. Hoffmann A, Müller M, Niederhausen HV (1983) Sind Schwimmen und Sauna bei der Rehabilitation von Herzpatienten gefährlich? Schweiz med Wschr 113: 1054–1057
2. Hüllemann KD, Greulich B, Köhler C, List M, Hüllemann B (1973) Telemetrische Untersuchungen an Herzpatienten beim Schwimmen. Basic Res Cardiol 68: 136–151
3. Lehmann M, Keul J (1986) Sympathische Aktivität und Belastbarkeit von Patienten mit Belastungskoronarinsuffizienz. Dtsch Zschr Sportmed 37: 150–156
4. Magder S, Linnersson D, Gullstand L (1981) The effect of swimming on patients with ischemic heart disease. Circ 63: 979–986
5. Samek L, Lehmann M, Keul J, Betz P, Roskamm H (1986) Katecholamine und Blutlaktat beim Schwimmen bei Patienten mit koronarer Herzerkrankung. Zschr Kardiol 75 (Suppl): 12
6. Völker K (1985) Schwimmen in Herzgruppen. In: Herz: Sport und Gesundheit 2: 20–21

XVI. Sport und Medikamente

Körperliche Aktivität und medikamentöse Behandlung

R. Rost

Institut für Sportmedizin der Universität Dortmund

In der Beziehung zwischen körperlicher Aktivität und medikamentöser Behandlung sind zwei Ebenen zu unterscheiden.
1. Im Leistungssport werden Medikamente vorwiegend zur Leistungssteigerung eingenommen, häufig, aber nicht immer, unter Überschreitung der Grenzen, die durch die Dopingregeln gezogen sind.
2. Im Bereich von Breitensport und kardialer Rehabilitation werden Medikamente ihrem eigentlichen Sinn entsprechend zur Behandlung von Krankheiten eingesetzt. Zahlreiche Patienten treiben heute trotz ihrer Erkrankung und zunehmend auch wegen ihrer Erkrankung Sport. Hier sind zahlreiche Interferenzen zwischen Medikament und körperlicher Belastung aus einer ganz anderen Sicht zu berücksichtigen. Während die Frage der Leistungssteigerung durch Pharmaka im Spitzensport einen hohen Popularitätsgrad hat, spielt die zweitgenannte Frage in der Praxis eine wesentlich größere Rolle. Bei sehr zahlreichen Erkrankungen werden körperliche Aktivität und medikamentöse Behandlung gleichermaßen indiziert sein. Hierzu gehört der größte Teil der Erkrankungen, die heute in der Mortalitäts- und Letalitätsstatistik ganz vorne stehen, die Gruppe der Herz-Kreislauferkrankungen. Beim Hochdruckpatienten, beim Patienten mit koronarer Herzkrankheit oder besonders auch nach Herzinfarkt, bei vegetativen Herz-Kreislaufregulationsstörungen, gehört heute körperliche Aktivität im allgemeinen zur Standardtherapie.

Die Vielfalt der Probleme, die dabei Berücksichtigung finden müssen, ergibt sich neben der Unterschiedlichkeit der Krankheitsbilder aus den sehr zahlreichen eingesetzten Medikamentengruppen. Hinzu kommt, daß diese Medikamente einem ständigen Wandel unterliegen, der in der Bewegungstherapie mit berücksichtigt werden muß. Dies sei in der Abbildung 1 an den Medikamenten demonstriert, die die von uns im Rahmen der ambulanten Herzgruppen betreuten Patienten regelmäßig einnehmen. Diese Auflistung verdeutlicht zunächst die Vielfalt der Medikamentengruppen, die sich daraus ergibt, daß hier Erkrankungen behandelt werden, deren Ursachen meist nicht bekannt sind. Mangels einer kausalen Therapie gilt es, eine Vielzahl von möglichen Risikofaktoren und Symptomen zu beeinflussen. Diese Vielzahl von Medikamenten muß zwangsläufig auf Belastbarkeit und Belastungsreaktionen Rückwirkung nehmen.

Die hierbei auftretenden Probleme ändern sich mit den medikamentösen Therapiegewohnheiten. Die Betrachtung der Abb. 1 zeigt, daß hier ganz erhebliche Strömungen stattfinden, die auch der Arzt berücksichtigen muß, der körper-

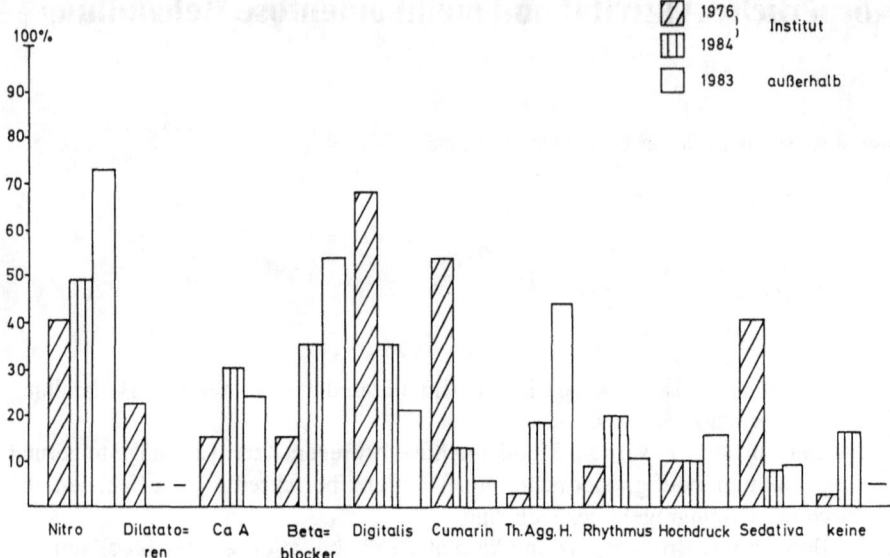

Abb. 1. Medikamenteneinnahme bei Patienten in ambulanten Herzgruppen im Rahmen des „Kölner Modells". Die erste Säule der einzelnen Medikamentengruppen stellt jeweils den Prozentsatz an Medikamenten dar, den unsere Patienten 1976 einnahmen, die mittlere Säule den Prozentsatz, den alle Patienten einnehmen, unabhängig von dem Zeitpunkt des Herzinfarktes, die letzte Säule diejenigen Patienten, die ab 1983 und später einen Herzinfarkt erlitten. Die letzte Säule reflektiert die aktuelle medikamentöse Einstellung

lich aktive Patienten betreut. So wurden beispielsweise vor 10 Jahren in den von uns betreuten Herzgruppen noch von 60% Digitalis eingenommen, entsprechend der Vorstellung, daß ein geschädigtes Herz auf jeden Fall digitalisbedürftig sei, ganz besonders dann, wenn es noch zusätzlich belastet werde. Das klinische Wissen, daß nur das myokardial insuffiziente, aber nicht das nur koronarinsuffiziente Herz von Digitalis profitiert, hat sich zunehmend auch in der Praxis durchgesetzt. Heute sind es nur noch 20% der Patienten in der ambulanten Herzgruppe, die digitalisiert sind.

Die beiden wichtigsten Medikamentengruppen, die unter körperlicher Aktivität berücksichtigt werden müssen, sind die Betablocker, die den ausgeprägtesten Einfluß unter körperlicher Aktivität nehmen und die Antikoagulantien, die im Falle von Traumen im Sport zu gefährlichen Komplikationen führen können. Hier findet sich ein gegensinniges Verhalten. Während vor 10 Jahren nur 20% unserer Patienten unter Betablockern Sport betreiben, sind es heute über 60%. Umgekehrt hat sich die Zahl der antikoagulierten Patienten von 50% auf unter 10% reduziert. Auch hierin zeigen sich die Strömungen der modernen klinischen Pharmakologie. Beta-Rezeptorenblocker haben sich bei den Postinfarktpatienten als einziges Medikament gezeigt, das bewiesenermaßen zu einer Lebensverlängerung führt. Umgekehrt sind die Behandlungserfolge beim Koronarpatienten durch Antikoagulantien enttäuschend gewesen. Auf der anderen Seite spielt

die Frage der körperlichen Aktivität unter Antikoagulantieneinfluß bei den zunehmend in den Gruppen auch vertretenen Patienten mit Klappenprothesen eine wichtige Rolle, die lebenslang auf Antikoagulantien angewiesen sind. Als gewissermaßen „Nebenaspekt" sei aus dieser Betrachtung darauf hingewiesen, daß vor 10 Jahren noch 40% unserer Patienten unter dem Einfluß von Sedativa Sport betrieben. Heute sind dies nur noch 10%. Auch hierin zeigt sich die Abwendung von der Immobilisation des Patienten hin zur kontrollierten Aktivierung.
3. Die Aspekte „Leistungssport unter Einfluß von Medikamenten" und „körperliche Aktivität des Herz-Kreislaufpatienten unter medikamentösem Einfluß" können sich auch kombinieren, beispielsweise dann, wenn Herz-Kreislaufpatienten Leistungssport betreiben, etwa der hochdruckbehaftete Marathonläufer. In diesem Fall ergeben sich besonders problematische Beziehungen.

Die unter 1–3 aufgeführten Gesichtspunkte müssen zu zahlreichen Interferenzen zwischen Medikament und Sport führen. In dieser Übersicht können hier nur die prinzipiellen Interaktionsmöglichkeiten erwähnt und an Beispielen belegt werden. In der Beziehung zwischen Medikament und Sport sind folgende Aspekte zu berücksichtigen:
1. Veränderungen der Leistungsfähigkeit bzw. Belastbarkeit.
2. Veränderungen belastungsinduzierter Reaktionen.
3. Pharmakokinetische Interaktionen.
4. Veränderungen der Trainierbarkeit.

Ad 1: Die Frage der Einflußnahme von Pharmaka auf die Leistungsfähigkeit spielt naturgemäß eine ganz besonders wesentliche Rolle. Der Leistungssportler möchte durch Pharmaka seine Leistungsfähigkeit steigern bzw. die Leistungsfähigkeit sollte zumindest nicht verschlechtert werden, dann, wenn von ihm Medikamente aus medizinischer Indikation heraus eingenommen werden müssen. Beim Herz-Kreislaufpatienten wird im allgemeinen angestrebt, medikamentös die Belastbarkeit zu verbessern.
In diesem Zusammenhang muß auf den sprachlichen Unterschied zwischen Leistungsfähigkeit und Belastbarkeit hingewiesen werden, da dies häufig zu Mißverständnissen führt. Unter Leistungsfähigkeit versteht man die globale Leistungsfähigkeit des Gesunden. Die Belastbarkeit stellt die symptomlimitierte Leistungsfähigkeit des Patienten dar. Beta-Rezeptorenblocker verschlechtern beispielsweise im allgemeinen die Leistungsfähigkeit des Sportlers, da sie die hämodynamischen und metabolischen Anpassungsreaktionen im Sport bremsen. Umgekehrt verbessern sie dagegen häufig die symptomlimitierte Belastbarkeit des Patienten, z. B. durch Verbesserung der myokardialen Sauerstoffbilanz beim Patienten mit stabiler Angina pectoris, bei dem die auftretenden Beschwerden unter Belastung die Leistungsfähigkeit einschränken.
Prinzipiell können Medikamente Leistungsfähigkeit ebenso wie Belastbarkeit positiv oder negativ beeinflussen, in Abhängigkeit von Diagnose, Art und Dosierung des Medikaments sowie von der jeweiligen Sportart.
Um den Sportartbezug zu verdeutlichen, sei erwähnt, daß zwar im allgemeinen Betablocker die Leistungsfähigkeit verschlechtern, daß sie in bestimmten, vor allem

von psychologischen Determinanten geprägten Sportarten die Leistungsfähigkeit möglicherweise auch verbessern können und deshalb zu Dopingzwecken eingesetzt werden, als Standardbeispiel beim Sportschießen.

Die Vielzahl der Medikamente, die im Leistungssport zur Leistungssteigerung benutzt werden, hier weiter aufzuzählen, erscheint sinnlos, da es sich naturgemäß um ein sportethisch und auch ärztlich nicht vertretbares Phänomen handelt. Sie sind in den entsprechenden Dopingauflistungen nachzuschlagen.

Ärztlich wichtiger ist die Frage der Einflußnahme von Medikamenten auf die Leistungsfähigkeit im negativen Sinn. Hier stellt sich die Problematik im Vergleich zur Frage der Belastbarkeit noch akzentuierter dar. Wenn ein hypertoner Breitensportler oder ein Patient mit Arrhythmien unter dem Einfluß eines Antihypertonikums oder Antiarrhythmikums Sport betreibt, so werden sich im allgemeinen keine Probleme ergeben, da man beim körperlich aktiven Patienten von genügenden Reserven ausgehen kann, die mögliche negative Seiteneffekte des Medikaments überbrücken. Anders sieht dies beim grenzwertig belasteten Patienten aus. Der Patient, der sich etwa unter dem Einfluß eines herz-kreislaufwirksamen Präparates bis an seine Leistungsgrenze belastet, muß davon ausgehen, daß fast alle diese Medikamente sich depressorisch auf die hämodynamische Funktion auswirken können, mit dem Ergebnis eines potentiellen Risikos. Um dies an einem Beispiel zu belegen, sei erwähnt, daß im allgemeinen keinerlei Bedenken dagegen besteht, daß Patienten unter Betablockern sich mäßig im Rahmen der kardialen Rehabilitation belasten. Der Hypertoniker, der unter Betablockern Marathon läuft, geht die Gefahr ein, daß er durch die Frequenzsenkung und die damit verbundene Inanspruchnahme des Starling-Mechanismus eine unphysiologische Herzvergrößerung induziert. Durch die Bremsung der Stoffwechselanpassungsmechanismen kann es zu hypoglykämischen Zuständen kommen (Franz, 1979).

Auch die Belastbarkeit des Herz-Kreislaufpatienten kann negativ und positiv beeinflußt werden. Als negative Einflußnahme sei die Einschränkung in bestimmten verletzungsanfälligen Sportarten durch Antikoagulantien erwähnt, die negativen Auswirkungen von auch im venösen Bereich wirksamen Vasodilatantien, die das Herzminutenvolumen vermindern, die Einnahme von stark sedierend wirkenden Medikamenten, die die Vigilganz beim Sport verschlechtern. Im allgemeinen wird jedoch das Medikament die körperliche Belastbarkeit des Patienten verbessern, an der Erhöhung der Belastbarkeit wird häufig sogar der Therapieerfolg gemessen. Es ist sicher nicht erforderlich, über die genannten Beispiele hinaus noch weitere aufzuführen.

Ad 2: Die Veränderung der belastungsinduzierten Reaktionen stellt in der Praxis ein erhebliches Problem dar, insbesondere dann, wenn sie solche Reaktionen modifizieren, nach denen Patient, Bewegungstherapeut und/oder Arzt gewohnt sind, die Belastungsintensität zu steuern. Als wichtigstes Beispiel ist hier sicher die Herzfrequenzänderung durch Betablocker zu erwähnen, da die Pulsfrequenz die einfachste Größe zur Kontrolle der Belastungsintensität in der Praxis darstellt und da Betablocker diese Größe am nachdrücklichsten beeinflussen. Aber auch andere Pharmaka können die Herzfrequenz nach oben (z.B. Nifedipin, Diuretika) oder nach unten (z.B. Digitalis, Verapamil, Diltiazem) verschieben, wenn auch in weniger ausgeprägter Art und Weise (Hollmann, 1985; Kober, 1982).

Darüber hinaus wird zuwenig berücksichtigt, daß Medikamente auch andere aus der großen Palette derjenigen vegetativen Reaktionen verändern, nach denen wir gewohnt sind, die Belastungsintensität zu beurteilen. Genannt seien die Gesichtsröte, die durch Vasodilatantien verändert werden kann, die Schweißneigung, die unter Belastung nach unseren Erfahrungen durch Betablocker erheblich verstärkt wird oder auch das Belastungsempfinden.

Es ist bekannt, daß eine der metabolischen Parameter, die Erschöpfung vermitteln, die Hypoglykämie unter Betablockern durch Abschwächung der damit verbundenen Symptome nicht mehr bemerkt wird. Auch objektive Kriterien, nach denen Belastbarkeit beurteilt wird, werden verändert, etwa das Belastungs-EKG durch die Einflußnahme verschiedenster Pharmaka, insbesondere des Digitalis. Die Diskussion um das „falsch positive" Belastungs-EKG unter Digitalis soll hier nicht ausgeführt werden. Es ist jedoch sicherlich falsch, einem Patienten, bei dem sich nur unter dem Einfluß von Digitalis bei geringen Belastungen erhebliche Rückbildungsstörungen ausbilden, jede körperliche Aktivität zu verbieten.

Bei der Beurteilung belastungsabhängiger Reaktionen unter dem Einfluß von Pharmaka kann die Verwendung üblicher Parameter in der Praxis zu Schwierigkeiten führen. In diesem Fall muß man nach alternativen Kriterien ausweichen, man kann beispielsweise bei den Betablockern statt der nur eingeschränkt verwertbaren Herzfrequenz auf objektive metabolische Parameter, wie besonders den Laktatspiegel (s. Abb. 2), Atemgrößen („Laufen ohne zu schnaufen"), psychologische Parameter (Beurteilung nach der Borg-Skala) etc. zurückgreifen.

Ad 3: Medikamente und körperliche Aktivität können sich in ihrer Wirkung gegenseitig verstärken oder abschwächen. Eine Verstärkung des Effekts kann an folgenden Beispielen aufgezeigt werden: Training führt zu einer Vermehrung der Zahl der Insulinrezeptoren und damit zu einer stärkeren Wirkung gleicher Insulinmengen. Diuretika und körperliche Aktivität werden gleichermaßen beim hypertonen Patienten eingesetzt. Körperliche Aktivität führt zu einem erhöhten Kochsalzverlust über den Schweiß und verstärkt somit die angestrebte Wirkung. Umgekehrt erhöhen Diuretika die Serumlipidwerte, ein unerwünschter Effekt. Man kann versuchen, durch die gegensinnige Wirkung des körperlichen Trainings diesen Negativeffekt auszugleichen (Kahrs). In gleicher Art und Weise wirken Betablocker ähnlich wie Training auf Herzfrequenz und Kreislaufökonomie, aber gegensinnig auf den Fettstoffwechsel.

Ein besonders interessantes Beispiel der Interferenz von körperlicher Aktivität und Bewegung läßt sich für das Digitalis aufzeigen. Digitalis wirkt offensichtlich nach der NaK-ATPase-Theorie durch reversible Bindung an die Zellmembran während der Kontraktion. Bei körperlicher Aktivität, also vermehrten Muskelkontraktion, wird Digitalis verstärkt an die Muskelzelle gebunden und zwar gleichermaßen im Skelett- wie im Herzmuskelbereich. Man kann von daher eine verstärkte Wirksamkeit des Digitalis unter körperlicher Aktivität annehmen, die zu einem deutlichen Absinken des Serumdigoxinspiegels führt, wie dies von verschiedenen Untersuchern nachgewiesen wurde. Die körperliche Aktivität muß also bei der Beurteilung von Serumdigitalisspiegeln berücksichtigt werden.

Ad 4: Zuletzt sei noch auf die Frage der Veränderung der Trainierbarkeit eingegangen. Hier liegen die wenigsten begründeten Daten vor. Im Bereich des Leistungssports wurden und werden verschiedene Medikamente eingenommen, um

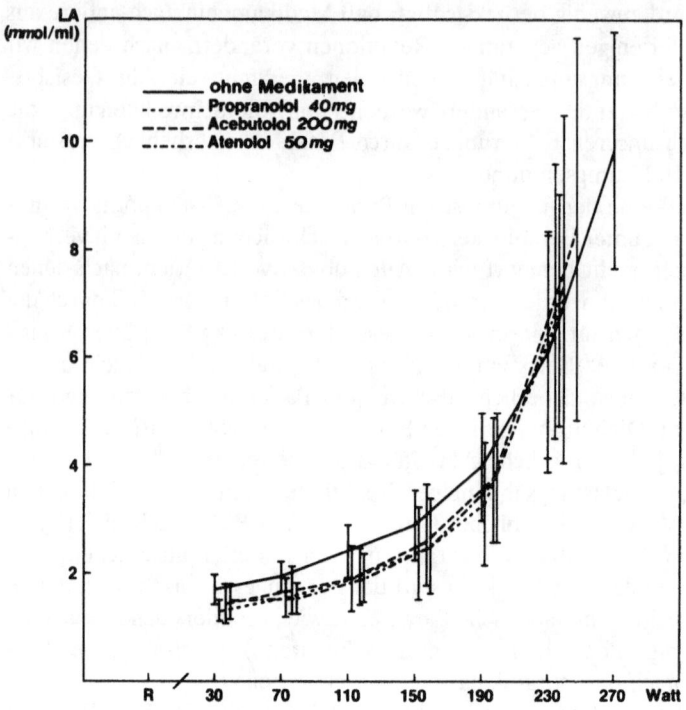

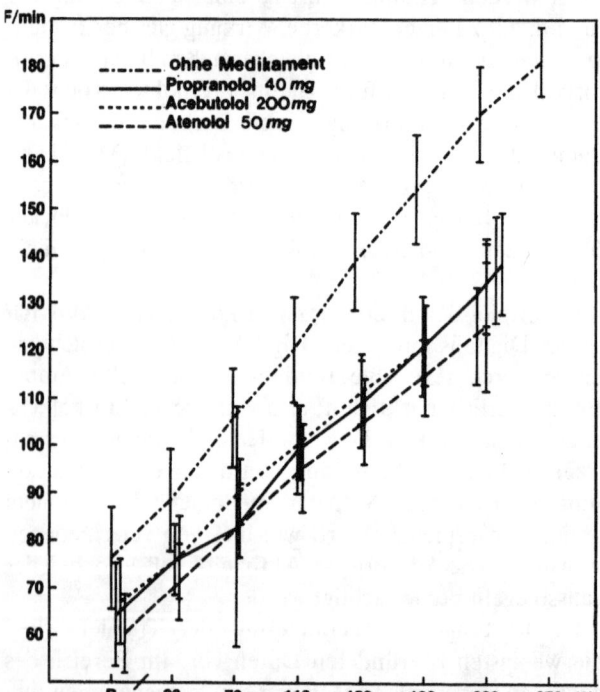

Abb. 2. Einfluß verschiedener Betablocker auf Herzfrequenz und Laktatwert. Während die Betablocker zu einem drastischen, in Abhängigkeit von der Belastungsintensität ansteigenden Pulsdefizit führen, wird der Laktatwert im submaximalen Bereich geringfügig gesenkt, der aerob-anaerobe Schwellenwert wird kaum beeinflußt

die Trainierbarkeit zu erhöhen, als bekanntestes Beispiel seien Anabolika genannt. Diese Problematik soll hier nicht weiter ausgeführt werden. Beim Patienten wird natürlich mit einer Verbesserung der Belastbarkeit durch die höheren möglichen Trainingsbelastungen auch die Trainierbarkeit verbessert und umgekehrt. Interessant ist besonders die Frage, ob Pharmaka eine spezifische Einflußnahme auf die Trainierbarkeit nehmen können. In diesem Zusammenhang wird in der Praxis am häufigsten die Frage gestellt, ob durch das Abblocken des Frequenzanstiegs unter Belastung durch Beta-Rezeptorenblocker auch die Trainierbarkeit aufgehoben wird. Tatsächlich liegen in der Literatur Untersuchungsergebnisse vor, die einen solchen Zusammenhang nahelegen. In dieser Untersuchung wurden allerdings sehr hohe Beta-Blocker-Dosen verwendet, die in der Praxis nicht zur Anwendung kommen. Es muß darauf hingewiesen werden, daß der Frequenzanstieg nicht die Belastung an sich darstellt, sondern nur ein Indiz für die relative Belastungsintensität. Auch bei „abgeblocktem" Frequenzanstieg werden die energiebereitstellenden Systeme erheblich belastet. Es gibt keinen Grund, anzunehmen, daß die hierauf folgenden reaktiven Vorgänge im Sinne der „Superkompensation", die nach der Trainingslehre dem Anpassungsprozeß zugrunde liegen, von der Sympathikusaktivität abhängig sind. Ganz sicher kann gesagt werden, daß bei einer inkompletten vegetativen Blockade nicht mit einer völligen Aufhebung des Trainingserfolges gerechnet werden muß.

Trotzdem sind gerade im Zusammenhang mit der letztgenannten Frage mehr Probleme offen als gelöst. Dies gilt ganz allgemein im Zusammenhang mit den angesprochenen Beziehungen zwischen Medikament und Sport, angesichts der Vielzahl der infrage kommenden Medikamente und angesichts der Tatsache, daß die in diesem Zusammenhang interessierenden Probleme erst in neuerer Zeit systematisch wissenschaftlich angefaßt wurden.

Literatur

1. Franz I, Lohmann F (1979) Der Einfluß einer chronischen sogenannten kardioselektiven und nichtkardioselektiven Blockade auf den Blutdruck, die O_2-Aufnahme und den Kohlenhydratstoffwechsel. Z Kardiol 68: 503
2. Kahrs J, Weinstein C, Douwers J, Alexander S, Weinstein S (1985) Effect of exercise training and diet modification on serum lipids and lipoproteins in coronary artery disease patients treated with thiazids. Clin Cardiol 8: 636

Betarezeptorenblocker und Sport

I.-W. Franz

Klinik Wehrawald, Todtmoos

Einleitung

Die körperliche Leistungsfähigkeit eines Menschen hängt im wesentlichen von drei unterschiedlichen Säulen, nämlich der Sauerstoffaufnahme, dem Energiestoffwechsel und der neuromuskulären Funktion ab. Je nach Art der körperlichen Leistung kommen unterschiedliche leistungslimitierende Größen zum Tragen, die mehr oder weniger durch das sympatho-adrenerge System gesteuert werden. Impulse des sympathischen Nervensystems werden unter dem Erfolgsorgan über α- und β-adrenerge Rezeptoren übermittelt. Dieses gilt sowohl für kardiovaskuläre als auch für metabolische Vorgänge. Die kompetative Hemmung der β-adrenergen Rezeptoren des Herzens durch die sogenannten β-Rezeptorenblocker hat sich als therapeutisches Konzept zur Behandlung des hohen Blutdruckes und der koronaren Herzkrankheit weltweit durchgesetzt. Gerade deshalb ist es unerläßlich zu wissen, ob neben der therapeutisch gewünschten Teilblockierung von β-Rezeptoren des Herzens auch solche beeinflußt werden, die für die Regulierung des Stoffwechsels von Bedeutung sind. So könnte sich über eine Abschwächung der Katecholaminwirkungen auf die β-Rezeptoren eine Beeinträchtigung des Energiestoffwechsels ergeben, indem die durch das sympatho-adrenerge System induzierte Steigerung der Lipolyse und Glykogenolyse gehemmt wird. Da es aus energetischer Sicht bei körperlicher Arbeit zu einer adaptativen Steigerung des Stoffwechsels kommen muß, ist es wahrscheinlich, daß eine mögliche Beeinträchtigung der Glykogenolyse und Lipolyse durch β-Rezeptorenblocker besonders während körperlicher Leistung deutlich wird.

Da sich die β-Rezeptoren der Organssysteme- und Gewebe weiter differenzieren lassen in sogenannte $β_1$- und $β_2$-Rezeptoren, d.h. daß die regulativen Abfläufe je nach Organ einmal mehr über $β_1$-Rezeptoren und einmal mehr über $β_2$-Rezeptoren gesteuert werden, ist es durchaus wahrscheinlich, daß sich die Beeinträchtigung des Stoffwechsels bei sogenannten $β_1$-selektiven und $β_1$-$β_2$-Rezeptorenblockern unterscheidet.

Unabhängig von der Selektifität der β-Rezeptorenblocker bewirken alle eine ausgeprägte Senkung der Herzfrequenz während Belastung [10, 12, 16]. Es ist deshalb interessant zu untersuchen, ob dieser für den Therapieerfolg wichtige Einfluß nicht gleichzeitig dazu führt, daß die Sauerstoffaufnahmefähigkeit und somit die körperliche Leistungsbreite ebenfalls gesenkt wird.

Sowohl eine Beeinflussung des Energiestoffwechsels als auch der O_2-Aufnahme würde eine wesentliche Nebenwirkung bei der oft lebensnotwendigen Therapie darstellen. Prinzipiell muß die Beeinflussung der Belastungsbreite unter β-Rezeptorenblockade unterschieden werden bei Hochdruckkranken und jenen mit einer koronaren Herzerkrankung. Bei letzteren mit belastungsabhängiger Angina ist unter β-Rezeptorenblockaden mit einer deutlichen Steigerung der Belastungsbreite zu rechnen, so daß hierauf nicht weiter eingegangen wird [16].

Anaerobe Energiegewinnung unter β-Rezeptorenblockade

Grundvoraussetzung für jede Muskeltätigkeit ist ein adäquat angepaßter Energiestoffwechsel. Je nach Art und der Dauer der Kontraktionen werden dabei unterschiedliche Energiequellen zur Energiegewinnung herangezogen. Vergleichbar mit der Batterie eines Autos kann der Körper für kurzzeitige Kontraktionen aus den energiereichen Phosphaten, nämlich dem ATP, Energie entnehmen [3] und Leistungen kurzer Dauer können aus diesen energiereichen Phosphaten komplett energetisch ermöglicht werden. Ob diese Energiequelle durch eine β-Rezeptorenblockade beeinflußt wird, kann noch nicht mit Sicherheit beantwortet werden. Es ist nicht ganz auszuschließen, daß auch die Kreatinin-Phosphat-Konzentration zumindestens in Muskeln mit hohem Anteil an weißen Fasern auch über β-Rezeptoren gesteuert wird und somit möglicherweise durch einen β-Rezeptorenblocker eingeschränkt werden könnte. Dagegen spricht jedoch, daß die Kraftentwicklung des Muskels durch eine β-Rezeptorenblockade nicht beeinflußt wird [20, 21]. Länger andauernde Leistung wie z. B. ein 400-m-Lauf erfordern, daß die energiereichen Phosphate ständig regeneriert werden. Dieses geschieht zunächst über den anaeroben Abbau von Glukose in der Glykolyse. Somit kommt es bei diesen Leistungen zu einem meßbaren Anstieg des Laktatspiegels. Ob die anaerobe Energiebereitstellung unter chronischer β-Rezeptorenblockade eingeschränkt ist, läßt sich ebenfalls noch nicht abschließend beantworten. Von Kindermann et al. [22] wurde nach Applikation von Metoprolol eine zwar geringe aber dennoch signifikante Abnahme der maximalen Laufbandgeschwindigkeit gefunden, die die Autoren als Beeinträchtigung der Glykolyse und Glukogenolyse in der Arbeitsmuskulatur erklären.

Aerobe Energiegewinnung unter β-Rezeptorenblockade

Länger andauernde körperliche Belastungen im Ausdauerbereich sind zunehmend auf eine adäquate Sauerstoffzufuhr und somit auf einen aeroben Stoffwechsel angewiesen. Dabei können zum einen Kohlenhydrate aber auch Fette abgebaut und verbrannt werden.

Sauerstoffaufnahme

Die körperliche Leistungsfähigkeit eines Menschen wird wesentlich dadurch bestimmt, in welchem Maße er Sauerstoff aufnehmen und somit der tätigen Skelettmuskulatur zur Energiegewinnung bereitstellen kann. Die während der Arbeit notwendige Steigerung der O_2-Aufnahme wird unter physiologischen Bedingungen überwiegend durch einen Anstieg des Herzzeitvolumens ermöglicht. Um so überraschender waren deshalb unsere Ergebnisse [10, 11, 18], die zeigten, daß trotz ausgeprägter Senkung der Leistungsherzschlagfrequenz sowohl die Sauerstoffaufnahme im submaximalen, aber vor allen Dingen auch im maximalen Bereich in der Langzeit-Therapie nicht signifikant gesenkt wird (Abb. 1). Die unveränderte O_2-Aufnahme trotz starker Herzfrequenzsenkung kann durch zwei Mechanismen

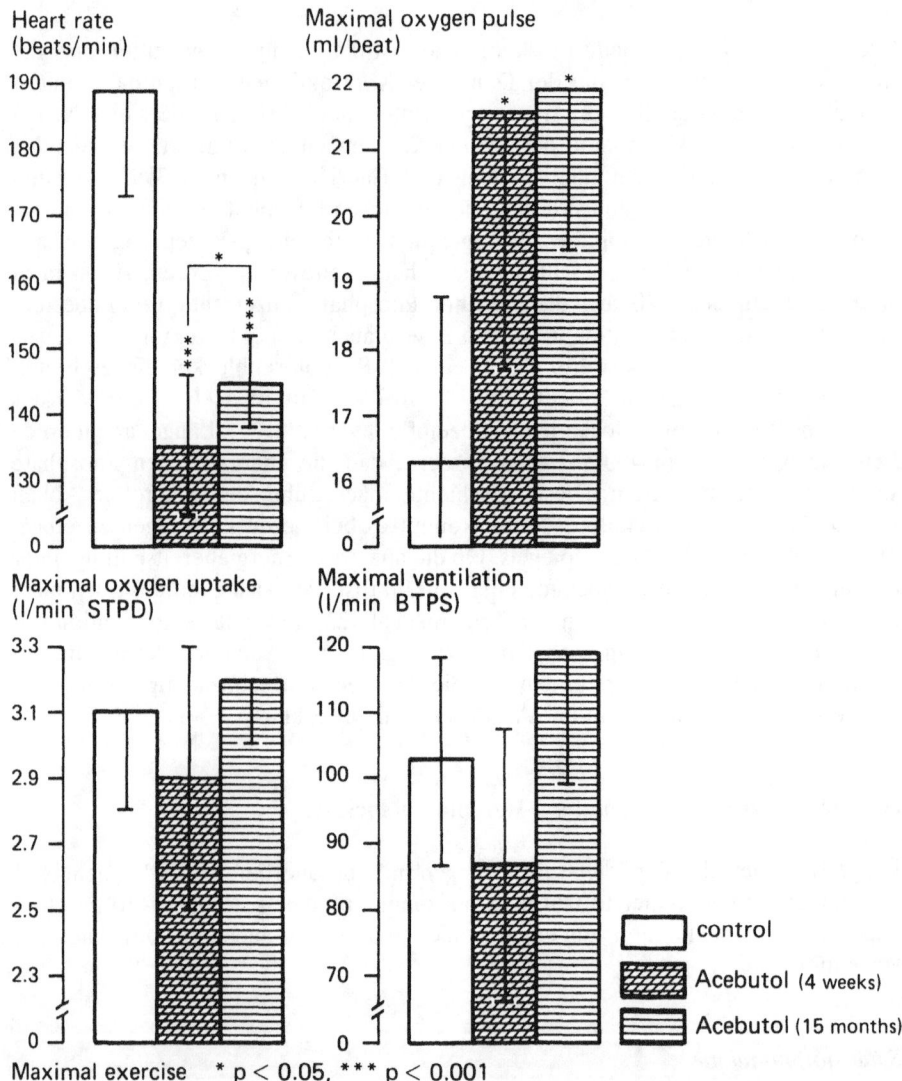

Abb. 1. Verhalten der Herzfrequenz, der maximalen O_2-Aufnahme, des maximalen O_2-Pulses und der maximalen Ventilation vor Therapie und während einer 4wöchigen und 15monatigen β-Rezeptorenblockade mit Acebutolol (500 mg/die) bei Hochdruckkranken

Tabelle 1. Einfluß von β-Blockern auf $\dot{V}_{O_{2max}}$

Autoren	β_1-Blocker	$\beta_1.\beta_2$-Blocker	Applikation
Franz et al (1979)	→	↓	chronisch
Franz et al (1980)	(↓)→	↓	chronisch
Aigner et al (1983)	→	↓	akut
Kindermann et al (1981)	→		akut
Epstein et al (1965)		↓	akut
Eckblom et al (1972)		↓	akut
Anderson et al (1979)		↓	akut
Kaiser et al (1985) (maximale Leistungsstufe)	→	↓	chronisch

erklärt werden. Zum einen wird das Herzzeitvolumen nicht in dem Maße wie die Herzfrequenz gesenkt, da es zu einem kompensatorischen Anstieg des Schlagvolumens kommen kann, so das das Herzminutenvolumen während Ergometrie nahezu unverändert sein kann. Darüber hinaus kommt es unter β-Rezeptorenblockern zu einem Anstieg der arteriovenösen Sauerstoffdifferenz, d. h., das arterielle O_2-Angebot wird stärker ausgeschöpft. Nach der Literatur (Tabelle 1) scheint es jedoch so zu sein, daß unter gemischter β-Rezeptorenblockade im Gegensatz zur β_1-selektiven Rezeptorenblockade ein Absinken der maximalen O_2-Aufnahme wahrscheinlich ist.

Kohlenhydratstoffwechsel unter β-Rezeptorenblockade

Um den bei körperlicher Arbeit gesteigerten Energiebedarf zu decken, muß der Skelettmuskelzelle neben freien Fettsäuren auch besonders Glukose als Brennstoff zur Energiegewinnung angeboten werden. Letzteres geschieht durch eine Zunahme der Glykogenolyse, die während Arbeit überwiegend durch einen verstärkten Anstieg des Plasmaadrenalins über eine Stimulierung von β_2-Rezeptoren vermittelt wird. In eigenen Studien konnten wir zeigen, daß es während einer Ausdauerbelastung im steady-state und submaximalen Bereich durch die Mitblockierung der β_2-Rezeptoren unter Gemischt-β-Rezeptorenblockern zu einem Absinken des Blutzuckers bis in den hypoglykämischen Bereich (Abb. 2) kommt. Diese Nebenwirkung konnte nicht unter β_1-selektiver Rezeptorenblockade nachgewiesen werden. Dieser Abfall unter den Gemischtblockern erklärt sich durch eine im Vergleich zum β_1-selektiven Rezeptorenblocker stärkere Hemmung des Glykogenolyse im Skelettmuskel. Die Ergebnisse lassen sich nicht durch eine unterschiedliche Beeinflussung des Plasmainsulins erklären. Die Ergebnisse unter β-Rezeptorenblockade auf den Kohlenhydratstoffwechsel werden wesentlich bestimmt durch die Menge und Appli-

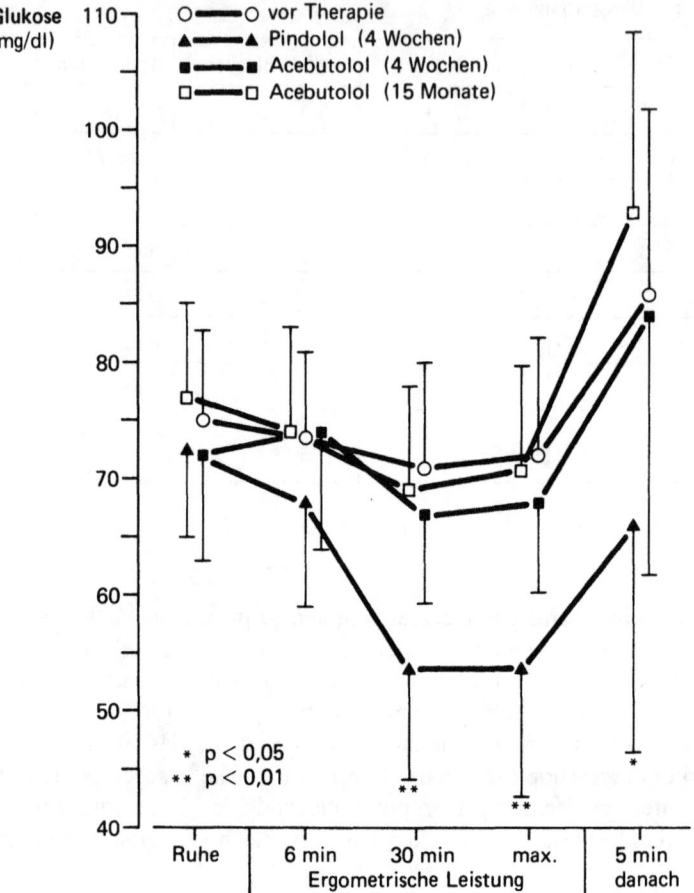

Abb. 2. Plasmaglukose vor Therapie sowie während einer 4wöchigen Therapie mit 15 mg Pindolol und 500 mg Acebutolol sowie einer Langzeittherapie mit Acebutolol (500 mg/die) über 15 Monate in Ruhe sowie während ergometrischer Leistung im steady-state bis zur 30. Minute und auf maximaler Leistungsstufe und 5 Minuten danach bei Hochdruckkranken

kationshäufigkeit der gewählten Tagesdosis, die Dauer der Behandlung (akut oder chronisch) und die Auswahl des Testverfahrens des Untersuchungsgutes. Dennoch ergibt sich aus der Literatur eine gute Übereinstimmung (Tabelle 2).

Fettstoffwechsel unter β-Rezeptorenblockade

Bei langandauernder körperlicher Leistung wird der Energiebedarf im wesentlichen auch aus der Verbrennung von freien Fettsäuren gestaltet, wozu zunächst die Lipolyseaktivität gesteigert werden muß [15]. Vergleichende Untersuchungen [17, 18] (Abb. 3) konnten zeigen, daß sowohl $β_1$- als auch Gemischt-β-Rezeptorenblok-

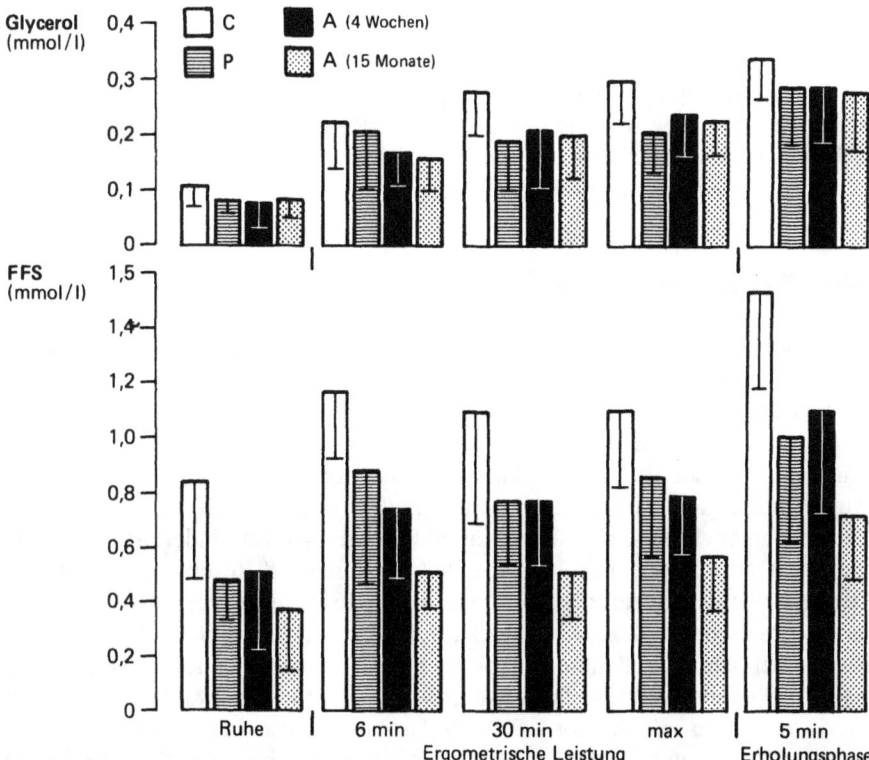

Abb. 3. Plasmaglycerol- und freie Fettsäurekonzentration vor Therapie (C) sowie während einer 4wöchigen Therapie mit Pindolol (15 mg/die, P) und Acebutolol (500 mg/die, A) im Vergleich zu einer 15monatigen Therapie mit Acebutolol (A) in Ruhe sowie während ergometrischer Leistung im steady-state bis zur 30. Minute und auf maximaler Leistungsstufe und 5 Minuten danach bei Hochdruckkranken

Tabelle 2. Einfluß von β-Rezeptorenblockern auf den Kohlenhydratstoffwechsel

Autoren	β$_1$-Blocker	β$_1$-β$_2$-Blocker	Applikationsdauer
Franz et al (1978)	→	↓	chronisch
Franz et al (1980)	→	↓	chronisch
Galbo et al (1976)		↓	akut
Lundborg et al (1981)	(↓)	↓	2 Tage
Kindermann et al (1981)	→		akut
Uusitupa (1982)	→	↓	akut
Aigner et al (1983)	→	↓	akut
McLeod et al (1983)	→	↓	akut
Rost et al (1981)	→	→	akut
Dorow et al (1982)	→	→	3 Tage

ker den Anstieg des Glycerols und der freien Fettsäuren im Plasma um ca. 25 bis 28% hemmen. Dieses gilt auch für die Langzeittherapie. Das heißt, die katecholamininduzierte Lipolyse unter körperlicher Belastung wird unter β_1-Blockern in gleichem Maße blockiert wie unter Gemischt-Rezeptorenblockern. Daraus könnte sich bei länger andauernden Leistungen (z. B. Marathonlauf) eine Beeinträchtigung der körperlichen Leistungsfähigkeit ergeben.

Körperliche Belastbarkeit unter β-Rezeptorenblockade

Leistungen wie z. B. ein 5000-m-Lauf sind ganz entscheidend auf eine adäquate Sauerstoffaufnahmefähigkeit angewiesen, wobei unter diesen Bedingungen überwiegend Kohlenhydrate verbrannt werden. Wie die hier vorgelegten Untersuchungen zeigen, wird durch einen β_1-selektiven Rezeptorenblocker weder die Kohlenhydratspaltung in der Skelettmuskulatur bei Leistungen bis zu 30 Minuten noch die O_2-Aufnahme negativ beeinflußt. Hieraus müßte sich ergeben, daß eine 5000-m-Leistung unter chronischer β-Rezeptorenblockade nicht vermindert ist, was auch für die linear ansteigende Ergometrie unter chronischer β-Rezeptorenblockade gilt. Dennoch wurde wiederholt über eine eingeschränkte körperliche Belastbarkeit unter chronischer β-Rezeptorenblockade berichtet (Übersicht 9, 18). Auch wenn man berücksichtigt, daß diese Ergebnisse nur schwer miteinander vergleichbar sind, weil völlig unterschiedliche Testverfahren verwendet werden, fällt es doch auf, daß alle jene Studien, die die körperliche Belastbarkeit unter chronischer Applikation eines β-Blockers untersuchten, alle ohne Ausnahme keine Beeinflussung der aeroben Leistungsfähigkeit ergaben. Demgegenüber war unter akuter Applikation häufig eine Beeinflussung nachweisbar, wobei sich diesbezüglich in den meisten Untersuchungen ein gewisser Vorteil für einen β_1-selektiven Rezeptoren fand.

Leenen et al. [24] berichteten, daß es auch bei Trainierten nach chronischer Applikation unter β-Rezeptorenblockade nicht zur Abnahme der maximal erreichten Leistungsstufe kam. Diese Ergebnisse entsprechen den hier aufgezeigten Befunden, in denen es ebenfalls nicht zu einer reduzierten Leistungsstufe unter chronischer β-Rezeptorenblockade bei Hochdruckkranken kam.

Dennoch verlangt dieses Problem eine etwas differenzierte Betrachtungsweise, wie die Untersuchungen von Kasier et al. [21] allerdings ebenfalls nach einmaliger oraler Gabe von 80 mg Propranolol bzw. 100 mg Atenolol zeigten. So fand sich eine Beeinflussung der aeroben Belastbarkeit besonders bei jenen Probanden, die muskelbiopthisch gesichert über ein hohes Maß an roten Muskelfasern verfügen. Die Autoren konnten zeigen, daß bei jenen Personen, die über 50% rote Muskelfasern besaßen, ein wesentlich stärkerer Effekt durch die β-Rezeptorenblocker und in diesem Fall besonders durch die Gemischt-Blocker Propranolol nachweisbar war. Auch war der Effekt auf die Herzfrequenz trotz gleicher Dosierung bei diesen Patienten wesentlich stärker ausgeprägt im Vergleich zu jenen Personen, die weniger als 50% rote Fasern aufwiesen. Auch beim 2000-m-Lauf war die Leistung insgesamt betrachtet für das ganze Kollektiv um 10% reduziert. Dabei reduzierte jedoch Propranolol die Zeit sogar um 20–25% und zwar bei jenen Patienten, die mehr als 50% rote Fasern hatten, jedoch nur um 5% bei jenen, die weniger als 50% rote Fasern hatten. Bei Atenolol war dieses differenzierte Ansprechen nicht nachweisbar. Da nun gerade rote Fasern reich an Glukogen sind und außerdem auf oxidative Energiegewinnung eingerichtet sind, werden sie somit auch in größerem Maße durch eine Gemischt-β-Rezeptorenblockade in Mitleidenschaft gezogen.

Die in der Literatur (siehe Fellenius [9]) immer wieder unter β-Rezeptorenblockade beschriebenen Muskelbeschwerden wurden auch mit dem Umstand in Verbindung gebracht, daß möglicherweise die Durchblutung der tätigen Skelettmuskulatur reduziert sein könnte. Wie bereits erwähnt, konnte jedoch von Julin-Dannfelt et al. kein Effekt, auch nicht von Propranolol, auf den Blutfluß der Skelettmuskulatur bei lokaler Gabe nachgewiesen werden. Diese Ergebnisse sprechen dafür, daß eine lokale $β_2$-Rezeptoren-vermittelnde Weitstellung der Gefäße während schwerer körperlicher Arbeit keine Rolle spielen. Von körperlich aktiven Personen unter β-Rezeptorenblockade wird besonders zu Beginn der Therapie, häufig darüber geklagt, daß sie am Anfang einer Laufleistung schwere Beine bekamen und ihr übliches Tempo nicht halten konnten. Diese Beschwerden ließen jedoch nach einer gewissen Laufzeit nach und sie konnten dann ein völlig unbeeinträchtigtes Training durchführen. Diese Beschwerden lassen sich wahrscheinlich dadurch erklären, daß zumindest zu Beginn des Laufes ein Mißverhältnis zwischen dem unter der β-Rezeptorenblockade leicht reduzierten Herzminutenvolumen und dem noch nicht optimal durch metabolische Prozesse weitgestellten Gefäße vorliegt, und somit die Muskeldurchblutung reduziert ist. Ist es jedoch nach einer bestimmten Dauer der körperlichen Leistung zum Anstieg des Stoffwechsels und somit zur metabolischen Gefäßweitstellung gekommen, so wird das leicht erniedrigte Herzminutenvolumen und somit die Durchblutungsrate durch die Weitstellung des Gefäßes voll kompensiert.

Es wurde auch von Lockwood et al. [25] darauf hingewiesen, daß möglicherweise eine gestörte Kaliumbilanz für die Muskelbeschwerden unter β-Rezeptorenblockade verantwortlich sein könnte. Die Autoren konnten zeigen, daß die Kaliumeinschleusung in der Skelettmuskelzelle über $β_2$-Rezeptoren vermittelt wird, und zwar über die membrangebundene Natrium-Kalium-ATPase [30]. So erklärten Wang und Mitarbeiter die Muskelschwäche bei Patienten mit familiärer hyperkalämischer periodischer Paralyse durch die Tatsache, daß bei diesen Patienten über die Natrium-Kalium-ATPase eine gestörte über $β_2$-Rezeptoren vermittelte Pumpleistung für Kalium in den Skelettmuskel nachweisbar ist. Die Behandlung solcher Patienten mit dem $β_2$-Adrenorezeptoragonisten Solbutamol verhinderte die zelluläre Hypokaliämie, die Muskelschwäche und Paralyse und normalisierte die Hyperkaliämie im Plasma, die durch körperliche Belastungen hervorgerufen wurde.

Dieser Mechanismus könnte erklären, warum normale Personen nach einer körperlichen Belastung ihren erhöhten Plasmakaliumspiegel unter Metoprolol schneller normalisieren als unter Propranolol [26].

Trainierbarkeit der β-Rezeptorenblockade

In mehreren Studien (Tabelle 3) konnte gezeigt werden, daß es auch unter β-Blockade zu den typischen Trainingsanpassungen kommt.

Tabelle 3. Training unter chronischer β-Blockade bei Patienten mit Herzkreislauferkrankungen

Autoren	Patienten	Resultate
Dressendorfer et al (1984)	n = 88; Zustand nach HI und ACVB; 71 unter Propranolol, 17 ohne β-Blockade	$\dot{V}_{O_2max}$ vor und Anstieg nach Training in beiden Gruppen gleich
Laslett et al (1982)	n = 37; KHK 16 unter Propranolol 21 ohne β-Blockade	beide Gruppen verbesserten ihre Leistungsfähigkeit in METS signifikant
Vanhees et al (1984)	n = 29; KHK 15 unter verschiedenen β-Blockern; 14 ohne β-Blockade	beide Gruppen verbesserten O_2-Aufnahme signifikant

MET = Metabolic equivalent = 3,5 ml/kg/min O_2-Verbrauch

Schlußfolgerung

Zusammenfassend ist somit festzustellen, daß unter einer chronischen β-Rezeptorenblockade keine Reduktion der maximalen Sauerstoffaufnahme und bei mittleren Ausdauerleistungen auch keine Störung des Kohlenhydratstoffwechsels zu erwarten sind. Diese Voraussetzungen scheinen jedoch nur für eine $β_1$-selektive Rezeptorenblockade zu gelten. Ob es bei längeren, über 90 Minuten hinausgehenden Ausdauerleistungen auch unter einem $β_1$-selektiven Rezeptorenblocker zu einer Einschränkung der Leistungsfähigkeit über eine reduzierte Fettverbrennung kommt, läßt sich abschließend noch nicht entscheiden und müßte untersucht werden. Für den Einsatz von $β_1$-selektiven Rezeptorenblockern zur Behandlung der arteriellen Hochdruckkrankheit und der koronaren Herzkrankheit dürfte dieser mögliche negative Einfluß jedoch keine Einschränkung bedeuten, zumal da die körperliche Leistungsfähigkeit im Rahmen eines präventiven und rehabilitativen Trainings und im Alltag, auch was die Kraftentwicklung angeht, nicht beeinflußt werden dürfte. Darüber hinaus lassen sich auch unter β-Rezeptorenblockade die gleichen Trainingseffekte auf das Herzkreislaufsystem erzielen [6, 23, 29]. Es muß jedoch nochmals deutlich gemacht werden, daß nach akuter Applikation eines β-Rezeptorenblockers und zu Beginn einer chronischen Therapie durchaus Leistungseinbußen auch im Ausdauerbereich kürzerer und mittlerer Dauer zu erwarten sind.

Literatur

1. Aigner A, Muß N, Krempler F, Fenninger H, Sandhofer F (1983) Der Einfluß einer akuten $β_1$- und $β_1/β_2$-Rezeptorenblockade auf den Kohlenhydrat- und Fettstoffwechsel unter Belastungsbedingungen. Dtsch Med Wschr 158: 293
2. Anderson SD, Bye PTP, Perry CP, Hamor GP, Theobald G, Nyberg G (1979) Limitation of work performance in normal adult males in the presence of beta-adrenergic blockade. Aust NZ J Med 9: 515

3. Astrand PO, Rodahl K (1977) Textbook of Work Physiology. McGraw-Hill, New York
4. Carlsson E, Fellenius E, Lundberg P, Svensson L (1978 β-adrenoceptor blockers, plasmapotassium and exercise. Lancet 2: 424
5. Dorow P (1982) Effects of β-adrenoceptor blockade on carbohydrate metabolism during exercise. Comparison of pindoldol and metoprolol. Br J Clin Pharmac 13: 429S
6. Dressendorfer R, Smith J, Gordon S, Timmis G (1984) Improved maximal oxygen uptake during phase 2 cardiac rehabilitation is independent of beta-blockade therapy (abstr.) JACC 2: 500
7. Ekblom B, Goldberg AN, Kilbom A, Astrand P-O (1972) Effects of atropine and propranolol on the oxygen transport system during exercise in man. Scand J Clin Invest 30: 35
8. Epstein SE, Robinson BF, Kahler RL, Braunwald E (1965) Effects of beta-adrenergic blockade on the cardiac response to maximal and submaximal exercise in man. J Clin Invest 44: 1745
9. Fellenius E (1983) Muscle fatique and β-blockers. – A review. Int J Sports Med 4: 1
10. Franz I-W, Lohmann FW (1979) Der Einfluß einer chronischen kardioselektiven und nichtselektiven β-Rezeptorenblockade auf den Blutdruck, die O_2-Aufnahme und den Kohlenhydratstoffwechsel. Z Kardiol 68: 503
11. Franz I-W, Lohmann FW, Koch G (1980) Differential effects of long-term cardioselective and nonselective beta-receptor blockade on plasma catecholamines during and after physical exercise in hypertensive patients. J Cardiovasc Pharmacol 2: 35
12. Franz I-W (1980) Differential antihypertensive effect of acebutolol and the fixed combination hydrochlorothiazide/amiloridehydrochloride on elevated exercise blood pressures in hypertensive patients. Am J Cardiol 46: 301
13. Franz I-W, Lohmann FW (1980) Unterschiedlicher Einfluß einer chronischen, überwiegend $β_1$-selektiven und $β_1$-$β_2$-Rezeptorenblockade auf den Kohlenhydratstoffwechsel. Ergometrische Untersuchungen bei Hochdruckkranken. Klin Wschr 58: 1155
14. Franz I-W, Lohmann FW, Koch G (1982) Effects of chronic antihypertensive treatment with acebutolol and pindolol and blood pressure plasma catecholamines and oxygen uptake at rest an during submaximal and maximal exercise. J Cardiovasc Pharmacol 4: 180
15. Franz I-W, Quabbe H-J, Meller W, Mellerowicz H (1983) Lipolyse und Fettverbrennung und deren hormonelle Regulation bei Marathonläufern während einer Ausdauerbelastung. Kongreßband Dtsch Kongreß f Sportmed, Köln. Deutscher Ärzteverlag, S 283
16. Franz I-W (1982) Ergometrie bei Hochdruckkranken. – Diagnostische und therapeutische Konsequenzen für die Praxis. Springer, Berlin Heidelberg New York
17. Franz I-W, Lohmann FW, Koch G, Quabbe H-J (1983) Aspects of hormonal regulation of lipolysis during exercise: effects of chronic β-receptorblockade. Int J Sports Med 4
18. Franz I-W (1986) β-Rezeptorenblocker in der Hochdrucktherapie. Springer, Berlin Heidelberg New York Tokio
19. Galbo H, Holst JJ, Christensen NJ, Hilsted J (1976) Glucagon and plasma catecholamines during beta-blockade in exercising man. J Appl Physiol 40: 855
20. Grimby G, Smith U (1978) β-blockade and muscle function. Lancet II: 1318
21. Kaiser P, Rössner S, Karlsson J (1981) Effect of β-adrenergic blockade on endurance and short-time performance in respect to individual muscle fibre composition. Int J Sports Med 2: 37
22. Kindermann W, Schmitt WM, Biro G, Schnabel A (1981) Metabolismus und hormonelles Verhalten bei Körperarbeit unter akuter $Beta_1$-Sympathikolyse. Z Kardiol 70: 406
23. Laslett L, Paumer L, Baier P, Amsterdam E, Foerster J (1982) Exercise training efficacy is not affected by propranolol administration in coronary patients (abstr) Am J Cardiol 50: 100
24. Leenen FHH, Coener CHM, Zondersland M, Maas AHJ (1980) Effects of cardioselective and nonselective β-blockade in dynamic exercise performance in mildly hypertensive men. Clin Pharmacol Ther 28: 12
25. Lockwood RH, Lum BKB (1974) Effects of adrenergic agonists and antagonists on potassium metabolism. J Pharmacol Exp Ther 189: 119
26. Lundborg P, Aström H, Bengtsson C, Fellenius E, v Schenk H, Svensson L, Smith U (1981) Effect of β-adrenoceptor blockade on exercise performance and metabolism. Clinical Science 61: 299
27. McLeod AA, Brown JE, Kuhn C, Kitchell BB, Sedor FA, Sanders William R, Shand DG (1983) Differentation of hemodynamic, humoral and metabolic resposues to $beta_1$, and $beta_2$-adrenergic simulation in man using atenolol and propranolol circulation 67: 1076

28. Uusitupa M, Aro A, Pietikainen M (1980) Severe hypoglycaemia caused by physicalstrain and pindolol therapy. Annals Clin Research 12:25
29. Vanhees L, Fagard R, Amery A (1984) Influence of beta-adrenergic blockade on the hemodynamic effects of physical training in patients with ischemie heart disease. Am Heart J 108:270
30. Wang P, Cluasen T (1976) Treatment of attacks in hyperkalaemic familial periodic paralysis by inhalation of salbutamol. Lancet 1:221

Einfluß einer Betablocker-Kalziumantagonisten-Kombination auf die körperliche Leistungsfähigkeit und die Plasmakatecholamine

H. Ossen, A. Urhausen, T. Kullmer und W. Kindermann

Abt. Sport- und Leistungsmedizin (Leiter: Prof. Dr. med. W. Kindermann) der Universität des Saarlandes, Saabrücken

Einleitung

Betablocker und Kalziumantagonisten stellen wirksame Therapeutika zur Senkung des Blutdruckes in Ruhe und unter körperlicher Belastung dar [2]. Während Betablocker zu einer Einschränkung der körperlichen Leistungsfähigkeit und des Metabolismus führen [3, 5], verhalten sich Kalziumantagonisten stoffwechselneutral und sind ohne Einfluß auf die körperliche Leistungsfähigkeit [4]. Betablocker-Kalziumantagonisten-Kombinationen werden inzwischen vermehrt zur Blutdruckbehandlung eingesetzt [6]. Ziel dieser Studie war es, das Verhalten von körperlicher Leistungsfähigkeit, Metabolismus und Katecholaminen unter einer Betablocker-Kalziumantagonisten-Kombination im Vergleich zu einer Betablocker-Monobehandlung zu untersuchen.

Untersuchungsgut und Methodik

Bei 16 gesunden, nicht spezifisch trainierten Sportstudenten (Alter 24,7 ± 3,1 Jahre) wurden im Rahmen einer Doppelblindstudie im cross over-Design sowohl stufenweise Laufbandbelastungen (5% Steigung, 3minütige Belastungsdauer) als auch Ausdauerbelastungen mit den Intensität der vor Versuchsbeginn bestimmten individuellen anaeroben Schwelle [7] bis zur subjektiven Erschöpfung durchgeführt. Die Medikation in randomisierter Reihenfolge bestand in einer oralen Gabe von 50 mg Atenolol (A), 20 mg Nifedipin und 50 mg Atenolol (AN) und Placebo (P) über einen Zeitraum von jeweils 3 Wochen mit dazwischen liegenden wash out-Phasen von 10 Tagen. Bestimmt wurden die beiden Belastungsarten Laktat und Glukose enzymatisch aus dem arterialisierten Ohrläppchenkapillarblut, die Herzfrequenz aus dem mitgeschriebenen EKG sowie der subjektive Anstrengungsgrad nach Borg (Skala von 6–20). Zusätzlich erfolgte bei stufenweiser Belastung die Messung der Sauerstoffaufnahme mit einem offenen spirometrischen System, bei Ausdauerbelastung die Bestimmung von Glycerin im Blutserum (enzymatisch) sowie von Adrenalin und Noradrenalin im Blutplasma (radioenzymatisch, 1). Die Prüfung auf signifikante Unterschiede erfolgte mit dem Student-t-Test für abhängige Stichproben (Signifikanzniveau $o < 0,05$).

Ergebnisse

Stufenweise ansteigende Laufbandbelastung

Maximale Laufbandgeschwindigkeit und maximale Sauerstoffaufnahme als Parameter der maximalen Leistungsfähigkeit liegen unter A und AN signifikant niedriger als unter P (3–5%). Die maximale Herzfrequenz liegt unter A 15%, unter AN 13% niedriger als unter P. Maximale Laktat- und Glukosekonzentrationen zeigen keine Unterschiede zwischen den einzelnen Versuchsbedingungen. An der individuellen anaeroben Schwelle verhalten sich die einzelnen Parameter ähnlich wie im Maximalbereich. Zwischen A und AN bestehen für keinen Parameter signifikante Unterschiede.

Ausdauerbelastung

Laufzeit und Laufstrecke liegen unter A und AN um 23–27%, Herzfrequenz um 17–20% signifikant niedriger als unter P. Während Belastung liegt die Herzfrequenz unter AN um 3 Schläge/min, in Ruhe und nach Belastung um 4–8 Schläge/min höher als unter A (Abb. 1). Laktat und Glukose liegen während Belastung unter A und AN tendenziell bis signifikant höher als unter P (Abb. 2). Glycerin fällt unter A und AN während Belastung um 27% ab. Adrenalin und Noradrenalin zeigen in Ruhe keine Unterschiede, während Belastung steigen die Katecholamine unter A und AN

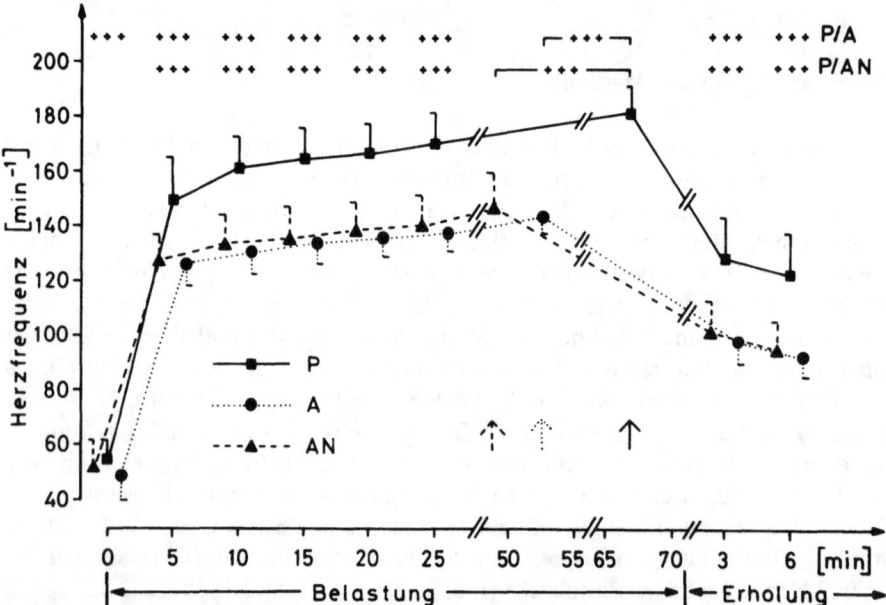

Abb. 1. Verhalten der Herzfrequenz bei Ausdauerbelastung auf dem Laufband (Mittelwerte und Standardabweichungen). Die eingezeichneten Pfeile markieren den Belastungsabbruch. P = Placebo, A = Atenolol, AN = Atenolol/Nifedipin.
Statistik: + = $p < 0,05$; ++ = $p < 0,01$; +++ = $p < 0,001$

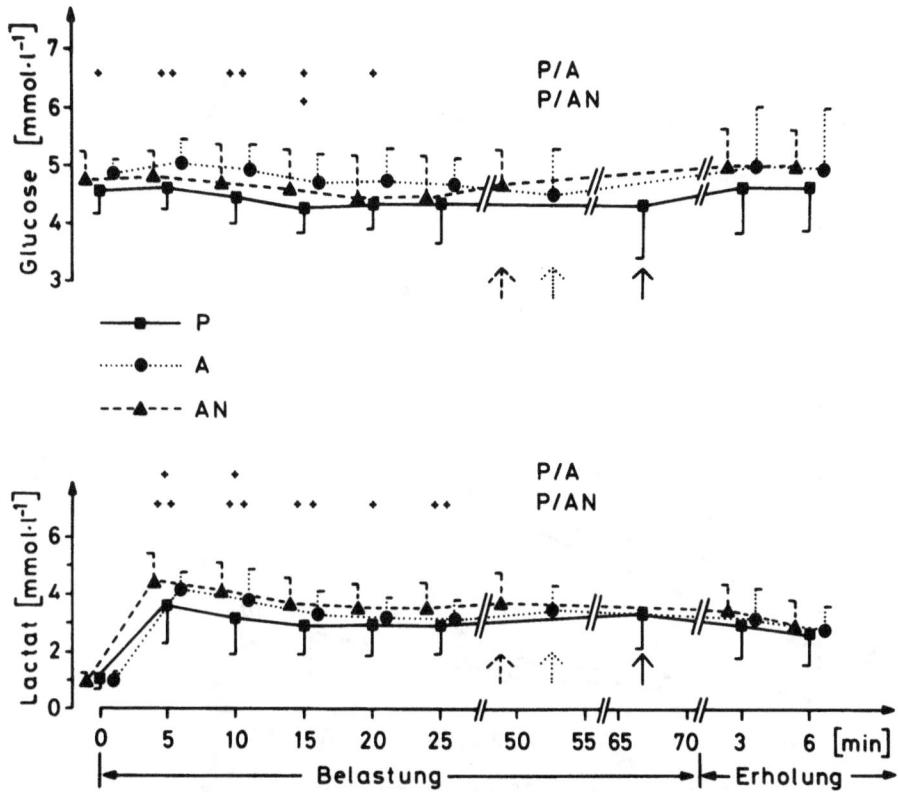

Abb. 2. Verhalten der Glukose- (oben) und Laktatspiegel (unten) bei Ausdauerbelastung auf dem Laufband (Mittelwerte und Standardabweichungen). Erklärung der Symbole: s. Legende Abb. 1. Statistik: + = $p<0,05$; ++ = $p<0,01$

signifikant stärker als unter P an (Abb. 3). Der subjektive Anstrengungsgrad liegt unter A und AN tendenziell höher als unter P. Zwischen A und AN besteht bei der Ausdauerbelastung für keinen Parameter ein signifikanter Unterschied.

Wesentliche Unterschiede in den Nebenwirkungen zwischen A und AN fanden sich nicht.

Diskussion

Es besteht kein wesentlicher Unterschied hinsichtlich körperlicher Leistungsfähigkeit und Metabolismus zwischen einer Betablockermonogabe von 50 mg Atenolol und einer Betablocker-Kalziumantagonisten-Kombination von 50 mg Atenolol und 20 mg Nifedipin. Die Parameter der maximalen Leistungsfähigkeit sowie der Ausdauerleistungsfähigkeit verhalten sich unter beiden Versuchssubstanzen iden-

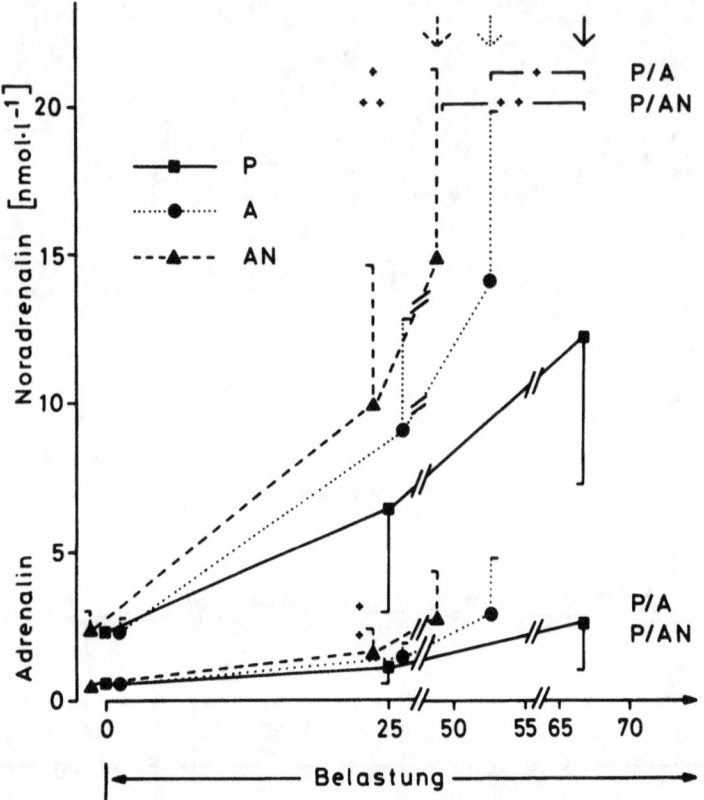

Abb. 3. Verhalten der Plasmakatecholamine Noradrenalin (oben) und Adrenalin (unten) bei Ausdauerbelastung auf dem Laufband (Mittelwerte und Standardabweichungen). Erklärung der Symbole: siehe Legende Abb. 1. Statistik: + = p<0,05; ++ = p<0,01

tisch und sind gegenüber dem Placeboversuch jeweils reduziert. Die Einschränkung der Leistungsfähigkeit ist in erster Linie auf die metabolische Beeinträchtigung durch den Betablocker bzw. den Betablockeranteil in der Kombination zurückzuführen, da die Lipolyse unter beiden Versuchssubstanzen gleich stark gehemmt wird. Demgegenüber wird analog früherer Untersuchungen der Kohlenhydratstoffwechsel unter beta$_1$-selektiver Blockade nicht negativ beeinflußt [5]. Das Herzfrequenzverhalten unter A und AN zeigt den typischen Betablockereffekt mit einer durchschnittlichen Herzfrequenzreduktion gegenüber Placebobedingungen von 20%. Die tendenziell höhere Herzfrequenz unter der Kombination kann auf die in der Literatur beschriebene reflektorische Aktivierung des sympathischen Systems durch den Nifedipinanteil zurückgeführt werden [4] und ist für die Therapie von Patienten als vorteilhaft zu bewerten. Allerdings lagen die Plasmakatecholamine in der vorliegenden Studie unter AN nicht höher als unter A. Die Betablocker-Kalziumantagonisten-Kombination führt zu keiner Zunahme ungünstiger Effekte oder Nebenwirkungen im Vergleich zur alleinigen Verabreichung des Betablockers.

Literatur

1. Da Prada M, Zürcher G (1976) Simultaneous readioenzymatic determination of plasma and tissue adrenaline, noradrenaline, and dopamine within the femtomole range. Life Sci 19: 1161–1174
2. Ekelund LG, Ekelund C, Rössner S (1982) Antihypertensive effects at rest and during exercise of calcium blocker nifedipine alone and in combination with metoprolol. Acta Med Scand 212: 71–75
3. Franz IW, Lohmann FW, Koch G (1982) Wirkungen einer blutdrucksenkenden Langzeitbehandlung mit Acebutolol und Pindolol auf Blutdruck, Plasmakatecholamine und Sauerstoffaufnahme in Ruhe und bei submaximaler und maximaler Belastung. J Cardiovasc Pharmacol 4: 180–186
4. Kindermann W, Schmitt W, Stengele E (1985) Einfluß von Kalzium-Antagonisten auf die körperliche Leistungsfähigkeit und den Metabolismus. Dtsch med Wschr 110: 1657–1661
5. Kindermann W, Scheerer W, Salas-Fraire O, Biro G, Wölfing A (1984) Verhalten der körperlichen Leistungsfähigkeit und des Metabolismus unter akuter $Beta_1$- und $Beta_{1/2}$-Blockade. Zschr Kardiol 73: 380–387
6. Lejeune Ph, Gunselmann W, Hoppe J, Mummel P, Petersen B, Winkler E, Gfrerer G, Schreiber U (1985) Effects of a fixed combination of low dose nifedipine and acebutolol on essential hypertension: comparison with standard dose acebutolol. Clin and Exper-Theory and Practice A 7(11): 1541–1552
7. Stegmann H, Kindermann W, Schnabel A (1981) Lactate kinetics and individual anaerobic threshold. Int J Sports Med 2: 160–165

Bedeutung der sympathikomimetischen Aktivität (ISA) von Betablockern für die körperliche Leistungsfähigkeit

T. Kullmer, W. Kindermann und M. Singer

Abt. Sport- und Leistungsmedizin (Leiter: Prof. Dr. med. W. Kindermann) der Universität des Saarlandes, Saarbrücken

Einleitung

Da über den Einfluß einer sympathikomimetischen Eigenwirkung (ISA) bei Betablockern auf die körperliche Leistungsfähigkeit nur vereinzelt Informationen vorliegen [3], wird in der vorliegenden Studie untersucht, ob zwischen $beta_1$-selektiver Blockade mit ISA (Visacor; 2) und $beta_1$-selektiver Blockade ohne ISA (Metoprolol) im Placebo-Vergleich Unterschiede hinsichtlich der Beeinflussung von Leistungsfähigkeit, Kohlenhydrat- und Fettstoffwechsel bestehen.

Untersuchungsgut und Methodik

In der doppelblind, cross-over und randomisiert durchgeführten Studie wurde bei 15 gesunden, männlichen Sportstudenten (26,6 ± 2,7 Jahre, 180,4 ± 7,5 cm, 75,1 ± 6,3 kg) die akute Wirkung äquipotenter Einzeldosen von 200 mg Visacor (V; Epanolol, $beta_1$-selektiv mit ISA) und 100 mg Metoprolol (M; $beta_1$-selektiv ohne ISA) sowie Placebo (P) auf Leistungsfähigkeit und Stoffwechsel mittels 3 stufenweise ansteigender Belastungen (Schema s. Abb. 3) und 3 Ausdauerbelastungen auf dem Laufband verglichen. Bei den Stufenbelastungen wurde in Ruhe, unmittelbar nach Ende jeder Belastungsstufe sowie mehrfach in der Nachbelastungsphase Glukose und Laktat enzymatisch bestimmt. Die Herzfrequenz wurde in den letzten 10 sec jeder Stufe, die O_2-Aufnahme in 30sekündigen Abständen mit einem offenen System gemessen. Bei den Ausdauerbelastungen wurde bis zur subjektiven Erschöpfung mit der Geschwindigkeit der individuellen anaeroben Schwelle (IAS; 6) gelaufen (9,1 ± 1,2 km/h). In Ruhe, in 5minütigen Abständen während Belastung sowie in der 3. und 6. Minute der Erholungsphase wurden Glukose, Laktat und Herzfrequenz bestimmt. Triglyceride, Glycerin (Testkombination Boehringer, Mannheim) und freie Fettsäuren (FFS; 4) wurden in Ruhe, alle 25 Minuten während Belastung, am Belastungsende und in der 6. Minute der Erholungsphase gemessen.

Maximale Laufbandgeschwindigkeit und maximale O_2-Aufnahme dienten als Parameter der maximalen Leistungsfähigkeit, Laufbandgeschwindigkeit und O_2-Aufnahme der IAS sowie Laufzeit und Laufstrecke der Ausdauerbelastungen als Parameter der Ausdauerleistungsfähigkeit. Es wurden Mittelwerte ± Standardabweichungen ($\bar{x}$ ± SD) berechnet. Vergleiche wurden mittels t-Test für abhängige Stichproben durchgeführt, Unterschiede mit $p < 0,05$ wurden als signifikant bezeichnet.

Ergebnisse

Maximale Laufbandgeschwindigkeit und maximale O$_2$-Aufnahme sind unter V und M gegenüber P um jeweils 7% reduziert (Abb. 1, oben). Die Leistungskenngrößen an der IAS verhalten sich ähnlich (Abb. 1, unten), Laufzeit und -strecke bei der Ausdauerbelastung sind unter V und M um 39% reduziert (Abb. 2). Signifikante Unterschiede zwischen V und M bestehen nicht. Die Senkung der Ruheherzfrequenz gegenüber P ist sowohl vor der Stufenbelastung als auch Ausdauerbelastung unter M mit 12 bzw. 24% stärker ausgeprägt als unter V mit 8 bzw. 11%. Die maximale Herzfrequenz unter V und M ist um 21 bzw. 19% (Abb. 1, oben), die

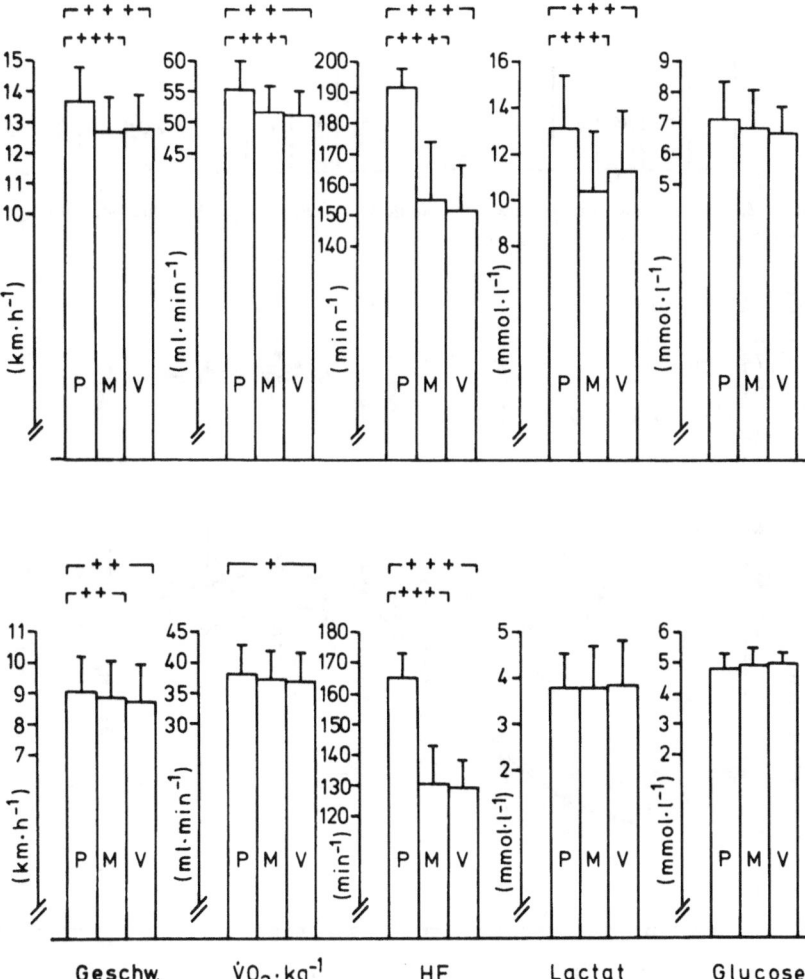

Abb. 1. Stufenweise ansteigende Belastungen – Maximalwerte für Laufbandgeschwindigkeit, relative O$_2$-Aufnahme, Herzfrequenz, Laktat und Glukose (oben; $\bar{x} \pm SD$). Korrespondierende Werte der individuellen anaeroben Schwelle (unten; $\bar{x} \pm SD$). Statistik und Symbole: P – Placebo; V – Visacor; M – Metoprolol. + $p<0,05$; ++ $p<0,01$; +++ $p<0,001$

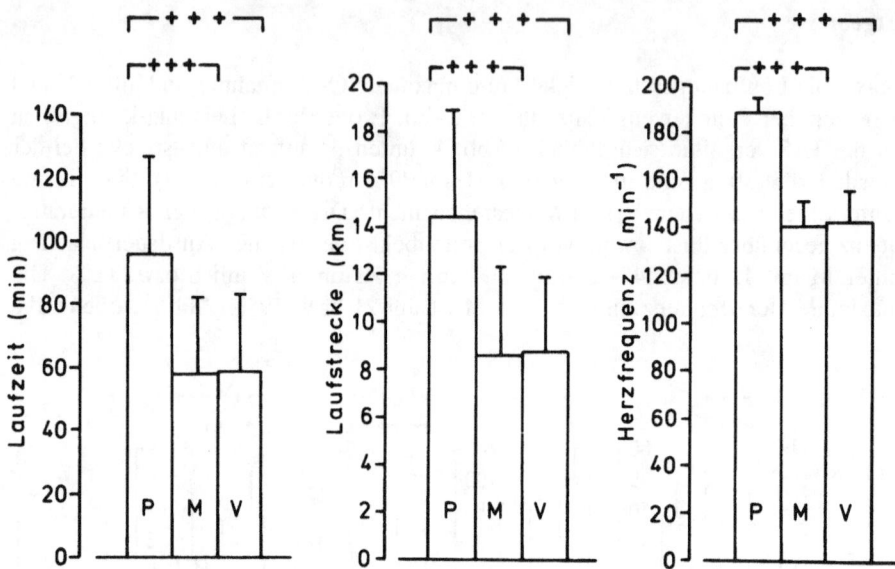

Abb. 2. Laufzeit und -strecke sowie maximale Herzfrequenz bei Ausdauerbelastung (jeweils $\bar{x} <$ SD). Statistik und Symbole: siehe Legende Abb. 1

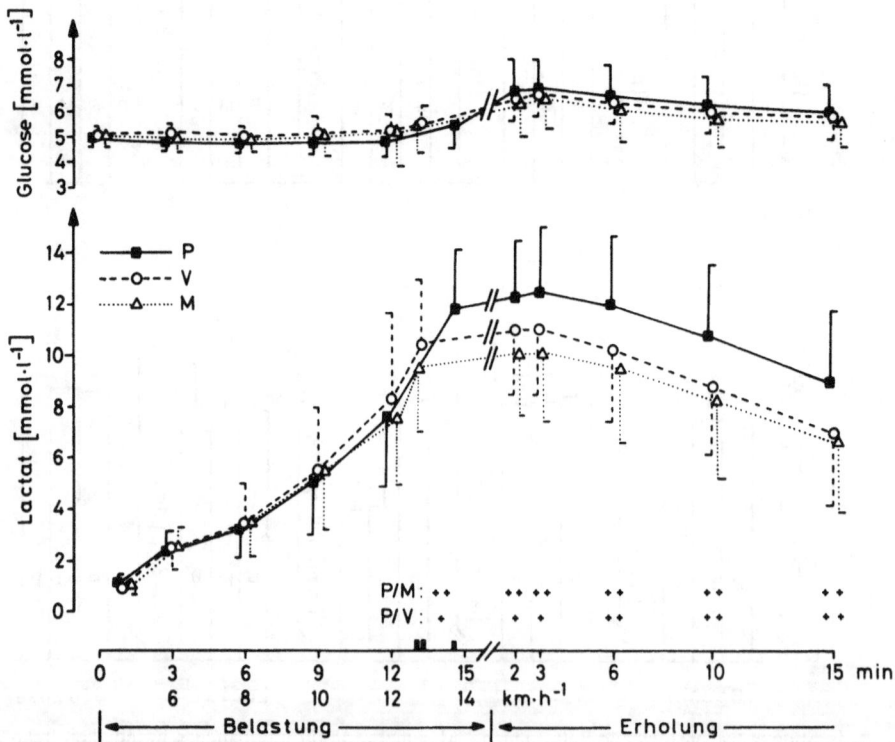

Abb. 3. Glukose (oben) und Laktat (unten) bei stufenweise ansteigender Belastung (jeweils $\bar{x} \pm$ SD). Statistik und Symbole: siehe Legende Abb. 1. Schwarze Rechtecke auf der Abszisse kennzeichnen die Zeitpunkte des Belastungsabbruches

maximale Herzfrequenz bei der Ausdauerbelastung (Abb. 2) um 25% im Vergleich zu P reduziert, ohne daß signifikante Unterschiede zwischen V und M bestehen. Die maximale Laktatkonzentration (Abb. 1, oben) und die Werte in der Nachbelastungsphase (Abb. 3) liegen unter V und M signifikant niedriger als unter P. Laktat und Glukose zeigen bei submaximaler Intensität weder bei der stufenweise ansteigenden noch bei der Ausdauerbelastung signifikante Unterschiede zwischen Betablockade und P. Glycerin und FFS liegen bei der Ausdauerbelastung unter Betablockade mit maximal 53 bzw. 67% hochsignifikant niedriger als unter P; Unterschiede zwischen den Testsubstanzen finden sich nicht. Die Triglyceridkonzentrationen im Blutserum bleiben unter Betablockade unverändert.

Diskussion

Für den Einfluß einer Betablockade auf die körperliche Leistungsfähigkeit wird vorrangig eine Beeinträchtigung der Energiebereitstellung diskutiert [1]. Dabei ist über den Einfluß der ISA auf die körperliche Leistungsfähigkeit unter Betablockade bisher nur wenig bekannt [3]. In der vorliegenden Studie wurden sowohl maximale als auch Ausdauerleistungsfähigkeit durch beide Betablocker gleich stark reduziert. Der Kohlenhydratstoffwechsel wird bei der Ausdauerbelastung nicht wesentlich beeinträchtigt, was den bisherigen Befunden unter $beta_1$-selektiver Blockade entspricht [1, 3, 5]. Die Lipolysehemmung ist bei beiden Betablockern gleich stark ausgeprägt. Die identische Herzfrequenzsenkung während Belastung unter beiden Substanzen weist darauf hin, daß äquipotente Dosen verwendet wurden. Der einzige Unterschied besteht in einer geringeren Herzfrequenzsenkung unter Visacor, was möglicherweise auf die ISA zurückzuführen ist und bei primär bradycarden Patienten von praxisrelevanter Bedeutung sein könnte. Abschließend kann festgestellt werden, daß die sympathikomimetische Eigenwirkung (ISA) offenbar ohne Einfluß auf das Verhalten der Leistungsfähigkeit und des Metabolismus bei $beta_1$-selektiver Blockade ist.

Literatur

1. Aigner A, Muß N, Krempler F, Fenninger H, Sandhofer F (1983) Einfluß einer akuten $Beta_1$- und $Beta_{12}/_2$-Rezeptoren-Blockade auf den Kohlenhydrat- und Fettstoffwechsel unter Belastungsbedingungen. Dtsch med Wschr 108: 293–298
2. Dahlöf B, Danielson M, Andersson O, Thulin T, Öhman P, Mörlin C, Boberg J, Karlberg BE, Jern S, Hansson L (1984) Initial clinical experience with ICI 141, 292 (Visacor) – a new selective $beta_1$-adrenoceptor blocker with ISA – a multicentre trial in 59 patients. Br J Clin Pharmacol 18: 831–836
3. Franz IW, Lohmann FW (1979) Der Einfluß einer chronischen sog. kardioselektiven und nicht kardioselektiven Beta-Rezeptoren-Blockade auf den Blutdruck, die Sauerstoffaufnahme und den Kohlenhydratstoffwechsel. Zschr Kardiol 62: 503-509
4. Keul J, Linnet N, Eschenbruch E (1968) The photometric autotitration of free fatty acids. Zschr Klin Chem Biochem 6: 394-398
5. Kindermann W, Scheerer W, Salas-Fraire O, Biro G, Wölfing A (1984) Verhalten der körperlichen Leistungsfähigkeit und des Metabolismus unter akuter $Beta_{12}/_1$- und Beta-Blockade, Zschr Kardiol 73: 380–387
6. Stegmann H, Kindermann W, Schnabel A (1981) Lactate kinetics and individual anaerobic threshold. Int J Sports Med 2: 160-165

Kardiovaskuläre Reaktion von Untrainierten (U) und Trainierten (T) unter Autonomer Blockade (AB)

H.-H. Dickhuth, M. Theissen, W. Auch-Schwelk, H. Just und J. Keul

Medizinische Universitätsklinik Freiburg, Abteilung Sport- und Leistungsmedizin, 7800 Freiburg

Einleitung

Bereits seit den Anfängen der Sport- und Leistungsphysiologie wird die Frage, inwieweit das Autonome Nervensystem eine Rolle in der Trainingsadaption des Herz-Kreislaufsystems spielt, erörtert [1, 2, 3, 4]. Wir untersuchten die kardiovaskuläre Reaktion von Ausdauertrainierten (T) und Untrainierten (U) unter Autonomer Blockade (AB). Fragestellung:
1. Bedeutung des vegetativen Nervensystems für die trainingsinduzierte Bradykardie
2. Einfluß des Trainings auf kardiovaskuläre Reflexe
3. Bedeutung der vegetativen Regulation für die Ventrikeldynamik bei unterschiedlichem Trainingszustand

Die Untersuchung wurde an insgesamt 18 männlichen gesunden Probanden im Alter von 26 ± 7 Jahren (U: n = 9) bzw. 25 ± 4 J. (T: n = 9) vorgenommen. Wir verglichen die folgenden Parameter aus beiden Gruppen untereinander:
1. Herzfrequenz in Ruhe und unter Belastung (50W, 100W je 6 min)
2. durch respiratorischen Sinusarrhythmie und Valsalva-Manöver induzierte HF-Veränderungen
3. eindimensional echokardiographisch bestimmte und berechnete Verkürzungsfraktion. VF = (EDD − ESD) / EDD
4. Blutdruckkontrollmessungen zu allen Untersuchungsabschnitten
5. Laktat-Konzentrationen im arteriellen Blut in Ruhe und unter standardisierter fahrradergometrischer Belastung (s. o.)

Zur Autonomen Blockade injizierten wir 0,2 mg/kg KG Propanolol sowie weitere 0,04 mg/kg KG Atropin i.v. Nach 5 min wurde die Intrinsische Herzfrequenz gemessen.

Ergebnisse

Die Herzfrequenz der Sportler unterschied sich sowohl vor als auch nach Autonomer Blockade hochsignifikant von den Werten der Untrainierten ($p < 0,01$). Weiterhin ist die Intrinsische HF der Ausdauertrainierten im Vergleich zu ihrem eigenen Normalwert in Ruhe deutlich weniger erhöht als bei ihrer Vergleichsgruppe ($p < 0,01$) (Abb. 1).

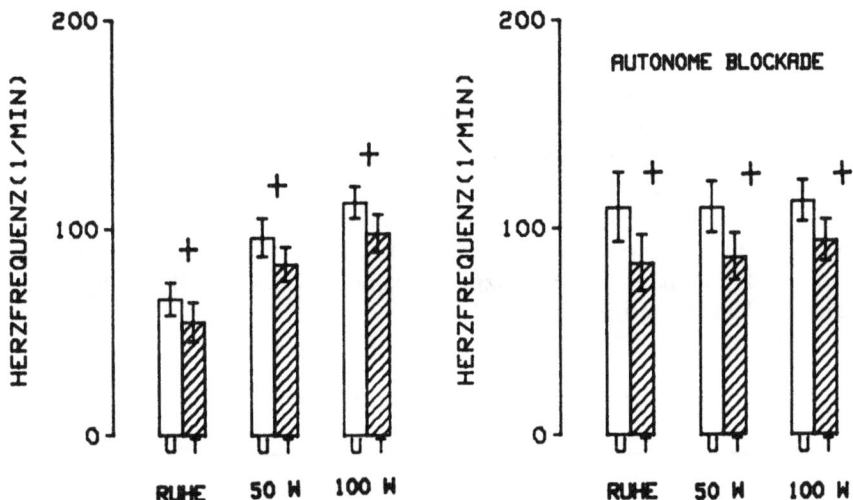

Abb. 1. Herzfrequenz bei Trainierten und Untrainierten vor und nach Autonomer Blockade

Die Laktat-Konzentrationen im Leerversuch waren eng korreliert mit den Herzfrequenzwerten und signifikant vermindert ($p < 0,05$) bei der Trainierten-Gruppe. Unter Autonomer Blockade lag das Serum – Laktat für beide Gruppen erniedrigt ($p < 0,05$) in allen Belastungsstufen.

Im Vergleich der Blutdruckwerte zwischen beiden Gruppen zeigen die Sportler leicht erhöhte systolische Werte und eine vergrößerte Amplitudenhöhe. Nach Autonomer Blockade sind die diastolischen Blutdrucke in Ruhe deutlich ($p < 0,01$), unter Belastung schwach signifikant ($p < 0,05$) bei beiden Untersuchungsgruppen erhöht. Die systolischen Werte steigen unter der Blockade zunächst noch signifikant an, sobald die Probanden sich jedoch belasteten, zeigte sich ein signifikanter Blutdruckabfall ($p < 0,01$) (Abb. 2).

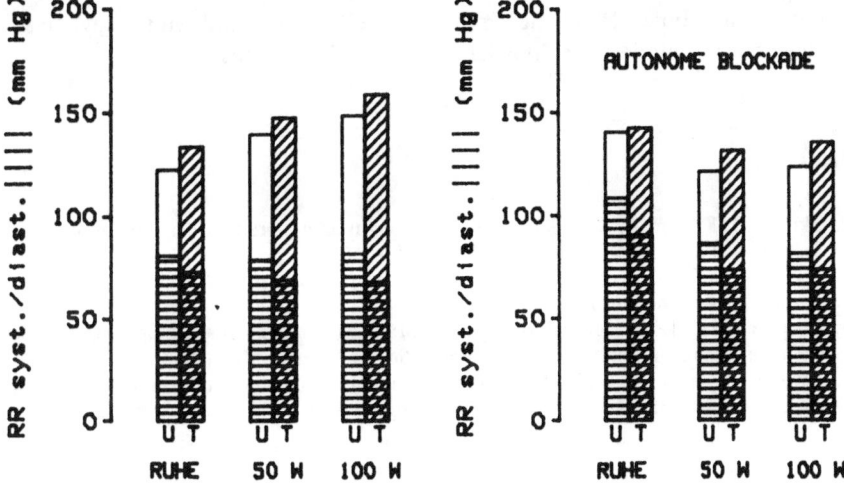

Abb. 2. RR syst./diast. bei Trainierten und Untrainierten vor und nach Autonomer Blockade

Die Werte für die RSA sind für die Trainierten signifikant (p < 0,05) erniedrigt (max. Tachyk.- max. Bradyk.: T 26 ± 7 min; U 32 ± 8/min) Die Valsalva-Ratio (Tachykardie/Bradykardie) zeigt signifikant (p < 0,01) verminderte Werte der Trainierten (T 1,56 ± 0,18; U 1,98 ± 0,53).

Nach Autonomer Blockade waren diese reflektorischen Veränderungen der Herzfrequenz aufgehoben.

Die echokardiographischen Befunde weisen auf eine herabgesetzte Dynamik nach Autonomer Blockade sowohl für U als auch für T hin. Die Verkürzungsfraktion wurde bereits in Ruhe grenzwertig pathologisch, unter Belastung fanden wir eine deutliche Insuffizienz der VF.

VF	Ruhe	50 W	100 W
T	30,8 ± 5,1	31,4 ± 4,6	34,9 ± 3,9
U	29,2 ± 3,9	30,5 ± 3,3	31,4 ± 33,9
VF unter Autonomer Blockade:			
T	27,6 ± 4,7	28,5 ± 3,2	30,3 ± 3,5
I	26,1 ± 3,8	27,4 ± 4,3	27,3 ± 3,7

Aufgrund der Untersuchungen scheinen folgende Schlußfolgerungen zulässig:
- die Trainingsbradykardie bleibt auch nach Autonomer Blockade nachweisbar; es muß deshalb eine intracardiale Adaption durch Ausdauertraining angenommen werden. Ein membranstabilisierender Effekt an der Herzmuskelzelle infolge eines Ausdauertrainings ist zu diskutieren.
- die kardiovaskulären Reflexe werden bei Untrainierten und Trainierten durch pharmakologische Ausschaltung des Vegetativen Nervensystems gleichermaßen aufgehoben.
- unter Autonomer Blockade sind Ventrikelfunktion und Muskelglykolyse vergleichbar vermindert für Sportler und Normalpersonen.

Literatur

1. Ekblom B, Kilbom A, Soltysiak J (1973) Physical training, bradycardia and Autonomic Nerve System. Scand J clin Lab Invest (1973) b 32: 251–256
2. Jose AD (1966) Effect of comined sympathetic and parasympathetic blockade on heart rate and cardiac function in man, Am J Cardiol 18: 476–478
3. Koepchen HP (1977) Neurophysiologische Grundlagen der nervösen Steuerung der Herzfrequenz, insbesondere ihrer atemrhythmischen Schwankungen, Med und Sport 17: 136–140
4. Lewis SF, Nylander E, Gad P & Areskog NH (1980) a: Non-autonomic component in bradycardia of endurance trained men at rest and during exercise. Acta physiol Scand 109: 297–305

XVII. Sport und Immunologie

Zelluläre Immunität bei männlichen und weiblichen Leistungssportlern*

K.-H. Ricken und W. Kindermann

Abt. Sport- und Leistungsmedizin (Leiter: Prof. Dr. med. W. Kindermann) der Universität des Saarlandes, Saarbrücken

Einleitung

In der Sportmedizin ist die erhöhte Infektanfälligkeit des Leistungssportlers ein häufig beobachtetes Phänomen, die meist vor wichtigen Wettkämpfen und auch bei Auslandsreisen auftritt. Störungen folgender 4 Abwehrmechanismen kommen ursächlich in Frage: Phagozytose, humorales Immunsystem (B-Lymphozyten), zelluläres Immunsystem (T-Lymphozyten) und natürliche Killerzellen (NK-Zellen, O-Lymphozyten).

Untersuchungsgut und Methodik

Nachdem eine 1. Screening-Untersuchung des immunologischen Status des Hochleistungssportlers [14] eine Suppression der T-Lymphozyten in 82% und eine Stimulierung der O-Lymphozyten in 51,5% ergeben hatte, wurden in einer nachfolgenden Untersuchung 44 männliche und 22 weibliche Hochleistungssportler, je 20 männliche und weibliche Freizeitsportler sowie je 20 männliche und weibliche Nichtsportler untersucht. Es handelte sich um Leichtathleten des A-, B- und C-Kaders im Alter von 17–33 Jahren. Die T-, B- und O-Lymphozyten wurden mittels monoklonaler Antikörper bestimmt (Methode: Quantigen^{TM} T & B Zellen-Assay, BIO-RAD Laboratories, München).

Ergebnisse

Bei den Leistungssportlern bestehen signifikante geschlechtsspezifische Unterschiede für T- und O-Lymphozyten. Bei den Männern liegen die T-Lymphozyten um 13% höher, die O-Lymphozyten um 11,5% niedriger. In der Gruppe der Freizeitsportler besteht lediglich ein geschlechtsspezifischer Unterschied für die O-Lymphozyten (Männer 3,1% niedriger als Frauen). Bei den Nichtsportlern bestehen für alle 3 Lymphozytenpopulationen signifikante geschlechtsspezifische Unterschiede (T-Lymphozyten bei Männern um 11,7% höher, B- und O-Lymphozyten bei Männern um 5,2% bzw. 6,6% niedriger.

---

* Mit Unterstützung des Bundesinstitutes für Sportwissenschaft, Köln

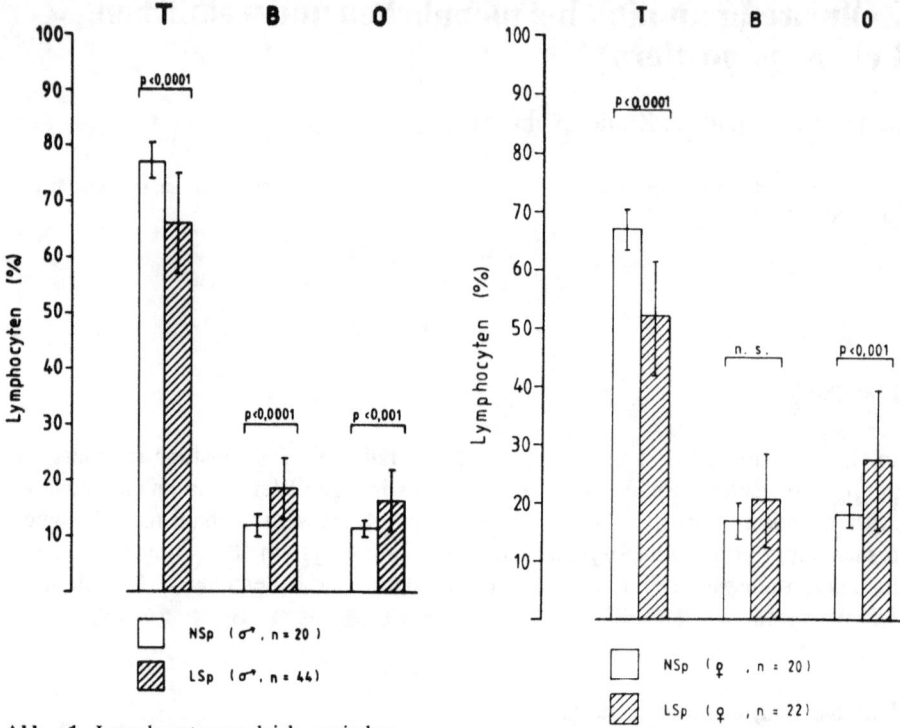

Abb. 1. Lymphozytenvergleich zwischen männlichen Leistungssportlern und Nichtsportlern

Abb. 2. Lymphozytenvergleich zwischen weiblichen Leistungssportlern und Nichtsportlern

Ein Vergleich zwischen Leistungssportlern und Nichtsportlern ergibt signifikant niedrigere Werte der T-Lymphozyten und signifikant höhere Werte der O-Lymphozyten sowohl bei männlichen (Abb. 1) als auch bei weiblichen (Abb. 2) Leistungssportlern: bei männlichen Leistungssportlern waren die T-Lymphozyten um 11,7% niedriger, die O-Lymphozyten um 5% höher, bei weiblichen Leistungssportlern lagen die T-Lymphozyten um 13% niedriger, die O-Lymphozyten um 9,8% höher im Vergleich zu Nichtsportlern. Etwas anders liegen die Unterschiede beim Vergleich zwischen Freizeitsportlern und Leistungssportlern. Während sich bei den männlichen Freizeitsportlern keinerlei Unterschiede in den T-, B- und O-Lymphozyten im Vergleich zu den Leistungssportlern fanden, waren zwischen weiblichen Freizeitsportlern und Leistungssportlern für die T- und O-Lymphozyten signifikante Unterschiede erkennbar: die T-Lymphozyten waren bei Freizeitsportlerinnen um 6,2% höher, die O-Lymphozyten um 7,4% niedriger. Vergleicht man Freizeitsportler mit Nichtsportlern, so sind bei männlichen Freizeitsportlern signifikante Unterschiede bei allen Lymphozytenpopulationen erkennbar: die T-Lymphozyten lagen bei Freizeitsportlern um 14,2% niedriger, die B- und O-Lymphozyten um 8,2% bzw. 5,9% höher. Bei weiblichen Freizeitsportlern waren beim Vergleich mit Nichtsportlern die T-Lymphozyten um 6,7% niedriger, die B- und O-Lymphozyten um 4,2 bzw. 2,4% höher.

Diskussion

Eine Interpretation der bei den Leistungssportlern in dieser Studie erhobenen Befunde ist derzeit noch nicht möglich. Auch ein Literaturstudium hilft in dieser Hinsicht nicht weiter. In der gesamten Weltliteratur finden sich lediglich 12 Arbeiten, in denen die zelluläre Immunität beim Sportler untersucht wurde (Tabelle 1). Die Literaturangaben sind unterschiedlich und zum Teil widersprechend. Hedfors et al. [12] fanden 1983 bei 10 Sportlern nach Belastung eine Suppression der T-Lymphozyten, speziell der T-Helfer-Zellen. Edwards et al. [4] berichten 1984 ebenfalls über einen Anstieg der O-Lymphozyten nach sportlicher Belastung. Die übrigen erwähnten Autoren kamen zum Teil zu anderen Ergebnissen, wobei zu berücksichtigen ist, daß Sportler unterschiedlicher Sportarten und verschiedener Trainingsphasen untersucht wurden. Bei der zellvermittelten Immunität müssen außerdem Umweltfaktoren [2], psychosoziale und Streßfaktoren [6] berücksichtigt werden, da eine erhöhte Corticosteroidkonzentration das Immunsystem ebenfalls im Sinne einer Suppression der T-Lymphozyten beeinträchtigen kann [9]. Auch scheinen Zusammenhänge zwischen Geschlechtshormonen und Immunsystem zu bestehen [8].

Die vorliegenden Befunde lassen die Schlußfolgerung zu, daß bei der Untersuchung des Immunstatus des Leistungssportlers künftig der zellulären Immunität mehr Beachtung gewidmet werden sollte. Außerdem wird empfohlen, Befunde der zellulären Immunität bei Sportlern geschlechtsspezifisch zu beurteilen, zumal die in der Literatur angegebenen Normalwerte der Lymphozyten stark schwanken und bislang nicht geschlechtsabhängig differenziert wurden.

Literatur

1. Ahlborg B, Ahlborg G (1970) Exercise leucocytosis with and without beta-adrenergic blockade. Acta med scand 187: 241–246
2. Baenkler HW (1985) Umwelt und Immunsystem. Dtsch med Wschr 110: 312–315
3. Eberhardt A (1971) Influence of motor activity on some serologic mechanisms of nonspecific immunity of the organism. Acta phys Pol 22: 185–194
4. Edwards AJ, Bacon TH, Elms CA, Verardi R, Felder M, Knight SC (1984) Changes in the populations of lymphoid cells in human peripheral blood following exercise. Clin exp Immunol 58: 420–427
5. Eskola J, Ruuskanen O, Soppi E, Viljanen MK, Järvinen M, Toivonen H, Kouvalainen K (1978) Effect of sport stress on lymphocyte transformation and antibody function. Clin exp Immunol 32: 339–345
6. Gaus E, Kubanek B (1984) Psychosoziale Faktoren und Immunkompetenz. Internist 25: 667–673
7. Green RL, Kaplan SS, Rabin BS, Stanitski CL, Zdziarski U (1981) Immun function in marathon runners. Ann of Allerg 47: 73–75
8. Grossman CJ (1985) Interactions between the gonadal steroids and the immune system. Science 227: 257–261
9. Halsboer F (1985) Psychoneuroendokrinologie. Internist 26: 302-308
10. Hanson PG, Flaherty DK (1981) Immunological responses to training in conditioned runners. Clin Science 60: 225–228
11. Hedfors E, Holm G, Ohnell B (1976) Variations of blood lymphocytes during work studied by cell surface markers, DNA synthesis and cytotoxicity. Clin exp Immunol 24: 328–335

Tabelle 1. Literaturzusammenstellung „Immunologie und Sport"
The immunology of Exercise (Mod. to Simon, Jama 252 (1984), 2735–2738). ↑ increased, ↓ decreased, NC: no change

Authors	No. of subjects	Age	Sex	Athletes	Exercise	Ig G	A	M	C	Tot. count	B	T	O	Function	Phago-cytosis
Ahlborg/Ahlborg 1970, Sweden	8	22–24	m	Untrained	Bicycle, maximal					↑					
Eberhardt, A 1971, Poland	7	18–25	m	Untrained	Bicycle, 20 min.	NC	NC	NC	↑						↓
Hedfors et al. 1976, Sweden	10	18–25	m	Untrained	Train. camp 2 we.	NC	NC	NC	NC						NC
Hedfors et al. 1976, Sweden	15	22–30	m	Untrained	Bicycle, 15 min.					↑	↑	↑	↑	Transform. ↓	
Yu et al. 1977, USA	8	21–33	m	Untrained	Treadmill, 10 min.					↑	↑	↑			
Eskola et al. 1978, Finland	4	25–50	m	marathon.	42 km run					NC				Transform. ↑	
	4	25–50	m	short dist.	7 km run					NC				Transform. NC	
	8	25–30	m	long dist.	42 km run					NC				Transform. ↑	
Moorthy/Zimmerm. 1978, USA	11	24–34	m	runners 20–88 miles/we.	20 mile race						↑	NC		Transform. NC	
Green et al. 1981, USA	20	23–46	m	marathon.	None tested at rest	NC	NC	NC	NC	NC	NC	NC		Transform. NC	NC
Weiß et al. 1981, BRD	17	22	m	Untrained	Treadmill. max	NC	NC	NC		↑	↑	↑			NC

Tabelle 1. (Fortsetzung)

Authors	No. of subjects	Age	Sex	Athletes	Exercise	Ig G	Ig A	Ig M	C	Tot. count	Lymphocytes B	Lymphocytes T	Lymphocytes O	Function	Phago-cytosis
Targan et al. 1981, USA	10			Untrained	Bicycle, 5 min.								↑		
Hanson/Flaherty 1981, USA	6	27–40	m	runners 6 –10 miles/d.	13 km run	NC	NC	NC	NC		NC	NC	↑		
Robertson et al. 1981, GB	9	18–25	m	Untrained	Bicycle, max.					↑		↑		Transform. ↑	
Soppi et al. 1982, Finland	17	20,6	m	6 week tr.	Bicycle, max.					↑	NC	NC		Transform. ↑	
	12	20,2	m	Untrained	Control group										
Tomasi et al. 1982, USA	8	23,5	5 m 3 f	Nordic ski	ski racing 20km (f)/50 km (m)		↓				↑	NC	↓		
	8	25,5	4 m 4 f	Untrained	Control group										
Hedfors et al. 1983, Sweden	10		m	Untrained	Bicycle, 5 min.					↑		↓:T_4 NC:T_8			
Edwards et al. 1984, Italy	7			Untrained	Running, 5 min.					↑	NC	NC:T_4 ↑:T_8	↑	Transform. NC	

12. Hedfors E, Holm G, Ivansen M, Wahren J (1983) Physiological variation of bood lymphocyte reactivity: T-cell subsets, immunglobulin production and mixed-lymphocyte reactivity. Clin Immunol Immunopath 27: 9–14
13. Moorthy AV, Zimmermann SW (1978) Human leucocyte response to an endurance race. Europ J appl Physiol 38: 271–276
14. Ricken KH, Kindermann W (1986) Der Immunstatus des Hochleistungssportlers. Dtsch Zschr Sportmed 37: 38–42 (Sonderheft)
15. Robertson AJ, Ramesar CRB, Potts RC, Gibbs JH, Browing MCK, Brown RA, Hayes PC, Beck JS (1981) The effect of strenous physical exercise on circulating blood lymphocytes and serum cortisol levels. J Clin Lab Immunol 5: 53–57
16. Simon HB (1984) The immunology of exercise. JAMA 252: 2735–2738
17. Soppi E, Varjo P, Eskola J, Laitinen LA (1982) Effect of strenous physical stress on circulating lymphocyte number and function before and after training. J Clin Lab Immunol 8: 43–46
18. Targan S, Britvan L, Dorey F (1981) Activation of human NKCC by moderate exercise: increased frequency of NK cells with enhanced capability of effector-target lytic interactions. Clin exp Immunol 45: 352–360
19. Tomasi TB, Trudeau FB, Czerwinski D, Erredge S (1982) Immune parameters in athletes before and after strenous exercise. J Clin Imm 2: 173–178
20. Weiss M, Bieger W, Michel G, Weicker H (1981) Untersuchungen zum Einfluß körperlicher Belastung auf die Funktion des Immunsystems. Wehrmed Mschr 25: 33–37
21. Yu DTY, Clements J, Pearson CM (1977) Effect of corticosteroids on exercise-induced lymphocytosis. Clin exp Immunol 28: 326–331

Kardiale und suprarenale Mediatoren der Aktivität peritonealer Makrophagen nach Training

G. Hartmann[1], H. Michna[2] und W. Schänzer[3]

[1] Bayer AG, Pharma EP-V, PMA 1, Leverkusen
[2] Anatomisches Institut Lübeck
[3] Institut für Biochemie der DSHS Köln

Die Aktivität des Monozyten-Makrophagen-Systems war in der jüngsten Vergangenheit Gegenstand zahlreicher experimenteller Studien, wobei das Hauptinteresse dem Aufspüren aktivierender und supprimierender Faktoren galt [7, 15]. Dabei stellte sich heraus, daß zahlreiche pharmakologische Substanzen – wie z. B. solche, die den cyclischen AMP-Spiegel erhöhen [5, 16] oder Streß [19] als auslösende Faktoren einer Aktivierung der Immunabwehr in Frage kommen. In diese Richtung weisende Experimente und Erörterungen über eine Änderung der humoralen und zellgebundenen Immunlage lassen die Makrophagen jedoch völlig unberücksichtigt.

Damit ergibt sich zwangsläufig die Frage, welche(r) Faktor(en) die Aktivierung der Makrophagen nach körperlicher Belastung, verbunden mit einem erhöhten Serumspiegel für spezifische Immunglobuline [13], auslösen. Anfänglich wurde ganz allgemein über einen „vermehrten Abbau von Körpergewebe" mit der Annahme einer „Eliminierung von unvollständig abgebauten Makromolekülen" [8, 13] spekuliert, ohne diese Vorstellungen jedoch morphologisch präzisieren zu können. Erst durch den Einsatz morphometrischer Verfahren kam das seit längerem geforderte ultrastrukturelle Äquivalent an den kollagenen Fibrillen der Sehne zum Vorschein, welches die Ausprägung der humoralen und zellulären Immunkompetenz eindeutig zu erklären vermag [17].

Unberücksichtigt blieben bei den bisherigen Überlegungen die Beeinflussung der Makrophagenaktivität durch das vegetative Nervengewebe. Um einen Zusammenhang zwischen dem Vegetativum und dem Immunsystem aufzuzeigen, haben wir die Reaktionen des vegetativen Nervengewebes des Herzens und des Nebennierenmarks sowie die von peritonealen Makrophagen nach körperlichem Training untersucht.

Für die Untersuchungen standen 10 Wochen alte weibliche Mäuse zur Verfügung. Die Tiere wurden in zwei Gruppen aufgeteilt, die eine diente als Kontrolle, die andere wurde einer Laufbelastung (1 Woche) unterzogen. Mittels Glyoxylsäure induzierter Fluoreszenz wurden die intraaxonalen Katecholamine dargestellt und mit einem Bildanalysegerät vermessen [1]; die Noradrenalinkonzentration der Ventrikel gaschromatographisch/massenspektrometrisch (GC/MS) bestimmt [6, 20]. Die Katecholaminkonzentrationen der Nebennieren ließen sich durch einen Hochleistungsflüssigkeitschromatographen mit elektrochemischer Detektion (HPLC-EC) quantitativ erfassen [20]. Die Beurteilung der Aktivität des zellulären Immunsystems beschränkt sich auf peritoneale Makrophagen, wobei die Phagozytose, das Migrationsvermögen in der modifizierten Boyden-Kammer sowie die Chemotaxis im Agarose-Migrations Assay getestet wurden [18].

Ergebnisse und Schlußfolgerungen

Unter Trainingsbelastung entsteht nach der ersten Woche der Eindruck eines stärkeren Innervationsmusters, die Anzahl der varikösen Terminalfasern scheint vermehrt. Die morphometrische Bestimmung der fluoreszierenden Anteile im Myokard ergibt bei den trainierten Tieren eine mehr als 50%ige Zunahme im Vergleich zu den zeitlich entsprechenden Kontrollen (Abb. 1a, b). Diese Werte stehen im Einklang mit den biochemischen Befunden. Unter den gleichen Versuchsbedingungen stieg die Adrenalinkonzentration der Nebennieren von 742 ug/g auf 949 ug/g Feuchtgewicht, die Noradrenalinkonzentration von 400 ug/g auf 500 ug/g Feuchtgewicht an.

 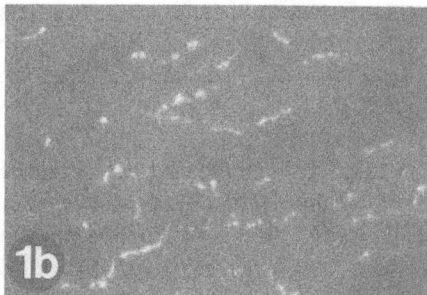

Abb. 1a u. b. Fluoreszierende Nervenfasern im Kammermyokard. **a)** Kontrolle; **b)** Einwöchiges Training
Beachte Ausprägung des Innervationsmusters mit Zunahme variköser Terminalfasern. × 200

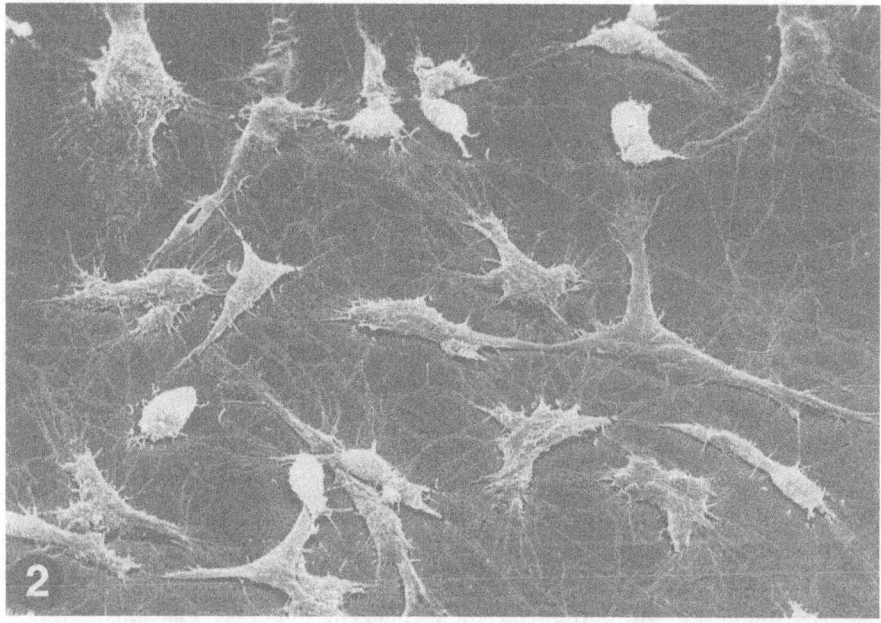

Abb. 2. Monolayer peritonealer Makrophagen im rasterelektronen-mikroskopischen Bild vor Analyse ihrer Migrationsaktivität nach Training. × 820

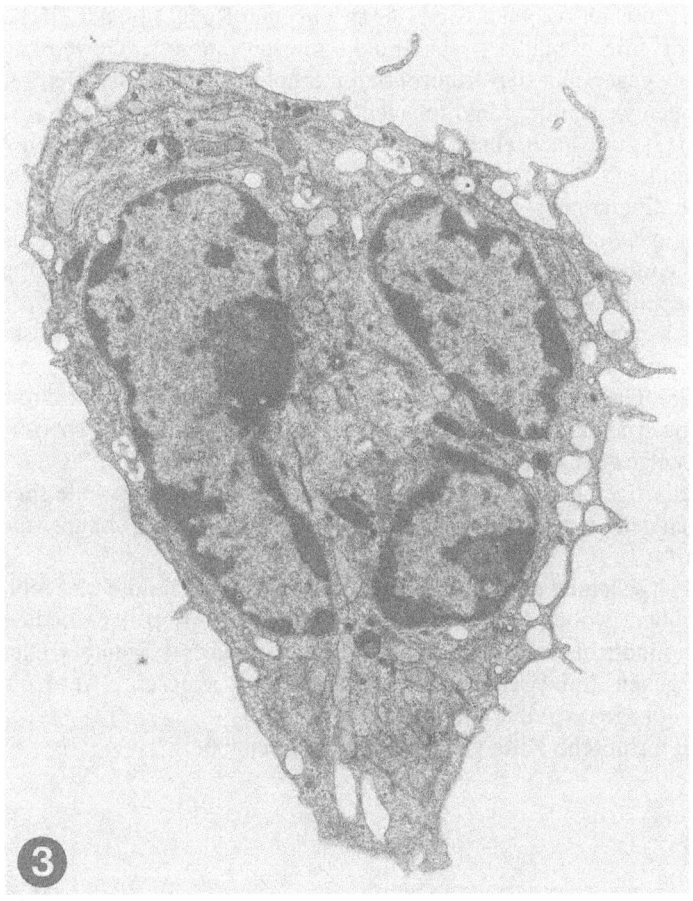

Abb. 3. Charakteristische Ultrastruktur eines peritonealen Makrophagen nach Training. × 9.600

Während körperlicher Belastung kommt es neben einer verstärkten Freisetzung von Noradrenalin und Adrenalin aus den sympathischen Nervenendigungen und der Nebenniere [10] zu einer deutlichen belastungsabhängigen Zunahme der adrenergen Rezeptoren an Blutzellen [4, 12]. Ein wesentlicher Faktor, der zu dieser veränderten Rezeptordichte beiträgt, ist in einer vermehrten Freisetzung von Katecholaminen zu sehen.

Die übereinstimmend vertretene Ansicht, daß die Rezeptorenanzahl (50.000) je Makrophage (Abb. 2 und 3) konstant sei [11], hat man in der jüngsten Vergangenheit zunehmend zugunsten der Annahme modifizierbarer Rezeptorenanzahlen verlassen. Zahlreiche experimentell-immunologische Untersuchungen an Makrophagen zeigen, daß die Rezeptoranzahl und damit die Migrationsleistung den jeweiligen physiologischen Erfordernissen angepaßt und möglicherweise sogar vegetativ reguliert sein könnte [2, 3, 21]. Für eine solche Annahme spricht, daß es bereits nach einmaliger funktioneller Belastung zu einer starken Katecholaminenspeicherung der sympathischen Axone kommt, die sich in einer Reduktion der Fläche fluoreszierender Nervenfasern äußert, während die Konzentration der Gewebskatecholamine geringfügig gegenüber den Kontrolltieren erhöht ist. Unter den gleichen Versuchsbedingungen weisen die Makrophagen ebenfalls ein gesteigertes Migrationsvermögen auf [17], das nach einer Woche immer noch deutlich über den Werten der Kontrollen liegt.

Da die Chemotaxis dieser Zellen zu diesem Zeitpunkt ebenfalls erhöht ist, könnten die Katecholamine als chemotaktische Signale angesehen werden, die über entsprechende adrenerge Rezeptoren zu einer Aktivierung der Makrophagen führen. Unterstützt wird diese Theorie durch die enge Anlagerung der Makrophagen an die Schwannschen Zellen nach einer Woche funktioneller Belastung [9]. Zu diesem Zeitpunkt ist die Fläche der fluoreszierenden Nervenfasern und die Konzentration der Gewebskatecholamine deutlich vergrößert. Ultrastrukturell ist aber weder eine erhöhte Anzahl von Axondegenerationen, noch eine Nekrotisierung des Herzmuskelgewebes festzustellen, so daß fokale Nekrobiosen, die das Freiwerden von peptidartigen Filamentfragmenten bewirken und wirkungsvolle chemotaktische Signale darstellen, als Makrophagenaktivatoren zu diesem Zeitpunkt nicht in Frage kommen.

Demnach scheinen die Katecholamine einen Einfluß auf die Makrophagenaktivität auszuüben, wobei sie aufgrund ihrer schnellen Freisetzung – bedingt durch die hohe Empfindlichkeit des vegetativen Nervengewebes gegenüber allen exogenen und endogenen Einflüssen – als ein „first activator" angesehen werden müssen, der die Makrophagenaktivität initial in Gang setzt.

Für die technische Hilfe gilt der Dank Frl. Schubbe.

Literatur

1. Addicks K, Dammrau R, Zastrov J, Smith EF, Schafran R, Kluth M, Schroer K (1984) Morphologische Untersuchungen zur peripheren Sympathikusmodulation. Verh Anat Ges 78: 45
2. Bieger WP, Weiss M, Michel G, Weiker H (1980) Exercise-induced monocytosis and modulation of monocyte function. Int J Sports Medicine I: 30–36
3. Bieger W, Michel G, Vocke T, Weiker H (1983) Regulation der Insulin-Affinität unter körperlicher Belastung. In: Sport, Leistung und Gesundheit, hrsg v Heck H, Hollmann W, Liesen H, Rost R, Deutsche Ärzte-Verlag, Köln
4. Brodde DE (1984) Adrenerges System unter körperlicher Belastung. In: Blutdruck unter körperlicher Belastung, hrsg v Anlauf M, Bock KD, Steinkopff-Verlag, Darmstadt
5. Coffey RG, Hadden JW (1984) Cyclic nucleotides in neurohumoral regulation of cells of the immune system. In: Stress, immunity, and aging, ed. by Cooper EL. Marcel Dekker, New York
6. Donike M (1974) N-trifluoracetyl-O-trimethylsilyl-phenolalkylamine Darstellung und massenspezifischer gaschromatographischer Nachweis. J Chromatogr 1: 1–22
7. Fehr HG (1982) Enzymhistochemische Untersuchungen an Makrophagen unter Trainingsbedingungen. Diplomarbeit, Köln
8. Grabar O (1975) The „globulines-transporteurs" theory and auto-sensitization. Med. Hypotheses I: 172–175
9. Hartmann G (1985) Zur Wirkung von Testosteron und Training auf Funktionsstrukturen des vegetativen Nervensystems. Strauß-Verlag, Köln
10. Hartmann G, Addicks K, Donike M, Schänzer W (1984) Einfluß von Testosteron propionat auf das vegetative Nervengewebe des Herzens und das Nebennierenmark der Maus Verh Anat Ges 78: 469–470

11. Koo C, Snyderman R (1980) Chemotactic peptide protects against inhibition by cytochalasin B of peptide binding on human polymorphonuclear leukocytes. (PMNS): A potential mechanism for enhanced gradient sensing. Clin Res 28, 2: 373a
12. Lehmann M, Keul J(1986) Trainings-induzierte Variabilität von Adrenozeptoren. In: Kardiovaskuläre Rezeptoren, hrsg v Schölmerich P, Holtmeier HJ, Thieme-Verlag, Stuttgart
13. Liesen H, Dufaux B, Weber K, Lohmann W, Fischer W, Hollmann W (1976) Das Verhalten von Serumimmunglobulinen bei Ausdauertraining und extremen Ausdauerbelastungen. Sportarzt und Sportmedizin 6: 119–123
14. Liesen H, Dufaux B, Hollmann W (1977) Modification of serum glycoproteins during the days following a prolonged physical exercise and the influence of physical training. Eur J Appl Physiol 37: 243–254
15. Lötzerich H (1982) Untersuchungen zur Enzymaktivität von Makrophagen unter Trainingsbedingungen. Diplomarbeit, Köln
16. Marx JL (1983) Chemical signals in the immune system. Activation of immune cells depends on a complex interplay of proteins that regulate the growth and differentiation of the cells. Science 221: 1362–1364
17. Michna H (1984) Anabolika und Sportschäden an Sehnen. Richarz, Sankt Augustin
18. Michna H (1984) Die Aktivität des Makrophagen-Systems des Menschen. Dissertation, Lübeck
19. Morjan AA (1984) Effects of acute and chronic stress upon lymphocyte blastogenesis in mice and humans: „Of mice and men". In: Stress, immunity, and aging, ed. by Cooper EL. Marcel Dekker, New York
20. Schänzer W (1984) Untersuchungen zum Nachweis und Metabolismus von Hormonen und Dopingmitteln, insbesondere mit Hilfe der Hochdruckflüssigkeitschromatographie. Diss Köln
21. Soman VR, Koivisto VA, Grantham P, Felig P (1978) Increased insulin binding to monocytes after acute exercise in normal man. J Clin Endocrinol Metab 47: 216–218

Morphologische, biochemische und immunologische Studien zu einer vegetativen Regulation der Aktivität peritonealer Makrophagen während eines simulierten aeroben Ausdauertrainings

H. Michna[1], G. Hartmann[2] und W. Schänzer[3]

[1] Institut für Anatomie der Medizinischen Universität zu Lübeck
[2] Bayer AG, Pharma, Leverkusen
[3] Institut für Biochemie der Deutschen Sporthochschule Köln

Vergleichende Studien zum Verhalten des vegetativen Nervensystems des Herzens und des Nebennierenmarks wie von peritonealen Makrophagen nach einwöchigem Lauftraining sprechen für eine Verknüpfung von Vegetativum und Immunsystem:

Demnach vermag die vermehrte Ausschüttung von Katecholaminen nach Training eine lebhaftere Makrophagenaktivität zu induzieren (Hartmann et al., 1986), so daß der Befund einer erhöhten Dichte der β-Adrenorezeptoren von Leukozyten (Brodde, 1984; Lehmann und Keul, 1986) nunmehr auch funktionell sehr viel besser verständlich wird. Offen ist die Frage, ob im Verlauf einer längeren Trainingsperiode eine Regulation der Aktivität des vegetativen Nervensystems und des zellulären Immunsystems erfolgt, denn es wäre nach den vorliegenden Studien ja durchaus naheliegend, eine vegetative Regulation der Aktivität peritonealer Makrophagen aufzuspüren.

Material und Methode

Diesem Fragenkreis wurde im experimentellen Modell nach 1- und 3wöchiger Laufbelastung (vgl. Tittel und Otto, 1970) und entsprechenden Kontrollgruppen ($n \geq 5$) nachgegangen.

Zur Beurteilung der Reaktion des vegetativen Nervensystems wurde der adrenerge Anteil des intrakardialen Nervengewebes weiblicher Mäuse (NMRI) elektronen- und fluoreszenzmikroskopisch untersucht. Mit Hilfe Glyoxylsäure induzierter Fluoreszenz wurden intraaxonale Katecholamine dargestellt und mit einem Bildanalysegerät vermessen (Addicks et al., 1984), der Noradrenalinanteil wurde gaschromatographisch/massenspektrometrisch (GC/MS-Systems 5995, Hewlett-Packard, Schänzer, 1985) bestimmt.

Die Beurteilung der Aktivität des zellulären Immunsystems beschränkt sich auf peritoneale Makrophagen. Dabei wurden folgende Parameter in „in vitro-Modellen" gemessen: die Chemotaxis im Agarose-Migrations-Assay, Berechnung nach Dohlmann und Goetzel (1978); die Migration der modifizierten Boyden-Kammer nach der „leading-front method" von Zigmond und Hirsch (1973) und die Phagozytose von Latex-Partikeln. Qualitativ wurde die Morphologie der Makrophagen licht-, raster- und transmissionselektronen-mikroskopisch untersucht. In einem morphologischen Testsystem wurde die Cytotoxicität der Makrophagen gegen S-180 Sarkomzellen quantitativ getestet (Michna, 1984).

Ergebnisse und Schlußfolgerungen

Das Vermögen peritonealer Makrophagen zur Phagocytose (p<0,001), Chemotaxis (p<0,001) und Migration (p<0,001, Abb. 2) bleibt auch nach einem drei Wochen währenden Lauftraining erhöht; nur geringfügig erweist sich ihre Aktivität gegenüber denjenigen der 1wöchig lauftrainierten Gruppe gemindert. In vergleichenden Untersuchungen am Herzen konnten unter diesen Versuchsbedingungen folgende Befunde erhoben werden: Die Fläche fluoreszierender Nervenfasern (Abb. 1) sinkt von 1wöchigem zu 3wöchigem Lauftraining um immerhin die Hälfte

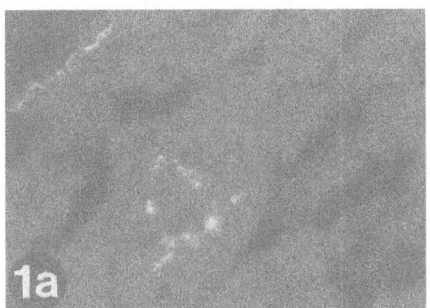 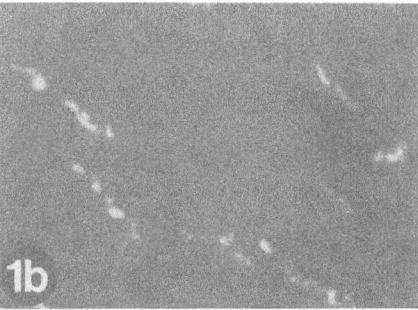

Abb. 1a u. b. Darstellung intraaxonaler Katecholamine mittels Glyoxylsäure induzierter Fluoreszenz im Myokard nach Lauftraining. **a)** Trainingsdauer 1 Woche; **b)** Trainingsdauer 3 Wochen. ×200

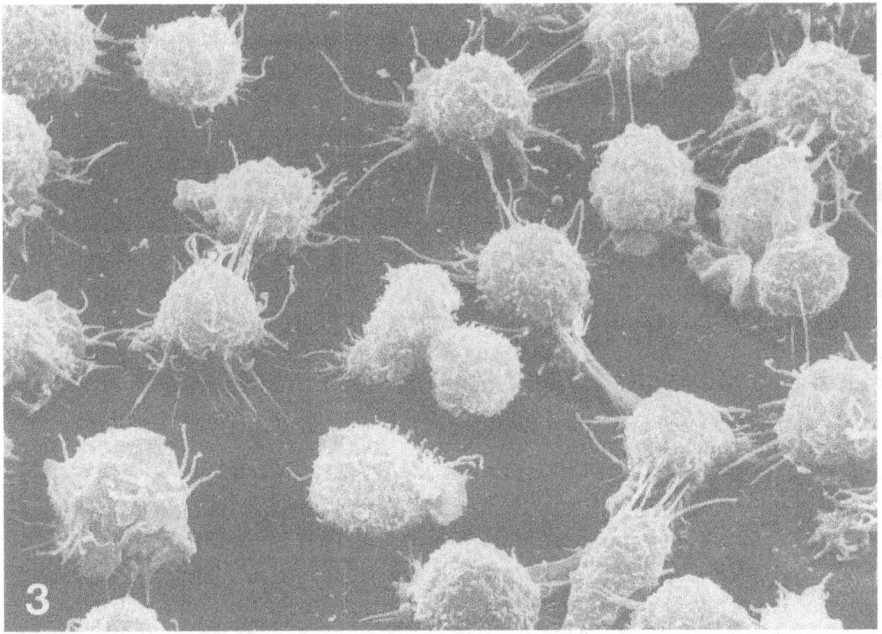

Abb. 2. Migration (➡) peritonealer Makrophagen durch die Poren (P) der Membran (M) einer modifizierten Boyden-Kammer nach Lauftraining im rasterelektronenmikroskopischen Bild. ×2.150

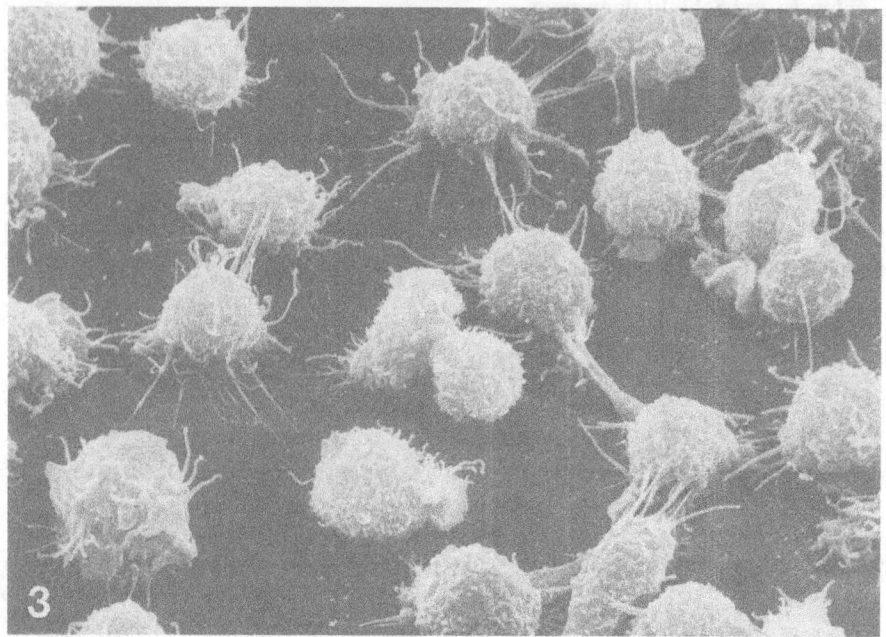

Abb. 3. S-180 Sarkom Monolayer vor Bestimmung der Zytotoxizität von Makrophagen nach Lauftraining. × 1.890

($p < 0,001$), und dies erklärt dann ja auch die deutlich verringerte Noradrenalinkonzentration in 3wöchig lauftrainierten (368 ± 32 ng Noradrenalin/g Feuchtgewicht) im Vergleich zu 1wöchig lauftrainiertem Herzen (452 ± 112 ng Noradrenalin/g Feuchtgewicht. Derart ausgeprägte Adaptionen des vegetativen Nervensystems, die im Langzeitversuch sichtbar werden, konnten hinsichtlich der Zytotoxizität von Makrophagen gegen Sarkomzellen in vitro aufgespürt werden (Abb. 3). Dazu wurden Sarkom-Monolayer gezüchtet und das Wachstum der Tumorzellen in Gesellschaft der Makrophagen mit dem ungestörten Wachstum der Tumorzellen verglichen. Es ergab sich im Langzeitversuch in der Tat eine verminderte Zytotoxizität von Makrophagen lauftrainierter Tiere im Vergleich zu lauftrainierten Tieren aus dem Kurzzeitversuch ($p < 0,1$). Die vorliegenden Ergebnisse zeigen eine Adaptation des vegetativen Nervensystems an ein langdauerndes Lauftraining an. Eindeutig läßt sich ein derartiges Adaptionsphänomen in der Aktivität peritonealer Makrophagen in ihrer Zytotoxizität aufspüren. Die Berücksichtigung von Befunden über eine belastungsabhängige Zunahme adrenerger Rezeptoren an Leukozyten (Brodde, 1984; Lehmann und Keul 1986) einerseits und von Nachweisen über funktionell aktivierbare Katecholaminrezeptoren an Makrophagen in vitro andererseits (Koff und Dunegang, 1985) rückt das korrelative Verhalten der Aktivität des adrenergen Nervensystems und des Makrophagensystems nunmehr in die Nähe kausaler Verknüpfung: Mithin dürfte die Aktivität von Makrophagen einer Regulation durch das vegetative Nervensystem unterliegen.

Die Autoren danken Frl. Christine Schubbe für ihre umsichtige technische Hilfe.

Literatur

1. Addicks K, Dammrau R, Zastrow J, Smith III EF, Schafran R, Kluth M, Schroer K (1984) Morphologische Untersuchungen zur peripheren Sympathikusmodulation. Verh Anat Ges 78: 445
2. Brodde OE (1984) Adrenerges System unter körperlicher Belastung. In: Blutdruck unter körperlicher Belastung hrsg v Anlauf M und Bock KD, Steinkopff. Darmstadt
3. Dohlmann JG, Goetzel EJ (1978) Unique determinants of alveolar macrophage spontaneoues and chemokinetically stimulated migration. Cell Immunol 39: 36
4. Hartmann G, Michna H, Schänzer W (1986) Cardiale und suprarenale Mediatoren der Aktivität peritonealer Makrophagen nach Training. (dieser Kongreßband 1986)
5. Koff WC, Dunegan MA (1985) Modulation of macrophage-mediated tumoricidal activity by neuropeptides and neurohormones. J Immunol 135: 1
6. Lehmann M, Keul J (1986) Trainings-induzierte Variabilität von Adrenozeptoren. In: Kardiovaskuläre Rezeptoren hrsg v Schölmerich P und Holtmeier HJ. Thieme, Stuttgart
7. Michna, H (1984) Die Aktivität des Makrophagen-Systems des Menschen. Methodische Neuerung – theoretische Beiträge – Experimentelle Weiterführung in vivo und in vitro. Diss Mediz Univ zu Lübeck
8. Schänzer W (1984) Untersuchungen zum Nachweis von Hormonen und Dopingmitteln insbesondere mit Hilfe der Hochdruckflüssigkeitschromatographie. Diss DHSH Köln
9. Tittel K, Otto H (1970) Der Einfluß eines Lauftrainings unterschiedlicher Dauer und Intensität auf die Hypertrophie, Zugfestigkeit und Dehnungsfähigkeit des straffen Bindegewebes. Medizin und Sport 10: 308
10. Zigmond H, Hirsch JG (1973) Leukocyte locomotion and chemotaxis. New methods for evaluation and demonstration of a cell derived chemotactic factor. J Exp Med 137: 387

Eine Methode zur Ernte und Kultur von Makrophagen des Athleten

H. Michna

Institut für Anatomie der Medizinischen Universität zu Lübeck

Einleitung

Makrophagen wurde in den letzten Jahren wohl deshalb vermehrte Beachtung geschenkt, weil ihre vielfältigen Schlüsselfunktionen sowohl im Glanz moderner Immunforschung als auch im Licht einer Renaissance der Bindegewebsforschung erstrahlen. Den zahlreichen und intensiven Bemühungen, unser Wissen über menschliche Makrophagen zu mehren, steht bisher bedauerlicherweise die Hürde ihrer Gewinnung beim Menschen im Wege. Allein die Methode der Hautfenster-Technik (Übersicht bei: Ackermann und Douglas, 1978) erlaubt, vom Lebenden ausdifferenzierte Makrophagen aus dem Gewebe heranzuziehen. Ihre Nachteile einer spärlichen Zellausbeute bei schlechter Handhabbarkeit setzen ihrem Einsatz enge Grenzen und führte schließlich dazu, auf die Isolierung von Monozyten aus dem Blut überzugehen. Allerdings konnte bereits in Modellversuchen sehr exakt analysiert werden, daß Monozyten bei ihrer Passage in das Gewebe beträchtliche Differenzierungsschritte tun (vgl. Förster und Landy, 1981), so daß – bei strenger Auslegung der dem „Mononukleären Phagozyten System" zu Grunde liegenden Überlegungen – eigentlich keine Makrophagen in die Untersuchung Eingang finden, und folglich auch keine für die Aktivität von Makrophagen im Gewebe gültigen Aussagen getroffen werden können. In Kenntnis dieser Unwägbarkeiten und nicht zuletzt wegen ihrer überaus guten Greifbarkeit wendete man sich hauptsächlich und ausführlich dem tierexperimentellen Studium peritonealer Makrophagen zu. Dies sollte aber nicht darüber hinwegtäuschen, daß es für die abschließende Beantwortung zahlreicher Fragestellungen zur Aktivität von Makrophagen dringend einer Methode bedarf, ausdifferenzierte Makrophagen in großer Zahl vom Lebenden zu isolieren. Erst dann können auch sportmedizinische Fragestellungen zur Aktivität von Makrophagen angegangen werden, denen es an einem geeigneten tierexperimentellen Modell mangelt oder wo dieses nicht greift. Falls es gelänge, Makrophagen vom Lebenden in ausreichender Zahl zu isolieren, wäre es reizvoll, erstmalig Kenngrößen ihrer Aktivität unter Kontrollbedingungen beim gesunden Menschen und ihre Fähigkeit zur Modulation beispielhaft unter der Bedingung extremer Ausdauerbelastung beim Menschen zu beweisen.

Material und Methode

Beflügelt wurde dieses Vorhaben durch die grüngoldene „Spanische Fliege" (Lytta vesicatoria Fabricius, Meloideae/Coleoptera, vgl. Selander 1960), die Jahrhundertelang „bey der Narrheit empfohlen und völlige Hülfe geleistet haben" (Dehne, 1788). Diese Käfer enthalten das Cantharidin (Hexahydro – 3a, 7a – dimethyl – 4,7 – epoxy – isobenzofuran – 1,3 – dion, Peter 1973), das bereits von den Römern als blasenziehende und entzündungserregende Droge eingesetzt wurde (Venzlaff 1977). Die Hauptbedeutung erlangte Cantharidin jedoch als Aphrodisiakum, wobei eine aphrodisiakische Wirkung wissenschaftlich nicht erwiesen ist. So stellen sich aber in der Klinik immer noch Fälle von Cantharidinvergiftungen ein, deren Ursache auf diese orale Anwendung der Droge zurückzuführen ist (vgl. Peter, 1973). Wir führten keine orale Applikation durch, sondern pulverisierten Lytta vesicatoria (Abb. 1) in 0,5–1% Äthanol. In die Tinktur getränkte Tupferstückchen wurden mit Hilfe einer KARAYA-Platte (Deutsche Abbott, Ingelheim) und eines Okklusivverbandes in der Regio antebrachii anterior für eine Stunde auf die Haut aufgetragen. Dies ruft eine heftige Entzündung hervor, die nach weiteren 10 Stunden von einer Quaddel- und Blasenbildung begleitet ist: ein Effekt, der derartigen blasenziehenden Tinkturen als sogenannte Vesikantia für eine Hautreiztherapie in der altertümlichen Heilkunde zu beliebter Anwendung verhalf (vgl. Perutz, 1930; Steinegger und Hänsel, 1972). Die Blasenflüssigkeit wurde unter sterilen Bedingungen aspiriert, zentrifugiert, die Zellen resuspendiert und auf Deckgläschen in Petrischalen ausgesät und inkubiert. Die Heilung der Blasen erfolgt bei entsprechender Wundversorgung rasch und narbenfrei; die Prüfung der Ungefährlichkeit dieser Methode erfolgte vorab im Selbstversuch.

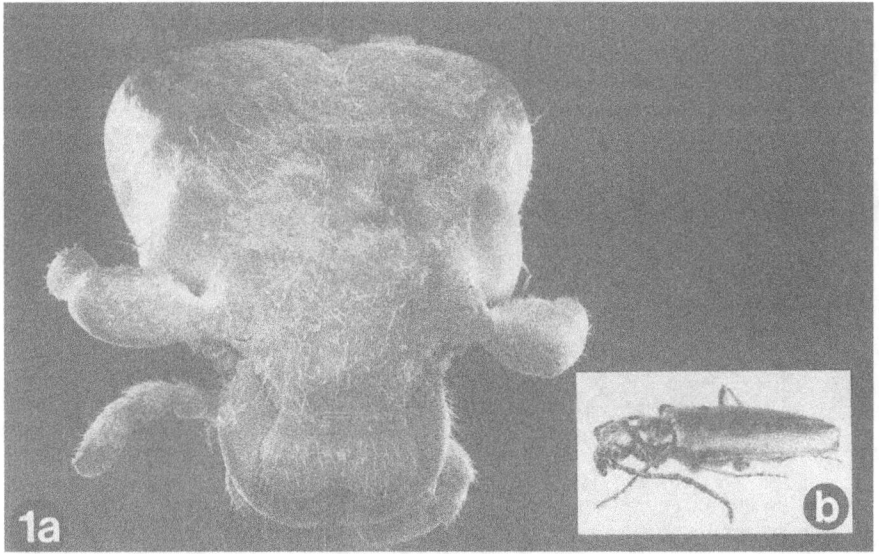

Abb. 1a u. b. Lytta vesicatoria Linnaeus 1758 (Coleoptera: Meloidae), Imago. **b)** Bildeinsatz: Seitenansicht lichtoptisch, 2fach vergrößert; **a)** Rasterelektronenmikroskopisch bei 20facher Vergrößerung. Dorsalansicht des Caput

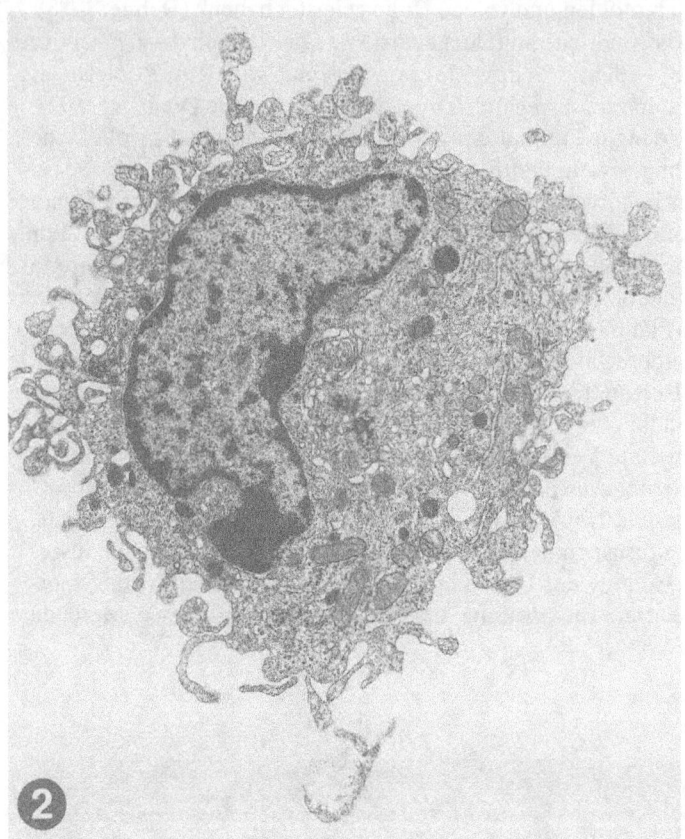

Abb. 2. Transmissionselektronenmikroskopisches Bild eines Makrophagen isoliert aus dem Bindegewebe des Autors mit charakteristischem nierenförmigen Kern; Kernbucht besetzt mit Golgi-Cysternen und Centriol wie auch mit Lysosomen ähnlichen Organellen. × 11.200

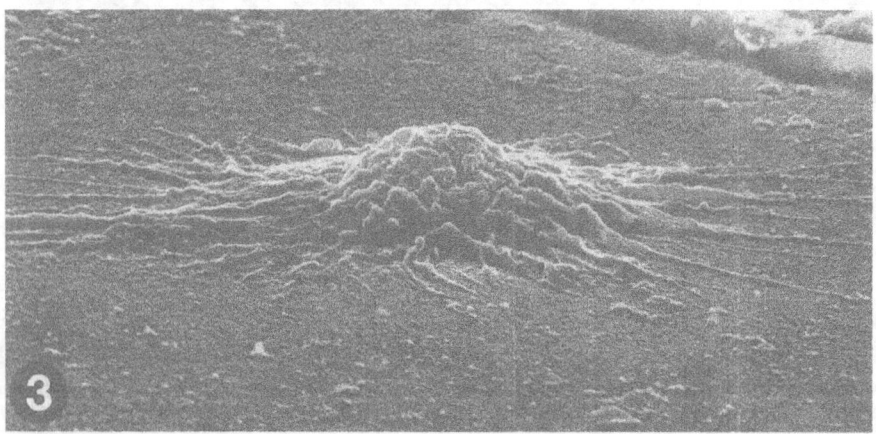

Abb. 3. Rasterelektronenmikroskopisches Bild eines Makrophagen, isoliert aus dem Bindegewebe des Autors mit charakteristischem Oberflächenrelief und zahlreichen lang ausgezogenen feinfädigen Fortsätzen. × 4.350

Ergebnisse und Schlußfolgerungen

Tatsächlich gelang es mit der beschriebenen neuen, nur wenig diffizilen Methode erstmalig ausdifferenzierte Makrophagen vom Lebenden zu isolieren und zu kultivieren (Abb. 2 und 3). Dem modernen Konzept des Monocyten-Makrophagen Systems (Van Furth, 1975, 1981) entsprechend werden diese, aus dem Bindegewebe stammenden Makrophagen, auch als „Histiozyten" angesprochen. Mit dieser einzigartigen Methode können somit ausdifferenzierte Makrophagen des Menschen (= Histiozyten) in großer Zahl gezielten in vitro Untersuchungen zugeführt werden. Da zudem mit der hier vorgestellten Methode eine Reinkultur menschlicher Makrophagen gesät werden kann, eröffnen sich sowohl für die biologische Grundlagenforschung als auch für die medizinische Diagnostik neue Möglichkeiten, aussagekräftige in vivo und in vitro Studien anzugehen. Es sei darauf verwiesen, daß mit der neuen Methode ausdifferenzierte Makrophagen, ebenso wie gewebeständige Lymphozyten, vom lebenden Menschen erstmalig für gezielte Untersuchungen zum Verhalten des zellulären Immunsystems nach Training greifbar werden.

Mit sorgfältiger technischer Unterstützung durch Frl. Christine Schubbe.

Literatur

1. Ackermann SK, Douglas SD (1978) Purification of human monocytes on microexudate coated surfaces. J Immunol 120: 1372–1374
2. Dehne W (1966) Versuch einer vollständigen Abhandlung von dem Maywurme und dessen Anwendung in der Wuth und Wasserscheu, zitiert nach: Pfeifer W: spanische Fliegen und Maiwürmer. Akademie Verlag, Berlin
3. Förster O, Landy M (1981) Heterogeneity of nuclear phagocytes. Academic Press, London
4. Perutz A (1930) Allgemeine Therapie der Hautkrankheiten. Springer, Wien
5. Peter MG (1973) Untersuchungen zur Biosynthese des Cantharidins und des Palasonins. Diss, Univ Zürich
6. Selander RB (1960) Bionomics, systematics, and phylogeny of Lytta, a genus of blister beetles (Coleoptera, Meloideae). University of Illinois Press, Urbana
7. Steinegger E, Hänsel R (1972) Lehrbuch der Pharmakognosie auf phytochemischer Grundlage Springer, Berlin
8. Van Furth R (1975) Monocytes in immunity, infection, and pathology. Blackwell, Oxford
9. Van Furth R (1981a) Development of mononuclear phagocytes. In: Heterogeneity of mononuclear phagocytes. Ed by Förster O, Academic Press, London
10. Van Furth R (1981b) Current view of the mononuclear phagocyte system. In: Disorders of the monocyte macrophage system, ed by Schmalzl F, Huhn D, Schaeffer HE. Springer, Berlin
11. Venzlaff H (1977) Der marokkanische Drogenhändler und seine Ware. Franz Steiner, Wiesbaden

Zum Verhalten von Makrophagen nach Training: Methodik der quantitativen Analyse ihrer elektronenmikroskopischen Veränderungen mit dem IBAS II

H. Twilfer und H. Michna

Institut für Anatomie, Medizinische Universität zu Lübeck

Einleitung

Die Aktivität von Makrophagen unterliegt einer Vielzahl von Veränderungen, die durch körperliche Belastung hervorgerufen werden können (Brodde, 1984; Michna, 1984; Michna et al., 1986; Hartmann et al., 1986; Michna und Hartmann, 1986). Führt nun ein Ausdauertraining zu einer entsprechenden Änderung der humoralen und zellgebundenen Immunlage (Liesen et al., 1976; Liesen et al., 1977; Soman et al., 1978; Bieger et al., 1980; Fehr, 1982; Lötzerich, 1982; Bieger et al., 1983; Brodde, 1984; Lehmann und Keul, 1986), so könnten in der Folge auch ultrastrukturelle Veränderungen an Makrophagen auftreten mit möglichen Heterogenitäten in ihrer Population. Der Einsatz eines Interaktiven-Bild-Analyse-Systems ermöglicht es, über eine qualitative Beschreibung morphologischer Korrelate hinaus, diese funktionellen Änderungen quantitativ zu erfassen (Twilfer und Michna, 1986). Somit könnten eine Reihe von Fragen über den Einfluß eines Ausdauertrainings auf das Makrophagen-System beantwortet werden. Diese Arbeit beschreibt die Methode der Datengewinnung.

Material und Methode

Peritoneale Makrophagen von sechs Wochen alten weiblichen NMRI-Mäusen wurden unter konstanten Bedingungen in Kultur genommen. Diese Monolayer-Kulturen wurden dann für die morphometrische Analyse aufgearbeitet (Weibel, 1979) und zufällig ausgewählte Ultradünnschnitte dieser Monolayer am Elektronenmikroskop (Phillips EM 400) photographisch dokumentiert (Michna, 1984). Die 13.800fach vergrößerten Bilder wurden dann über eine Kamera im IBAS II System (Kontron GmbH) gespeichert und über einen Monitor wiedergegeben (Abb. 1).

Für die interaktive Verarbeitung wird das gespeicherte Bild in das entsprechende Binärbild transformiert und der Gesamtumfang (offener Perimeter) und die Fläche des Anschnittes bestimmt (Abb. 2).

Dann werden die Vakuolen interaktiv geschlossen und der verbleibende Umfang (gefüllter Perimeter) ermittelt (Abb. 3). Im folgenden berechnet die IBAS-Software den konvexen Perimeter, der einer geglätteten Kontur entspricht, und wertet den maximalen Durchmesser aus.

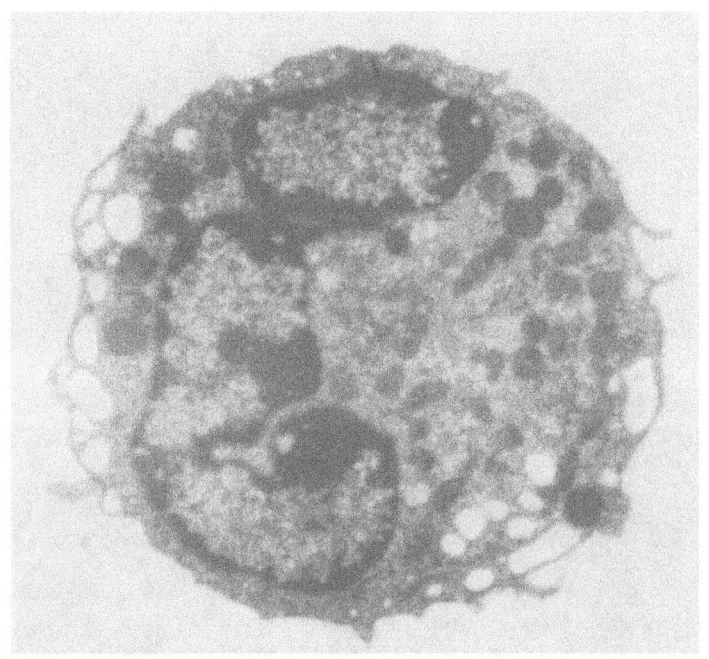

Abb. 1. IBAS II Monitorbild eines Makrophagen

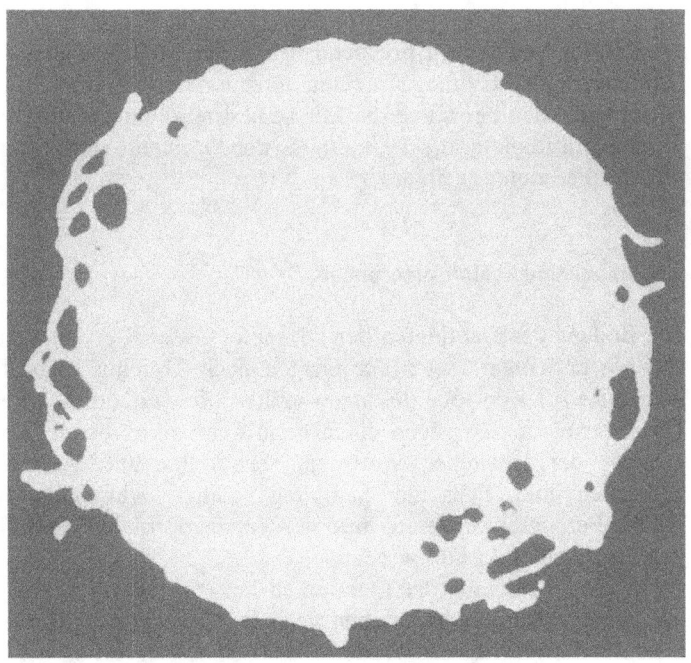

Abb. 2. IBAS II Binärbild eines Makrophagen vor Analyse des offenen Perimeters

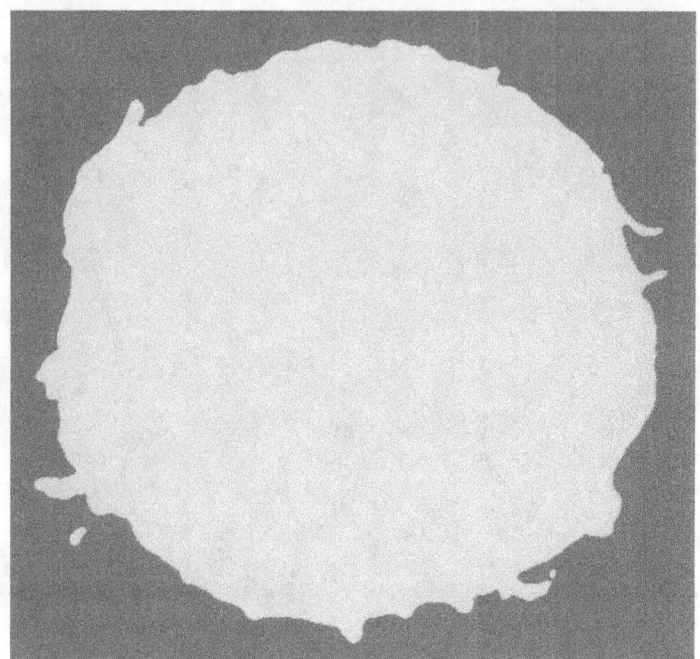

Abb. 3. IBAS II Binärbild eines Makrophagen vor Analyse des gefüllten Perimeters

Die Differenz der entsprechenden Flächen bzw. Perimeter ergibt die Vakuolenfläche und ihren Umfang. In einem letzten Verarbeitungsschritt werden die Formfaktoren für den Kreis und die Ellipse bestimmt und zusätzlich mit Hilfe der IBAS Parameterarithmetik die Verhältnisse der Perimeter zum maximalen Durchmesser und der Perimeter zueinander.

Ergebnisse und Schlußfolgerungen

Die Bildung der Quotienten der Perimeter gestattet es, eine Aussage der Oberflächenbeschaffenheit von Makrophagen nach Training zu treffen. Darüberhinaus dienen sie zur Kontrolle des angewandten Meßverfahrens, da eine Auftragung der Perimeterquotienten gegen einen beim Quotienten beteiligten Perimeter Abweichungen der erhaltenen Werte für sehr kleine bzw. sehr große Zellanschnitte aufdecken muß. Falls hier Sampling bedingte Abweichungen zu kleinen bzw. großen Perimeter auftreten, muß der Korrelationskoeffizient der Regressionsgeraden erheblich schlechter werden.

Für die Auftragung des Quotienten konvexer Perimeter zu offenem Perimeter gegen die Meßgröße des offenen Perimeter beträgt die Korrelation $-0{,}74$ und die Steigung der Regressionsgeraden $-0{,}003$. Die Regressionsgerade ist damit nahezu waagerecht. Für die Auftragung des Quotienten gefüllter Perimeter zu offenem

Perimeter gegen den offenen Perimeter finden wir als Korrelation −0,71 und −0,004 für die Steigung der Geraden. Das bedeutet, daß das Meßverfahren valide Ergebnisse sowohl für kleine als auch für große Zellanschnitte gewährleistet, und somit die Auswertung für kleine und große Zellanschnitte in gleicher Weise erfolgt. Es ist daher berechtigt, alle Zellanschnitte des jeweiligen Kollektivs gemeinsam zu verarbeiten.

Eine natürliche Korrelation besteht zwischen dem konvexen Perimeter und dem maximalen Durchmesser mit einem Korrelationskoeffizienten >0,95. Die Steigung der Geraden beträgt 0,48 mit einem Achsenabschnitt von −3,0. Der Korrelationskoeffizient −0,75 und die Steigung −0,04 für die Gerade in der Auftragung maximaler Durchmesser gegen den Ellipsenfaktor läßt erkennen, daß kleine Makrophagen runder sind, dagegen sind große Makrophagen variabler in ihrer äußeren Form und Gestalt.

Ob dieser Befund Ausdruck für einen Reifungsprozeß der Makrophagen ist (van Furth, 1981), bleibt den laufenden Untersuchungen vorbehalten. Außer Zweifel steht nach den vorgelegten Befunden hingegen, daß bei interaktiver Verarbeitung von elektronenmikroskopischen Merkmalen eine reproduzierbare Methode zum Aufspüren von funktionellen Veränderungen des Makrophagen-Systems nach Training vorliegt.

Die Autoren danken Fräulein Astrid Raven und Fräulein Christine Schubbe für ihre ausgezeichnete Mitarbeit.

Literatur

1. Bieger WP, Weiss M, Michel G, Weiker H (1980) Exercise-induced monocytosis and modulation of monocyte function. Int. J Sports Medicine 1: 30
2. Bieger W, Michel G, Vocke T, Weiker H (1983) Regulation der Insulin-Affinität unter körperlicher Belastung. In: Sport, Leistung und Gesundheit hrsg v Heck H, Hollmann W, Liesen H, Rost R, Deutscher Ärzte-Verlag, Köln
3. Brodde OE (1984) Adrenerges System unter körperlicher Belastung. In: Blutdruck unter körperlicher Belastung hrsg v Anlauf M und Bock KD, Steinkopff, Darmstadt
4. Fehr, HG (1982) Enzymhistochemische Untersuchungen an Makrophagen unter Trainingsbedingungen. Diplomarbeit, Köln
5. Furth R van (1981) Development of mononuclear phagocytes. In: Förster O, Landy M, Heterogeneity of mononuclear phagocytes. Academic Press, London
6. Hartmann G, Michna H, Schänzer W (1986) Cardial und suprarenale Mediatoren der Aktivität peritonealer Makrophagen nach Training. Kiel (dieser Kongreßband)
7. Lehmann M, Keul J (1986) Trainings-induzierte Variabilität von Adrenozeptoren. In: Kardiovaskuläre Rezeptoren, hrsg v Schölmerich P, Holtmeier H-J, Thieme-Verlag, Stuttgart
8. Liesen H, Dufaux B, Weber K, Lohmann W, Fischer W, Hollmann W (1976) Das Verhalten von Serumimmunglobulinen bei Ausdauertraining und extremen Ausdauerbelastungen. Sportarzt und Sportmedizin 6: 119
9. Liesen H, Dufaux B, Hollmann W (1977) Modification of serum glycoproteins during the days following a prolonged physical exercise and the influence of physical training. Eur J Appl Physiol 37: 243
10. Lötzerich H (1982) Untersuchungen zur Enzymaktivität von Makrophagen unter Trainingsbedingungen. Diplomarbeit, Köln
11. Michna H (1984) Morphometric analysis of loading-induced changes in collagen fibril populations in young tendons. Cell Tissue Res 236: 465
12. Michna H (1984) Die Aktivität des Makrophagen-Systems des Menschen, Dissertation, Lübeck

13. Michna H, Hartmann G (1986) Morphologische, biochemische und immunologische Untersuchungen an Funktionsstrukturen des vegetativen Nervensystems und des zellulären Immunsystems nach experimentellem Stress. Anat Anz 161:150
14. Michna H, Hartmann G, Schänzer W (1986) Morphologische, biochemische und immunologische Studien zu einer vegetativen Regulation der Aktivität peritonealer Makrophagen während eines simulierten aeroben Ausdauertrainings. Kiel (dieser Kongreßband)
15. Soman VR, Koivisto VA, Grantham P, Felig P (1978) Increased insulin binding to monocytes after acute exercise in normal man. J Clin Endocrinol Metab 47:216
16. Twilfer H, Michna H (1986) Morphometrie peritonealer Makrophagen. Anat Anz 161:172
17. Weibel ER (1979) Stereological methods. Academic Press, London

XVIII. Training

Zusammenhang zwischen sportartspezifischer Leistungsfähigkeit im Mittel- und Langstreckenlauf und leistungsdiagnostischen Parametern*

T. Rieder, T. Kullmer und W. Kindermann

Abt. Sport- und Leistungsmedizin (Leiter: Prof. Dr. med. W. Kindermann) der Universität des Saarlandes, Saarbrücken

Einleitung

Ziel der vorliegenden Untersuchung war es, zu überprüfen, inwieweit die im Ergometrielabor erhobenen leistungsdiagnostischen Parameter valide Aussagen über die sportartspezifische Leistungsfähigkeit im Mittel- und Langstreckenlauf zulassen. Mittels multivariater Regressionsanalyse wurde daher untersucht, wie hoch der Anteil der einzelnen Beurteilungsparameter an der Wettkampfleistung der jeweiligen Laufdisziplin ist.

Untersuchungsgut und Methodik

31 Nachwuchsathleten im Mittel- und Langstreckenlauf (Alter $18,4 \pm 0,8$ Jahre; Größe $180,0 \pm 4,7$ cm; Körpergewicht $65,7 \pm 5,1$ kg) unterzogen sich auf einem motorgetriebenen Laufband 3 unterschiedlichen, leistungsdiagnostischen Tests. Die Sportler wurden entsprechend ihrer Spezialdisziplin in 5 Disziplingruppen eingeteilt: 800, 1500, 3000, 5000 und 2000 m Hindernis. Für jede Gruppe wurde die aus den Ergebnissen der Tests ermittelten leistungsdiagnostischen Beurteilungsparameter mit der Saisonbestzeit (in der Regel in den letzten beiden Monaten vor der Untersuchung gelaufen) in Beziehung gesetzt.

Der erste Test (Stufentest) war eine stufenweise ansteigende Laufbandergometrie mit einer konstanten Steigung von 1,5% (Beginn bei 3,0 m·sec^{-1}, Steigerung nach jeweils 3 Minuten um 0,5 m·sec^{-1} bis zur subjektiven Erschöpfung). Beurteilungsparameter waren maximale Laufbandgeschwindigkeit, Geschwindigkeit der individuellen anaeroben Schwelle [6, 7], Geschwindigkeit der 4 mmol·l^{-1}-Laktatschwelle sowie maximale Sauerstoffaufnahme (gemessen mit einem offenen spirometrischen System). Der zweite Test (Submaximaltest) wurde auf dem Laufband mit konstanter Geschwindigkeit von 22 km·h^{-1} und 7,5% Steigung über eine Zeitdauer von 40 sec durchgeführt. Beurteilungsparameter war der Laktatanstieg (Differenz aus Maximal- und Ruhewert), als Maß der alaktaziden anaeroben Kapazität [2, 4]. Der dritte Test (Maximaltest) wurde unter gleichen Bedingungen wie der Submaximaltest jedoch bis zur subjektiven Erschöpfung durchgeführt. Der entscheidende

---

* Mit Unterstützung des Bundesinstitutes für Sportwissenschaft, Köln

Beurteilungsparameter war die Laufzeit als globales Maß der anaeroben Kapazität [2, 4].

Es wurden Mittelwerte ($\bar{x}$) und Standardabweichungen (SD) berechnet. Die leistungsdiagnostischen Parameter wurden zunächst mittels einfacher linearer Regressionsanalyse jeweils einzeln mit der Wettkampfzeit in Beziehung gesetzt und verglichen. Danach wurde mit Hilfe der schrittweisen multiplen Regressionsanalyse diejenige Kombination der Beurteilungsparameter gesucht, die zur Wettkampfzeit die engste Korrelation aufweist. Aus dem gemeinsamen Korrelationskoeffizienten wurde der prozentuale Anteil der einzelnen Parameter an der Variabilität der Wettkampfleistung errechnet [5].

Ergebnisse

Im folgenden werden die unten angeführten Abkürzungen verwendet:
WZ = Wettkampfzeit; V_{IAS} = Geschwindigkeit der individuellen anaeroben Schwelle; V_{AS} = Geschwindigkeit der 4 mmol·l^{-1}-Laktatschwelle; V_{max} = maximale Laufbandgeschwindigkeit; $\dot{V}O_{2max}$ = maximale relative Sauerstoffaufnahme; t_{max} = Laufzeit im Maximaltest; ΔL = Laktatanstieg im Submaximaltest.

In Tabelle 1 sind Wettkampfzeiten und leistungsdiagnostische Parameter der einzelnen Laufstrecken aufgeführt. Tabelle 2 enthält die Ergebnisse der multiplen Regressionsanalyse. Für die 800-m-Strecke wird die Variabilität der Wettkampfzeit zu 73% von t_{max}, V_{IAS} und V_{max} bestimmt, wobei allein 67% auf t_{max} entfallen (Abb. 1). Demgegenüber wird bei den 1500-m-Läufern die Variabilität der Wettkampfzeit zu 81% von V_{IAS} und V_{AS} bestimmt (Abb. 1). Bei den 3000-m-Läufern entfallen 74% der Variabilität der Wettkampfzeit auf V_{IAS} und V_{max}, während bei den 5000-m-Läufern V_{IAS}, V_{max} und $VO_{2\,max}$ 82% der Variabilität der Wettkampfzeit bestimmen (Abb. 1). Für die Gruppe der 2000-m-Hindernisläufer ist die Restvariabilität am größten. Die leistungsdiagnostischen Parameter bestimmen nur 64% der Variabilität der Wettkampfzeit, wobei allein 59% auf V_{IAS} entfallen (Abb. 1).

Tabelle 1. Wettkampfzeiten und leistungsdiagnostische Parameter der untersuchten Disziplinen ($\bar{x} \pm SD$)

Disziplin	WZ (min)	V_{IAS} (km·h^{-1})	V_{AS} (km·h^{-1})	V_{max} (km·h^{-1})	$\dot{V}O_{2\,max}$ (ml·kg^{-1}·min^{-1})	t_{max} (sek)	ΔL_{40} (mmol·l^{-1})
800 m	1:50,0 ± 0:01,1	16,3 ± 0,6	16,9 ± 1,0	20,6 ± 0,8	68,4 ± 2,6	96,5 ±13,4	6,17 ±1,1
1500 m	3:51,4 ± 0:03,2	16,5 ± 0,5	17,4 ± 0,8	21,0 ± 0,9	69,1 ± 2,2	87,5 ± 7,1	6,30 ±0,9
3000 m	8:32,6 ± 0:08,1	16,7 ± 0,6	17,5 ± 0,8	20,2 ± 1,0	68,6 ± 2,9	71,4 ±16,7	7,28 ±1,2
5000 m	14:46,0 ± 0:15,5	17,1 ± 0,5	18,2 ± 0,8	20,8 ± 0,8	70,2 ± 2,3	61,4 ±21,6	7,33 ±0,9
2000 m Hi	5:48,4 ± 0:05,9	16,2 ± 0,7	17,0 ± 1,4	20,2 ± 0,8	67,5 ± 1,1	81,6 ±15,3	6,82 ±1,1

Tabelle 2. Einfache (r) und multiple Korrelationskoeffizienten (R) zwischen Wettkampfzeiten und leistungsdiagnostischen Parametern

Disziplin	Leistungsdiagnost. Parameter	r	p	R
800 m	t_{max}	−0,719	<0,01	
	V_{max}	−0,141		0,754
	V_{IAS}	0,050		0,847
1500 m	V_{IAS}	−0,865	<0,001	
	V_{AS}	−0,860	<0,001	0,898
3000 m	V_{IAS}	−0,784	<0,01	
	V_{max}	−0,829	<0,001	0,861
5000 m	V_{IAS}	−0,771	<0,01	
	V_{max}	−0,751	<0,05	0,864
	$\dot{V}O_{2max}$	−0,713	<0,05	0,903
2000 m Hi	V_{IAS}	−0,765	<0,01	
	V_{max}	−0,587	<0,05	0,802

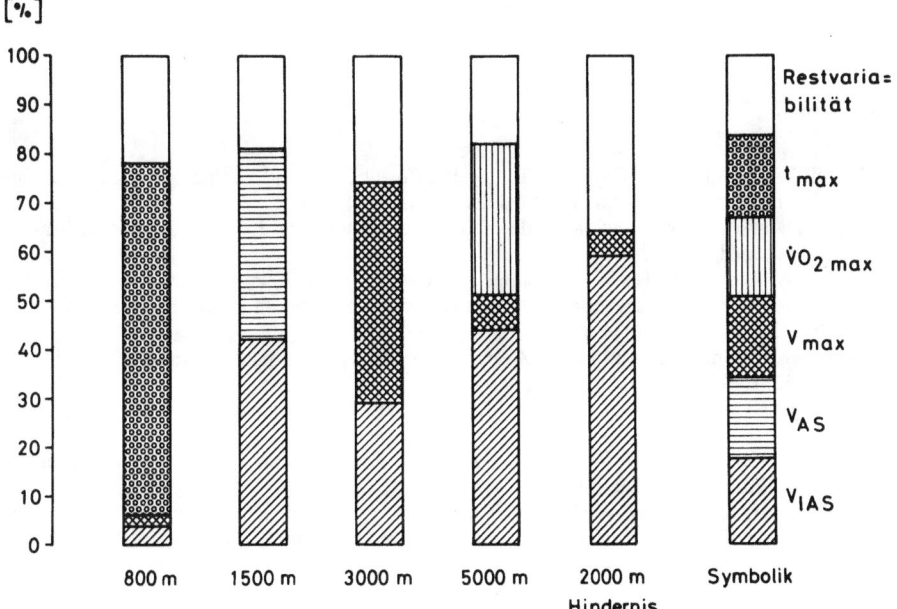

Abb. 1. Prozentualer Anteil der leistungsdiagnostischen Parameter an der Variabilität der Wettkampfleistung der untersuchten Disziplinen

Diskussion

Mit den geprüften leistungsdiagnostischen Parametern lassen sich die Faktoren, die die sportartspezifische Leistungsfähigkeit im Mittel- und Langstreckenlauf limitieren, bis zu 82% erfassen, so daß zur Beurteilung der sportartspezifischen Leistungsfähigkeit die verwendete Testbatterie ausreichend valide erscheint. Die vorliegenden Daten weisen darauf hin, daß zur Beurteilung der sportartspezifischen Leistungsfähigkeit des 800-m-Läufers die anaeroben leistungsdiagnostischen Parameter größere Bedeutung als aerobe Parameter besitzen. Eine valide sportartspezifische Leistungsdiagnostik des 800-m-Läufers ohne anaerobe Tests ist deshalb nicht möglich [4]. Die hohe Korrelation der 1500-m-Zeit mit der $4\,mmol\cdot l^{-1}$-Laktatschwelle auf der einen und die niedrige Korrelation mit der Laufzeit im Maximaltest auf der anderen Seite könnten darauf hinweisen, daß die anaerobe Komponente der 1500-m-Leistung in der verwendeten Testbatterie durch die Laufgeschwindigkeit der $4\,mmol\cdot l^{-1}$-Laktatschwelle wiedergegeben wird und möglicherweise für dieses Probandengut eine anaerobe Komponente im submaximalen Leistungsbereich beschreibt. Dabei wird vorausgesetzt, daß für die untersuchten 1500-m-Läufer die $4\,mmol\cdot l^{-1}$-Laktatschwelle eine Belastungsintensität darstellt, die oberhalb des maximalen Laktat-steady state liegt. Die Beurteilungsparameter der aeroben Kapazität bestimmen erwartungsgemäß zu einem hohen Prozentsatz die Variabilität der Wettkampfzeit über 3000 m und 5000 m [1, 2, 3]. Hierbei ergibt sich ein etwa gleiches prognostisches Gewicht für die Geschwindigkeit der individuellen anaeroben Schwelle und die maximale Laufbandgeschwindigkeit bzw. maximale Sauerstoffaufnahme. Für die 2000-m-Hindernisstrecke weist der niedrigere Voraussagewert der ergometrischen Beurteilungsparameter auf die Bedeutung von koordinativ-technischen Fähigkeiten in dieser Disziplin hin.

Literatur

1. Farrell PA, Wilmore JH, Coyle EF, Billing JE, Costill DL (1979) Plasma lactate accumulation and distance running performance. Med Sci Sports 1: 338–344
2. Kindermann W (1984) Grundlagen der aeroben und anaeroben Leistungsdiagnostik. Schweiz Zschr Sportmed 32: 69–74
3. Mader A, Liesen H, Heck H, Philippi H, Rost R, Schürch P, Hollmann W (1976) Zur Beurteilung der sportartspezifischen Ausdauerleistungsfähigkeit im Labor. Sportarzt Sportmed 27: 80, 112
4. Schnabel A, Kindermann W (1983) Assessment of anaerobic capacity in runners. Eur J Appl Physiol 52: 42–46
5. Snedecor GW, Cochran WG (1965) Statistical methods. The Iowa State University Press, Ames, Iowa
6. Stegmann H, Kindermann W, Schnabel A (1981) Lactate kinetics and individual anaerobic threshold. Int J Sports Med 2: 160–165
7. Stegmann H, Kindermann W (1982) Comparison of prolonged exercise tests at the individual anaerobic threshold and the fixed anaerobic threshold of $4\,mmol\cdot l^{-1}$ lactate. Int J Sports Med 3: 105–110

Zur Bedeutung der langfristigen Leistungsdiagnostik und Trainingssteuerung im Mittelstreckenbereich

B. Wolfarth, D. Hildebrand, H-H. Dickhuth und J. Keul

Med. Klinik, Abt. Leistungsmedizin, Freiburg

Einleitung

Der Leistungssport in seiner heutigen Form ist in allen seinen Teilbereichen in die Grenzbereiche der körperlichen Leistungsfähigkeit vorgestoßen. Dadurch bedingt, gewinnt die Sportmedizin bezüglich Trainingsoptimierung und Leistungsdiagnostik mehr und mehr an Bedeutung [2]. Bei der hier vorzustellenden Untersuchung handelt es sich um eine Langzeitstudie, bei der wir anhand von Feld- und Labortests mit Mittelstreckenläufern versuchen den Trainingsaufbau der Athleten zu steuern und den saisonalen Höhepunkten entsprechend zu optimieren.

Methode

11 Mittelstreckenläufer (20,5 Jahre, 176,8 cm, 62,9 kg) wurden über den Verlauf einer Saison hinweg kontinuierlich untersucht. Der Trainingsaufbau der Gruppe folgte dem Prinzip der Zweifachperiodisierung und war in jeweils 3wöchige Makrozyklen unterteilt. Auf 2 Belastungswochen folgte jeweils 1 Regenerationswoche (Abb. 1).

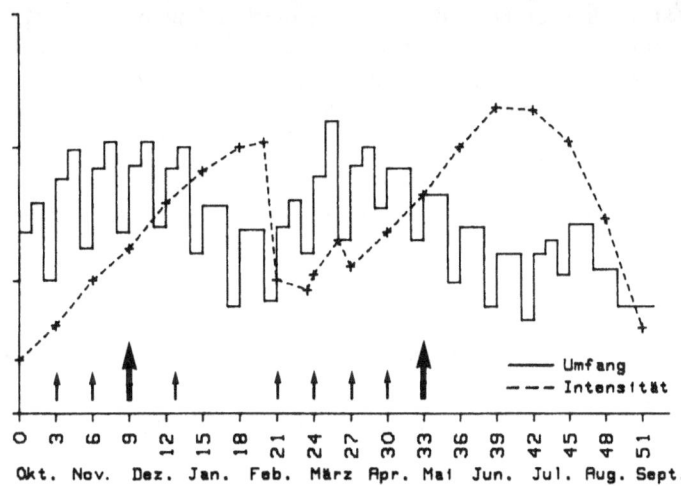

Abb. 1　　　Anzahl der Trainingswochen

Die Probanden wurden 2mal während des Untersuchungszeitraums einem herkömmlichen 3min.-Stufentest bis zur subjektiven Ausbelastung unterzogen. Die Anfangsgeschwindigkeit betrug 8km/h, bei einer Progression von 2km/h und einem Laufbandsteigungswinkel von 1,5%. Arterielles Blutlaktat wurde nach jeder Geschwindigkeitserhöhung sowie in der 1. und 3. Nachbelastungsminute abgenommen. Die Geschwindigkeit an der individuellen anaeroben Schwelle wurde aus Laktatäquivalent + 1,5 mmol Laktat ermittelt [1]. Der Feldtest wurde in 3wöchigem Rhythmus, jeweils in den Regenerationswochen, in Form eines Tempodauerlaufs über 6–10 km durchgeführt, wobei Belastungslaktatwerte bei der Hälfte, sowie in der 1. und 3. Nachbelastungsminute abgenommen wurden.

Ergebnisse

Es ergab sich eine hohe Übereinstimmung zwischen den im Labor ermittelten Geschwindigkeiten für den Bereich der ind. anaeroben Schwelle und den tatsächlich im Feldtest gemessenen Werten (± 1,5%). Die gemessenen Laktatwerte differierten zwar um 1,2–1,5 mmol/l, sind aber aufgrund des 3min-Stufentests im Vergleich mit der Dauerbelastung im praxisbezogenen Feldtest nicht anders zu erwarten (Tabelle 1) [3, 5, 7].

Die Entwicklung der aeroben Leistungsfähigkeit der Gruppe über den Saisonverlauf hinweg wird durch die Mittelwerte der Laktat-/Geschwindigkeitsbeziehungen der 9 Felduntersuchungen deutlich (Tabelle 2). Sie zeigt eine große Abhängigkeit im Intensitäts/Umfang-Verhalten (Abb. 1, Tabelle 2).

Diskussion

Für den Trainingsalltag steht die Trainingssteuerung mittels einer Intensitätsvorgabe in Form von Geschwindigkeitsbereichen sicherlich im Vordergrund. Bei ausreichender Genauigkeit und einfacher Durchführung stellt folglich der 3min-Stufentest in der anfänglich beschriebenen Form eine gute Möglichkeit dar, Trainingsintensitäten im Bereich der individuellen anaeroben Schwelle vorzugeben und damit diesen wichtigen Bereich für ein effektives Ausdauertraining zu steuern [1, 6].

Tabelle 1

	Labortest		Feldtest		
	Laktat mmol/l (berechnet)	Geschw. m/s	Geschw. m/s	Laktat mmol/l (1. Hd.)	Laktat mmol/l (Ende)
14.12.85	2,80 (± 0,36)	4,32 (± 0,46)	4,35 (± 0,52)	3,53 (± 1,12)	3,95 (± 1,73)
13.05.86	2,53 (± 0,25)	4,47 (± 0,45)	4,54 (± 0,59)	4,06 (± 1,46)	4,30 (± 1,18)

Tabelle 2

Unt. Zeitraum	Geschw. 1. Hälfte (m/s)	Laktat 1. Hälfte (mmol/l)	Geschw. n. Belast. (m/s)	Laktat n. Belast. (mmol/l)
3. Woche	4,22 (± 0,46)	5,26 (± 2,52)	4,23 (± 0,51)	5,64 (± 2,51)
6. Woche	4,29 (± 0,48)	4,33 (± 1,89)	4,31 (± 0,49)	5,25 (± 2,16)
9. Woche	4,33 (± 0,51)	3,53 (± 1,12)	4,35 (± 0,52)	3,95 (± 1,73)
13. Woche	4,49 (± 0,48)	4,76 (± 0,96)	4,49 (± 0,50)	5,26 (± 1,30)
21. Woche	4,20 (± 0,56)	4,13 (± 1,15)	4,19 (± 0,56)	5,10 (± 1,37)
24. Woche	4,43 (± 0,49)	3,82 (± 1,39)	4,44 (± 0,50)	4,09 (± 1,83)
27. Woche	4,55 (± 0,53)	4,25 (± 1,51)	4,58 (± 0,54)	6,46 (± 1,61)
30. Woche	4,40 (± 0,61)	5,34 (± 0,84)	4,36 (± 0,56)	5,28 (± 1,59)
33. Woche	4,52 (± 0,60)	4,06 (± 1,46)	4,54 (± 0,59)	4,30 (± 1,18)

Da die meisten Athleten nicht die Möglichkeit haben sich mehrmals im Jahr sportmedizinisch untersuchen zu lassen, ist der Sinn einer einmaligen trainingssteuernden Anweisung zu hinterfragen. Der kontinuierlichen Steuerung der Intensitätsbereiche für das Ausdauertraining sowie der Kontrolle der Ausdauerleistungsfähigkeit für die gesamte Saison hinweg diente der 2. Teil unserer Untersuchung.

Erhebliche gewollte wie ungewollte Schwankungen im Ausdauerleistungsprofil wurden dabei deutlich (Tabelle 2). Die Problematik für den Trainer ist darin zu sehen, den von ihm geplanten Saisonaufbau (Abb. 1), mit den außerhalb der gewollten Leistungsspitzen liegenden Wettkampfverpflichtungen der Athleten in Einklang zu bringen. Ein weiteres Problem ergibt sich aus den meist im März bzw. April durchgeführten Frühjahrstrainingslagern. Es ist im Sinne der Ausbildung der aeroben Kapazität der Athleten, die zu diesem Saisonzeitpunkt mit Sicherheit noch im Vordergrund der Trainingsarbeit steht darauf zu achten, daß diese nicht zu starken Schwankungen unterworfen wird und insbesondere nicht zu stark absinkt; auch wenn sie nur einen Teil der Leistungsfähigkeit bestimmt. Die anaeroben Trainingsanteile sind während dieser Zeit sicher außerordentlich vorsichtig zu dosieren um keine Zwischenhochs und z. B. eine dem kontinuierlichen Trainingsaufbau abträgliche Frühform zu erzeugen.

Es bleibt abzuwarten, ob sich diese Ergebnisse im Rahmen der für die nächste Saison geplanten Untersuchungen für die Praxis als richtig herausstellen und sich eine Übereinstimmung zwischen tatsächlichem Leistungsniveau der Athleten und dem vom Trainer geplanten Saisonverlauf erzielen läßt.

Literatur

1. Dickhuth HH, Aufenanger W, Keul J (1986) Möglichkeiten und Grenzen der Leistungsbeurteilung und Leistungsbeeinflußung am Beispiel Marathon. DSV-Protokolle Nr 22: 185–196
2. Föhrenbach R, Mader A, Liesen H, Heck H, Vellage G, Hollmann W (1984) Wettkampf- und Trainingssteuerung von Marathonläuferinnen und -läufern mittels leistungsdiagnostischer Felduntersuchungen. In: Franz I-W, Mellerowicz H, Noack W (Hrsg) Training und Sport zur Prävention und Rehabilitation in der technisierten Umwelt. Springer, Berlin, S 770
3. Heck H, Müller R, Mücke S, Hollmann W (1984) Verhalten von Pulsfrequenz und Laktat bei unterschiedlicher Beschaffenheit der Laufstrecke im Vergleich zum Laufband mit verschiedenen Anstiegswinkeln. In: Franz I-W, Mellerowicz H, Noack W (Hrsg) Training und Sport zur Prävention und Rehabilitation in der technisierten Umwelt. Springer, Berlin, S 789
4. Heck H, Mader A, Liesen H, Hollmann W (1983) Vorschlag zur Standardisierung leistungsdiagnostischer Untersuchungen auf dem Laufband. In: Mellerowicz H, Franz I-W (Hrsg) Standardisierung, Kalibrierung und Methodik in der Ergometrie. Perimed, Erlangen.
5. Heidtkamp M, Götte M, Zipf K-E (1984) Bestimmung verschiedener aerob-anaerober Schwellen und ihre Überprüfung im Dauertest. Durchgeführt an 16 Mittel- und Langstreckenläufern und 10 Langstreckenläuferinnen. In: Franz I-W, Mellerowicz H, Noack W (Hrsg) Training und Sport zur Prävention und Rehabilitation in der technisierten Umwelt. Springer, Berlin, S 813
6. Keul J, Simon G, Berg A, Dickhuth H-H, Goerttler I, Kübel R (1979) Bestimmung der individuellen anaeroben Schwelle zur Leistungsbewertung und Trainingsgestaltung. Dtsch Zeitschr Sportmed 30(7): 212–218
7. Pessenhofer H, Schwaberger G, Nauseng N, Schmidt P (1983) Methodische Grundlagen zur Bestimmung des individuellen aerob-anaeroben Übergangs. In: Mellerowicz H, Franz I-W (Hrsg) Standardisierung, Kalibrierung und Methodik in der Ergometrie. Perimed, Erlangen

Leichte Druckhypertrophie versus milde Trainingshypertrophie – Ein quantitativ-stereologischer Vergleich

W.M. Herbst, G. Mall, T. Mattfeldt, J. Mann und C. Hasslacher

Pathologisches Institut und Medizinische Klinik der Universität Heidelberg

Einführung

Die bisher vorliegenden Untersuchungen zur Druckhypertrophie behandelten mäßige oder schwere Grade der Hypertrophie. Im Gegensatz dazu führt ein körperliches Training häufig nur zu einer geringen Herzhypertrophie. In der vorliegenden Untersuchung werden quantitative stereologische Untersuchungen an beiden Modellen bei vergleichbarem Grad der Herzhypertrophie vorgestellt.

Material und Methoden

Modell I – Trainingshypertrophie

10 junge weibliche Sprague-Dawley-Ratten wurden einem Trainingsprogramm von 18wöchiger Dauer mit stufenweise zunehmender Intensität auf einer Laufmaschine unterzogen. Im Endstadium liefen die Tiere täglich 90 Minuten lang bei einer Geschwindigkeit von 32 m/min. 10 Tiere dienten als Kontrollen.

Modell II – Geringe Druckhypertrophie (24 Wochen)

Bei 7 jungen männlichen Wistar-Ratten wurde ein leichter renovaskulärer Hochdruck durch eine chirurgische Stenosierung der linken Nierenarterie erzeugt. 7 Tiere dienten als scheinoperierte Kontrollen.

Fixationstechnik

Die Tiere wurden retrograd über die Aorta abdominalis bei einem Druck von 110 mmHg routinemäßig perfusionsfixiert. Linksventrikuläre Papillarmuskeln wurden zufällig entweder längs oder quer mit einem Vibratom in Scheiben gehackt. Alle Proben wurden in eisgekühltem 3% Glutaraldehyd für 24 Stunden und danach in 1% OsO4 für 30 Minuten bei Raumtemperatur nachfixiert, in Äthanol entwässert und in EPON-ARALDIT eingebettet. Semidünnschnitte (1 µm) wurden mit Methylenblau gefärbt und lichtmikroskopisch bei Ölimmersion und Phasenkontrast untersucht. Ultradünnschnitte wurden mit Uranylacetat und Bleicitrat kontrastiert und mit einem ZEISS EM 10 Elektronenmikroskop untersucht.

Stereologie

Volumendichten (V_v) wurden nach dem üblichen Punktzählverfahren geschätzt. Längendichten (L_v) der Kapillaren wurden nach der folgenden stereologischen Gleichung berechnet [1, 3]:

$L_v = c_1 (K_L, \alpha) \times Q_A (\alpha)$ (Kapillaren)

L_v ist ein Schätzwert anisotroper tubulärer Strukturen, dem eine Dimroth-Watson-Verteilung der räumlichen Orientierung zugrundegelegt ist. Die c-Werte hängen ab vom Schnittwinkel α und der Anisotropie-Konstanten K.

Stereologische Analyse

Stufe 1 (Vergrößerung 1.020:1, Lichtmikroskopie)

Die Volumendichten der Kapillaren und der Herzmuskelzellen und die Längendichten der Kapillaren wurden bei dieser Stufe bestimmt. Referenzvolumen war das Myokardgewebe der linksventrikulären Papillarmuskeln.

Stufe 2 (Vergrößerung 32.500:1, Elektronenmikroskopie)

Zwei zufällig ausgewählte Ultradünnschnitte pro Tier wurden verwendet, um die Volumendichten der einzelnen Komponenten des interstitiellen Gewebes zu bestimmen. Referenzvolumen war das Myokardgewebe der linksventrikulären Papillarmuskeln. Ein zufällig ausgewählter Ultradünnschnitt pro Tier (Querschnitt) wurde zur Schätzung der Volumendichten der Mitochondrien, Myofibrillen und der sarkoplasmatischen Matrix verwendet. Referenzvolumen waren die Muskelzellen der linksventrikulären Papillarmuskeln.

Ergebnisse und Diskussion

Ergebnisse	Training (Kontrolle) $\bar{x} \pm 362SD$ ($\bar{x} \pm SD$)	Druck (Kontrolle) $\bar{x} \pm SD$ ($\bar{x} \pm SD$)
Syst. Blutdruck (mm HG)	—	154 ± 23 (94 ± 16) +64%, $p<0,01$
Herzgewicht (g)	$1,16 \pm 0,07$ ($0,97 \pm 0,07$) +20%, $p<0,001$	$1,55 \pm 0,19$ ($1,29 \pm 0,17$) +20%, $p<0,05$
Volumendichte (V_v)		
der Myokardzellen (Vol%)	$86,9 \pm 1,6$ ($86,8 \pm 1,3$) ± 0%, N.S.	$88,6 \pm 2,1$ ($85,4 \pm 3,0$) +4%, $p<0,05$
der Mitochondien (Vol%)	$27,3 \pm 3,2$ ($26,5 \pm 3,5$) ± 3%, N.S.	$24,2 \pm 1,8$ ($21,7 \pm 1,3$) +12%, $p<0,05$
der Myofibrillen (Vol%)	$65,2 \pm 3,2$ ($64,8 \pm 6,0$) +1%, N.S.	$69,9 \pm 2,7$ ($68,1 \pm 2,1$) −3%, N.S.
des nicht-kapillären Interstitiums (Vol%)	$2,88 \pm 1,38$ ($2,63 \pm 1,42$) +10%, N.S.	$2,80 \pm 1,04$ ($3,22 \pm 1,45$) −13%, N.S.
Längendichte (L_v) der Kapillaren (mm/mm^3)	3803 ± 364 (3744 ± 237) +2%, N.S.	3297 ± 267 (3577 ± 201) −8%, $p<0,05$

SD = Standardabweichung, Unterschied in %, p = Signifikanzniveau, N.S. = nicht signifikant

Diskussion der Methoden

Die hier vorgelegten Untersuchungen an Herzkapillaren bei Herzhypertrophie stützen sich erstmals auf eine DIMROTH-WATSON-Verteilung der räumlichen Orientierung der Kapillaren. Die Annahmen über die Kapillargeometrie beschreiben die räumliche Orientierung der Kapillaren dabei angemessener als das Kroghsche Zylindermodell und ergeben Schätzwerte für „wahre" Längendichten der Kapillaren (mm/mm^3) und „wahre" Kapillar-Faser-Verhältnisse. Mit einem nur gering vergrößerten Aufwand ermöglicht die Methode Korrekturen für die partielle Anisotropie der Kapillaren, d. h. für die Tatsache, daß die Kapillaren nicht exakt parallel ausgerichtet sind [1, 3].

Diskussion der Ergebnisse

Eine geringe Herzhypertrophie wurde durch das Lauftraining (Modell I) und durch die langzeitige geringe Erhöhung des arteriellen Druckes (Modell II) erzielt, die Herzgewichte waren um etwa 20% erhöht. Beim Lauftraining wurden weibliche Ratten verwendet, da männliche Ratten während der Trainingsperiode die Nahrungsaufnahme nicht vergrößern, was dazu führen kann, daß das Körpergewicht abnimmt und das Herzgewicht nicht zunimmt [2]. Die stereologischen Parameter zeigen einen grundlegenden Unterschied der Myokardstruktur zwischen geringer Trainingshypertrophie und Druckhypertrophie: Die Längendichte der Kapillaren ist nur bei Druckhypertrophie vermindert. Zusätzliche stereologische Untersuchungen bei Trainingshypertrophie ergaben ein erhöhtes dreidimensionales Kapillar-Faser-Verhältnis (Kapillarlänge pro Muskelfaserlänge) (+ 19%, $p < 0,001$), was seiner Neubildung von Kapillaren entspricht. Es sollte betont werden, daß das übliche Modell der Kapillarisierung des hypertrophen Herzens, das ein konstantes Kapillar-Faser-Verhältnis annimmt, nur bei geringer Druckhypertrophie, nicht aber bei geringer Trainingshypertrophie zutrifft. Das unterschiedliche Reaktionsmuster der Kapillaren ist nicht assoziiert mit unterschiedlichen Reaktionen der Muskelzellen bzw. des myokardialen Interstitium. Die häufig beschriebenen Wirkungen einer langdauernden Druckhypertrophie, d. h. die Zunahme der Volumendichte der Myofibrillen und des interstitiellen Bindegewebes, waren in Modell II nicht nachzuweisen. Im Gegensatz dazu war die Volumendichte der Mitochondrien sogar erhöht, was bisher bei langdauernder Druckhypertrophie noch nie beobachtet wurde. Ursache ist aller Wahrscheinlichkeit nach der geringe Grad der Hypertrophie in unserem Modell. Das Ergebnis zeigt deutlich die Abhängigkeit chronischer Reaktionen der Myokardstruktur vom Grad des arteriellen Hypertonus.

Literatur

1. Mattfeldt T, Mall G (1984) Estimation of length and surface of anisotropic capillaries. J Microsc 135: 181–190
2. Scheuer J (1981) Effects of physical training on myocardial vascularity and perfusion. Circulation 66: 491–495
3. Weibel ER (1980) Stereological Methods, Vol 2. Academic Press, London, pp 264–311

Untersuchungen von Stoffwechselparametern bei kinematisch unterschiedlichen Belastungen an einem Mechatronic-Belastungsgerät

R. Baron, N. Bachl, T. Bochdansky und H. Lechner

Institut für Sportwissenschaften der Universität Wien (Vorstand Prof. Dr. L. Prokop)
Institut für physikalische Medizin der Universität Wien (Vorstand Prof. Dr. H. Jantsch)

Ausgehend von den Erfahrungen mehrjähriger Kontrollen von Ergometrieuntersuchungen (Bachl, Prokop), haben wir ein Prototyp-Meßgerätesystem entwickelt und in einer Pilotstudie eingesetzt. Aus methodischen Gründen erschien es uns ratsam, eine dynamische Untersuchung der Kniestreckung vor eine ergometrische Belastung zu stellen (Abb. 1 u. 2). Diese Eingangsuntersuchung jeder einzelnen Versuchsperson liefert uns hierbei ein Profil über den momentanen Zustand der Kniestrecker bezüglich der Abhängigkeit zur Streckgeschwindigkeit und der Winkelstellung (Lechner, Bochdansky, Platner). Rechnerunterstützt wird aus der Beziehung des „Streckmomentes × Streckgeschwindigkeit" jener Bereich ermittelt, indem ein

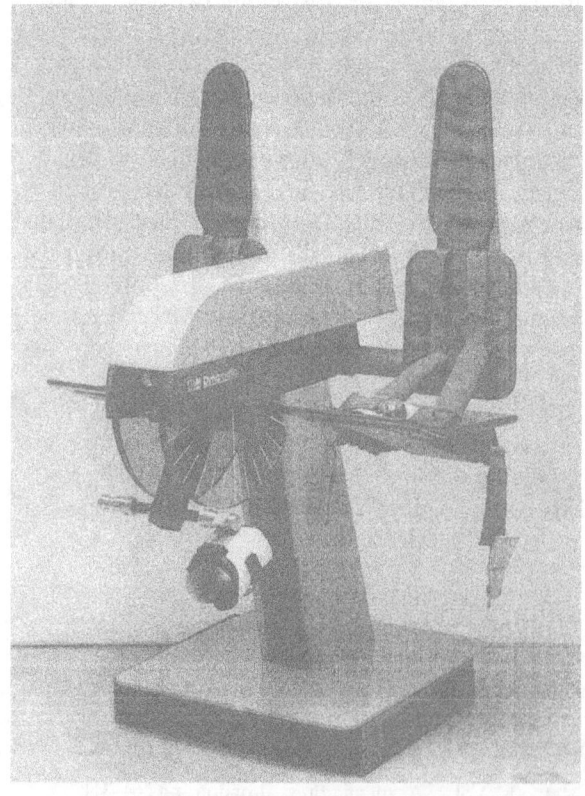

Abb. 1. Dynamatic-Meßgerät

Leistungsmaximum „N max" zu erwarten ist, wie dies aus der Abb. 3 zum Ausdruck kommt.

Gehen wir von der Beobachtung aus wonach es nur eine „einzige" Geschwindigkeit gibt, bei der ein Leistungsmaximum auftritt, dann läßt sich daraus folgern, daß eine konstante Winkelgeschwindigkeit im Kniegelenk eine funktionelle Forderung darstellt. Selbst unter dem Aspekt einer verminderten und sich während des Testes dauernd ändernden Streckkraft, muß diese Forderung, auch in der Oszilation, aufrecht erhalten bleiben.

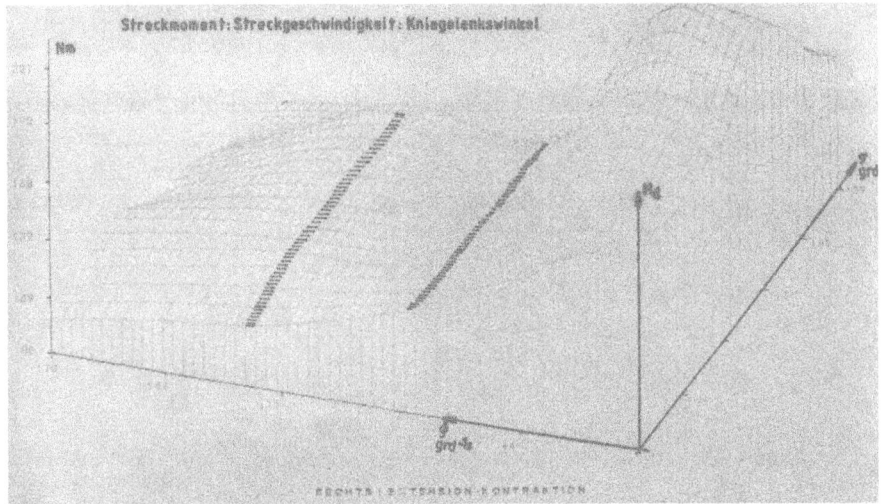

Abb. 2. CAD-Ergebnis aus dem Dynamatic/Datamatic-Gerät

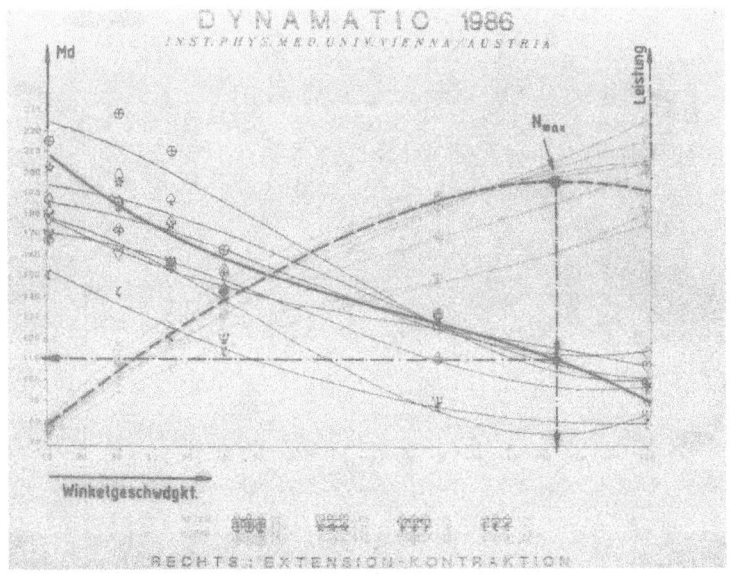

Abb. 3. CAD-Ergebnis „Leistungsmaximum Nmax" (dMd/dv)

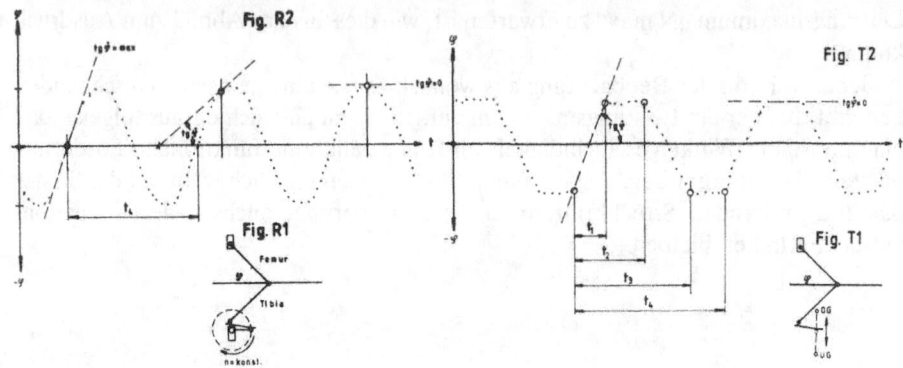

Abb. 4. Vergleich „Rotatorische Kurbelkinematik zu translatorischem ERGOMATIC-Gerät"

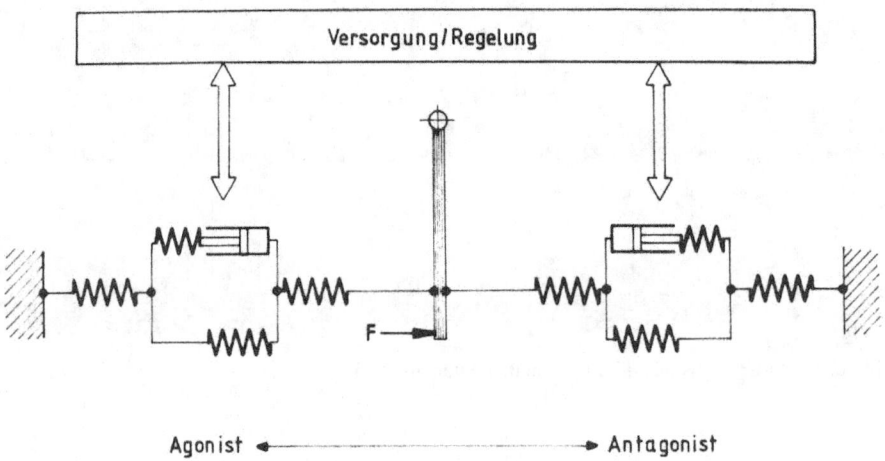

Abb. 5. Muskelmodell: Agonist/Antagonist

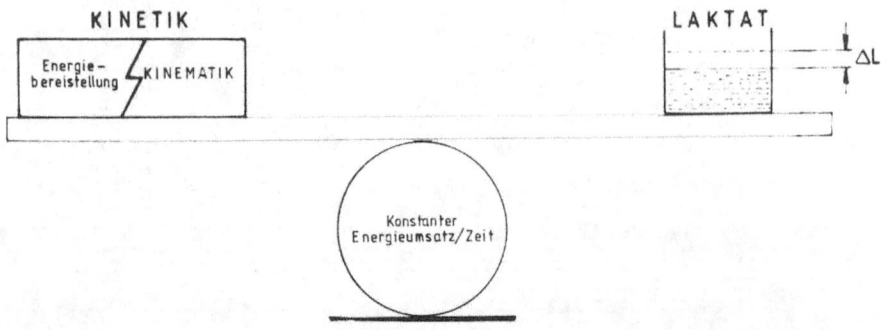

Abb. 6. Untersuchungsprinzip

Die aus der Tretkurbelkinematik bekannte Beziehung, s. Abb. 4 Fig. R1 u. R2, erfüllt diese Forderung nicht.

In Fig. T1 u. T2 ist zu erkennen wie diese Bedingung nach konstanter Winkelgeschwindigkeit in den Knie- und Ellengelenken verwirklicht wurde. Die Zeiten t1...t4 sind frei programmierbar, ebenso der obere „OG" und untere „UG" Umkehrpunkt. Dies gilt für alle vier Gliedmaßen des selbst laufenden Belastungsgerätes (Lechner, Bochdansky).

Aus der systematischen bzw. prinzipiellen Darstellung, siehe Abb. 5 u. 6, wird der weitere Versuchsaufbau ableitbar.

Durch die Selbstlaufeigenschaften kann die Kraft „F" sowohl negative wie positive Werte annehmen. Dies gilt selbstverständlich für alle vier Extremitäten. Je nachdem ob die Versuchsperson versucht mit oder gegen den vorgegebenen Mechanismus zu agieren.

Unsere Überlegungen dabei waren davon getragen, daß bei konstanter Energieumsetzung pro Zeiteinheit, eine Änderung der kinematischen Verhältnisse, zwangsläufig die Energiebereitstellung und somit die Laktatausschüttung verändert.

Das variabel einstellbare Belastungsmeßgerät nach Abb. 7, registriert neben den vorher aufgezählten Parametern noch die Oberkörperneigung, die Sattelhöhe und die Schulter-Beckenabstände.

Die Versuchsperson erhält während des Testes über einen Bildschirm in periodischen Abständen den aktuellen Meßwert. So wird es möglich, wie einige Vorversuche gezeigt haben, daß eine gewünschte mechanische Leistungsabgabe relativ genau gefahren werden kann.

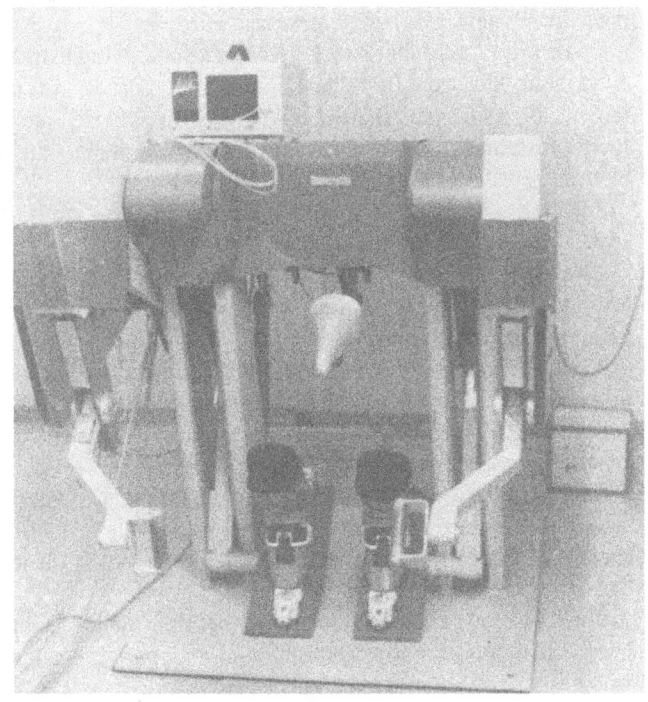

Abb. 7. ERGOMATIC-Belastungsgerät

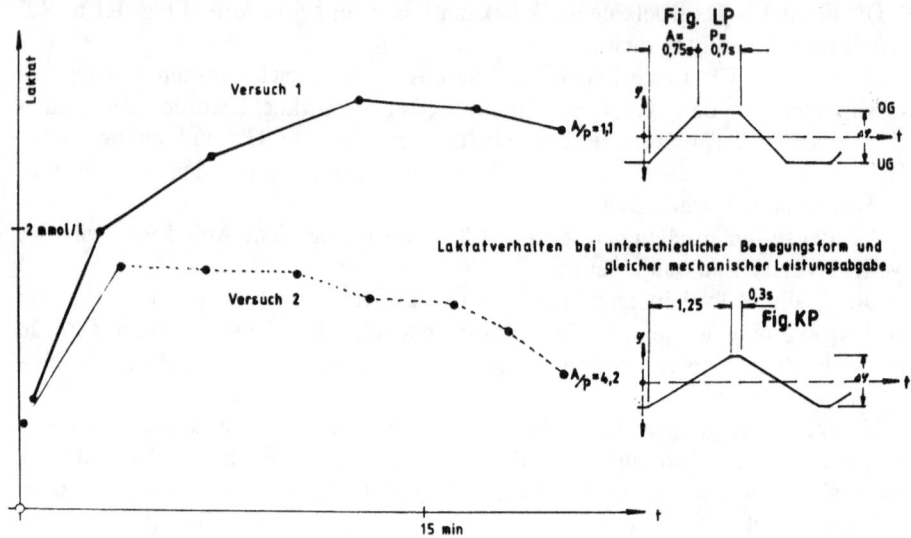

Abb. 8. Laktatverhalten zweier Belastungsversuche mit gleicher mech. Leistung aber unterschiedlicher Bewegungsform

Neben allen bis jetzt aufgezählten Parametern kann per Programm auch noch die Bewegungsform, etwa „Diagonalschritt, Treppensteigen, Rudern oder jede beliebige Form" gewählt, bzw. verändert werden.

Es ist klar, daß dabei sowohl Kontraktions- wie Distraktionskräfte (Kowarschik) entstehen. Sie werden rechnerunterstützt aufbereitet und dienen der ebenfalls rechnerunterstützten Analyse. Diese Vorgangsweise erschien uns wesentlich, da die Laktatausschüttung bei Distraktion, im Vergleich zur Kontraktion, wesentlich niedriger ausfällt (Bochdansky, Lechner, Bachl).

Die Laktatkurven, beispielhaft in Abb. 8 dargestellt, zeigen Vergleiche von je zwei Versuchen identer Versuchspersonen.

Zwei Vp wurden an der 4-mmol-Grenze zunächst mit den kinematischen Parametern nach Fig. LP so eingestellt, daß die dabei festgestellte mechanische kontraktive Leistungsabgabe stabilisiert war.

Nach ausreichender Erholung wurde dann ein zweiter Test absolviert bei dem nach Fig. KP, aber mit gleicher Leistung gefahren wurde.

Die Laktatergebnisse zeigen im zweiten Versuch bei gleicher Zyklizität und gleicher abgegebener Leistung, auffällig kleinere Werte.

Im dritten Test wurde die Versuchsreihenfolge umgedreht und die Belastung über die 4-mmol-Grenze geführt. Auch in diesem Falle lagen die Laktatwerte des mit der längeren Pause von 0,7 sec gefahrenen Testes höher als jene des Testes bei der die Pause 0,3 sec war.

Wir leiten aus unserer Pilotstudie ab, daß für die Laktatausschüttung bei Belastung nicht nur die Energiebereitstellung, sondern auch die dabei vorliegenden kinematischen Parameter verantwortlich sind.

Literatur

1. Bochdansky, Lechner, Bachl (1985) Changes of metabolism at the transition of contraction into distension for ergometric rating of capacity. Int J Sports Med 6: 246
2. Kowarschik J (1948) Physikalische Therapie; Springer
3. Lechner, Bochdansky. Ergometer- und Trainingsgerät. Österr Pat Anm A2754/85
4. Lechner, Bochdansky, Platner. Einrichtung zur Erfassung der Muskelkraft. Int Pat pend A1582/85
5. Prokop L (1979) Einführung in die Sportmedizin. Fischer

Elastische Steifheit und Maximale Bewegungsgeschwindigkeit der Plantarflexoren als leistungsdiagnostische Parameter*

J. Saathoff und H. Rieckert

Abt. Sportmedizin, ISS Universität Kiel

Das aus dem Tierexperiment bekannte Quick-Release (z. B. Wilkie 1956a; Wilkie 1956b; Bahler 1967) gestattet die Bestimmung der Elastischen Steifheit der serienelastischen Komponente der Muskeln, definiert als Kraftänderung/Längenänderung, und der Maximalen Verkürzungsgeschwindigkeit der kontraktilen Elemente. Hier wird eine Modifikation des Quick-Release angewandt (Saathoff 1986), für die langfristig ein Einsatz in der Leistungsdiagnostik der Schnellkraftsportarten geplant ist. Sie wurde primär am System Plantarflexoren-Fußskelett untersucht, da dessen Relation zwischen maximalem Drehmoment und Trägheitsmoment der zu bewegenden Körperteile sehr günstig ist.

Methode

Der Proband sitzt mit gestreckten Knien auf der Rahmenkonstruktion und drückt während der isometrischen Phase des Versuchs mit dem Fußballen gegen einen Kraftaufnehmer, der in einem drehbar gelagerten Fußpedal fixiert ist. Der Schlitten, der eine Bewegung des Pedals verhindert, wird, über einen Mikrocomputer gesteuert, durch eine Hydraulik schlagartig nach oben weggedrückt: Die angespannten Plantarflexoren beschleunigen daraufhin das Pedal über 20 Winkelgrade bis zum Auftreffen auf einem Gummipuffer. Die Meßwertaufnahme des Kraft- und Wegverlaufes erfolgt ebenfalls über den Mikrocomputer.

Der mechanische Aufbau ist der Abb. 1 zu entnehmen.

Ergebnisse und Diskussion

Die Überprüfung der Gütekriterien dieser Methode wurde durch Saathoff (1986) durchgeführt. In derselben Arbeit zeigte es sich, daß die V_{max} und die ES einen sehr hohen korrelativen Zusammenhang mit der isometrischen Vorspannung haben. Um die geplante Nutzung dieses Verfahrens als leistungsdiagnostische Methode zu ermöglichen, sollte ein Verfahren entwickelt werden, welches eine Beeinflussung

---

* Diese Arbeit wurde mit Unterstützung des Bundesinstitutes für Sportwissenschaften durchgeführt.

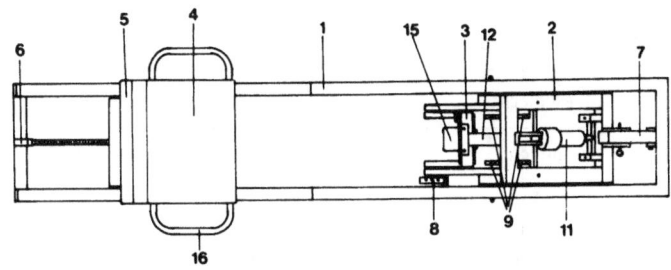

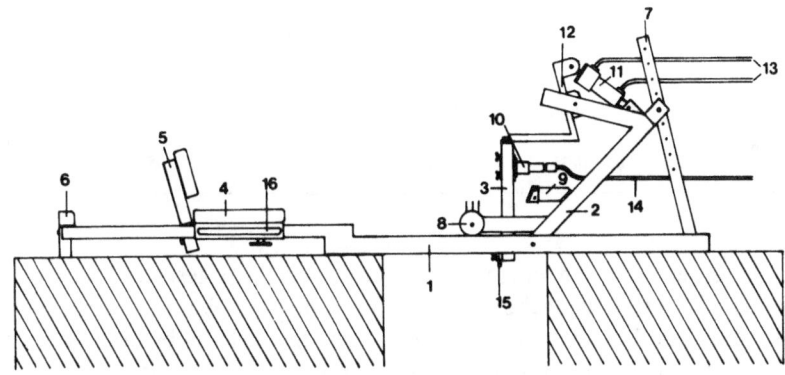

Abb. 1. Gesamte Mechanik des Plantarflexorenmeßstandes
1 = Grundgestell; 2 = Rahmen der Einheit Pedal-Auslösevorrichtung; 3 = Pedal; 4 = Sitz verstellbar; 5 = Rückenlehne; 6 = Stahlmaßband zur Sitzeinstellung; 7 = Quadratrohr zur Einstellung der Sprunggelenksstellung; 8 = Präzisionsdrehpotentiometer; 9 = Gummipuffer; 10 = Kraftaufnehmer; 11 = Hydraulikkolben; 12 = Auslöseschlitten; 13 = Hydraulikschläuche; 14 = Kraftaufnehmerkabel; 15 = verstellbare Fersenauflage; 16 = Handgriffe

der Meßparameter durch mehr oder weniger gutes Gelingen der isometrischen Maximalkontraktion verkleinert. Es wurde für 52 männliche und für 52 weibliche Probanden der individuelle Zusammenhang zwischen Steigerung der isometrischen Vorspannung und Anstieg der V_{max} bzw. der ES ermittelt. Hierfür wurde bei 200 Newton Vorspannung begonnen und bei jedem weiteren Versuch um weitere 200 N gesteigert bis zum Erreichen der Maximalkraft. Durch ein lineares Regressionsverfahren erhielten wir für jede Versuchsperson eine individuelle Regressionsgerade mit der Gleichung $V_{max} = a_{V_{max}} \times P + b_{V_{max}}$, bzw. $ES = a_{ES} \times P + b_{ES}$, wobei $a_{V_{max}}$ und a_{ES} die Steigung, $b_{V_{max}}$ und b_{ES} den Achsenabschnitt darstellen.

Die Korrelationskoeffizienten der Beziehung Vorspannung – V_{max} liegen zwischen $r = .90$ und $r = .99$, der Beziehung Vorspannung – ES zwischen $r = .80$ und $r = .99$. Es handelt sich also durchweg um sehr hohe lineare Abhängigkeiten, so daß die Aussagekraft regressionsanalytischer Auswertungen gut ist. Wie der Tabelle 1 zu entnehmen, kann beim Vergleich der männlichen und weiblichen Probanden ein statistisch bedeutsamer Unterschied nur für die Steigung $a_{V_{max}}$ auf dem 5%-Niveau gesichert werden.

Tabelle 1. Paariger T-Test zur Überprüfung des Mittelwertunterschiedes der ermittelten Steigungen und Achsenabschnitte bei Männern und Frauen

Variable	Geschlecht	x	sd	T-Wert	p
a_{Vmax}	männlich	0,39	± 0,06	−2,56	0,01*
	weiblich	0,43	± 0,09		
b_{Vmax}	männlich	352,1	± 59,0	1,09	0,28
	weiblich	339,4	± 60,5		
a_{ES}	männlich	0,019	± 0,015	1,12	0,27
	weiblich	0,016	± 0,010		
b_{ES}	männlich	7,20	± 7,52	0,93	0,35
	weiblich	5,86	± 7,28		

Es erhebt sich die Frage, ob dieser Unterschied geschlechtsspezifisch ist oder durch ein unterschiedliches Kraftniveau bedingt ist. Aus diesem Grunde werden in Tabelle 2 die Korrelationen der Steigungen und Achsenabschnitte mit den bei jeder Versuchsperson bestimmten Schnellkraftparametern und der Maximalkraft (Schmidtbleicher 1984) dargestellt. Eine negative Korrelation von r = −.26 zwischen a_{Vmax} und der Maximalkraft deutet darauf hin, daß mit zunehmendem Maximalkraftniveau die individuelle Relation zwischen V_{max} und Vorspannung flacher verläuft.

Ebenfalls signifikant ist die Korrelation zwischen a_{ES} und der Maximalkraft. Mit r = .24 wird die Steigung bei zunehmender Maximalkraft größer. Wenn man in diesem Sinne die Werte der a_{ES} in Tabelle 1 vergleicht, so ist tatsächlich die Steigung der Männer größer als die der Frauen, jedoch ohne Signifikanznachweis. Zusammenfassend bleibt zu sagen, daß die neuen Parameter eine quantitative Aussage erlauben zur individuellen Reaktion eines Muskels auf eine zunehmende Vorspannung. Da gerade in den Schnellkraftsportarten das sogenannte reaktive Kraftvermögen (Bührle et al. 1984), d. h. die Fähigkeit aus einer exzentrischen Kontraktion

Tabelle 2. Interkorrelationsmatrix der Schnellkraftparameter Startkraft (K50), Explosivkraft (KExpl), Maximalkraft (Kmax), der Steigung (a_{Vmax}) und des Achsenabschnittes (b_{Vmax}) der Regressionsgeraden zwischen isometrischer Vorspannung und Maximaler Bewegungsgeschwindigkeit, sowie der Steigung (a_{ES}) und des Achsenabschnittes (b_{ES}) der Regressionsgeraden zwischen isometrischer Vorspannung und Elastischer Steifheit

	a_{Vmax}	b_{Vmax}	a_{ES}	b_{ES}
K50	0,01	0,10	0,07	−0,12
KExpl	−0,01	0,16	0,09	−0,18
KMax	−0,26*	−0,10	0,24*	0,08

heraus einen möglichst hohen konzentrischen Kraftstoß zu realisieren, einen leistungsbestimmenden Faktor darstellt, sollte der Zusammenhang der a_{Vmax} und der a_{ES} mit dem reaktiven Kraftvermögen noch genauer untersucht werden.

Literatur

1. Bahler AS (1967) Series Elastic Component of Mammalian Skeletal Muscle. Am J Physiol 213: 1560–1564
2. Bührle M, Schmidtbleicher D, Ressel H (1983) Die spezielle Diagnose der einzelnen Kraftkomponenten im Hochleistungssport. Leistungssport 13: 11–16
3. Saathoff J (1986) Der Einfluß der Vordehnung und der Vorspannung auf die in einem modifizierten Quick-Release-Versuch gemessene Elastische Steifheit und die maximale Bewegungsgeschwindigkeit der Plantarflexoren. Inauguraldissertation der Medizinischen Fakultät der CAU Kiel
4. Schmidtbleicher D (1984) Strukturanalyse der motorischen Eigenschaft Kraft. Lehre d Leichtathletik 35, 4: 1785–1792
5. Wilkie DR (1956a) The Mechanical Properties of Muscle. Brit Med Bull 12: 177–182
6. Wilkie DR (1956b) Measurement of the Series Elastic Component at Various Times during a Single Muscle twitch. J Physiol (London) 134: 527–530

Computergestützte Muskelfunktionsdiagnostik und ihre Anwendung im Training mit Spitzensportlern

K.-P. Knebel

Institut für Sport und Sportwissenschaft der Universität Heidelberg

Gegenstand des vorliegenden Erfahrungsberichts ist die Anwendung eines Diagnosegeräts (CYBEX II – plus[1]) zur Erfassung quantitativer und qualitativer Merkmale der Leistungsfähigkeit des Bewegungsapparates bei Leistungssportlern der bundesdeutschen Spitzenklasse.

Das Instrumentensystem besteht aus folgenden Bausteinen:
- einem Dynamometer
- einem Geschwindigkeitsregler
- einem Zweikanalschreiber und
- einem Rechner.

Das Gerät mißt die Muskelkraft und gibt Auskunft über den Funktionszustand des Gelenkes, auf das die zu testende Muskulatur einwirkt.

Dynamometer

Die isokinetische Arbeitsweise des Dynamometers (angepaßter Widerstand bei konstanter Geschwindigkeit) wird durch eine Kombination mechanisch-hydraulischer mit elektronischen Regelsystemen erreicht. Innerhalb einer Gelenkaktion (z.B. Extension – Flexion) wird die zu testende Muskulatur in jedem Fall nur konzentrisch beansprucht.

Geschwindigkeitsregler

Mit dem Dynamometer ist ein Geschwindigkeitsregler gekoppelt, mittels dessen die Winkelgeschwindigkeit der Gelenkbewegung von 0° bis 300°/sec vorgewählt werden kann, so daß Messungen der Muskelkraft in ihrer unterschiedlichsten Erscheinungsform – von der isometrischen Kraft (0°/sec) über Maximalkraft- und Kraftausdauer- bis hin zur Ausdauerbeanspruchung (300°/sec) möglich sind.

---

[1] Markenzeichen der CYBEX Division of Lumex, Ronkonkoma N.Y. (USA)

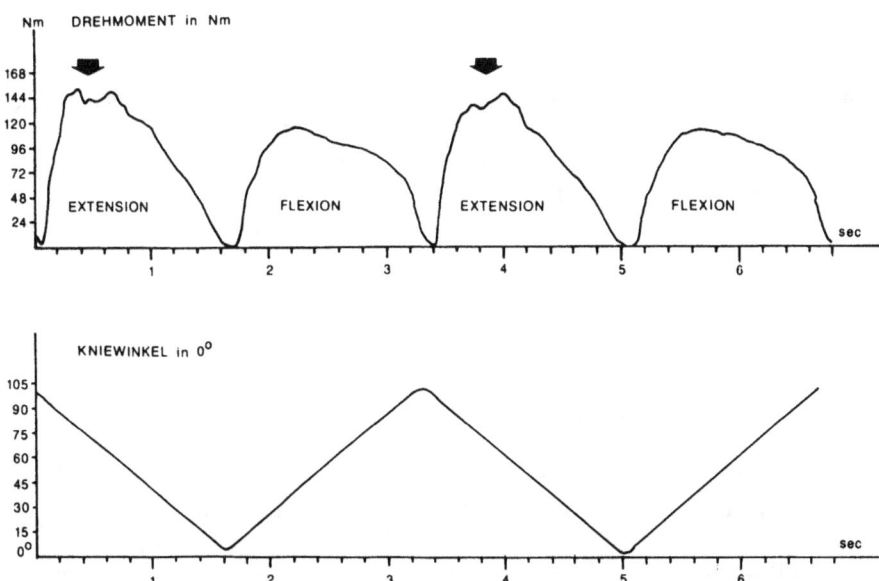

Abb. 1. Maximalkrafttest (60°/sec); Absprungbein (links) (Olympiateilnehmer im Eiskunstlauf 1984). Die Pfeile weisen auf die Insuffizienzen im Bewegungsapparat hin

Zwei-Kanal-Schreiber

Der Widerstand wird als Drehmoment (torque) in Newtonmeter (1 Nm = 0,102 kpm) von einem Zwei-Kanal-Schreiber registriert. Auf parallelen Gittern wird sowohl das Drehmoment (Kraftverlaufskurve) als auch die Winkelstellung des beanspruchten Gelenks aufgezeichnet (Abb. 1).

Auswertung der Daten

Die Dokumentation und die Auswertung der Testdaten übernimmt ein Computer[2] im Dialogsystem. Ausgewählte Software gestattet die Erfassung verschiedener Daten, von denen als Beispiel nur wenige genannt werden können:
- Erfassung der Kraftmaxima in Relation zum Gelenkwinkel
- Muskelkraft-Defizitberechnung zwischen Agonist und Antagonist innerhalb eines sportartspezifischen Muskelaktionsmusters
- Muskelkraftdefizitberechnung zwischen rechter und linker Extremität
- Erfassung des Energieaufwandes u. a. m.

---

[2] CYBEX DATA REDUCTION COMPUTER

Anwendungsmöglichkeiten im Sport

Im wesentlichen wurde das Gerätesystem im Sinne einer Funktionsdiagnostik des aktiven und passiven Bewegungsapparates angewandt, um
- im sportspezifischen Krafttraining Trainingsbelastungen besser definieren,
- Leistungsverbesserungen präziser ermitteln und
- Trainingsbelastungen in der Rehabilitation (Muskelaufbautraining) nach Verletzungen dem eingeschränkten Funktionszustand optimal anpassen zu können.

Fallschilderung

In der Olympiavorbereitung auf die Winterspiele 1984 in Sarajewo wurde ein Eiskunstläufer zu Beginn der entscheidenden Krafttrainingsphase an diesem Gerät eines Beinkrafttests unterzogen. Die Erfassung der Leistungsdaten der Kniestreck- und -beuge-Muskulatur erbrachte im wesentlichen folgende Erkenntnisse (vgl. Abb. 1 und Tabelle 1):
1. Im Maximalkrafttest (Test 1) zeigte sich im Rechts-links-Vergleich eine auffällige Schwäche des Absprungbeins (146 Nm links zu 185 Nm rechts).
2. Die Kraftverlaufskurve des Absprungbeins wies im Scheitelpunkt „Einbrüche" auf. Obgleich zum Zeitpunkt des Tests subjektiv keinerlei Beeinträchtigung der Kniegelenk- bzw. Muskelfunktion vorlag, wurde eine sportärztliche Untersuchung empfohlen, bei der ein Kniescheibendefekt (Chondromalatia patellae) festgestellt werden konnte.
3. Im Vergleich fiel weiterhin auf, daß die Flexoren zu den Extensoren sowohl links als auch rechts nicht in einem funktionellen Gleichgewicht standen. (Für den Maximalkrafttest mit 60°/sec wird ein funktionelles Gleichgewicht von Extension zu Flexion mit 100:67% Index 1,49 angegeben). Das Ausmaß der muskulären Dysbalancen gibt die Tabelle 1 an.

Tabelle 1. Maximalkrafttest (CYBEX II – 60°/sec) Extension und Flexion (linkes und rechtes Bein) bei einem Olympiateilnehmer im Eiskunstlaufen (Kraftmaxima angegeben in Nm bei Grad-Kniewinkel; E/F-Index gibt die muskuläre Balance von Extensoren zu Fexoren an; Quetelet – Index = Körpergewicht: Körpergröße × 1000 zur Darstellung des Last-/Kraft-Verhältnisses)

Krafttest – CYBEX II Maximalkraft 60°/sec (Kniegelenkstrecker und -beuger)					
Test am: 9.8.1983 Körpergewicht: 71 kg Körpergröße: 179 cm Quetelet-Index × 1000 396			Test am: 5.10.1983 Körpergewicht: 68 kg Körpergröße: 179 cm Quetelet-Index × 1000 379		
MAXIMALKRAFT – TEST 1			MAXIMALKRAFT – TEST 2		
	links	rechts		links	rechts
Extension Flexion	146–73° 122–43°	185–65° 130–31°	Extension Flexion	219–57° 128–36°	211–71° 134–58°
E/F-Index	1.19	1.42	E/F-Index	1.71	1.57

Konsequenzen für das Konditionstraining

Aus diesen Ergebnissen wurden für das Konditionstraining folgende Konsequenzen gezogen:
1. Die Kniegelenkstrecker des Absprungbeins (links) wurden im Krafttraining im Schnell-Synchron-Trainer in sitzender Position jeweils durch einbeiniges Kniestrecken umfang- und intensitätsmäßig verstärkt trainiert.
2. Der Bereich des „muskulären Einbruchs" wurde durch Kniestrecken (wie unter 1), aber aus einem Kniewinkel von ca. 70–80% beginnend, mit jeweils zwei Sätzen zusätzlich auftrainiert.
3. Das Krafttraining für die Flexoren wurde umfangmäßig reduziert und als „Krafterhaltungstraining" angelegt.
4. Umfang und Intensität der funktionellen Dehnungsübungen wurden gesteigert.

Der Nachtest (Test 2) im Oktober ergab, daß die Trainingsziele zufriedenstellend erreicht wurden. Auch die Phase der eingeschränkten motorischen Verfügbarkeit der Kraft war auf dem Kurvenausdruck nicht mehr vorhanden.

Schlußfolgerungen

Diese Fallschilderung sollte zweierlei aufzeigen:
1. Obwohl sportmotorische Tests zur Erfassung der Leistungsfähigkeit zum trivialen Handwerkszeug der Trainer gehören, kümmern sie sich selten darum, ob die Funktionstüchtigkeit des Bewegungsapparates überhaupt ausreicht, um den immensen Trainings- und Wettkampfbeanspruchungen im Leistungssport widerstehen zu können. Funktionsdiagnostische Verfahren (wie beschrieben) als Mittel der *Leistungssicherung* sind unüblich.
2. Die gründliche Inspektion der Suffizienz des Bewegungsapparates überlassen sie den Sportmedizinern in Form einer zweimal jährlichen, pflichtgemäßen Vorsorgeuntersuchung, bei der die Erfassung von Herz-Kreislauf- und Stoffwechseldaten mit modernsten Technologien traditionell im Vordergrund steht, vergleichbares aber hinsichtlich der Überprüfung des Bewegungsapparates auch nicht geleistet wird. Eine Umfrage unter Leichtathleten hat ergeben, daß bei den Pflichtuntersuchungen im Auftrag des Bundesausschusses für Leistungssport 60% der Athleten einer Teiluntersuchung des Bewegungsapparates überhaupt nicht unterzogen worden sind (Klümper 1986).

Wenn der Hochleistungssport weiterhin glaubwürdig erscheinen will, werden Trainer und Sportmediziner an solchen Technologien wie computergestützte Funktionsdiagnostik in naher Zukunft nicht mehr vorbei sehen können.

Literatur

1. Klümper A (1986) Vorbeugung und Therapie von Sportverletzungen in der Leichtathletik. In: Kurz D, Schütte U (Hrsg) Texte zur Theorie der Sportarten: Leichtathletik, Schorndorf 75

GPSR Compliance

The European Union's (EU) General Product Safety Regulation (GPSR) is a set of rules that requires consumer products to be safe and our obligations to ensure this.

If you have any concerns about our products, you can contact us on

ProductSafety@springernature.com

In case Publisher is established outside the EU, the EU authorized representative is:

Springer Nature Customer Service Center GmbH
Europaplatz 3
69115 Heidelberg, Germany

www.ingramcontent.com/pod-product-compliance
Lightning Source LLC
Chambersburg PA
CBHW081503230426
43749CB00030B/832